U0236668

中华医学百科全书

药学

药物分析学

中国协和医科大学出版社

图书在版编目（CIP）数据

中华医学百科全书·药物分析学 / 金少鸿主编．—北京：中国协和医科大学出版社，2020.6

ISBN 978-7-5679-1497-1

Ⅰ．①药…　Ⅱ．①金…　Ⅲ．①药物分析　Ⅳ．①R917

中国版本图书馆 CIP 数据核字（2020）第 022439 号

中华医学百科全书·药物分析学

主　　编：金少鸿
编　　审：司伊康
责任编辑：尹丽品

出版发行：中国协和医科大学出版社
（北京市东城区东单三条 9 号　邮编 100730　电话 010-6526 0431）
网　　址：www.pumcp.com
经　　销：新华书店总店北京发行所
印　　刷：北京雅昌艺术印刷有限公司

开　　本：889×1230　1/16
印　　张：35.75
字　　数：1045 千字
版　　次：2020 年 6 月第 1 版
印　　次：2020 年 6 月第 1 次印刷
定　　价：295.00 元

ISBN 978-7-5679-1497-1

《中华医学百科全书》编纂委员会

刘洪涛	刘献祥	刘嘉瀛	刘德培	闫永平	米　玛	米光明
安　锐	许　媛	许腊英	那彦群	阮长耿	阮时宝	孙　宁
孙　光	孙　皎	孙　锟	孙长颢	孙少宣	孙立忠	孙则禹
孙秀梅	孙建中	孙建方	孙建宁	孙贵范	孙晓波	孙海晨
孙景工	孙颖浩	孙慕义	严世芸	苏　川	苏　旭	苏荣扎布
杜元灏	杜文东	杜治政	杜惠兰	李　龙	李　飞	李　方
李　东	李　宁	李　刚	李　丽	李　波	李　勇	李　桦
李　鲁	李　磊	李　燕	李　冀	李大魁	李云庆	李太生
李曰庆	李玉珍	李世荣	李立明	李永哲	李志平	李连达
李灿东	李君文	李劲松	李其忠	李若瑜	李松林	李泽坚
李宝馨	李建初	李建勇	李映兰	李思进	李莹辉	李晓明
李继承	李森恺	李曙光	杨　凯	杨　恬	杨　健	杨　硕
杨化新	杨文英	杨世民	杨世林	杨伟文	杨克敌	杨国山
杨宝峰	杨炳友	杨晓明	杨跃进	杨腊虎	杨瑞馥	杨慧霞
励建安	连建伟	肖　波	肖　南	肖永庆	肖海峰	肖培根
肖鲁伟	吴　东	吴　江	吴　明	吴　信	吴令英	吴立玲
吴欣娟	吴勉华	吴爱勤	吴群红	吴德沛	邱建华	邱贵兴
邱海波	邱蔚六	何　维	何　勤	何方方	何绍衡	何春涤
何裕民	余争平	余新忠	狄　文	冷希圣	汪　海	汪　静
汪受传	沈　岩	沈　岳	沈　敏	沈　铿	沈卫峰	沈心亮
沈华浩	沈俊良	宋国维	张　泓	张　学	张　亮	张　强
张　霆	张　澍	张大庆	张为远	张世民	张永学	张华敏
张志愿	张丽霞	张伯礼	张宏誉	张劲松	张奉春	张宝仁
张宇鹏	张建中	张建宁	张承芬	张琴明	张富强	张新庆
张潍平	张德芹	张燕生	陆　华	陆　林	陆小左	陆付耳
陆伟跃	陆静波	阿不都热依木·卡地尔		陈　文	陈　杰	陈　实
陈　洪	陈　琪	陈　楠	陈　薇	陈士林	陈大为	陈文祥
陈代杰	陈红风	陈尧忠	陈志南	陈志强	陈规化	陈国良
陈佩仪	陈家旭	陈智轩	陈锦秀	陈誉华	邵　蓉	邵荣光
武志昂	其仁旺其格	范　明	范炳华	林三仁	林久祥	林子强
林江涛	林曙光	杭太俊	欧阳靖宇	尚　红	果德安	
明根巴雅尔	易定华	易著文	罗　力	罗　毅	罗小平	罗长坤
罗永昌	罗颂平	帕尔哈提·克力木		帕塔尔·买合木提·吐尔根		
图门巴雅尔	岳建民	金　玉	金　奇	金少鸿	金伯泉	金季玲
金征宇	金银龙	金惠铭	郁　琪	周　兵	周　林	周永学
周光炎	周灿全	周良辅	周纯武	周学东	周宗灿	周定标

周宜开　　周建平　　周建新　　周荣斌　　周福成　　郑一宁　　郑家伟
郑志忠　　郑金福　　郑法雷　　郑建全　　郑洪新　　郎景和　　房　敏
孟　群　　孟庆跃　　孟静岩　　赵　平　　赵　群　　赵子琴　　赵中振
赵文海　　赵玉沛　　赵正言　　赵永强　　赵志河　　赵彤言　　赵明杰
赵明辉　　赵耐青　　赵临襄　　赵继宗　　赵铱民　　郝　模　　郝小江
郝传明　　郝晓柯　　胡　志　　胡大一　　胡文东　　胡向军　　胡国华
胡昌勤　　胡晓峰　　胡盛寿　　胡德瑜　　柯　杨　　查　干　　柏树令
柳长华　　钟翠平　　钟赣生　　香多·李先加　　　　段　涛　　段金廒
段俊国　　侯一平　　侯金林　　侯春林　　俞光岩　　俞梦孙　　俞景茂
饶克勤　　姜小鹰　　姜玉新　　姜廷良　　姜国华　　姜柏生　　姜德友
洪　两　　洪　震　　洪秀华　　洪建国　　祝庆余　　祝蔯晨　　姚永杰
姚克纯　　姚祝军　　秦　川　　袁文俊　　袁永贵　　都晓伟　　晋红中
栗占国　　贾　波　　贾建平　　贾继东　　夏照帆　　夏慧敏　　柴光军
柴家科　　钱传云　　钱忠直　　钱家鸣　　钱焕文　　倪　鑫　　倪　健
徐　军　　徐　晨　　徐云根　　徐永健　　徐志云　　徐志凯　　徐克前
徐金华　　徐建国　　徐勇勇　　徐桂华　　凌文华　　高　妍　　高　晞
高志贤　　高志强　　高学敏　　高金明　　高健生　　高树中　　高思华
高润霖　　郭　岩　　郭小朝　　郭长江　　郭巧生　　郭宝林　　郭海英
唐　强　　唐朝枢　　唐德才　　诸欣平　　谈　勇　　谈献和　　陶·苏和
陶广正　　陶永华　　陶芳标　　陶建生　　黄　钢　　黄　峻　　黄　烽
黄人健　　黄叶莉　　黄宇光　　黄国宁　　黄国英　　黄跃生　　黄璐琦
萧树东　　梅长林　　曹　佳　　曹广文　　曹务春　　曹建平　　曹洪欣
曹济民　　曹雪涛　　曹德英　　龚千锋　　龚守良　　龚非力　　袭著革
常耀明　　崔　蒙　　崔丽英　　庾石山　　康　健　　康廷国　　康宏向
章友康　　章锦才　　章静波　　梁　萍　　梁显泉　　梁铭会　　梁繁荣
谌贻璞　　屠鹏飞　　隆　云　　绳　宇　　巢永烈　　彭　成　　彭　勇
彭明婷　　彭晓忠　　彭瑞云　　彭毅志　　斯拉甫·艾白　　　　葛　坚
葛立宏　　董方田　　蒋力生　　蒋建东　　蒋建利　　蒋澄宇　　韩晶岩
韩德民　　惠延年　　粟晓黎　　程　伟　　程天民　　程仕萍　　程训佳
童培建　　曾　苏　　曾小峰　　曾正陪　　曾学思　　曾益新　　谢　宁
谢立信　　蒲传强　　赖西南　　赖新生　　詹启敏　　詹思延　　鲍春德
窦科峰　　窦德强　　赫　捷　　蔡　威　　裴国献　　裴晓方　　裴晓华
管柏林　　廖品正　　谭仁祥　　谭先杰　　翟所迪　　熊大经　　熊鸿燕
樊飞跃　　樊巧玲　　樊代明　　樊立华　　樊明文　　樊瑜波　　黎源倩
颜　虹　　潘国宗　　潘柏申　　潘桂娟　　薛社普　　薛博瑜　　魏光辉
魏丽惠　　藤光生　　B·吉格木德

《中华医学百科全书》学术委员会

盛志勇	康广盛	章魁华	梁文权	梁德荣	彭名炜	董　怡
温　海	程元荣	程书钧	程伯基	傅民魁	曾长青	曾宪英
裘雪友	甄永苏	褚新奇	蔡年生	廖万清	樊明文	黎介寿
薛　森	戴行锷	戴宝珍	戴尅戎			

《中华医学百科全书》工作委员会

药学

本卷编委会

王　平　　国家药典委员会
王　琰　　中国医学科学院药物研究院
王军志　　中国食品药品检定研究院
王佑春　　中国食品药品检定研究院
王春仁　　中国食品药品检定研究院
田颂九　　中国药学会
乐　健　　上海市食品药品检验所
冯晓明　　中国食品药品检定研究院
宁保明　　中国食品药品检定研究院
孙会敏　　中国食品药品检定研究院
李　波　　中国食品药品检定研究院
李绍平　　澳门大学中药研究所
李晓东　　中国食品药品检定研究院
杨化新　　中国食品药品检定研究院
杨腊虎　　中国食品药品检定研究院
余露山　　浙江大学
陈桂良　　上海市食品药品检验所
范玉明　　中国食品药品检定研究院
范慧红　　中国食品药品检定研究院
林瑞超　　北京中医药大学
杭太俊　　中国药科大学
单伟光　　浙江工业大学
赵春杰　　沈阳药科大学
胡昌勤　　中国食品药品检定研究院
钟大放　　中国科学院上海药物研究所
钟建国　　中国食品药品检定研究院
段更利　　复旦大学

姜　红　　湖北省食品药品监督检验研究院
姜雄平　　总后勤部卫生部药品仪器检验所
洪利娅　　浙江省食品药品检验研究院
袁　军　　四川省食品药品检验检测院
凌笑梅　　北京大学
高　华　　中国食品药品检定研究院
唐建蓉　　中国食品药品检定研究院
栗晓黎　　中国食品药品检定研究院
曾　苏　　浙江大学

前　言

《中华医学百科全书》终于和读者朋友们见面了！

古往今来，凡政通人和、国泰民安之时代，国之重器皆为科技、文化领域的鸿篇巨制。唐代《艺文类聚》、宋代《太平御览》、明代《永乐大典》、清代《古今图书集成》等，无不彰显盛世之辉煌。新中国成立后，国家先后组织编纂了《中国大百科全书》第一版、第二版，成为我国科学文化事业繁荣发达的重要标志。医学的发展，从大医学、大卫生、大健康角度，集自然科学、人文社会科学和艺术之大成，是人类社会文明与进步的集中体现。随着经济社会快速发展，医药卫生领域科技日新月异，知识大幅更新。广大读者对医药卫生领域的知识文化需求日益增长，因此，编纂一部医药卫生领域的专业性百科全书，进一步规范医学基本概念，整理医学核心体系，传播精准医学知识，促进医学发展和人类健康的任务迫在眉睫。在党中央、国务院的亲切关怀以及国家各有关部门的大力支持下，《中华医学百科全书》应运而生。

作为当代中华民族“盛世修典”的重要工程之一，《中华医学百科全书》肩负着全面总结国内外医药卫生领域经典理论、先进知识，回顾展现我国卫生事业取得的辉煌成就，弘扬中华文明传统医药璀璨历史文化的使命。《中华医学百科全书》将成为我国科技文化发展水平的重要标志、医药卫生领域知识技术的最高“检阅”、服务千家万户的国家健康数据库和医药卫生各学科领域走向整合的平台。

肩此重任，《中华医学百科全书》的编纂力求做到两个符合。一是符合社会发展趋势：全面贯彻以人为本的科学发展观指导思想，通过普及医学知识，增强人民群众健康意识，提高人民群众健康水平，促进社会主义和谐社会构建。二是符合医学发展趋势：遵循先进的国际医学理念，以“战略前移、重心下移、模式转变、系统整合”的人口与健康科技发展战略为指导。同时，《中华医学百科全书》的编纂力求做到两个体现：一是体现科学思维模式的深刻变革，即学科交叉渗透/知识系统整合；二是体现继承发展与时俱进的精神，准确把握学科现有基础理论、基本知识、基本技能以及经典理论知识与科学思维精髓，深刻领悟学科当前面临的交叉渗透与整合转化，敏锐洞察学科未来的发展趋势与突破方向。

作为未来权威著作的“基准点”和“金标准”，《中华医学百科全书》编纂过程中，制定了严格的主编、编者遴选原则，聘请了一批在学界有相当威望、具有较高学术造诣和较强组织协调能力的专家教授（包括多位两院院士）担任大类主编和学科卷主编，确保全书的科学性与权威性。另外，还借鉴了已有百科全书的编写经验。鉴于《中华医学百科全书》的编纂过程本身带有科学研究性质，还聘请了若干科研院所的科研管理专家作为特约编审，站在科研管理的高度为全书的顺利编纂保驾护航。除了编者、编审队伍外，还制订了详尽的质量保证计划。编纂委员会和工作委员会秉持质量源于设计的理念，共同制订了一系列配套的质量控制规范性文件，建立了一套切实可行、行之有效、效率最优的编纂质量管理方案和各种情况下的处理原则及预案。

《中华医学百科全书》的编纂实行主编负责制，在统一思想下进行系统规划，保证良好的全程质量策划、质量控制、质量保证。在编写过程中，统筹协调学科内各编委、卷内条目以及学科间编委、卷间条目，努力做到科学布局、合理分工、层次分明、逻辑严谨、详略有方。在内容编排上，务求做到“全准精新”。形式“全”：学科“全”，册内条目“全”，全面展现学科面貌；内涵“全”：知识结构“全”，多方位进行条目阐释；联系整合“全”：多角度编制知识网。数据“准”：基于权威文献，引用准确数据，表述权威观点；把握“准”：审慎洞察知识内涵，准确把握取舍详略。内容“精”：“一语天然万古新，豪华落尽见真淳。”内容丰富而精练，文字简洁而规范；逻辑“精”：“片言可以明百意，坐驰可以役万里。”严密说理，科学分析。知识“新”：以最新的知识积累体现时代气息；见解“新”：体现出学术水平，具有科学性、启发性和先进性。

《中华医学百科全书》之“中华”二字，意在中华之文明、中华之血脉、中华之视角，而不仅限于中华之地域。在文明交织的国际化浪潮下，中华医学汲取人类文明成果，正不断开拓视野，敞开胸怀，海纳百川般融入，润物无声状拓展。《中华医学百科全书》秉承了这样的胸襟怀抱，广泛吸收国内外华裔专家加入，力求以中华文明为纽带，牵系起所有华人专家的力量，展现出现今时代下中华医学文明之全貌。《中华医学百科全书》作为由中国政府主导，参与编纂学者多、分卷学科设置全、未来受益人口广的国家重点出版工程，得到了联合国教科文等组织的高度关注，对于中华医学的全球共享和人类的健康保健，都具有深远意义。

《中华医学百科全书》分基础医学、临床医学、中医药学、公共卫生学、军事与特种医学和药学六大类，共计 144 卷。由中国医学科学院/北京协和医学院牵头，联合军事医学科学院、中国中医科学院和中国疾病预防控制中心，带动全国知名院校、科研单位和医院，有多位院士和海内外数千位优秀专家参加。国内知名的医学和百科编审汇集中国协和医科大学出版社，并培养了一批热爱百科事业的中青年编辑。

回览编纂历程，犹然历历在目。几年来，《中华医学百科全书》编纂团队呕心沥血，孜孜矻矻。组织协调坚定有力，条目撰写字斟句酌，学术审查一丝不苟，手书长卷撼人心魂……在此，谨向全国医学各学科、各领域、各部门的专家、学者的积极参与以及国家各有关部门、医药卫生领域相关单位的大力支持致以崇高的敬意和衷心的感谢！

《中华医学百科全书》的编纂是一项泽被后世的创举，其牵涉医学科学众多学科及学科间交叉，有着一定的复杂性；需要体现在当前医学整合转型的新形式，有着相当的创新性；作为一项国家出版工程，有着毋庸置疑的严肃性。《中华医学百科全书》开创性和挑战性都非常强。由于编纂工作浩繁，难免存在差错与疏漏，敬请广大读者给予批评指正，以便在今后的编纂工作中不断改进和完善。

刘德培

凡　例

一、《中华医学百科全书》（以下简称《全书》）按基础医学类、临床医学类、中医药学类、公共卫生类、军事与特种医学类、药学类的不同学科分卷出版。一学科辑成一卷或数卷。

二、《全书》基本结构单元为条目，主要供读者查检，亦可系统阅读。条目标题有些是一个词，例如“质控品”；有些是词组，例如“药物含量测定”。

三、由于学科内容有交叉，会在不同卷设有少量同名条目。例如《药物分析学》《药事管理学》都设有“《中华人民共和国药典》”条目。其释文会根据不同学科的视角不同各有侧重。

四、条目标题上方加注汉语拼音，条目标题后附相应的外文。例如：

yàowù jiégòu fēnxī
药物结构分析（drug structure analysis）

五、本卷条目按学科知识体系顺序排列。为便于读者了解学科概貌，卷首条目分类目录中条目标题按阶梯式排列，例如：

研发期药物分析 ……………………………………………………………………
　药物结构分析 ……………………………………………………………………
　　药物元素分析 …………………………………………………………………
　　药物平面结构分析 ……………………………………………………………
　　药物立体结构分析 ……………………………………………………………
　　　手性药物绝对构型分析 ……………………………………………………
　　　　蛋白质药物功能构象分析 …………………………………………………
　　　　药物纯度分析 ………………………………………………………………
　药物馏程测定 ……………………………………………………………………

六、各学科都有一篇介绍本学科的概观性条目，一般作为本学科卷的首条。介绍学科大类的概观性条目，列在本大类中基础性学科卷的学科概观性条目之前。

七、条目之中设立参见系统，体现相关条目内容的联系。一个条目的内容涉及其他条目，需要其他条目的释文作为补充的，设为“参见”。所参见的本卷条目的标题在本条目释文中出现的，用蓝色楷体字印刷；所参见的本卷条目的标题未在本条目释文中出现的，在括号内用蓝色楷体字印刷该标题，另加“见”字；参见其他卷条目的，注明参见条所属学科卷名，如“参见□□□卷”或“参见□□□卷□□□□”。

八、《全书》医学名词以全国科学技术名词审定委员会审定公布的为标准。同一概念或疾病在不同学科有不同命名的，以主科所定名词为准。字数较多，释文中拟用简称的名词，每个条目中第一次出现时使用全称，并括注简称，例如：药品包装材料（简称药包材）。个别众所周知的名词直接使用简称、缩写，例如：DNA。药物名称参照《中华人民共和国药典》2015 年版和《国家基本药物目录》2012 年版。

九、《全书》量和单位的使用以国家标准 GB 3100～3102—1993《量和单位》为准。援引古籍或外文时维持原有单位不变。必要时括注与法定计量单位的换算。

十、《全书》数字用法以国家标准 GB/T 15835—2011《出版物上数字用法》为准。

十一、正文之后设有内容索引和条目标题索引。内容索引供读者按照汉语拼音字母顺序查检条目和条目之中隐含的知识主题。条目标题索引分为条目标题汉字笔画索引和条目外文标题索引，条目标题汉字笔画索引供读者按照汉字笔画顺序查检条目，条目外文标题索引供读者按照外文字母顺序查检条目。

十二、部分学科卷根据需要设有附录，列载本学科有关的重要文献资料。

目　录

yàowù fēnxīxué

药物分析学（pharmacoanalysis）

依据药物的物理、化学、生物等特性研究药物定性、定量检测方法、技术和应用的学科。即研究药物检识的科学。研究内容主要包括药物结构特征和理化特性、定性鉴别和定量检测，以及药物有效性和安全性控制方法和分析技术等。药物分析学研究具有微观认知的特点，通常是将人们不可能用肉眼识别的微量物质，通过其化学、物理学或生物学等特性识别出来，再将其转化放大为肉眼可见的表现形式，或仪器可识别的信号符号，进而转换为可量化计算的数据，达到定性鉴别和定量检测的目的。因此，它也被称为是人类认知药物微观世界的“眼睛科学”。

发展简史 药物分析学是随着现代药学的发展而逐渐形成和发展起来的一门新兴的应用学科。

学科起源 药物是伴随人类生息繁衍的产物，在人类漫长的生命维系的实践中，从自然界的食物中逐渐发现了对人体有特殊影响的物质，由此逐步形成了早期的医药学。早期用于治病的均是天然的完整的动植物，人们对其认识也只是停留于其功效，而不知产生功效的内在物质。自然资源的不足及对其功效物质的未知等因素，限制了利用自然资源进行医疗的效果，对更加准确的疗效内在物质的认知逐渐成了人们迫切的需要，于是对药物的研究从医学中分离出来，形成了独立的药学学科。随着药学学科的发展，尤其是现代药学的形成，人们追求更加有效的医疗、更加精准的药效和更加纯粹的药物。而所有这些，均需要对药物有更加准确的认识，而伴随认知过程不可或缺的是对药物的检测方法和技术，而这些方法和技术随着药学学科的发展也发生着重大的变化。在20世纪初现代药学学科形成的早期，药物分析仅是对单一的药物成分在体外进行的静态测试，且是以评价药物纯度为主的技术。20世纪50、60年代的反应停事件和青霉素药物过敏事件，促进了人们对药物疗效与安全的物质基础的重新审视。后来的研究揭开了这些药害事件发生的谜底。反应停事件是因沙利度胺分子结构中含有一个手性中心，可形成两种光学异构体，其中构型*R*-(+)的结构有中枢镇静作用，它的对映体另一种构型*S*-(-)的结构则有强烈的致畸性，不属于有效成分，是药物中应该去除的杂质。青霉素药物过敏是因为其化学性质不稳定，容易形成青霉噻唑酸和青霉烯酸等杂质。青霉噻唑酸可聚合成青霉噻唑聚合物，与多肽或蛋白质结合成青霉噻唑多肽或青霉噻唑蛋白，它们为高分子的过敏源，是产生速发过敏反应最主要的物质；而青霉烯酸可与体内半胱氨酸形成迟发性致敏原——青霉烯酸蛋白，它则是一种与血清病样反应有关的物质。这两个事件唤起了人们对药物杂质的检测与控制的重视，催生了对药物有效与安全检测技术的需求，更加促进了药物全面质量控制理念的产生，药物检测成为药物分析的主要内容。进入21世纪，随着药学研究和生命学科的融合发展，药物分析学已发展为可对复杂成分在体内进行的动态测试和分析、以评价药物活性与安全为主的技术研究。药物分析已成为一系列药物跟踪技术的总和，是融合渗透于药学相关各学科的支撑学科，贯穿药物生命周期全过程。

学科教育及学科发展 药物分析是中国高等教育药学专业的一门专业课程，教学目的是培养学生的药品全面质量控制的意识，使学生能够胜任药品研究、生产、供应、临床使用过程中的分析检验工作，并能研究探索解决药品质量问题的一般规律和基本知识技能。药物分析学科的第一部教科书是1980年6月出版的，由中国药科大学的安登魁教授主编，之后根据教师的教学试验和学生工作后的知识需求，每4年再版1次，不断补充新的基础知识与实验技术，以满足学科发展的需要。药物分析学的内涵与外延也随着药学及相关学科的发展而发生着深刻的变化，在1980年第一版《药物分析》教科书中，将学科任务定位为“利用化学、物理化学或其他有关化学的手段来研究化学结构已经明确的合成药物或天然药物及其制剂质量问题”。2000年第四版的教科书中，其任务除上述内容外，增加了“也研究有代表性中药制剂和生化药物及其制剂的质量控制方法”，提出药物分析“不再仅仅是静态的常规检验，而是要深入到工艺流程、反应历程、生物体内代谢过程和综合评价的动态分析研究，方法也应该更加灵敏、专属、准确和快速”，向自动化、智能化发展。为了全面控制药品质量，药物分析工作要与生产紧密配合，开展生产过程中的质量控制，严格中间体的检验，研究影响药品质量的工艺条件；要与供应协作，开展药物及其储藏过程中的稳定性考察，采取科学合理的储藏条件和管理方法；与临床用药相结合，配合医疗需要，开展体内药物分析，研究药物进入体内的变化，

吸收、分布、排泄、代谢转化过程等，更好地指导临床用药，减少药物的毒副作用。还提出药物分析要研究药物分子与受体的关系。2007 年第六版《药物分析》中提出，药物分析也研究中药制剂和生物制品及其制剂的质量控制方法；2008 年中国曾苏等学者提出“药物分析学是运用物理、化学、物理化学、微生物学、信息学等方法，通过研发、制造和临床使用等过程的各个环节，全面保证和控制药品质量”。且从 2008 年开始，中国国家自然科学基金设立了药物分析学科，批准药物分析学科重点科研项目，支持了药物分析学科的发展。在 2011 年普通高等教育“十二五”规划教材中，指明了药物分析是研究检测药物的性状、鉴定药物的化学组成、检查药物的杂质限量、测定药物组分含量的原理和方法的一门学科。学科任务中提出了药物分析与药物研发的密切关系，在新药研制的开始就需要将高分离效能、高灵敏度的分析方法作为其重要的研究手段。药物分析的任务还包括不断改进和提高现有的药物分析技术，不断创新药物分析方法，以满足生产、科研的需求，以满足从实验室静态常规检验，到对药物生产现场流程、反应过程、生物体内代谢等过程的动态监控的需要。

学科期刊　国际上药物分析专业首个学术期刊《药物分析杂志》诞生在中国。20 世纪 50 年代初期，中华人民共和国卫生部药品检验所开始编印药检通讯，将中国及国际上化学分析检测技术和方法运用于药物检测分析的试验及验证可行的内容发表于药检通讯中。药检通讯作为培训教材在中国药检技术人员培训中使用。随着药物检测人才成长需求的不断提升，1957 年 1 月药物分析学科最早的专业杂志《药检工作通讯》（创刊号）问世，主要刊载中国及国际上可用于药物检测分析的相关的学术研究成果。该期刊虽只作为系统内部刊物发行，但是填补了药物分析技术方法传播的空白。期刊在“文化大革命”期间受到影响，只维持了不定期出版，1976 年“文革”结束以后恢复正常。1980 年经中华人民共和国卫生部和中国科学技术协会批准，在国家科委、国家出版局、北京市邮局等支持下，中国药学会、中国药品生物制品检定所（原卫生部药品检验所）决定在《药检工作通讯》的基础上创办《药物分析杂志》，作为本学科的首个专业学术期刊在中国及国际上公开发行。《药物分析杂志》的刊名由中国药学会上海分会于 1980 年 8 月 14 日发函提出，英文名为 *Journal of Pharmaceutical Analysis*，并经卫生部等批准。药物分析杂志中文刊名由钱信忠先生题写。首届编委会会集了中国药品检测机构、药物研究机构、高等教育院校的药学及分析检测学专家学者。并在此基础上成立了第一届中国药学会药物分析专业委员会，由药物分析杂志主编涂国士、副主编周同惠、周海钧、许汝正、罗旭等组成。中国药学会药物分析专业委员会汇聚本专业的专家学者，组织全国性的学术交流活动，促进了本学科的形成和不断完善成熟。

研究对象　药物分析学研究的基本对象由药物特性和分析技术两部分组成。研究的范围涉及药物生命周期各环节过程中的跟踪检测。药物生命周期包括研发、生产、使用三大阶段，在不同的阶段被检测的药物及相关产物的特性有不同，对分析检测技术的要求也不相同，因而三个阶段药物分析研究的内容有所不同，可按研发期药物分析、生产期药物质量分析和使用期药物分析进行梳理。

研发期药物分析　在药物研发阶段的药物特性与检测技术的研究及应用。在此阶段，药物分析是药物提纯、活性筛选、理化特性、剂型研究的技术支撑。在药物研发期，药物往往从大量非活性物质中被筛选出来，对其理化特性的认识，是一切后续工作的基础。其中药物结构分析是理化特性研究的基础，是分析检测必须认识的药物特性之一。药物的理化特性研究，要求药物达到一定的纯度，因此药物纯度分析便成了药物特性研究的前期基础分析测试。研究开发一个新药，确认其生物活性更是关键，即必须进行临床前药物有效性分析，这期间进行的是非人体活性研究，以动物或微生物或其他替代物进行药物效应学分析。在药物进入临床前还必须进行动物安全性测试，即临床前药物安全性分析。当一个被基本确定了有效性和安全性的药物，为了在后期能够控制其质量，还需要开展标准和稳定性研究工作，即临床前药物质量标准研究和临床前药物稳定性分析。药物分析在这个阶段要解决的是适用于以上研究的检测技术方法的建立与应用问题。

生产期药物分析　在药品生产阶段的药物特性与检测技术研究及应用。在此阶段，经过研发筛选确认能够作为药物使用的物质，其理化特性、生物活性、结构或组分等基础研究已经完成，药物分析的任务是研究检测药物经过生产过程，其有效性、安全性是否得到维持，其杂质或其他影响用药的因素是否被控制在允许的范围内。在这期间，为保障经过放大生产规模后的药物仍然具有安全、有效、稳定特性，需要对生产过程进行研究，实现对原料、辅料、生产条件、工艺流程、中间产物、最终产品等全面的质量控制。而检测各阶段药物或相关物质则是对生产全过程质量控制效果的最佳验证方式。药物分析是生产过程质量控制的技术保障，在此阶段的主要工作是，建立可以验证临床使用的药品有效性和安全性的质量标准，并依据标准检验生产前原料药、辅料、中间产品、终产品，以排除可能的风险。生产期药物分析除药物生产过程质量控制外，重点是对最终产品的药品制剂的安全性检测和药品有效性检测。此外，生产阶段对药物原料、辅料、制剂成品的稳定性研究和检测控制技术，是保障药物上市后安全有效的基础，故药物储存稳定性分析也是药物分析学需要研究的内容。

使用期药物分析 对已完成临床前研究进入人体使用阶段的药物进行的分析，包括药物特性与检测技术方法的研究与应用。在此阶段，药物分析包括对人体使用药物后的安全性有效性监测以及对临床合理用药检测，也包括上市前后药品质量检验、稳定性监测考察。使用期的药物分析，包括药品上市前的临床试验用药检验、临床研究中人体药动学分析等，即应用药物分析学的知识、技术、方法，对用药进行检验，对人体用药后体内的药物分布、代谢产物等进行的监测研究。通过这些研究确认安全有效的药物，方可大量推广上市应用。使用期的药物分析，还包括临床用药监测分析，尤其对于一些特殊药品或特殊治疗，在临床治疗过程中需要跟踪患者身体中药物的情况，有必要对患者的血液、尿液等体液中的药物进行监测，药物分析要研究这些生物样本中药物或其代谢物的特性，要解决其监测技术问题。此外，药品从生产线合格出厂后，即进入了使用预备状态。药品从生产下线到用于患者可能会有几年的时间，这期间的储藏、运输、管理等过程是否保障了原有质量，需要对药品进行抽查检验；对于一些发生了不良反应的药物，需要进行再评价检测研究，继续考核药品在使用期间的质量稳定性和安全有效性。药物分析学要针对各种需求研究上市前后药品检验相关问题。

在每个阶段，药物分析研究的都是被检测的药物及相关物质的特性及与它们相适应的检测技术方法。被检测对象中：既包括对小分子药物的特性研究与测试，也包括对大分子生物技术药物的特性研究及分析；既包括对药物成分理化性质的检测，也包括对药物活性毒性的分析；既包括对体外药物的分析，也包括对体内药物的分析；既包括对药物主成分的分析，也包括对药物有关物质、药物代谢产物的分析等。药物分析研究的检测技术方法既包括适用于单一组分检测的方法，也包括适用于多组分复杂样品分析的技术；既有能够满足药物研发需要的高通量筛选分析技术，也有能够满足药品生产质量控制的快速分析技术，还有能够满足药物使用期间生物样本等复杂体系研究的分析技术。无论是药物特性研究还是分析技术研究，药物分析研究的对象均以满足应用需求为主导方向。

研究方法 药物分析学主要从分析检测的角度来探讨药物的特性和分析技术的适用性，研究方法主要包括研究药物特点分类的方法，用于药物检测研究的分析技术，分析样品前处理方法，以及研究质量标准的方法四个方面。

药物分类的研究方法 只有建立在适宜药物特性基础上的检测技术，才能够有效发挥其分析作用。药物的物理、化学、生物学特性是建立其分析检测方法的基础。因此，药物分析学科需要在兼顾相关学科对化合物进行分类原则的基础上，从分析检测共性特点上将药物分门别类，研究药物的共性，研究同类药物分析检测的规律，寻找通用技术，同时研究药物的个性特点和专属的分析方法。

由于不同的药物种类或类型，有不同的物理、化学、生物特性，药物分析学对药物的多种分类宜采用多种的分析方法。首先，因来源不同的药物具有不同的属性，相同来源的药物其分析的前处理技术具有共同点。其次，因化学结构相似的药物，理化特性也有共同的特点，适宜采用基本原理相同的分析技术。对于不适宜根据理化特性分类的药物，可以根据其生物活性特点来分类，采用生物检测技术进行分析检定。

不同特性类别的药物其适宜的药物分析内容有所差异。药物来源不同，制备方法不同，如植物药、动物药、矿物药、中成药、化学药物和生物药物等分析内容会有所不同。根据一些药物特性和安全用药管理上的特殊规定，不同分类的药物还有其特定的分析内容，主要包括放射性药物分析、兴奋剂类药物分析、毒性药物分析、医院制剂分析、药用辅料分析、药品包装材料分析、含药医疗器械分析和诊断试剂分析等。

药物检测分析技术　药物分析学科的主要研究方法是在分析化学等学科的检测技术的基础上形成的。是根据药物的不同属性和特性，改进各种分析技术并应用于药物检测，形成的特有药物分析技术。药物分析技术研究是药物分析学的核心内容，是分析技术在药学专业中的应用和创新性发展。多数物理、化学、生物等学科的分析技术，经过与药物特性相适应的改进，确定了特定的技术条件，即转化成为适用于药物检测分析的技术。

药物检测的分析技术根据不同的原理可以分成若干大类。滴定法药物分析技术是利用有化学计量关系的反应进行药物含量的测定；重量法药物分析技术是利用称量的方法测定某些药物在组分中的含量，药物热分析技术是根据药物的热力学参数随温度变化的特性建立的判断药物性质与含量的技术。比色法药物分析技术是通过离子颜色的变化来分析溶液中的药物离子浓度。电化学药物分析技术是通过测定电参数计算药物的浓度。X 射线药物分析技术是利用药物结晶结构所具有的特定 X 射线衍射现象对药物进行定性定量分析。光学特性药物分析技术是利用药物的特定光学性质对其进行定性定量检测的技术。此外，光谱法药物分析技术可根据药物的光谱特性来分析鉴别其化学结构，检测其相对含量。显微药物分析技术是以显微观察计数的方法对药物进行定性定量分析。核磁共振药物分析技术是利用药物在强磁场中某些元素原子核发生跃迁所产生的共振谱，来测定药物分子中该原子的数目、类型和相对位置。药物质谱分析技术是利用电场和磁场将药物分子或碎片离子按其质荷比分离后进行的药物检测。色谱法药物分析技术是利用物质在不同相态物质中的选择性分配特性的不同，对药物进行的分离检测。电泳法药物分析技术是利用药物的电离基团可在电场的影响下向相反电极移动的特性对药物进行的定性定量分析。药物生物检测技术是利用药物对生物体的特定作用而建立的，以药物的活性、毒性为指标来判断药物的有效性、安全性的质量鉴定方法技术。药物分析联用技术是将不同原理的技术方法通过特定的接口技术结合形成的组合式分析系统，并应用于药物分析的检测技术。随着芯片技术的发展成熟和药物分析在生命科学研究领域的融合渗透，越来越多的需求是将样品制备、生物化学反应、检测分析集为一体，形成微型化药物分析平台，这种分析技术能够满足微量化、多点化、数据海量化的药物分析工作需求。

分析前处理技术　药物分析前处理技术是药物分析学研究的重点内容。在药物分析工作中，除少数纯度高的原料药外，绝大多数原始取材的样品，均不可能直接用于药物检测，需要检测的往往是分散在各种基体中的药物，需要经过前处理才能用于检测分析。尤其是天然药物、复方制剂、生物样品等，必须选用适宜的药物提取富集技术将被检测对象分离出来，才能适于检测分析。天然药物一般选择有效成分或指标成分作为检测对象，需要将其从原动植物中提取出来，然后浓缩至一定的浓度再予以检测；复方制剂，常常需要对处方中的多个药物分别进行测定，也需要采用不同的方法将它们分离出来，才能进行检测；生物样品中的药物检测，受到被检测生物样品中含有的复杂物质的干扰更多，也要采取措施排除干扰组分后，富集了被检测组分，才能达到检测的目的。

多数药物样品的前处理方法常用溶剂提取法和色谱分离法，被测组分的富集方法常用溶剂回收法。化学衍生化技术也是药物分析前处理方法研究的内容。对于一些化学结构中不具有被检测特性功能团的药物，要采用衍生化反应使其联结上一个具有可识别特性的结构才能被检测。此外，色谱-色谱联用的方法也具有前处理的作用，将色谱分离与检测相结合的技术，实际是将分离与检测的过程集约一体的形式。随着芯片技术的发展成熟，将样品制备、生物化学反应、检测分析集为一体，形成微型化药物分析平台，可使前处理过程更加快捷。

质量标准研究　建立药品质量标准是药物分析研究方法的落脚点，在药物研发中发现的药物结构、理化特性、生物活性等特性，以及它们的量效关系、杂质组成、制剂工艺等研究结果，均可以作为原料药及制剂质量标准建立的根据。将与药物疗效、安全性、稳定性有关的各种因素集合起来，制定成可以控制其质量的标准性技术文件，即为药品质量标准研究。其中质量标准研究要建立各种分析方法，确定指标限度，考察方法的可行性，以及对各项方法进行验证。药品质量标准研究，一般使用成熟的检测技术，针对特定的药物质量控制的需要，来研究设定特定的检测项目及参数。药品质量标准是由各项检验项目组合构成的，是验证药品是否合格的，用于指导生产及实验的技术性文件，具有判断药品安全及有效的功能。

检验项目的研究是标准研究的重要内容，药品检验项目的设定，主要以药品的安全性、有效性判断为目的。一般包括药物性状检查、药物鉴别检验、药物杂质检查、药物含量分析、药物活性测定、药物制剂常规分析项目、药物生物检测项目和药物安全性常规试验等。由于药品包装材料和容器与药品质量的稳定性密切相关，药品包装常用的材料有橡胶和玻璃等，各类包装材料有其特殊的检测项目，如注射剂用胶塞要测定其穿刺力和穿刺落屑，玻璃输液瓶要测定其耐酸性、耐碱性、耐水性等功能性指标。所有检测项目的设置，均是验证药品包装材料的物理、化学、生物性能是否能够满足药品稳定储存的需要。

标准物质研究是药品质量标准研究的相关内容，它是与药品质量标准配套的实物标准，具有检测量具的功能。药物分析标准物质亦称药品标准物质，供药品标准中物理和化学测试及生物方法试验用，具有确定特性和量值，可作为结果判断的参照量具，或用于校准设备、评价测量方法，包括药物国际标准品、药物国家标准品、药物分析工作对照品等。

与相关学科关系 药物分析学属于药学学科中的二级学科，是多学科相互渗透的交叉学科，属于综合性应用学科，涉及药物化学、分析化学、物理化学、仪器分析、生药学、天然药物化学、药剂学、生物学、药理学、微生物学、免疫学等。

药物化学对药物的化学本质研究的结果是药物分析学建立分析方法的基础；怎样能将分析化学的原理和技术应用于药物检测，药物分析学要解决其技术衔接问题；运用物理化学的原理和方法研究药物的理化特性，并将其转化为质量控制的检测项目，是药物分析学研究的内容；分析仪器的研发、检测装置设备的改良、仪器分析在药物检测中应用技能的创新等，是药物分析学研究较多的内容；将生药学对天然药物基源鉴定、栽培加工、品质评价等研究的成果，转化为药品质量控制标准也是药物分析的任务；反之，在中药、天然药物、生物药物研发中，药物分析技术又给予了研究工作良好的支撑与辅助。

药物分析学研究的内容，是将生物学对生物体结构、功能、发生、发展规律的研究，以及生物与环境的关系等研究的成果，应用于药物安全性、有效性检测。其中生物学分支微生物学是在分子、细胞或群体水平上研究细菌、病毒等各类微小生物的形态结构、生长繁殖、生理代谢、遗传变异、生态进化等生命活动的基本规律，并应用于医学卫生和生物工程等领域，与药物分析的关系越来越紧密。

药理学科的任务是阐明药物作用机制，改善药物质量、提高药物疗效、开发新药、发现药物新用途并为探索细胞生理、生化及病理过程提供实验资料。药物分析的研究内容是将药理学对药物与生物机体的相互作用、作用原理和影响规律等研究结果，应用于药物的检测分析中。反之，药物分析建立的方法，也能用于药理学研究之中，如药效学研究药物对机体的作用，检测生物体中的药物浓度时，就需要使用药物分析的方法。在药动学研究中，探索药物在生物体内吸收、分布、代谢、排泄规律，检测生物体液、组织或排泄物中的药物或药物代谢物，也需要使用药物分析的技术和方法。在药物安全使用的监测工作中，药物作用的生物标志物跟踪和药物体内过程探究等，离不开药物分析学研发的高灵敏分析检测技术和方法。

药物分析学与质量管理学联系紧密，药物分析工作获得的数据不仅可作为判断、推理的科学依据，甚至具有法定效力，因此要求药物分析结果数据具有客观性、准确性、一致性。因而有必要进行药物分析质量管理，尤其是出具公正数据的药物分析实验室或药品检测机构，必须建立实验室质量管理体系，且要通过国际或国家的实验室认证检查。

应用及发展趋势 药物分析学应用范围包括药物研究开发阶段对活性物质的识别跟踪，药物生产储存阶段的质量控制，药物使用阶段的临床监测，以及药物安全性有效再评价等，即药物分析学研究的范畴渗透于药物生命周期的全过程。药品质量控制方法的不断改进、技术水平的不断提高，均体现了药物分析学科对社会医药卫生工作的贡献。

药物分析学科与相关学科的融合渗透，使得药物分析需要回答的问题越来越广泛。生物样品药物检测、药物杂质检测、药物代谢产物检测、天然药物多组分检测、中药复杂体系分析、多种生物标志物检测、非法添加药物检测等，均是药物分析学科需要解决的问题。而且，药物样本来源和检测需求的多样化，越来越多的超微量药物检测需求，向药物分析技术提出了新的挑战，给药物分析方法研究提出了新课题，药物分析学也呈现出了进一步细化的趋势，出现了生物药物分析、体内药物分析、中药分析、药物分析信息学等分支学科。

药物分析学研究的方法技术，趋向于药物高通量检测、药物现场分析、药物快速检测、药物在线分析等。药物分析学需要将相关学科最新基础研究成果转化为药物分析检测的实用技术方法。研究多种技术方法的组合，形成适于高通量快速检测的新型联用分析技术，是药物分析学的发展方向。现代药物分析检测工作需要测试的样品量越来越大，要求药物分析方法或仪器设备的工作速度越来越快，研究集成化的微型药物分析平台、微流控分析技术、海量数据处理平台等也将是未来发展的方向。药物生产、流通、使用管理中，对药物分析工作的要求已逐步从实验室走向工作现场，研究药物快速检测技术、车载药物检测技术、便携式分析技术、微型小型分析仪器、在线分析仪器等也是药物分析学的发展方向。

药物分析学是与多学科相互渗透共同发展的学科，尤其在生命科学、转化医学等研究中，研发药物及代谢产物、生物标志物等分析的高效灵敏的方法技术，研究生命体与药物的作用及影响，也将成为药物分析学科的发展方向。

科学的发展越来越突显出多学科的融合与渗透，新兴学科的交融更显活力。药物分析学随着现代中医药学、生物医药学科的发展而不断创新，药物分析的技术方法在生命科学、代谢组学研究中的作用也越来越突显；随着药物基因组学、药物转录组学、药物蛋白质组学、药物代谢组学、药物细胞组学等新概念的涌现，对药物分析学的技术方法提出了新的要求。不仅如此，分析仪器的发展进步，融入了更多的计算机科学、标准化科学、信息科学的知识与技能，也给药物分析学科的发展带来了新的机遇。

（粟晓黎　金少鸿）

yánfāqī yàowù fēnxī

研发期药物分析（drug during development period）　药物研究开发期间在实验室里进行的围绕药物安全有效质量检测而开展的一系列科学验证工作。药物的实验室研发，是药物研发的早期工作，主要以体外试验及动物实验考察药物的有效性和安全性，是药物用在人体前的安全有效的试验求证，常称为临床前研究。所以研发期药物分析即为临床前药物分析（pre-clinical pharmaceutical analysis）。包括为控制药品质量而进行的药物及相关产物结构确证、理化性质及纯度分析研究、药品质量可控性研究、药品在实验动物体内的吸收、分布、代谢与排泄研究，以及药品的有效性、安全性、稳定性研究等；研发期药物分析还包括对起始原材料的研究，对于生物制品还包括菌毒种、细胞株、生物组织等材料的生物学特征、遗传稳定性等的研究、质量控制研究、质量标准起草等。研发期药物分析与药物临床前研究相辅相成，主要分为临床前药理（有效性）、毒理（安全性）、质量（可控性）分析等。

药物结构确认　通常情况下药物在临床前研究时需要确证其化学结构，获取相应的实验数据，包括理化性质、元素分析、紫外吸收光谱、核磁共振谱、质谱等资料，以及对各资料的综合解释。对于手性化合物药物还需要掌握药物绝对构型分析；对于溶剂化物（如水合物）还需要进行溶剂化研究。对于生物大分子药物，如蛋白质、肽类等药物，结构确证包括精确分子量、N端序列、C端序列等，氨基酸组成及氨基酸序列测定是多肽结构确证的两个重要内容，色谱图、比旋度、圆二色谱等的测定也为结构确证提供有用的信息，肽链中如有半胱氨酸，应确证是氧化态或还原态，如有多个半胱氨酸，还应确证二硫键的正确连接位点。一般不采用紫外吸收光谱，但对有生色团的小分子肽（如含有色氨酸、苯丙氨酸、酪氨酸等）也可采用；红外吸收光谱与核磁共振谱适用于小分子肽、拟肽等的结构确认。质谱可提供多肽的分子量和质量肽谱的信息，如20个氨基酸以上的多肽，可根据结构选择适当的酶切方法，用不同的质谱技术测肽图和二硫键分析，为多肽的氨基酸全序列测定提供参考。

理化性质与纯度研究　化合物药物的理化性质与纯度研究是研究药物特性的一个关键步骤，每个化合物都具有其本身的物理常数、化学性质，这些性质不仅是检定药品质量的重要指标对该药品具有鉴别意义，也是反映该药品的纯杂程度，因此，采用合适的分析手段、根据药品的特性，选择有关的物理常数如相对密度、馏程、熔点、凝点、比旋度、折光率、黏度、吸收系数，以及化学性质如颜色反应、沉淀反应等对药物进行鉴定分析；药物纯度分析还包括药物色谱纯度测定与药物光谱纯度测定等。对于如蛋白质、肽类等生物大分子药物，其理化性质与纯度研究还包括其平均分子量、分子量分布、等电点、蛋白含量等。

药物质量标准研究 临床前药物质量可控性研究是药物质量标准制定的基础，是临床前药物分析的重要内容之一；质量可控性研究要有针对性，要与原料药或制剂的特性、采用的制备工艺、稳定性等相结合，使质量研究的内容能充分反映药品的特性和质量情况，如原料药的晶型鉴定与分析、原料药和制剂的有关物质、杂质分析，以及难溶性药物口服制剂的溶出行为、特殊剂型药物的释放特性等。药物有效性、安全性与药物质量一致性是药物质量可控性研究与质量标准制定的出发点与着落点。

药品质量标准应科学、合理、可行，其主要内容包括名称、结构式、分子量、定义（包括制备工艺）、含量限度、性状、溶解度、物理常数、鉴别（理化鉴别、光谱鉴别、色谱鉴别等）、检查（有机杂质、无机杂质、残留溶剂、特性试验等）、含量测定、类别、规格、存储等。在各项规定中，制订了详细的检测分析方法与限度要求。

研发新药时就需对药品质量进行系统、深入的研究，制定出合理、可行的质量标准。并在之后的使用中还要根据药物再评价情况，不断地修订和完善，以持续提高控制药品质量的能力，以提高药品安全有效的保障。

临床前药物质量标准包括起始物料、中间体、关键辅料（赋形剂）、活性成分、制剂的质量标准。药品通过合适的方法和技术手段来控制质量，临床前药物分析的目标是为药品的研发以及临床试验提供技术支持，最终确保药品的质量。

体内药物分析 包括研究药物在动物或人体内的吸收、代谢、分布、排泄、立体选择性、药物的相互作用、药物对内源性代谢的影响、药物在体内的毒性反应等，为新药发现、开发提供技术支持。除采用常规的光谱法、色谱法、色谱质谱联用技术以及映像技术外，还可采用组学和系统生物学方法，研究生物体整体或组织细胞系统的动态代谢变化，特别是药物对内源性代谢、遗传变异乃至各种物质进入代谢系统的特征和影响，发现相关生物标志物，也是体内药物分析近年来发展的重要方向。研发期体内药物分析包括临床前药物毒理学分析、药物安全药理学分析、药物毒动学分析、临床前药物有效性分析、临床前药物代谢分析、药物体内过程分析、药动学参数、药物与血浆蛋白结合研究等内容。

稳定性研究 临床前药物稳定性分析包括药物理化稳定性分析、药物生理学稳定性分析等；药物理化稳定性分析包括药物稳定性影响因素试验（即考核药物对热、湿度、光等的稳定性，为药物保存条件提供参考）、药物加速稳定性试验（即考察药物存储时间）与药物长期稳定性试验（为药物的有效期提供数据）；药物稳定性试验的考核指标主要根据药物本身的特性、参考制定的药品质量标准等确定。

围绕活性药物成分、非活性成分（如赋形剂）、药物制剂的体内外药物分析，是临床前药物分析的主要内容。“质量源于设计”理念也隐含了临床前药物分析的重要性，为药物分析学科在理论和实践上的创新发展与渗透提供了理论基础。随着新理论与新技术的发展，临床前药物分析正经历巨大变化，分析理念、分析方法与技术朝着高灵敏、高通量、高专属和高自动化的方向迈进。

（陈桂良）

yàowù jiégòu fēnxī

药物结构分析（drug structure analysis） 应用元素分析、化学官能团分析与现代波谱分析等方法，对药物化合物的分子式、分子量、分子结构进行的分析确认。

药物元素分析 通常采用元素分析法获得组成药物的元素种类及含量，进而获取分子式，可初步判定供试品与目标物分子组成是否一致。对于因药物自身结构特征而难以进行元素分析的，在保证高纯度情况下可采用高分辨质谱方法获得药物元素组成的相关信息。

化学官能团分析 一般步骤为样品制备、分离纯化、物理常数测定（包括分子量测定）、元素分析（分子式测定）、溶解度分组分类试验、衍生物制备、降解与合成、初步的化合物结构、验证分析结果。药物化学官能团是指化合物分子中具有一定结构特征，并反映该化合物某些物理特性和化学特性的原子或原子团。通过化学官能团分析，初步取得化合物的官能团及其含量，进而初步确认或验证化合物的结构，有时还需进行化合物衍生物的结构验证。官能团定量分析就是根据这些物理特性或化学特性进行含量测定。一般官能团定量分析主要解决药物化合物中的特征官能团的定量测定，从而确定其在试样中的百分含量；以及通过对化合物特征官能团的定量测定来确定特征官能团在分子中的百分比和个数，从而确定或验证化合物的结构。但某种官能团的定量分析方法或分析条件不能适用于所有含这种官能团的化合物，因此官能团定量分析速度一般都比较慢，又因为许多反应是可逆的，所有很少能直接测定。

官能团定量分析的一般方法有酸碱滴定法、氧化还原滴定法、沉淀滴定法、卤素加成法、比色分析法等。如可采用卤素加成法测定烯基（双键）化合物的不饱和度，这是利用过量的卤化剂与烯基化合物起加成反应，然后测定剩余的卤化剂，分析结果可获得化合物结构中双键的百分含量，进而可以推算药物的含量。

波谱分析法结构分析 以光学理论为基础，以物质与光相互作用为条件，建立物质分子结构与电磁辐射之间的相互关系，从而进行药物化合物的平面结构与分子几何异构、立体异构、构象异构等结构分析和鉴定的方法。其一般步骤为样品制备、紫外光谱、红外吸收光谱、拉曼光谱、质谱、核磁共振谱、综合结构解释、晶型分析（X射线粉末衍射实验）、溶剂化物分析（一般采用热分析技术）、X射线单晶衍射等。通过现代波谱法，可以获得化合物的平面结构与立体结构，以及溶剂化物的结构等。

紫外吸收光谱法结构分析 通过对药物溶液在可见-紫外区域内在不同波长处吸收度的测定和吸收系数（尤其是摩尔吸收系数）的计算，以及对主要吸收谱带进行归属（如K带、R带、E带、B带），获得药物结构中可能含有的发色团、助色团种类以及初步的连接方式等信息。对于发色团上存在酸性或碱性基团的药物，可通过在酸或碱溶液中（常用0.1mol/L HCl或0.1mol/L NaOH）最大吸收波长的测试，观察其紫移或红移现象，为上述酸性或碱性基团的存在提供进一步的支持。

红外吸收光谱法结构分析 通过对药物进行红外吸收光谱测试，可推测出药物中可能存在的化学键，所含的官能团及其初步的连接方式，亦可给出药物的几何构型、晶型、立体构象等信息。固态药物红外测试可分为压片法、糊法、薄膜法，液态药物可采用液膜法测试，气态药物则可采用气体池测定。

核磁共振谱法结构分析 可获得药物组成的某些元素在分子中的类型、数目、相互连接方式、周围化学环境、甚至空间排列等信息，进而推测出化合物相应官能团的连接状况及其初步的结构。常用的有氢核磁共振谱（^{1}H-NMR）和碳核磁共振谱（^{13}C-NMR）等。前者主要给出药物化合物不同类型的氢原子、各类氢原子的相对数目、相邻氢原子的数目、各类型氢原子所处的化学环境以及相邻氢原子的类型等信息；后者主要给出药物化合物中碳原子的类型、数目（如季碳、伯碳、仲碳、叔碳的数目）以及构型等信息。核磁共振测试的重要参数有化学位移（δ）、偶合常数（J值）、峰形、积分面积等。核磁共振无畸变极化转移增强谱可进一步明确区分碳原子的类型，对于结构复杂的药物，核磁共振无畸变极化转移增强谱对结构解析可给予更加有力的支持。二维核磁共振谱还常采用二维核磁共振测试，包括氢-氢同核化学位移相关谱、^{1}H检出的异核多键相关谱、^{1}H检测的异核多量子相关谱等，对于结构复杂或用一般核磁共振谱方法难以进行结构确证的化合物，进行二维谱测试可更有效地确证药物的结构。分子式中含氟（F）、磷（P）等元素的药物，可进行相应的氟、磷核磁共振谱测试，除可提供相应元素的种类、在分子中所处的化学环境等信息外，对药物元素组成测试亦有佐证作用。

质谱法法结构分析 用于原子量和分子量的测定、同位素的分析、定性或定量的分析，重要参数有分子离子峰、碎片峰、丰度等。分子离子峰是确证药物分子式的有力证据，根据药物自身结构特性选择适宜的离子源和强度，可同时获得分子离子峰和较多的、可反映出药物结构特征的碎片峰。对含有同位素元素如氯（Cl）、溴（Br）等的药物，利用分子离子峰及其相关峰丰度间的关系，可判断药物中部分组成元素的种类、数量。高分辨质谱可通过精确测定分子量确定药物分子式，但它不能反映药物的纯度和结晶水、结晶溶剂、残留溶剂等情况。在药物研究中也可采用气相色谱-质谱联用技术、质谱-质谱联用技术、液相色谱-质谱联用技术等方法进行结构分析，可根据药物的组成和结构特征选择适宜的方法。

X射线粉末衍射法结构分析 可用于固态单一化合物的鉴别与晶型确定，晶态与非晶态物质的判断，多种化合物组成的多相（组分）体系中的组分（物相）分析（定性或定量），原料药（晶型）的稳定性研究等。

（陈桂良　粟晓黎）

yàowù yuánsù fēnxī

药物元素分析（drug elemental analysis）

对组成药物化合物的元素种类及含量进行的研究。药物元素分析是在药物结构分析工作中最常用的手段之一。经典的元素分析出现在19世纪30年代，德国化学家李比希（Justus von Liebig）将样品充分燃烧，使碳和氢分别转化为二氧化碳和水蒸气，然后分别用氢氧化钾溶液和氧化钙吸收，根据各吸收管的重量变化分别计算出碳和氢的含量。

分类 药物元素分析可分为定性分析与定量分析两种。定性分析是对药物元素种类的分析，将样品分解后，使样品中各元素转化为相应的无机离子，再分别加以鉴定。在药物中分布较广和较常见的元素有碳（C）、氢（H）、氧（O）、氮（N）、硫（S），以及卤素（X）和金属元素。对组成药物各元素含量进行的检测即定量分析，通过分解样品后测定药物中各元素的含量，以确定药物化合物中各元素的组成比例，进而得到该药物的实验式，即得到药物分子中原子数字最小整数比，又称最简式。药物元素分析的目的主要为获得药物的分子式，因此通常所说的药物元素分析是指定量分析。

方法 药物中元素的定量分析除取样和称量外，一般包括三个步骤：①分解样品，将要测定的元素转化成简单的无机物。②消除与样品共存的干扰元素。③测定分解产物（无机物）中的元素含量。分解药物的方法可分为湿法分解与干法分解。分解产物中元素测定的一般方法有化学法、光谱法、能谱法等，其中化学法是经典的分析方法。有机元素分析仪上常用检测方法主要有示差热导法、反应气相色谱法、电量法和电导法等几种，通过这些检测可以灵敏地获得所含元素的种类及含量信息。金属元素分析通常采用化学法、原子吸收分光光度法、原子发射光谱法、电感耦合等离子体光谱法、电感耦合等离子体质谱法以及离子交换色谱法等进行测定。原子发射光谱法和原子吸收分光光度法可用于药物中含有多种金属元素的含量分析。其中原子发射光谱法常用于金属元素的定性研究，原子吸收分光光度法可用于金属元素定量研究。对于分子中含有顺磁性金属离子的药物，可采用X射线单晶分析法等方法进行检测。

仪器 诺贝尔化学奖获得者德国学者弗里茨·普雷格尔（Fritz Pregl）在1914年研发了第一代微量元素分析仪。有机元素分析的自动化仪器最早出现于20世纪60年代，后经不断改进，配备了电子计算机进行条件控制和数据处理，方法简便迅速，逐渐成为元素分析的主要方法手段。1977年中国科学研究院上海有机化学研究所试制成功了碳、氢、卤素和水分的电量分析仪，其后中国科学研究院上海有机化学研究所和上海医药工业研究院等分别研制成功不同功能的碳、氢、氮分析仪。

用于药物元素分析的元素自动分析仪大都是以气相色谱技术为基础的元素微量分析方法。原理属于燃烧法，即样品在高温下经催化氧化使其燃烧分解，生成的气体中的非检测气体（干扰元素）可被去除，需要被检测的不同组分气体通过具有相应功能的吸附柱被吸附，通过解吸、分离，再经过热导等检测器完成对相应元素的气体检测，然后将结果传入与元素分析仪相连的计算机上，并根据标准物质的校正曲线，经自动计算转化为待测样品中不同元素的质量百分含量。药物化合物中很多元素（如碳、氢、氧、氮、硫、卤、磷、砷等）经氧化或还原后的分解产物也可以采用各种色谱方法进行检测。

采用元素自动分析仪测定药物元素时，为保证结果的准确性，一般要使用有机元素分析标准物质进行标定，这是一类高纯度的有机化合物，如乙酰苯胺（C_8H_9NO）、胱氨酸（$C_6H_{12}N_2O_4S_2$）、己二酸（$C_6H_{10}O_4$）、苄基硫脲盐酸盐（$C_8H_{10}N_2S \cdot HCl$）等。药物元素分析需将获得的测试结果与理论结果差值的大小进行比较（一般要求误差不超过0.3%），即可初步判定样品与目标化合物（药物）的分子组成是否一致。

元素分析的自动化仪器发展方向主要有两个方面：一是趋向于快速、自动和几项元素同时测定；二是开展了不稳定样品取样、耐高温样品分解和共存元素干扰问题的研究，以及向微量化方向发展。对于因药物自身结构特征而难以进行元素分析的样品，在保证高纯度情况下也可采用高分辨质谱方法获得药物元素组成的相关信息。

（陈桂良　粟晓黎）

yàowù píngmiàn jiégòu fēnxī

药物平面结构分析（drug plane structure analysis） 对药物化合物分子中各原子之间的连接顺序和方式的确认分析。又称药物骨架结构分析（drug skeletal structure analysis）。属于药物结构确证研究。原料药的结构确证研究是药物研发的基础，其主要任务是确认所制备原料药的结构与预期一致，是保证药学研究、药理毒理和临床研究进行的决定性因素。

过程 药物平面结构确证的一般过程：根据药物化合物的结构特征制订科学、合理、可行的研究方案，制备符合结构确证研究要求的样品，进行有关的理化性质、光谱学性质等研究，并对研究结果进行综合分析，确证测试品的结构。该过程主要包括化合物的名称，样品的制备，理化常数的研究，样品的测试及综合解析等。

在结构确证的研究中，测试样品的纯度需要进行一定的控制，只有使用符合要求的测试品进行结构研究，才能获得药物正确的结构信息。一般情况下，应采用原料药制备工艺中产品的精制方法对样品进行精制，并采用质量标准中的方法测其纯度和杂质，供试样品的纯度应大于99.0%，杂质含量应小于0.5%。

方法 常用的分析测试方法有元素分析法、官能团化学反应（包括衍生物反应）法，紫外可见吸收光谱法、红外吸收光谱法、核磁共振谱法、质谱法、拉曼光谱法、比旋度法、X射线单晶衍射和/或X射线粉末衍射法、差示扫描量热法、热重法、分子发射光谱法。

分子光谱 分子内部运动状态的反映，与分子的能级密切相关。分子内的运动有分子间的平动、转动、原子间的相对振动、电子跃迁、核的自旋跃迁等形式。每种运动都有一定的能级。除了平动以外，其他运动的能级都是量子化的。从基态吸收特定能量的电磁波跃迁到高能级，可得到对应的分子光谱，包括红外吸收光谱、紫外可见吸收光谱和拉曼光谱。

红外吸收光谱法主要用于鉴定化合物的官能团及进行异构体分析，是定性鉴定化合物及其结构的重要方法之一。依靠化合物的光谱特征，如吸收峰的数目、位置、强度、形状等与标准光谱比较，可以确定某些基团的存在。

核磁共振谱 常用的有氢谱、碳谱与无畸变极化转移增强谱（可区分碳原子的类型），通过测定可以解析化合物中存在的结构单元，推测化合物中各官能团、结构单元之间的连接关系。对于结构复杂或用一般核磁共振谱难以进行结构确证的化合物，进行二维谱测试可更有效地确证药物的结构。常用的二维谱测试有同核化学位移相关谱、异核多键相关谱、异核多量子相关谱等，其中同核化学位移相关谱可以显示相隔2~3键间存在偶合的质子对信息；异核多键相关谱可以显示^{1}H、^{13}C之间远程偶合的信息，即相隔二键和三键的^{1}H、^{13}C之间的相关信号；异核多量子相关谱为异核多量子相关谱，可以了解分子中C—H连接情况；还有异核单量子相关谱用于测定^{1}H—^{13}C相关信息，可直接明确C原子、H原子间的连接关系；另外，^{19}F谱、^{31}P谱等可提供相应元素的种类及数目以及在分子中所处的化学环境等信息。

质谱 提供分子离子峰、碎片峰、丰度等信息，可以确定分子量、分子式以及推测部分结构单元。对含有同位素元素（如Cl、Br等）的药物，利用同位素簇的丰度比，可推断药物中部分元素的种类、数量，乃至分子式、裂解方式等。

分子发射光谱 可用于研究荧光物质的结构，其包括荧光光谱、磷光光谱（均为光致发光光谱）。某些物质被紫外光照射激发后，在回到基态的过程中可发射出比原激发波长更长的荧光，产生分子荧光光谱。分子荧光光谱具有高灵敏度和选择性，在荧光化合物的结构确认中具有一定的作用，尤其适合生物大分子的结构，同时通过测量荧光强度可以进行定量分析的研究。荧光产生于单线激发态向基态跃迁，而分子磷光光谱是单线激发态先过渡到三线激发态，然后由三线激发态跃迁返回基态产生的。

确证及佐证 对于结构比较特殊的药物，也可采用制备衍生物的方法间接证明药物的结构，也可以将被检测成分制备成盐，进一步确证其结构。

不含金属元素的有机盐类结构确证 对于不含金属元素的有机盐类或复合物，根据结构确证的需要，可提供成盐前后的实验数据与图谱，对于某些波谱测定有困难或不易说明药物结构的盐或复合物，可以测定药物的酸根或碱基的波谱，并结合其他试验项目亦可对其结构确证提供有效的信息。

金属盐及络合物的结构确证 对于金属盐类和络合物，在进行一般要求的各项测试基础上，可考虑以适当手段反映药物中金属元素的种类、存在形式和含量的确证试验。不适于或不能测试金属盐本身的项目，可考虑以成盐前的酸分子或配位体的相应测试结果进行佐证。

半合成药物的结构确证 对于半合成药物，其分子中母核的结构为已知，在可提供明确证据证明原分子母核结构在半合成全过程中未发生改变的前提下，可适当简化对母核部分结构的确证工作，仅对新引入的基团结构进行确证。

含有结晶水或结晶溶剂药物的结构确证 对于含有结晶水或结晶溶剂的药物，在进行一般分析时，热分析研究已经提供了药物中的结晶水或结晶溶剂的信息，结合干燥失重、水分或X射线单晶衍射等方法的测定结果，可以达到对药物中结晶水/溶剂以及吸附水/溶剂进行定性、定量的目的。

合成多肽药物的结构确证　对于合成的多肽药物，通过氨基酸分析、质谱测定、序列分析以及肽图测绘（含有20个以上的氨基酸残基药物）等实验可基本获得合成多肽药物的结构信息。药物结构中如有半胱氨酸，应明确其状态（氧化态或还原态），对含有多个半胱氨酸的多肽药物，应明确二硫键的正确连接位点。如对各步中间体进行质谱测定，可根据相关中间体的结构信息，推测出进行反应的氨基酸的种类。质谱是多肽药物结构确证的重要手段，紫外光谱、红外光谱、核磁共振谱、多种流动相高效液相色谱、比旋度测定等方法亦可对肽的结构确证提供帮助。对于多肽药物，应对目标物的化学纯度和对映体或非对映体纯度进行研究。

多糖类药物的结构确证　对于多糖类药物，通过对单糖组成、分子量、糖苷键连接方法和连接位置等的分析，可获得多糖类药物的基本结构信息。单糖的分离和鉴定可采用纸色谱、薄层色谱、高效液相色谱、色谱-质谱联用等技术。多糖的分子量及分子量分布测定可用凝胶色谱等方法。红外光谱、核磁共振谱、化学反应后产物的分析等实验，可帮助确定糖苷键的连接方式及糖苷键的位置。

多组分药物的结构确证　对于多组分药物可采用化学或光谱法明确各组分的组成比例，对其主要成分进行结构确证。如根据红外光谱中吸收峰的位置和形状来推断未知物结构，依照特征吸收峰的强度来测定混合物中各组分的含量。

（陈桂良）

yàowù lìtǐ jiégòu fēnxī

药物立体结构分析（drug three-dimensional structure analysis）

药物化合物在平面结构确认的基础上，对其三维立体结构进行的确认分析。三维结构的物体所具有的与其镜像的平面形状完全一致，但在三维空间中具有不能完全重叠的性质，正如人的左右手之间的关系，称之为手性。具有手性的化合物即称为手性化合物。手性是自然界的一种基本属性，组成生物体的很多基本结构单元都具有手性，如组成蛋白质的手性氨基酸大都是L-氨基酸；组成多糖和核酸的天然单糖也大都是D构型。手性药物是指分子结构中含有手性中心（也叫不对称中心）的药物，它包括单一的立体异构体、两个以上（含两个）立体异构体的不等量的混合物以及外消旋体。手性化合物除了通常所说的含手性中心的外，还包括含有手性轴、手性平面、手性螺旋等结构特征的化合物。

手性药物的生物活性差异　药物不同构型的立体异构体的生物活性可能不同，一般可分为以下几种情况：①药物的生物活性完全或主要由其中的一个对映体产生。如*S*-萘普生在体外试验的镇痛作用比其*R*异构体强35倍。②两个对映体具有完全相反的生物活性。如新型苯哌啶类镇痛药-哌西那朵的右旋异构体为阿片受体的激动剂，而其左旋体则为阿片受体的拮抗剂。③其中一个对映体有严重的毒副作用。如驱虫药四咪唑的呕吐副作用是由其右旋体产生的。④两个对映体的生物活性不同，但合并用药有利。如降压药萘必洛尔的右旋体为β-受体阻滞剂，而左旋体能降低外周血管的阻力，并对心脏有保护作用；抗高血压药物茚达立酮的*R*异构体具有利尿作用，但有增加血中尿酸的副作用，而*S*异构体却有促进尿酸排泄的作用，可有效降低*R*异构体的副作用，两者合用有利。进一步的研究表明，*S*与*R*异构体的比例为1∶4或1∶8时治疗效果最好。⑤两个对映体具有完全相同的生物活性。如普罗帕酮的两个对映体都具有相同的抗心律失常作用。

正是由于手性药物的不同立体异构体在药效、药代及毒理等方面都可能存在差异，在对手性药物进行药理毒理研究时，常需分别获得该药物的各立体异构体，进行必要的比较研究。

由于手性药物具有立体结构，并且在非手性条件下，对映体一般具有相同的熔点、溶解度、色谱保留行为、红外光谱、核磁共振谱，因此手性药物的结构确证具有一定的特殊性，在进行结构确证时，除采用平面结构分析方法确认其平面结构外，还需要对其立体构型进行研究与确证。

药物立体结构分析一般为化合物的几何构型和光学异构体分析。几何构型包括双键、环状化合物，常用顺-反或*Z-E*表示；光学异构体，分为对映异构体、非对映异构体；由于分子的不对称性引起，常用D-L或*R-S*表示。

方法　化合物立体构型的确证方法一般分为直接法与间接法。①直接法是指只需通过某一单一的方法即可确证手性药物的构型，一般为单晶X射线衍射法。②间接法是指仅靠对待测化合物进行分析，尚难以确证其构型，而需综合其他数据，采用与其同系物的相关分析数据相结合才能确定待测物的构型，如采用比旋度、手性色谱法、核磁共振谱以及旋光光谱、圆二色谱等分析方法等。化学相关法也属于间接法。

在确证手性药物的结构时，首先采用常规方法确证药物的平面结构式；然后再根据手性中心的数量、起始原料的构型、化学合成方法的立体选择性等相关信息，有针对性地选用比旋度测定、手性高效液相色谱法或手性气相色谱法、氢-氢同核化学位移相关谱、圆二色谱、旋光色散以及奥氏核效应等方法对其绝对构型进行确证，即立体结构分析。手性药物立体构型确证的主要方法有多种，在绝对构型的确证中，为保证结果的准确性，除采用一种方法外，需考虑采用另一种方法加以确认。

（陈桂良）

shǒuxìng yàowù juéduì gòuxíng fēnxī

手性药物绝对构型分析

手性药物绝对构型分析（chiral drug absolute configuration analysis） 对手性药物进行结构确认以及对手性药物不同的构型比例、消旋体等性质进行测定分析。手性药物立体构型确证的方法有多种，为保证结果的准确性，除采用一种方法外，需再采用另一种方法加以确认。确定手性分子绝对构型的方法可以归纳为四类：有机合成法、核磁共振谱法、X射线单晶衍射法、光谱学方法。

有机合成法 最早的确定分子手性的方法，将目标分子进行反合成分析，从初始已知手性的化合物开始，通过手性控制的有机化学反应，将其转化为目标化合物的方法。在用于推定有机化合物绝对构型的化学方法中，以使用甲氧基-三氟甲基-苯基乙酸（MTPA）酯的莫舍（Mosher）法最为常用。该法涉及将手性醇/胺转化为相应的 MTPA 酯/酰胺，再进行核磁共振谱分析，手性醇/胺的绝对构型可以用 Mosher 法得以确认。由于现代高场核磁和二维技术的发展，有机分子中质子化学位移的归属变得容易，因而 Mosher 方法广泛用于各种药物绝对构型的研究中。该法要求分子中必须含有某些基团，而且需要衍生化。确定手性分子绝对构型的方法常多种方法联合使用。

核磁共振法 奥氏核效应差谱通过对具有刚性结构/优势构象药物分子中某一质子的选择性照射，致使与该质子在空间上距离较近的相关质子峰强度的增减和相互间偶合作用的消失，从而可推测出相关质子在空间的相对位置，进而可获得药物分子的构型信息。通过测定手性衍生物的核磁共振谱来确定其绝对构型时，待测手性分子与已知构型的一对对映异构体反应，可以生成两个非对映异构体，分别测定这两个分子中氢的化学位移，通过对化学位移的比较，并结合计算等方法，从而可推导出该手性分子的绝对构型。

X 射线衍射法 单晶 X 射线衍射，以衍射点的强度和位置为主要指标，是确定药物化合物绝对构型重要的方法。单晶 X 射线衍射法可以独立确定分子的绝对构型，是药物化合物立体结构分析的首选方法。单晶 X 射线衍射法是通过单色 X 光源，常用 CuKα（1.54178Å）与 MoKα（0.71073Å）对具有一定几何尺寸大小（0.01~1.00 mm）的药物单晶体样品（由多个晶胞组成）进行 X 射线衍射实验，记录衍射数据并经相位计算即可获得药物分子立体结构的相关定量信息，如药物分子的相对或绝对构型以及药物晶体中存在的结晶水（溶剂）含量与位置等一系列信息。通常可采用四圆衍射仪（低功率光源）、电荷耦合器件衍射仪（低功率光源）或 IP 面探测仪（高功率光源）进行手性药物分子立体构型的测定。

单晶 X 射线衍射法测定分子绝对构型包括：①直接法。若待测药物样品仅含有 C、H、N、O 元素时，应使用 CuKα 辐射，衍射实验的 θ 角度不低于 57°；若待测样品中含有原子序数大于 15 的元素时，可以应用 MoKα 辐射，衍射实验的 θ 角不低于 25°。②间接法。利用分子结构中部分已知构型的基团（取代、成盐、共晶等）确定分子构型。衍射实验采用 CuKα 或 MoKα 辐射均可。由于单晶 X 射线衍射结构分析对象仅为一颗晶体，样品缺少普遍性，仍需其他方法佐证手性药物样品立体构型的一致性，或对药物样品进行粉末 X 射线衍射实验，用单晶结构数据理论计算手性药物立体构型的粉末 X 射线衍射图谱，将粉末 X 射线衍射实验值与理论计算值比较，当二者一致时即可确定手性药物的立体构型。但药物中尚有部分化合物（约 15%）不易形成单晶体，在一定程度上限制了本方法的使用。

光谱学方法 包括比旋度、圆二色谱、旋光光谱等分析方法等，其对样品（纯度、官能团、结晶与否等）要求不高，测量过程无损失，应用广泛。

圆二色谱法 原理主要是通过测定光学活性物质在圆偏振光下的科顿（Cotton）效应，根据 Cotton 效应的符号获得药物结构中发色团周围环境的立体化学信息，并与一个绝对构型已知的与

待测药物结构相似化合物的Cotton效应相比较，即可能推导出待测物的绝对构型。此外对于一些具有刚性结构的环体系的羰基药物，通过比较其Cotton效应的符号并结合经验规律“八区律”，亦可能预言某些羰基药物的绝对构型。

旋光光谱法 手性药物（溶液）在偏振光下存在旋光现象，其比旋值随入射偏振光波长的改变而改变。在相关系列中，相同的化学反应使旋光值按相同的方向改变，而不改变其旋光的方向，通过比较相关化合物（药物）的旋光性，可得到手性药物的相对构型信息。如能得知药物旋光的可测范围，则在一系列反应后，药物绝对构型可从用于制备该药物的底物的构型推导得到。在采用该方法测定药物绝对构型时，要在相同的溶剂中以相同的浓度和近乎相同的温度测定旋光，以保证比较的可靠性，旋光的方向将指示产物的绝对构型。

（陈桂良）

dànbáizhì yàowù gōngnéng gòuxiàng fēnxī

蛋白质药物功能构象分析

（protein drugs functional conformation analysis） 对蛋白质类药物的三级或四级结构进行构象分析，以确定其功能作用的过程。蛋白质的一级结构为组成蛋白质的氨基酸序列，二级结构为蛋白质分子骨架原子间的相互作用形成的α螺旋、β折叠片层和loop区等，三级结构为在二级结构的基础上在更大范围内的堆积形成的空间结构，其四级结构主要描述不同多肽链亚基之间的相互连接形成的蛋白质结构。蛋白质结构也可分为共价结构和非共价结构，静态结构和动态结构。

蛋白质的生物化学功能主要包括结合、催化、作为分子开关以及作为细胞和机体的结构组分。特异性地识别其他分子是蛋白质功能的关键，这主要得益于蛋白质结构和表面化学性质的多样性。蛋白质是柔性分子，其构象可以随着pH值的变化或结合配体而改变。由于维持蛋白质分子的二级结构和三级结构的力很弱，容易在机体内能量的作用下脱离特定的相互作用，当已有的相互作用被破坏后，所释放的能量用于形成新的相互作用。蛋白质的构象变化是局部的，可以导致侧链、环或域发生大的位置变化。配体引发的构象间的变化还可以改变蛋白质的四级结构，构象变化通常涉及亚基间见面的重新包装，以至于单体的相对位置发生改变。蛋白质药物构象的变化有可能影响其与受体的结合，进而影响药物的安全性与有效性。

一级结构测定 蛋白质的一级结构决定其高级结构，测定一个蛋白质的一级结构是认识一个蛋白质结构和功能的前提之一，一般采用埃德曼（Edman）降解法测定肽链或蛋白质中N端氨基酸序列。其原理是用异硫氰酸苯酯（PITC）与待分析多肽的N端氨基在碱性条件下反应，生成苯氨基硫代甲酰胺（PTC）的衍生物，然后用酸处理，关环、肽链N端被选择性地切断，得到N端氨基酸残基的噻唑啉酮苯胺衍生物。接着用有机溶剂将该衍生物萃取出来，酸作用下，该衍生物不稳定，会继续反应，形成一个稳定的苯基乙内酰硫脲（PTH）衍生物。余下肽链中的酰胺键不受影响。通过用高效液相色谱法或电泳法分析生成的苯乙内酰硫脲（PTH-氨基酸），可以鉴定出氨基酸。每反应1次，结果是得到1个去掉N端氨基酸残基的多肽，剩下的肽链可以进入下一个循环，继续发生降解。质谱技术也是氨基酸测序方法之一，通过准确测定蛋白质中多肽分子质量的方法进行确定。

三维结构测定 蛋白质的构象与其生物活性息息相关，生物大分子的特性常常存在于一些构象平衡之中。测定蛋白质三维结构主要方法有X射线晶体衍射分析、电镜三维重构技术与核磁共振技术。这三种方法因其各自的优缺点适用于测定不同生物分子的结构。蛋白质分子在折叠、去折叠过程中，在与其他分子发生相互作用的时候都会发生构象的调整。这些构象变化一般可通过圆二色谱等方法来探测。

在电镜下观察生物大分子时，观察的对象是三维结构，电镜图像是这些三维结构的二维投影。由生物结构的二维电镜图像推知其三维结构的方法称为三维电镜方法（electron microscopy）。这种方法主要分为电子晶体学，单颗粒技术和电子断层成像技术。

红外光谱、拉曼光谱、电子自旋共振、荧光光谱等也都可以从不同角度对蛋白质分子构象的变化进行定性和/或定量探测。此外，还可以利用色谱技术和生物质谱技术联用进行分析。其中，色谱技术可将溶液中的不同构象形态加以分离，基于电喷雾电离和基质辅助激光解吸电离技术的生物质谱技术则以其高准确度、高灵敏度等优势，适用于蛋白质药物的构象研究。

氢氘交换质谱进行蛋白质空间构象的研究，其原理是将蛋白浸入重水溶液中，蛋白的氢原子将与重水的氘原子发生交换，而且蛋白质表面与重水密切接触的氢比位于蛋白质内部的或参与氢键形成的氢的交换速率快，进而通过质谱检测确定蛋白质不同序列片段的氢氘交换速率，从而得出蛋白质空间结构信息。氢氘交换质谱技术在蛋白质结构及其动态变化研究、蛋白质相互作用位点发现、蛋白表位及活性位点鉴定方面有着广泛应用。

（陈桂良）

yàowù chúndù fēnxī

药物纯度分析（drug purity analysis） 根据药物的理化特性，运用分析检测技术方法对其进行检测以判断其纯杂程度。又称药物纯度检查。药物纯度指有效成分或组分在总物质中的含量比。药物纯度分析既是研发期药物有效性、安全性研究的前置工作，也是药物质量检验检测的主要内容。

化学结构明确的药物，一般根据药物的物理化学特性建立相应的检测方法和纯度指标，常用的有理化常数测定、光谱测定、色谱分析等。理化常数包括沸点、馏程、熔点、凝点、比旋度、折光率、黏度、吸收系数等。①沸点。液体药物的重要物理常数，指液体由于受热转化为气体的温度。沸点与药物分子间相互作用力和分子量相关，不同的药物因其分子组成不同、结构不同而具有特定值的沸点，药物不纯沸点范围会产生变化，因此可以通过沸点测定，鉴别液体药物的纯度。②馏程。由于药物通常会有其他共存物，因此沸点一般不是一个定值，通常为一定的温度范围，此范围称为馏程。馏程的长短与药物纯度相关，液体药物所含其他物质的种类越杂、数量越多，其馏程越大，馏程越大药物的纯度越低。因此通过测定馏程（见药物馏程测定）可以检查药物的纯度。③熔点。药物熔点是能够反映药物分子结构特性和药物纯度的物理常数。纯的药物具有固定的熔点值及很小的熔距。当药物中含有其他杂质或产生了降解物质时，其熔点就会降低，熔距就会变长。因此，测定药物熔点（见药物熔点测定）和熔距可以鉴别药物的纯度。④凝点。纯的药物具有确定的凝固点，即固化时的温度，且与药物的分子结构和纯度有关，当药物含有其他物质时，凝点会变化。因此通过测定药物的凝点（见药物凝点测定）可以判定药物的纯度。⑤旋光度。比旋光度是手性药物单一异构体的物理常数，测定旋光度（见药物旋光度测定）可以对手性药物进行光学纯度的测试。⑥折光率。药物液体的物理属性，检测药物溶液的折光率（见药物折光率测定）可进行药物纯度检查。⑦黏度。黏性是流体具有的阻止变形或相邻流体层运动的性质，黏度是衡量流体黏性大小的流变学参数。动力黏度与药物的结构、纯度、温度相关，药物活性成分或药用辅料的流变学性质与制剂的生产工艺直接相关，因此测定药物的黏度（见药物黏度测定）可对药物纯度进行分析。⑧吸收系数。物质的特性常数，不同药物对同一波长的单色光有不同的吸收系数，吸收系数与药物的纯度有关，因此，可以通过测定吸收系数（见药物吸收系数测定）对药物纯度进行分析。⑨光谱分析。由于每一种药物都具有其特定的分子结构和元素组成，而每种原子都有自己的特征谱线，不同的分子及原子具有不同的光谱特征，纯的药物具有固定的特征光谱图，因此可以根据光谱来鉴别药物和确定它的化学组成，并对药物的纯度进行评估（见药物光谱纯度测定）。用于药物纯度分析的光谱有紫外-可见吸收光谱、红外吸收光谱、X 射线光谱、原子吸收光谱、原子发射光谱、核磁共振波谱等。⑩色谱分析。很多药物其有效成分或有效组分往往是与其他无效物质共存的，利用药物与共存物质在色谱固定相和流动相中的运动行为不同，可以将药物与其他杂质分离并对其进行纯度的鉴定，即测定色谱纯度（见药物色谱纯度测定），常采用的方法有纸色谱法、薄层色谱法、气相色谱、液相色谱、毛细管电泳、离子色谱等。

此外，组分复杂的生物药物则可运用生物化学、微生物学的技术与方法检测其纯度（见生物药物纯度分析）；对于一些特殊药物还有其特定的纯度分析方法（见药物放射化学纯度测定、放射性药物核纯度测定）。

（粟晓黎）

yàowù liúchéng cèdìng

药物馏程测定（drug distillation range determination） 应用特定的装置对液体药物的沸点温度范围的测定。又称药物沸程测定或药物沸点范围测定。是药物纯度分析的一种方法。药物的馏程测定是在标准大气压下，按照药品标准规定的方法对液体药物进行蒸馏，记录并计算药物自开始馏出到蒸馏结束时的气体温度范围。开始馏出的气体温度称为初馏点，最后一滴药物溶液消失时或一定比例的药物溶液馏出时的气体温度称为终馏点，又称干点。终馏点温度值与初馏点温度值之差即为馏程值。

沸点是液体药物的重要物理

常数，沸点与药物分子间相互作用力和分子量相关，不同的药物因其分子组成不同、结构不同而具有特定的沸点，根据沸点可鉴别液体药物。100%纯度的药物即没有任何其他组分的药物，其沸点是一个定值。但实际上任何物质均有其存在的特定环境，药物同样会与一些其他物质共存，当液体药物中含有其他物质时，其沸点便不再是一个定值，而变成了一组数据，即含有其他物质的液体药物的沸点通常是一个温度范围，称为馏程。馏程与药物纯度相关，液体药物所含其他物质的种类越杂、数量越多，其馏程越大，馏程越大药物的纯度越低。相反，馏程越小，说明药物的纯度越高。药物中杂质种类和含量固定时，馏程也固定。因此，通过测定馏程可以检查药物的纯度，也可以对特定工艺条件生产的药物是否符合规定进行判断。

药物的馏程测定是药品标准中通用的检测项目，在各国药典中均有收载，且有不同的项目名称，但实质是相同的。如，1916年版《美国药典》收载时称为“沸点测定法”，1942年版《美国药典》修订为“馏程温度测定法”；1930年版《中华药典》收载时称为“沸点测定法”，1953年版《中华人民共和国药典》收载时也称“沸点测定法”；1977年版《中华人民共和国药典》改称为“沸程测定法”，1995年修订为“馏程测定法”。

药物的馏程测定须使用特定的装置或仪器，测定馏程的基本装置由蒸馏瓶、加热器、温度计、冷凝管、接收器和组成。液体药物放在蒸馏瓶中，通过加热器给蒸馏瓶加热，药物受热到达沸点时，会变成蒸汽上升到蒸馏瓶上端，此时温度计会反映出蒸汽的温度，蒸汽再通过冷凝管降温变成液体，流进收集器。当第一滴液体流出时，记录气体温度即为初馏点。继续缓缓加热，药物蒸汽继续产生，温度上升，直到接收到最后一滴液体药物，记录温度即为终馏点。当药物中含有高沸点或不易蒸发的组分时，蒸汽会是由一定比例不同物质组成的混合物，这个混合物蒸汽具有固定的温度，这个固定的温度反映了特定工艺条件生产的该药物所具有的特性，可作为该工艺条件下该药物的终馏点。

（宁保明　粟晓黎）

yàowù róngdiǎn cèdìng

药物熔点测定（drug melting point determination）　应用特定的装置对药物进行缓慢升温加热，观察其熔化的温度的测定。是药物纯度分析的一种方法。熔点指物质由固相转变为液相时的温度，即熔化时初熔至全熔的温度范围。初熔温度是指药物开始局部液化出现液滴时的温度，全熔温度是指药物全部液化时的温度。全熔温度与初熔温度之差为熔距。

药物的熔点是能够反映药物分子结构特性和药物纯度的物理常数。绝对纯的药物具有固定的熔点值或无限小的熔距范围。但当药物中混入了其他杂质，或在储存运输过程中产生了降解物质时，药物的熔点就会降低，熔点范围就会变宽，熔距就会变大。药物熔点的降低程度与其所含杂质的含量成正比。因此，药物熔点测定不仅可以鉴别药物，而且可以判断药物的纯度。此外，熔点还与药物的晶型有关，且不同的晶型有不同的熔点。当药物具有多种晶型时，可以通过测定熔点确定药物的晶型是否合格。

药物熔点测定是药品标准中通用的检测项目。如1916年版《美国药典》收载了“熔点测定法”，1930年版《中华药典》收载了“药物熔点测定法”，也称融熔点测定法；1953年版《中华人民共和国药典》收载为“熔点测定法”在生产过程中。药典中对测定的条件和操作要求做了相应的规定。

药物测定熔点的方法可分为毛细管法和仪器法（全自动熔点测定法）。毛细管法由装有硅油等传温液的玻璃容器、电磁搅拌器、经过校准的温度计、可控温的加热器组成。仪器法的装置由可控温的金属加热器、样品室、检测器组成（图）。也可用热分析仪进行药物熔点测定。

无论用什么方法进行药物的熔点测定，测定前须根据药物的熔点范围选择适当的熔点对照品对熔点仪进行校准，如偶氮苯的熔点为69 ℃、乙酰苯胺的熔点为116℃、磺胺吡啶的熔点为193℃、咖啡因的熔点为237℃、酚酞的熔点为263℃。此外，可根据药品的性质选择不同的测定方法，且药物在测定前应进行适当的干燥并粉碎，然后装进样品管中，或放

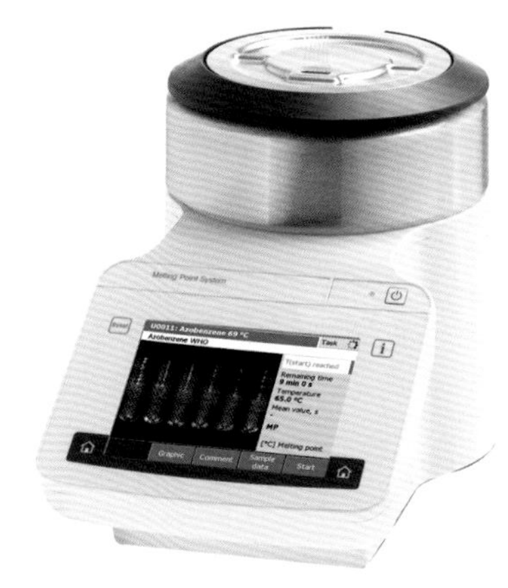

图　自动熔点测定仪

在样品室中进行测定。测定时，通过加热装置或系统缓缓给样品加热，测定时，须注意严格控制升温速率，并保持温度计的热敏部位于药物样品处于同一均匀的温度环境中，仔细观察并记录药物初熔和全熔的温度。

（宁保明　粟晓黎）

yàowù níngdiǎn cèdìng

药物凝点测定（drug congealing point determination）　应用特定的装置或仪器对药物从液态转变为固态的温度进行的测试。又称凝固点测定。是药物纯度分析的一种方法。液态的药物在冷却到一定温度时凝成固体的现象称为凝固，液体开始凝固的温度称作该药物的凝点，又称凝固点。药物由液态凝结为固态时，在短时间内停留不变的最高温度就是凝点。同一药物的凝点等于该药物的熔点。纯的药物具有确定的凝点，即一个固定的温度常数。这个常数与药物的分子结构和纯度有关，当药物含有其他物质如杂质时，凝点不再是固定的常数，而会变成一个温度范围。药物纯度越低，凝点温度范围越大。因此通过测定药物的凝点可以判定药物的杂质含量和药物的纯度。

药物凝点测定是药品标准中的通用检测项目。如 1916 年版《美国药典》收载了凝点测定法，1930 年版《中华药典》收载药物凝点测定法（凝结点测定法），1953 年版《中华人民共和国药典》收载凝点测定法。在药品标准中，通常对 -20 ~ 150℃ 范围内熔融的液体药物或聚乙二醇等高聚混合药物进行凝点测定。

测定药物凝点的装置称为凝点测定仪，主要由温度计、搅棒、试管、浴槽部件组成。测定凝点时，取规定体积的液体或固体药物已经高温熔融的液态药物，放入试管中。通过降温冷却，测定该药物的近似凝点。再将装有药物的试管置于温度高于凝点约 5~10℃ 的浴槽中，使凝结物仅剩极微量未熔融。在浴槽中加入温度低于凝点约 5℃ 的冷却液。用搅拌器不断搅拌直至液体开始凝结，停止搅拌并记录凝固温度-时间曲线。凝固温度-时间曲线的最高温度就是该药物的凝点。测定中需要注意的是，凝点测定只适用于熔融不分解的药物；水分对凝点测定有显著影响，测定用样品必须经干燥处理；用于凝点测定的温度计需经过校正。

（宁保明）

yàowù xuánguāngdù cèdìng

药物旋光度测定（drug optical rotation determination）　利用手性药物的溶液能使入射的偏振光发生旋转的光学特性对手性药物进行光学纯度的定性和定量测试。是药物纯度分析的一种方法。所谓手性药物是指立体结构中具有手性中心特点的药物。手性药物溶液使入射的偏振光发生旋转的角度称为旋光度，手性药物的这一特性称为旋光现象，测定旋光度的仪器称为旋光仪。在规定的波长与温度下，测定管长度为 10cm，药物溶液浓度为 1g/100ml 时，获得的旋光度值为药物的比旋度。利用药物的旋光性进行定性和定量分析的方法称为旋光法。通过比较相关药物的旋光性，可获得手性药物的相对构型和绝对构型信息；通过药物的旋光度或比旋度测定，可以区分手性药物的对映异构体并反映其光学纯度。

1811 年法国科学家阿拉戈（Arago Dominique Fransois Jean）发现了手性物质的旋光性。氨基酸、生物碱、糖等药物均以手性结构的形式存在。旋光度测定法已经成为手性药物质量控制的一项重要检测方法。

药物旋光度测定是各国药品标准收载的通则项目。如 1894 年版《美国药典》收载了旋光度测定法，1930 年版《中华药典》收载了旋光度测定法，1953 年版《中华人民共和国药典》收载了旋光度测定法。

药物旋光度测定使用旋光仪，包括光学旋光仪和光电旋光仪。传统的光学旋光仪由光源（钠灯、汞灯、卤素光源）、滤色镜、起偏镜、旋光测定管、温控装置、检偏镜、目镜、刻度盘组成。测定旋光度时，除另有规定外，测定波长为 589.3nm，测定管长度为 10cm，测定温度为（20±0.5）℃。面对光线入射方向观察，使偏振光向右旋转者（顺时针方向）为右旋，以“+”符号表示；使偏振光向左旋转者（逆时针方向）为左旋，以“-”符号表示。药物的比旋度可按公式计算，通常用“α”表示比旋度。药物的比旋度因测定条件的不同而有差异，药物的旋光度或比旋度值与测定的光源、波长、溶剂、浓度和温度等因素有关。因此，表示物质的比旋度时须注明测定条件。如钠光谱、测定温度、测定管长度、液体的相对密度等。此外，每次测定前后均应以溶剂进行空白校正，且旋光仪须要定期用标准石英管进行校准。

（宁保明）

yàowù zhéguānglǜ cèdìng

药物折光率测定（drug refractive index determination）　应用折光仪对药物溶液进行的折光率测定。目的是对药物进行鉴别和纯度检查，是药物纯度分析的一种方法。折光率是药物液体的固有物理属性，与溶液中药物的浓度或杂质的含量相关，可用于原料药生产中的溶剂、中间体、最终产物的鉴别和纯度分析。

折光率测定作为药物质量检查的方法陆续被各国药典收载。如1916年版《美国药典》收载了折光率测定法，1930年版《中华药典》也收载了折光率测定法，1953年版《中华人民共和国药典》收载了折光率测定法。由于折光率与溶液中药物的浓度或杂质的含量相关，可用于原料药生产中的溶剂、中间体、最终产物的鉴别和纯度分析。在国家药品标准中，苯甲醇、恩氟烷、维生素E、维生素K_1等许多药物以及大豆油、二甲硅油等药用辅料已经建立了折光率检查项目。

折射率是指光从真空进入该介质中时，入射角和折射角的正弦之比。光从一种介质进入另一种介质时，由于光线在两种介质中的传播速度不同，使光线在两种介质的平滑界面上改变原来的前进方向，这种现象就是光的折射。1621年，荷兰数学家斯涅耳（W. Snell）发现光的入射角与折射角的正弦之比为常数，提出了折射定律。1638年，法国数学家笛卡尔也推证出折射定律。

$$\frac{n_2}{n_1}=\frac{\sin\theta_1}{\sin\theta_2}$$

式中n_1为第一种介质的折射率；n_2为第二种介质的折射率；θ_1为入射角；θ_2为折射角。

药物的折光率是相对折射率，指在规定的温度条件下，规定波长的光从空气中入射液体药物时，光在空气与药物中传播速度比值，根据折射定律，折光率就是药物的折射率和空气折射率的比值。

药物折光率测定的仪器为折射计。自1869年德国物理学家阿贝（Abbe Ernst）研制了世界上首台折射计之后，折射计的种类不断更新，可分为经典阿贝折射计、台式折射计、手持式折射计、在线折射计。根据检测模式可分为透射光折射计和反射光折射计。仪器装置大致相同，经典的阿贝折射计由恒温装置、温度计、测量棱镜、反射镜、读数镜筒、加样品孔、刻度盘组成（图）。检测时，首先要采用纯水或已知折光率的标准液体对仪器进行校正。

折光率测定法已经成为药品质量控制的一项重要检测方法。主要用于药物的纯度测定或杂质测定。折光率与入射光的波长与温度相关，透光物质的温度升高，折光率变小；入射光的波长越短，折光率越大。绝对纯的药物其折射率在一定的条件下是定值，当药物含有其他组分或杂质时，折射率会发生变化。药物纯度越低，杂质含量越大，折射率变化越大。为保证检测结果的准确性，折射计必须能读数至0.0001。药物的折光率受温度影响大，测定时的温度与规定的温度相差不得过0.5℃。

（宁保明　粟晓黎）

yàowù niándù cèdìng

药物黏度测定（drug viscosity determination）　应用适宜的装置或仪器对药物的黏性进行的测定。是药物纯度分析的一种方法。黏性是流体具有的阻止变形或相邻流体层运动的性质，黏度是衡量流体黏性大小的流变学参数，又称动力黏度、黏性系数、绝对黏度或剪切黏度，表示流体内部产生相对运动时需要克服的分子间摩擦力的大小。动力黏度与药物的结构、纯度、温度相关，药物活性成分或药用辅料的流变学性质与制剂的生产工艺直接相关，因此在药品标准中，常以测定药物的黏度来鉴别药物，并对药物纯度进行分析。

黏度的测定基于英国科学家艾萨克·牛顿（Isaac Newton）于1687年提出的黏性定律，即组成液体分子阻止分子相对运动产生的内摩擦力的大小与两层流体间的相对速度成正比。黏度测定是药典收载的检测内容。1916年版

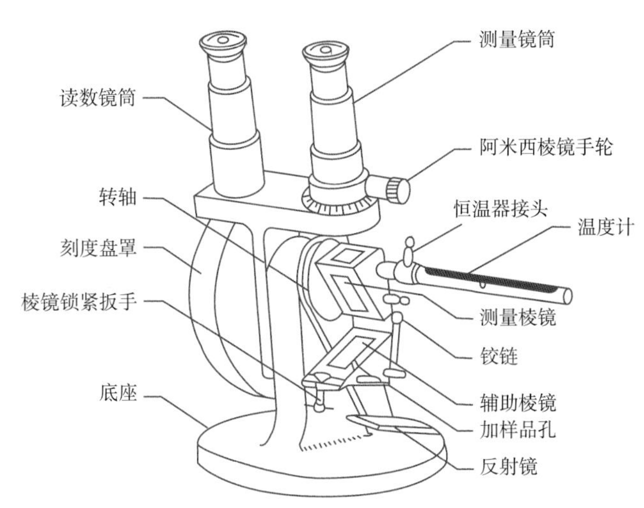

图　阿贝折射计结构示意

《美国药典》收载了以液状石蜡进行黏度测定的方法，1926年版收载了黏度测定法。1942年版收载了动力黏度测定法。1953年版《中华人民共和国药典》收载粘滞度测定法，1977年修订为粘度测定法，2000年又将粘度改为黏度。在药品标准中，以动力黏度、运动黏度、特性黏数表示药物及药用辅料的黏性。动力黏度（η）是流体以1cm/s的速度流动时，在每$1m^2$平面液层与相距1m的平行液层间所产生的剪切应力，单位为Pa·s。运动黏度（ν）是动力黏度与流体密度的比值，单位为m^2/s。高聚药物溶液的黏度与溶剂的动力黏度比值称为相对黏度（η_r），对于高聚药物的稀溶液，相对黏度的对数值与其浓度的比值，称为该高聚药物的特性黏数（η），又称特性黏度。根据高聚药物的特性黏数可以计算其平均分子量。

黏度测定法可分为三种：第一种是毛细管黏度计测定法，采用平氏黏度计可测定运动黏度或动力黏度，采用乌氏黏度计可测定特性黏数；第二种是旋转式黏度计测定法，采用旋转式黏度计可测定动力黏度；第三种是流变仪测定法，采用流变仪可测定非牛顿流体的黏度。而且，标准中要求固定所有的检测条件，测定结果称为表观黏度。

针对轻质的药物或辅料，药品标准规定进行运动黏度测定，如液状石蜡、二甲硅油、聚乙二醇400，聚乙二醇600、聚乙二醇6000等。对于硫酸钡干混悬剂、硅酸镁铝、聚维酮碘溶液等药物，乙基纤维素、卡波姆、聚乙烯醇、聚丙烯酸树脂等辅料，药品标准规定进行动力黏度测定。

（宁保明　粟晓黎）

yàowù xīshōu xìshù cèdìng

药物吸收系数测定（drug absorption coefficient determination）　在给定单色光、溶剂和温度等条件下，单位浓度的药物溶液在1cm吸收池吸光度的测定。吸收系数是物质的特性常数，表明药物对特定波长光的吸收能力，测定原理基于朗伯比尔定律。

1729年，法国科学家布格（Pierre Bouguer）提出了光的吸收与吸收层厚度相关的观点。1760年，德国科学家朗伯（Johann Heinrich Lambert）提出，当溶液的浓度不变，光吸收程度与通过的溶液厚度成正比，这就是朗伯定律。1852年，德国科学家比尔（August Beer）通过研究无机盐的水溶液对红光的吸收后，提出了比尔定律，即光的吸收与吸光微粒数成正比。两个定律结合起来就形成了光吸收的基本定律——布格-朗伯-比尔定律，简称朗伯-比尔定律。

$$A = Ecl$$

式中A为药物溶液的吸光度值；c为药物的浓度，单位为mol/L或每100ml溶液中药物的量（g）；E为吸收系数；l为吸收池的光路长度，单位为cm。

不同药物对同一波长的单色光，有不同的吸收系数，吸收系数可以作为药物的鉴别依据。药物的吸收系数还与药物的纯度有关，因此，也是评价药物质量的主要指标之一。

在分光光度法中，当药物的吸收系数已知，进行原料药、制剂的含量测定或其他定量分析时，根据朗伯-比尔定律，只要测定药物溶液的吸光度值，就可以获得药物溶液的浓度。该方法的优点是不需要对照品就可完成定量分析，各国药典中有相当多的药品标准采用吸收系数进行定量分析。

吸收系数常用的表达方式有摩尔吸收系数和百分吸收系数两种。摩尔吸收系数是指在一定波长条件下，浓度为1mol/L（每升体积中含有1mol药物）的药物溶液在光路长度为1cm的吸收池中的吸光度，用ε或EM表示。百分吸收系数（$E_{1cm}^{1\%}$），是指一定波长条件下，浓度为1%（g/ml，每100ml溶剂含有1g药物）的药物溶液在透光距离1cm的吸收池中的吸光度。药物的吸收系数都是以无水物或干燥品计，水分或干燥失重应另取样测定并予以扣除。

测定药物的吸收系数时，为保证吸收系数测定的准确性，要采用高纯度的对照品作为样品测定的对照。所用的容量仪器及称量分析天平要经过检定，必要时应采用校正后的量值；测定用溶剂的吸光度不得干扰药物的测定，所用分光光度计须经过严格检定，特别是波长的准确度和吸光度精度要进行校正；可采用多台仪器进行平行测定，取平均值，且要注明测定时的温度。

（宁保明　粟晓黎）

yàowù sèpǔ chúndù cèdìng

药物色谱纯度测定（drug chromatographic purity determination）　采用色谱技术将药物与有机杂质进行分离并对药物进行定量评价的测定。是药物纯度分析的一种方法。采用的色谱技术有纸色谱、薄层色谱、气相色谱、液相色谱、毛细管电泳、离子色谱等。在药物研发期间就须用色谱技术对药物中的杂质进行检查，只有确认得到的药物达到了一定的纯度后，才能保证进一步的研究有意义。用色谱法测得药物纯度即称为药物的色谱纯度。在药物原料及制剂的生产中，色谱纯度检查也是判断药品质量的主要检测项目。

原理 药物色谱纯度测定，是利用药物与杂质在色谱固定相和流动相中的分配行为不同、迁移速度不同而将药物与杂质分离，再根据药物与杂质的理化特性选择适宜的方式进行检测，以达到定量评估的目的。采用纸色谱、薄层色谱法，通常是在规定的时间内先将药物与杂质分离，再用显色扫描等方法进行检测。如采用气相色谱、液相色谱、毛细管电泳、离子色谱等，则可以将分离与检测同时进行，即在线实时检测。

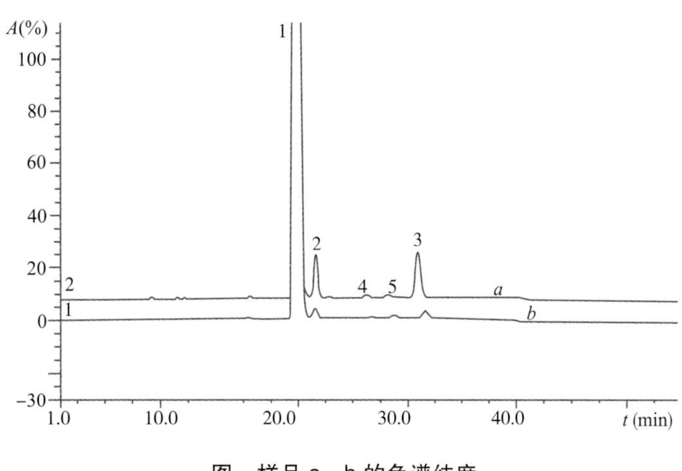

图 样品 a、b 的色谱纯度

色谱图中：1 号峰为药物主成分，2~5 号峰为杂质；蓝色图谱为样品 a，其药物主成分峰面积占所有被检出峰的面积总和（包括杂质峰 2~5）的数值为 96%，即药物的色谱纯度为 96%；红色谱图为样品 b，其药物主成分峰面积占所有被检出峰的面积总和（包括杂质峰 2~5）的数值为 99%，即药物的色谱纯度为 99%

该方法被应用于许多药品标准中。《美国药典》1955 年版收载色谱法，1960 年版规定采用纸色谱法进行可的松等药物及其制剂的杂质检查。1977 年版《中国药典》收载色谱法，规定用纸色谱法和薄层色谱法分别对地高辛和二盐酸奎宁进行有关物质检查。之后药品标准中的色谱纯度检测项目越来越多，包括原料药色谱纯度检测、有关物质检查、药物色谱杂质检测等。

方法 色谱纯度分析常用归一化法、内标法、外标法等。归一化法可进行定量评估。一般测定药物与杂质的峰面积总值，并以药物峰面积在总面积中所占的百分比来判断药物的纯度。在归一化法中，药物与杂质的峰面积百分比之总和为 1。药物峰面积占总面积的百分比越高，其纯度越高，即杂质的峰面积占总面积百分比越低，药物的纯度越高（图）。内标法是将与药物性质相当，并存在一定量值转化的标准物质（内标）加入待测样品中，再用色谱方法对混合样品进行分离，并分别检测内标与待测药物的峰面积或峰高，在以换算系数（转换因子）计算待测药物的纯度。外标法是选用与待测药物相同的标准物质，分别进行检测，用与标准物质的对比来计算待测药物的纯度。

注意事项 纸色谱、薄层色谱法仅为半定量法或限度法，其余色谱方法采用峰面积归一化法、内标法或外标法可对药物中的纯度进行定量分析。由于药物和杂质对色谱纯度分析中的显色剂或检测器可能具有不同的灵敏度和响应关系，因此，色谱纯度还不能完全反映药物的质量和纯度，需要结合其他方法对药物的杂质进行分析。

（宁保明 粟晓黎）

yàowù guāngpǔ chúndù cèdìng

药物光谱纯度测定（drug spectroscopy purity determination） 应用光谱学原理和实验方法对药物纯度进行的测定。是药物纯度分析的一种方法。药物纯度通常指药物和共存物的总量中药物所占的百分比，也可用药物中杂质总含量来表示。光谱学是研究光与物质组成结构性质关系的科学。光谱是指当物质化学组成的分子或原子内部发生能级跃迁时，记录下的由能级跃迁所产生的辐射能强度随波长变化的图谱。由于每种药物具有特定的化学组成，即特定的分子结构和元素组成，而每种原子都有自己的特征谱线，不同的分子及原子具有不同的光谱特征，纯的药物具有固定的特征光谱图，因此可以根据光谱来鉴别物质和确定它的化学组成，利用这些特性可以对药物的纯度进行评估。药物的光谱纯度分析在药物研发期是必须做的分析项目。通过测定光谱可以对药物进行纯度分析，这也是光谱技术的重要应用之一。光谱分析可以利用发射光谱，也可以利用吸收光谱。用于药物纯度分析的光谱有，紫外-可见吸收光谱、红外吸收光谱、X 射线光谱、原子吸收光谱、原子发射光谱、核磁共振波谱等。

分光光度法纯度分析 通过测定被测药物在特定波长处或一

定波长范围内的吸光度或发光强度，对物质进行定性和定量分析的方法。分光光度法运用中采用的仪器称为分光光度计。这一类仪器有四个最基本的组成部分：即光源、样品池、检测器、记录器。光源，即辐射源，其作用是把光源辐射分解为“单色”组分的单色器；检测器，是接受辐射的装置；记录器是显示检测结果的装置。不同测定方法中样品池的位置不同，原子发射光谱法等发射光谱法的样品池位于光源中，红外分光光度法的样品池位于光源和单色器之间，紫外-可见分光光度法的样品池位于单色器和检测器之间，荧光分光光度法的样品池位于激发单色器和发射单色器之间。常用于药物纯度分析的方法有紫外-可见分光光度法、红外分光光度法、原子吸收分光光度法等。

紫外-可见光谱纯度分析 通过测定药物的紫外-可见光谱图，并与标准物质或标准图谱比较，可以预估药物的纯度。也可通过测定药物的吸收系数，考察药物的纯度。紫外-可见光谱法又称紫外-可见分光光度法。紫外-可见光谱法是研究物质在紫外-可见光区（200~760nm）的分子吸收光谱的分析方法，即通过被测物质在紫外光区或可见光区的特定波长处或一定波长范围内的吸光度，对该物质进行定性和定量分析。定量分析通常选择物质的最大吸收波长处测出吸光度，然后用对照品或吸收系数求算出被测药物的量，再计算药物占总量的比率，即为该药物的纯度。对已知药物进行定性分析，可用吸收峰波长或吸光度比值作为纯度鉴别的方法。紫外-可见分光光度法在纯度检测中，如果化合物在紫外-可见区没有明显吸收，而所含杂质有较强的吸收，那么有少量杂质就可以检查出来，这时可以通过杂质的定性检查或杂质的含量检测，来对药物纯度进行评估。

红外光谱纯度分析 通过测定药物的红外吸收光谱，并与标准物质或标准图谱比较可进行药物纯度分析。红外吸收光谱不仅可以反映药物的纯度，还可以进行药物分子结构及定量分析。对于多晶型药物，通过红外吸收光谱可检测药用晶型的含量。每种纯的药物具有特定的红外光谱，当药物含有其他杂质时，其红外光谱图会发生变化。通过比较药物样品与高纯度的药物标准品的红外图谱，可以对药物样品的纯度进行评估。红外吸收光谱的测定技术包括两类：一类是检测方法，如透射、衰减全反射、漫反射、光声及红外发射等；另一类是制样技术，如压片法、糊法、膜法、溶液法、衰减全反射法和气体吸收池法等。在药物分析中，通常测定的都是透射光谱。各国药典中广泛采用红外光谱法对药物进行定性鉴别，且多采用对照品法或标准图谱法进行比较鉴别。在检查中，依据的是药物及其同质异晶杂质在特定波数处的吸收有显著差异，药品质量标准中主要应用红外光谱对无效或低效晶型进行检查。

原子光谱纯度分析 基于原子蒸气相中被测元素的基态原子对其原子共振辐射的吸收来测定样品中该元素含量的一种分析方法。原子吸收分光光度法测量对象是成原子状态的金属元素和部分非金属元素。药物分析中该方法可用于药品中金属杂质离子特别是碱金属离子的定量检查，用以药物的纯度分析。常用的测定法有标准曲线法和标准加入法。同样，也可采用原子发射光谱，对药物中的重金属进行定量分析，如用于药物中无机杂质的含量检查，并以此推测药物的纯度。

此外，通过旋光度或比旋度测定，也可考察光学活性药物的纯度。采用X射线粉末衍射技术，能够对药物中的晶型及无定形态的含量或比例进行定量分析，确定结晶药物的纯度。采用核磁共振波谱绝对定量或相对定量法，也可对药物的纯度进行分析。荧光光谱纯度分析是基于某些药物受紫外光或可见光照射激发后能发射出比激发光波长较长的荧光的性质，测定药物的激发光谱和荧光发射光谱，以此对该药物进行纯度分析。

（宁保明　粟晓黎）

línchuángqián yàowù ānquánxìng fēnxī

临床前药物安全性分析（drug preclinical safety analysis） 研发期的药物在进入临床试验前，以测试评价药物毒性为目的的一系列动物实验及体外试验研究。又称非临床药物安全性评价。阐明药物的安全性及潜在危害，以决定其能否进入临床人用及安全使用条件。主要根据许多不同类型及不同阶段所进行的动物体内和体外毒理学试验结果，来推测和判断一个研发期的药物是否可能对人体造成毒性损害，以及损害是否可逆，机体可否恢复原有健康。临床前药物安全性分析的目的是：淘汰潜在危害大、安全性差的研发期药物候选物，使其不进入临床试验；阐明安全使用条件，指导后期临床试验的设计；发现任何潜在未知毒性及靶器官，使药物开发的利益/风险比值最大化。

内容 临床前药物安全性分

析主要包括以下几个方面：①找出毒性剂量，测出急性毒性的半数致死量，初步了解所测药物单次给药的毒性剂量，以及连续长期给药产生毒性的剂量。②确定安全剂量范围，确定单次或多次给药在多大范围内不仅有效（主要药效学）而且不产生毒副反应。③发现毒性反应，通过动物的毒性反应症状为人体临床用药的安全性监护提供依据，预防人体毒副反应的发生。④寻找毒性靶器官，对药物毒性防治提供依据。⑤识别生物标志物，应用生物标志物的暴露，评价潜在有害作用的检测方法及监测指标。⑥确定解救措施，设计可能发生的毒副反应的急救措施和预案。

分类 药物临床前安全性分析可分为临床前药物毒理学分析（见药物毒理学分析）、药物安全性药理学分析、药物毒动学分析三大部分。此外，还包括制剂安全性试验，如异常毒性试验、过敏试验、热原试验、溶血试验和降压物质检查等，光毒试验以及其他一些特殊毒性试验，分析内容也可以根据各类药物及制剂的特点不同有所变动。药物临床前安全性分析涉及毒理学的所有分支，如一般毒理学、生化毒理学、细胞毒理学、分子毒理学、靶器官毒理学、免疫毒理学、生殖毒理学、遗传毒理学、临床毒性病理学、毒性病理学等。因此，它是一个综合性的毒理学评价，是新药评价核心内容之一，也是一个复杂的系统工程，需要进行系统的文献考查，周密的实验设计，严谨的试验操作，还要有严密有效的组织管理。

步骤 临床前药物安全性分析必须执行良好实验室管理规范，也称药物非临床研究质量管理规范，并按照药物非临床研究质量管理规范的要求科学严谨地进行实验设计。一般认为，临床前药物安全性分析可分三步：第一步是急性毒性试验，经过药效学的初步筛选呈阳性时，再进行相同给药途径的半数致死量测定；在复筛肯定有效时，再进行较详细的急性毒性试验。第二步是长期毒性试验，在新药工艺稳定、质量可靠、药效肯定的前提下，根据需要合理设计长期毒性试验。这一步是毒理学评价中耗时最长，耗资最多，风险最大，困难也最大的评价过程。第三步是遗传毒理、生殖毒理、致癌试验和制剂的其他安全性评价。这一步的前两项有时也可在第二步基本完成时进行，以便缩短研究周期，后两项则在第二步结束，并经论证后才能进行。

药物安全性分析贯穿药物的筛选研发、临床试验、药品生产及使用的始终，其突出特点是多学科知识交互应用的过程。临床前药物安全性评价的各个阶段的衔接是采用阶梯法，每个阶梯规定特定的试验，提供相应的数据。每个试验的设计建立在上一个试验数据的基础之上，并为下一个试验的设计提供信息。为了尽早地发现问题以降低风险，每个阶梯的试验结果要为下一步的决定即继续或停止试验提供依据。其中，需要做出的最现实、最具决定性和最困难的决定就是候选药物是否能够进入人体临床试验。

（范玉明　耿兴超）

yàowù dúlǐxué fēnxī

药物毒理学分析（drug toxicological analysis） 通过一系列毒理学检测技术，研究药物在一定条件下可能对机体造成的损害作用及其机制。目的是确定人体使用的安全起始剂量和随后的剂量递增方案，确定潜在毒性靶器官，并研究这种毒性的可逆性，确定临床监测的适当指标、识别“危险”人群，确定接纳和排除受试患者的标准，提供药物毒性的作用机制，为药品标签声明提供足够数据，为支持或终止开发项目提供关键信息。

内容 药物毒理学分析包括研发期药物的临床前毒理学分析和临床毒理学分析。

临床前药物毒理学分析 又称临床前安全性评价，主要研究药物通过不同途径进入动物机体后所产生的毒性反应，出现毒性反应的最小剂量、严重中毒剂量和最小致死剂量；毒性反应的起始时间，持续时间至结束时间，判断量-毒关系、时-毒关系；通过一系列生理、生化、病理指标测试，分析判断中毒靶器官、中毒机制和毒性反应的性质；对严重危及生命的毒性作用还要研究拮抗措施，以保证研发期药物进入临床获得最有利的治疗而将危险性降低到最低程度，为保证临床患者安全用药提供足够的、可靠的、可信的和科学的实验依据。除动物实验外，也采用其他体外试验替代动物实验。主要包括药物急性毒性试验、药物长期毒性试验、药物皮肤毒性试验、局部给药毒性试验、药物遗传毒性试验、药物生殖毒性试验、药物致癌试验、靶器官毒性试验、药物依赖性试验、药物分子毒理学试验、药物毒理学替代法分析等。

临床药物毒理学分析 与临床前药物毒理学分析不同，主要是研究药物进入人体后可能产生的各种不良反应，包括Ⅰ期临床的耐受性试验，找到人用药的安全剂量；Ⅱ期临床中产生的不良反应，即在治疗剂量下人体产生的不良反应；Ⅲ期临床的不良反应，主要是观察因临床前动物毒性试验的局限性而可能无法观察到的毒性反应；Ⅳ期临床的不良反应，主要是观察药物广泛应用于各种患者或不同并发症患者后的不良反应，也包括合并用药所引起的不良反应，有时需要采用流行病学方法来调查、分析及统计，以判断药物的不良反应。

研究现状 药物的毒性因素已成为新药研发失败或撤市的主要原因之一，如替马沙星引起的溶血性贫血和肾衰，调脂药西立伐他汀所产生的横纹肌溶解，非甾体抗炎药罗非昔布所导致的心脏病和卒中等。为了应对毒性因素对新药研发过程（尤其是临床前阶段）中的制约，21 世纪初药物毒理学家在新药发现阶段的发现毒理学研究、机制毒理学研究及药物管理毒理学研究三个方面均取得了很大进展。

药物发现毒理学分析 在新药研发早期阶段，决定候选化合物命运的关键因素之一是毒性特征。发现毒理学也称为筛选毒理学（screening toxicology），是在新药品的研发早期进行的毒理学研究，应用简单、快速、经济的筛选方法淘汰毒性较高的化合物，筛选出安全性较好的候选化合物，或是通过化学物的毒性机制或结构-毒性关系研究指导筛选已有的化合物或合成新化合物。研究内容包括利用计算机模型或专家系统预测新化学实体的潜在毒性，即用硅上毒理学的技术手段和毒性的定量结构活性关系分析预测化合物的毒性，指导系列化合物的结构改造。药物毒性的早期优化和筛选系统的优点是可同时进行系列化合物的毒性比较，具有快速、样品用量小、成本低等特点；利用转基因和“基因敲除”动物模型评价候选新药的慢性毒性、致癌性及其毒作用机制。

药物机制毒理学分析 通过研究药物对生物体产生毒性作用的细胞、分子和生物化学机制，阐明药物对机体产生毒性作用的生物学过程，或生物细胞学、生物化学等方面的毒性效应和分子机制，也是药物安全性评价工作的重要组成部分。药物毒性作用机制研究的主要目的是找出限制药物研发的毒性，并针对毒性作用的模式采用相应的对策。对于主要药理学作用所引起的毒性问题，可先评估种属特异性及与人的相关性，再通过结构改造和优化选出具有最佳药代特征的化合物，以尽可能地降低与给药剂量密切相关的毒性。

药物管理毒理学分析 主要指依据国家药政部门对药物安全评价有关规定而进行的试验分析。这些规定是以描述性毒理学和机制毒理学研究提供的数据为基础，制定的准许药物进入临床研究和上市的要求，以及对药物安全性评价和临床研究的指导原则及上市后药物不良反应检测的规定等。包括药品管理法、药品管理法实施办法、新药临床前安全性评价研究的内容与要求，新药临床安全性评价研究的要求，药物非临床试验质量管理规范和药物临床试验质量管理规范，新药非临床研究的技术指导原则，新药临床研究的技术指导原则，新药上市后安全性评价的流行病学调查要求，以及其他与药物安全性有关的规定。国际上对新药临床前安全性评价及临床试验已有统一的标准，即人用药品注册技术要求国际协调会议所制定的各种相关文件。在药物非临床试验质量管理规范法规建设方面，中国则从 2003 年起陆续颁布了 10 余项新药临床前安全性评价研究的指导原则，并制定了药物非临床试验质量管理规范实验室认证的标准、措施和办法。

发展趋势 21 世纪初，新药毒理学研究的模式已逐步从传统的临床前评价模式向早期发现毒理学、临床前评价、上市后再评价的三阶段全程评价模式转变，形成了全程式药物毒性评价的新模式。在药物研发的整体进程中针对不同研发阶段可能出现的药物安全性问题，开展相应的药物毒理学研究，进行“全程式”的药物毒性的筛选、评价和研究，尤其是早期的药物发现毒理学优化筛选（包括体外短期毒性筛选、组学技术、生物信息学技术等）、上市后的监督与监测。在这种“全程式”的药物毒性评价策略中，机制研究和毒性生物标志物的搜寻占据突出的地位和作用，而药物管理毒理学范畴的深化，以及药物毒理学在特殊类型药物（如纳米药物和基因治疗药物等）研发中的应用则对药物毒理学的发展和完善具有不可或缺的重要意义。

（范玉明 耿兴超）

yàowù jíxìng dúxìng shìyàn

药物急性毒性试验（drug acute toxicity testing） 测试动物 1 次或 24h 内多次给予受试药物后在一定时间内所产生的毒性反应的试验。属于药物毒理学分析的项目之一。药物急性毒性试验处在药物毒理研究的早期阶段，对阐明药物的毒性作用和了解其毒性靶器官具有重要意义。急性毒性试验所获得的信息对长期毒性试验剂量的设计和某些药物Ⅰ期临床试验起始剂量的选择具有重要参考价值，并能提供一些与人类药物过量急性中毒相关的信息，也可作为后续毒理研究剂量选择的参考，还可为后续毒性研究提示一些需要重点观察的指标。此外，根据不同途径给药时动物的反应情况，可初步判断受试物的生物利用度，为剂型开发提供参考。

常用方法 常用急性毒性试验方法有：①近似致死剂量法。是通过动物序贯给药，测出在最低致死剂量和最高非致死剂量之间可使动物存活的剂量的急性毒性试验方法。特点是以动物死亡为观察指标，应用动物少，适用于犬和猴类动物。②上/下法，亦称阶梯法。动物从估计的半数致死量（median lethal dose，LD_{50}）剂量或限量（2000mg/kg 或 5000mg/kg）开始给药，每次给予1只动物，如果第1只动物存活，下一只动物给药剂量上调1个较高剂量；如果第1只动物死亡，下一只动物给药剂量下调1个较低剂量；应用4~6只动物，观察药物毒性反应体征，还可以估算半数致死量及其可信限。优点是节省实验动物，缺点是耗时、对于具有迟发性毒性的药物不适用。③固定剂量法。试验以5、50、500、2000mg/kg 4个固定剂量进行试验，以明显的毒性体征作为指标进行评价。用于药物的毒性分级、确定毒性反应类别、观察毒性出现和持续及消除时间，可以替代半数致死量试验，优点是应用动物较少。④最大耐受剂量法。指单次给药引起动物出现明显的中毒反应而未发生死亡的剂量。⑤最大给药剂量法。是对于某些低毒受试物可采用的方法，是在合理的给药体积及合理给药浓度条件下，以允许的最大剂量单次给药，观察实验动物出现的毒性反应。⑥剂量探针设计程序。选择3个较大的剂量范围，每1个剂量给予1只动物，如果这3个剂量给药的动物都没有死亡，再最高剂量给予2只以上动物，如果1只或2只动物死亡，在死亡和非死亡剂量间增加两个剂量，每个剂量给予3只动物；一直延续到找出非致死剂量为止。⑦金字塔法。俗称爬坡试验法，是对非啮齿类动物进行急性毒性试验较实用的方法。在整个研究中，2只动物从最小剂量给药，一般隔天给药，剂量是逐渐增加，以这种方式连续给药，一直到出现1只或2只动物死亡或达到剂量限度。该方法可以获得更准确的无毒副反应剂量、毒性剂量、毒性反应症状等重要毒性信息。⑧半数致死量法。指药物能使一群实验动物中毒死亡一半所需的给药剂量的试验方法，试验设计通常不少于5个剂量组，每组的动物数至少为10只，多用啮齿类动物进行试验。由于该方法使用动物数量相对较多，并且以动物死亡作为毒性终点，虽然《化学药物急性毒性试验技术指导原则》中用此方法，但一些指导原则中已经不推荐使用此方法。

结果信息 急性毒性试验结果中能够获得的信息，主要包括致死性及药物毒理学特性：①致死性/死亡率。包括半数致死量及半数致死量的可信限，致死性曲线的形状和斜率，最大非致死剂量或最小致死剂量的估计值，死亡时间的估计值。②临床体征。包括毒性发起和恢复的时间、阈值，濒死或非濒死体征，特殊与一般反应，从致死性曲线中分离出来的剂量反应曲线。③体重改变。包括实际丧失与降低增长，恢复，伴随饲料消耗改变，死亡动物的改变与活动物的改变。④靶器官识别，组织学检查，临床化学变化，血液学变化等。⑤特异的功能试验。包括免疫能力，神经肌筛选，行为筛选等。⑥药动学考虑，不同给药途径产生的毒性差异，受试物血浆水平，曲线下面积、分布容积、半衰期，受试物代谢模式，关键器官分布，血浆水平与临床体征之间发生的关系，伴随毒动学研究。

（范玉明　刘轶博）

yàowù chángqī dúxìng shìyàn

药物长期毒性试验（drug chronic toxicity testing） 为观察实验动物连续多日较大剂量使用药物所引起的中毒效应而设计的毒理学试验。简称药物长毒试验。是研发期药物非临床安全性评价的核心内容，它与急性毒性、遗传毒性、生殖毒性以及致癌性试验等毒理学试验研究有着密切的联系，是药物从实验室研究进入临床试验的重要环节。属于药物毒理学分析的项目之一。

目的 长期毒性试验的目的是表征受试物的毒性作用，预测其可能对人体产生的不良反应，降低临床受试者和药品上市后使用人群的用药风险。试验结果包括：实验动物出现的毒性反应剂量、剂量毒性效应关系、毒性靶器官、毒性反应性质，无毒反应剂量及安全范围；毒性产生时间，达峰时间，持续时间及可能反复产生毒性反应的时间；有否迟发型毒性反应，有否蓄积毒性或耐受性等。长期毒性试验是研发期药物临床前毒性评价的主要内容，是候选药物能否过渡到临床使用的主要依据。药物长期毒性试验既可为临床安全用药的剂量设计提供参考依据，也可为临床毒副反应的监测及生理生化指标监测提供依据。

原则 药物长毒试验遵循的基本原则是：①整体性原则。新药研发是一个连续的、渐进的、复杂的系统工程，长期毒性试验是其中一个有机组成部分。它不能与药理学、药动学和其他毒理学研究割裂，试验设计需充分考虑其他药理毒理研究的试验设计和研究结果。其结果力求与其他药理毒理试验结果相互印证、说明和补充。②具体问题具体分析原则。长期毒性试验的设计一般在对受试物的认知基础上，遵循“具体问题具体分析”的原则进行。试验设计根据化合物的结果特点和理化性质、同类化合物在国内或国外的临床使用情况、临床适应证和用药人群、临床用药方案、相关的药理学、药动学和毒理学研究信息等综合考虑。③随机、对照、重复原则。随机是指每个试验单位分入各处理组的机会必须是均等的，否则会给试验结果带来偏性。要求分配到各组的动物必须性别相同、体重相近、健康状况基本相同，使各处理组非试验因素的条件均衡一致，以抵消这些非试验因素对试验结果的影响。当然，这里的随机化是指在各种试验设计的定义下所要求的随机化，它可能受到某些条件的限制。一般要设空白对照，必要时还要设阳性对照，使结果判断依据更科学、可靠和准确。重复是指每组动物要有一定数量，符合统计学要求。做好预试也是重复的一种体现。

结果应用 从长期毒性试验中可获得药物有关的毒理学信息，如果长期毒性试验同时伴随毒动学研究，还可以获得药物吸收、分布、代谢和排泄动力学的研究数据，可以解释药物的体内浓度与毒性效应的关系。还可以通过检测分析动物组织、体液、呼出气体等相关生物标志物来判断毒性作用。生物标志物是可以标记生物系统、器官、组织、细胞结构或功能改变的生化指标，与药物毒性分析有关的生物标志物有暴露生物标志物、效应生物标志物、易感性生物标志物等类别。

暴露生物标志物 机体内某个组织及液体中测到的药物及其代谢产物或外来因子与某些靶分子或靶细胞相互作用的产物。包括：①体内剂量标志物，外源药物及其代谢产物在体内可以测量到的剂量标志物，是药物进入机体的证据，如运动员血液及尿液中的兴奋剂检测等。②生物有效剂量标志物。外源药物进入机体后，与靶组织细胞内DNA或蛋白质相互作用的有效剂量，或其反应产物的含量，这种标志物可以在靶细胞及其周围组织中测到。如铂类抗癌药与结氨酸、半胱氨酸和组氨酸蛋白加合物。

效应生物标志物 动物机体在药物作用下，发生相应的生化生理变化或其他病理学改变而产生的可测量的物质。包括：①早期效应的分子生物标志物，反映药物与细胞相互作用后在分子水平上的变化，如DNA初级结构损伤生物标志物，靶基因和报告基因遗传学改变、细胞遗传学改变、氧化应激生物标志物，毒物代谢酶的诱导及其他酶的改变等诱导产生的生物标志物。②细胞结构和功能改变的效应生物标志物，疾病状态下血清酶标志物，增生效应的生物标志物，分化效应的生物标志物，异常基因表达、细胞和组织毒性改变的生物标志物。③疾病效应标志物，如血清甲胎球蛋白为肝癌标志物。

易感性生物标志物 能对机体接触特定外源性物质的反应能力进行评估的生物标志物。包括先天遗传或后天获得的对外界物质敏感程度的一类生物指标物质，如药物或毒物代谢酶、DNA修复酶等。通过测定易感生物标志物质，可以筛选出对某些药物产生毒性反应的易感人群，保护高危用药人群。

（范玉明　吴　宇）

yàowù pífū dúxìng shìyàn

药物皮肤毒性试验（drug dermal toxicity testing）

观察动物完整或破损皮肤一次性或长期反复接触受试药物后一定时间内出现的毒性反应的试验。属于*药物毒理学分析*项目之一。一些经皮肤给药或有可能接触皮肤的非口服给药的中药、化学药物或生物技术药物制剂，由于其给药的特殊性，需要采取经皮肤给药的方式进行各种毒理学评价。经皮给药的药物活性成分及其代谢物、辅料、有关物质及理化性质（如pH值、渗透压等）均有可能引起各种毒性的发生，因此药物在临床应用前，需研究其制剂在经皮给药后引起的反应，预测临床应用时可能出现的毒性反应，为制定临床研究监测指标、临床解毒及解救措施提供参考，以保障临床用药的安全和有效。

药物皮肤毒性试验主要包括皮肤给药急性毒性试验、皮肤给药长期毒性试验、皮肤刺激性试验、皮肤过敏试验、皮肤光毒性试验。

皮肤给药急性毒性试验 动物完整或破损皮肤一次性接触受试物后在短期内出现的毒性反应

试验。具体方法为给药前 24h 对给药区进行脱毛处理，给药时将受试物均匀涂于动物脱毛区。进行破损皮肤研究时，在脱毛部位用砂纸磨或划“井”字并以渗血为度，然后涂敷药物。24h 后，除去敷料，用温水或适宜的溶剂除去残留的受试物及赋形剂。连续观察 14 天，每天观察 1~2 次，对观察到的阳性症状结合大体解剖或病理组织学结果进行综合分析，与对照组比较，同时注意观察动物全身中毒表现和死亡情况，包括动物体重、皮肤、毛发、眼睛和黏膜的变化，呼吸、循环、中枢神经系统、四肢活动等变化，对动物的毒性反应及死亡原因做出明确判断。

皮肤给药长期毒性试验 动物完整或破损皮肤长期反复接触受试物后出现的毒性反应及其可逆程度观察的试验。具体至少设置 3 个剂量组，高剂量组原则上应使动物产生明显的毒性反应，甚至出现个别动物死亡；低剂量组原则上应高于动物药效学实验的等效剂量，并不使动物出现毒性反应；在高剂量和低剂量之间设立中剂量组，动物可出现轻度毒性反应。如给药期限<3 个月，原则上每天给药；给药期限≥3 个月的每周至少给药 6 天，也可根据临床给药频率给药。给药结束后保留部分动物，继续观察其可能出现的延迟性毒性反应，并了解毒性反应的可逆程度，最后根据各检测指标及病理组织学检查结果综合分析。除评价给药局部及其周围组织的毒性反应以外，还要注意全身性毒性评价。

皮肤刺激性试验 观察受试物短期接触动物皮肤后，在规定时间内对动物皮肤所产生的刺激反应及其他不良反应，尤其应注意是否引起红肿、充血、渗出等局部反应。试验前 24h 对给药区进行脱毛处理并观察脱毛后皮肤是否有损伤，有损伤的皮肤不宜进行试验。但进行破损皮肤的刺激性研究时，在用药部位用砂纸磨或划“井”字并以渗血为度。在自然光线或全光谱灯光下观察皮肤反应。按皮肤刺激试验评分标准对皮肤红斑和水肿进行评价，根据平均分值判断刺激强度。皮肤刺激性试验或腐蚀性试验分为两种：①体内皮肤刺激性/腐蚀性评价方法。又分为一次给药和多次给药试验。一次给药即急性皮肤刺激性/腐蚀性试验，只经皮给药 1 次；而多次给药试验为重复在同一部位给药，每次给药时间相同，给药期限一般不超过 4 周。②体外皮肤刺激性/腐蚀性评价方法。主要分为使用单层培养细胞进行试验、使用培养的皮肤模型、使用分离的皮肤、应用蛋白变性模型进行试验等几类。

皮肤过敏试验 观察动物的皮肤初始接触受试药物致敏后，再次给药进行受试物激发接触，观察是否产生全身或局部过敏反应。在致敏后 1h 和 24h，以及激发后 24h 和 48h 观察皮肤红斑、水肿和其他异常反应，按照皮肤过敏试验评分标准对红斑和水肿进行评价。然后计算过敏反应发生率，判断过敏反应发生程度。皮肤致敏研究，有豚鼠的皮肤致敏试验、啮齿类局部淋巴结试验、改良的局部淋巴结试验等。

皮肤光毒性试验 对药物引起的光毒性反应的测试。光毒性反应是药物吸收的紫外光能量在皮肤中释放导致皮肤损伤的作用，即皮肤或全身接触药物后，经紫外线照射所引起的一种皮肤毒性反应。光毒性反应是光敏反应中最常见的一种反应，具有剂量依赖关系，其临床表现与晒伤相似。急性光毒性表现为红斑、水肿、皮肤痛痒、水疱，严重者可产生局部坏死、溃烂或表皮脱落；慢性光毒性可表现为色素沉着和受损部位皮肤增厚。药物皮肤光毒性试验方法较多，可根据目的不同选择体内体外方法。①体内光毒性评价研究有多种研究方法，包括裸鼠经口给予药物，再根据全身皮肤反应评价光毒性，或通过分析小鼠尾部肿胀程度来评价光毒性；豚鼠或者小鼠经皮给予药物，根据背部的皮肤反应进行光毒性评价，应用较多的是 Morikawa 法。②体外光毒性评价方法，分为光毒性筛查方法，包括 3T3 成纤维细胞中性红摄取法、人淋巴细胞法、肝细胞法、念珠菌酵母实验、人三维皮肤模型光毒性实验、SOLATEX-PI 实验；还有光毒性机制研究方法，如红细胞溶血实验、血红蛋白光氧化实验、组氨酸光氧化实验、光蛋白结合测定法、亚麻酸光过氧化测定法、补体光毒性实验法。

（范玉明　刘轶博）

júbù gěiyào dúxìng shìyàn

局部给药毒性试验（drug local toxicity testing） 研究药物对机体接触部位的毒性效应的试验。是药物局部刺激性和局部耐受性研究，主要用于评价药物制剂在直接敷用部位或滴注部位的短期危害。是对非口服途径给药的制剂进行的临床前安全性评价分析，是对各种经皮肤、眼、耳、鼻、口腔、呼吸道、关节腔、直肠、阴道、静脉、动脉、肌肉、皮下、静脉旁和鞘内等给药的制剂，在进行全身毒性评价同时进行的一类特殊试验，主要观察用药部位发生的毒性反应，如刺激性和局部过敏性反应，以及全身产生的毒性反应，如全身过敏性反应和溶血性反应等。属于药物毒理学分析项目之一。

局部给药毒性试验主要包括：①急性毒性试验。经眼、鼻腔、肌肉内、皮下、血管内、腔道给药的制剂需进行急性毒性试验。其中，经肌肉、皮下、血管给药的急性毒性试验与其他全身给药要求一致。腔道给药的急性毒性试验，指通过动物腔道（包括眼、耳、鼻腔、直肠、阴道）一次性接触受试物后在短期内出现的毒性反应试验。②长期毒性试验。经肌肉、皮下、血管、腔道给药的制剂需进行长期毒性试验。其中经肌肉、皮下、血管给药的长期毒性试验与其他全身给药要求一致。腔道给药的长期毒性试验根据其药效作用特点及临床用药方案，选用家兔、大鼠或比格犬进行，给药途径尽量模拟临床给药途径，每次药后保留时间尽量与临床一致，确保药物与给药局部的接触时间。此外还应特别注意观察给药局部及可能累及的周围组织的反应和病理改变。③刺激性试验。是观察动物的血管、肌肉、皮肤、黏膜等部位接触受试物后是否引起红肿、充血、渗出、变性或坏死等局部反应。包含眼刺激性试验、血管刺激性试验、肌肉刺激性试验、直肠刺激性试验、阴道刺激性试验、滴鼻剂和吸入剂刺激性试验和口腔用药和滴耳剂刺激性试验等诸多项目。④溶血性试验。指观察受试物是否会引起溶血和红细胞凝聚等反应的试验。因造成溶血反应的机制复杂，尚无全面的临床前溶血实验方法，多年一直采用常规的体外溶血试验，即试管观察法。它是通过肉眼来观察溶血情况，而有色泽的注射剂对结果的判断影响较大，难以评价溶血程度。为了精确检查注射剂的溶血性，应在常规方法的基础上，结合其他方法进行试验，如分光光度法、体外红细胞计数法、体内红细胞计数及分析法可帮助更精确地判断注射剂的溶血性。在进行长期毒性试验中，应注意溶血性指标的观察（如红细胞数量及网织红细胞数的变化、胆红素、尿蛋白、肾炎、脾脏淤血及骨髓象等）。

（范玉明　刘轶博）

yàowù yíchuán dúxìng shìyàn

药物遗传毒性试验（drug genotoxicity testing）　用于检测受试药物通过不同机制直接或间接诱导遗传学损伤的体外和体内试验。属于药物毒理学分析项目之一。这些试验可检出遗传物质损伤并对其损伤作用终点进行综合评价。以基因突变，较大范围染色体损伤、重组和染色体数目改变等形式出现的DNA损伤，是恶性肿瘤演变发展的环节，也是遗传效应测试的基础。遗传毒性试验结果呈阳性的化合物被认为是潜在致癌剂或致突变剂，可诱导癌症或遗传性疾病发生。

药物遗传毒性试验是研究机体遗传物质受到外源性化学物质或其他环境因素作用时出现的遗传毒性作用，与致癌性研究和生殖毒性研究有着密切联系，是研发期药物非临床安全性评价的重要内容。由于化合物的暴露与遗传性疾病之间的关系尚未确立，故遗传毒性试验主要用于致癌性预测。生殖细胞突变可引起人类疾病，故可引起癌症的化合物与可引起遗传效应的化合物在药物研发期就可能被淘汰。

每种遗传毒性试验方法的检测谱和检测终点各有差异，没有任何单一试验方法可以检测出所有的遗传毒性物质。因此，通常采用多种体外和体内遗传毒性试验组合相互补充综合评价，从而减少假阴性结果。标准试验组合应包括原核和真核生物、体内和体外试验系统以及不同遗传毒性检测终点。人用药品注册技术要求国际协调会议推荐的最新标准遗传毒性试验组合为两个选择。方法组合一：①一项体外细菌基因突变试验。②一项采用哺乳动物细胞进行的体外染色体损伤评估试验，或体外小鼠淋巴瘤胸苷激酶试验。如果②为阴性或不相关的阳性，则在常规毒理学评价中进行体内微核试验。如果②被认为是相关的阳性，则在常规毒理学评价中进行体内微核试验以及选择第二种终点指标/组织进行附加试验。方法组合二：①一项体外细菌基因突变试验。②在常规毒理学评价中体内微核检验试验。③考虑研究完整性，如果可能，应进行第二种终点/组织试验。未包括在标准试验组合内的遗传毒性试验，其在遗传毒性检测中可作进一步验证或在补充标准试验中开展。

药物遗传毒性试验包括检测药物是否能引起生物遗传物质损伤的一组技术方法。遗传毒性评价不仅在药物研发中非常重要，尤其在药物筛选阶段，遗传毒性试验结果将影响到药物开发的进程；而且，遗传毒性评价还对药物的正确科学地使用也具有指导作用。通过一系列试验对研发期药物的遗传毒性进行预测，可以帮助制定出合理用药方案，降低临床受试者和药品上市后使用人群的用药风险。

（范玉明　文海若）

yàowù yíchuán dúxìng shìyàn zǔhé

药物遗传毒性试验组合（drug genetic toxicity test battery） 根据药物诱变性筛选试验组合原则，选择分别能检出五类遗传毒性作用终点的一组体外遗传毒性试验。药物遗传毒性试验有许多，但被世界各国广泛接受仅有十几种，常见的体内和体外检测方法。

体外试验 常见体外遗传毒理学试验：①细菌试验，其目的为检测基因突变，鼠伤寒沙门菌试验（埃姆斯试验），用组氨酸缺陷型4~5个菌株；也可用色氨酸缺陷型大肠杆菌1~2个菌株进行试验。②哺乳动物细胞试验，如检测基因突变，用小鼠淋巴瘤细胞（L5178Y/TK），或用CHO细胞（CHO/HGPRT）、CHO AS52细胞（CHO AS52/XPRT）；如检测染色体畸变，可用人外周血淋巴细胞（HPBL）或CHO细胞或CHL成纤维细胞进行试验。

体内试验 常见体内遗传毒理学试验：①啮齿类动物体细胞试验，如检测染色体畸变，一般使用大鼠骨髓细胞；如果是微核试验，可使用小鼠骨髓红细胞、大鼠骨髓红细胞、大鼠外周血红细胞；如是DNA修复检测，则使用大鼠肝细胞进行非程序外DNA合成（UDS）试验。②啮齿类动物生殖细胞试验，如检测染色体畸变，可用大鼠睾丸组织进行试验；如检测姐妹染色体交换，可用大鼠睾丸组织；如检测DNA断裂，则可用碱基洗脱法进行试验；如检测DNA修复，则可用大鼠睾丸UDS；如检测基因突变，可以用小鼠显性致死、小鼠特异位点、小鼠遗传易位试验。

遗传毒作用终点 遗传毒性分析终点采用国际环境诱变剂的致癌物防护委员会1983年提出的五类遗传毒作用终点，即DNA损伤与修复、DNA断裂、基因突变、DNA重组和染色体结构异常、非整倍体和多倍体。由于任何一种单独的试验不能检出上述5种毒作用终点，因此，必须选择分别能检出上述5类遗传毒性作用终点的一组试验，即采用组合试验的方法才能满足要求。

组合原则 组合试验的选择原则：①应包括多个遗传学终点。②试验指示生物应包括若干进化阶段的物种，如原核生物和真核生物。③应该包括体外试验和体内试验，体内试验需要考虑影响药物遗传毒性作用的内部相关因素，如吸收、分布、代谢和排泄等。④试验方法应对致癌性的预测有价值，且灵敏度高、特异性强。

常用组合 药物遗传毒性试验组合各国有不同的规定，中国及国际药品管理当局的遗传毒理学指导原则均采用组合试验方法：①中国药品监督管理部门新药评审中心规定的3个主要试验为微生物回复突变试验、哺乳动物细胞染色体畸变试验、啮齿动物微核试验；6个附加试验为哺乳动物细胞基因突变试验、果蝇伴性隐性致死试验、啮齿类显性致死试验、精原细胞染色体畸变试验、UDS试验、哺乳细胞恶性转化试验。②美国食品药品管理局药品评审研究中心规定的5项试验为微生物致突变试验、哺乳动物细胞体外致突变试验、哺乳动物体外细胞染色体畸变试验、体外哺乳细胞转化试验、体细胞遗传学试验（骨髓微核，肝UDS），此外还要选择进一步体内试验。③欧共体委员会规定的4项试验为细菌体外基因突变试验、哺乳动物细胞体外基因突变试验、染色体体外畸变试验、适当体内试验（染色体畸变试验）。④日本卫生福利部规定的3个主要试验为细菌回复突变试验、体外染色体畸变试验、体内微核试验；另有4个附加试验或条件。⑤加拿大卫生保护部规定的4项试验为沙门菌微粒体试验、哺乳动物细胞染色体畸变试验、体内哺乳动物细胞试验（中期细胞或微核试验）、阴性体内结果需要附加体内精子细胞试验。⑥人用药品注册技术要求国际协调会议规定的3个主要试验为细菌基因突变试验、哺乳动物细胞染色体损害或体外TK试验、应用啮齿类造血干细胞体外染色体试验；3个附加试验为测定DNA加合物、DNA修复与重组、DNA断裂。

（范玉明）

yàowù shēngzhí dúxìng shìyàn

药物生殖毒性试验（drug reproductive toxicity testing） 观察受试药物对哺乳动物生殖功能和发育过程影响的试验。即通过动物实验预测药物可能产生的对生殖细胞、受孕、妊娠、分娩、哺乳等亲代生殖功能的不良影响，以及对子代胚胎-胎儿发育、出生后发育的不良影响。属于药物毒理学分析项目之一。生殖是指哺乳动物繁衍后代的生理过程，它包括生殖细胞的产生和成熟（精子和卵子）、性欲、交配、受精、合子形成与植入、胎盘形成、胚胎发育、器官发生、胎儿发育、分娩、授乳、适应、生存、生长、成熟和性成熟等阶段；而每一个阶段又受神经系统-内分泌系统-性腺等调控。上述环节的任何异常都将导致生殖功能的损害。

药物生殖毒性试验与生殖周期相关联，完整的生殖周期分成几个阶段：①从交配前到怀孕，检测成年雄性和雌性动物的生殖能力，包括生殖细胞的发育和成熟，交配行为和生育力。②从怀孕到着床，检测成年雌性动物的生殖功能，怀孕的着床前和着床时期。③从着床到硬腭闭合，检测成年雌性生殖功能，胚胎经过主要器官形成期的发育主要器官形成。④从硬腭闭合到怀孕末期，检测成年雌性生殖功能，胎儿发育和生长，器官的发育和生长。⑤从出生到断奶，检测成年雌性生殖功能，新生儿对宫外生活的适应性包括断奶前的发育和生长，出生后年龄最好根据性交后年龄确定。⑥从断奶到性成熟，检测断奶后的发育和生长，对独立生活的适应，达到完全性成熟。

在有关生殖毒性试验指导原则中，将药物对整个生殖过程毒性研究称为生殖毒性试验，药物对生殖损害作用分为两个方面：①药物生殖毒理学损害作用。指药物对生殖细胞发生、卵细胞受精、胚胎形成、妊娠、分娩和哺乳过程的损害作用及其评价，药物生殖毒理学研究又称为药物生殖毒性试验。②药物发育毒理学损害作用。指外源化学物对胚胎发育、胎仔发育以及出生幼仔发育的损害作用及其评价，药物发育毒理学研究又称为发育毒性试验，其中主要为致畸试验。发育毒理学研究可延伸至青春期，即幼年动物毒性研究。发育毒性的主要表现为：胚胎或胎仔致死作用，指某些外来化合物在一定剂量范围内，可在胚胎或胎仔发育期间对胚胎或胎仔具有损害作用，并使其死亡，具体表现为天然流产或死产、死胎率增加；生长迟缓，指胚胎与胎仔的发育过程在外来药物影响下，较正常的发育过程缓慢；功能缺陷，包括器官、系统、生化、免疫等；致畸作用，指由于外来药物干扰，活产胎仔胎儿出生时，某种器官表现形态结构异常。合并生殖毒性及发育毒性的研究称为生殖发育毒性研究（developmental and reproductive toxicity of drugs）。

（范玉明　郭　隽）

yàowù zhì'ái shìyàn

药物致癌试验（drug carcinogenicity testing）　为评价药物在动物体内潜在的致癌作用而进行的试验。致癌作用指药物引起一个或一组细胞不能表现它的特征，或改变它的生物学行为和显示出一个恶性特征的进行性生长，是药物引起正常细胞发生恶性转化并发展成肿瘤的过程。具有致癌作用的化学物称为致癌物。根据致癌物的作用机制，致癌物可分为遗传毒性致癌物和非遗传毒性致癌物两大类。遗传毒性致癌物进入细胞后，作用于遗传物质（主要是DNA），通过引起细胞基因的改变而产生致癌作用。非遗传毒性致癌物不与DNA反应，可能间接影响DNA并改变基因组导致细胞癌变，或者通过促长作用或增强作用导致癌的发展。

分类　药物致癌性的评价试验方法主要分成动物体外试验和动物体内试验两大类。

动物体外试验包括：①短期致突变性和致癌性筛选试验。采用微生物、昆虫和哺乳动物细胞作为试验对象，通过检测基因突变、染色体效应和DNA修复等参数评价药物的致突变性，预测致癌性。②动物细胞体外恶性转化试验。对体外培养的哺乳动物细胞给予药物处理，观察细胞恶性转化。常用哺乳动物的细胞模型有叙利亚仓鼠胚胎细胞（SHE细胞）、小鼠成纤维细胞（BALB/c 3T3）和幼仓鼠肾细胞（BHK21）系等。③缝隙连接细胞间通讯测定。是用于非遗传毒性致癌物的评价常用的检测方法，主要有划痕标记染料示踪试验、激光漂白荧光恢复试验及细胞通讯连接蛋白的检测。

动物体内试验包括：①动物长期致癌试验。是指在受试药物的结构活性关系、多种体外致突变试验与短期动物致癌试验等多种试验基础上进行的致癌试验，是鉴定化学致癌物的标准体内试验，也是判断其他模型或方法敏感性和特异性的金标准。通常采用啮齿类动物，如Fischer344（F344）大鼠和B6C3F1小鼠为实验动物，接触期为动物预期寿命的大部分时间。②动物短期致癌试验，又称有限体内致癌试验（limited carcinogenicity test）。指在动物致癌试验中仅观察特定靶器官的肿瘤发生情况，包括良性肿瘤和癌前病变，试验期限一般为数周至数月，实验动物多选用哺乳动物。较受重视的短期致癌试验有小鼠皮肤肿瘤诱发试验、小鼠肺肿瘤诱发试验、大鼠肝转化灶诱发试验和雌性大鼠乳腺癌诱发试验。③转基因动物致癌试验。指通过建立转基因或基因敲除动物模型评价外源性化合物的致癌性。使用转基因动物进行致癌性试验，可减少动物用量、缩短试验周期，一般为6~9个月。常用的小鼠模型有p53+/-基因敲除小鼠、rasH2转基因小鼠、Tg. AC转基因小鼠和XPA-/-基因敲除小鼠。

意义　通过药物致癌性评价可以确定药物对实验动物的致癌性、剂量-反应关系及诱发肿瘤的靶器官，从而评估人体长期用药中的致癌危险度。致癌性的评价在指导临床用药，如用药期限、给药途径、适应证、用药人群等方面都有重要意义。

（范玉明 路艳丽）

bǎqìguān dúxìng shìyàn

靶器官毒性试验（drug target toxicity testing） 在器官系统水平研究药物对机体的有害交互作用的试验。即研究药物引起各个器官系统有害作用的规律和机制以及影响因素的毒性试验。属于药物毒理学分析项目之一。依据药物作用的主要靶器官可分为药物肝脏毒性试验、药物肾脏毒性试验、药物心脏毒性试验、药物肺脏毒性试验等，此外，还包括药物对血液系统、中枢神经系统、免疫系统、内分泌系统等的毒性试验。靶器官毒性试验是研发期药物临床前毒性评价的主要内容，是被筛选药物能否过渡到临床使用的主要依据，而且可为临床毒副反应的监测及生理生化指标监测提供依据。

当机体暴露于某种潜在的毒性外源化学物中，且该物质达到临界浓度时，毒性应答往往首先发生于毒物与机体接近的部位，如皮肤、呼吸道、肺和胃肠道。在机体最初接触部位发生的毒性作用称为局部毒性效应，如腐蚀性物质引起的皮肤和消化道损害，吸入刺激性气体引起的呼吸道损害。然而，在大多数情况下，外源化学物质被吸收并分布到全身，引起全身毒性效应，但其对机体各器官或组织的损害程度并不相同，通常只对一个或几个器官产生比较严重的损害，这样的组织器官称为靶器官（target organ）。毒物对器官的选择性损害通常与摄入途径无关，称为器官选择毒性（organ selective toxicity）或亲器官毒性（organotropic toxicity）。

靶器官毒性试验的目的是表征受试药物在特定器官和器官系统中的毒性作用和特征，包括：①证实药物的作用靶器官，对靶器官结构/功能影响、毒性作用损伤类型，进而研究药物对靶器官的作用模式/机制，阐明实验动物和人之间的物种差异，从受试药物对动物的危害性推测对人的危险性。②研究药物对靶器官的作用剂量-效应关系；根据药物对机体各器官系统的毒性作用性质、剂量-效应关系、作用模式不同和各器官系统在机体生命活动的重要性不同，对药物根据靶器官进行分类。③从毒动学和毒效学角度阐明药物对靶器官选择性的机制。许多外源物质引起其亲器官毒性或使特定组织易产生毒性损害的机制复杂。解释这种亲器官效应的生物学原因通常包括以毒动学和毒效学为基础的机制。④发现新的生物标志物，以用于高危险人群的筛选，为预防和治疗该药物中毒的措施提供线索；并根据靶器官毒性特点和作用模式，对用药进行安全性评价和危险性评定。

（范玉明 吴 宇）

yàowù yīlàixìng shìyàn

药物依赖性试验（drug dependence testing） 测试动物对药物的依赖特性的试验。又称药物成瘾性试验。属于药物毒理学分析项目。药物依赖性又称药物成瘾性，指药物长期与机体相互作用，使机体在生理功能、生化过程和形态学发生特异性、代偿性和适应性改变的特性，停止用药可导致机体的不适或心理上的渴求。药物依赖性可分为躯体依赖性（physical dependence）和精神依赖性（psychic depende-nce）。躯体依赖性，又称生理依赖性，是机体对长期使用依赖性药物所产生的一种适应状态，包括耐受性和停药后的戒断症状。精神依赖性，又称心理依赖性，是药物对中枢神经系统作用所产生的一种特殊的精神效应，表现为对药物的强烈渴求和强迫性觅药行为。躯体依赖与精神依赖可能同时存在，也可能分别出现。

躯体依赖性试验 评价药物躯体依赖性的试验主要有：①自然戒断试验。连续给予实验动物（大鼠、小鼠和猴）一段时间的受试药物，开始逐渐增加剂量，在停止给药前剂量稳定一段时间，然后突然中断给药，定量观察、记录所出现的戒断症状，与同类代表药作对比，按照戒断症状的严重程度判断受试药的依赖性潜力。该方法的戒断症状发作慢，持续时间长，对戒断症状的定量有一定困难。②催促戒断试验。在短时期内以大剂量、多次递增的方式对动物给药，然后注射受体对抗剂，观察和记录是否出现戒断症状及其程度。该方法只适用于竞争对抗剂的阿片类药物。该方法的戒断症状发作快、症状重且典型，持续时间短，便于观察比较。③替代试验。又称交叉躯体依赖性试验或单次剂量抑制试验，指在动物给予各类代表药（如吗啡、巴比妥、苯巴比妥）产生躯体依赖性后，停止给予代表药，再以受试药物替代，观察记录动物是否发生戒断症状及其发作程度，评价受试药物与代表药物的躯体依赖性特征和强度的类似性。④诱导试验。大部分镇静催眠药无竞争性受体对抗剂，不能进行催促试验，可在动物断药期间采用阈下剂量的中枢兴奋药（如戊四氮）或混频噪声铃声等方法刺激动物，阈下刺激强度对正常动物不能诱发惊厥，而对镇静催眠药产生依赖性的动物，在断药期间出现反跳性兴奋，原来的阈下刺激可能诱发惊厥。

精神依赖性试验 评价药物精神依赖性的试验主要有：①自身给药试验。动物模拟人的觅药行为，通过压杆的操作式运动方式来获得药物，观察药物的动物自身给药结果来判断药物是否具有强化效应，预测该药对人的精神依赖性潜力。自身给药试验可信度较高且可进行定量比较，是国际上通用的评价药物精神依赖性潜力的试验方法。②药物辨别试验。是一种研究药物的辨别刺激性质的行为药理学实验方法。它可以判断一种药物在控制行为方面是否具有辨别刺激的功能，即能否使动物辨别或区分两种或两种以上的药物情形，继而产生不同的行为反应。该方法不适用于阿片类拮抗剂。由于药物辨别刺激并非完全基于药物滥用产生，因此在评价药物精神依赖性潜力方面不如自身给药试验可信，但在药物主观效应强度的定量比较方面具有优越性。③条件性位置偏爱试验。是将有奖赏效应的药物（如吗啡）作为一个非条件性刺激，反复几次将动物给药后放在一个特定的环境中，若药物具有奖赏效应，则特定环境就会具有奖赏效应的特性，动物在不给药的情况下依然有对此特定环境的偏爱。该试验的准确性取决于训练次数和每天训练的时间。

（范玉明 路艳丽）

yàowù fēnzǐ dúlǐxué shìyàn

药物分子毒理学试验（drug molecular toxicity testing） 采用分子毒理学原理和方法测试药物安全性的一系列试验。属于药物毒理学分析的项目。药物分子毒理学（drug molecular toxicology）是从分子水平上研究药物与生物机体相互作用的一门学科。分子生物学从1970年产生以来，新概念新技术不断涌现，并迅速向其他学科渗透，分子生物学与毒理学的融合产生了分子毒理学。美国加利福尼亚大学的布鲁斯·埃姆斯（Bruce Ames）建立鼠伤寒沙门菌回复突变试验（即埃姆斯试验），通过基因工程制备的组氨酸合成缺陷性鼠伤寒沙门菌株，检测化学物质引起的基因突变。埃姆斯试验的工作原理是利用几种组氨酸营养缺陷型鼠伤寒沙门菌突变体菌体作为指示生物，该菌体在缺乏外源组氨酸时不能生长；但是，在诱变剂作用下，可使该菌株回复突变，重新获得组氨酸生物合成能力，能够在缺乏组氨酸条件下生长。这是将分子生物学应用于毒理学研究的典型案例。1973～1978年，多年的分子毒理学研究，确定了苯并（a）芘经过代谢活化形成终致癌物是（+）苯并芘7,8二醇-9,10-环氧化物-2，它能与DNA结合，形成DNA加合物，引起基因突变。1982年，发现小鼠肝脏内存在有芳烃受体；同年，定出了恶臭假单胞菌P_{450}cam的氨基酸序列；1985年搞清楚了其立体分子结构。从1970年以来，癌基因与抑癌基因的研究，为化合物的致癌研究提供了理论基础，并逐渐形成了多阶段致癌学说；基因多态性研究，为阐明诱发肿瘤的个体特异性提供了理论依据。基因克隆技术的发展，已有上千个P_{450}酶被克隆和测序。

试验技术 现代医药产品研发过程，必须将基因学、蛋白质学、组织工程学、造影学以及生物信息学等创新科学领域，加入医药研发的过程，以更准确地预测这些研发中产品的安全性与有效性。因此，产生了涉及系统毒理学理论研究的基因组学、蛋白质组学、转录组学、代谢物组学技术。药物分子毒理学研究涉及较多试验技术和内容。

核酸分离纯化技术 将核酸（DNA与RNA）从组织、细胞、各种体液（血清、胸腹水、尿液等）中分离出来，并达到一定纯度的技术。

核酸分子杂交技术 核酸分子杂交是单链的核酸分子在合适的条件下，与具有碱基互补序列的异源核酸形成双链杂交体的过程。核酸分子杂交技术主要包括：①DNA印迹杂交，主要用于测定DNA的限制性内切酶图谱，根据图谱可判断DNA的某一区域是否存在DNA片段的缺失、插入等基因异常；常用于研究DNA的限制性内切酶片段长度多态性；特异寡核苷酸探针杂交还可以检出点突变；可进行粗略的基因定量。②RNA印迹杂交，是经琼脂糖凝胶电泳分离的RNA转移至固相支持物上再与探针进行杂交的方法。主要用于RNA的定性、定量研究，根据杂交图谱可检测某种特异RNA是否存在，长度有无明显变化等。

聚合酶链反应（polymerase chain reaction，PCR） 主要是利用DNA聚合酶依赖于DNA模板的特性，模仿体内的复制过程，在附加的一对引物之间诱发聚合反应，人工合成的这对引物的序列是依据被扩增区域的两侧边界DNA序列确定，而且每种分别与相对的一条DNA链互补。利用PCR技术可进行已知序列或已知部分系列基因的检测，或扩增出已知片段，再进一步分析。

蛋白质印迹技术 又称Western

印迹、免疫印迹、蛋白质印迹，基本技术是先进行十二烷基硫酸钠-聚丙烯酰胺电泳，将凝胶中的蛋白质转移到硝酸纤维素膜上，染色固定于硝酸纤维素膜上的蛋白质，封闭硝酸纤维素膜，抗体与被测蛋白质结合，最后，进行酶联抗体显色。酶标方法可以检测出50~200μg蛋白质，方法简便，设备简单，操作方便，特异性强，结果容易保存。

转基因动物技术（transgenic technology） 将外源基因导入受精卵细胞或胚胎干细胞中，通过外源基因与细胞染色体DNA间随机重组的发生而将外源基因插入受体染色体DNA中，并随着细胞的分裂而遗传给后代的技术。转基因动物是应用转基因技术培育出的携带外源基因并能稳定遗传的动物。转基因技术有显微注射法、反转录病毒载体法、病毒载体法、电击法、磷酸钙介导法、DEAE-葡聚糖法、脂质体法等。转基因动物有转基因小鼠、大鼠、兔、猪、羊、牛等。

组学分析 药物分子毒理学的研究是为了探讨外源化合物对生物机体组织中各种分子的作用，特别是生物大分子如DNA、RNA和蛋白质的作用机制，阐明外源化合物的分子结构与其毒性效应的相互关系，即从分子水平上表述生物体对外源化合物所产生的效应。药物分子毒理学研究随科技发展与组学研究关系紧密。

毒理基因组学分析 毒理基因组学是应用基因组学的理论与技术，研究化合物对生物体整个基因组产生的毒副效应，用以评价或预测受试物毒性的一门技术和理论。技术手段：①全基因组谱分析。全基因组技术可以同时检测基因组的全部转录基因，并可通过对全部转录基因的检测发现药物在没有造成明显生理改变的情况下对生物体的影响，对可能的作用机制提供综合分析，而且可以发现新的生物标志物。应用基因芯片技术，又称基因微阵列，测定高通量基因表达。应用新一代基因组测序技术，是对DNA中的碱基序列进行测定的技术。②转录组谱分析。转录组指的是一个细胞中的全部RNA分子，包括信使RNA（mRNA）、核糖体RNA（rRNA）以及非编码RNA（ncRNA）。转录组谱分析可以比较不同组织和不同发育阶段、正常状态与疾病状态的基因表达模式的差别，描绘细胞或组织在特定状态下的基因表达种类和丰度信息。③表观遗传学分析。表观遗传学指研究在不改变DNA序列的前提下，某些机制所引起的可遗传的基因表达或细胞表现型变化的学科。表观遗传学分析主要包括两个方面内容，一类是基因选择性转录表达调控，如DNA甲基化、基因印迹、组蛋白共价修饰、染色质重塑；另一类是基因转录后的调控，包含基因组中非编码的RNA、微小RNA、反义RNA等调控。④单核苷酸多态性分析。单核苷酸多态性（single nucleotide polymorphism，SNP）指基因组中由单个核苷酸的变异引起的DNA序列多态性。SNP在人类组织广泛存在，如果这些核苷酸处于外显子的位置，可能引起基因功能的巨大差异，如果这种差异出现在调控毒性反应的基因上，将会使个体对化学毒物产生耐受或易感。SNP通常采用基因分型的方法来检测。

毒理蛋白质组学分析 毒理蛋白质组学（toxicoproteomics）是蛋白质组学在毒理学中的应用。毒理蛋白质组学以组织细胞与体液中动态变化的蛋白质表达为基础，通过比较、鉴定与分析手段，来识别外源性化合物作用于生物系统产生的毒效应靶器官及可能的毒性作用机制。毒理蛋白质组学的技术主要以电泳技术（双向凝胶电泳、双向荧光差异电泳）及色谱技术（二维/多维液相色谱技术）为基础，结合色谱级生物信息技术，形成了毒理蛋白质组学研究的核心技术体系。活性探针及蛋白质微阵列技术也大量应用于寻找药物的毒性作用靶器官、探讨药物毒性机制和筛选特定药物危险性评价的生物标志物。

毒理代谢组学分析 毒理代谢组学（toxicometabonomics）通过分析与毒性作用靶位和作用机制密切相关的内源性代谢产物浓度的特征性变化，可以确定毒性靶组织、毒性作用机制以及生物标志物等。毒理代谢组学分析技术主要包括代谢物的分离、检测及鉴定两部分。分离技术通常有气相色谱分析、液相色谱、毛细管电泳等；检测及鉴定技术通常有核磁共振、色谱和质谱、光谱（红外光谱、紫外光谱、荧光光谱）、电化学等。分离技术同检测和鉴定技术的不同组合就构成了各种主要的毒理代谢组检测分析技术，如气相色谱-质谱联用技术、液相色谱-质谱联用技术、毛细管电泳-质谱联用技术等。

（范玉明 路艳丽）

yàowù dúlǐxué tìdàifǎ fēnxī

药物毒理学替代法分析（drug toxicology alternative methods analysis） 在药物毒理学试验中通过采用其他实验手段替代动物实验的分析方法。又称为毒理学替代法药物分析。为动物实验3R原则下的药物毒理学试验方法之一。3R 原则指减少（reduction）、优化（refinement）、替代（replacement），包括通过改进和完善实验程序减少所需动物数量，或是通过优化动物实验程序减轻或减少给动物造成的痛苦和不安，或者通过采用其他非动物实验手段替代动物实验。

毒理学研究的最终目的是判断药物对人类健康是否存在危害性。一般认为理想的研究资料取自于供试样品对人体的直接作用，但是由于安全、法律、伦理上的限制，不可能用人体做毒性试验，一般只能采用动物做试验，从实验动物的毒性资料向人类外推。但由于动物种属、适宜剂量等的差异，使这种外推存在一定困难；且随着实验动物的福利保护等成本的增大，体外毒理学替代分析技术得到迅速发展，并成功地应用于药物毒性筛选及中毒机制研究，特别是将人体组织培养模型应用于药物的安全性评价，避免了从动物向人外推的种属差异。以下因素极大地推动了体外毒理学分析方法的开发和发展：①组合化学与高通量筛选技术迅速发展，全球每年合成和发现上万种新化合物，用经典的传统整体动物毒性试验难以全部评价，为避免没有经毒理学评价的化合物进入人用阶段，迫使药物研发分析检测科学工作者建立快速、有效的体外毒性试验方法。②整体动物毒性试验消耗大量资金、花费较长时间、带来了巨大的经济压力，必须寻找相对经济适用的试验方法。③与动物福利有关的公众压力在不断增加，要求尽量减少动物的应用，必须建立更加简便的非实验动物的毒性分析方法。同时，随着生物医学的快速发展，以及组织、细胞、器官培养技术、生物分子学技术等各种试验技术的发展进步，使替代法药物毒理学分析技术也得到了迅速发展。

优点　替代法药物毒理学分析与传统的整体动物毒理学试验方法相比较具有较多的优点：①替代法药物毒理学分析可以在精确控制试验条件下，直接观察细胞及组织对药物的毒性的反应。②替代法药物毒理学分析试验所用细胞和组织，是从整体的稳态和激素调控中分离出来的，激素对于试验的影响因素减少。③替代法药物毒理学分析试验的给药剂量准确，试验结果可以定量。④替代法药物毒理学分析可以应用人体组织、细胞等作为试验对象，避免了以动物实验结果外推药物对人体的影响时因种属差异而产生的误差和不确定性。可见，毒理学替代法分析对于现代毒理学研究具有重要意义，克服了传统毒理学试验周期长等局限性，且符合现代毒理学发展趋势与要求，可以满足大量、快速、精准筛选药物的高通量试验需要。

局限性　替代法药物毒理学分析与传统的整体动物毒理学试验相比较，也具有其局限性：①在动物体内试验中不被吸收或吸收很差或在体内迅速被清除的药物，在采用替代法毒理学分析时，由于细胞直接接触药物，而使毒性结果表现极强。②药物在动物体内试验虽被很好吸收，但由于存在“首过效应”而可能降低毒性，但采用替代法毒理学分析时毒性不降低。③动物整体试验时，药物分布到靶器官组织的量通常比预测量低，但采用替代法毒理学分析时药量较高。④药物在体内迅速被代谢成活性或无活性的物质，这些代谢产物比原药物有不同活性或不同作用周期，而采用替代法毒理学分析时则无法获取这些结果。⑤由于体内效应是整体动物高度整合系统发生变化所引起，而该效应不能在采用替代法毒理学分析时反映出来。⑥替代法毒理学分析不能预测药物在中央及外周的分布容积，不能预测药物的清除速率，不能预测药物在特殊剂量下体内动力学是呈线性还是非线性关系，不能预测药动学指标如生物利用度、最高血浆浓度、半衰期等。

应用　毒理学替代法分析可应用在药物毒理学试验的各个方面：①急性毒性分析。如固定剂量法、上下法等；定量的构效关系模型和体外细胞毒性。②皮肤和眼睛毒性分析。如皮肤刺激试验采用的人重组皮肤模型、鼠皮肤模型；眼刺激试验采用牛角膜混浊和通透性试验、鸡卵尿囊绒膜试验、离体兔眼试验和离体鸡眼试验替代试验方法；皮肤光毒性试验的 3T3 细胞中性红摄入法。③致敏性分析。如药物毒性预测软件及计算机模型鼠局部淋巴结试验。④生物动力学试验。如吸收、代谢、分布和消除分析；生物动力学试验的生理毒代动力学模型；胃肠屏障试验的人结肠癌细胞模型（Caco-2 细胞和 HT-29 细胞）；血脑屏障试验的犬肾细胞模型；代谢分析的模型，如计算机毒性预测模型等。⑤靶器官和靶系统毒性试验用的心脏、肝脏、肾脏毒性和神经系统毒性模型。⑥遗传毒性和致癌性试验。如基因突变分析采用细菌回复突变试验；染色体畸变试验的染色体畸变检测、微核分析；小鼠淋巴瘤细胞试验等。⑦生殖毒性试验的全胚胎检测法、微团检测法，胚胎干细胞检测法等。

（范玉明　吴　宇）

yàowù ānquánxìng yàolǐxué fēnxī

药物安全性药理学分析（drug safety pharmacology analysis） 药物在治疗的剂量范围及高于治疗剂量时，对生理功能潜在的、不希望的药效学效应的试验分析。又称药物安全性药理学试验。该试验主要是辨别一个药物可能存在的与人类安全相关的、不希望出现的药物效应学特征，评价不良的药物效应学和观察药物病理生理学效应，研究观察到的和被怀疑的不良药效学效应的机制。药物安全药理学分析与药物毒理学分析不同，经典的临床前药物毒理学安全评价往往偏重于组织形态学的变化，以病理学为主要的评判依据。药物安全药理学分析是评价药物对生理功能的影响，往往是在与临床拟定用药剂量接近的剂量下进行，评价药物对中枢和外周神经系统、心血管系统、呼吸系统，肾脏和胃肠道等功能和生理学系统的不良效应。其实质是研究治疗剂量和开始出现毒性剂量的这段剂量范围之间药物对机体的影响。

内容 药物安全性药理学分析的主要内容包括三个方面。

核心组合实验 ①研究受试物对中枢神经系统的药物效应，包括定性和定量评价给药后，动物的运动功能、行为改变、协调功能、感觉/运动反射和体温等的变化。②研究受试物对心血管系统的药物效应，包括测定给药前后血压（包括收缩压、舒张压和平均压）、心电图（包括 QT 间期、PR 间期、ST 段和 QRS 波等）和心率等的变化。③研究受试物对呼吸系统的药物效应，包括测定给药前后动物的呼吸频率和呼吸深度等的变化。

追加安全药理学研究 根据药物的药理作用和化学类型，估计可能出现的不良反应，如果预测到可能对已有的实验动物或/和将来的临床试验结果可能影响人体的安全时，应进行追加的安全药理学研究，即对中枢神经系统、心血管系统和呼吸系统进行深入的研究。

补充安全药理学研究 评价受试药物对中枢神经系统、心血管系统和呼吸系统以外的器官功能的影响，包括对泌尿系统、自主神经系统、胃肠道系统和其他器官组织的研究。

技术 药物安全药理学分析常采用的技术主要有生物遥测技术和立体试验技术。

生物遥测技术 应用生物信号采集的生物遥测技术，可用来检测清醒状态下、自由活动动物的各种生理指标。这种技术有：①植入式遥测系统。该系统可长时间测量清醒无束缚的鼠、兔、猫、犬和猴等动物的心电图、脑电图、体温和血压等生理参数。②马甲式遥测系统。也是一种无创伤性生物信号遥测系统，将传感器装进动物穿的马甲中，传感器发送生理信号给接收器，接收器将信号导入软件系统中，可以自动采集，存储，实时分析数据。能够在犬、猴等动物清醒状态下，无束缚连续地检测心电图、呼吸、活动、体温以及无创血压等多种生理指标。心电图监测，遥测系统可以准确监测动物的各种心电参数；动脉血压测量，遥测系统能够测量收缩压、舒张压、平均动脉压等血压数；呼吸系统的监测，遥测系统使用具有特殊设计的外套来收集呼吸功能的数据，其方法是用各种阻抗条围绕在胸部和腹部处，作为动物吸气和呼气的感应器，测定呼吸频率和其他呼吸功能。

离体试验技术 采用离体动物组织或人体心脏细胞、培养心脏细胞系，或克隆人离子通道的异种表达体系测定离子流，主要测定体外快速外流钾通道电流。在离体心脏标本进行动作电位参数测定，或在麻醉动物中进行能体现动作电位周期的特异性电生理参数检测。人心肌干细胞研究是一种很好的体外模型，在心脏毒性和 QT 间期延长机制研究等方面发挥着重要的作用。

此外，一些毒理研究方法也可以用于安全药理学分析，如：斑马鱼高通量筛选试验方法，由于斑马鱼繁殖能力强、易于饲养、方便操作、可直接观察体内组织器官的结构，已成为研究药物毒性的高通量体内筛选模型；毒理学中的生物标志物是机体对某种化学物质的生物学反应，也可用于安全性药理分析以评价化学物质的暴露程度及化学物质对人体各器官的毒性效应。

（范玉明）

yàowù dúdòngxué fēnxī

药物毒动学分析（drug toxicokinetics analysis） 定量地分析和研究毒性剂量下药物在动物体内的动态规律和特点。又称药物毒代动力学分析、毒物动力学分析，是融合药动学和毒理学的一系列试验。药物毒动学分析定量地研究在毒性剂量下药物在动物体内的吸收、分布、代谢、排泄等随时间变化的动态规律和特点，进而探讨药物毒性发生和发展规律。

分类 药物毒动学分析包括前瞻毒动学分析、伴随毒动学分析和回顾毒动学分析。前瞻毒动学分析指毒理学研究开始前，选择实验动物种属、给药处方、剂量和给药方案等，从而确定治疗方案。伴随毒动学分析指在毒理学研究过程开展的毒动学分析，可在所有动物或有代表性的亚组或卫星组动物中进行，用于解释剂量-暴露和暴露-毒性反应关系。回顾毒动学是在毒理学研究结束后开展，用于评价毒动学数据不充足的药物暴露问题，研发过程延长的药物和研发时毒动学研究不充分的药物，需要开展回顾毒动学研究。

特点 药物毒动学分析有别于经典的药动学分析。药动学主要研究临床剂量下药物在体内的动态变化规律；药物毒动学分析也不同于传统的静态药物毒理学安全性评价，后者无法了解毒性发生和发展的动态变化规律性。毒动学分析，是在实验动物多次重复给予产生毒性作用剂量的条件下进行的毒性试验，此时，高剂量药物对动物体内的转运系统、代谢酶、血浆蛋白结合率饱和，全身生理系统的反应可能发生变化，可能导致体内药物的溶解性、稳定性、吸收、消除、蛋白结合率及代谢等发生变化，因而可以通过检测血液等生物样本中药物及其代谢物，定量分析了解毒性发生和发展的特点以及动态变化规律等。

目的 药物毒动学分析主要目的是：①阐述毒性试验中药物的全身暴露与剂量和时间的关系。②描述重复给药的暴露延长对代谢过程的影响，包括对代谢酶的影响。③解释药物在毒性试验中的毒理学发现或改变。④评价药物在不同动物种属、性别、年龄、机体状态（如疾病或怀孕）时的毒性反应，支持临床前毒性研究的动物种属选择和用药方案。⑤提升非临床动物毒性研究结果对临床安全性评价的预测价值。采用暴露量来评价受试物蓄积引起的靶部位毒性（如肝脏毒性或肾脏毒性）与暴露的关系，为后续安全性评价提供量化的安全性信号。⑥毒理学试验结合毒动学研究可为临床研究提供更充足的信息支持，有助于降低临床试验安全性风险，有助于缩短药物研发周期。

内容 药物毒动学研究内容较多，主要包括七个方面。

单剂量毒性分析 又称单剂量毒动学研究，其结果有助于剂型的选择，预测给药期后暴露速率和持续时间，为后期试验中选择合适的剂量水平提供依据。

剂量探索分析 在传统的剂量范围确定试验中加入毒动学的部分内容，可以建立剂量与血液药物浓度的数量关系，定量评价毒性反应与血液药物浓度的关系。这样得出的结果对剂量选择和确定有较大的指导意义。剂量探索研究中进行毒动学研究时，每一次剂量递增都应记录最大血药浓度。当受试物被给予最大耐受剂量并持续一定时间，应监测血药浓度并计算药物浓度-时间曲线下面积（即 AUC 值）。

多剂量毒性分析 多剂量毒性研究的伴随毒动学研究，一般选用啮齿类和非啮齿类动物进行毒动学研究。在选用啮齿类动物进行试验时，受血容量和给药剂量所限，通常需要增加卫星组动物。在初期反复给药研究（14 天或更长时间重复给药）过程中对合适剂量水平下的整体暴露进行监测，以获得一些有价值的信息，如全身暴露情况、性别和种属差异、剂量相关性、是否有潜在的蓄积倾向和肝药酶的诱导或抑制作用等，为后期研究提供帮助。当早期毒性研究出现难以解释的毒性问题时，可能需要延长、缩短或改变对特定化合物的毒性监测和特征研究。后期研究方案将依据前期研究结果制定，后期研究中至少应该在毒性试验开始和接近结束时观察或监测药物的暴露水平。

遗传毒性分析 ①对于体外遗传毒性试验为阳性的化合物，通常应使用不同方法证明体内全身暴露水平，通过测定血浆或全血药物浓度和相关物质的浓度水平来评价药物暴露情况。②对于体外试验为阴性的药物，体内暴露试验有助于说明药物靶组织的暴露水平，应在所使用动物种属身上进行毒动学测定。③对于体内遗传毒性出现阴性结果的药物，毒动学可以较好地描述所用动物种属的药物全身暴露水平和特定组织药物暴露情况。

致癌性分析 致癌试验中的毒动学研究，所得数据有助于致癌试验合理选择实验动物、给药方法和给药剂量，也有利于理解非线性动力学过程所致毒性。预试验中应进行适当的监测以获得有价值的毒动学资料，应特别注意在早期毒性研究中不曾使用过的动物种属、品系以及首次采用的给药途径和方法，获得的毒动学资料能够为后期的主体研究设计提供帮助。当受试物通过掺食法或饮水法染毒时，应特别注意阐明它的可靠的毒动学参数。有条件时应做进一步的试验，比较掺食法、饮水法、灌胃法或其他不同于临床给药途径的方式染毒后所能达到的全身暴露。原则上，理想的研究设计应该确保致癌试验所用剂量能产生一系列的全身毒性。但这种理想化的剂量选择会不可避免地受到动物种属特异

性问题的影响，因此致癌研究应评价适当剂量时母体化合物及其代谢物在不同研究阶段达到的全身暴露，以便正确比较动物模型和人的暴露，用于评价毒理学发现。致癌性试验应根据受试动物和人可能达到的全身暴露来确定最高剂量是可被接受的。在以往研究中，毒性终点指标通常用于高剂量的选择。1994 年，人用药品注册技术要求国际协调会议的“S1C：药物致癌试验的剂量选择”提出以最大耐受量或治疗剂量的 100 倍作为致癌试验的高剂量。但是这种理想的剂量水平选择不可避免地要受到动物种属差异性的影响。因此，从估计全身暴露的需要出发，在各种剂量水平和致癌试验的不同阶段，对母体药物和代谢产物的暴露进行评价，从而用研究得到的结果来考虑和预测动物和人体药物的相对程度。

生殖毒性分析　一般生殖毒性试验（Ⅰ段）中应该运用反复染毒毒性试验的一般原则，根据给药方案和以往动物实验资料决定是否需要进行毒动学监测。致畸敏感期毒性试验（Ⅱ段）中药物暴露的限制通常来自母体毒性，因此Ⅱ段生殖毒性试验中开展毒动学监测具有一定的价值。围产期毒性试验（Ⅲ段）时，应根据受试物的毒性特点、药动学和毒动学的原则来确定。与非妊娠动物相比，妊娠动物的全身暴露情况常常会发生变化，应考虑妊娠动物和非妊娠动物的动力学可能不同。在孕期和哺乳期试验中进行的毒物动力学测定包括在特定时期对母体、胚胎、胎仔或新生动物进行的药物暴露评价；还应该包括评价受试物从乳汁中的分泌对新生动物全身暴露的作用。有时，有必要开展适当的附加试验来研究受试物的胎盘转运以及乳汁分泌。对于某些不能证实受试物具有胎盘转运的动物种属，对其生殖毒性试验结果的解释应加以注意。

特殊药物毒代分析　免疫介入的清除机制对生物技术药物的动力学改变可能会影响药理作用，因此一般药物的毒动学研究方法不适用于生物技术药物。条件允许时，进行毒性研究时应进行毒动学研究来观察药物暴露情况。试验应使用与临床应用一致的药物，按临床预计的给药途径和剂量设计试验。可根据情况研究单剂量用药、多剂量用药的毒动学研究。使用放射性标记药物进行试验时应保持其生物活性，要考虑放射性物质的脱落对结果解释带来的误导。通过相应的动物模型的吸收、分布和消除试验，有助于根据暴露和剂量的信息预测其安全界限。

（范玉明）

línchuángqián yàowù yǒuxiàoxìng fēnxī

临床前药物有效性分析（preclinical pharmacodynamics analysis）　以药理实验的原理方法对药物的活性进行分析和研究。又称药物效应学分析。药物是用于防治疾病的物质，其基本功能是治病救人，必须是安全、有效、质量可控，而有效性是药物的根本属性。药物在应用于患者之前，为明确该药物的有效与否、作用特点以及最佳使用途径，必须预先进行实践验证。中国自古就有进行药物效应学分析的实践。明代李时珍的《本草纲目》记载数千种药物，正是通过几十年的尝试和实践获知。在科技尚不发达的古代，试验对象主要是医者本人，所得结果虽接近于临床疗效，但有明显局限性和风险，如对医者人体存在较大的危险性，“神农尝百草一日而遇七十毒”就是真实的记载。从现代的临床试验研究角度看来，医者本人试用药物存在较多缺陷，如：试用样本量少，医者个体差异较大，难以进行条件控制；所得信息有限，没有系统病理分析，数据不足难以进行统计分析等。

随着科学技术的发展，人们对药物有效性试验结果的准确度和代表性要求越来越高，数据统计学意义也成了研究的内容之一，于是开始使用动物或组织细胞代替人体进行大量的药物筛选和有效性试验研究数据分析，这就是临床前研究。用动物、组织、细胞替代人体进行前期研究具有很多优势：①可严格地控制试验条件，对各种因素进行分析探讨。②可应用疾病动物模型，进行药物体内有效性分析，系统地探讨药物的作用机制。③可获取反映试验效应的样本和资料，缩短研究周期。④可最大限度地降低药物可能对人体造成的损害。20 世纪 30 年代以来，正是通过这些临床前药物有效性分析大大加快了人们筛选新药的速度。

分类　临床前药物有效性分析，以药理实验作为基本手段，阐明药物作用的靶器官和靶效应，研究药物的生理、生化效应、量效关系和时效关系，阐明药物的作用机制。药物体内外有效性分析因各有其特点而可以应用于不同的研究目的。包括药物体外有效性分析、药物体内有效性试验以及药物效应组学分析三个方面，因各有其特点而可以应用于不同的研究目的。

药物体外有效性分析　通过

体外试验方法观察药物的药效活性，包括以动物离体器官组织为对象，考察药物对机体某一部分的作用；或以体外培养的细胞、人工培养的细菌、病毒等病原体等为对象，对药物进行有效性分析。体外试验可严格控制实验条件，且简便快速，如在分子、细胞水平的高通量药物筛选系统，每天可筛选数万药次；体外分析比体内分析用药量少，所需要样品量可在微克级；经济节省，体外分析对实验动物用量少，符合动物保护及动物福利的原则。这些都是体内试验无法比拟的，但体外有效性分析，不能代替体内有效性分析，因在体外不可能充分反映药物的全面药理作用。

药物体内有效性分析 也称动物实验，是对整体动物进行药物药效作用的综合观察，是在其他因素综合参与下考察药物作用，研究药物作用机制。动物实验的结果预示性很高，可反映机体全部生理机能或药物对整个机体作用的综合效应，预示药物对人体作用方式，与临床疗效密切相关。在现代的药物开发研究中，一个药物要用于人类必须要有一定的动物研究结果，一般初筛中发现有药理活性的新药，应通过两种以上动物来确定其治疗作用，以分析一个新药在不同种属、不同方法模型中的药物效果。可根据不同情况应用正常动物、麻醉动物、病理模型动物。如观察药物对记忆力的影响用正常动物；研究药物对疾病的疗效，常用一种或多种病理模型动物，即利用一定药物或技术手段让健康的实验动物患上与人类相似的疾病，即“造模”。例如对猫、鼠、兔、狗等动物静脉注射四氧嘧啶，损伤其胰腺β-细胞，引起糖尿病，就是经典的研究抗糖尿病药的方法；用麻醉动物，如静脉注射致咳物二甲苯基哌嗪的麻醉猫，可用来研究镇咳药物。在这些实验动物体上观测药物的疗效、症状改善情况，研究生理、生化指标和组织形态学变化等计量、计数指标，可探讨其作用部位和机制。

药物效应组学分析 运用组学的思路、方法和技术对药物作用效果进行分析研究。药物效应组学分析，包括基因组学、转录组、蛋白质组、代谢组、离子组等。药物效应基因组学分析，主要应用基因测序和基因功能鉴定相关技术，比较药物作用对基因的影响。药物效应转录组学分析主要应用RNA分析技术，从整体水平上观察细胞中基因转录情况和调控规律及与药物影响的关系。

药物效应蛋白质组分析主要是从蛋白质特征方面，来观察药物作用对蛋白质表达及蛋白与蛋白相互作用的影响。药物效应代谢组分析，是应用色谱质谱等技术，通过检测生物体代谢物，观察药物作用对其影响。药物效应离子组学分析，主要运用现代高通量的元素分析手段，结合生物信息学和功能基因组学等手段，分析药物作用对离子组的影响。

作用 临床前是指药物用于人体前的阶段。临床前药物有效性分析用动物体或组织以及人工培养细胞等为试验对象，阐明药物作用的靶器官和靶效应，研究药物的生理、生化效应、量效关系和时效关系，阐明药物的作用机制，为进一步临床研究提供理论和试验依据；是人体临床试验前的基础，也是保证药物安全、有效性所必需的前期研究。只有经过临床前药物有效性分析，被证明其效果好、毒副作用小的才可作为新药申请进行临床试验，才有望最终作为药物应用于临床疾病治疗。

药物临床前有效性分析所获得的研究指标等结果，还可作为药品质量标准研究的依据，可以应用于药品上市后的质量检测。如：重组人促卵泡激素、重组人生长激素等的生物效价测定，就是药品质量检验的内容之一，该检测项目即属于药物效应学分析的定量药理学范畴，不仅是对产品结构确证的有力补充，还是产品活性质量研究的一部分，同时也是该药品生产中批与批之间一致性考察的重要内容。

（杨化新　李湛军　粟晓黎）

yàowù tǐwài yǒuxiàoxìng fēnxī

药物体外有效性分析（pharmacodynamics analysis in vitro）

通过体外试验方法对药物治疗疾病的生物活性进行的测试研究。即在试管或培养基内以微生物、细胞、酶、离体动物器官、组织等替代生物体整体，观察药物与治疗疾病相关的活性作用，并对药物的有效性进行判断。

特点 生物技术的进步促进了体外试验技术的发展。药物体外有效性分析相对于体内试验具有更多优点：①试验条件恒定、易于控制，可避免体内试验中复杂的药物代谢、血脑屏障和靶细胞膜的渗透等对药物的影响。②可避免动物个体差异，重复性好，结果稳定可靠，试验误差小。③快速经济，实验周期短，可满足大量试验需求。④药物用量少，可微量测试，适宜药物筛选中的低含量样品。⑤节省实验动物，符合动物保护及动物福利的3R原则，即在药物研究中对实验动物使用要掌握“替代（replacement）、减少（reduction）、优化

(refinement)”三个原则。⑥体外试验具有开放性，更易于应用多种仪器、多种手段进行靶细胞功能的观察，是探讨药物如何引起机体作用而产生药效，如何使机体细胞原有功能水平改变、进一步探讨药物作用机制、分析药物反应的依据。

体外有效性试验也有其局限性，比如不能完全反映药物在动物体内的真实环境，因而并不能完全替代体内试验。在许多情况下，体内有效性试验对于药物研究、药品质量控制也是非常重要的，体内体外试验两者互补、相互验证，才能为药物的有效性提供更准确更全面的信息。

技术 主要包括体外培养技术和灌流技术。

体外培养技术 药物体外有效性分析中制备各类实验的材料的技术，包括从动物或人的脏器分离原代细胞，经传代培养的细胞株、细胞系，或将细胞制成匀浆后进行离心分离，制备成不同的细胞器或组分，如线粒体、微粒体、核等。这些用于实验的材料，其分离、培养、制备、保存等技术是体外药效分析的重要组成部分。

灌流技术 利用器官灌流技术将特定的液体流经某一离体的实验动物脏器，如肝脏、肾脏、肺、脑等，使离体脏器在一定时间内保持与体内相同的活动状态，再让其与受试药物接触，观察该脏器出现的状态变化，由此推断药物的有效或有害作用，以及在该脏器中的代谢情况等。

分类 药物体外有效性分析根据实验设计的不同，又分为药物微生物试验、药物细胞试验、组织器官培养试验、酶活性试验等。这些试验能从不同的角度回答药物是否有效、有哪方面的疗效等问题。

应用 药物体外有效性分析可考察药物对机体某一部分的作用，如用离体的实验动物的肝脏、肾脏、肺、脑等做试验，或用微生物、细胞等做试验。常应用于新药研发药物筛选、药物生产质量检验、药物临床使用指导等方面。

药物筛选 采用适当方法对拟作为药物的样本进行生物活性、药理作用及药用价值的评估过程。通常是先体外后体内，虽然体内试验更好，但对于一些治疗特殊疾病的药物，必须要用体外试验来观察其有效性。如获得性免疫缺陷综合征（即艾滋病）没有动物模型，不能用动物体做试验，体外分析抗人类免疫缺陷病毒活性试验是评价抗人类免疫缺陷病毒药物的主要方法。此外，作为新药开发研究主要方法的高通量药物筛选技术，即是由多种体外药物有效性试验技术方法集合而成，它以分子水平和细胞水平的实验方法为基础，以微板形式作为实验工具载体，以自动化操作系统执行实验过程，以灵敏快速的检测仪器采集实验数据，以计算机对实验获得的数据进行分析处理。

生物活性检测 药物体外有效性分析是药物质量检测常用技术，其中应用最多的是生物活性检测，简称效价测定，是利用生物体产生的反应来测定药物活性，也称生物效价测定。效价测定可采用体外方法，如在动物全血或血浆中观察药物的活性。肝素的生物效价测定就是在动物全血或血浆中观察肝素抗凝血的效果。

抗药性研究 体外药效试验常应用于抗药性研究或耐药性研究。抗药性一般指病原体及肿瘤细胞等对药物治疗产生的抵抗能力。耐药性一般指病原体及肿瘤细胞等对治疗药物敏感性降低，产生耐受能力。体外试验可以分析微生物或肿瘤细胞对药物的耐受性。如：通过药敏实验可测定抗菌药物在体外对某一细菌的抑制作用，即体外活性测定；但同样的原理也可以反过来验证该细菌对药物敏感性是否降低，即对药物是否产生了耐受力。再如：采用细胞毒性检测法噻唑蓝比色法（MTT法）可以测定药物对培养癌细胞的抑制水平；但是采用同样的方法，也可以验证被培养的癌细胞对药物的敏感程度是否降低，即癌细胞对药物是否产生了抵抗力。这些体外活性分析结果可以指导临床用药。

替代试验 在药物分析中指替代动物实验，包括使用低等动物、设计各种体外模型模拟方法技术来完成药效测试。如药物的体外抗菌试验，可在体外测定微生物对药物敏感程度，是抗菌药的有效性分析的常用方法。对于一些高纯度生物药物，还可通过理化方法替代动物体内生物测定。如胰岛素、缩宫素，用高效液相色谱法测定纯度和含量，其结果与动物体内有效性测定的结果比较具有相关性，即高效液相色谱法测定的含量，即可反映该药物的有效性。

（杨化新　李湛军　粟晓黎）

yàowù wēishēngwù yǒuxiàoxìng shìyàn

药物微生物有效性试验（drug microorganism effectiveness testing） 利用药物具有抑制或杀死微生物的特点来衡量药物是否有活性的检测分析。又称微生物药敏试验，是药物体外有效性分析的试验之一，属于抗菌药物对目标微生物有效性分析，也是药物的生物检定的方法之一。

生物检定指利用整体动物，立体组织、器官、细胞、微生物等生物体作为实验系统，以评估药物生物活性的一种方法。当药物的作用对象是微生物的细胞群体而不是单个细胞，并可以持久抑制，药物的这种活性被定义为“杀菌”，包括杀灭细菌、杀灭真菌。对于有杀菌或抑菌活性的药物，则可用微生物试验来衡量其有效性。药物微生物有效性分析的试验用微生物是病原菌，可以是针对某些细菌的种群，也可以是针对一大类微生物的群体。

生物检定法是量化的生物反应，广泛应用于药品的活性测定即有效性分析中。生物检定可作为一种测量方法，以已知有效的标准物质为对照，可以推算被测药物的有效性，即活性，常用效价表示。生物检定方法可分为体内试验、体外试验。

药物微生物有效性分析方法广泛应用在抗微生物、抗肿瘤、抗寄生虫等抗生素类药物的研发和检定中。主要方法有三种：①稀释法。通过监测等量的试验菌菌液在不同浓度的药物液体培养基中的生长情况，观察含不同浓度药物液体培养基中有无细菌的生长，以判断药物是否具有抗菌活性，或测定最低抑菌浓度。该方法常用于新药的研发。②比浊法。通过监测等量的试验菌菌液在不同浓度的药物液体培养基中的生长情况，用分光光度法测定含不同浓度的药物液体培养基的浊度，以衡量药物抑菌效力的方法。该方法可用于抗生素药物的含量或效价测定。③扩散法。又称琼脂扩散法，通过测定由不同浓度药物溶液在含有试验菌的固体培养基中的扩散，检测在其表面所产生的抑菌圈的大小来衡量药物抑菌活性的方法。扩散法分为垂直扩散（直线扩散）和平面扩散。平面扩散根据总量或浓度，可分为点滴法、纸片法、管碟法。

药物微生物有效性分析需要根据目标活性选择适宜的试验菌，根据药物有活性的微生物类别来选择适宜的对照药物。临床和实验室标准化协会中关于哪一种类型的药物如何选择菌株和对照，都要系统的要求，囊括了肠道菌群、铜绿假单胞菌、流感嗜血杆菌、葡萄球菌属、β溶血型链球菌属等临床感染常见的微生物类别。例如治疗洋葱伯克霍尔德菌群的药物，以替卡西林克拉维酸钾为内酰胺酶抑制剂类药物的对照药，以头孢他啶为头孢烯类药物的对照药，以美罗培南为培南类药物的对照药，四环素类药物以米诺环素为对照药，等等。革兰阳性菌可用于以青霉素、杆菌肽、林可霉素等为对照的药物微生物有效性试验；革兰阴性菌可用于以链霉素、多黏菌素等为对照的药物微生物有效性试验；真菌可用于制霉菌素、灰黄霉素、放线菌酮等为对照的药物微生物有效性试验。

（粟晓黎　杨美琴　杨化新）

yàowù yǒuxiàoxìng xìbāo shìyàn

药物有效性细胞试验（drug effectiveness cytology testing）

将药物作用于体外培养的特定细胞，再通过检测药物作用后细胞的特定生理指标的变化，评价药物的活性、毒性或其他生理特性的一类测试分析。又称细胞学药物有效性分析。药物细胞试验不仅是一种快速有效的药物活性测定方法，还是进行体外药物高通量筛选的方法之一，在药物分析和新药筛选方面有着重要的作用。有很多药物的活性测定方法采用细胞试验来完成，即通过测定药物作用于试验细胞后的关键特定生物标志物的变化情况来指示药物的生物活性。是药物体外有效性分析的方法之一。

分类　根据药物细胞试验所用的细胞不同，可将其分为两大类：一类是采用原代细胞培养的细胞试验，另一类是采用稳定细胞系培养的细胞试验。原代培养细胞是指直接从机体分离出并进行体外培养而获得的细胞。原代培养细胞与体内原组织在形态结构和功能活动上相似性更大，是药物活性检测用的适宜的细胞。细胞系培养细胞指能够传代培养的稳定细胞，这类细胞能够在体外无限培养，具有良好的传代能力和遗传稳定性，也是适宜药物活性检测用的细胞。

过程　药物细胞学有效性试验主要有三个步骤：①细胞培养，即将活细胞接入培养瓶或培养板中，在模拟生物体环境的条件下使细胞繁殖。②药物作用下的细胞培养，即选择对数生长期的细胞进行铺板，加入系列浓度的药品溶液，培养一定时间后观察药物对细胞的作用。③药物作用结果的检测，应用现代生物化学及分子生物学技术，如同位素、放射自显影、放射免疫、仪器分析等方法，检测细胞中糖、脂肪、核酸、蛋白质及各种酶的变化，对药物的作用进行评价。

检测手段　由于药物对细胞的作用结果不同，药物细胞试验有多种形式的检测手段和方法，主要分为两大类：一类是检测细胞中关键分子的变化，如MTT法检测细胞中标志物的变化、荧光法检测细胞的荧光信号强度的变化等；另一类是检测整体细胞的变化，如台盼蓝染色法检测整体细胞的变化等。

MTT法检测细胞中标志物的变化　MTT是3-(4,5-二甲基噻唑)-2,5-二苯基四氮唑溴盐［3-(4,5)-dimethyl-thiahiazo (-z-y1)-3,5-diphenytetrazoliumromide］的简称。MTT法是一种检测细胞存活与否的方法。检测原理为：活细胞线粒体中有琥珀酸脱氢酶，该脱氢酶能将外源性的MTT试剂还原为水不溶性的蓝紫色结晶甲臜并沉积在细胞中，但死细胞无此功能。利用活细胞的这个特性，可以检测在药物作用前后细胞的存活情况，以判断药物的有效性或毒性。检测药物细胞的活性作用时，还可以检测药物与其受体结合后的下游信号分子通路中关键信号分子的含量变化，指示药物的生物活性，如检测药物作用细胞后环磷腺苷（cAMP）信号通路中cAMP的含量变化。

台盼蓝染色法检测整体细胞的变化　台盼蓝（trypan blue）是一种阴离子型染色剂（染料），可用于细胞是否死亡的检测。检测原理基于活细胞与死细胞的细胞膜通透性上的差异。当细胞损伤或死亡后，细胞膜会变性，通透性增加，这时台盼蓝试剂就可以穿过细胞膜进入细胞内并沉积在细胞中。而活细胞的细胞膜抵抗外来物质的功能很强，不能让台盼蓝试剂进入细胞。因此，通过检测药物作用前后细胞中是否有颜色沉积来观察细胞是否被药物损害，以此推断药物的有效或毒性。如使用癌细胞等病理细胞作为试验对象，则可检测该药物的抗癌活性等。当选用正常细胞作为试验对象，则可检测药物对细胞的毒性。试验时利用台盼蓝仅对死细胞染色的特性，还可以通过对活细胞计数的方法，检测药物作用后活细胞的数量变化，判断药物的有效性和安全性。

荧光法检测细胞的荧光信号强度的变化　荧光分析法是材料元素分析的一种方法，它是利用一定波长的X线照射材料，使元素处于激发态，产生出激发光子，形成一种荧光X线。由于不同元素的激发态的能量大小不一样，所以产生的荧光X线不同，进而根据荧光X线的波长和强度，得出元素的种类和含量。利用荧光分析法来判断药物的有效性一般分为三步：第一步，建立可以稳定表达带有检测元素的荧光素酶报告基因细胞株；第二步，药物作用于该细胞株；第三步，测定细胞的荧光信号强度，判断药物的活性。如判断降糖药物活性时，先建立稳定表达带有葡萄糖-6-磷酸酶启动子的荧光素酶报告基因细胞株，葡萄糖-6-磷酸酶是受胰岛素下调的靶基因，当外源性药物刺激该细胞后，通过与胰岛素受体相结合，可引起下游抑制葡萄糖-6-磷酸酶的表达，从而抑制荧光素酶的表达，因此通过测定细胞的荧光信号强度变化，就可以判断药物的活性。

药物细胞学有效性试验方法常用于药品质量检测中的生物活性测定。如重组人白介素-11的生物活性测定，就是根据源于小鼠B9杂交瘤的亚克隆细胞株（B9-11细胞株）在不同浓度的人白介素-11（IL-11）影响下增值速度的不同而设计的检验项目。

（杨化新　栗晓黎　高　华）

yàowù zǔzhī qìguān péiyǎng shìyàn

药物组织器官培养试验（drug tissue and organ culture testing）

从机体取出组织/器官，模拟体内的生理环境，在无菌、适宜温度与营养条件下使之在体外生存和生长，并维持其结构与功能的方法。属于体外培养技术，可用于药物体外有效性分析，主要包括药物分析中药品生物活性与效价测定、毒性评价等方面研究，如缩宫素生物测定法，采用鼠离体子宫检测缩宫素收缩平滑肌的生物活性与效价；单核细胞热原检测法，采用细胞检测药品的致热活性与热原含量；四甲基偶氮唑盐（MTT）比色法采用细胞检测药品的毒性等，均应用了组织培养实验。该实验具有应用范围广，实验周期短、见效快，便于结合各种技术方法（如电镜技术、同位素标记技术、组织化学技术）等特点。习惯上，组织培养泛指所有的体外培养，即包括组织培养、器官培养和细胞培养。

方法　主要包括取材、解剖或解离组织/器官、接种、传代。

取材　处死动物后严格按照无菌操作要求进行取材，取出的组织/器官置于含适宜营养成分的平衡盐溶液中。越新鲜的组织/器官越容易存活，取材过程须做到迅速准确。

解剖或解离组织/器官　若进行器官培养，需将附着于器官上的多余组织进行分离；若进行组织培养，可将组织块解离成小块，或继续离散成细胞悬液。解离分为机械法和消化法，机械法是将组织块剪碎、撕碎，或将组织块挤压、碾磨，再离散处理；消化法是借助酶或其他解离液将组织离散为细胞悬液。

接种　分为组织块接种和细胞悬液接种。组织块接种即将剪切成小块的组织块转移至培养瓶中，加入培养基后置培养箱内，按特定要求进行培养。细胞悬液接种可对细胞进行计数后进行，并可据细胞特点决定接种密度，一般在 10^6/ml 或 2×10^5/ml 左右。

传代 针对细胞是否贴壁生长，传代可分为消化传代与不消化传代两种。消化传代可用胰酶消化后，用培养基吹打并重新分配细胞至新培养瓶继续培养。不消化传代，如是半悬浮生长的细胞，可倒掉旧培养基，用新培养基吹打细胞并接种至新培养瓶；如是悬浮生长的细胞，可离心收集培养的细胞，用新培养基重新悬浮细胞并接种至新培养瓶。

注意事项 个人安全与预防污染是培养实验中必须注意的问题。操作人员岗前应经过生物安全培训，以加强个人安全意识与知识。污染是组织培养的大敌，主要包括微生物污染、化学物质污染和细胞之间的污染，实验中主要在于预防污染。操作应严格按无菌操作规程进行；培养用的器皿、器械都应严格清洗与消毒；经常检查超净工作台、培养箱等仪器设备；在培养液中加抗生素以抵抗细菌污染；同时培养两种以上细胞时应将培养基、吸管分开使用；细心观察，尽早发现，及时处理，防止扩散。

（高 华 贺 庆）

yàowùméi huóxìng shìyàn

药物酶活性试验（drug enzyme activity testing） 利用酶促反应对酶类药物的有效性进行测试的试验。又称酶活性分析，是药物体外有效性分析的手段之一。通过测定酶催化特定化学反应的能力，用在一定条件下其所催化的化学反应的速度表示，反应速度越快，酶活力越高，反之则表示酶活力低。即利用酶与底物的相互作用，测定一定条件下酶催化底物反应的速度来定义酶类药物的活性。很多酶类药物的体外药效分析采用酶活性试验来测定。国内外药品标准中已经收载了尿激酶、链激酶、组织纤溶酶原激活剂、瑞替普酶、伊米苷酶（葡萄糖脑苷脂酶）、凝血酶、门冬酰胺酶、胰酶、糜蛋白酶、胰蛋白酶、胃蛋白酶、乌司他丁、玻璃酸酶、抑肽酶和胰激肽原酶等药用酶制剂。这些酶制剂的质量标准中都有一个质控项目——酶活性（效价）测定。

原理 酶活性测定的试验基础就是酶促反应，其反应速度与底物浓度符合米氏方程：

$$v=V_{max}[S]/(K_m+[S])$$

式中 $[S]$ 为底物浓度，V_{max} 为最大反应速度，K_m 为米氏常数。根据米氏方程可以看出，酶促反应具有以下特点：在酶浓度不变时，不同的底物浓度与反应速度的关系为一矩形双曲线，即当底物浓度较低时，反应速度的增加与底物浓度的增加成正比（一级反应）；此后，随底物浓度的增加，反应速度的增加量逐渐减少（混合级反应）；最后，当底物浓度增加到一定量时，反应速度达到最大值，不再随底物浓度的增加而增加（零级反应）。因此，测定一定条件下底物的转化浓度，通常以酶的单位定义指示酶的活性。酶活性的测定，不论采用何种方法，都必须在零级反应期测定，此时反应速度与酶浓度之间有线性关系。

活性检测方法 酶活性测定一般以其生物学作用为基础，选择特定的底物，在一定的条件下测定。酶活性的检测方法有很多，有多种分类方式。这些方法的检测灵敏度有所差异，适用于不同的酶促反应测定，可根据底物反应后的产物物理特性的改变情况，选择适合的检测方法。

按底物分类 根据底物不同可以分为天然底物法、合成底物法、凝块裂解法等。

天然底物法 选择亲和力最大的非合成的底物测定酶的活性。天然底物为最适宜的底物。如以血浆为底物测定止血酶类药物（即凝血因子X激活剂）的凝血活性，一般基于血浆的凝固时间。血浆凝血机制是一系列酶促生化反应的终点，其大体上可分为三个主要阶段：因子X激活成Xa；因子Ⅱ（凝血酶原）激活成Ⅱa（凝血酶）因子Ⅰ（纤维蛋白原）转变成Ⅰa（纤维蛋白）。Xa的形成，在加速止血和后期止血中起重要作用，因为激活的Xa因子使凝血酶形成速度加快约 20 000 倍，从而达到迅速止血的作用。试验中，需记录人-枸橼酸抗凝血浆的凝固时间，并根据标准曲线回归方程，计算供试品溶液的活性单位。

合成底物法 采用人工合成的底物测定酶活性的方法。如伊米苷酶可水解合成底物 p-硝基苯基-β-D-吡喃葡糖苷（pNP-Glc），产生的生色基团 p-硝基酚在碱性 pH 值条件下，其浓度可通过 400nm 波长下的光吸收度来测定。1 个活性单位（U）的伊米苷酶定义为：37℃下 1min 内水解 1μmol 底物所需的伊米苷酶量。如精氨酸酶活性测定，根据精氨酸经精氨酸酶、尿素酶两步作用产生氨，利用α-酮戊二酸、谷氨酸脱氢酶、烟酰胺腺嘌呤二核苷酸磷酸吸收氨，使得烟酰胺腺嘌呤二核苷酸磷酸浓度降低，然后测定烟酰胺腺嘌呤二核苷酸磷酸在 340nm 处吸光度的变化，可计算精氨酸酶活性。再如尿酸氧化酶活性测定，根据尿酸在尿酸氧化酶的作用下分解成为尿囊素，尿酸最大紫外吸收波长为292nm，而尿囊素为224nm，在一定范围内尿酸在292nm的吸收值与其浓度成正比，可用分光光度法进行尿酸的定量测定，从而得出尿酸氧化酶的活性。尿酸氧化酶活性（EAU）单位定义为30℃、pH8.9、每分钟将1μmol尿酸氧化为尿囊素所需的酶量。

凝块裂解法　以模拟血液蛋白凝块为底物，常用于纤溶酶原激活剂（尿激酶、链激酶、组织纤溶酶原激活剂）类药用酶的活性测定。这些酶能激活纤维蛋白溶酶原，使其转化为纤溶酶，纤溶酶可将蛋白块（由纤维蛋白在凝血酶的作用下形成）水解成可溶性的小分子多肽。当凝块溶解时，凝块中的气泡均上升，记录气泡上升的时间，将标准品的时间与浓度单位取双对数后，再进行线性回归，将样品的时间取对数，带入标准曲线，即可查得样品的效价单位。

按反应时间分类　按反应时间对酶活性测定方法进行分类，可分为终点法和连续监测法。

终点法（即两点法）　通过测定酶反应开始后某一时间段内（$t_1 \sim t_2$）产物或底物浓度的总变化量来求酶反应初速度的方法，其中 t_1 往往取反应开始的时间。该法最基本的一点是停止反应后才测定底物或产物的变化。此法简单易行，对试剂要求不高。然而，由于无法了解这段时间的反应是否都处于零级反应期，故难以保证结果的真实性。

连续监测法　在酶促反应过程中，每隔一定时间（10～60s）连续测定反应中产物或底物的变化量，根据多点连续测得的数据，选择线性期的底物或产物变化速率来计算酶活力。又称为动力学法或速率法、连续反应法。该法采用多点测定结果，连接成线，很容易找到直线区段（零级反应期），测定结果更准确。

按检测方法分类　按照检测方法进行分类，可分为比色法、分光光度法、离子电极选择法等。

比色法　在酶和底物作用一段时间后终止反应，加入各种化学试剂与产物或基质反应呈色，用比色计在可见光处测定吸光度，同时测被检测药物的标准物质进行比较，计算出在此段时间内产物生成量或底物消耗量求得反应速率。比色法需要有合适的显色试剂，仅适用于能与试剂产生显色反应的药物或底物。

分光光度法　在酶和底物作用一定时间后，用分光光度计测定并计算的方法。相对于比色法分光光度法不需要显色反应且有以下几个优点：①测定范围不仅仅局限在可见光，还可扩展到紫外和红外部分，为扩大测定酶范围提供了可能性。②不需终止反应就可直接测定产物生成量或底物消耗量。③分光光度法的技术多样化，酶偶联技术的导入，使得分光光度法几乎能测定所有的酶。分光光度计的这些简便、准确等特点使它逐步取代比色法。缺点是需要精确且带恒温装置的分光光度计，在经济不发达地区尚难推广。且灵敏度较低，当样品中酶浓度很低时往往测不出来。

离子选择电极法　用于测定特定的酶。如反应牵涉到酸碱变化，此时可采用离子选择电极来追踪酶反应，测定酶活性。如通过确定温度、pH值、铵离子强度调节剂、钠离子含量等对铵离子选择性电极响应值的影响，可建立测定谷氨酰胺酶活力的离子选择电极法，并可用于蛋白酶的活力测定。

此外少数酶活性测定还可使用极谱法、高效液相色谱法等。总之，实验室工作完全可以根据实验室现有仪器和技术，建立一些新的酶活性或浓度的测定方法。

注意事项　酶促反应的影响因素有很多，酶促反应速度的快慢，受温度、pH值、酶浓度、底物浓度、酶的激活剂或抑制剂等多种因素的影响。温度对酶活性的影响包括两个方面，一方面是温度升高，反应速度加快；另一方面，超出一定范围的升高温度，会使酶发生热变性，导致酶活性降低。pH值可改变底物分子及酶分子的带电状态，从而影响底物分子与酶的结合。测定结果易受测定过程中条件和周围环境影响而不稳定，因此酶活性试验测定药物活性的限度要求范围相对较宽。研究不同因素对酶促反应的影响，从而建立酶活性试验的最佳反应条件，才能更加准确有效地反应药物的活性。

（杨化新　梁成罡　辛中帅）

yàowù tǐnèi yǒuxiàoxìng shìyàn

药物体内有效性试验（pharmacodynamics testing in vivo）　以整体动物为受试体以药理试验的原理和方法进行的药物有效性检测。又称药物体内有效性分析，多用于临床前药物有效性分析中的药品生物效价测定，也常应用在药物质量检测即药品质量控制中。如绒促性素和促卵泡激素等蛋白激素药物，因其成分复杂，质量控制还不能选用理化测试方法，仍然依赖生物效价的测定，即用小鼠子宫增重法和大鼠卵巢增重法来检测药物的有效性，且这种方法在各国药典中收载多年沿用至今。它是对整体动物进行药物药效作用的综合观察和测试，研究供试药物如何影响动物机体功能以及机体如何处理药物等。可以实验动物模拟药物在机体的吸收、分布、转化、代谢、排泄全过程，并验证其有效性。药物体内有效性试验主要涉及以下几个方面。

病理模型 病理模型的建立，即在动物身上造成特定病理过程以模拟人的病理过程，以便判断药物的作用。药物体内有效性试验中实验动物的选定及病理模型的建立是关系到该试验是能否成功的关键。实验动物一般选择敏感性高的动物，如镇吐药选择呕吐反应敏感的鸽、狗、猫；心血管药多用狗；按生理参数或病理生理状态和人的近似程度选择动物，如观察药物与血浆白蛋白结合特性的有关研究，选择猴为实验动物。

对照设置 体内药效学研究中不可避免地存在生物学差异，导致实验结果的差异，只有严格设计对照试验，用已知疗效的药物作阳性对照或标准对照，同时设立以生理盐水作为阴性对照或空白对照，控制试验条件，在相同条件下同时进行对比试验，才能得出可信的结果，保证试验的可靠性。

剂量效应 药物量效相关性研究，即通过动物的药动学/药效学研究，可以更为全面和准确地了解药物的效应随剂量（浓度）和时间而变化的规律，获得药效暴露量、起效时间及维持时间，为临床提供重要参考依据。

药效指标 体内药效学指标必须能客观反映受试药的有效特征，除以实验动物体重、活动能力等变化为观测指标外，还可以实验动物的血液、尿液、唾液、器官中生物标志物为检测指标，对药物有效性进行判断。选择先进、灵敏度高的仪器，可以实现量化或半量化记录。采取拟推荐临床应用的给药途径，可以增加实验结论外推临床的可信度。动物分组的随机性和统计分析也是药物体内有效性试验的重要原则，只有随机化的实验数据，才能对指标数据进行统计学处理，实验结果才可靠。

（杨化新　李湛军）

yàowù xiàoyìngzǔxué fēnxī

药物效应组学分析（drug effect genomics analysis）

应用系统生物学中组学研究的原理和方法对药物的有效性进行的测试分析研究。药物效应指药物与机体靶点结合所产生的结果，包括对机体所产生的治疗作用和不良反应。组学是对某一种系统进行集合研究的方法统称，组学应用于药物效应研究中即药物效应组学。

内容 药物效应组学分析主要是阐明药物对基因组、转录组、蛋白质组、代谢组、离子组、生理组、表型组等的影响。

药物效应基因组学分析 为阐明药物作用对基因组的影响而开展的一系列测试。基因组指构成生物体所有基因的组合，基因组学研究这些基因组功能与生命体及药物的关系，以及如何利用基因组学研究成果防治疾病。药物效应基因组学研究就是要应用基因变异检测技术，对药物影响下的基因变异情况进行检测分析。包括人类基因组研究技术和高通量分析技术，如单核苷酸多态性分析技术、DNA 芯片技术、基因表达连续分析技术以及第二代 DNA 测序技术如单分子测序技术等。通过这些检测分析所获得的数据来阐明药物对基因组的影响。

药物效应转录组学分析 为阐明药物作用对转录组的影响而开展的一系列检测。转录组广义上指某一生理条件下，细胞内所有转录产物的集合，狭义上指所有 mRNA 的集合。转录组是连接基因组遗传信息与生物功能的纽带。转录组学（transcriptomics）研究细胞中基因转录情况及调控规律。药物效应转录组学研究药物作用下对细胞中基因转录及规律的影响，可揭示疾病的基因突变规律、疾病发生发展机制，发现致病基因调控的关键靶点，可为今后临床应用于疾病预防、诊断、个性化治疗提供更多科学依据。阐明药物对转录组的影响，主要应用的技术有大规模的基因表达分析技术，如扩增片段长度多态性分析、抑制消减杂交分析、基因表达序列分析、基因芯片即微阵列分析等技术。

药物效应蛋白质组学分析 为阐明药物作用对蛋白质组的影响而展开的一系列检测分析。生命体在其整个生命周期中所拥有的蛋白质的全体，即为这个生命体的蛋白质组。蛋白质组学研究是以蛋白质组为对象研究细胞内所有蛋白质及其动态变化规律，可应用于肿瘤、癌症等疾病的生物标志物的研究中。药物效应蛋白质组学分析，利用蛋白质组研究的方法和技术，结合对疾病机制的认识来阐明药物对蛋白质组的影响，并为疾病的诊断和药物治疗提供更多的理论根据和解决途径。而且通过药物对正常个体及病理个体间的蛋白质组的影响比较分析，可以找到某些疾病的特异性蛋白质，即生物标志物，这不仅可作为疾病早期诊断的分子标志，还可作为药物有效应用

设计的分子靶点。在药物作用蛋白质组学分析中，可根据重点不同选择不同的方法技术，如：使用激光捕获微解剖技术可对单一组织细胞的蛋白组样本进行分析；采用差异凝胶电泳技术可提高定量蛋白质组研究的可靠性；另外，同位素标记技术、基质辅助激光解析电离飞行时间质谱技术、成像质谱技术等，均可应用于药物效应蛋白组学分析。

药物效应代谢组学分析 为阐明药物对代谢组的影响而展开的一系列检测分析。代谢组指生物体内源性代谢物质的动态整体。代谢组学研究生物体内的所有内源性代谢物质对内因和外因变化的应答规律，即观察细胞、组织或生物个体生物体系受外部刺激后其代谢路径以及相应代谢产物的变化。外部刺激包括外部环境因素的变化或某些疾病的出现等。不同于基因组、转录组和蛋白质组，代谢组学的研究对象主要是分子量小于1000的内源性小分子物质。根据其所研究的内源性小分子物质的结构不同，代谢组学可分为糖组学和脂类组学等。由于糖蛋白、脂类等与免疫学、神经学、眼科学密切相关，通过糖组学研究和脂类组学研究，不仅可获得相关疾病的生物标志物，还可应用于药物效应组学研究以及疾病的诊断和药物治疗。药物效应代谢组学分析所应用的技术较多，包括色谱、质谱、核磁共振、傅里叶变换红外光谱及其联用技术，如气相色谱/液相色谱/毛细管电泳-质谱联用技术、液相-核磁共振-质谱联用技术、傅里叶变换红外光谱-质谱联用技术等，同位素标记技术、糖链快速测序等。

药物效应离子组学分析 为阐明药物对离子组的影响而开展的一系列检测分析。离子组学（ionomics）是观察细胞、生物个体或其组织器官中所有的无机营养元素和微量元素，在受到生理刺激时的变化情况。若以药物刺激则可判断药物效应情况。药物效应离子组学分析主要应用高通量的元素成分分析技术，包括常用的电感耦合等离子体质谱等。

药物效应生理组学分析 为阐明药物作用对生理组的影响而开展的一系列检测分析。生理组是对单细胞生物或多细胞生物体的基因组、蛋白组和代谢组的总称。生理组学（physiomics）是揭示单细胞生物或多细胞生物体基因、蛋白、代谢物及网络的生理现象、建立相关生理特征网络的研究。药物效应生理组学分析可从生理特征网络研究药物作用对基因、蛋白、代谢物的影响，常用的技术包括气相色谱、高效液相色谱、毛细管电泳等分离技术，核磁共振、质谱等技术。

药物效应表型组学分析 为阐明药物作用对表型组的影响而开展的一系列检测分析。表型组是指某一生物的全部性状特征，表型组学（phenomics）是在基因组水平上对某一生物或细胞在各种不同环境条件下所有形状特征的系统研究。在药物影响的环境下，研究基因水平的差异或变化，以及与复合表型的关系，是药物效应表型组学的研究内容。

应用 药物效应组学分析除可用于临床前药物有效性分析，还可以应用于靶向药物研发、个性化医疗、精准医学研究等领域。

靶向药物研发 利用分子生物学在基因组学、转录组学、蛋白组学、代谢组学、离子组学、生理组学、表型组学、免疫组学等领域研究的成果，在药物研发中可以开拓出新的研究思路，获得新的研究成果。在新药的设计、发现及成功应用中，认识基因变异对药物效应以及生物效应的影响非常重要。用药物基因组学原理开发新药，生产更有效的诊断和治疗药品正在兴起。以与药物效应有关的基因为靶点研制新药，以基因的多态性与药物效应的多样性为平台，进行药物的临床前药理及临床试验，可以做到根据基因特征有针对性地选择试验人群，减少试验经费，缩短研制时间，有效研发靶向药物。

个性化医疗 通过组学研究、基因检测可以找到被测者的DNA中存在哪些疾病的易感基因，能提前预测患病风险，在疾病发生之前进行准确的预防，有效地规避疾病发生；还可向患者提供个性化健康指导服务、个性化用药指导服务和个性化体检指导服务，避免药物对不适宜人群的伤害，进而避免不合理用药的伤害和药物不良反应发生。

精准医学研究 精准医学（precision medicine）是整合生物医学研究和临床医学信息，并依据不同分子学基础定义疾病亚型，以在分子学水平为临床疾病亚型群体提供更加精准的诊断和治疗的学科。21世纪初，建立疾病知识网络和疾病新分类的精准医学研究尚刚刚起步，距离实现疾病亚型分类和更加精准的诊疗尚有距离。

研究现状 药物效应组学分析是一个全新的研究领域，尚有许多需要解决的问题，如组学研究中的海量数据的处理及药物效应标志物的定量数据分析，尚需建立更有效的数据解析网络平台。

通过基因组、转录组、蛋白

质组和代谢组等组学研究实验获得病理生理状态及药物作用后的变化信息，通过对基因到 mRNA，到蛋白质，再到体内小分子，对整体变化物质分子进行高通量数据分析，研究组织器官功能和代谢状态，为探索疾病的发病机制及药物作用靶点提供了新思路和新方法。但是，由于技术手段的限制，高通量组学数据大多存在系统偏差，数据类型和可靠程度也各不相同，这给组学数据的整合带来了困难，使得现有的组学数据还未能被充分解读。系统组学的预测结果尚需要实验验证，组学中数据整合的发展有待于实验科学、分析科学、生物医药学、数学和计算机科学的进步，在实验技术上提高产出数据的精度，在系统生物学上提供更多新的理论指导，在化学、数学和计算机领域提出更加有力的分析计算方法，才能最终有效整合组学数据，对系统生物学进行全面的解读。

（粟晓黎）

línchuángqián yàowù dàixiè fēnxī

临床前药物代谢分析（drug preclinical metabolism analysis）

药物进入临床研究前，在实验室中通过体外和动物的体内研究分析，阐明药物在体内吸收、分布、代谢、排泄过程的测试分析。又称非临床药物代谢研究或非临床药动学研究。临床前药物代谢分析主要包括药物体外代谢分析和药物体内过程分析两个部分的研究，主要通过建立药动学分析模型进行药动学参数的检测和分析，来预测药物在动物体内的运转过程，为预测药物的有效性、安全性提供科学的数据支持。其中比较典型的研究有药物生物转化分析和药物血浆蛋白结合率分析等。

在药物开发过程中，虽然药物候选物具有良好的药理活性很重要，但同时也应具有良好的药动学性质，否则无法顺利地开发成为可以使用的药物。而临床前药物代谢分析可以阐明药物在体内的吸收、分布、代谢、排泄等药动学参数，进而得到化合物在体内动态变化的规律，包括吸收的速度和程度；全身的分布情况；代谢物的结构、化合物代谢转化途径及其动力学特点；化合物排泄的速度和程度、排泄途径等。结合药效学和毒理学研究，为药物对靶器官的作用效应提供依据，同时为设计和优化临床药动学研究提供参考，在药物研发过程中发挥着重要的作用。

试验设计 一般从四个方面考虑：①分析评价的样品。采用中试（即产品在大规模生产前的较小规模试验）或者中试以上规模生产的样品。样品有研制单位出具的检测报告，并标明名称、来源、批号、含量或者规格、贮存条件等。②实验动物。原则上选择与药效学和毒理学研究中一致的健康成年动物（常用的是小鼠、大鼠、兔、豚鼠、犬、猴等），实验动物有啮齿类和非啮齿类两种，像大鼠、小鼠、豚鼠属于啮齿类，犬、猴、猪等属于非啮齿类。创新性的药物（一类新药）要选择两种或两种以上的动物进行药动学研究试验，其他类型的药物选择一种非啮齿类动物即可。做口服给药的动物实验，不宜选择像兔等食草类动物。③给药剂量的选择。一般设置 3 个给药剂量，高剂量应接近最大耐受剂量，中、低剂量是根据药效学研究结果有效剂量的上下限范围选取。④给药途径的选择。选择即将在临床上使用的给药途径作为试验的给药途径。

分析内容 分为对血药浓度-时间曲线、吸收、分布、排泄、血浆蛋白结合、生物转化、药物代谢酶及转运体、物质平衡等项目的研究。①血药浓度-时间曲线。这是一个对药物在体内变化规律，即药物在体内的吸收相、平衡相和消除相的研究。通过检测不同时间取得的血浆样品，可以得到药物在体内量的变化规律。对于非静脉给药的药物，由于吸收过程中初始阶段血液中药物量会呈现上升趋势，即吸收相；一定时间后药量会达到一个峰值，即平衡相；随后药物因为代谢转化作用会逐渐减少，即消除相。在设计实验时通常会进行预实验，根据预实验结果确定采集血液样本的时间。根据试验可得到的血药浓度-时间曲线并可以计算出药物的多个药动学参数。②药物吸收特性。对于血管外给药的药物，需要对药物的吸收速度和程度进行研究。药物在血液中最大浓度值和药物达到此峰浓度所用的时间通常是评价药物吸收速度的重要参数，一般吸收快的药物达峰时间短，峰浓度高。吸收程度往往是通过药物血液浓度-时间曲线下的面积（AUC）值来反映，AUC 值越大说明药物被吸收程度越好。③药物分布。通过给药后对组织器官中药物的检测，分析了解药物在各个组织器官的分布量，同时评价药物在体内的蓄积情况。④药物排泄。药物进入体内后一般以原型或者代谢物的形式经过尿液、胆汁、粪便排出体外，有些药物还可以通过呼吸道、唾液、汗液等排泄。检测这些排泄物中的药物及其代谢产物，可以获得药物的排泄途径。⑤药物与血浆蛋白结合。在体内，药物一部分与体内的蛋白质结合，一部分以游离的形式存在。发挥药效作用的形式是游离型药物，因为游离型药物和结合型药物处于动态平衡中，所以结合型的药物会起到一个药库的作用。采用药物与血浆蛋白结合分析常用的平衡透析法、超滤法、超速离心法、固定化蛋白高效液相色谱法等方法，可以了解药物与血浆蛋白结合情况。⑥药物生物转化。这是通过体内给药和体外检测研究，了解药物在体内的代谢方式、代谢途径和主要的代谢产物。⑦药物代谢酶和转运体。通过体内外不同方法研究，可以对参与药物代谢的酶进行鉴定，同时研究药物对代谢酶的作用，包括诱导或者抑制作用。此外，还可以了解药物吸收或者外排所依赖的转运体。⑧物质平衡。给药后对动物的胆汁、尿液、粪便等收集并进行原形药及其代谢物分析检测，通过原形药物和代谢物量与给药量的比值了解物质平衡程度，从而判断药物在体内的存留情况。

（王 琰 符 洁）

yàowù tǐwài dàixiè fēnxī

药物体外代谢分析（drug in vitro metabolizing analysis） 在体外模拟体内生理环境条件下，对药物加入药物代谢酶系统（含维持反应所必需的辅酶）后发生的代谢反应进行试验的过程。用于临床前药物代谢分析和临床前药物安全性分析，也适合于对大批量化合物筛选过程中从代谢产物中寻找新型结构化合物线索的研究。其中药物代谢酶系统可以是组织细胞、离体器官、器官切片等。

特点 虽不能全面反映体内的综合代谢情况，与生物体内的真实代谢尚存在一定差异，但由于其实验方便，可获得大量有价值的有关药物可能在体内代谢的信息，是新药研发期间普遍开展的研究工作，也可以作为已上市药物再评价研究工作内容。由于体外代谢分析存在一些不足，通常需要根据实验的目的、拟解决的问题和自身的实验条件选择恰当的分析模型，必要时可进行多种模型组合试验，以获得药物体外代谢更加合理准确的结果。如，微粒体模型代谢时间快，适宜大批量操作，广泛用于酶活性及体外代谢清除等方面的研究；基因重组酶系侧重研究药酶诱导的特异性和选择性，使用时需与其他技术融合；肝细胞模型可对细胞色素酶的作用及其机制等代谢的众多方面进行研究，是代谢研究最重要的分析模型。

药物体外代谢分析的优点：①能够排除生物体内代谢研究过程中诸多的干扰因素。②可通过控制代谢条件在较短的时间内获得大量的代谢产物。③由于环境相对于体内代谢简单，可方便对代谢产物进行分离、提取，并可进一步确定代谢物的结构。④可直接观察代谢酶对药物的选择性代谢等。

步骤 药物体外代谢分析一般可分两步进行（图）：①通过模拟药物代谢环境，使原形药物发生代谢的变化。在模拟体内代谢环境的实验条件下进行代谢研究，以参与药物代谢的器官为基础构建体外代谢模型。其中，尤以模拟肝脏和胃肠道的试验模型最为常见。肝脏是药物代谢最重要的器官，是药物生物转化的主要场所，体外肝脏代谢的研究方法，有肝微粒体温孵法、肝细胞体外温孵法、肝脏灌流技术、肝组织切片法、基因重组 P_{450} 酶系肝细胞液和S9混合液等模型。胃肠道是口服药物的必经通道，体外胃肠道代谢的研究方法，有小肠-结肠切片法、肠内菌丛代谢模型，肠微粒体模型等，用来研究药物在胃肠道内的生物转化。②对代谢后的原形药物及药物代谢产物进行识别确认，即定性与定量分析。是在体外代谢反应结束后，利用原形药物及其代谢产物的物理化学特性，采用有效的分离分析技术对其进行定性鉴别和定量检测。首先要利用药物提取富集技术完成从生物体系中对原形药物及其代谢产物的收集，再利用色谱法药物分析技术，如高效液相色谱、色谱-质谱联用、高效液相色谱与质谱和核磁共振联用完成对原形药物及其代谢产物的分离和鉴定。

（王 琰 符 洁）

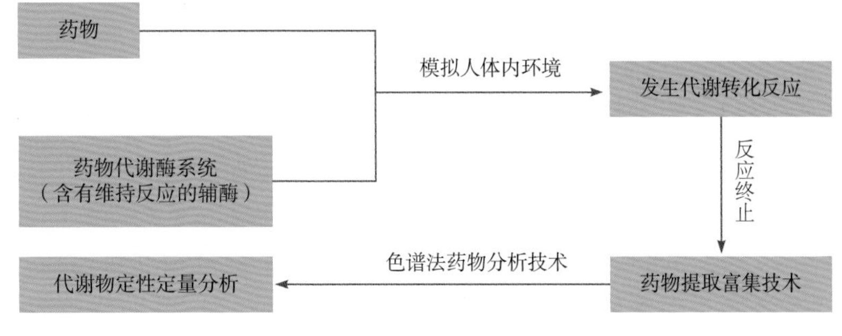

图 药物体外代谢分析示意

yàowù tǐnèi guòchéng fēnxī

药物体内过程分析（analysis of drug in vivo） 基于药理学和药物分析的原理和方法，对药物进入实验动物体内后的吸收、分布、代谢、排泄过程的分析。从给药方式上，可分为单次给药药动学分析、多次给药药动学分析；从分析目的上，可分为药物吸收特性研究、药物分布研究、药物排泄分析和药物物质平衡研究分析等。

方法模型 药物进入机体后，在血液中的含量会随时间的推移而变化，是一个动力学过程，主要用数学公式、图表来表示药物随时间而发生的浓度变化，研究分析模型包括：①药动学模型。药动学是假定药物进入机体后有不同的分布空间，每个空间作为一个房室，如一室模型、二室模型，将实验测得的数据用不同的房室模型模拟，选择相关性最好的，可以得到有关参数。②统计矩方法。对药物和代谢物未作房室模型的假设，而是将药物血浆浓度变化的时间过程作为统计的分布线，定义曲线下面积、平均滞留时间和平均滞留时间的方差。可以由这些参数推导出生物利用度、清除率、半衰期、表观分布容积和稳态血药浓度等参数。③生理药动学模型。在药物体内过程与生理生化参数之间建立一定的数学联系，是反应药物在体内作用更真实的模型。④时间药动学。研究药物的血浆水平和药动学参数在一天内随时间变化的机制，观察这种与动物体的生理节律的相关性，以及与药动学相关性。⑤药动学和药效学结合模型。把研究药物含量在生物体内随时间变化，和研究药物对生物体病理生理过程的影响相结合，揭示给予的药物剂量与产生的药效之间的相关性和变化的过程，这就是药动学和药效学结合模型产生的试验效果。

分析意义 通过药物体内过程分析，能够了解药物在体内的变化规律，评价药物的作用，勾勒出药物在动物体内的来龙去脉，可以作为药效学和毒理学研究的借鉴，也可以在适应证、用药途径、剂型、剂量、给药间隔等方面为临床应用提供依据。药物动物体内过程分析，其研究结果已经成为申报临床研究必须提交的重要资料。并且其研究结果是新药开发中半途被淘汰的主要原因之一。因此，将药物动物体内代谢转化和动物体药动学研究转入发现新药阶段，在早期即进行药物代谢筛选，并依据药物代谢的结果改造药物的结构，已成为药物研发的发展趋势。

（王 琰 何驰宇）

dāncì gěiyào yàodòngxué fēnxī

单次给药药动学分析（analysis of single dose pharmacokinetics） 定量研究单次给药后药物在实验动物体内吸收、分布、代谢和排泄规律，分析血药浓度随时间变化规律的过程。是药物体内过程分析中的一项分析内容。其中，药物吸收主要考察药物的溶出、生物利用度、最大血药浓度、达峰时间等药动学参数；药物分布主要考察表观分布容积、药物浓度-时间曲线下面积和系统药物暴露等药动学参数；消除主要考察消除速率常数、半衰期和清除率等药动学参数。

分析过程 单次给药药动学分析过程主要包括动物选择、给药剂量确定、给药途径选择、采样点确定等。①受试动物的选择。受试动物一般选用成年动物，雌雄各半，考察雌雄差异以及种属差异。②给药剂量的确定。一般根据动物药效学、药动学及毒理学试验的结果选用低、中、高三种剂量。低、中剂量在有效剂量的上下限范围，高剂量组剂量必须接近或等于最大耐受的剂量。③给药途径的选择。给药途径应至少选择两种给药方式，应尽可能与临床用药一致，并考察生物利用度。④采样点的确定。实验开始给药前采空白血样品；一个完整的血药浓度-时间曲线应包括药物各时相的采样点，即采样点应包括给药后的吸收相、峰浓度附近相和消除相。一般在吸收相至少需要 2~3 个采样点，峰浓度附近至少需要 3 个采样点，消除相至少需要 3~5 个采样点。一般不少于 11~12 个采样点。应有 3~5 个消除半衰期的时间，或采样持续到血药浓度为最大浓度（C_{max}）的 1/10~1/20。如果同时收集尿样时，则应收集服药前尿样及服药后不同时间段的尿样。取样点的确定可参考动物药动学试验中药物排泄过程的特点，应包括开始排泄时间，排泄高峰时及排泄基本结束的全过程。⑤分析方法的选择。一般根据被检测药物或其代谢物的性质选择适宜的定量检测方法。

数据与结果 选择科学合理的数据处理及统计方法，有效整合各项试验数据，对单次给药药动学参数进行估算和评价。如用计算机处理数据，还要注明所用程序的名称、版本和来源，并对其可靠性进行确认。根据试验中测得的各受试者的血药浓度-时间数据绘制各受试者的药-时曲线及平均药-时曲线，进行药动学参数的估算，求得药物的主要药动学参数，以全面反映药物在人体内吸收、分布和消除的特点。主要药动学参数有：达峰时间（T_{max}），达峰浓度（C_{max}），药物浓度-时间曲线下面积（$AUC_{(0-t)}$ 或 $AUC_{(0-\infty)}$），表观分布体积（V_d），药物的消除速率常数（K_{el}）、消除半衰期（$t_{1/2}$），平均滞留时间（MRT）、清除率（CL 或 CL/F）。对药动学参数进行分析，说明其临床意义，并对临床研究方案提出建议。

根据试验结果，分析药物是否具有非线性动力学特征。主要参数药物浓度-时间曲线下面积的个体差异较大者（$RSD>50\%$），提示必要时需作剂量调整或进行血药浓度监测；药物浓度-时间曲线下面积集中于高、低两极者提示可能有快代谢型、慢代谢型的遗传性代谢差异。

（王 琰 何驰宇）

duōcì gěiyào yàodòngxué fēnxī

多次给药药动学分析（analysis of multiple doses pharmacokinetics） 定量研究多次给药后，药物在实验动物体内吸收、分布、代谢和排泄规律的过程。又称多剂量给药药动学分析或重复给药药动学分析。是药物体内过程分析中的分析内容。一般按照一定时间间隔多次重复给予实验动物一定剂量的药物，使达到并保持一定的有效治疗血药浓度范围。

当药物在临床上将连续多次应用时，需明确多次给药的药动学特征，包括考察药物多次给药后的稳态血药浓度，药物谷、峰浓度的波动系数。药物按照多次给药方案进行实验，随着给药次数增加，血液中药物的浓度会在一个稳态水平上下波动，这时药物进入体内的速度等于药物在体内消除的速度，这时的血药浓度称为稳态血药浓度。药物谷、峰浓度的波动系数是在达到稳态后，血药浓度的最大值与血药浓度的最小值的差与平均稳态血药浓度的比值。

分析过程 进行多次给药药动学分析，须参考单次给药药动学参数的结果，设计多次给药药动学分析方案。具体分析过程和要求如下：①采用与单次给药相同的试验药物和受试动物进行试验。②采用与单次给药相同的药物剂量（一个或数个给药剂量）和给药途径，并根据单次给药药动学分析得到的消除半衰期，确定多次给药的时间间隔及给药次数。③一般选择与单次给药药动学分析相同的检测方法，在给药前后检测血药浓度，主要监测每次给药前谷浓度和给药后峰浓度的波动系数，根据药物安全浓度和有效浓度，将药物血药浓度控制在合理的范围内。④一般在多次给药 4~6 次后，出现稳态血药浓度。出现 3 次稳态血药浓度后，要监测末次给药后的血药浓度-时间数据和曲线，并计算末次给药的药动学参数，将末次给药的药动学参数与单次给药的药动学参数对比，判断是否有药物蓄积或药酶诱导作用。

数据及结果 多次给药药动学参数的估算和评价：根据试验中测定的 3 次谷浓度及稳态血药浓度-时间数据，绘制多次给药后血药浓度-时间曲线，求得相应的药动学参数，包括达峰时间、稳态谷浓度、稳态峰浓度、平均稳态血药浓度、消除半衰期、清除率、稳态血药浓度-时间曲线下面积及波动系数等。对试验结果进行分析，说明多次给药时药物在体内的药动学特征，同时应与单剂量给药的相应药动学的参数进行比较，观察它们之间是否存在明显的差异，特别在吸收和消除等方面有否显著的改变，并对药物的蓄积作用进行评价、提出用药建议。

（王 琰 何驰宇）

yàowù xīshōu tèxìng yánjiū

药物吸收特性研究（analysis of drug absorption） 设计特定的实验方案以探究药物吸收的过程及其与各种影响因素之间的定性定量关系的过程。又称药物吸收特性分析。是药物体内过程分析中的一项分析内容。

影响药物吸收的因素有许多，在药物吸收特性分析中，一般要考虑以下几个方面的因素：①给药途径的影响。给药途径不同，可直接影响到药物的吸收程度和速度；不同给药途径吸收快慢次序为腹腔注射>吸入>舌下>直肠>肌内注射>皮下注射>口服>皮肤。②药物理化性质的影响。包括药物的脂溶性、解离度、分子量、酸碱性等均可影响药物的吸收。如，弱酸性药物在胃中易吸收，弱碱性药物在小肠中易吸收。③食物对药物吸收的影响。同一种药物，饭前、饭中、饭后服用吸收不同。但就吸收而言，空腹吸收速度快，吸收完全。④剂型的影响。药物剂型决定吸收速度，剂量相同的同一药物，因剂型不同，药物的吸收速度、药效产生快慢与强度都会表现出明显的差异，如水剂、注射剂较油剂、混悬剂、固体剂起效迅速。⑤吸收环境的影响。胃排空、肠蠕动的快慢、胃内容物多少和性质等因素均可影响口服药物的吸收，有些药物在胃肠道中很不稳定，容易被胃液或肠液破坏，微循环出现障碍，药物吸收速度就必然减慢或停滞。

方法模型 药物吸收特性研

究主要包括以下几种方法：①离体组织试验法，包括离体肠段和离体肠外翻囊技术。离体肠段技术是将动物肠道的一部分摘除，在脱离肌体其他组织的状态下进行的一种实验。该方法简单，对研究药物跨膜吸收、被动吸收和主动转运过程的机制有一定价值。离体肠外翻囊技术能够评价药物吸收的动力学变化。②离体细胞试验法。用外力、酶或试剂使小肠细胞从黏膜层上消化下来，离体细胞用于研究小肠药物的吸收。消化细胞的过程会损伤细胞，最终会影响细胞的活力；细胞必须制成混悬液，使其不具备小肠黏膜细胞的极性。因此，小肠离体细胞常用于研究药物摄取，不能用于药物的转运研究。③膜囊泡试验法。将膜囊泡混悬在含药缓冲液中，摄取药物，从而模拟药物吸收的过程，用于研究药物的吸收或代谢，包括刷状缘膜囊泡和基底膜囊泡。④细胞培养模型试验。为了更好地理解药物通过小肠细胞的转运，需要建立一个模仿小肠的极性系统，因此单层的、稳定的细胞模型就被用来研究肠细胞对药物的转运、代谢和分化。常用的细胞模型有人结肠腺癌细胞模型（Caco-2）、TC7、MDKC 等细胞模型。其中，Caco-2 模型是国外广泛采用的一种研究药物吸收的体外模型，在吸收过程研究中，比较简单，重复性好，应用范围较广。TC7 细胞由 Caco-2 细胞经甲氨蝶呤处理后得到，表达的酶较 Caco-2 细胞更接近于人体小肠细胞，主要用于研究药物肠道吸收。MDKC 细胞来源于狗肾上皮细胞，培养周期较 Caco-2 细胞短，可分化为具有紧密连接的单层细胞，适用于研究被动转运。

数据结果　所获取的数据，需经过统计学软件（如 prism 软件）的处理，考察其显著性差异后，方可分析。

通常好的吸收是药物筛选的基础，在新药研发的早期阶段，对药物吸收的研究也非常重要，为了使药物达到靶器官，必须有足够量的药物分子能够被吸收，因此，通过药物吸收特性研究，可以定性定量地研究药物吸收的过程，为药物的开发及应用奠定基础。

（王　琰　何驰宇　潘利斌）

yàowù fēnbù yánjiū

药物分布研究（analysis of drug distribution）　基于药理和药物分析的原理和方法对药物到达动物体各个器官的量进行的定量检测分析。是药物体内过程分析中的一项分析内容。药物按照任何形式的给药途径进入血液循环后，一部分药物能与血浆蛋白相结合，另一部分未与血浆蛋白结合的药物会随着血流运输到体内各个器官，此时对机体各个器官所含药物的量进行检测分析即为药物分布研究。影响药物分布的因素有组织的血流流动速率、生理屏障、药物与组织的亲和力、药物脂溶性、药物与血浆蛋白结合情况等。

药物分布研究是研发期药物临床前的药动学分析的内容之一。体内和体外试验相结合的方法，能反映药物在体内不同部位的存在情况。了解药物在体内的分布情况，既可以为药物的靶向转运提供研究基础，也可以为药物毒性研究提供相关资料。在药物研发过程中，必须考虑药物在体内的分布情况，而体内情况又极为复杂，所以探讨药物分布时要根据实验目的、需解决的问题和现有的实验条件选择恰当的实验模型，必要时体内和体外试验相结合进行研究。

研究内容　药物分布研究主要包括以下几个部分：①药物血浆蛋白结合率研究，与血浆相结合的药物为结合型药物，未与血浆蛋白结合的药物为游离型药物。通常结合型与游离型药物处于动态平衡状态。血浆蛋白结合率是反映药物分布的重要参数。②药物在生理屏障中转运情况，如血-脑屏障、胎盘屏障和血-睾屏障等。对大脑、胎盘和睾丸具有治疗作用的药物必须能透过这些屏障。③药物转运体的研究，转运体的存在决定了某些药物在靶向部位和非靶向部位的分布程度。④药物在体各器官组织分布研究，药物经口服或注射等各种给药方式进入体内后在特定器官的分布。

分析步骤　药物分布研究包括两个步骤：第一步，获得相应样本；第二步是对收集样本中的药物进行识别确认，即定性定量分析。

第一步是让药物在动物体的各器官进行分布，这一步研究一般在体内条件下进行，也可以是在体外模拟体内环境的实验条件下进行研究。血浆蛋白结合率的测定在体外进行，如平衡透析法和超过滤法等；药物在生理屏障中的转运在体内或者体外均可进行，在体研究有在位脑灌流技术和妊娠大鼠实验等，离体研究有离体脑微血管片技术和离体胎盘绒毛叶双面灌流技术等；药物转运体研究在体内和体外都可以进行，主要以特异的转运体抑制剂和转运体相互作用为主。

第二步是在样品收集后，利用药物的物理化学特性，采用有效的分离分析技术对其进行定性鉴别和定量检测。首先要利用药物提取富集技术完成从生物体系中对原型药物的收集，再利用色谱法药物分析技术，如高效液相色谱、药物色谱-质谱联用、高效液相色谱与质谱和核磁共振联用技术，完成对原型药物鉴定。常见的生物样品主要为血浆或血清样品、尿液样品，组织样品及粪便样品，其样品处理的统一思路是先将组织、粪便样品均一化成匀浆后与血浆或血清样品及尿液样品处理方式相同，首先可以利用有机溶剂沉淀蛋白法，即利用甲醇或者乙腈2~3倍体积比进行沉淀，高速离心后过滤膜即可进行分析，同时也可利用药物的溶解特性运用有机溶剂萃取法，如利用乙酸乙酯萃取极性小的药物，氮气吹干后，溶剂复溶，过滤膜进行分析。而对于色谱法药物分析方法的选择主要取决于药物本身的性质，即对于紫外吸收灵敏的药物可以利用高效液相色谱法进行生物样品的分析；而生物样品的分析由于其对灵敏度的要求极高，一般均采用药物色谱-质谱联用分析技术，该技术极高的灵敏度，分辨率及特异性可满足所有生物样品的分析，为当前主流的方法。

（王 琰 寿伽文 潘利斌）

yàowù páixiè fēnxī

药物排泄分析（analysis of drug excretion） 对动物排泄物中药物或其代谢物进行的检测。又称药物排泄过程分析。是药物研发期药物体内过程分析的一项内容。任何进入体内的药物均会以原形药物或者其代谢产物的形式排出体外，研究药物排泄能阐明药物进入体内后的排泄情况，能够清楚地了解药物在体内的停留时间以及药物的排泄形式、途径等。可为药物提供安全性资料和临床用药指导。

药物排泄过程也是药物解毒的过程，药物的排泄途径主要有肾脏排泄、胆汁排泄、肠道排泄及其他排泄方式。通常针对不同的排泄途径有不同的试验方法：①肾脏排泄分析。肾脏是药物及代谢产物排泄的主要器官，经过肾脏排泄的药物主要通过尿液的形式排出体外。研究肾排泄的方法多采用在体法，即在给药后在不同时间段收集尿量，作为分析样品，测定尿液样品中原形药及代谢产物的含量，并记录尿量，计算累积排泄量，直至排泄完成。根据尿液中的排泄总量与给药量的比值，可得药物经尿液的排泄百分比。②胆汁排泄分析。原形药物的次要排泄途径，是多数药物的代谢产物尤其是水溶性代谢产物的主要排泄途径。肾脏排泄和胆汁排泄是互为补充的。在一种排泄途径受阻时候，可能会增加另一种途径的排泄量。药物和代谢产物经胆汁排泄往往是主动排泄过程。研究药物胆汁排泄的主要方法是胆汁引流法。动物通常先作胆管插管手术，等动物清醒后给药，按一定时间间隔收集胆汁，作为检测分析样品，同时记录胆汁体积，至药物排泄完全。含有药物的胆汁样品选用适宜的方法先进行检测前处理，再选用适宜药物性质的分析检测方法测定胆汁中的药物浓度，计算累积排泄量和排泄百分数。③肠道排泄分析。对口服药物而言，从胆汁中排入肠道、未吸收部分以及药物的肠道自排泄可构成药物的粪便排泄。肠道排泄也是药物的排泄途径之一，分析药物的粪便排泄采用在体法，即在代谢笼中按时刻收集动物粪便进行药物测定分析的方法。给药后不同时间收集粪便，粪便经过合适方法前处理，之后后选择适宜药物性质的检测方法，测定粪便中药物浓度，计算累积排泄量，直至排泄完成。④其他排泄分析。药物也可以经过乳汁、唾液和泪液排泄，还可以经过皮肤和毛发排泄，但这些途径的排泄是有限的。挥发性药物还可以通过呼吸排泄。可以在使用药物后的一定时间段，收集乳汁、唾液、泪液、毛发等样品，经过前处理，再进行药物检测，对排泄情况进行分析。

（王 琰 寿伽文）

yàowù wùzhì pínghéng yánjiū fēnxī

药物物质平衡研究分析（analysis of drug material balance research） 对药物进入体内和排出体外的平衡情况进行的检测分析。是药物体内过程分析的一项分析内容。根据物质平衡原理，理论上给药后从尿液、粪便等收集到的原形药物和代谢物的总量应与进入体内的药物总量是相等的。但是实际上，机体内情况十分复杂，回收得到的原形药物和代谢的总量很难与给药量完全相等。因此，通常通过计算回收得到的原形药物和代谢物的总量与给药量的比值，即药物回收百分比来表示药物的物质平衡程度。

内容 物质平衡研究是药物研发期临床前药物代谢分析中的内容之一，能够反映药物在体内的蓄积情况，了解药物在体内的存留情况。药物进入动物体内，进入机体大循环，达到靶点部位并发挥作用，同时经过动物体一系列排泄途径如尿液、粪便、汗液等排出体外。当收集的排泄物中的原形药物和代谢物的总量占给药量的绝大部分时，可以认为药物在体内没有蓄积；但当只有50%或者更少部分排出体外时，则可认为该药物在体内可能存在蓄积而无法排出体外，就有可能对机体造成危害。

方法 要准确获得药物的物质平衡情况，不能仅仅依靠单一方法，要多种方法结合起来，综合说明药物的物质平衡情况。常用方法有两种。

色谱分离测定法 药物的物质平衡研究可在药物排泄的基础上进行。收集动物的排泄物如粪便和尿液等，用合适的方法对样品进行前处理后，再利用*色谱法药物分析技术*，如高效液相色谱、药物色谱-质谱联用、高效液相色谱与质谱和核磁共振联用技术，完成对原形药物及其代谢产物的定量分析。代谢产物的量需要换算成原形药物的量，原形药物和代谢产物的总量与给药量的比值即为药物的物质平衡程度。此种方法因为受生物基质干扰大，所得的物质平衡程度一般低于实际水平。

放射性同位素法 在物质平衡研究中较为常用，用药前需要先对受试药物进行特定的放射性同位素标记，采用液体闪烁计数仪等仪器测定排泄物中的放射性，与给药时放射性总量相比，即可以得到该药物的物料平衡程度。^{3}H和^{14}C是最常用的放射性核素，在物质平衡研究中应用较多。放射性同位素法所测定的物质平衡程度灵敏度和准确度较高，特别是对于生成结构不明确的代谢产物时，要进行代谢产物的定量十分困难，而只要代谢产物中存在放射性核素，该方法就能将其测定出来。但是，标记在药物上的核素有时候会脱落，也可能造成结果偏差较大。放射性同位素法实验时要遵循放射性同位素实验条例，在特定的实验室中进行，实验人员要有专门的防护，实验过程中避免射线损伤实验人员，也要防止射线污染环境；实验动物的排泄样品必须经过特殊处理，以符合放射性测定的要求。

（王 琰 寿伽文）

yàodòngxué cānshù

药动学参数（pharmacokinetic parameters）

表示药物在生物体内的动态过程分析研究的量值及指标单位。又称药代动力学参数。包括吸收、分布、代谢和排泄等指标。是*临床前药物代谢分析*中需要测定的参数。其中代谢和排泄又可称为消除，药物在体内吸收多少，在各个脏器分布有多少，能被消除多少，这些参数可以直观地表示出药物在机体内的动态过程，将抽象化的体内过程具体数据化。因此，药物动学参数可以清楚反映药物在生物体内的变化规律，为确定药物的给药剂量和给药间隔时间，以及判断药物是否达到作用部位等提供知识信息。

药动学参数主要分为吸收过程参数、分布过程参数和消除过程参数。吸收过程参数有血药浓度-时间曲线下面积、达峰时间、达峰浓度和生物利用度等，用于评价药物在生物体内的吸收程度；分布过程参数主要是表观分布容积，用于对药物靶向作用的研究，而药物在靶向作用部位的分布有利于药效功能的发挥；消除过程参数主要有半衰期和清除率等，用于判断药物从体内排出完全的时间，以及药物在生物体内停留时间的长短。

血药浓度-时间曲线 根据测定给药后不同时间采集到的血液样品得到不同时间点血液中的药物量，再以时间为横坐标，血液中药物的量为纵坐标，绘制一条曲线，即血药浓度-时间曲线。通过该曲线可获知药物在体内的变化规律。血药浓度-时间曲线下面积（area under the curve，AUC）是血药浓度-时间曲线和横坐标轴之间的面积值，可用积分法或梯形法求得，可以反映药物吸收进入体循环的相对量。

达峰时间（T_{max}）和达峰浓度（C_{max}） 达峰时间（T_{max}）指给药后血药浓度达到最高值的参数，即在血药浓度-时间曲线中的峰值时间。达峰浓度（C_{max}）指血液中药物量最多的参数，即在血药浓度-时间曲线中达到最高点时的浓度。血药浓度-时间曲线上顶点对应的纵坐标为达峰浓度，对应的横坐标为达峰时间，是判断合理的服药时间和给药剂量的参数。生物利用度（bioavailability）指药物被生物体吸收并进入体循环的速度和程度，用F表示。又分为绝对生物利用度和相对生物利用度。绝对生物利用度是药物经血管外给药途径得到的血药浓度-时间曲线下面积，与该药物经静脉注射后得到的血药浓度-时间曲线下面积的比值（用百分数表示）；相对生物利用度是以一种已知的药物制剂作为参比制剂，在相同的条件下，受试药物制剂进入体内后得到的血药浓度-时间曲线下面积与参比制剂得到的血药浓度-时间曲线下面积的比值。

分布容积（distribution volume） 药物在体内达到平衡以后，体内药物的总量与血浆药物浓度的比值，用V_d表示。药物与血浆蛋白的结合可能影响药物的表观分布容积，表观分布容积大的药物，主要分布在血管外，因此血药浓度较低；相反，表观分布容积小的药物主要分布在血液，不能透过血管壁或者有较高的血浆蛋白结合率。

半衰期（$t_{1/2}$） 药物在体内分布达到平衡之后，血浆药物浓度消除一半时所需要的时间（half-life）。药物的半衰期反映了药物在体内消除的快慢，能够指导临床用药，一般来说，经过5个半衰期之后可达到血浆药物稳定浓度。给药间隔与药物半衰期密切相关，如果给药时间远远短于半衰期，则药物易在体内蓄积而中毒；反之，用药间隔时间太长而往往达不到药物应有的效果。

清除率（clearance rate，CL） 单位时间内机体清除药物的量与血浆药物浓度的比值，表示机体对药物清除的快慢。肝清除率是单位时间内肝脏清除药物的总量与当时血浆药物浓度的比值；肾清除率指在单位时间内肾脏清除药物的总量与当时血浆药物浓度的比值；其他器官如肺、汗腺等的清除率也是这样计算。机体内各个脏器清除率的总和即是药物总清除率。总清除率表示机体对药物的清除能力大小，因此，当清除率的数值异常时可以反映相应脏器的功能异常。

药动学能反映药物在体内的情况，相关的参数将明确地表示出药物随时间变化的趋势，同时反映出来的问题也为新药的研发提供指导，从而在药物研发中可以避免导致药动学异常的药物分子结构设计。另外，对于某些脏器功能损伤或者不全的患者，药动学参数可作为临床用药的指导。

（王　琰　寿伽文）

yàodòngxué fēnxī móxíng

药动学分析模型（pharmacokinetic analysis model） 为分析药物在体内的动态规律，根据药物在体内各个部分的分布速度和消除速度，通过将机体划分为不同隔室而建立的模型。

经典房室模型 经典的房室模型包括一室模型和多室模型。一室模型又称为单室模型，是把整个机体看成是一个隔室，药物进入体内后迅速在血液和组织间达到动态平衡，即药物在血液和各个组织中药物浓度的变化量相同，而不是要求在血液和组织中药物浓度一致。多室模型中应用最广的是二室模型，是将机体划分为中央室和周边室，药物进入体内后血流量丰富的组织（心、肝、肾、肺、脑等）与血液中的药量能够迅速达到动态平衡，这样的组织器官划分成一个隔室，称为中央室；而血流量较少的组织（皮肤、肌肉、脂肪、骨骼等），药物需要很长时间才能够在这些组织和血液中达到动态平衡的，划分为一个隔室，称为周边室。另外，还有三室模型，是对二室模型的扩展，有一个中央室，两个周边室。

生理房室模型 除经典的房室模型外，对药动学数据分析还有生理房室模型。生理房室模型是一种整体模型，通过模拟机体循环系统的血液流向将各个组织器官相互联系，每个房室代表一种或者一组器官或组织，药物在机体中会按照药物自身性质、每个器官或组织（房室）实际的血流速度、血液和组织中药物分配的比例进行药物转运。与经典的房室模型相比：生理房室模型可以描述药物浓度在各个组织和器官随时间变化的规律；可以根据不同物种间的生理参数（组织容积、血流速率等）是其体重的函数的理念，将不同种属的动物实验结果推导到人体药动学的预测；可以很好地描述作用部位的药物浓度，为药动学和药效学的联合提供理论依据。

药动学和药效学结合模型（PK-PD模型） 可以揭示血药浓度与药效之间的内在联系。药动学是考察药物在生物体内随时间的变化，药效学是考察药物对生物体的病理生理影响，结合两者的关联特点，先分别建立一个药动学的模型和一个药效学模型，再建立连接两者的模型。建立这个模型要选择合适的生物标志物（即以与临床上达到最终目标很好相关的物质），建立检测生物样本的分析方法进行定性和定量研究，最后以验证PK-PD相关性。

（王　琰　符　洁）

yàowù shēngwù zhuǎnhuà fēnxī

药物生物转化分析（drug biotransformation analysis） 对药物进入体内后在体内代谢酶的催化下发生的变化进行的测试与研究。又称药物代谢转化分析。主要包含药物代谢酶分析、药物转运体分析及药物代谢产物鉴定等内容。药物进入体内后经过体内代谢酶的催化会发生化学反应，转化成其他的化合物，这个过程即称为生物转化。药物进入体内后发生代谢转化，一般情况下会使药理活性降低，起到解毒作用；但是有些化合物经过代谢后，活性增加或者产生毒性代谢物，这样药物代谢转化不仅影响药物的有效性还会影响药物的安全性，因此对其进行生物转化研究具有重要价值。药物生物转化分析不仅是临床前药物代谢分析中的一项内容，也是临床前药物有效性分析和临床前药物安全性分析的组成部分。

内容 药物生物转化分析包括药物的代谢转化类型、转化途径及参与转化的代谢酶的研究等。

生物转化类型　药物在体内

生物转化反应类型。包括有氧化反应、还原反应、水解反应、结合反应。氧化反应，如碳上的氢原子氧化成羟基，羟基氧化成羰基，氧或者氮上的烷基发生脱烷基反应等；还原反应，如分子中的羰基转化成仲醇，卤代化合物脱去卤原子，偶氮键转化成芳伯氨基等；水解反应，如羧酸酯的水解、蛋白的水解等；结合反应，如药物分子与葡萄糖醛酸的结合、与硫酸基的结合、与谷胱甘肽的结合等。

转化代谢酶及作用　参与生物转化的代谢酶的类型，一般有细胞色素 P_{450} 酶系、还原酶系、水解酶、尿苷二磷酸葡萄糖醛酸转移酶（UGT）等。细胞色素 P_{450} 酶系（CYP_{450} 酶）由许多同工酶和亚型酶组成，哺乳动物中主要存在于肝细胞微粒体中，属于氧化-还原酶系，其中具有还原作用的有黄素蛋白 NADPH-细胞色素 P_{450} 还原酶和 NADH-细胞色素 b_5 还原酶。还原酶系包括谷胱甘肽还原酶、醛-酮氧化-还原酶，通常是使羰基转化为羟基、含氮化合物还原为胺类、醛-酮还原为醇。水解酶主要参与酰胺类、羧酸酯、环氧化物的水解。UGT 是化学物质在生物体内进行结合反应时最重要的一种酶，可以催化糖基结合到化合物上，形成水溶性更高的化合物，最终通过胆汁、肾脏等排出体外，从而达到解毒作用，大部分 UGT 亚型在肝脏中表达。

方法　药物生物转化研究方法包括药物体外代谢分析及体内代谢转化研究。体内研究方法通常是动物或者人在服药之后，经过一段时间后收集血液、尿液和胆汁等生物样品，先经过样品前处理，再定性鉴别药物、代谢物、药物代谢酶等相关物质，或定量检测这些物质的浓度，获得药物转化的相关数据，为揭示药物及其代谢规律提供依据。此外，还可采用放射性同位素标记法，如：^{14}C 标记药物，给药后检测尿液、粪便的放射性同位素，推测可能的代谢物。这种方法结合整体放射自显影技术使得极微量的药物都可以被检测。由鉴定得到的代谢产物分析可知药物在体内生物转化反应类型及便于确定相关的代谢酶等。

（王　琰　符　洁）

yàowù dàixièméi fēnxī

药物代谢酶分析（drug metabolism enzymes analysis）　运用分离检测技术方法对药物代谢酶进行定性定量测试研究。是药物生物转化分析中的一项内容。药物代谢酶指参与药物代谢转化的酶，简称药酶。药物进入机体后，一方面影响机体而产生药理作用；另一方面也同时被机体中的酶代谢处置，使其变为脂溶性小的物质排出体外。对药物代谢酶进行检测分析，是对药酶与药物相互作用进行研究的重要组成部分。药物代谢酶主要包括：存在于肝脏的肝微粒体酶，这是一类混合功能氧化酶；存在于细胞质、线粒体和血浆中的非微粒体酶；另外还有存在于肠道菌丛的酶系。

药物代谢酶分类　药物在生物体内主要包括Ⅰ相反应（氧化、还原和水解反应）和Ⅱ相反应（结合反应）两个过程，药物代谢酶根据参与反应的类型不同而分类。药物代谢反应受药酶的结构、功能、催化活性差异以及药物分子结构特征多样性及理化性质的差异等多种因素影响，因此，药物代谢酶作为药物代谢的重要组成部分，它的异常会影响机体对药物的反应，了解药酶的情况对药物设计、开发以及临床用药都具有重要的指导意义。

Ⅰ相反应代谢酶　Ⅰ相反应涉及的代谢酶主要为位于肝细胞内质网的细胞色素 P_{450} 酶系。P_{450} 酶系由 3 部分组成：血红素蛋白（P_{450}）、黄素蛋白（$NADPH_2$ 细胞色素 C 还原酶）和磷脂（磷脂酰胆碱）。P_{450} 酶是由多种类型的 P_{450} 酶所组成的一个大家族，根据氨基酸的排序进行分类。在人体中重要的 P_{450} 酶有细胞色素酶 CYP1A2、CYP2A6、CYP2B6、CYP2C8、CYP2C9、CYP2C19、CYP2D6、CYP2E1、CYP3A4 和 CYP3A5 等。P_{450} 酶系参与了许多内源性物质（如类固醇、脂肪酸、胆酸、维生素 D_3、前列腺素、儿茶酚胺）和许多进入体内的外源性物质（如药物、杀虫剂、毒物、致癌物等）的代谢。另外还有乙醛脱氢酶、单氨氧化酶等 17 种Ⅰ相药物代谢酶在体内发挥作用。

Ⅱ相反应代谢酶　Ⅱ相反应涉及的代谢酶比较多，如 UDP_2 葡萄糖醛酸转移酶（UGT）、谷胱甘肽转移酶、N_2 乙酰化转移酶等，这些均为药物结合反应重要的酶，其作用是催化药物或代谢物与内源性小分子的葡萄糖醛酸、谷胱甘肽和乙酰基结合，形成极性化合物从尿或胆汁中排出。

CYP_{450} 酶特点　CYP_{450} 酶存在有明显的种属差异，导致药物在动物和人体内的代谢途径和代谢产物可能是不同的。基因多态性是 CYP_{450} 酶的一个重要特征，从而导致药物反应的个体差异。所谓的多态性，是指同一种属的不同个体间某一 CYP_{450} 酶的量存在较大的差异。CYP_{450} 酶量高的个体代谢速度就快，称为快代谢型；CYP_{450} 酶量低的个体代谢速度就慢，称为慢代谢型。人体内许多 CYP_{450} 酶表现出多态性，其中以 CYP2D6 和 CYP2C19 的多态性最为典型。另外，CYP_{450} 酶具有可诱导和可抑制性，即 CYP_{450} 酶的量和活性会受到药物（或其他外源物）的影响的结果，如果 CYP_{450} 酶诱惑或被抑制可能会影响药物本身的代谢，那么在多种药物一起使用时会引起代谢性药物相互作用。

方法特点 ①药物代谢酶的研究。主要采用人源化材料（如：人肝微粒体、肝 S9、原代肝细胞及 P_{450} 重组酶等），鉴定药物是否是代谢酶的底物或抑制剂。P_{450} 同工酶，葡萄糖醛酸结合酶及硫酸转移酶等，都需要进行评估。对细胞色素 P_{450} 同工酶（CYP1A2、CYP2B6、CYP2C8、CYP2C9、CYP2C19、CYP2D6、CYP3A4 等）抑制的考察通过使用类药性探针底物（Drug-like Probe Substrate）完成。②抑制试验。在酶动力学线性范围进行，即探针底物药物的浓度 K_m（米氏常数），抑制强弱通过 IC_{50} 或 K_i 判断。P_{450} 同工酶抑制试验的思路与方法适用于其他药物代谢酶和转运体的研究评价。③药物对 P_{450} 酶的诱导。重点对人 CYP3A4 以及 CYP1A2、CYP2B6 进行评估。④体外诱导试验。可运用人肝细胞多次给药后相关 mRNA 表达和/或酶活性的变化进行评价。⑤酶类药物分离检测的技术方法经过适当改进可用于药酶的定性定量分析检测。

（王 琰 何驰宇 潘利斌）

yàowù zhuǎnyùn fēnxī

药物转运分析（drug transporter analysis） 采用适宜的分析技术方法对药物经转运体跨膜转运进行定性定量检测研究。是药物生物转化分析中的一项内容。转运体是位于细胞膜上一类功能性膜蛋白，在药物吸收、分布、代谢、排泄的动力学过程中发挥重要作用。介导着内源性化合物（如胆酸、氨基酸、甾体激素等）以及外源性物质（如药物和毒素）的跨膜转运过程。药物转运体特指介导药物在体内转运的一类膜蛋白。

转运体分类 转运体是控制细胞内外物质传输的一类功能性膜蛋白。转运体分为溶质运载体和 ATP 结合盒超家族转运蛋白两大家族。前者是摄取转运体，后者是外排转运体。摄取转运体可以使特定的极性药物分子透过细胞膜，外排转运体可以使特定的药物分子在细胞膜上逆浓度梯度流动。

转运体作用 转运体对药物的药动学性质的影响主要体现在以下几方面：摄取转运体可增强极性药物在小肠的吸收，而分布于胃肠道上皮细胞腔面的外排转运体阻碍药物的吸收；摄取转运体可增强某些药物在器官内的分布，辅助一些极性药物或代谢物进入肝细胞，从而增加代谢和胆汁清除；而外排转运体阻止一些药物从血液向器官（如大脑）的分布；通过肾小管外排转运体的主动分泌，还可增强药物或代谢产物的清除。

试验模型 包括体外模型、在体模型、体内模型。体外模型又可分为体外细胞模型、基于膜的体外模型、肾切片摄取模型、外翻肠囊模型；在体模型又分为在体肠灌流模型、在体脑灌流模型、在体肝灌流模型；体内模型包括基因敲除小鼠模型、抑制剂敲除转运体、小动物活体成像技术。

体外细胞模型包括不含重组转运体的细胞系（如人结肠腺癌细胞 Caco-2、犬肾细胞系 MDCK）、特定转运体基因转染的细胞系、离体的原代细胞、无限分裂细胞系、微注射的卵母细胞、细胞膜碎片以及外翻膜囊。

分析内容 采用以上模型均可进行药物转运分析并可获得不同的信息。如：①将药物与 Caco-2 细胞培养一定时间后测定细胞内药物含量，可反映肠道对药物的吸收。Caco-2 细胞模型被认为是理想的体外吸收模型，用于快速评估新药的吸收和转运特性。Caco-2 细胞是来源于人结肠腺癌组织的上皮细胞，与人小肠上皮细胞结构相似。多种转运体在 Caco-2 细胞中表达水平均较高。②原代肝细胞可完整表达肝脏药物代谢酶和转运体，将药物与原代肝细胞培养一定时间后进行药物测定，可评价经肝药物转运。原代肝细胞培养过程中摄取转运体表达较为稳定，而外排转运体表达随培养时间延长有增加趋势，因此该模型多适用于药物摄取转运分析。③转染细胞系是将重组转运体基因稳定或瞬时转染于不同细胞系，将药物与转染细胞培养一定时间后进行药物测定，可用于研究转运体功能及药物相互作用。转染细胞系可单独表达吸收和外排转运体，或者二者共表达。用于构建转染细胞的细胞系众多，如犬肾细胞系 MDCK、中国仓鼠卵巢 CHO 细胞系等。这些细胞系的膜转运体天然表达水平低，因此背景信号低，转运体的表达水平高，因此能得到高的信噪比，可产生更大的转运比。④外翻转膜囊泡模型主要用于外排转运体的研究，囊泡外翻后转运体暴露在囊泡表面，与药物共同温孵时，转运体可以将药物转运到囊泡内，测定囊泡内药物含量可反映转运体对药物的作用。该模型的主要优点是：如果化合物不易透过细胞膜时，细胞模型将无法研究药物的转运机制，而外翻转膜囊泡模型则不受化合物渗透性的影响。⑤体肠灌流模型试验，将禁食大鼠胆管结扎并分离肠段，将插管与肠端相连接并结扎，灌流管与插管连接后，用含有药物的灌流液进行在体灌流，在不同时间点采集肝门静脉血，用适宜的方法测定药物的浓度。肠灌流可保持血液供应、肠道药物代谢酶活性、神经及内分泌完整性，可较好地反映生理条件下药物在肠道的吸收情况。⑥体脑灌流模式试验，通过直接向通往脑部的颈动脉灌流含有已知浓度药物的灌流液，测定进入脑内的药物量，可分析药物脑部转运特征。⑦体内模型试验可采用普通动物，也可采用基因敲除动物。体内研究能够证实体外试验中观察到的现象，并且能确认转运体在动态生命系统中的作用。

（钟大放　邓　洋　粟晓黎）

yàowù dàixiè chǎnwù jiàndìng

药物代谢产物鉴定（drug metabolites identification）　对药物在动物体内经过生物转化后产生的相关物质进行的检测分析。是药物生物转化分析中的一项内容。药物代谢产物鉴定分为体内研究和体外研究两种。体内研究包括动物实验和人体试验，样品主要包括血浆、尿、粪和胆汁，以及消化液、唾液、毛发等生物样品。血浆中的代谢物分析最为重要，因为血浆中暴露的物质与该化合物的活性或毒性有直接关系。由于临床前药物代谢研究以实验动物为对象，药物代谢产物鉴定体内研究试验是将药物应用于实验动物，在用药一定时间后，收集血液、尿液、粪便等，用色谱等适宜的分离技术将其中的药物代谢产物分离出来，再采用适宜的技术对药物代谢产物的组成及结构进行鉴定。体外试验则是在建立体外试验模型，模拟动物体的代谢作用，将可产生代谢作用的生物材料与药物共存一定时间，再进行代谢产物的分离和鉴定。肝脏是药物代谢的主要器官，因而以肝脏为基础的多种体外代谢模型在药物代谢研究中得到广泛应用。

代谢模型　常用的模型包括微粒体、肝细胞和肝切片。这些材料含有的代谢酶种类各不相同，有各自的特点和不同应用范围。①微粒体制备技术简单，结果重现性好，易大量操作，常用来预测药物在体内的代谢清除，同时也用于积累代谢样品供代谢物结构研究。但微粒体中缺乏二相代谢酶，与体内情况的一致性方面存在不足。可建立比微粒体含有更多种类代谢酶的模型，如含有细胞质和内质网膜中的代谢酶。②肝细胞中含有丰富的一相和二相代谢酶，这种体外模型能够更加精准地预测药物的体内代谢情况，但存在的不足是体外肝细胞活性维持时间短，在一定程度上限制了其应用。③肝组织切片是研究药物代谢及其毒性的有效体外系统，其相对于微粒体以及游离的肝细胞，完整保留了所有肝脏药酶及各种细胞器的活性，保留了细胞间的联系及一定的细胞间质，更能反映药物在体内生理情况下的实际代谢过程，且可在较长的孵育时间内保持代谢活性。但组织切片不易获得且价格昂贵。

方法发展　药物代谢产物鉴定首先要分离得到代谢产物，一般是应用色谱层析方法分离得到代谢产物单体，然后再用光谱、质谱、核磁等方法进行测定分析。药物代谢产物一般是微量的，通过分离单体的方法，富集一定数量的用于检测的代谢产物难度非常大，使得该项研究进展较慢。随着科学的发展，将分离与检测合二为一的仪器分析技术不断成熟，出现了色谱与质谱、核磁联用精密仪器，使得药物代谢产物鉴定研究迅猛提速。

液相色谱-质谱联用技术已被广泛应用于药物的代谢物分析。超高效液相色谱-高分辨质谱结合了更高的液相色谱分离能力和质谱的高分辨技术，适用于复杂生物基质中代谢物的快速分析。采用质量亏损过滤和背景扣除等技术对样品数据进行分析，能够自动清除与药物代谢物无关的内源性物质对数据分析的干扰，大大加速和简化代谢产物的筛选过程。此外，通过化学合成、微生物或肝微粒体转化的方法可获得代谢物对照物质，采用核磁共振技术确认代谢物对照物质的结构，并与液相色谱-质谱联用分析样品进行对比，才能最终完成药物代谢产物的鉴定。

（钟大放　邓　洋　粟晓黎）

yàowù xuèjiāngdànbái jiéhélǜ fēnxī

药物血浆蛋白结合率分析（drug plasma protein binding rate analysis）　对药物进入血液后与血浆蛋白结合的比率进行的检测试验。是临床前药物代谢分析的一项内容。血浆蛋白结合率是药动学重要参数，表征游离型药物与结合型药物的比例，一般认为游离型药物主要发挥药效作用，游离型药物浓度高，则药效作用强。绝大部分药物进入体内后是通过血液输送至作用部位，药物在血液中有相当大的比例通过静电作用和疏水作用与血浆蛋白结合，这种结合通常迅速和可逆，平均平衡时间只有20ms。与药物结合的血浆蛋白主要有白蛋白和α_1-酸性糖蛋白，另外一些亲脂性药物也可以与血浆脂蛋白结合。白蛋白是血浆中含量最丰富的蛋白，约占血浆总蛋白的60%，它主要与有机阴离子（如羧酸和酚类）药物呈强结合，但也与碱性和中性药物结合；α_1-酸性糖蛋白主要与碱性药物（如胺类）以及疏水性化合物（如甾体类）结合。

研究意义 血浆蛋白结合影响药物的药动学及其对治疗靶标的暴露，与蛋白结合的药物不能通过被动扩散或细胞旁渗透而透过细胞膜，只有游离的未结合药物才能通过细胞膜到达组织，产生药理活性，被肝代谢和肾清除。药动学分析通常测得的是血浆中药物总浓度，即游离形式以及与血浆蛋白结合形式的总和。测定药物与血浆蛋白结合率，可以对药物的有效利用率进行判断，指导合理制定用药方案。药物研发期临床前药物与血浆蛋白结合研究，一般用体外模拟试验，亦可以实验动物为对象进行体内试验。

方法 药物与血浆蛋白结合研究的常用方法有平衡透析法、超滤法、超速离心法、固定化蛋白高效液相色谱法等。

平衡透析法 该方法是研究血浆蛋白结合的“金标准”。两个隔室透过透析膜隔开，透析膜有特定的截留分子量，其中一侧加入含受试化合物的血浆，另一侧加入相同体积的空白缓冲液，血浆蛋白和结合型化合物不能穿过透析膜，但游离型药物可以穿过。将透析室在恒温下孵化24h，使游离药物浓度在膜两侧达到平衡。根据药物的性质采用合适的方法，检测两侧药物的含量。缓冲液一侧中的药物浓度，除以血浆侧中的总药物浓度，可以得到血浆由的游离分数。

超滤法 应用超滤装置，向容器内的血浆中放入受试药物后混匀，将一定体积的血浆样品加入到超滤装置的上室，该装置的滤膜有特定的截留分子量，用该装置以一定转速离心一定时间，游离型药物随溶液穿过滤膜进入接收室，而与血浆蛋白结合的药物则保留在加样室。通常收集低于1/5体积的超滤液作为样品，测定接收室中药物的浓度，除以总起始浓度即得游离分数。在该方法中，需要进行质量平衡研究以计算回收率，以证实在超滤装置中没有显著的非特异性结合。

超速离心法 向血浆中加入受试药物作为待测样品，样品在适当条件孵化后转移至超速离心管中，在高速沉降速率下离心，测定初始血浆和上清液第二层中受试化合物浓度，计算血浆蛋白结合率。

固定化蛋白高效液相色谱法 将血清白蛋白或α1-酸性糖蛋白键合到色谱柱的硅烷固定相担体颗粒上，受试药物注入色谱柱，使其随流动相沿色谱柱移动，受试药物结合到固定化蛋白分子的程度取决于其结合亲和力，结合会减慢化合物的移动速度，因此保留在色谱柱上。计算得到血浆蛋白结合率。

（钟大放 高志伟）

línchuángqián yàowù zhìliàng biāozhǔn yánjiū

临床前药物质量标准研究

（preclinical drug quality standard research） 在药物临床试验前，为建立控制药物质量的标准而进行的一系列科学验证和文件转化活动。又称临床前药物质量可控性分析、新药质量标准研究、药品上市前质量标准研究。是研发期药物分析的重要内容。可依据该标准对进入使用期的药品进行质量检验、达到确保临床试验人用药品安全有效的目标。药物质量标准研究从其目的上可分为药物有效性控制、药物安全性控制、药物质量均一性分析。药物质量标准研究是在药学评价、药理学评价和毒理学评价三方面工作的基础上，研究建立临床用药质量检验的技术标准。即将可能影响药物有效性、安全性、质量均一性的因素和指标确定下来，制定成格式化的文件，用于检测每一批拟用于临床的药物，以保障用于临床药物的质量。临床前药物质量标准研究还需要达到四个方面的目的，即保证用于临床试验的药品与实验室用于临床前研究的供试品为同一物质并具有更高的质量水平；保证多次制备出的用于临床试验的药品具有均等的质量水平；保证用于临床试验的药品与批准生产后的药品具有同等的质量水平；保证临床试验的安全性及试验结论的可靠性。

对药品进行质量控制性研究是保证药品安全有效的基础和前提，需要从多角度、多层面来考虑，选择最适宜的控制药品质量的技术与方法，即要对药物进行多个项目测试，来全面控制药品质量。临床前药物质量标准研究主要包括五个步骤。

评估影响因素 对影响药物质量的因素进行全面评估。根据药学研究的各项结果，充分认识药物本身的特性，分析辅料、处方、制备工艺、试剂、有机溶剂、包装材料、贮藏条件等对药物质量及稳定性可能产生的影响；根据药理学及毒理学试验反映出的、与药物安全有效密切相关的重要信息，确定质量标准中应该考虑的检验项目、指标及定值依据。

拟定检验项目 根据临床用药目的和药物性质拟定检验项目。质量标准研究首先要以已颁布的国内外药品标准作为基准，并要考虑该药物的特性、用途等实际情况，以制定科学的标准。对于药典收载的药物或剂型，除规定选择通用的检验项目外，还要结合药品特性建立相应的检验项目。临床前药物质量标准研究包括原料质量标准研究和制剂质量标准研究。标准中所有项目的设置均要以保证药品安全、有效、质量可控为基本原则，标准通常包含药品的名称、结构式、分子式、分子量、性状、鉴别、检查、含量测定、效价检测等项目。其中，鉴别、检查、含量、效价是标准制定的重点和难点。每一个检测项目的建立，均需要经过一系列的试验评估，符合验证要求，才能纳入标准。此外质量标准中还需要明确药品制剂的原辅料配方、生产工艺条件、药品贮藏条件等。

建立试验方法 逐项建立试验方法并进行方法学验证。针对不同的检验项目选择最适宜的方法。方法的选择要有依据，包括理论依据、文献依据以及试验验证。①常规项目首先采用药典凡例和附录收载的方法；当拟建立质量标准的药品性质及所含杂质、处方辅料等影响药典方法的适用性时，需对方法的操作步骤等做适当的修订，以适应所研究药品质量检验的需要。修订方法需要视不同情况进行相应的方法验证，以保证所用方法的可行性。若药典等标准中没有可以借鉴的方法，则需要新建立检测方法，并需进行详细的方法学研究方可证实方法的可行性。方法验证内容包括方法的专属性、线性、范围、准确度、精密度、检测限、定量限、耐用性和系统适用性等。②对于鉴别项采用的方法，一般应重点考察方法的专属性，还应同时兼顾灵敏、迅速、简便和节约的原则。③对于检查项采用的方法，一般应重点考察方法的专属性、灵敏性、准确性。④对于含量及限量测定项目采用的方法，通常在两种或两种以上的方法中择优选择。并要全面重点考察，包括方法的专属性、灵敏性、准确性、精密性、稳定性和重现性等。方法学验证的具体要求可参阅相关的技术指导原则。检验应用的标准品或对照品，应符合相关的质量要求。

制定检测限度 对质量标准中的定量检测项目要进行限度研究。限度值必须满足临床安全用药的要求，确定限度不仅要考虑药品的安全性和有效性，还需考虑检验方法的误差，以及工业化生产出药品质量的一致性。质量标准中需要制定限度的项目主要有：与药品纯度相关的项目，如性状中的熔点、旋光度或比旋度；含量测定、效价测定等；与药品安全性相关的项目，如检查项中的一般杂质、有关物质、残留溶剂、细菌内毒素、微生物限度等；与药品品质相关的项目，如 pH 值、溶液的颜色、水分、干燥失重、装量差异、崩解时限、不溶性微粒、溶出度、释放度、含量均匀度等。常规检查项的限度可参照中国药典等法定标准的规定，与药品原料、处方、生产工艺、稳定性相关的检查项的限度应考虑临床用法、用量并结合检验方法的准确度、灵敏度来制定。

起草质量标准 编制药物质量标准草案和标准起草说明。以上试验研究工作结束后即进入标准起草阶段。根据已确定的项目和限度，按照规范的体例、用语及格式，制定出科学可行的质量标准。质量标准起草说明，须包括药物研究的背景资料、药物的配方、生产工艺、检验项目、操作方法、结果判断等。详细叙述项目设置、方法选择、限度确定的依据；写明各检测方法的原理、方法学验证资料、样品测定结果、稳定性研究结果；说明标准制定与药物作用与用途、用法与用量、注意事项及贮藏要求的关系等；对于非全创新的药物，尚需要与同品种的标准进行比较，对标准中项目的全面性、方法的科学性和可行性、限度的合理性做出说明，需与已上市药物或制剂质量的一致性做出比较与分析。此外，对于局限于当时科技发展程度的限制，可能存在的问题也应列在起草说明中。

（姜雄平 嵇 扬 粟晓黎）

yàowù yǒuxiàoxìng kòngzhì

药物有效性控制（drug effectiveness control） 对药品的有效成分、活性功能是否满足其预防、治疗、诊断疾病的需要而进行的检测。又称药物有效性质量检验。是药物质量管理的重要组成部分，临床前药物质量标准研究内容之一。需要在临床前主要药效学研究的基础上，在药物质量标准研究中，确定相应的检测项目、方法和指标限度，这些检测项目、方法和指标限度不仅可用于检测临床用药物的质量，也能作为药物生产、储存、运输、临床使用等各个环节的药品质量检验提供依据。

检测指标 药物有效性检测指标一般情况下主要包括有效成分含量测定和效力测定等。测定的结果符合药物质量标准的要求，一般表明药物具备有效性。

含量测定 采用理化方法测定药物含量的过程，称为含量测定，并应采用专属、准确、灵敏的方法对药物的含量进行测定。药物质量标准研究尤其是药物有效性指标的制定和测定方法的研究是保证药物疗效的重要组成部分。化学药物及中药有效成分制剂可根据其有效成分的化学结构、理化性质、剂型特点、给药剂量、给药途径等制定含量测定方法。含量测定项目的被测成分应为有效成分（无法确定有效成分的中药，可以选择标志性成分），含量测定采用的技术方法需成熟稳定，通常在两种或两种以上的方法中择优选择。新建立的测定方法需经过方法学验证，确定具有专属性、灵敏性、准确性、精密性和重现性。检验应用的标准品或对照品须符合标准物质相关的质量要求。

效价测定 对于生物技术药物，由于活性效价与其所含蛋白的绝对重量可能不一致，难以采用理化分析方法，须建立生物活性测定方法进行效价测定。效价也称效力（potency），指药品达到其目的作用的预期效能，它可以根据药品的某些特性采用适宜的定量方法测定。采用生物学方法或酶化学方法测定药物效价的过程，称为效价测定。对药物进行生物学活性测定，常用的有酶反应试验、结合试验、细胞试验、动物实验等，并以效价表示生物学活性的大小、强弱。效价测定也需建立标准品或参考品，并要制定效价指标；测定方法需满足能定量、专一性强、重现性好的要求。对于生物制品的效价（效力）测定，还需注意不同实验室的差异，即使根据一个适宜的标准品或参考品表达，其结果也需采用有效的方法进行比较。

测定方法 不同类别的药物，其有效性质量控制方法的选择原则不同。

原料药 对原料药及制剂中有效成分进行定量分析，一般可采用化学、仪器或生物测定方法，其含量测定方法需要根据其特点进行选择。①容量分析法。原料药的纯度要求高，限度要求严格。如果杂质可严格控制，含量测定可注重方法的准确性，药物与滴定试剂具有化学计量反应的可首选容量分析法，即滴定法。②紫外分光光度法。由于该方法专属性低，准确性又不及容量法，较少用于原料药的含量测定；若确需采用紫外分光光度法测定含量时，可用对照品同时测定进行比较计算，以减少不同仪器的测定误差。③气相色谱法。具有良好的分离效果，一般用于具有一定挥发性的原料药的含量测定。④高效液相色谱法与气相色谱法一样具有良好的分离效果，主要用于多组分药物和用其他测定方法受杂质干扰的原料药的含量测定。色谱定量方法有外标法和内标法（气相色谱一般采用内标法）。外标法所用的对照品应有确定的纯度，在适当的保存条件下稳定。内标物质应选易得的，不对测定产生干扰的，且保留时间和响应与被测物接近的化学物质。所用的填充剂一般首选十八烷基硅烷键合硅胶，如经试用上述填充剂不合适，可选用其他填充剂；流动相首选甲醇-水或乙腈-水系统。用生物效价法测定的原料药，若改用理化方法测定，需对两种测定方法进行对比。

药物制剂 制剂含量测定方法选择既要考虑药效组分的性质又要考虑处方中其他组分的影响，由于制剂的有效组分含量低，但限度一般较原料药宽，要求采用的方法具有专属性和准确性。制剂含量测定可选用的方法较多，具有一些共性和特点。①制剂的含量测定一般首选色谱法。色谱法中主要采用高效液相色谱法和气相色谱法。复方制剂一般需经过预处理技术除去杂质及辅料的干扰。②紫外分光光度法用于制剂含量测定宜采用对照品法，以减少不同仪器间的误差。若用吸收系数（$E_{1cm}^{1\%}$）计算，其值宜在100以上。同时还需充分考虑辅料、共存物质和降解产物等对测定结果的干扰。测定中尽量避免使用有毒的有机溶剂，宜用水、各种缓冲液、稀酸、稀碱溶液作溶剂。③比色法或荧光分光光度法适宜于主药含量较低或有效成分无较强的发色团的制剂；或制剂中杂质影响紫外分光光度法测定时，可考虑选择显色较灵敏、专属性和稳定性较好的比色法或荧光分光光度法。

生物制品 其有效性分析主要是生物活性测定。生物学活性为相对活性，一般要与同时进行测定的标准品或参考品进行比较而获得定量值，且需对定量单位有一个适当的定义。为得到准确的测定结果，需要注意以下几点：①必须同时测定供试品和标准品或参考品的剂量反应曲线，而且两条曲线必须具有平行性，即供试品和标准品或参考品的活性成分仅是量的不同而没有质的区别。如果两条曲线不具备平行性，则说明供试品和标准品或参考品中的活性成分可能不同或者该测试系统不具有适用性。②重视生物活性测定方法的精密度验证工作，尽可能使供试品随机分布及保证测试系统的平衡性。需对引起系统偏差的某些因素进行分析排除，如不同的试验平板、平板的不同位置（如边缘效应）、检测次序、动物实验中的笼子效应等。③如果在成品检定项目中，生物活性指标是唯一的测定有效成分含量水平的指标，则必须采用定量的测定方法，并尽可能减少方法的变异。

相关问题 药物的有效性质量控制，是在药物研发期疗效评价研究结果的基础上建立的，以试验检测为手段的控制药物有效性的措施。药物有效性控制还包括了生产、储运、使用等各个环节。药品生产是控制药物有效性的重要环节，必须严格执行《药品生产质量管理规范》的规定，生产符合药品质量标准的产品。药物储存和运输是控制药物有效性不可忽视的环节之一，须严格在规定的条件下储存和运输药物，才能保障药物在有效期内的有效性。药物临床使用是控制药物有效性的末端环节。要严格执行临床用药的安全性管理规定，必须采用按质量标准检验合格的药物，必须遵循相关技术要求和管理规范。须按规定的剂量、途径、速度给药，且要注意配伍禁忌、配制方法、配制溶液的稳定性等因素对药物有效性的影响。

（姜雄平　嵇　扬）

yàowù ānquánxìng kòngzhì

药物安全性控制（drug safety control） 为保证药品在临床治疗剂量下使用安全、不对人体产生明显毒性而进行的检测。又称药物安全性质量控制。是临床前药物质量标准研究内容之一，也是药物安全管理的重要组成部分。药物安全管理指严格按照相关规定和要求，对药品实施从研发到临床应用全过程的管理。包括药物临床前毒理学评价、药物质量标准研究、临床安全性研究、药物生产、运输、贮藏、使用等各个阶段。药物临床前质量标准研究中的安全性控制，是在前期药物毒理学评价的基础上，筛选确定出药物安全性检测项目和指标，用于检测临床用药以控制其安全性质量。

内容 在药物质量标准研究中，药物安全性指标确定和测定方法的建立研究是重点内容之一。药物安全性检测指标根据不同药物的理化性质、处方、工艺、剂型、用量和给药用途等有所不同。安全性指标一般包括异常毒性、细菌内毒素、热原、降压物质/组胺物质、升压物质、过敏反应、溶血与凝聚、免疫原性检查、无菌/支原体、微生物限度等。

项目设置 用药途径是药品安全性检测项目设置中的重要依据。静脉用注射剂均应设细菌内毒素（或热原）检查项。如所用原料系动物来源或微生物发酵液提取物，组分结构不清晰，或有可能污染毒性杂质且又缺乏有效的理化分析方法的静脉用注射剂还要设异常毒性检查项；如有可能污染异源蛋白或未知过敏反应物质的静脉用注射剂，前期试验发现有过敏反应的，应设过敏反应检查项；如有可能污染组胺、类组胺样降血压物质的静脉用注射剂需设降压物质或类组胺物质检查项。中药静脉用注射剂均应设热原（或细菌内毒素）、异常毒性、过敏反应物质、溶血与凝聚等项检查，除功能主治中具有与降血压相关内容的注射剂外，应设降压物质检查项。

椎管内、腹腔、眼内等特殊给药途径的注射剂除应符合静脉用注射剂的要求外，可增加刺激性检查、细胞毒性检查等。肌内注射用注射剂，一般需设细菌内毒素检查项；中药肌内注射剂还要设异常毒性和过敏反应等检查项。其他原料和生产工艺特殊的注射剂，需增加特殊的安全性检查项目，如病毒检查、细胞毒性检查等。

方法 安全性检查方法的选择一般参照《中国药典》规定的方法。限值的制定一般参考有关安全性检查法指导原则。异常毒性检查的限值应低于该制剂本身毒性的最低致死剂量，可采用小于半数致死量可信限下限的1/4；细菌内毒素检查限值按中国药典相关规定计算；热原检查限值一般为人用每千克体重每小时最大临床剂量的2～5倍；降压物质检查与组胺类物质检查限值一般采用临床单次用药剂量的1/5～5倍；过敏反应检查限值适当参考临床剂量，致敏和激发剂量应小于该途径的急性毒性反应剂量，一般激发量大于致敏剂量；溶血与凝聚限值以无溶血和凝聚的最大浓度，一般高于临床最大使用浓度。

质量控制 药物的安全性质量控制，除按药物质量标准检验药品外，还有许多相关环节需要注意。药品生产也是控制药物安全性的重要环节。必须严格按照《药品生产质量管理规范》条件组织生产，且要使用经研究、申报、批准的原料、辅料、处方、工艺、包装材料。药物储存和运输也是控制药物安全性不可忽视的环节之一，必须在规定的温度、湿度、照度等条件下储存和运输药物，以保证药物在有效期内的安全性。药物临床使用是控制药物安全性的末端环节，应按规定的剂量、途径、速度给药；注意配伍禁忌、配制方法、配制溶液的稳定性等因素对药物安全性的影响。即质量检验与安全管理相结合才能真正做好药物安全性控制。

（姜雄平　嵇　扬）

yàowù zhìliàng jūnyīxìng fēnxī

药物质量均一性分析（drug quality consistency analysis）

对不同单元的药物质量的一致性程度进行的测定、统计和判断。又称药物质量一致性分析。是药物质量的重要属性之一。药物质量均一性是指每一单元药物工艺的中间品或药品成品的某一单位的质量属性符合标准规定的离散程度。单元一般是批次，或生产流程的某一阶段，质量属性的单位可以是重量、体积、个、瓶、支、粒、片等。单元是“批次”时，包括批间质量均一性和批内质量均一性，前者评价的是不同批次中间品或药品成品的质量一致性，后者评价的是同一批药品某个质量属性的均一性。

标准及意义　用于药物质量均一性分析的标准，可以是国家药品标准，也可以是生产企业中间品或成品质量标准，还可使用国外药品标准。药物质量均一性是药品质量属性之一，同一批药品各单位药品的质量应当是均一的，同一药品生产企业生产的不同批号药品的质量也应当是均一的。药品质量均一性是反映药品生产工艺稳定性的参数。而药品生产工艺的稳定性反映药品生产工艺水平，决定药物质量均一性。

影响因素　影响药物质量均一性因素较多，原辅料来源、原辅料质量均一性、工序管理的严格程度、工人的熟练程度、工艺控制的一致性、环境条件等均会影响药物质量均一性。由于技术等各方面的局限性，尚不能保证生产的每一个单元药品质量是完全相同，因此允许某一质量属性的测定值在一定的安全有效范围内有所差异，每一单元的药品应符合预先设定标准的要求。

常见项目　质量属性可以是质量标准中规定的项目，如性状、含量、溶出度、无菌、有关物质等，也可以是质量标准未列入但能反映药品质量的特性，如近红外吸收光谱、颜色等。原料药质量均一性关注的质量属性除含量外，还需关注杂质、晶型、粒度、颜色、水分、溶剂残留等。口服固体制剂需要关注含量均匀度、溶出度等。供注射用固体制剂应关注含量、重量均匀度、有关物质、水分等。注射液应关注含量、有关物质、pH 值、颜色等。

方法　分析测定药物质量均一性的方法要根据待测定药物的质量属性来选择，如测定有关物质可以用高效液相色谱、气相色谱法、毛细管电泳、薄层色谱等方法，测定含量可以用化学滴定、紫外分光光度法、高效液相色谱等方法等。有的质量属性测定可以对全部中间品或成品进行测定，无需破坏样品，如在生产线中注射用水的电导率测定；有的质量属性测定需要破坏样品，这就需要进行抽样检验，抽样应有代表性，生产过程中可以抽取大样本，监督检验抽样时样本量可以小些。生产抽样方法可以参照产品质量生产检验抽样的国家标准，也可依据抽样统计学方法自行设计抽样方案。

参数及判断　药物质量均一性需结合某一质量属性的平均值、离散度（如标准差、四分位间距等）、成品率综合判断，还可根据生产的历史数据进行判断。判断方法可在得到数据后先进行统计处理，再进行综合判断。也可以根据规定或历史数据事先设定某一质量属性的范围，再进行判断。判断的标准可以是计数型，也可以是计量型。计数型判断标准是以某一质量属性的个数符合或不符合该质量属性规格或限度来进行判断。计量型判断标准是将测定得到的某一质量属性数据按标准规定的统计方法进行统计处理，计算统计参量，以统计参量是否符合标准规定来进行判断。

（姜雄平）

línchuángqián yàowù wěndìngxìng fēnxī

临床前药物稳定性分析（pre-clinical drug stability analysis）

对原料药及制剂在特定环境条件下保持其物理、化学、生物学特性能力的测试评价。稳定性分析是基于对原料药或制剂及其生产工艺的系统研究和理解，通过设计试验以获得在各种环境因素（如温度、湿度、光线照射等）的影响下，原料药或制剂的质量特性随时间变化的规律，为药品的处方、工艺、包装、贮藏条件、运输条件和有效期的确定提供支持信息，以保障临床用药安全有效。稳定性分析是药品质量控制研究的主要内容之一，与药品质量研究和质量标准的建立紧密相关。稳定性分析具有阶段性特点，贯穿药品生命周期全过程，一般始于药品的临床前研究，之后在药品临床研究期间和上市后还应继续进行稳定性研究。

内容　药物在进入临床前，需要从其理化及生物特性方面进行稳定性验证，即药物化学稳定性分析、药物物理稳定性分析、药物生物学稳定性分析，还要进行药物稳定性影响因素分析、药物加速稳定性试验、药物长期稳定性试验。①药物化学稳定性分析是要考察药物在受内外因素影响其组分的化学性质改变。药物及其制剂的化学稳定性变化，往往需要通过检测才能观察到药物分解变质的情况。而这些变化又与药物本身的结构特点有关，化学稳定性试验还可初步推测其可能的降解方式及降解产物。②药物物理稳定性分析是对药物因受内外因素影响而引起的物理特性改变的检测。通常考察药物的外观、颜色、吸潮等改变，这些物理性状的变化是药物的原有质量变差甚至不符合使用要求的表观现象。③药物生物学稳定性分析是药物保持其生物学和微生物学特性的能力，考察药物原料或制剂是否容易受到微生物的污染易发生变质变化，是否在内外因素影响下降低其生物活性等。④药物稳定性影响因素试验主要是考察原料药或制剂对光、湿、热、酸、碱、氧化等的稳定性，了解其对光、湿、热、酸、碱、氧化等的敏感性，主要的降解途径及降解产物，并据此进一步验证所用分析方法的可行性，确定药物加速稳定性试验的放置条件，并为选择合适的包装材料提供参考。⑤药物加速稳定性试验是考察原料药或制剂在苛刻的长期贮藏温度和湿度条件下的稳定性，为处方工艺设计、偏离实际贮藏条件时其是否依旧能保持质量稳定提供依据，并根据试验结果确定是否需要进行中间条件下的稳定性试验及确定长期稳定性试验的放置条件。⑥药物长期稳定性试验则是考察原料药或制剂在拟定贮藏条件下的稳定性，为确认包装、贮藏条件及有效期提供数据支持。对临用现配的制剂，或是多剂量包装开启后有一定的使用期限的制剂，还应根据具体的临床使用情况，进行配伍稳定性试验或开启后使用的稳定性试验。

试验设计 稳定性试验设计应围绕相应的试验目的进行。例如，药物稳定性影响因素试验的光照试验是要考察原料药或制剂对光照的敏感性，通常应采用去除包装的样品进行试验，如试验结果显示其降解严重，首先要排除是否因光源照射时引起的周围环境温度升高造成的降解，故可增加避光的平行样品作对照，以消除光线照射之外其他因素对试验结果的影响。另外，还应采用有内包装（必要时，甚至是内包装加外包装）的样品进行试验，以考察包装对光照的保护作用；所以，制剂的稳定性试验应考虑与包装材料或容器的相容性试验一并设计。

稳定性试验的样品应具有代表性。应采用至少中试规模批次（或验证批次）的样品进行，其合成路线、处方及生产工艺应与上市生产的药品一致，或与上市生产药品的关键工艺步骤一致，且试验各批次样品的质量应能代表上市产品的质量；包装容器也应与上市药品相同或相似。影响因素试验可先用 1 个批次的样品试验，根据结果可加试更多批次样品。药物加速稳定性试验和药物长期稳定性试验通常采用 3 个连续批次的样品进行。

考察项目 稳定性试验的考察项目应能反映产品质量的变化情况，并应涵盖物理、化学、生物学和微生物学的特性。还应根据高湿或高温等试验条件，增加吸湿增重或失水等项目。原料药的考察项目通常包括性状（外观、熔点或凝点、旋光度或比旋度等）、酸碱度、溶液的颜色与澄清度、杂质（异构体、降解产物等）、晶型、粒度、干燥失重或水分、含量等。另外，还应根据品种的具体情况，有针对性地设置考察项目；如聚合物的黏度、分子量及分子量分布等；无菌原料药的细菌内毒素/热原、无菌、可见异物等。制剂的考察项目通常包括性状（外观）、杂质（降解产物等）、水分和含量等。另外，还应根据剂型的特点设置能够反映其质量特性的指标；如固体口服制剂的溶出度，缓控释制剂、肠溶制剂、透皮贴剂的释放度，吸入制剂的粒度与粒度分布，脂质体的包封率及泄漏率等。制剂与包装材料或容器相容性研究的迁移试验和吸附试验，通常是通过在药物加速和/或长期稳定性试验增加相应潜在目标浸出物等检测指标，获得药品中含有的浸出物及包装材料对药物的吸附数据。

（姜雄平　车　慧）

yàowù huàxué wěndìngxìng fēnxī

药物化学稳定性分析（drug chemical stability analysis）

对药物因受外界因素影响或与制剂中其他组分等发生反应而引起的化学性质改变的检测。是临床前药物稳定性分析的项目之一。化学稳定性是药物稳定性研究的主要内容。分析主要考察的项目有含量测定、有关物质检查等，也是质量标准完善修订的重点研究内容之一。影响药物化学稳定性的主要化学变化有氧化、水解、还原、光解等。如维生素 C、肾上腺素等受空气中氧的影响引起分解；阿司匹林在贮存过程中遇湿气生成刺激性大的水杨酸；四环素因生产或贮存不当降解生成多种有毒杂质，有差向四环素、脱水四环素等；抗抑郁药盐酸普罗替林遇光生成环氧化物，引起强烈的皮肤光毒作用等。

影响因素 药物及其制剂因化学稳定性问题引起的化学变化，不一定造成外观的明显改变，需要通过分析才能观察到药物分解变质的情况。因此，首先要预测药物主要的降解途径及可能的降解产物。药物由于化学结构的不同，其降解反应也不一样，如一般酯类和酰胺类药物易水解；酚类、芳香胺类和含不饱和键的药物易被氧化；含羧基的药物易脱羧分解等。水解和氧化是药物降解的两个主要途径，其他如异构化、聚合、脱羧等反应，在某些药物中也有发生。异构化分为光学异构和几何异构二种，通常药物分子的异构化使其生理活性降低甚至没有活性；聚合是两个或多个分子结合在一起形成复杂分子的过程，已经证明氨苄西林（又称氨苄青霉素）的浓水溶液在贮存过程中能发生聚合反应，一个分子的β-内酰胺环裂开与另一个分子反应形成二聚物，此过程可继续下去形成高聚物，这类聚合物能诱发氨苄西林产生过敏反应。有时一种药物还可能同时产生两种或两种以上的反应。

分析方法 首先根据药物本身的结构特点或其结构类似化合物的资料，初步推测其可能的降解方式及降解产物；或经加速稳定性试验后分离得其主要降解产物，测定其结构，以了解降解产物是什么。药物化学稳定性分析通常是指当存在降解产物情况下，对未分解药物进行的测定。由于一些药物产生的降解产物具有毒副作用，因此稳定性分析除能在降解产物存在下定量测定未分解的主药外，还应能测定其降解产物，方法要求专一、灵敏、精密度高。

分光光度法已被广泛用于药物的化学稳定性分析中，分光光度法简便、灵敏、但专属性较差，当药物与其降解产物的吸收光谱有明显差别时适用。另外，还可用导数光谱法测定药物稳定性，以及利用药物及其降解产物与某种试剂的选择性作用形成有色物质而以可见分光光度法测定药物的稳定性。

色谱法也被广泛用于药物的化学稳定性分析。色谱法中薄层色谱法与气相色谱法均有应用，前者较为简便，但有时灵敏度及重现性较差；后者具有分辨率及灵敏度高的优点，但受到药物须有一定挥发性的限制。高效液相色谱法已成为研究药物稳定性最为广泛应用的方法，其优点是样品处理简单、水溶液样品可直接进样；方法灵敏、专属性好，可同时对主药及其降解产物进行分析。另外，高效液相色谱紫外扫描检测（HPLC/UV-DVD）能容易地进行药物峰的纯度检验，与高效液相色谱质谱（HPLC/MS）联机，还可了解药物及降解产物结构之间的联系，为阐明药物降解途径提供重要的信息和依据。

（姜雄平　车　慧）

yàowù wùlǐ wěndìngxìng fēnxī

药物物理稳定性分析（drug physical stability analysis） 对药物因受外界因素影响或与制剂中其他组分等发生反应而引起的物理性质改变的检测。是临床前药物稳定性分析的项目之一。药物物理稳定性通常指原料药的外观、颜色、吸潮等的改变；片剂的硬度、崩解度、溶出速度的改变，包衣畸形或脱落；混悬剂中药物颗粒结块、结晶生长；乳剂的乳析、破乳、分层、破裂，胶体制剂的老化；软膏剂的分层；散剂的共熔；芳香水剂中挥发性油挥发逸散等。这些物理性状的变化使药物的原有质量变差甚至不符合使用要求。一般而言，物理方面的不稳定性问题仅是药物的物理性质改变，但药物的化学结构不变。

药物理稳定性分析考察的项目依原料与制剂而不同。原料药物理稳定性分析重点考察的项目有性状、熔点、吸湿性等。药物制剂根据不同的剂型选择相应的重点考察项目，如片剂考察性状、崩解时限或溶出度或释放度；胶囊剂考察性状、崩解时限或溶出度或释放度、水分；软胶囊要检查内容物有无沉淀；注射剂考察性状、可见异物；栓剂考察性状、融变时限；软膏剂、乳膏剂、凝胶剂、乳胶剂与糊剂考察性状、均匀性、粒度，乳膏剂和乳胶剂还应检查有无分层现象；眼用制剂考察性状、可见异物，其中混悬液还应考察粒度与再分散性；丸剂考察性状、溶散时限；糖浆剂考察性状、澄清度、相对密度；口服溶液剂考察性状、澄清度；口服乳剂考察性状、分层现象；口服混悬剂考察性状、沉降体积比、再分散性；散剂考察性状、粒度、外观均匀度；气雾剂、粉雾剂与喷雾剂考察雾滴分布；贴剂考察性状、释放度、黏附力；冲洗剂、洗剂与灌肠剂考察性状、分层现象（乳状型）、分散性（混悬型）；搽剂、涂剂与涂膜剂考察性状、分层现象（乳状型）、分散性（混悬型），其中涂膜剂还应考察成膜性；耳用制剂与鼻用制剂考察性状等。重点考察项目的分析方法按照药品质量标准中各个项目规定的方法进行。

（姜雄平 车 慧）

yàowù shēngwùxué wěndìngxìng fēnxī

药物生物学稳定性分析（drug biological stability analysis） 针对药物受外界因素的影响或受到微生物污染而发生生物学特性变化而进行的检测分析。药物生物学稳定性是指药物保持其生物学和微生物学特性的能力。是临床前药物稳定性分析的项目之一。许多有生物特性的药物，对环境条件的要求严格，如果环境条件不能满足其质量保障的要求，如温度、湿度、光照等条件的改变，可能导致其生物学性质改变，表现为失去活性或效价降低。药物原料或制剂受到微生物的污染易发生变质变化，药物生物学稳定性分析就是针对这种变化进行的测试研究，考察项目主要为生物学和微生物学方面。

由于环境条件的变化及微生物的滋长可引起药物发霉、腐败或分解，往往会引起一种或几种不良后果：①产生有毒物质。一旦出现这种情况，药物就应停止使用。②使药物疗效减低或副作用增加。这种情况比较多见。③降低患者用药的方便性。如，混悬剂中的药物沉淀成硬饼状，使用时不仅不方便，而且可能造成每次用药剂量不准确。④有时虽然药物分解量极少，药物的含量、疗效和毒性等可能改变不显著，但因为产生较深的颜色或少量微细沉淀（如注射液等），因而不能继续供药用。一般来说，液体药物的生物学稳定性较固体药物差，更易于发生霉变。

药物生物学稳定性分析是药品质量控制研究的重要内容，与临床前药品质量标准的建立紧密相关。既具有阶段性特点，又贯穿药品研发及上市全过程。一般始于药品的临床前研究，在药品临床研究期间和上市后还应继续进行稳定性研究。

药物生物稳定性分析的考察的项目主要包括生物活性测定、效价测定、无菌检查、微生物限度检查、细菌内毒素测定等。常用方法为生物测定法，一般按药典通则或药品标准规定的方法测定。如：无菌检查法和微生物计数法，其中无菌检查法的常用技术有直接接种法和薄膜过滤法等，微生物计数法的常用技术有平皿法、薄膜过滤法等。细菌内毒素测定可以选择鲎试剂试验法等。

（姜雄平 魏立平）

yàowù wěndìngxìng yǐngxiǎng yīnsù fēnxī

药物稳定性影响因素分析（drug stability influence factors analysis） 以了解影响药物稳定性的因素及可能的降解途径和降解产物为主要目的测试。是在比药物加速稳定性试验更苛刻的条件下进行的有关药物固有稳定性的试验研究。是临床前药物稳定性分析的项目之一。药物稳定性影响因素试验结果，可为制剂工艺筛选、包装材料和容器的选择、贮存条件的确定，以及建立降解产物分析方法，确定加速稳定性试验和长期稳定性试验的温度和湿度条件等提供科学依据。

试验方法 药物稳定性影响因素试验前，首先要对供试样品进行处理，然后再在设定的条件下观察、测试其发生的变化。一般将固体原料药样品置适宜的容器中（如称量瓶或培养皿），摊成≤5mm 厚的薄层，疏松原料药摊成≤10mm 厚的薄层，必要时加透明盖子保护（如原料药具有易挥发、升华等性质）；液体原料药应放在化学惰性的透明容器中。对于药物制剂如片剂、胶囊剂、注射剂（注射用无菌粉末如为西林瓶装，不能打开瓶盖，以保持严封的完整性），除去外包装，置适宜的开口容器中。

一般影响因素试验包括高温试验、高湿试验、光照试验等。①高温试验。供试品置密封洁净容器中，在 60℃ 条件下放置 10 天，于第 5 天和第 10 天取样，按稳定性重点考察项目进行检测。如供试品发生显著变化，则再在 40℃下同法进行试验。如 60℃无显著变化，则不必进行 40℃试验。②高湿试验。供试品置恒湿密闭容器中，在 25℃、相对湿度（90±5）%条件下放置 10 天，于第 5 天和第 10 天取样，按稳定性重点考察项目进行检测，同时准确称量试验前后供试品的重量，以考察供试品的吸湿潮解性能。若吸湿增重 5%以上，则再在 25℃、相对湿度（75±5）%条件下同法进行试验；若吸湿增重 5%以下，且其他考察项目符合要求，则不需再进行此项试验。液体制剂可不进行此项试验。恒湿条件可采用恒温恒湿箱或通过在密闭容器下部放置饱和盐溶液来实现。根据不同的湿度要求，选择氯化钠 NaCl 饱和溶液（温度 15.5～60℃，相对湿度 75%±1%）或硝酸钾 KNO_3 饱和溶液（温度 25℃，相对湿度 92.5%）。③光照试验。供试品置光照箱或其他适宜的光照容器内，于照度（4500±500）Lx 条件下放置 10 天，在第 5 天和第 10 天取样，按稳定性重点考察项目进行检测，同时还要特别注意供试品的外观变化。

除以上一般要求外，药物稳定性影响因素试验可根据药品的性质设计其他试验，如考察 pH 值、氧、低温、冻融等因素对药品稳定性的影响。对易发生相分离、黏度减小、沉淀或聚集的制剂还应考虑进行低温或冻融试验。低温试验和冻融试验均应包括 3 次循环，低温试验的每次循环是先于 2~8℃ 放置 2 天，再在 40℃ 放置 2 天，取样检测。冻融试验的每次循环是先于 -20~-10℃ 放置 2 天，再在 40℃ 放置 2 天，取样检测。对于需要溶解或者稀释后使用的药品，如注射用无菌粉末、溶液片剂等，还应考察临床使用条件下的稳定性。此外，当试验结果发现降解产物有明显的变化，应考虑其潜在的危害性，必要时应对降解产物进行定性或定量分析。对于创新药物应对分解产物的性质进行必要的分析。

结果分析 对试验结果以产生"显著变化"作为判断标准，原料药的显著变化包括：性状如颜色改变；熔点、溶解度、比旋度超出标准规定；晶型、水分等超出标准规定；含量测定超出标准规定；有关物质如降解产物、异构体等超出标准规定；结晶水发生变化。药物制剂的显著变化包括：含量测定中发生 5%的变化（特殊情况应加以说明），或者不能达到生物学或者免疫学的效价指标；任何一个降解产物超出标准规定；性状、物理性质以及特殊制剂的功能性试验（如颜色、相分离、再混悬能力、结块、硬度、每揿给药剂量等）超出标准规定；pH 值超出标准规定；制剂溶出度或释放度超出标准规定。

（姜雄平 车 慧）

yàowù jiāsù wěndìngxìng shìyàn

药物加速稳定性试验（drug accelerated stability test） 采用超出贮藏条件的环境设计来考察原料药或制剂的化学降解或物理变化的试验。加速试验是在比正常条件更加严苛的条件下验证药物的稳定性，是临床前药物稳定性分析的项目之一。加速试验的数据可用于评估在非加速条件下更长时间的化学变化，以及短期偏离标签上注明的贮藏条件（如运输过程中）对药物质量产生的影响，并为长期试验条件的设置及制剂的处方工艺设计提供依据和支持性信息。但是，加速试验结果有时不能预测药物的物理变化。

加速稳定性试验可采用隔水式电热恒温培养箱（20~60℃），箱内放置具有一定相对湿度饱和盐溶液的干燥器，设备要求能控制所需温度，且设备内各部分温度均匀，并可满足长期使用要求。也可采用恒温恒湿箱或其他适宜设备。按照《中国药典》及相关指导原则中的规定和要求，试验方法分为原料药与药物制剂两个部分。

原料药的加速稳定性试验 通常采用 3 个批次的样品进行。市售包装，试验条件为温度（40±2）℃、相对湿度（75±5）%，考察时间为 6 个月。所用仪器设备应能控制温度 ±2℃、相对湿度 ±5%，并能对温度与湿度进行监测。在试验期间第 0 个月、1 个月、2 个月、3 个月、6 个月末各取样 1 次，按稳定性重点考察项目检测。在上述条件下，如 6 个月内供试品经检测不符合制定的质量标准要求或发生显著变化，则应在中间条件下再进行试验，即在温度（30±2）℃、相对湿度（65±5）%的条件下［可用铬酸钠（Na_2CrO_4）饱和溶液，30℃，相对湿度 64.8%］进行加速试验，时间仍为 6 个月。如长期试验的放置条件为温度（30±2）℃、相对湿度（65±5）%，则无需进行中间条件试验。

对温度特别敏感的原料药物，只能在冰箱中（4~8℃）冷藏保存的，此种药物的加速稳定性试验，可在温度（25±2）℃、相对湿度（60±10）%的条件下进行，时间为 6 个月。如在加速试验的前 3 个月内质量发生了显著变化，则应对贮藏条件对其质量的影响进行评估；必要时可增加 1 批样品，进行少于 3 个月、增加取样频次的试验。针对需要在零下温度冷冻保存的原料药等，其加速试验的条件可在略高的温度条件下放置适当时间后进行测试评估。

药物制剂的加速稳定性试验 通常采用 3 个批次的样品进行。采用市售包装放置，试验条件为温度（40±2）℃、相对湿度（75±5）%，考察时间为 6 个月。所用仪器设备应能控制温度±2℃、相对湿度±5%，并能对实际温度与湿度进行监测。在试验期间第 0 个月、1 个月、2 个月、3 个月、6 个月末取样一次，按稳定性重点考察项目检测。在上述条件下，如 6 个月内样品经检测不符合制定的质量标准要求或发生显著变化，则应增加在中间条件下的试验，即在温度（30±2）℃、相对湿度（65±5）%的条件下（可用铬酸钠饱和溶液，30℃，相对湿度 64.8%）进行加速试验，考察时间为 12 个月。如长期试验的放置条件为温度（30±2）℃、相对湿度（65±5）%，则无需进行中间条件试验。溶液剂、混悬剂、乳剂、注射液等含水性介质的制剂以及采用非渗透性容器包装的制剂，可不对相对湿度进行要求。对温度特别敏感的药物制剂，一般在冰箱中（4~8℃）保存，此种药物制剂的加速稳定性试验，可在温度（25±2）℃、相对湿度（60±10）%的条件下进行，时间为6个月。

乳剂、混悬剂、软膏剂、乳膏剂、糊剂、凝胶剂、眼膏剂、栓剂、气雾剂、泡腾片及泡腾颗粒，宜直接采用温度（30±2）℃、相对湿度（65±5）%的条件进行试验。对于包装在半透明容器中的药物制剂，如低密度聚乙烯制备的输液袋、塑料安瓿、眼用制剂容器等，则应在温度（40±2）℃、相对湿度（25±5）%的条件（可用醋酸钾 $CH_3COOK \cdot 1.5\ H_2O$ 饱和溶液）进行试验。对采用半渗透性容器包装的水溶液制剂，应进行失水性试验（将制剂样品放置在低相对湿度条件下进行，以证明其可以放在低相对湿度的环境中）。只能在冰箱中（4~8℃）保存的制剂如果采用半渗透性容器包装，也应进行适当温度条件下的失水性试验，以评估其失水情况。

结果分析 对试验结果以产生“显著变化”作为判断标准，原料药的显著变化包括：性状如颜色改变；熔点、溶解度、比旋度超出标准规定；晶型、水分等超出标准规定；含量测定超出标准规定；有关物质如降解产物、异构体等超出标准规定；结晶水发生变化。药物制剂的显著变化包括：含量测定中发生5%的变化（特殊情况应加以说明），或者不能达到生物学或者免疫学的效价指标；任何一个降解产物超出标准规定；性状、物理性质以及特殊制剂的功能性试验（如颜色、相分离、再混悬能力、结块、硬度、每揿给药剂量等）超出标准规定；pH值超出标准规定；制剂溶出度或释放度超出标准规定。

（姜雄平 车 慧）

yàowù chángqī wěndìngxìng shìyàn

药物长期稳定性试验（drug long-term stability test） 考察原料药及制剂在拟定贮藏条件下的稳定性。试验结果可为确认包装、贮藏条件及有效期提供数据支持。长期稳定性试验至少采用3个批次的样品，并用拟上市药品包装，放置条件及考察时间需要充分考虑贮藏和使用的整个过程。属于临床前药物稳定性分析的项目之一。

长期稳定性试验所采用的一般条件是根据国际气候带制定的。按地区常年温度、湿度的不同，将全球分为四个国际气候带，即温带（温度20~21℃，湿度42%~45%）、亚热带（温度21~25℃，湿度52%~60%）、干热带（温度26~30℃，湿度25%~35%）、湿热带（温度26~30℃，湿度70%~76%）。在这四种气候带中，对于药品的质量保证而言，条件最苛刻的是第四种气候带，即高温又高湿的环境。

原料药与药物制剂长期稳定性试验的放置条件按照相应气候带选择，中国部分地区属于亚热带，部分地区属湿热带，长期试验采用温度为（25±2）℃、相对湿度为（60±10）%，或温度为（30±2）℃、相对湿度为（65±5）%。考虑到南方和北方气候的差异，选择哪种放置条件由研究者确定。考察的时间为12个月，每3个月取样1次，分别于0个月、3个月、6个月、9个月、12个月取样，按稳定性重点考察项目进行检测。12个月以后，仍需继续考察，分别于18个月、24个月、36个月取样进行检测，将结果与0个月结果比较，以确定药物的有效期。由于试验数据的分散性，一般按95%可信限进行统计分析，得出合理的有效期。如3批结果经统计分析差别较小，则取其平均值为有效期，若差别较大则取最短者为有效期。如果数据表明测定结果变化很小，说明药物是很稳定的，则不作统计分析。药品注册申报时，新原料药、新制剂长期稳定性试验应包括至少3个注册批次、12个月的数据；非新原料药、新制剂，其长期稳定性试验应包括至少3个注册批次、6个月的数据。

对温度特别敏感的药物，长期稳定性试验可在温度（6±2）℃的条件下放置12个月，按上述要求进行检测，12个月以后，仍需按规定继续考察，制定在低温贮存条件下的有效期。

冷冻保存原料药的长期稳定性试验条件为（-20±5）℃；在-20℃以下保存的原料药，应在拟定的贮藏条件下进行试验，以上两种储存条件的原料药，应根据长期稳定性试验放置条件下实际考察时间内的稳定性数据确定其有效期。

采用非渗透性容器包装的药物制剂，可不考虑药物对湿度的敏感性或可能的溶剂损失。包装在非渗透性容器中的制剂的长期稳定性研究可在任何湿度下进行；采用半渗透性容器包装的水溶液制剂，应评估其潜在的失水性。冷藏保存的药物制剂如采用半渗透性容器包装，也应进行适当温度条件下的低湿试验，以评估其失水情况。

（姜雄平 车 慧）

shēngchǎnqī yàowù zhìliàng fēnxī

生产期药物质量分析（drug quality analysis during production period） 在药物生产期间为控制药物质量所开展的研究、分析、检测等一系列活动。药物生产分为两个阶段，一是在药物研发期间的小、中规模试生产；二是经过开发研究、临床试验，获得生产批准许可后的正式上市药品生产。前者主要是为动物实验、临床试验提供质量合格的试验样品；后者则是为患者提供有质量保障的预防治疗疾病用的药品。这两个阶段也俗称“小生产”“大生产”，期间的质量控制检验检测统称为生产期药物质量分析。药物制剂是药品生产的最终产品，是患者使用药物的最终形式，因此，药物制剂安全性检测和有效性检测是生产期药物质量分析的关键内容。此外，药物在储存期间质量有可能发生变化，药物在有效期内的稳定性分析也是生产期药物质量分析的重要内容。药品作为特殊商品，其质量稳定可控、安全、有效是最基本的属性。因此生产期药品的质量分析主要包括药物生产质量控制、药物制剂安全性检测、药物有效性检测和药物储存稳定性分析四个方面的内容，其中药物生产质量控制包括药物生产原料检测、药物生产中间体检测、药物生产副产物检测、药物生产成品检测以及药物生产辅料检测。

工业生产中的药物分析，主要是对药品生产的原材料、生产中间体、原料药、辅料和药品成品进行质量检验，重点是对药品生产过程进行有效监测、分析与控制。此过程分析的基本任务包括：①分析检验产品质量。②分析生产单元间质量传递关系。③分析控制生产过程。④生产自动控制。涉及分析方法与技术、产品与成品检验、生产过程监测与分析、过程控制与自动化监测技术以及与药品生产相关的质量管理信息系统等。

生产期药物质量分析一般应包括以下基本内容：①根据药物产品的性质特点，采用合适的技术建立分析方法。②在生产过程实施监测，对原材料、生产中间体、原料药、辅料等取样检测分析。③对制剂最终产品进行检验，自动控制。④对药物产品进行质量稳定性跟踪分析。

现代制药工业理念认为，药品的质量是在产品研发设计、生产过程中形成的，而非检测分析出来的，过程的质量控制是保证药品质量的关键。制药过程分析是在对药品生产过程深刻理解的基础上建立起来的一种质量监控，包括连续生产过程控制、间歇生产过程控制以及混合型生产过程控制等。过程分析技术通过对生产中原材料、中间体、产物、工艺过程等的关键质量、性能参数进行实时测量，用来设计、分析和控制药品生产过程，以保证最终产品质量。过程分析技术主要优势在于：消除产品质量隐患、提高检测效率、节省检测成本，实现“产品质量是可以从生产过程中预见的，而不只是检测出来的”思想。

（乐　健　陈桂良）

yàowù shēngchǎn zhìliàng kòngzhì

药物生产质量控制（drug production quality control）　在生产过程中对影响药品质量的各种因素进行有效监测和控制的管理方法和实验技术的总和。属于生产期药物质量分析的内容之一。药品生产是将原料加工制成供医疗使用的药品的全过程，包括将原料粗品加工成原料药、将原料药加工制备成药物制剂。药物生产质量控制从监控对象分类，包括药物生产原料检测、药物生产中间体检测、药物生产副产物检测、药物生产成品检测以及药物生产辅料检测等；从监控方式手段上分，又包括药物在线分析、药物离线分析、药物现场分析、药物非破坏性分析等内容。药品是战胜疾病维护健康的特殊商品，其质量要求比其他产品更加严格。需要经过完善的质量控制体系、规范的药品生产过程、有效的产品检验体系，才能获得合格的药品。药品生产质量控制依照《药品生产质量管理规范》（good manufacturing practice，GMP）的原则，综合运用药学、系统学、工程学、管理学及相关的科学理论和技术手段，对生产过程中影响药品质量的各种因素进行有效控制，包括质量管理制度、生产规范、检验体系。

质量控制体系　药物生产质量控制需要一个完善的质量控制体系。生产的每一环节都将影响药品的质量，提高药品质量关键是药品的生产质量控制。药物生产质量控制是保证生产的药品符合质量要求的技术性活动。质量保证（quality assurance，QA）是一个广义的概念，包括影响产品质量的所有单个或综合因素及确保某一产品、过程或服务符合规定质量要求所必需的系统的、有计划的全部活动总和。对于企业内部，QA 是全面有效的质量管理活动；对于企业外部，QA 是为所有有关方面提供证据，目的在于确保用户和消费者对质量的信任。制药企业必须确保 QA 系统的各个组成部分配备适合的人员、场地、设备设施，建立涵盖 GMP 在内的完善的质量控制系统并监督其有效性。

生产过程规范　药物生产质量控制需要一个规范的药品生产过程。药品生产质量管理规范是 QA 的一部分，它确保按产品预定用途持续稳定控制生产过程，保证产品符合药品注册证或产品质量标准的要求。GMP 是药品生产和质量管理的基本准则，其目标是确保持续稳定地生产出符合质量标准要求的药品，最大限度地降低药品生产过程中的污染、交叉污染、混淆和差错，不让患者承担安全、质量和疗效的风险。通过控制药品生产要素，如生产人员和管理人员、厂房、设施和设备、原辅料、包装材料、生产方法、质量检验和监控方法、售后服务等，对药品生产全过程实行监督管理，以消除产生不合格产品的隐患，确保所生产的药品安全有效、质量稳定可控。

产品检验体系 药物生产质量控制需要一个有效的产品检验体系。质量控制（quality control，QC）是为保持某一产品、过程或服务的质量能满足规定质量要求所采取的作业技术和活动。QC 是 GMP 的一部分，包括取样、质量标准、检验、组织机构、文件系统和物料或产品的批准放行，它确保完成必要及相关的检验，确保质量判定为不合格的物料或产品不能放行使用或销售。药品的原材料、中间体和成品的检验均属药品质量控制的范围。

质量控制　QC 的基本要求是：①配备适当的设施和经过培训的人员，并有经批准的规程，可对原辅料、包装材料、中间产品、待包装产品和成品进行取样、检查、检验，必要时进行环境监测，以符合 GMP 的要求。②由质量控制部门批准的人员，按规定的方法对原辅料、包装材料、中间产品、待包装产品和成品抽样。③按照药品质量标准对抽样进行检验，标准中的所有检验方法均经过验证，或经过权威机构复核或审批。④原辅料、中间产品、待包装产品和成品按照质量标准检查和检验，并有记录；由人工或由仪器完成的各种记录。记录应表明：所需的取样、检查、检验都已完成，各种偏差都经过调查并有完整的记录。⑤检验结果要证明：成品的活性成分符合药品注册批准所规定的定性、定量要求，达到纯度标准，以适当的容器包装并已正确贴签。⑥产品质量审核包括对相关生产文件和记录的检查以及对偏差的评估。⑦只有经产品放行责任人审核，符合药品注册批准的规定要求后，产品方可放行。⑧原辅料和最终包装的产品应有足够的样品，以备必要时检查；产品的包装应与最终包装相同，但最终包装容器过大的可例外。除此之外，QC 还包括质检实验室管理规范、取样与留样、检验以及持续稳定性考察等内容。

生产符合 GMP　按照 GMP 的要求，药品生产企业的质量管理部门负责生产全过程的质量控制。各级质量管理人员，应按照工艺要求和质量标准检查中间产品、成品质量和工艺卫生情况，做好质量抽查及控制记录。质量管理部门有权制止不合格的原辅料投入生产、不合格的中间产品流入下道工序、不合格的成品出厂，有权对产生疑问的供应或生产环节的原料或中间体取样送检，配合判断。

企业标准　药品标准是用以检测药品质量是否达到用药要求并衡量其质量是否稳定均一的技术规定。生产企业除执行药品的法定标准外，还应制定成品的企业标准、中间产品的质量标准、原辅料、包装材料的质量标准和工艺用水的质量标准。企业药品标准或企业内部标准是由药品生产企业研究制定并用于其药品质量控制的标准。企业标准虽然不是法定标准，但在本企业的药品生产质量管理中发挥着重要作用。企业标准大都高于法定标准的要求，否则其产品的安全性、有效性和质量可控性不能得到有效的保障，不得销售和使用。此外，企业药品标准在提高产品质量、增加产品竞争力、优质产品自身保护以及防止假冒等方面均可发挥作用。在药品生产过程中，依据相关质量标准对药物的原辅料、中间体和成品进行检验及质量控制，是规范药品生产、控制药品质量的重要环节。凡不符合质量标准的原辅料和半成品均不得投料生产，不符合质量标准的成品不准出厂、不准销售、不准使用。同时，需要对原辅料、半成品及成品的贮藏条件和稳定性进行考察，为产品贮存条件的完善和有效期的确定提供依据。

（乐　健　陈桂良）

yàowù shēngchǎn yuánliào jiǎncè

药物生产原料检测（drug production raw material test）　依据质量标准对用于生产原料药、药物制剂的原料进行的质量检测。是药物生产质量控制的第一个环节。

药物生产原料主要是指生产药品的初级产品和生产用溶媒。化学药物的原料一般是已知的化合物，具有明确的化学组成和含量，如芳烃、吡啶、哌嗪、吡嗪、吗啉、咪唑及其衍生物等。生物药物的原料以天然的生物材料为主，包括动物、植物、微生物以及海洋生物等；一些人工制备的生物原料也是生物药物原料的重要来源，如基因工程技术制得的微生物及其他细胞原料等。植物药、动物药、矿物药是中药制剂的生产原料。溶媒一般是水和有机溶剂，后者是化学反应、结晶、提取、纯化等药品生产工艺中重要的媒介。这些原材料在用于生产前，均需要按照药用质量标准进行检验。

药品生产所需的原料必须来源安全且要符合药用要求。一般按其质量标准检测，亦可根据原料、辅料结构和性质，选择合适药用的分析方法。药典有收录的原料一般按照药典标准检验；药典未收录的原料，可根据其性质建立药用原料标准，如参照相应产品质量标准全书、化学试剂标准大全等制定其药用标准。药品生产的工艺路线必须确定、工艺条件必须稳定。在化学原料药的生产过程中，需要对起始原料、反应液、中间体、精制纯化和残留溶剂等进行跟踪监测。在中药的生产过程中，需要对原料药材、炮制加工过程、提取物等进行质量分析控制。在水难溶性药物固体制剂的生产过程中，常需要对原料药的晶形和粒度的大小进行控制、对制剂处方工艺条件和药物的溶出度或释放度进行跟踪考察。对由原料引入的杂质、异构体，必要时应进行相关的研究并提供质量控制方法；对具有手性的起始原料，应制订对映异构体或非对映异构体的限度，同时应对原料中可能存在的杂质有一定了解。对在生产反应过程中无法去除的杂质，或者杂质参与反应，对最终产品有一定的影响，必须对其进行控制，制定相应的内控标准。

（乐　健　陈桂良）

yàowù shēngchǎn fǔliào jiǎncè

药物生产辅料检测（drug production adjuvant material test）

依据质量标准对用于药品生产的辅料进行的质量检测。是药物生产质量控制的一个环节。

药用辅料指生产药品和调配处方时将药理活性物质制备成各种制剂的赋形剂和添加剂。赋形剂主要作为药物载体，赋予制剂一定的形态和结构；添加剂主要用以保持药物和剂型的质量稳定性。辅料具备较高的化学稳定性，不与药物发生理化反应，对人体无毒、无害、无不良反应，不影响主药的疗效。药用辅料除了赋形、充当载体、提高稳定性外，还有增溶、助溶、调节释放等重要功能，是可能会影响到制剂的质量、安全性和有效性的重要成分。因此，需关注药用辅料本身的安全性以及药物-辅料相互作用及其安全性。在制药工业中，药用辅料具有提高药物稳定性、调节有效成分含量、促进制剂的制备、制剂形状形成等重要作用。辅料在用于生产前，均需要按照药用辅料质量标准进行检验。

生产药品所需的辅料必须来源安全且要符合药用要求。一般按其质量标准检测，亦可根据辅料结构和性质，选择合适的分析方法。药典有收录的辅料一般按照药典标准检验；药典未收录的辅料，可根据其性质建立药用辅料质量标准。此外，在药品生产的工艺路线已确定、工艺条件已稳定的前提下，还要对由辅料引入的杂质应进行相关的研究，并提供质量控制方法和限度；对在生产反应过程中无法去除的杂质，或者杂质参与反应，对最终产品有一定的影响，必须对其进行控制，制定相应的内控标准。药品生产中使用的大部分辅料已收录在药典和药用辅料手册中。药用辅料的质量标准中的检验项目主要包括两部分：与生产工艺及安全性有关的常规试验，如性状、鉴别、检查、含量测定等项目；影响制剂性能的功能性试验，如黏度、密度、粒度等项目。

（乐　健　陈桂良）

yàowù shēngchǎn zhōngjiāntǐ jiǎncè

药物生产中间体检测（drug intermediates production test）

依据生产内控质量标准，对药物生产过程中产生的中间产物进行的检测和控制。是药物生产质量控制的重要内容。生产企业除执行药物终产品的法定标准外，还要制定药物生产中间体的质量标准。在药品生产过程中，依据相关质量标准对药物中间体进行检验及质量控制。药品生产中间体的检验属质量控制的范围，是规范药品生产、保障药品质量的重要环节。一般由生产企业质量控制部门人员，按照工艺要求对中间产品进行取样，按照中间体质量标准进行检验，以防止不合格的中间产品流入下道工序。

在各种药物的生产中，相同的药物可以通过不同的合成路线或工艺获得，因此就会得到不同的药物中间体。某一合成路线中的起始原料在另一工艺中也可能就是药物中间体。由于中间体是药物合成及生产过程中产生的有可能被带入成品，而且中间体常常会具有与产物相同或类似的基团或特征。

药物生产过程中产生的中间体通常分为未知结构关键中间体、已知结构关键中间体和已知结构一般中间体。由于关键中间体对终产品的质量和安全性有一定的影响，因此对其进行质量控制是非常必要的。未知结构关键中间体的结构研究和确证对于认知该化合物的特性、判断工艺的可行性和对终产品的结构确证具有重要作用，有必要对其进行质量控制和相关研究，包括理化常数、定性和定量等内容。结构确证一般会使用红外、紫外、核磁共振、质谱和元素分析等技术；理化常数研究包括熔点或凝点、比旋度、溶解度、吸收系数等；定性和定量包括鉴别、异构体、有关物质、含量以及安全性检测等。对于一般中间体的要求相对简单，根据需要对其可以进行检测控制。

中间体产品质量标准一般根据成品质量标准而制定，并要根据各品种的生产情况及工艺特点对成品标准的项目进行适当增减，以保证成品达到标准。中间体的检验标准中，理化常数试验以其理化性质为依据，常用的是熔点、凝点；如果具有手性中心，需进行旋光度测定。鉴别试验首选红外测定。纯度较高的中间体的含量测定通常采用经典的滴定分析，根据其所含基团的不同，可选择不同的滴定剂。但当中间体含量比较低时，需采用灵敏度较高的仪器分析法。当中间体中含有较多组分或杂质时，一般首选色谱法。如薄层色谱法、气相色谱法、高效液相色谱法等。

（乐　健　陈桂良）

yàowù zàixiàn fēnxī

药物在线分析（drug on-line analysis）　在药物生产线上对关键环节的关键指标或中间产物进行的实时跟踪检测分析。是药物生产质量控制的方法之一。药物生产质量控制不仅只是静态和被动地对药品生产的最终产品进行分析检验，常常需要即时跟踪到药品生产的现场，对生产过程进行全程的质量监控和管理，以便及时发现和解决生产过程中的质量风险问题。现代制药工业除了需要对最终产品按照相关质量标准进行检验之外，各生产环节中的在线分析及控制对于保证终产品药品质量至关重要。药物在线分析不同于常规分析的一个特征就是要求分析检测仪器能够在生产操作的现场实现原位、无损、快速地提供分析对象的定性和定量数据，实现对药品质量及时有效的控制。实时在线分析是过程分析技术的核心，要求分析检测能够在生产过程进行，快速提供被分析对象的定性定量结果，即自动取样、在线测量、在线监视及在线控制。

分类　“在线”包括“连线”及“线内”。①连线分析（on-line analysis）又称侧线在线分析，指依靠自动采样系统，直接从生产流程抽取样品，自动输入分析仪器中进行分析。②线内分析（in-line analysis）又称原位分析（in-situ analysis），指样品不用取出，直接在生产线上进行分析。与传统的药物分析相比，在线分析有其不同的特点。

取样预处理　在线分析对象复杂、样品条件苛刻，采样与样品预处理要求较高。分析取样和预处理系统将待测样品取出后，经预处理装置处理，改变试样的理化状态，使其具备能够分析的状态。取样系统主要由取样、过滤、流量控制装置和其他辅助设备组成，预处理过程包括净化、减压、冷却、抽引、调压等。由于生产现场的环境特殊，样品和生产工艺复杂，需要具有针对性和专用性的取样系统。正确的取样和预处理是在线分析正常可靠的关键。连线分析依靠自动采样系统，直接从生产线上抽取样品并转移到与工艺装备相连的分析回路，自动输入分析仪器中进行连续或间歇分析。取样系统应满足如下要求：能采集到足够量的代表分析样本的样品，在送往分析仪器前不改变其代表性；对样品能进行适当的预处理，如蒸发、冷凝、压力及温度调节、稀释等，使其与分析仪器匹配；能以最短的时间送往分析仪器；分析仪器流出物能返回工艺装备或进入废物箱；安全、不危害环境，对监测过程无干扰和危害。原位分析一般不需要取样，可把线内分析器或传感器直接插入过程流中，与生产设备内的介质直接接触，进行实时连续分析。非接触取样通过适当的窗口实现分析探头不与试样直接接触，无需采样与处理，进行遥感和无损检测。

技术　在线分析方法要求快速，并能满足动态连续监测需要。在线分析技术可大致分作两类：其一是基于药物生产过程中物料及环境等的某些理化参数的测量，包括 pH 值、浓度、水分等，称为常用或简单过程分析技术；其二是包括光谱法、色谱法、流动注射分析法、质谱法及联用法等在内的复杂过程分析技术。简单过程分析技术涉及的常用设备和仪器包括 pH 计、电导率计、浓度计、水分分析仪、氧分析仪、硫化仪、水质分析仪、可燃气体分析仪及与环保有关的分析仪器和设备。这些常规测量手段可以作为传统的离线分析技术，但是当测量数据经过数学建模，得出与过程中或最终产品有关的分析指标而形成可靠的模型后，也作为过程分析技术的一部分在药物生产实践中加以应用。光谱法是一种较容易实现在线检测的分析方法，常用的包括原子吸收光谱法、紫外-可见吸收光谱法、红外光谱法和拉曼光谱法等。在线色谱技术通常包括在线气相色谱法和在线液相色谱法。质谱法辅以各种色谱法组成的多种联用方法可以胜任药品生产在线分析，是一种较具潜力的储备技术。

特点 与传统技术相比，在线分析技术具有以下特点：①分析仪器的耐用性和可靠性。生产现场环境和实验室环境有明显的不同，因此过程分析仪器必须能够承受温度、压力、尘埃或腐蚀性气体、振动等各种现场环境的影响；高温高压下能对黏稠的、含微粒物或非水溶液进行取样和分析。同时，仪器必须能长时间连续可靠地工作，能自动检测故障、发出警报。取样操作、样品预处理、测量、数据采集和处理必须能在无人看管的情况下工作。方法的校准曲线可适于长时间操作并可自动校准。②仪器响应要求快速实时。制药过程分析的样品是在生产线上采样，要求在较短时间内迅速获取分析结果，并将结果反馈回生产线，用于监测生产工艺过程是否正常以及产品质量状况，调节相应参数，以控制生产过程、降低生产风险。因此，制药过程质量监测与一般药物分析要求不同，快速是第一要求，而准确度则可以根据实际情况在允许限度内适当降低。③仪器的专一性和数据解析。过程分析是以解决问题为中心，如药品生产在线分析是为监控生产过程中可能影响质量的特定中间体。因此，仪器的结构以专一、耐用、可靠为目标进行设计。此外，应用好以化学计量学为基础的在线分析过程监控软件系统，可解决过程分析中检测信号的提取与解析、过程建模和过程控制等问题，自动处理和存贮数据及其结果，反馈给生产过程，对生产过程进行及时控制和优化。

（乐　健　陈桂良）

yàowù líxiàn fēnxī

药物离线分析（drug off-line analysis） 从药品生产现场采样后在实验室进行的样品处理和检测。离线分析技术的本质与传统的分析检测技术没有根本区别。是药物生产质量控制的常用方法之一。

离线分析在实验室中进行，因此可以采用相对高精尖的大型分析仪器，可以进行更加复杂的样品前处理，测定方法操作更加精细，检测结果也更为准确，适用范围更广。但是，离线分析在时间上有滞后性，得到的是历史性分析数据。离线分析通常只是用于终产品和原料的检测，亦可用于中间体质量的检验。但是这种间断取样和烦琐费时的常规分析不能及时有效地指导生产，这也是离线分析最大的缺点。离线分析测定条件较好，适用范围更广，虽然周期长时效性差，但可满足更多项目的检测，也适合多样和复杂对象的分析需要。离线分析结果更加可靠，往往作为在线分析结果的进一步确认的常用手段。

在药物生产质量控制中，离线分析与在线分析并不是对立的，而是相互补充的方式。在线分析中也有现场分析，是将采样后的样品在接近生产线的地方进行分析，此时就具有离线分析的特征，准确地说是生产现场的离线分析。对于不需预处理或预处理方法简单、分析仪器和设备比较耐用和价廉的离线检测，常常转化成为现场在线分析的方法，如 pH 值、电导率和浓度的测定等。

（乐　健　陈桂良）

yàowù xiànchǎng fēnxī

药物现场分析（drug at-line analysis） 采样后在生产现场进行的分析和检测。又称近线分析（at-line analysis）。是药物生产质量控制的常用方法。现场分析，指样品采样后，在接近生产线的地方进行分析。现场分析可以提供比离线分析更为及时的质量信息反馈。现场分析的工作方式与一般的实验室分析检验工作没有本质区别，属于传统的分析模式，分析结果只能说明生产过程“过去”某一时间的状况，因此，相对于连线分析和原位分析，现场分析提供的是滞后的信息。

生产现场的环境和实验室环境有明显的不同，如实验室的恒温恒湿条件在生产现场很难达到。因此，现场分析所用的仪器设备必须能够承受温度、压力、振动、尘埃或腐蚀性气体等各种现场环境的影响。同时，仪器设备必须能长时间连续可靠地工作。在常规的药物质量分析中，含量测定要求分析方法有较高的准确度和精密度，对分析速度要求不高。而现场分析的样品则是在生产线上采样，要求在较短时间内迅速获得分析结果，并将结果反馈回生产线，用于监测药物生产工艺过程是否正常以及产品质量状况，以便调节相应参数、控制生产过程、降低生产风险。因此，相对于离线分析，现场分析的快速是第一位，而准确度则可以根据实际情况在允许的范围内适当降低。现场分析以及时解决问题为中心。因此，分析仪器以专一、耐用、可靠为目标进行设计、安排。例如，在光谱仪器中，选用发光二极管或激光二极管作为选择波长的辐射光源，利用阵列检测器代替光谱扫描。现场分析有可能使用一些常规法定药品标准中还不曾使用的仪器，如近红外光谱仪、拉曼光谱仪等。此类分析技术需要应用偏最小二乘法、多元线性回归、人工神经元网络、主成分分析等化学计量学方法参与检测信号的提取与解析、建模和控制等，以及自动处理和存储数据及其结果，对过程进行及时的控制和优化。一些便携式分析仪器和车载分析设备可以用于药品生产现场质量监测。

（乐　健　陈桂良）

yàowù fēipòhuàixìng fēnxī

药物非破坏性分析（drug non-destructive analysis）　在不破坏、不损失样品的前提下对药物进行的检测和分析。是药物生产质量控制的常用方法之一。药物非破坏性分析不需对样品进行前处理，不产生废液废渣，甚至无需拆除药品包装，有时还可以对多组分样品同时进行分析，是一种绿色高效的分析技术。

分类　在对药物生产过程的质量控制中，根据检测探头与样品是否接触，药物非破坏性分析可以分为直接式和非接触式两种。

直接式分析　又称直插式分析、线内分析或原位分析，指将传感器直接安装在主流程中进行实时检测，将生产线上的物料质量或其他参数信息转化为光电信号输送给分析仪器进行记录处理并输出结果，实现连续或实时、自动监测与控制。所用仪器有光导纤维化学传感器、传感器阵列、超微型光度计等。该方法能够与生产进程同步或几乎同步地给出分析结果，及时反馈信息，有利于生产过程的控制。

非接触在线分析（non-invasive on-line analysis）　采用不与试样接触的探头来进行的在线分析。探测器在非接触、不破坏被检测物的前提下，靠敏感元件把待测样品的理化性质转换为电信号进行检测。对于易被破坏和影响的样品，非接触在线分析是一种理想的分析形式，特别适用于远距离连续监测。用于非接触在线分析的仪器有红外发射光谱仪、X射线光谱分析仪、超声波分析仪等。

技术　用于药物非破坏性分析的技术需要满足在不破坏不损失样品的情况下，获取样品的有关特征信息并进行定性定量检测和分析，常用的为光谱技术。

红外光谱技术　借助高性能红外探头和光路系统或光导纤维，利用衰减全反射原理进行原位监测。其探头是复合金刚石、锆等材料制作，可承受高温、高压、强酸、强碱环境，适用面广。分析现场及体系中存在的气泡、固体颗粒、悬浮物不干扰测定，不影响正常生产过程。红外光谱技术的主要应用有反应过程监控、水分和溶剂的测定、药物多晶型研究等。

近红外光谱技术　由于近红外光在常规光纤中有良好的传输特性，仪器简单、分析速度快，不需对样品进行前处理，可多组分多通道同时测定，所以，近红外光谱分析技术已被广泛应用于过程分析。近红外光谱分析技术是一种间接分析技术。在进行样品分析之前，必须采用化学计量学方法建立标准样品的近红外信息与待测组分含量或性质的校正模型，然后测定未知样品的近红外光谱，并将测得的数据代入校正模型来预测样品组成或含量。近红外光谱法的主要应用有原料、辅料的质量评价、药品生产单元操作过程实时监控、成品的质量检验、包装材料的分析等。

拉曼光谱技术　研究化合物分子受光照射后所产生的散射光与入射光能量差与化合物振动频率、转动频率间关系的分析方法。非极性基团和全对称振动使分子的极化率发生变化是拉曼活性的，因此，拉曼光谱和红外光谱可以相互补充。拉曼光谱法一般不需要进行样品预处理，方法简便，适用于原辅料、中间体、产物和包装物的定性定量分析、反应过程监测、药物晶型分析等。

（乐　健　陈桂良）

yàowù shēngchǎn fùchǎnwù jiǎncè

药物生产副产物检测（drug production by-product detection）　对原料药物和药物制剂生产过程中产生的副产物进行的检测和分析。原料药的生产过程中，在一定条件下可能同时进行着两个或多个不同的反应，在生成目标原料药的同时还会产生目标化合物以外的物质，称为副反应产物或副产物。例如，阿司匹林生产中的副产物有醋酸苯酯、水杨酸苯酯和乙酰水杨酸苯酯等；甲硝唑生产中可能引入2-甲基-5-硝基咪唑；双氯非那胺生产中可能因为二氯磺酰氯氨分解产生氯化铵，如果未去除干净就会引入氯化物。另外，生产过程中产生的异构体、多晶型等在某些情况下也属于副产物的范畴。尽管药物制剂的生产过程中产生副产物的概率比较小，但也不能完全排除制剂制备过程中副产物的生成，特别是原料药与辅料之间的反应。在大多数药品的质量控制中，副产物常常与未反应完全的原料及试剂、反应中间体、和降解产物等作为杂质一并测定，不再单列。药物中的杂质种类繁多，按照杂质来源可分为一般杂质和特殊杂质。

一般杂质指在自然界中分布较广并在药物生产和贮藏过程中容易引入的杂质，如氯化物、硫酸盐、铁盐、重金属、砷盐、水分、有机溶剂等。特殊杂质指在特定药物的生产和贮藏过程中引入的杂质，如合成中未反应的原料及试剂、中间体、副产物和降解产物等，也常称为有关物质。这类杂质与特定药物、生产工艺有一定关联，随药物的不同而不同。

标准项目 药品标准中的杂质检查项目应包括在质量研究和稳定性考察中检出的并在批量生产中出现的杂质，尤其是降解产物和毒性杂质通常均作为必需的检查项目。除降解产物和毒性杂质外，在制剂中一般不再控制。单一对映体药物，其可能共存的其他对映体也作为杂质检查。杂质限量的确定在确保用药安全有效的前提下，要考虑生产的可靠性及批与批之间的正常波动，还要考虑药品本身的稳定性。可以根据原料药每日剂量来确定报告限度、鉴定限度和质控限度。

检测方法 药物生产副产物一般含量很低。检查药物中存在的微量副产物杂质，关键要选择一个专属性强的方法，使药物对其所含微量杂质的检测不产生干扰。药物中杂质的检查主要是依据药物与杂质在理化性质上的差异来进行。物理性质差异主要在外观性状、分配或吸附以及对光的吸收等性质的差异；化学性质的差异主要指药物与杂质对某一化学反应的差别，一般是杂质而不是药物与试剂反应。药物中杂质的常用检测方法包括化学法、光谱法、色谱法和物理法等，有机杂质多采用色谱法，特别是高效液相色谱法。

（乐 健 陈桂良）

yàowù shēngchǎn chéngpǐn jiǎncè

药物生产成品检测（drug production finished product test） 对药品生产的最终产品依据其内控质量标准或法定质量标准进行的检测和分析。是药物生产质量控制的最后一个环节。药物生产成品检测是药品在出厂放行前最后一次检验，是药物生产中对质量控制的至关重要的环节。

一般对于药物生产成品检验，就是药品检测工作，其基本程序主要为取样和测定。取样的基本原则是均匀、合理、有代表性，测定项目包括性状、鉴别、检查和含量测定几大类。药物生产成品包括原料药和药物制剂两大类，据此药物生产成品检测分为原料药检测和药物制剂检测。

原料药产品检验 原料药包括植物药、动物药、矿物药、生物制品、无机和有机化合物等。原料药的特点是品种众多、一种产品往往涉及多种原料、质量标准要求高；生产流程各异，副产物、有害物较多等。性状是对药物的物态和颜色的定性描述。鉴别试验主要是依据药物的化学结构和理化性质进行化学反应或者测定理化常数和光谱特征，从而判断药物的真伪。化学鉴别法有官能团显色或沉淀反应等，物理鉴别法有光谱鉴别法和色谱鉴别法等。鉴别试验要有专属性。理想的鉴别试验应能很好地区分可能存在的结构相似的化合物。检查的项目繁多，涉及药物的有效性或安全性。原料药物生产的成品检测中对杂质检查要尤为重视。杂质检查分为一般杂质和特殊杂质检查。在不影响疗效及人体健康的原则下，可以允许药物生产和贮藏过程中残存微量杂质，但要按照药品质量标准规定的项目进行限度检查。含量测定就是测定药物中主要有效成分的含量。根据药物的结构可选择滴定法、分光光度法或色谱分析法等进行测定。原料药的含量测定一般采用精密度高、准确性好的滴定法，选择适宜的滴定剂进行测定。

药物制剂产品检验 原料药不能供患者使用，必须加入适当适量的辅料并经过一定工艺制成适合于临床应用的形式，即药物制剂。《中国药典》2015 年版附录“制剂通则”中收载了片剂、胶囊剂、注射剂、软膏剂、乳膏剂、贴剂、吸入制剂等 20 余种药物制剂。与原料药相比，制剂组成复杂、药物含量低，检测通常比原料药困难。制剂除含主药外，通常还含有辅料。辅料会影响制剂中主药的测定。因此进行药物生产成品检测需要先对样品进行预处理，如过滤、萃取、色谱分离等，以消除其他物质的影响。

制剂的性状是质量控制不可缺少的组成部分，能够在一定程度上从多方面体现药品的质量。制剂的鉴别方法通常以相应原料药的鉴别方法为基础，但制剂中的辅料可能会干扰药物的鉴别，故药物制剂的鉴别须排除干扰后进行，也可采取一些同时可实现分离分析的方法。药物制剂检查包括杂质检查、剂型检查和安全性检查。剂型检查包括重量差异、含量均匀度、崩解时限、溶出度、释放度等项目。安全性检查包括可见异物、不溶性微粒、细菌内毒素、热原、无菌等项目。制剂含量测定方法多与相应原料药的含量测定方法不同。由于辅料常常干扰药物的含量测定，故制剂的含量测定须采用过滤、提取、色谱分离等方法排除干扰后再进行，或改用选择性更强的分析方法（如高效液相色谱法）。药物含量低的制剂，可采用浓缩等方法使被测成分富集后再测定；或改用灵敏度更高的分析方法检测。缓释制剂的含量测定应使药物完全释放后进行。当药物制剂的辅料不干扰药物的含量测定时，可直接采用相应原料药的含量测定方法测定制剂的含量。

（乐　健　陈桂良）

yàowù zhìjì ānquánxìng jiǎncè

药物制剂安全性检测（drug preparation safety test）　按照药品质量标准对涉及其药安全的项目指标进行的检验。又称药品安全性检查、药物制剂一般安全性试验。是药物质量检验的一项重要内容。药物制剂是将药物原料与药用辅料配合经过特定工艺加工制成的不同用法和用量的产品。药物制剂可分为不同的剂型，中国古代药物制剂有汤剂、药酒、曲、丸、散、膏、丹等。自19世纪下半叶以来，制剂工业在药物生产中又发展了不少新型制剂，如片剂、糖衣片、肠溶片、薄膜包衣片、注射剂、胶囊剂、栓剂、气雾剂、药膜剂、微球制剂以及多种缓释制剂和控制释放制剂等。“药物制剂”是制剂学的专业术语，在日常医药活动中的被称为“药品”。对药品进行质量控制的依据统称为药品质量标准。

目的　药物制剂的安全性检测是为了控制其存在的、可对人体产生特殊生理作用并影响到用药安全的某些痕量杂质。这些痕量杂质是药物制剂原辅料及生产过程中不可避免遗留的，只有将它们的量控制在很低的程度，才能避免不良作用，保证用药安全。

项目　根据有害杂质的作用，设立药品安全性检查项目。一般有：异常毒性检查、热原检查、细菌内毒素检查、降压物质检查、过敏反应检查、溶血与凝聚试验、无菌检查、微生物限度检查、局部刺激试验、药物有害物质分析等。

异常毒性检查　对药物制剂在生产过程中引入的异物或其他原因所导致的外源性毒性物质所进行的检查，不是对药物本身所具有的毒性进行的检查。试验设定的给药剂量应低于该药品的正常毒性剂量。一般试验用剂量至少应小于药物本身半数致死量（medium lethal dose，LD_{50}）可信限下限的1/4（通常采用1/4～1/8）或小于LD_1可信限下限的1/3（通常采用1/3～1/6）。异常毒性检查法为历版中国药典附录收载的方法。化学药品和中药注射剂的异常毒性检验方法相同；而生物制品的异常毒性检验方法，在所用动物、注射途径、结果判断等方面有所不同。

热原检查　检测非肠道用药物制剂热原物质含量是否符合规定的一种常规检测。试验的给药剂量最大值与临床患者每公斤体重每小时最大用药剂量基本相近，但对于抗感染、抗肿瘤、心血管药等重症用药，儿童、老人用药，复合用药，原辅料、制剂生产工艺易污染热原的注射剂，化学药品热原的限值可调整至临床患者每公斤体重每小时最大用药剂量的2～3倍，中药注射剂可调整至3～5倍。检测热原的经典方法为家兔法。

细菌内毒素检查　利用鲎试剂对药品中细菌内毒素的量进行检测的方法，又称鲎试验（limulus test）。细菌内毒素主要化学成分是脂多糖，它的量用内毒素单位（endotoxin unit，EU）或内毒素国际单位（endotoxin international unit，IU）表示，1EU与1IU相当。鲎试剂是一种海洋古老动物鲎蓝色血液的提取物，它可与细菌内毒素发生生化反应，通过检测反应导致的理化性质变化，可半定量或定量检测药品中的细菌内毒素量，细菌内毒素量超过安全限度即为不合格药品，在临床上应用时会产生热原反应。

降压物质检查　比较组胺对照品（S）与药物制剂供试品（T）引起麻醉猫血压下降的程度，以判定供试品中所含降压物质的限度是否符合规定的一种试验。供试品不合格表明药品中含有限值以上的降低血压的物质，临床用药时可能引起血压急剧下降，造成患者休克等严重不良反应。一般以临床静脉注射千克体重每小时最大剂量的1/5～5倍作为降压反应物质检查剂量限值。

过敏反应检查　将一定量的药物制剂供试品溶液皮下或腹腔注射入豚鼠体内致敏，间隔一定时间后静脉注射供试品溶液进行激发，观察豚鼠出现过敏反应的情况，以此判定药物制剂是否符合规定。不合格表明含有过敏反应物质，临床用药时可能使患者出现过敏状态或产生严重过敏反应。过敏试验方法多数是根据Ⅰ型（速发型，由IgE介导）或Ⅳ型（迟发型，由T淋巴细胞介导）过敏反应发病机制的不同环节而设计建立的。

溶血与凝聚试验　将一定量的药物制剂供试品与2%兔红细胞混悬液混合，温育一定时间后，观察其对红细胞的溶血与凝聚反应，以判定供试品是否符合规定。供试品不合格表明污染了超过限量的溶血性物质或血细胞凝聚物质，临床用药后将可能产生与溶血和血液凝聚有关的不良反应。

一般以无溶血的最大浓度的1/2作为该受试物质量标准中溶血检查的限值浓度，且应高于临床最大使用浓度。

无菌检查　对药品中是否存在活菌的一种检测。无菌检查方法主要分为直接接种法和薄膜过滤法。直接接种法是将药物制剂供试品直接放入适合微生物生长的培养基中，按药品标准规定的温度和时间进行培养，在培养期内通过肉眼或镜检等方式对培养基进行观察，要求不得有菌生长。薄膜过滤法是将药物制剂供试品制备成溶液，流过孔径不大于0.45μm的滤膜，将微生物截留在滤膜上，然后把滤膜放入培养基中培养，不得有菌生长。在做无菌检验时，须制备阳性对照和阴性对照。要根据供试品特性选择阳性对照菌，主要有金黄色葡萄球菌、大肠埃希菌、枯草芽胞杆菌、生孢梭菌、白色念珠菌和黑曲霉。阴性对照是对在试验中使用到的溶剂和稀释液、冲洗液进行无菌检验，不得有菌生长。培养基在使用前，需要先进行无菌性和灵敏度的检查，合格后方可用于实验。

微生物限度检查　对非规定灭菌的制剂及其原料、辅料受微生物污染的程度进行的检查。检查项目包括对细菌数、霉菌数、酵母菌计数及控制菌的检查。按不同的给药途径，药典规定了每类药品中细菌、霉菌和酵母菌不得超过的数量，和不得检出的控制菌种类。检验结果以1g、1ml、10g、10ml、10cm^{2}中含多少菌数计。细菌、霉菌及酵母菌计数检查包括平皿法和薄膜过滤法。药物制剂微生物限度检查时同时要做阴性对照，不得有菌生长。药物制剂不得检出的控制菌一般包括：大肠埃希菌、大肠菌群、金黄色葡萄球菌、乙型副伤寒沙门菌、铜绿假单胞菌和生孢梭菌白色念珠菌。

局部性刺激　对非口服途径给药的制剂进行的对用药部位的刺激检测。局部刺激性指对用药部位局部（眼、耳、鼻、口腔、呼吸道、关节腔、皮肤、直肠、阴道、静脉、动脉、肌肉、皮下、静脉旁和鞘内等）产生的可逆性炎症反应。试验时是观察动物的血管、肌肉、皮肤、黏膜等部位接触受试物后，是否引起红肿、充血、渗出、变性或坏死等局部可逆性反应。依据拟采用的试验模型和观察指标选择实验动物，一般每个试验选择一种动物进行评价。重复给药的制剂，一般每天给药1次，给药期限最长不超过4周。单次给药的制剂可用单次给药的方法进行试验。药物制剂局部性刺激性试验，一般应选择与临床给药相似的部位，给药途径一般应与临床用药途径一致。测试药物一般为中试或中试以上规模的样品。

药物有害物质分析　又称有害物质残留检测。药物有害残留物包括重金属及有害元素、农药残留、黄曲霉及真菌、溶剂残留等。重金属通常是指在实验条件下能与硫代乙酰胺或硫化钠作用显色的金属杂质。包括铅（Pb）、汞（Hg）、镉（Cd）、铜（Cu）、银（Ag）、铋（Bi）、锑（Ti）、锡（Sn）等，检测方法包括目视比色法，原子吸收分光光度法和电感耦合等离子体质谱法。有害元素主要是指砷（As），虽单质砷无毒性，但砷化合物均有毒性。检测方法是古蔡氏法和二乙基二硫代氨基甲酸银法。农药残留是残存于药物原辅料中并被带入药物制剂的微量农药原体、有毒代谢物、降解物和杂质的总称。农药残留量检测是用气相色谱法测定制剂中部分有机氯、有机磷和拟除虫菊酯类农药。黄曲霉毒素（aflatoxin，AF）是由真菌黄曲霉（*Aspergillus flavus*）和寄生曲霉（*Aspergillus parasiticus*）产生的次生代谢产物，均为二氢呋喃香豆素的衍生物，是迄今为止发现的毒性最大的真菌毒素。黄曲霉毒素测定法采用高效液相色谱法。溶剂残留是指在药物生产及制剂制备过程中产生或使用的，用现行的生产技术不能完全除尽的有机挥发性化合物。残留溶剂测定检测方法多采用气相色谱法。

（高　华　粟晓黎）

yàowù yǒuxiàoxìng jiǎncè

药物有效性检测（drug efficacy test）　采用物理、化学、生物学等适宜的方法和技术，以评价药物是否具有预期药效为目的的分析测试活动。是生产期药物质量分析的重要内容之一。药物有效性检测主要包括药物含量测定和药物活性测定两种方式。药物含量测定主要指采用化学、物理学的试验方法和技术对药品原料及制剂中有效成分的数量进行测定，一般用于化学结构明确、经鉴别确认且杂质检查合格的药物原料及制剂的有效性测定。活性测定即指药物的生物活性测定。对于某些组成复杂、化学结构难以确认、不宜针对化学成分进行定量的药物原料及制剂，则需要采用生物学方法进行药物的有效性测定药物活性。

方法选择　药物的种类繁多，理化及生物学性质各异，药物有效性测定的方法也有许多类型。在众多的分析方法中，如何选用合适的方法、如何验证方法的适用性、如何确定药品含量的限度，这些问题就是药物有效性检测方法学主要研究的内容。对于药物有效性检测方法的选择：首先，应该有针对性，适于被分析药物的理化性质和生物学特点；其次，应该有依据，包括文献、理论及试验依据；再次，要满足质量控制的要求，尽量参考和采用药典收载的方法。对于研发期药物的有效性检测，应选用测定原理不同的多种方法进行含量测定，并做方法学的比较研究。

方法建立　对于药物有效性检测需要对适宜的方法进行研究，建立可行的方法并予以验证。有效性分析方法建立，首先要在实验仪器的设备符合计量检定要求的基础上，进行药品有效性检测的方法研究。建立有效性检测方法，要考虑生产流程的影响，对来源、处方、生产工艺有全面的了解，对药品稳定性等情况有研究基础，建立的方法，可排除已知可能影响被检测药物成分有效性结果的所有干扰因素，并进行阳性或阴性试验验证。对于化学结构明确、分子量小、温度稳定性好的化学药品，常建立滴定法、光谱法和色谱法等方法进行有效性分析。与传统化学药物相比，生物药物的结构特殊，分子量较大，并且给药剂量小，血药浓度低，对检测灵敏度和准确度要求高，在高温、酸、碱等条件下容易失活，故该类药物常建立生物学方法，如效价测定方法，如疫苗类、血液制品类药品等。对于抗生素，可以建立微生物检定法，利用抗生素在低微浓度下选择性地抑制或杀死微生物的特点，以抗生素的抗菌活性为指标，来衡量抗生素的有效性。

（范慧红　栗晓黎）

yàowù chǔcún wěndìngxìng fēnxī

药物储存稳定性分析（drug storage stability analysis）　运用药物分析的技术和方法，对特定工艺条件下生产的药物原料及其制剂在储存条件下保持其物理、化学和生物学性质的能力的检测研究。又称药品储存质量分析，是生产期药物质量分析的内容之一。药品储存稳定性分析是在药物包装材料、有效期和储存条件等已确定的条件下开展的药物稳定性再评价，是对药物的包装、储存条件和有效期等进行有效确认的依据，是确保上市药物临床用药安全有效的手段之一。

药物储存稳定性分析与药物生产工艺的变更、包装材料的完善和质量标准的提高有紧密的联系。通过开展拟定储存期内的药物原料储存稳定性考察和药物制剂储存稳定性考察，有助于生产企业探索其药物原料及制剂在拟定储存期内的质量变化规律，及时发现药物储存条件及有效期制定过程中的不足，为生产企业及时改进药物储存条件、完善药物包装、变更药物有效期、变更工艺以及进行质量标准提高等提供科学依据。

指标　药物储存稳定性分析的检测指标（或检验项目）与药物新原料及制剂注册申报时的临床前药物稳定性分析中的长期试验大致相同，一般选择在药品保存期间易于变化，并可能会影响到药品的质量、安全性和有效性的关键项目进行考察，以便客观、全面地反映药品在储存期内的稳定性。根据药品特点和质量控制的要求，尽量选取能灵敏反映药品稳定性的检测指标。考察项目可分为物理、化学、生物学和微生物学等几个方面。项目包括性状、鉴别、检查、含量测定等，此外要注意考虑设置反映药品包装性能变化的检测指标。

性状考察时，要同时关注药物以及包装材料的性状变化，如：药物的外观、药品包装的内表面变化等；检查项目考察时，应将药物安全性及有效性检查项目设定为重点考察指标，如有关物质、引湿性、水分、口服固体制剂的溶出度或崩解时限、控缓释制剂的释放度、液体制剂的澄清度和pH值、灭菌制剂的无菌、半固体制剂的粒度等。同时应设置药物包装的密闭防潮性能及抗微生物污染性能等检测指标，如水蒸气渗透、密封性、微生物限度等。含量考察时，除重点关注药物主成分的含量外，还需同时关注功能性辅料成分，如抗氧剂、防腐剂等的变化，以及辅料与药物主成分间相容性评价指标，如新的降解产物等。

方法　药物储存稳定性分析的检测方法，可采用药典以及药品包装材料容器标准中所收载的检验方法。如目视法、滴定法、紫外-可见分光光度法、红外分光光度法、原子吸收分光光度法、薄层色谱法、高效液相色谱法、气相色谱法、分子排阻色谱法、离子色谱法、液相色谱-质谱联用法、气相色谱-质谱联用法、X射线粉末衍射法等。

结果评价　通过对既定储存条件下原料药和制剂的关键质量指标随储存时间变化的趋势分析，可实现对原料药和制剂储存期内质量稳定状况的评价。对药物储存稳定性考察结果进行系统分析，可综合评判药物储存条件、包装材料/容器和有效期制定等方面的合理性，推动药品的贮存条件、包装材料/容器、有效期或药品工艺等的不断完善。储存稳定性分析中，如样品发生了显著变化，则表明药物的储存条件、包装材料/容器选择、有效期规定等尚存在不合理性。

药物储存稳定性考察的结果评价以有无“显著变化”为结论。药物储存稳定性考察结果是综合评判药物的储存条件、生产工艺、包装材料及容器、有效期制定等是否合理的科学依据，是促进生产企业及时改进药物储存条件、完善包装、变更有效期或生产工艺、制剂处方，以及进行质量标准提高等的重要手段。储存稳定性分析中，如药物原料发生了显著变化，则表明药物原料的储存条件、包装材料/容器选择、有效期制定等的合理性可能欠佳。

通常要求原料药和药物制剂的考核指标不超出标准规定。此外还要考察药品包装的影响，包括：①目视外观不符合标准规定，出现脱落物等。②渗透量超出标准规定。③密封性、自密封性、穿刺落屑等达不到标准规定要求。④澄清度、不溶性微粒、细菌内毒素等超出标准规定等。

（姜雄平　武向锋）

yàowù yuánliào chǔcún wěndìngxìng kǎochá

药物原料储存稳定性考察（pharmaceutical raw material storage stability inspection）　运用药物分析的技术和方法，对在一定储存条件下药物原料保持其理化及生物性质的能力的检测研究。又称药物原料储存稳定性监测。是药物储存稳定性分析的内容之一。是在药物原料的包装、有效期和储存条件等已初步确定的条件下开展的原料稳定性评价，是对药物原料的包装、储存条件和有效期等进行有效确认的重要依据，与原料药生产工艺的变更、包装材料的选择和质量稳定提高有直接关系，是确保药物原料及采用该原料制成的上市药物制剂安全有效、质量可控的重要环节。

药物原料储存稳定性监测是药品质量控制研究的重要内容之一，实验设计应遵循确保药物“安全、有效、可控”的总体要求，通过对既定储存条件下原料药的关键质量指标随时间变化的趋势分析，实现对原料药储存期内质量变化状况的总体评价。

指标　药物原料储存稳定性考察的检测指标（或检验项目）与药物新原料注册申报时的临床前药物稳定性分析中的长期试验大致相同，选择在药品原料保存期间易于变化，可能会影响到药物的质量、安全性和有效性的关键项目进行考察，以便客观、全面地反映原料药在储存期内的稳定性。根据药物原料特点和质量控制的要求，尽量选取能灵敏反映其稳定性的检测指标。通常化学原料药考察项目重点为物理、化学两个方面，生物药物原料还需考察其活性。具体品种的考察项目设置应参考药典及药品质量标准的有关规定，项目应包括性状、检查、含量测定、效价等，同时应考虑设置反映其包装性能变化的检测指标。

性状考察时，需要同时关注药物原料及其包装材料的变化，如药物原料的外观、熔点、包装的内表面变化等；检查项目考察时，重点考察有关物质、引湿性、水分或干燥失重、溶液的澄清度、溶液的pH值、晶型等，药物原料包装性能重点关注密闭防潮性能，如水蒸气渗透、密封性等；含量考察时，重点关注主成分的含量变化。药物活性考察主要关注效价的变化。药物原料储存稳定性考察的检测方法采用药品标准中所收载的检验方法。

结果评价　药物原料储存稳定性考察的结果评价，以储存前后各项考核指标的检测数据有无“显著变化”为结论。通常，原料药的“显著变化”包括：①性状如颜色、熔点、溶解度、比旋度超出标准规定，水分等超出标准规定。②含量或效价测定超出标准规定。③有关物质如降解产物、异构体等超出标准规定。④晶型、结晶水发生变化等。药物原料包装的“显著变化”包括：①目视外观不符合标准规定，出现脱落物等。②水蒸气渗透量超出标准规定，导致药物吸潮。③密封性达不到标准规定要求，导致药物降解。④药物溶液的澄清度和pH值超出标准规定等。

（姜雄平　武向锋）

yàowù zhìjì chǔcún wěndìngxìng kǎochá

药物制剂储存稳定性考察（pharmaceutical preparation storage stability inspection）　运用药物分析的技术和方法，对生产的药物制剂在一定储存条件下保持其物理、化学和生物学性质的能力的研究和分析。又称药物制剂储存稳定性监测。是在制剂的包装、有效期和储存条件等已初步确定的条件下开展的制剂稳定性再评价，是对制剂的包装、储存条件和有效期等进行有效确认的重要依据，是确保上市药物制剂安全有效、质量可控的重要手段。

药物制剂储存稳定性监测是制剂质量控制研究的重要内容之一，实验设计遵循确保药物“安全、有效、可控”的总体要求，通过对既定储存条件下制剂的关键质量指标随时间变化的趋势分析，实现对制剂储存期内质量变化状况的总体评价。

指标 药物制剂储存稳定性监测的检测指标（或检验项目）与药物该制剂注册申报时的临床前药物稳定性分析中的长期试验大致相同，选择在制剂保存期间易于变化，可能影响药物质量、安全性和有效性的关键项目进行考察，以客观、全面地反映制剂在储存期内的质量稳定性。通常，考察项目可分为物理、化学、微生物学等方面。具体品种的考察项目设置应参考药典及该制剂的质量标准有关规定，项目应包括性状、检查、含量及活性测定等，同时应考虑设置反映制剂包装性能变化的检测指标，并密切关注制剂包装中有害添加剂向药物中的迁移状况。

性状考察应同时关注制剂以及包装材料的变化，如药物的外观、制剂包装内表面的变化；检查项目重点关注安全性及有效性检测指标，如有关物质、微生物限度、细菌内毒素等；口服制剂的溶出度或崩解时限、控缓释制剂的释放度、丸剂的溶散时限、混悬剂的沉降体积比与再分散性、液体制剂的澄清度和 pH 值、灭菌制剂的无菌、半固体制剂的粒度等，同时还要设置制剂包装的密闭防潮性能及抗微生物污染性能等检测指标，如水蒸气渗透、密封性等；含量考察重点关注药物主成分的含量或效价，同时关注功能性辅料成分（如防腐剂）的变化，辅料（如降解产物）与药物主成分间相容性评价指标，包装材料中添加剂的迁移等。

方法 药物制剂储存稳定性监测的检测方法多采用药典及药品标准、包装材料容器标准所收载的检验方法，如目视法、滴定法、紫外-可见分光光度法、红外分光光度法、原子吸收分光光度法、薄层色谱法、高效液相色谱法、气相色谱法、分子排阻色谱法、离子色谱法、液相色谱-质谱联用法、气相色谱-质谱联用法等。

结果分析 制剂储存稳定性考察结果是综合评判制剂的储存条件、处方工艺、包装材料、有效期制定等方面是否合理的科学依据，是促进生产企业及时变更制剂储存条件、包装、有效期或处方工艺，进行质量标准提高等的重要手段。储存稳定性考察中，如果制剂发生显著变化，则表明制剂的储存条件、包装材料选择、有效期制定等方面的存在不合理性。

通常，药物制剂的“显著变化”包括：①含量发生≥5%的变化，或者不能达到生物学或者免疫学的效价指标。②任何降解产物超出标准规定。③性状、物理性质以及特殊制剂的功能性试验（如颜色、结块、相分离、再混悬能力等）超出标准规定。④pH 值超出标准规定。澄清度、不溶性微粒、细菌内毒素等超出标准规定。⑤溶出度或释放度超出标准规定等。

药物制剂包装的“显著变化”包括：①目视外观不符合规定，出现脱落物等。②水蒸气渗透量超出标准规定。③密封性达不到标准要求。④溶液的澄清度和 pH 值超出标准规定。⑤包装中有害物向药物中迁移量超出限度规定。

（姜雄平　武向锋）

gùtǐ zhìjì yàowù wěndìngxìng kǎochá

固体制剂药物稳定性考察

(pharmaceutical solid preparation storage stability inspection)

运用药物分析的技术和方法对固体药物制剂在储存期间的物理、化学和生物学性质的关键质量指标随时间变化的趋势进行的检测分析。属于药物储存稳定性分析的内容，可总体评价固体药物制剂在储存期内质量变化状况，也是对固体药物制剂进行质量控制研究的重要内容之一，是确保上市固体药物制剂安全有效、质量可控的重要测试活动，是在制剂的包装、有效期和储存条件等已确定的条件下开展的制剂稳定性再评价。固体药物制剂在药物制剂中占 70%以上，给药途径有口服、外用、黏膜或腔道等多种，结合各类固体药物制剂的制剂工艺特点、给药途径及药物吸收代谢等生物利用度差异，不同的剂型的质量要求和稳定性考察项目各有侧重。

指标 固体制剂药物稳定性考察的检测指标与药物新制剂注册申报时的临床前药物稳定性分析中的长期试验大致相同，通常考察项目可分为物理、化学、微生物学等方面。项目设置一般参考药品质量标准的有关规定，同时考虑制剂包装的密闭防潮性能指标变化。各类固体剂型均选择在其储存期间易于变化的，可能影响药物安全性和有效性的关键项目进行考察，以客观、全面地反映制剂在储存期内的稳定性。

片剂稳定性考察　片剂是固体药物制剂的常见剂型之一，有普通片、分散片、缓释片、控释片、泡腾片、肠溶片、阴道片等多种，稳定性考察中重点关注储存期间有效性、安全性检测指标变化，如性状（如颜色等）、含量、有关物质、溶出度或崩解时限，控缓释片的释放度，泡腾片的发泡量，阴道片的融变时限和微生物限度，固体植入片的无菌等；制剂包装的密闭防潮性能指标，如水蒸气渗透、密封性等。

胶囊剂稳定性考察　胶囊也是固体药物制剂的常见剂型之一，有硬胶囊、软胶囊、缓释胶囊、控释胶囊、肠溶胶囊等多种，稳定性考察中重点关注储存期间有效性、安全性检测指标变化，如性状（包括颜色、内容物状态等）、含量、有关物质、溶出度或崩解时限、水分、控缓释胶囊的释放度，以及制剂包装的密闭防潮性能指标（如水蒸气渗透、密封性）等。

丸剂稳定性考察　丸剂是固体制剂的常见剂型之一，化学药品丸剂有滴丸、糖丸、小丸等剂型，中药丸剂有蜜丸、水蜜丸、水丸、糊丸、蜡丸、浓缩丸等剂型，稳定性考察中重点关注储存期间有效性、安全性检测指标变化，如性状（包括颜色变化、内容物状态等）、含量、有关物质、溶散时限，以及制剂包装的密闭防潮性能（如水蒸气渗透、密封性）等。

其他固体剂型稳定性考察　散剂、颗粒剂、干混悬剂等剂型也是临床常用的固体药物制剂，稳定性考察中，除性状、含量、有关物质等共性检测指标外，散剂和颗粒剂尚应关注粒度、外观均匀度、溶化性等指标，干混悬剂尚应关注沉降体积比、再分散性等指标变化。

方法和结果　检测方法一般采用药品质量标准及药品包装材料容器标准中所收载的检验方法。结果评价一般要求不超过药典或该药品质量标准规定的限度。固体制剂药物稳定性考察结果是综合评判制剂的储存条件、处方工艺、包装材料、有效期制定等方面是否合理的科学依据，是促进生产企业及时变更制剂储存条件、包装、有效期或处方工艺，进行质量标准提高等的重点研究内容之一。储存稳定性考察中，如制剂发生显著变化，则表明制剂的储存条件、包装材料选择、有效期制定等方面的合理性可能欠佳，需进行必要的变更。

（姜雄平　武向锋）

yètǐ zhìjì yàowù wěndìngxìng kǎochá

液体制剂药物稳定性考察

（pharmaceutical liquid preparation storage stability inspection）

运用药物分析的技术和方法，对液体药物制剂在一定条件下储存期间的物理、化学和生物学性质等关键质量指标进行的检测分析。属于药物储存稳定性分析的内容，是在液体制剂的包装、有效期和储存条件等已初步确定的条件下开展的制剂稳定性评价，以评价液体制剂在储存期内的质量变化状况。

液体药物制剂系指药物分散在适宜的分散介质中制成的液态制剂，按分散系统可分为均相液体制剂（如低分子溶液剂、高分子胶体溶液剂）和非均相液体制剂（如溶胶剂、乳剂、混悬剂）。液体药物制剂在临床上应用广泛，按给药途径可分为口服、外用或黏膜用液体制剂。其中，口服液体制剂包括口服溶液剂、混悬剂、乳剂、滴剂、糖浆剂、口服液剂等；外用及黏膜用液体制剂主要有滴耳剂、滴鼻剂、洗剂、冲洗剂、搽剂、涂剂、含漱剂、灌肠剂等。液体制剂的主要不足是：①化学稳定性差，某些药物易发生降解反应。②易霉败，需加防腐剂。③非均匀性液体制剂如乳剂、混悬剂等，药物比表面积大，易发生物理化学稳定性问题等。

指标　各类液体药物制剂的制剂工艺特点、给药途径以及药物吸收代谢等生物利用度均有差异，各类液体药物剂型的稳定性考察项目也各有侧重。不同液体药物制剂的稳定性考察应选择在其制剂储存期间易于变化，可能影响药物安全性和有效性的关键项目，以及液体制剂包装的密闭性能（如水蒸气渗透、密封性等），辅料与药物主成分间相容性评价指标（如新的降解产物）等进行考察，以全面、客观地反映制剂在储存期内的质量变化。项目设置一般参考药品标准的有关规定，具体可分为物理、化学、微生物学等方面。

不同液体制剂其稳定性考察选择的项目不同，通常除性状（如颜色等）、含量、有关物质等共性项目外，均相液体制剂需重点关注均相溶液体系保持的持续性，如溶液的澄清度；非均相液体制剂应重点关注制剂的均匀性变化，如乳化分层、混悬均匀性或再分散性等。口服溶液剂需重点关注溶液的澄清度，口服乳剂需重点关注乳剂的分层现象，口服混悬液需重点关注沉降体积比与再分散性，糖浆剂需重点关注制剂的澄清度、pH 值及相对密度，乳状型的洗剂、灌肠剂、搽剂、涂剂等需重点关注分层现象，混悬型的洗剂、灌肠剂、搽剂、涂剂等需重点关注分散性，无菌的冲洗剂需重点关注其无菌状态的持续性，涂膜剂需重点考察制剂成膜性的变化，耳用制剂、鼻用制剂需关注微生物限度或无菌状态的保持性等。

方法和结果　液体药物制剂储存稳定性考察可采用药典及相关标准中所收载的各项目检验方法，结果评价是对该液体制剂质量随储存时间变化的趋势进行统计分析，储存稳定性考察中，如液体制剂发生以下显著变化，如颜色、pH 值、再混悬能力、降解产物变化超出规定的限度；含量变化超过 5%；发生相分离；包装的密封性及有害物迁移量超出规定的限度等，则表明液体制剂的储存条件、包装材料选择、有效期制定等方面的合理性可能欠佳，需进行必要的变更。

（姜雄平　武向锋）

zhùshèjì yàowù wěndìngxìng kǎochá

注射剂药物稳定性考察

（pharmaceutical injection preparation storage stability inspection）　运用药物分析的技术和方法对供注射用的药物在一定条件下储存期间保持其理化、生物性质能力而进行的检测分析。即总体评价注射剂在储存期内的质量变化状况。是在注射剂的包装、有效期和储存条件等已初步确定的条件下开展的注射剂稳定性评价。属于对药物制剂储存稳定性考察的内容之一。

注射剂是药物制成的供注入体内的灭菌溶液、乳状液和混悬液，以及供临用前配成溶液或混悬液的无菌粉末或浓溶液，包括水溶液型注射剂、非水溶液型注射剂、混悬型注射剂、乳剂型注射剂、注射用无菌粉末等。根据医疗上的需要，注射剂有不同的给药途径，如静脉注射、椎管注射、肌内注射、皮下注射、皮内注射等。

项目　各类不同注射剂的制剂工艺特点、给药途径以及生物利用度均有差异，不同类型、不同给药途径注射剂的稳定性考察项目各有侧重。注射剂药物的稳定性考察需选择在其制剂储存期间易于变化，可能影响药物安全性和有效性的关键项目进行考察，项目设置一般参考药典等标准有关规定，具体可分为物理、化学、微生物学等方面。此外还需密切关注：注射剂功能性辅料含量，如防腐剂；注射剂包装的密闭性能，如水蒸气渗透、密封性等；注射剂包材与药物的相容性考察指标，如塑化剂、添加剂迁移等。

通常，无菌、热原或细菌内毒素检查项等为注射剂类稳定性考察的关键项目，性状、含量、pH 值、可见异物、有关物质为稳定性考察的常规必需项目。此外，静脉或椎管给药的溶液型注射剂，需重点关注储存期内制剂的不溶性微粒的变化状况；静脉给药的乳状液型注射剂，需关注储存期内制剂的乳滴粒度及相分离变化（如分层现象）状况；采用静脉或椎管以外的其他给药途径时，也应密切关注不同分散体系注射剂的相关技术指标的变化，如：均相制剂溶液体系保持的持续性（如溶液的澄清度），非均相制剂的均匀性变化（如乳化分层、混悬均匀性或再分散性），注射剂中抑菌剂或防腐剂的含量变化；注射用无菌粉末应重点关注水分变化，无菌粉末加溶剂溶解或混悬后溶液的澄清度、不溶性微粒、相分离变化等检测指标。

方法和结果　注射剂药物稳定性考察检测方法可采用药典及相关标准中所收载的各类检验方法。结果评价主要对指标数据随时间变化的趋势进行统计分析。注射剂药物稳定性考察结果是综合评判注射剂的储存条件、处方工艺、包装材料、有效期制定等方面是否合理的科学依据。在注射剂储存稳定性考察中，若有项目指标的数据发生显著变化，如颜色、pH 值、再混悬能力、降解产物变化超出规定的限度；含量变化超过 5%；发生相分离；包装的注药点密封性及有害物迁移量超出规定的限度等，则表明该注射剂的储存条件、包装材料选择、有效期制定等方面的合理性可能欠佳，需进行必要的调整变更。

（姜雄平　武向锋）

bànliútǐ zhìjì yàowù wěndìngxìng kǎochá

半流体制剂药物稳定性考察

（pharmaceutical semi-fluid preparation storage stability inspection）　运用药物分析的技术和方法对半流体药物制剂在储存期间保持其物理、化学和生物学性质能力的检测及分析。属于药物储存稳定性分析的内容，目的是总体评价半流体药物制剂在储存期内质量变化状况，也是对半流体药物制剂进行质量控制研究的重要内容之一，是确保上市半流体药物制剂安全有效、质量可控的重要手段，是在制剂的包装、有效期和储存条件等已确定的条件下开展的制剂稳定性再评价。

临床上常见的半流体药物制剂有软膏剂、乳膏剂、流浸膏剂、浸膏剂、煎膏剂、凝胶剂等多种。根据临床治疗需要，凝胶剂可采用口服或外用等途径，结合各类半流体药物制剂的制剂工艺特点、给药途径及药物吸收代谢等生物利用度差异，不同剂型的稳定性考察项目各有侧重。

指标　各类半流体制剂的稳定性考察均应选择在其制剂储存期间易于变化，可能影响药物安全性和有效性的关键项目进行考察，以客观、全面地反映制剂在储存期内的稳定性。通常，考察项目可分为物理、化学、生物学等方面。项目设置参考《中国药典》有关规定，同时关注制剂包装的密闭性能指标变化。

软膏剂与乳膏剂考察项目 软膏剂与乳膏剂是半流体药物制剂的常见剂型，软膏剂为药物与基质混合制成，乳膏剂为药物溶解或分散于乳液型基质中制成，二者通常外用。软膏剂按制备工艺可分为溶液型和混悬型两种，乳膏剂按制备工艺可分为水包油型和油包水型两种，稳定性考察中，除性状（颜色）、含量、有关物质、均匀性、微生物限度、装量等共性检测指标外，混悬型软膏尚需关注制剂粒度的变化情况，乳膏剂尚需关注制剂的分层现象，用于烧伤或严重创伤的软膏剂和乳膏剂，需重点关注其无菌状态的保持性。

流浸膏剂、浸膏剂和煎膏剂/膏滋考察项目 流浸膏剂、浸膏剂和煎膏剂/膏滋是中成药制剂中常用的半流体制剂类型，为药物经适宜溶剂提取有效成分后浓缩制成，通常内服。稳定性考察中，需关注性状（颜色、状态）、鉴别、指标成分含量、相对密度、装量和微生物限度等指标变化，同时关注制剂中的不溶物，流浸膏剂尚需关注制剂乙醇量的变化。

凝胶剂考察项目 凝胶剂是化学药品、中成药制剂中均采用的半流体制剂类型，是药物与适宜的基质制成的溶液、混悬或乳状液型，具有凝胶特性的稠厚液体或半固体制剂。稳定性考察中，需关注性状（颜色、状态）、含量、有关物质和微生物限度等考察指标；此外，混悬型凝胶需重点关注制剂的粒度变化，乳状型凝胶需重点关注制剂的分层现象，用于烧伤或严重创伤的凝胶剂需重点关注无菌状态的保持性。

方法和结果 半流体制剂储存稳定性考察的检测方法可采用药典及相关标准中所收载的检验方法。结果评价主要是通过检测，对半流体药物制剂在储存期间其物理、化学和生物学性质关键质量指标随时间变化的趋势进行分析，总体评价半流体药物制剂在储存期内质量变化状况，综合评判储存条件、处方、工艺、包装材料、有效期制定等方面是否合理。储存稳定性考察中，如制剂发生显著变化（如颜色、粒度、相对密度、装量变化等超出规定的限度；含量变化超过规定；发生相分离；包装的密封性及有害物迁移量超出规定的限度等），则表明制剂的储存条件、包装材料选择、有效期制定等可能存在不合理性，应进行必要的变更。

（姜雄平　武向锋）

shǐyòngqī yàowù jiǎncè fēnxī

使用期药物检测分析（drug analysis during application period） 对进入人体使用阶段的药物进行的相关测试评价。使用期药物不仅指药物用于患者治疗疾病期间，而且包括药物可用于人体的整个时间阶段，即使用期药物是指完成临床前各项研究后进入人体可用的整个阶段，不仅包括上市前人体临床研究的药物使用阶段，也包括获得批准上市后的药品使用阶段。

内容 使用期药物检测分析主要包括用药前药品质量检验和用药后人体生物样本中的药物检测两大部分。药品质量检验包括药物获得批准上市前临床试验用药品检验，药品申请上市注册期间审批检验，药品获得上市后生产出厂检验，以及拟用于患者使用的运输、储藏、销售等期间的质量抽样检测分析等，统称为药品检验。用药后人体生物样本药物检测，包括人体药动学分析和临床用药监测分析，既包括临床试验期间人体药物有效性、安全性分析，也包括药物获得批准上市后特殊情况下患者治疗期间的临床用药监测分析。

样品特点 临床试验药品试生产出厂检验、药物上市后运输、储藏、监管等检测，主要是对拟用于患者的药品进行抽样检验，以保障其有效性和安全性以及质量均一性，被测试的样品是未使用的药物制剂产品。药物制剂质量检验特点是，药物含量较高，干扰组分中已知物质较多，检测分析相对容易。人体药动学分析、临床用药监测分析，主要是对用药后人体中的药物或其代谢物进行检测分析，以评价药物疗效和毒副作用为主要目的，被测试的一般是生物样本，如血液、尿液、唾液等。生物样本的特点是，药物含量低，未知干扰组分多，检测分析难度大。在药物分析中，按照被测药物的用量及操作方法可分为不同量级的分析：①常量分析，样品重量100~1000mg，样品液体积10~100ml。②半微量分析，样品重量10~100mg，样品液体积1~10ml。③微量分析，样品重量0.1~10mg，样品液体积0.01~1ml；④超微量分析，样品重量0.001~0.1mg，样品液体积0.001~0.01ml。通常，常量分析使用普通玻璃器皿，半微量分析使用玻璃器皿与分析仪器相结合，而微量分析和超微量分析则主要依靠精密仪器或特殊分析仪器。

方法 使用期药物分析涵盖了药物生命周期中最长的阶段，根据分析的目的、被测对象不同，可以选择不同原理的检测方法，被测药物含量及其样品来源不同，所采用的操作也有所不同。如相对于使用前的药品检验，使用后进入人体的药物检测难度更大，需要在检测前进行生物样品的预处理。而且由于使用后进入人体的药物含量很低，对检测方法的灵敏度要求也更高。适用于使用期药物分析的方法很多，按照测定原理、操作方法可分为化学分析法、仪器分析法、生物学分析法三大类。

化学分析法　以被测药物成分与某种特定试剂的化学反应为基础的分析方法。化学分析法历史悠久，称经典化学分析法。根据测定的形式不同，一般又分为重量分析法和滴定法两大类。①重量分析法。根据药物在化学反应前后的重量来测定其含量的方法。即将含有药物的供试品制成溶液后，加入适当的沉淀反应试剂溶液，使其生成难溶的化合物而沉淀，沉淀经过过滤、洗涤、干燥或灼烧，称定其重量，根据重量计算供试品中药物组分的含量。②滴定法。也称滴定分析法，根据一种已知浓度的试剂溶液（滴定溶液）和被测药物完全作用时所消耗的体积及其浓度来计算供试品中药物组分的含量。化学分析法的应用范围广泛，可以用常规实验器皿，所用的装置也简单，但对样品用量要求较高、抗干扰能力差，适用于常量分析或半微量分析。因此，一般采用化学分析方法对未使用的药品进行质量检测。

仪器分析法　以被测药物成分理化特性为基础并采用仪器替代人员操作的一类分析方法。包括物理常数分析、电化学分析、色谱分析等。①物理常数分析法，也称物理常数测定法。即采用仪器测定药物的物理常数，如黏度、凝点、熔点、旋光度、折光率等，不经化学反应直接进行药物定性鉴别或含量测定。②电化学分析法，采用特定的仪器，根据药物组分的电化学性质来确定其含量的方法，常见的有电位滴定法、电导滴定法、伏安分析法等。③光谱分析法，根据药物的光学性质运用分析仪器来对其进行测定的方法，常见有可见和紫外分光光度法、红外分光光度法、原子吸收光谱法，和发射光谱法、荧光分光光度法、火焰分光光度法、折光分析法、旋光分析法等。④色谱分析法，采用仪器利用药物混合物中各组分的物理或化学性质的差异对各成分进行分离测定的方法。包括柱层析分析法、纸色谱法、薄层色谱法，离子交换色谱法、气相色谱法、高效液相色谱法等。

生物学分析法　以被测药物成分的生物学特性为基础建立的分析方法。在使用期药物分析中也是常用的，尤其对将用于人体的药物，其有效性和安全性质量检测常用该方法。如一些蛋白激素类药物的生物活性（效价）常用动物体内试验测定，抗生素效价测定常用经典的微生物检定法；再如一般药物的安全性试验常用生物学方法，如药物无菌检查、药物微生物限度检查、药物热原检查、细菌内毒素检查、药物过敏性分析、药物异常毒性检查、药物溶血分析、药物凝血分析等。

无论是化学分析法、仪器分析法，还是生物学分析法，均各有优缺点和适用范围，而使用期药物分析的范围较广，须根据分析的主要目的和要求选用最适宜的方法。

（粟晓黎　杨化新）

réntǐ yàodòngxué fēnxī

人体药动学分析

人体药动学分析（human pharmacokinetics analysis）　研究药物在人体内吸收、代谢和排泄过程以及体内药物浓度随时间变化规律的检测活动。也称人体药物代谢动力学分析，是使用期药物检测分析中的内容。是全面认识人体与药物间相互作用不可或缺的重要组成部分，也是临床制定合理用药方案的依据。

目的　人体药动学分析的主要任务是：①通过人体吸收、代谢和排泄分析，对药物的有效性和安全性做出科学评价。②根据群体和个体药动学特性和数学模型计算出药动学参数，结合患者生理、生化、病理、遗传等内因和药物的理化性质、环境变化等外因对人体药动学的影响，通过治疗药物监测，制定与调整给药方案，从而安全有效地使用药物。③通过对药物不良反应的定量研究，保障用药安全。④通过临床药动学分析，达到合理使用药物、提高药物的治疗水平的目的。

方法　人体药动学分析的一个基本依据就是药物的治疗反应和毒性强度是作用部位药物浓度的函数。由于作用部位的药物浓度很难测定，只能采用便于测量的血浆浓度。测定血浆样品中的药物通常需要先对样品进行前处理。此外，建立可靠和可重复的定量分析方法是进行人体药动学分析的关键。常用的分析方法有：①色谱法。主要是色谱-质谱联用法如液相色谱-质谱法、气相色谱-质谱法等，可用于大多数药物的检测。②免疫学方法。如放射免疫分析法、酶免疫分析法、荧光免疫分析法等，多用于蛋白质多肽类物质检测。③微生物学方法，可用于抗生素药物的测定。④标记法。用放射性同位素标记药物并进行检测。

在药动学样品分析之前，必须对建立的分析方法进行充分的验证，验证内容包括特异性、标准曲线及线性范围、准确度和精密度、样品稳定性、提取回收率等，以保证所建立的方法在实际应用中的可靠性。

内容 人体药动学分析根据研究对象不同可分为健康志愿者、患者、特殊人群等，多为群体药动学分析；根据研究内容分为生物利用度、生物等效性、药物血浆蛋白结合、药物相互作用等。

在药物临床试验阶段，新药的人体药动学分析主要涉及如下内容：①健康志愿者药物代谢动力学分析。包括单次给药的药动学分析、多次给药的药动学分析、进食对口服药物的药动学影响研究、药物代谢产物的药动学分析以及药物-药物的药动学相互作用研究。②放射性标记（例如^{14}C标记）药物在健康人体内的吸收、血浆代谢物谱、排泄（质量平衡）研究。③目标适应证患者的药动学分析。④特殊人群药动学分析，包括肝功能损害患者的药动学分析、肾功能损害患者的药动学分析、老年患者的药动学分析和儿童患者的药动学分析。

结果 药物的临床药动学分析结果是制订临床研究方案和临床用药方案、指导临床合理用药的基础，是药物开发中不可或缺的重要研究内容之一。

（钟大放　张逸凡）

jiànkāng zhìyuànzhě yàodòngxué fēnxī

健康志愿者药动学分析（healthy volunteers pharmacokinetics analysis） 对药物在正常健康人体内吸收、代谢和排泄过程以及体内药物浓度随时间变化规律的检测研究。是新药临床药动学研究的主要内容之一，也是制剂生物等效性评价的主要内容。

健康志愿者指年满18岁以上的青年人和成年人，受试者应男性和女性兼有，并通过试验前全面的体格检查及实验室检查确认其健康情况。药动学分析除要考察不同给药方式，包括单次给药的药动学分析、多次给药的药动学分析外；还要考察体内环境的影响，包括人体药物代谢产物分析、进食对口服药物药动学影响的分析、药物代谢物动力学分析以及药物-药物相互作用分析等。分析的生物基质一般为血浆。

单次给药药动学分析 受试者例数一般为每个剂量组8～12例，药物剂量一般选择低、中、高三个剂量，给药后应有足够的采样点，以保证可描述一个完整的血药浓度-时间曲线。如果同时收集尿样时，则应收集服药前尿样及服药后不同时间段的尿样。应有效整合各项试验数据，选择科学合理的数据处理及统计方法，求得药物的主要药动学参数，以全面反映药物在人体内吸收、代谢和消除的特点。

多次给药药动学分析 当药物在临床上需要连续多次应用时，则须需进行多次给药的药动学特征分析。根据研究目的，应考察药物多次给药后的稳态浓度，药物谷、峰浓度的波动系数，是否存在对药物代谢酶的诱导作用，药物蓄积的程度等。受试者的选择标准、受试者例数、试验药物的要求均与单次给药药动学分析相同。根据单剂量药动学求得的消除半衰期，估算药物可能达到稳态浓度的时间，应连续测定3次（一般为连续3天）谷浓度（即给药前的血药浓度）以确定已达稳态浓度。在最后一次给药后，采集一系列血样，包括各时相（同单次给药），以测定稳态血药浓度-时间曲线。对试验结果进行分析，说明多次给药时药物在体内的药动学特征，同时应与单剂量给药的相应药动学的参数进行比较，观察它们之间是否存在明显的差异，特别在吸收和消除等方面有否显著的改变，并对药物的蓄积作用进行评价、提出用药建议。

进食对口服药物制剂药动学影响的分析 许多口服药物制剂的消化道吸收速率和程度往往受食物的影响，食物可能减慢或减少药物的吸收，但亦可能促进或增加某些药物的吸收。这类试验通常采用随机双周期交叉设计，研究时所进的试验餐应是高脂、高热量的配方，以便使得食物对胃肠道生理状态的影响达到最大，使进食对所研究药物的药动学的影响达到最大。该项研究在Ⅰ期临床试验阶段进行药物剂量选用拟在Ⅱ期临床试验时的给药剂量。

药物代谢产物的药动学分析 如果药物主要以代谢方式消除，其代谢物可能具有明显的药理活性或毒性作用，或作为酶抑制剂而使药物的作用时间延长或作用增强，或通过竞争血浆和组织的结合部位而影响药物的处置过程，则代谢物的药动学特征可能影响药物的疗效和毒性。在这种情况下，除进行原形药物的药动学分析，还要考虑同时进行代谢物的药动学分析。

药物-药物的药动学相互作用分析 当所研究的药物在临床上可能与其他药物同时或先后应用，由于药物间在吸收、与血浆蛋白结合、竞争排泄或重吸收等方面存在相互作用，特别是对药物代谢酶的诱导或抑制等，均可能导致药物血浆浓度明显变化，使药物疗效或毒性发生改变。此时，应进行药物-药物的药动学相互作用研究，并尽可能明确引起相互作用的因素或机制，为制订科学、合理的联合用药方案提供依据。大多数药动学相互作用研究可在健康志愿者中进行。

在健康人进行药动学分析，可排除各种疾病的病理状态对药物的药动学的影响，客观反映药物在人体的药动学特征。虽然健康志愿者的药物动学研究结果对指导临床合理用药有重要作用，但未必适用于老年、婴幼儿和孕妇，也不一定适用于各种疾病状态。如果试验药品的安全性较差，试验过程中可能对受试者造成损害，在伦理上不允许在健康志愿者中进行试验时，可选用目标适应证的患者作为受试者。

（钟大放　张逸凡）

yàowù-yàowù xiānghù zuòyòng fēnxī

药物-药物相互作用分析

（drug-drug interaction analysis）

为研究两种或多种药物在人体内吸收、代谢和排泄的相互影响而进行的检测分析。药物-药物相互作用是指两种药物合用时，一种药物对另一种药物的效应产生影响的情形，产生的影响可以是协同作用（效应增强）或拮抗作用（效应降低）。药物-药物相互作用是药物治疗过程中常见的问题，可以导致治疗效果的部分或完全丧失，引发严重或者致命的不良事件。药物-药物相互作用包括药效学相互作用和药动学相互作用。

药效学相互作用可能有多种原因。一种情况是，相互作用的药物有互补作用，例如使用噻嗪类利尿药和肾上腺素β受体阻滞药，两者通过不同的机制来降低血压。另一种情况是，相互作用的药物作为拮抗剂或促进剂，作用于同一受体位点，如果是拮抗剂，会产生相减作用或抵消作用；如果是促进剂，会产生相加作用或协同作用。

药物在体内的吸收、分布、代谢和排泄过程均可能涉及药动学相互作用。改变药物溶解度和溶出（如胃肠 pH 值、特异性结合等），对肠外排转运体的抑制等因素均可能改变药物的吸收。药动学相互作用中最重要的是与药物代谢酶（细胞色素 P_{450} 酶以及葡萄糖醛酸转移酶和硫酸转移酶）有关的部分，与药物转运体（主要分布于肠道、肝脏和肾脏）相关的药物相互作用也逐渐受到重视。

作为评价药物安全性和有效性的依据，在新药研发过程中要全面评价潜在的药物相互作用，首先要确定药物的主要消除途径，定量评价药物代谢酶和转运体在药物处置中的贡献，以了解潜在药物相互作用发生的机制。

目的　药物相互作用分析的主要目的是评价在研药物与已上市药物是否存在药物相互作用。如果有，发生的相互作用是否需要进行剂量调整，额外的治疗性监测以及合用禁忌等，这些内容都需要在药品说明书上注明。

方法　研究代谢性药物相互作用通常首先进行体外研究，确定药物是否是代谢酶的底物、抑制剂或诱导剂，体外试验的结果会对需要进行评估药物相互作用的临床试验类型和内容提供依据，进一步采用模拟的方法，为进行合理的临床试验设计提供理论基础。作用药物的选择必须基于体内外试验确认的药物代谢酶表型，然后选择已知的重要的抑制剂或诱导剂，通常首先选择强抑制剂或诱导剂。研究药物存在主要代谢物（代谢物药物浓度-时间曲线下面积占原形药物的25%以上）时，需要考虑代谢物是否存在潜在药物相互作用。评价新药作为潜在的细胞色素 CYP_{450} 酶抑制剂时，可以先考虑采用模拟的方法（如基于生理的药动学模型）进行评价，可以采用“等效性”的标准（如药物浓度-时间曲线下面积比值是否在0.8～1.25之间）进行初步判断是否需进行进一步的临床试验。评价新药是否对 CYP_{450} 酶存在诱导作用通常先在体外进行对CYP1A2、CYP2B6和CYP3A4酶的作用研究，如结果显示阳性，则需进行进一步的临床试验进行验证。考察酶抑制作用的临床试验一般为抑制剂单次给药，交叉试验设计，对比给予抑制剂前后受试药物的药动学变化；而考察酶诱导作用的临床试验一般将诱导剂多次给药，交叉试验设计，对比给予诱导剂前后受试药物的药动学变化。

如果抑制性药物相互作用导致一种药物的暴露（即药物浓度-时间曲线下面积）增加到5倍以上，则被认为是强相互作用；增加到2～5倍，属于中等强度相互作用；增加到1.25～2倍，属于弱相互作用。对诱导性相互作用强度的评估与此类似。例如，抗真菌药酮康唑对CYP3A4的抑制作用特别强，可以使很多药物（如他汀类降血脂药）的代谢受到抑制，血药浓度升高10倍以上，出现毒副反应，该药口服制剂已经撤市。另外，苯巴比妥、利福平等是药物代谢酶的强诱导剂，会使同服的很多药物代谢加快，达不到有效浓度。21世纪初，中草药和化学药物之间的药动学相互作用也引起关注。

（钟大放　高志伟）

yàowù dàixièwù dònglìxué fēnxī

药物代谢物动力学分析（drug metabolites kinetics analysis） 运用生物化学、分析化学以及数学原理和方法对药物及代谢产物在人体内的量随着时间变化的规律的检测分析由于代谢物在血浆中的暴露与其在作用部位的浓度相关，并影响药效和毒副作用，所以通常主要检测血浆中药物代谢物的浓度随时间变化的情况。

药物进入机体后通常通过Ⅰ相（氧化、还原、水解）和Ⅱ相（结合）代谢途径进行生物转化。根据所涉及的化学反应性质，Ⅰ相反应产生的代谢产物，很可能具有化学反应性或者药理学活性，活性代谢产物可能与治疗靶点受体或其他受体结合，或与其他靶点（如酶、蛋白）相互作用，引起非预期的效应，因此活性药物代谢物的药动学特征可能影响药物的疗效和毒性，因此更需要进行安全性评价。尤其是代谢产物仅在人体中形成时，更有必要对其进行研究。对于代谢产生的活性中间体，因其半衰期短，常难以检出和测定。若它们能形成可检测的稳定代谢物（如谷胱甘肽结合物），则不需要对活性中间体做进一步的安全性评价，仅对稳定的代谢产物进行检测。Ⅰ相代谢物可以通过化学合成或生物合成等方法获得对照品，采用液相色谱-质谱-质谱法等方法进行定量分析。

Ⅱ相结合反应通常会使一个化合物的水溶性增加并失去药理学活性，故不再需要进一步的安全性评价。但是，如果结合反应形成一种毒性化合物如酰基葡萄糖苷酸，则需要进一步的安全性评价。若研究发现代谢产物在靶受体上无药理学活性，这并不能确保其无毒性，该代谢产物也可能需要在非临床毒理学试验中进行安全性评价。Ⅱ相代谢物不容易获得对照品，可以通过酶水解方法释放出Ⅰ相代谢物，间接进行定量分析。

一般情况下，以稳态的药物浓度-时间曲线下面积来计算，单一代谢物暴露高于人体药物总体暴露量10%的代谢物应给予关注，在药动学试验中需要测定这些代谢物。药物代谢产物安全性评价指导原则要求，如果新药的人体试验发现某主要代谢物的暴露高于其在安全性试验动物体内的暴露，则要对该代谢物进行额外的安全性评价。

前体药物也称前药，本身没有生物活性或活性很低，经过体内代谢后变为有活性的代谢物，这一过程可以增加药物的生物利用度，或加强靶向性，降低药物的毒性和副作用。因此，研究前药的活性代谢物动力学非常重要，可以通过活性代谢物的药物浓度-时间曲线下面积，即暴露量以及药峰浓度等参数对前体药物制剂的生物等效性以及安全性进行评价。

（钟大放　于明明）

shíwù-yàowù xiānghù zuòyòng fēnxī

食物-药物相互作用分析（food-drug interaction analysis） 为研究食物对药物在体内的各个过程可能产生影响而进行的检测分析。食物对药物的吸收和代谢过程的影响最明显。食物可以通过不同的方式影响药物的药动学特征，如延缓胃肠排空、刺激胆汁分泌、改变胃肠道pH值、增加内脏血流量（如肝门静脉导致首过摄取的变化）、改变药物在肠腔代谢，以及食物与药物本身或其制剂中的其他组分发生物理或化学相互作用等。

药物的吸收过程和体内生物利用度受到许多因素的影响，包括药物的理化性质、剂型（普通制剂或缓释制剂）、进餐时间、食物热量的高低、营养组分（蛋白、碳水化合物和脂肪）的含量、食物的温度和体积以及液体摄入量等。食物对药物吸收的影响从机制上可分为五类：降低、延迟、增加、加快以及无影响。食物可能对药物代谢产生明显的影响，从而影响药物的清除，这些影响通常由混合功能氧化酶及结合酶介导。已知有多种饮食因素可以通过对代谢酶的影响对药物在人体内的处置有潜在影响。影响药物代谢的食物成分包括：膳食蛋白、十字花科蔬菜（如花菜、甘蓝和卷心菜等）、炭烤肉食（含多环芳香烃）和含甲基黄嘌呤的食物（如咖啡因等）等。葡萄柚汁可以抑制肠道CYP3A4酶，并且是不可逆抑制，因此葡萄柚汁与通过CYP3A4酶代谢的药物（如辛伐他汀、咪达唑仑、环孢素、硝苯地平等）同时服用，可以数倍增加这些药物在体内的生物利用度。

方法 食物-药物相互作用分析研究的方法主要是临床试验，另外还包括一些体外预测模型，如基于药物的溶解度和脂溶性进行预测，基于药物在生物相关介质（如模拟空腹或饱腹肠液、模拟胃液等）中的溶出结果进行预测，以及基于动物体内的模型预测。预测一种药物或其制剂在人体内是否存在食物影响依然存在一定挑战，结合药物的理化性质（如溶解度、剂量/溶解度比值、油水分配系数、渗透性以及主要代谢酶等）的体外模型，可以预测化合物潜在的食物影响是正向、反向或无影响，可以作为药物研发早期阶段的筛选方法。剂型比较时，在相关媒介（空腹或餐后模拟肠液，不同含量的磷脂、胆盐和 pH 值等溶媒）中的溶出试验可以作为一种预测方法。

在药物早期研发阶段，对新药和药物的新剂型进行食物对其生物利用度影响的研究，有利于指导进一步开发和剂型选择。评价进食条件下给药后，与空腹条件下相比，食物对药物吸收速度和程度的影响。在进食后立即服药情况下，食物对药物生物利用度的影响程度最大，另外，高脂和高热量食物最有可能对胃肠道的生理特性产生影响，从而影响药物的生物利用度。因此一般选择高脂高热量的食物［如 1000 卡（1 卡 = 4.185 焦耳）热量，其中有 50%来自脂肪］进行研究。通常采用随机、单剂量、两周期、两种处理（空腹和餐后），两顺序的交叉试验设计，被研究药物在一个周期在空腹条件下服用，另一周期在餐后条件下服用。两周期给药后，在不同时间点采集生物样本（通常是血浆），测定药物浓度，计算达峰时间、达峰浓度、血浆浓度-时间曲线下面积以及半衰期等参数。

结果判断 食物-药物相互作用分析研究的结果判断：进餐条件下给药后所得药物的达峰浓度和药物浓度-时间曲线下面积，与空腹状态下给药相比，几何均数比值的 90% 置信区间在 0.80 ~ 1.25 之间，可以认为无食物-药物相互作用，反之，低于 0.80 或高于 1.25 时，则认为存在食物-药物相互作用。

（钟大放　高志伟）

réntǐ yàowù dàixiè chǎnwù fēnxī

人体药物代谢产物分析（drug metabolites profiling analysis in humans） 对药物在人体内通过生物转化后生成的代谢物的结构含量等进行的检测分析。又称药物人体代谢物分析，目的是获得血浆、尿、粪和胆汁中的代谢物谱，是新药研发的一个环节。通过分析可以获得生物样品中代谢物的化学结构和含量、可能的代谢途径、系统前代谢（包括胃肠道代谢、肝首过代谢）以及代谢酶的诱导和抑制等相关数据。药物代谢产物可能有药理活性，也可能有毒性，但多数是非活性和非毒性的代谢物。

目的和作用 对人体内药物的代谢产物进行分析有助于了解药效和毒性机制，了解药物代谢的个体差异，以及了解药物-药物相互作用机制。药物人体代谢物分析的主要样品为血浆、尿、粪、胆汁、毛发和唾液，且毛发和唾液中的代谢物鉴定也常用于法医鉴定和兴奋剂快速筛查。血浆中的代谢物分析最为重要，因为血浆中暴露的物质与该化合物的活性或毒性有直接关系。分子量较大的化合物易于胆汁排泄，对胆汁中的代谢产物进行分析有助于了解这类药物的清除形式。

方法 研究药物代谢产物的分析方法主要包括放射性同位素标记法、液相色谱-高分辨质谱法和核磁共振光谱法等。

采用放射性同位素 ^{14}C 或 ^{3}H 对药物进行标记，在少数健康人体内进行代谢研究，是 21 世纪初国际上新药代谢研究的标准方法，这些试验提供关于母体药物和代谢物的定量信息，也帮助详细表征代谢物。放射活性在代谢物分离和鉴定中可被用作选择性标记物，据此可以对目标代谢物进行液相色谱-质谱分析，以质谱断裂模式为基础推测代谢物的结构。与液相色谱联用，在线的放射性流动检测和离线的液体闪烁技术已被常规用于放射性标记代谢物的分析。对于放射性标记药物人体代谢产物分析试验，采用液相色谱-放射性检测器分析血浆、尿液、粪便、胆汁等样品，可以获得药物的代谢物谱。与安全性评价动物实验的结果相比较，可以确认是否在人体内存在特有的代谢物，或者代谢物浓度过高需专门评价其安全性。

采用液相色谱-质谱联用法进行药物代谢物结构分析，生物样品通常经过有机溶剂蛋白沉淀处理，质谱检测器多采用高分辨质谱仪，如飞行时间质谱仪或轨道阱质谱仪。采用背景扣除、质量亏损过滤等软件处理，获得各个代谢物准确质量信息和碎片离子信息，以此初步判断代谢物类型和结构。对于Ⅱ相结合代谢产物可以通过 b-葡萄糖苷酸酶和硫酸酯酶水解实验，与Ⅰ相代谢物比较，鉴定结合位点；对于氧化代谢物可以通过三氯化钛还原实验区分氮氧化代谢物和羟基化代谢物（仅前者被还原）；此外还可以通过氢-氘交换实验，分析药物结构中的游离羟基是否发生了变化（例如区分氮氧化物、硫氧化物与羟基化代谢物，仅后者可以发生氢-氘交换），通过这些信息对代谢物的结构做进一步推断。代谢产物结构的最终确认，需要通过与对照品进行色谱和质谱比对。代谢物对照品可以通过化学合成或生物转化方法获得，用核磁共振光谱法确定结构。

除了Ⅰ相氧化和Ⅱ相结合型的这些稳定代谢物之外，人体内还可能生成反应性代谢物（如环氧化物、醌亚胺等），这些代谢物能够与蛋白或 DNA 等生物大分子共价结合，可能是药物引起肝毒性或过敏反应的重要原因。为了减少生物活化所致毒性造成的药物研发失败，期望候选药物形成反应性中间体的倾向小。由于化学不稳定性以及体内存在一些去毒性代谢途径，这些反应性代谢物中间体不易被检测出。常使用含有辅助因子的肝微粒体以及适当的亲核性捕获剂鉴定反应性代谢物，例如谷胱甘肽、N-乙酰半胱氨酸、氰离子、氨基脲和甲氧基胺类等。捕获试剂只能用于体外试验，体内试验可以直接检测谷胱甘肽加合物。加合物的质谱和核磁共振光谱通常可以提供生物活化途径的信息。

（钟大放　邓　泮）

huànzhě yàodòngxué fēnxī

患者药动学分析（pharmacokinetic analysis in patients）　对药物在患者体内的量随着时间变化的规律的检测分析。即阐述血药浓度随时间变化的规律，研究患者机体对药物处置的动态变化过程。

新药Ⅰ期临床试验是初步的临床药理学以及人体安全性评价试验，观察人体对于新药的耐受程度和药动学参数，为制订给药方案提供依据。一般情况下，新药的Ⅰ期临床试验在健康志愿者中进行，但在某些情况下，通过健康志愿者无法获得治疗剂量下的药动学数据，例如抗精神病药物、抗癫痫药物、强心苷类药物、免疫抑制剂等，只有通过患者药动学分析，才能获得更有效的数据。此时，在患者体内开展的药动学-药效学（pharmacokinetics-pharmacodynamics，PK-PD）相关性研究，可为制订临床给药方案提供可靠的指导。

肝脏疾病、循环障碍性疾病、肾功能减退等因素，都会对患者药动学产生显著的影响。此外，一些疾病需要多种药物联合治疗，药物-药物相互作用会对患者药动学产生影响。由于患者的疾病状态，常常不能在一个给药周期中多次采集患者的血样用于分析，这时需要采用群体药动学方法进行试验。

在临床治疗中，药物血浆浓度可以作为指导用药和评估药效的一项指标，当患者缺乏药效响应或过度响应时，治疗药物监测也可以帮助区分到底是药动学原因还是药效学原因。监测血浆浓度的药物一般应满足以下条件：药物治疗指数低，药动学是药效响应个体间差异的主要因素，血浆浓度与药效响应相关性良好，药物治疗失败的可能性大，具有群体药动学信息，例如环孢素、地高辛、庆大霉素、苯妥英、茶碱等。最初选定的目标浓度应该处于治疗成功概率最大的血浆浓度值范围，再根据测试结果、症状和身体状态调整剂量。由于药物的血浆浓度随时间的变化可能非常大，所以为了有效地评估测得的药物血浆浓度，必须了解给药时间、剂量以及采血时间，还应该有适当的动力学模型。应该根据药物的血浆消除半衰期、健康状态变化以及合并用药等，确定适当的监测频率。

（钟大放　于明明）

tèshū rénqún yàodòngxué fēnxī

特殊人群药动学分析（pharmacokinetic analysis in special population）　运用药物分析技术和方法对药物在特殊人体内的量随时间变化规律的测试研究。特殊人群指儿童、孕妇、老年人、肝功能不全者和肾功能不全者，研究药物在这些人体内的含量随着时间变化的规律，包括药物在体内的吸收、分布、代谢和排泄的过程等。特殊人群药动学分析结果可以通过与正常人群药动学分析结果的比较来调整以上特殊人群给药方案，以保证用药安全和有效。

常用药动学模型　常用的特殊群体药动学模型有：①群体药动学模型，将患者的个体特征与药动学参数联系起来，并作为患者临床个体化给药的依据。其中，最常用的群体药动学方法是非线性混合效应模型，该方法将传统的药动学模型和群体模型结合起来，并将受试者的药物血浆浓度-时间数据和生理、病理因素（如性别、年龄、身高、体重、肝肾功能等）作为患者药动学参数变异的来源。②生理药动学模型，是建立在机体的生理、生化、解剖和药动学性质基础上的一种整体模型，它将每个相应的组织器官单独作为一个房室看待，房室间借助于血液循环连接。它可以预测组织器官中药物浓度、描述病理生理参数变化对药物处置的影响。

儿童药动学分析　以儿童为对象的特殊人群药动学分析需要注意以下几方面的问题：①吸收。儿童较成年人相比，胃酸分泌低，弱碱性药物的生物利用度降低；胆盐生成少，从而降低亲脂性药物（比如地西泮）的生物利用度。②分布。药物的分布容积在儿童体内随年龄的变化而变化。③代谢。出生后肝微粒体酶的活性急剧增加，如出生后1天的酶活性为正常人的2%~5%，出生后5天的活性即可达正常人的15%~25%，而对结合型代谢的增加更快，出生后3天即可达到正常人的50%。④肾排泄。新生儿的肾功能是成年人的30%，6个月后会增加到50%~75%，在2~3岁时会达到成年人的水平。针对儿童的药动学研究通常用“干血纸片法”采集血样，即将全血样品收集在卡纸上，用于药物浓度测试，它比传统方法有一定的优势，需要的血量较少。

孕妇药动学分析　以孕妇为对象的特殊人群药动学分析需要注意的几方面问题：①由于存在胎盘屏障，大多数药物不易从母体进入胎儿体内，但一些极性较大的药物有可能通过被动扩散的方式进入胎儿体内。大部分进入胎儿的药物最终通过羊水或其他途径又回到母体内，由母体完成其消除过程。胎儿的血浆蛋白含量较低，从而导致药物的游离浓度相对较高，使药物更易分布到胎儿的一些重要器官产生毒副作用，所以临床上对孕妇的用药应格外慎重。②孕妇与正常成年人相比主要有以下变化：体重和脂肪含量的改变；延长胃排空以及胃肠道的转运时间；增加细胞外液以及总体液量；增加各个器官的血流量；提高肾小球滤过率；改变肝脏酶的活性等。

老年人药动学分析　以老年人为对象的特殊人群药动学分析需要注意的几方面问题：①吸收。进入老年后胃液分泌功能下降，胃内pH值上升，消化道的运动性能降低，肠黏膜上皮细胞有减少趋势，同时随着全身血液循环速度的减慢，消化道的血流量随之下降，这些变化对药物的胃肠道吸收均产生不利影响。②分布。随着年龄的增大，人血浆蛋白的浓度值呈下降趋势，这就会引起药物血浆蛋白结合率下降，游离药物所占比例增大，药物向组织分布的程度也会随之增加，使药物的分布容积增大。这种作用对血浆蛋白结合率比较高的药物的影响会更明显。③代谢。随着年龄的增加，P_{450} 酶的活性逐渐下降，使机体对药物的代谢能力降低，药物在体内的半衰期延长。④肾排泄。首先年龄增加会引起肾血流量的减少（每年约减少1%~2%），65岁年龄时肾血流量可降低45%~50%，肾血流量的减少导致肾小球滤过率的降低，从而使药物的肾消除减慢，药物在机体的半衰期延长。

肝功能不全患者药动学分析　肝功能不全对药物在体内动力学的影响是多方面的，首先是肝药酶活性会有所降低，使药物代谢速度变慢，这与肝脏受损的程度有很大关系，同时肝功能不全时血浆蛋白的浓度降低，会导致游离药物浓度的增加，此外肝病有时会引起胆管闭塞症，对药物的胆排泄会产生影响。对药物代谢酶活性的影响。通常情况下，如果肝代谢或排泄占母体药物或者活性代谢物清除的主要部分（大于20%）的情况下，要对肝功能不全患者进行药动学分析，必要时降低用药剂量或减少服药次数。

肾功能不全患者药动学分析　肾脏是药物排泄的主要器官之一，大多数水溶性药物可经肾脏直接排出体外，肾功能不全时这类药物的生物半衰期就会延长。一些脂溶性药物在肝脏代谢后水溶性增加，再通过肾脏排泄，由于某些代谢产物仍具有活性作用，肾功能不全时这样的代谢物就会在体内积蓄，并可能导致毒副作用。肾病患者的血浆蛋白浓度通常会有所降低，这对血浆蛋白结合率高的药物的体内过程会有较大影响，由于游离药物所占比例增加，会促进药物的代谢和排泄，并使药物在体内的分布容积增大。氨基糖苷类抗生素和部分头孢菌素在较高血药浓度时可引起肾毒性，由于这些药物主要经肾脏排泄，肾功能降低可使血药浓度增加，进一步加重对肾脏的损害程度。因此，有必要对肾功能不全患者进行药动学分析，以便制定合理的临床用药剂量。

（钟大放　于明明）

yàowù shēngwù lìyòngdù shìyàn

药物生物利用度试验（drug bioavailability testing）　研究药物或药品活性成分从制剂中释放并被机体吸收进入全身血液循环的速度和程度的试验。药物被机体吸收进入全身血液循环的速度和程度，即生物利用度。生物利用速度用最大血药浓度（C_{max}），以及达到最大血药浓度的时间（T_{max}）表示；生物利用程度用血药浓度-时间曲线下面积（area under the curve，AUC）表示。生物利用度分为绝对生物利用度（F_{abs}）和相对生物利用度（F_{rel}）。绝对生物利用度是以静脉注射制剂为参比制剂所获得的试验制剂吸收进入体内循环的相对量：

$$F_{abs}=\frac{AUC_{\text{血管外给药}}}{AUC_{\text{静脉给药}}}\times 100\%$$

相对生物利用度是以其他非静脉途径给药制剂（如片剂或口服液）为参比制剂获得的药物吸收进入体循环的相对量，以同一种药物试验制剂与参比制剂的AUC比值表示。

生物利用度反映了药物活性成分到达体循环的多少和快慢，是新药研究过程中选择最佳给药途径、确定用药方案，评价药物制剂的有效性和安全性的重要依据。口服固体制剂的生物利用度试验提供该制剂与溶液、混悬剂或静脉剂型的生物利用度比较，以及吸收进入系统循环的相对分数的估计。此外，生物利用度试验可提供关于分布和消除、食物对药物吸收的影响、剂量与吸收的比例关系、活性物质药动学的线性等信息。

方法 生物利用度试验方法主要是血药浓度法，少数情况下可以采用尿药数据法。

血药浓度法 受试者分别给予受试制剂和参比制剂，采集受试者给药前空白血样和给药后不同时间点血样，用适宜的样品前处理方法和检测方法，测定血中药物浓度，计算 AUC、C_{max} 和 T_{max} 等参数，按下式计算生物利用度：

$$F=\frac{\text{受试制剂}\,AUC}{\text{参比制剂}\,AUC}\times\frac{\text{参比制剂给药剂量}}{\text{受试制剂给药剂量}}\times 100\%$$

尿药数据法 如果药物大部分经尿排泄（大于 70%），而且药物在尿中的累积排泄量与药物吸收总量的比值不变，可用药物在尿中的排泄数据计算生物利用度。受试者分别给予受试制剂和参比制剂，收集受试者给药前空白尿样和给药后不同时间段尿样，样品经过前处理后用适宜的检测方法，测定尿中药物浓度，计算药物在尿中的累积排泄量（X_u），按下式计算生物利用度：

$$F=\frac{\text{受试制剂}\,X_u}{\text{参比制剂}\,X_u}\times\frac{\text{参比制剂给药剂量}}{\text{受试制剂给药剂量}}\times 100\%$$

注意事项 ①进行生物利用度计算时，只有在给药剂量范围内符合线性动力学时才能进行剂量折算。②采用尿药数据法时，收集尿样期间饮水量应相等。

（钟大放 张逸凡）

yàowù shēngwù děngxiàoxìng shìyàn

药物生物等效性试验（drug bioequivalence testing） 评价一种药物的相同或不同制剂其活性成分的吸收程度和速度是否相同的人体试验。即用生物利用度的试验方法，以药动学参数为终点指标，药学等效制剂或可替换制剂，在相同试验条件下，服用相同剂量，其活性成分吸收程度和吸收速度无统计学差异，即为生物等效。生物等效性是反映含同一药物的不同制剂疗效质量一致性的主要依据。生物等效性试验需根据预先确定的等效标准和限度进行比较研究。通常，以血药浓度-时间曲线下面积（AUC）反映药物吸收的程度；以最大血药浓度（C_{max}）和达到最大血药浓度的时间（t_{max}），反映药物吸收速度。对于新生产的制剂，生物等效性试验是判断其与老产品是否具有相同疗效和安全性的主要方法。

方法 进行生物等效性试验时须有受试制剂和参比制剂。参比制剂即参比药品，应当是已经获得批准上市的同类药品，且具有全面的临床药效学和安全性试验资料。受试制剂，即待验证的药品，应具有生产规模的代表性，且在采用合适的溶出度检验条件时，应显示与参比药品相似的体外溶出曲线。

生物等效性试验样品是受试者的血液，受试者通常选择健康志愿者。进行两种制剂比较时，标准设计为随机、两周期、两种给药顺序的单剂量交叉试验。即将入选受试者随机分成两组，一组先服受试制剂后服参比制剂，另一组先服参比制剂后服受试制剂。两个试验周期之间为清洗期，清洗期通常为 1 周或 2 周。每个试验周期的时间依不同的受试药物而定。受试者于给药前采集空白血样，然后在空腹条件下，按照随机方案口服相同剂量的受试制剂或参比制剂，给药剂量一般与临床给药剂量一致。受试者在给药后不同时间点采集静脉血，按需要取得血样（血浆、血清或全血）。取样一般持续到服药后 72h，短半衰期药物则要持续到 3~5 个半衰期，或最大血药浓度 C_{max} 的 1/10~1/20，一般不少于 12 个采样点。采样获得的血液样品在分析检测前，需要采用不影响待测药物及其代谢产物含量的生物样品前处理技术，对样品进行预处理。经预处理的样品，再选用专属灵敏的定量分析方法对其进行药物及其代谢产物含量检测。一般首选色谱法，如高效液相色谱法、气相色谱法、气相色谱法-质谱法、液相色谱-质谱-质谱法。也可采用微生物学方法或配体结合分析法。若新建方法，还需要对建立的分析方法进行验证。

结果判定 采用以上分析步骤测得的数据即可进行生物等效性评价。对主要药动学参数 AUC 和 C_{max} 对数转化后进行方差分析，并计算这些参数在受试制剂与参比制剂的几何均值比。如果 $AUC_{0\sim t}$ 和 C_{max} 几何均值比的 90% 置信区间落在 80.00%~125.00% 范围内，即可以判定两制剂生物等效。

注意事项 生物等效性临床试验须在国家批准的临床试验室进行，必须遵循《药物临床试验质量管理规范》原则。生物等效性试验原则上要求以母体药物数据进行评价，代谢物数据仅作为参考。在一些特殊情况下，亦可用患者替代健康志愿者。生物等效性试验一般在受试者空腹的条件下进行。但如果参比制剂注明餐后给药，则一般在餐后条件下进行生物等效性试验。对于特殊剂型药品（如微乳、固体分散体），需要既在空腹也在餐后条件进行。对于高变异药物，可采用重复交叉试验设计，根据参比制剂的个体内变异程度放宽生物等效性判断的标准。如果试验物质是内源性的，需用基线校正后计算的药动学参数，作为生物等效性评价的依据。

（钟大放　张逸凡）

yàowù rén xuèjiāngdànbái jiéhé fēnxī

药物人血浆蛋白结合分析（drug-plasma protein binding analysis） 对药物与人的血浆蛋白结合情况的考察。临床使用期的药物代谢分析是以人体为研究对象，此期间的药物血浆蛋白结合分析，主要以人体为研究对象，考察药物进入人体血液后其游离型药物量与结合型药物量的比例关系，以评估药物在人体中的动力学和药效学效应。该项分析除样品来源于人体外，其模型方法等与研发期实验动物的血浆蛋白结合分析（见*药物血浆蛋白结合率分析*）相关内容相似。

（粟晓黎）

línchuáng yòngyào jiāncè fēnxī

临床用药监测分析（drug clinical monitoring analysis） 应用药动学原理、药物分析技术和方法对人体使用药物后血液或其他体液中药物浓度进行的检测分析。又称治疗药物监测（therapeutic drug monitoring，TDM）、临床药物监测（clinical drug monitoring），属于使用期药物安全性监测的主要内容。临床药物监测是20世纪60年代在临床药理学、药动学和临床化学基础上形成和发展的一门学科，其目的是指导与评价药物治疗，通过监测体内药物浓度使给药方案个体化，以提高药物的疗效，避免或减少毒副反应；同时也为因药物过量引起中毒的诊断和处理提供有价值的实验室依据。

药物类别　一般下列情况需要进行临床药物监测：①治疗指数低、安全范围窄、毒副反应大的药物，如强心苷类药物洋地黄毒苷、地高辛、环孢素、他克莫司、抗癫痫药物等。②个体间血药浓度变化较大的药物，如三环类抗精神病药物。③具有非线性动力学特征的药物，如苯妥英钠等。④肝肾功能不良的患者使用主要经肝肾代谢、排泄的药物，如氨基糖苷类抗生素、利多卡因等。⑤长期使用可能产生积蓄的药物。⑥合并用药产生相互作用而影响疗效的药物。⑦常规剂量下易出现毒性反应的药物。⑧诊断、处理药物中毒。

样品类别　临床药物监测分析主要测定来自用药患者的生物样品中的药物或代谢产物的含量。样品多为是血浆、血清或全血，也可以是尿液、唾液、脑脊液、腹膜液、胆汁、乳汁等。从应用最多的样品上可分为*血浆样品药物分析*、*血清样品药物分析*、*尿液样品药物分析*等。不同基质的样品选用的前处理及检测分析方法均不同，同时需考虑被检测药物或代谢产物对方法的适应性。

方法　临床药物监测依赖现代分析技术和方法，常用的分析方法分为三类：①光谱分析法，包括紫外光谱法、荧光光谱法、原子吸收光谱法等。②色谱分析方法，包括高效液相色谱法、气相色谱法及色谱-质谱联用法。高效液相色谱-质谱联用技术将色谱对复杂样品的高分离能力，与质谱具有高选择性、高灵敏度及能够提供分子量与结构信息的优点结合起来，为药物临床监测提供了更加灵敏、特异、高效的分析方法，随着该项技术的成熟和普及，其在临床药物监测中的应用也越来越多。③免疫分析法，包括放射免疫分析、均相酶免疫分析和荧光偏振免疫分析法。免疫学方法分析周期短，自动化程度高、灵敏度高，特异性强，无需样品前处理，使临床药物监测更加简便、快速，在常规药物监测工作中应用较多。④药理活性分析法，即利用某些药物的特异性活性建立适宜的方法。此外，临床用药监测分析，还可促进个体化给药方案的实施。遗传药理学方法通过对药物代谢酶、药物转运体和药物作用靶点的多态性筛查，依据患者基因型特征确定个体化用药方案，是药物的个体化治疗临床监测的新方法。

（钟大放　张逸凡）

xuèjiāng yàngpǐn yàowù fēnxī

血浆样品药物分析（drug analysis in plasma sample） 运用药物分析技术和方法对血浆中的药物成分和浓度进行的检测研究。是*临床用药监测分析*的一项内容。通过分析血浆中的药物浓度随时间的变化，获得药动学的各种参数，可以了解药物在体内的变化规律，不仅有助于药物研发，还可建立药物在生物体内的药动学模型，为临床合理用药提供依据。

对血浆中的药物成分和浓度进行分析，主要分为血浆样品预处理和药物浓度测定两个步骤。血浆是全血的一部分，血浆样品制备过程如下：将全血收集到含有抗凝血剂（如乙二胺四乙酸、肝素）的容器中，立即混合。将该混合液体离心去除细胞，剩下的澄清液体即为血浆。血浆可以立即使用，也可以在-20 ℃下冷冻备用。由于血液循环中的药物浓度与生物体内的组织器官中的浓度是保持平衡的，且采取血浆样品比较方便。因此血浆样品是研究药动学最常用的生物样品。另外，血浆的获得量要大于血清，所以药物浓度较低的情况下，通常选择血浆作为分析的生物样品。

血浆样品预处理是血浆药物分析中非常重要的环节，其主要目的是使样品纯化、提高检测灵敏度以及防止分析仪器的污染。血浆中存在大量蛋白，药物浓度一般在 ng/ml 到 μg/ml 范围。常用的血浆样品处理方法包括：①液-液萃取法，其原理是利用药物在两种互不相溶（或微溶）的溶剂中溶解度或分配系数的不同，使药物从一种溶剂内转移到另外一种溶剂中的方法。由于大部分的药物为脂溶性而大多数内源性杂质为水溶性物质，因此液-液萃取方法是处理血浆样品最主要的方法。②固相萃取法，其原理是液体样品中的分析物通过吸着（吸附和吸收）作用被保留在吸着剂上，然后用一定的溶剂洗脱的过程。其主要优点为引入杂质少，完全避免乳化的形成以及可以用于较少量的样品。③蛋白沉淀法，采用有机溶剂如乙腈或甲醇，可以使血浆中大部分蛋白沉淀，离心后，上清液少量注入色谱仪。该法处理过程简便，适合于高灵敏度和高专属性的液相色谱-串联质谱法。

常用的血浆药物分析方法主要是色谱法，该法同时进行分离和分析，可以同时定性、定量，是药动学研究的最主要的分析方法。在小分子药物血浆浓度定量分析中，最常用液相色谱-串联质谱法。对于蛋白类药物血浆浓度定量分析，则主要采用酶联免疫分析法。血浆药物分析方法的验证和实施需要遵循相应的指导原则。

（钟大放　于明明）

xuèqīng yàngpǐn yàowù fēnxī

血清样品药物分析（drug analysis in serum sample）　运用药物分析技术和方法对血清中的药物成分的浓度进行的检测研究。是临床用药监测分析的一项内容。通过分析血清中的药物浓度随着时间的变化，获得药动学的各种参数，可以了解药物在体内的变化规律，这不仅有助于药物的开发研究，而且可建立药物在生物体内的药动学模型，指导临床合理用药。

对血清中的药物成分和浓度进行分析，主要分为血清样品的处理和检测两个步骤。血清是全血的一部分，血清样品的制备过程如下：将全血收集至容器中，静置 30~45min 后离心去除细胞，剩下的澄清液体就是血清，血清可以立即使用，也可以冷冻备用。血清和血浆的主要区别是血清中不含有纤维蛋白原和凝血因子，另外血浆约为全血的 55%，而血清仅约为全血的 33%。血清中不含有纤维蛋白原和凝血因子，所以从分析的角度考虑，血清是比血浆更干净的生物样品。制备血清样品，可以降低内源性物质的干扰。

血清样品中药物的分析方法较多，对小分子药物，主要有色谱法及其联用技术；对于大分子药物可选用生物技术的方法。随着液相色谱-质谱分析技术的进步，在小分子药动学分析中，血浆逐步取代了血清作为生物样品，主要采用液相色谱-串联质谱法定量。但是在生物大分子药动学分析中，主要采用酶联免疫分析法定量，经常使用血清样品，以减少对分析的干扰。

（钟大放　于明明）

niàoyè yàngpǐn yàowù fēnxī

尿液样品药物分析（drug analysis in urine sample）　运用药物分析技术和方法对尿液中的药物成分的浓度进行的检测研究。是临床用药监测分析的一项内容。药物主要通过肾脏排泄，经尿液排出是体内药物清除的主要途径之一。药物可以原形（母体药物）或代谢物形式排出。多数药物经代谢后，尿中排泄的主要是代谢物。少数药物，特别是水溶性很高的药物，可能主要以原形药物形式从尿中排泄。尿液中药物或其代谢物浓度大都较高，采集方便、属于无损采样且采集量大，但尿液浓度通常变化较大。所以，尿液药物浓度测定的目的通常与血液的不同，主要用于药物尿液累积排泄量、肾脏清除率以及药物代谢物及其代谢途径、类型和速率等研究。

对尿液中的药物成分和浓度进行分析，主要分为尿液样品的处理和检测两个步骤。尿液样品的预处理是尿液药物分析中非常重要的环节，其主要目的是使样品纯化、提高检测灵敏度以及防止分析仪器的污染。与血浆相比，尿液的蛋白含量很低，但是无机离子和尿素等内源性代谢物的含量很高；此外，原形药物的含量往往比代谢物低得多。常用的尿液样品处理方法是：①液-液萃取法。由于大部分的药物为脂溶性而大多数内源性杂质为水溶性物质，因此液液萃取方法是处理尿液样品最主要的方法。②固相萃取法，其原理是液体样品中的待测药物通过吸附和吸收作用被保留在吸着剂上，然后用一定的溶剂洗脱下来。其主要优点为引入杂质少，可避免产生乳化，并适宜量较少的样品分析。

尿液药物分析方法主要是色谱法，分为高效液相色谱法和气相色谱法。常用质谱检测器对尿样中的药物和代谢物进行定性和定量，1 次分析所需样品量通常少于 1ml 尿液。

尿液药物分析在临床上可用于推断患者是否违反医嘱用药；在体育活动中可用于判断运动员是否服用兴奋剂。受试者的肾功能正常与否直接影响其对药物的排泄能力，因而，尿液样品的采集和测定应当与肾功能指标进行关联分析。此外需要注意，尿液中药物浓度的改变不能直接反映血药浓度，即与血药浓度的相关性差。

（钟大放　于明明）

yàopǐn jiǎnyàn

药品检验（drug quality inspection）　依据药品质量标准对药品的安全性、有效性、质量均一性等进行试验检测以对其质量进行评估的一系列工作。又称药品质量检验。

实施主体　药品检验所针对的药品，包括原料药和药物制剂，一般由具有药品检验资质的检验部门或检验机构来承担。检验部门一般指药品生产企业的产品质量检验部门，检验机构一般指国家设立的根据相关规定承接药品检验任务的技术单位或组织，药品检验部门或机构均需要经过检测实验室认证考核，认证合格的检验机构或实验室才有资格出具药品检验报告书。药品检验报告书指按照药品质量标准的规定对全部或部分检验项目进行试验测试后对检验结果予以公布的技术文件。

分类　药品检验如果按照药品生命周期来划分，可以分为药品上市前检验和药品上市后检验。

上市前检验　药品在研发申请许可的各环节的检验，又称药品注册检验。注册检验根据注册申报的阶段和类别的不同，以及申请审批事项的不同，分为不同的注册检验：新药申报临床注册检验、新药申请生产注册检验、药品进口申请注册检验、仿制药申报注册检验、药品补充申请注册检验等。

上市后检验　药品获得正式生产或进口许可之后的检验，因检验目的不同可分为不同性质的检验工作，如因监管需要而赋予药品检验机构的职责，包括监督检验、进口检验、复验等；此外，由于技术能力等原因，药品检验机构还承接有关各方的委托检验。

监督检验　也称药品监督检验，是依据药品监督管理相关法规文件的规定，对上市后药品进行的质量抽查检验。即指国家和省级药品监督管理部门针对上市后药品，组织药品检验机构进行质量监督检查和质量评价所开展的药品检验工作，包括按照各级药品抽验计划开展的药品质量抽查检验，属于依法实施的强制性检验。监督检验按照组织层级的不同，又分为国家级抽验和省级抽验。按照计划目标的不同，可分为评价性抽验和监督性抽验。

进口检验　也称药品进口通关检验，即对抵达口岸的进口药品依法实施的通过海关的检验工作。该项药品检验工作是根据《药品进口管理办法》《进口药材管理办法》《直接接触药品的包装材料和容器管理办法》等相关规定实施的。承担进口通关检验的药品检验机构，一般为国家常设口岸的药品检验所，以及国家药品检验总所，这些药品检验机构被简称为“口岸药检所”。口岸药检所需要依据口岸药品监督管理局开具《进口药品口岸检验通知书》承接药品进口检验，并对到达口岸的药品实施现场核验，主要核查出厂报告书、产地证明文件，并按照进口药品抽样管理规定进行现场抽样。所抽取的样品经抽样单位（即口岸药检所）与被抽样单位（即药品进口商）双方核实签封后再送达口岸药检所进行试验室检验，并出具药品进口检验报告书。经过进口通关检验合格的药品，才允许进入被进口国家上市销售和使用。

复验　也称复核检验，常指行政相对人质疑原检验结果提出重新检验要求时，相关检验机构再次对药品进行的检验，属于行政复议中的技术仲裁范畴。复验是根据药品管理法、药品管理法实施条例、药品质量抽查检验管理规定、药品进口管理办法等相关法律规章，对药品原检机构留样的样品进行再次检测，以验证原检验结果的正确与否为主要目的。承担复验的药品检验机构，可以是初检机构，即原检验机构；也可以是原检验机构的上级检验机构；还可以是国家级药品检验机构，即国家最高药品检验仲裁机构。由后两者承担的复验也被称为仲裁检验。行政相对人，即有关行政法规文件规定的药品检验相关当事人或生产企业或被抽样单位，对原检验机构出具的初次检验结果有异议，有权向指定药检机构提出复检申请。但对于一些特殊项目不接受复验申请。不予受理的复验项目主要包括无菌、热原、细菌内毒素、装量差异、重量差异、明显可见异物、控制菌或其他致病菌微生物限度检查等。因为这些项目的检验试验方案中，本身已设计有完整的试验复核过程，且样品消耗量较大或试验周期长。复验不改变检验依据，不更换检验样品，一般只对有质疑的项目进行再次检验，不做全检，即不按照质量标准逐项重新检验。

广义的复验，还包含了其他性质的药品检验复检申请，如其他的委托检验、合同检验等，必要时也可受理复验，以对原检验结果进行再确认。

委托检验　接收委托方的要求为其提供药品检验的技术服务。委托检验一般是非行政法规指定的药品检验工作，对药品检验机构不具有法律约束性，属于委托方与受托方的合作契约事宜。药品检验机构作为受托方，样品提供单位作为委托方。委托检验受托方不介入抽样程序，样品来源由委托方全权负责，检验机构仅对接收到的样品进行检验。在药品检验系统约定俗成的委托检验，主要来自行政或司法部门的委托，虽然药检机构对此没有法定义务，但对委托方具有法定意义。如公安机关委托的与司法鉴定相关的药品检验，药检机构因一方不具备条件而委托另一方的药品检验等。对于委托方为非行政司法单位的，如药物研发机构、药品生产企业、药品经营企业、医疗机构等，多数药检机构又将这类检验工作归为合同检验。即委托方与受托方均并非因为行政监督及执法的需要，而是日常业务工作需要而开展的药品检验工作。

在药品检验工作中，除在实验室按照药品标准进行全面检验外，常常需要在最短的时间给出初步的判断，这时就需要进行药品快速检测。当有突发事件发生，则需要启动药品应急检验。任何药物的研发、生产、使用，均受当时科学认知和技术水平的限制，因此药品被获准上市后仍有必要对药品使用的安全性进行继续监控（见药品安全性监测）。

（粟晓黎　杨化新　高志峰）

yàopǐn zhùcè jiǎnyàn

药品注册检验（drug register inspection）　根据药品注册管理办法相关法规文件规定，对药品的安全性、有效性、质量均一性等进行的一系列检测和评估工作。是药品研发期申请临床试验许可或申请上市销售许可，以及已上市药品申请变更许可等过程中的法定第三方检验。一般根据国家有关药品管理法律法规，如《药品管理法》《药品管理法实施条例》《药品注册管理办法》等，由法规指定的第三方对申报过程中的药品进行的审批前检验。

内容　药品注册检验的工作内容包括两方面：一方面是仅按照质量标准对样品进行检验，简称样品检验；另一方面是除样品检验外，还要对申请人提交的质量标准进行复核检验，简称标准复核。样品检验系指按照申请人申报的药品标准，或主管部门已经批准的同品种药品标准，对抽样或送样进行的检验。抽样一般是第三方取样，即审批部门或法规指定的组织，到申请人的生产现场或试制药品的储存场所，抽取供检验用的样本并送至检验单位；送样一般是第一方取样，即申请人自行取样并将需要检测的样品送至检验单位。标准复核系指对申报的药品标准的检验项目设置、指标限度规定的科学性与合理性，以及检验方法的可行性等进行资料审核与试验验证，以判断申报的标准能否有效控制药品质量。药品注册检验中需要同时进行标准复核的主要有新药申报临床注册检验、仿制药申报注册检验、补充申请中涉及修订药品标准的注册检验、药品进口申请注册检验等。

类别　药品注册检验根据注册申报的阶段和申请审批事项类别的不同，分为不同的注册检验。按照申请审批事项的不同又分为多种类型：包括新药申报临床注册检验、新药申请生产注册检验、药品进口申请注册检验；仿制药申报注册检验、药品补充申请注册检验等。

新药申报临床注册检验　研发期药物制剂，已经完成临床前有效性、安全性、质量可控性等一系列研究，进入新药临床实验申报阶段，此阶段的审批除需要对前期的研究工作进行资料审核、样品进行检验外，还需要对药品的质量标准进行试验验证。这就意味着进入这个阶段后的试制药品，要求质量稳定可控，要有能够检验其质量的可靠的技术标准。因此，标准复核是新药申请临床研究注册检验的主要内容，相对于样品检验，标准复核是工作的核心。

新药申报生产注册检验　新药通过临床试验后，进入生产许可申报时，需按照《药品生产质量规范》的规定，对生产现场进行评估检查，对该生产现场生产的药品进行抽样，并送法规指定的第三方检验机构进行药品生产注册检验，检验依据一般为经过标准复核，更加完善的质量标准。这个标准即为大规模生产上市销售的药品标准。该标准是在临床试验的基础上，更加安全有效的质控标准。

药品进口申请注册检验 中国境外生产的药品申请在中国境内上市销售，也需要接受进口注册检验及标准复核。只有样品检验合格和质量标准已经复核并通过审评审批的才能获准进口销售。境外药品申请在中国进行国际多中心临床试验要送样检验。

仿制药申报注册检验 该类注册检验是指仿制中国境内外已有生产的药品并申请在中国境内上市销售的检验。原研药是指首家研制获准生产的药品，仿制药是指模仿首家研制的药品。仿制药与原研药虽然属于同品种，但由于原研药品的处方、工艺、标准不对外公开，仿制方也需要做许多研究工作，除疗效、安全、工艺稳定外，质量标准是否可行，标准规定是否低于原研药品，均需要经过试验验证。因此，仿制药申报注册检验，不仅需要提供药品接受第三方检验，还要提交标准研究资料及接受技术部门的标准复核。

药品补充申请注册检验 改变原已获得批准生产、上市销售药品的剂型、规格、用途、适应证、工艺、产地、标准等需要提交补充申请，并要送检样品。补充申请指已获得批准生产、上市销售的新药、仿制药、进口药等，改变生产工艺和产地，改变药品质量标准，改变剂型、规格、用途、适应证等向药品管理部门提出注册申请。由于是在原有申报审批基础上的补充申报，故药品注册管理相关文件中将其命名为“补充申请”。药品补充申请的事项很多，许多须通过注册检验进行技术审核；其中变更生产工艺、修订质量标准等，还须进行标准复核。此外，药品生产许可有效期届满申请延期继续生产的再次申请的注册检验；药品注册审批过程中需要进行临床试验时，对临床研究用的药品检验也属于注册检验。

（粟晓黎　杨化新　高志峰）

yàopǐn jiāndū jiǎnyàn

药品监督检验（drug supervision inspection）

依据药品监督管理相关法规文件的规定，对上市后药品进行的质量抽查检验。又称监督抽验。是由国家和省级药品监督管理部门组织药品检验机构进行的药品检验工作，包括按照各级药品抽验计划开展的药品质量抽查检验；属于依法实施的强制性检验，具有针对性强，抽样程序严格，检验组织严密等特点。

分类 药品监督抽验按照计划目标的不同，可分为评价性抽验和专项性抽验；按照组织层级的不同，又可分为国家级抽验和省级抽验。

评价性抽验 为调查研究已上市同品种药品的质量一致性状况而制定实施的年度计划性药品抽查检验工作，该项抽验一般分品种、分项目，组织全国药品检验机构完成，并给出同品种质量评价的分析报告；具有涉及品种面广，检验任务量大、持续时间较长等特点。

监督性抽验 一般是针对投诉举报为查证某些质量质疑问题而制定的临时性药品抽查检验工作，也被称为专项监督抽验。该项抽验相对于评价性抽验，一般不按品种或项目组织全国药品检验机构参与，只组织少数更具有条件的药品检验机构参与，并给出法定药品检验报告；具有品种面窄，时间紧急、法定效应强、舆论风险高等特点。专项抽验一般为有因专项抽验，包括药害事件的应急抽验等。

组织实施 监督抽验一般由国家药品监督管理部门组织实施，包括制定抽验计划、确定抽样品种、分配承检单位等。由国家药品监督管理部门组织抽样，评价性抽验的抽样范围包括生产、流通、使用环节，以利于对某个品种进行质量整体评价。药品监督管理部门也可授权药品检验机构组织实施抽验工作。国家级抽验一般授权国家级药品检验单位，在全国范围内组织实施；省级抽验一般由省级药品监督管理部门组织，也可授权省级药品检验单位组织实施计划，对辖区内的生产企业、流通经营企业、医疗机构等进行抽查检验。有因专项抽验一般针对涉嫌造假的药品，由国家药品监督管理部门组织实施。应急抽验指有突发药害事件发生时，启动应急抽验工作程序，由国家药品监督管理部门组织全国或事件相关地区应对突发事件，对涉案药品进行快速抽查检验。

意义 专项监督抽验一般涉案，检验报告往往作为执法依据，检验依据要求具有法定效力，一般按照现行国家药品标准进行检验。评价性抽验一般以调研某品种的整体质量状况为主要目的，检验结果主要为提高药品质量管理水平提供依据。因此，除依据现行国家药品标准进行检验检测外，还需要做一些提高质量管理的探索性研究。探索性研究指依据某药品相关的最新研究文献资料、对比现行标准、检测项目、技术方法等，对其质量控制的缺陷进行识别、确证、补充、改进等研究，提交品种质量分析报告和补充检验方法或项目报告。

药品监督检验是药品上市后

质量安全监管的需要；是客观对待科学发展的阶段性、技术发展的局限性，掌握药品在生产、流通、使用环节的质量状况的需要；是不断查找、发现可能影响药品质量与安全的因素及隐患的需要；是不断提高上市后药品质量控制水平，保障公众用药安全有效的需要。

（粟晓黎　杨化新　高志峰）

yàopǐn kuàisù jiǎnyàn

药品快速检验（drug rapid analysis）　采用简便、快速的方法对药品质量进行迅速初步判断的测试活动。是药品检验的一种形式，多用于药品的现场监测。药品快速检验的结果一般不能作为药品质量判断的法定依据，但可以提高发现问题的效率。

初期的药品快速检验以外观鉴别为主，简单实用，以中药材性状鉴别最为典型，后期发展到药品的外包装鉴别和理化测试。20 世纪 80 年代，世界卫生组织开始基础药物测试研究，即根据药品的标签和外观对某种药品产生怀疑时，利用常用试剂，对涉嫌药品进行快速简便的检测。主要采用颜色反应、沉淀反应及薄层色谱鉴别等方法。现代仪器分析及其计算机技术的快速发展为快检技术的“集成”创造了条件。2003 年 11 月，中国药品生物制品检定所（简称中检所）牵头研制出了药品检测移动实验室（简称药品检测车）以及第一批车载快速检测方法。该车在外观鉴别和快检箱的基础上，集“药品鉴别系统”“药品鉴别辅助信息系统”于一体，主要用于基层药品监管。

检验方式　药品快速检验通过采用适宜的药品快检方法和药品快检仪器来实现。初期以外观鉴别为主的药品快速检验多来源于经验判断，还不能称为真正意义上的药品快速检验，有组织地开展药品快检方法研究始于 1996 年，由中检所组织山东省药品检验所和武汉市药品检验所等单位，选择市场上出现频率最高的 9 个品种 23 个制剂进行快速检测方法学的研究，建立了以薄层色谱法等为重点的快检技术方法。于 2002 年由国家药品监督管理局与中检所联合编写成《药品快速鉴别手册》出版发行。

2003 年，在药品检测车以及第一批车载快速检测方法研发的基础上，中检所成立科研小组进一步开展了药品快速检验系统的研究，该系统主要包括三个技术及管理平台：①以药品检测车为载体的药品现场快速初筛平台，用于在基层现场对假劣药品进行快速筛查。药品现场快速初筛平台主要装备有近红外快速检测系统、化学快速鉴别系统和药品信息管理系统。近红外快速检测属波谱分析方法，可通过建立数学模型来实现对待测药品的快速检测，即药品快检数学模型（见药品快检模型）。②以快速确证方法为基础的实验室快速确证平台，用于对复杂成分（如中药掺西药）等疑难假劣药品的确证。快速确证方法主要是高效液相色谱快速测定系统和高效液相色谱质谱联用快速分析系统。③以互联网技术建立的药品检测车数据网络管理平台，用于对各地药品监督检查情况进行实时监控和数据管理。

2004 年以来，中检所组织全国药检系统开展了大量的药品快检技术研究。2012 年，国家食品药品监督管理局与中国食品药品检定研究院组织编写的《药品快速检测技术研究与应用》中药卷和化学卷先后出版发行，该大型工具书涵盖了全系统多年所研究的药品及其相关健康产品的各类快速检测方法，其中化药卷对化学药品的快速检测理论与方法进行了详细的阐述，共收录了 500 余种化学药品的快速检测方法和 187 种化学药品的高效液相色谱法的快速检测方法；中药卷共收录了 229 种中药材（饮片）的快速鉴别筛查方法和 179 种中成药的快速鉴别方法。

作用与意义　中国药品监督管理部门的内设机构中一般不包括实验室，其实验室检验主要依靠药品检验机构承担。药品检测车通过运用快速检测技术和“监督检查、初筛取样、快速筛查、靶向抽样、法定检验、行政处罚”的基层药品监管运行模式，为行政和技术结合搭建平台。采取这种监检结合的方式形成的联动机制，既可以迅速发现问题，又为迅速解决问题提供技术和程序上的可能。

药品快速检验的应用，扩大了监管覆盖面，提升了药品监管效能，是基层药品监管的一种科学手段。

（姜　红　江　燕）

yàopǐn jiǎncè yídòng shíyànshì

药品检测移动实验室（drug inspection mobile laboratory）　由成套装置组成的在可移动的设施和环境中专用于药品现场检测的实验室。简称药品检测车。是实现药品快速检验的一种可移动的设施及设备。

组成　一般由载具、实验舱、仪器设备、信息化管理系统等组成。载具包括车辆及车载产品。实验舱具备样品前处理、检测、留样以及乘载、办公等功能。仪器设备符合相关规定的要求，一般配备便携类、能满足现场、快速检测的仪器设备，如便携式近红外光谱仪、便携式拉曼光谱仪等。移动实验室一般配备全球定位系统、行驶记录系统和数据处理系统，能够进行卫星定位、实时监测和数据远程接收和传输。药品检测移动实验室具备相应的安全性、环境适应性、抗运输性、电磁兼容性及可靠性。

分类 药品检测车按使用区域分为通用移动实验室、高原用移动实验室、山区用移动实验室；按仪器设备分为色质类移动实验室、光谱类移动实验室、微生物检测移动实验室；按气候环境条件分为通用移动实验室、高温型移动实验室、高温高湿型移动实验室、低温型移动实验室。

研发历史 中国自2003年初开始研究药品快速检验技术，并开发研制成功具有中国自主知识产权的药品检测车。药品检测车上装载国际上领先的药品快速鉴别装备，将经典测试方法、高科技检测技术和信息化手段融为一体，将固定的实验室检验形式转移到流动的车辆上，利用检测车上的装备，可快速对药品真假做出定性。药品检测车可将“药品注册信息、外观及说明书鉴别、抽验不良记录、指纹信息”等数据库和“近红外光谱、化学官能团、薄层色谱、中药材显微”等鉴别方法集于一体。

2004年初，中国药品生物制品检定所将全国首台药品检测车交付湖北试运行。湖北省药品监督检验研究院对车辆、车载仪器、车载方法等进行了系统验证和更新验证，证明车辆、车载仪器稳定可靠。2004年11月，药品检测车的核心技术在“采用近红外技术建立药品识别模型的研究技术鉴定会”上，以国际先进水平的结论通过鉴定。随后，全国陆续配备了400余台药品检测移动实验室，覆盖31个省、市、自治区。药品检测车的推广应用，改变了过去现场监管中靠“眼观手摸、鼻闻口尝”或是靠药品外观、包装来识别药品真伪的历史，药品快检技术就像“哨兵”一样，通过初步筛查锁定可疑样品，提高了基层药品监管的覆盖面和针对性。

2007年4月国家药品监督管理部门下发了《关于启用新式药品检测车外观图标的通知》，规定了车辆顶部前后为“中国药品监督”、车体两侧为“药品检测车”、车体前部机盖处及顶部两侧均为大写的“SFDA”标志，车辆外观醒目、美观，切合药品监管实际，使广大人民群众便于识别，体现了行政执法的庄重性和威严性（图）。

2010年，中国第二代药品检测车研制成功。该车新增快速高效液相色谱仪、拉曼光谱仪，建立了基于药品注册信息系统、光谱技术、色谱技术、理化方法和生物免疫技术的快检技术体系，不仅能对各种样品进行初步的快速筛查，对结果可疑的样品即可在检测车上出具确证报告，提高了快速检测的效率。

2012年12月，中国国家标准委下达了《药品检测移动实验室通用技术规范》国家标准编制计划。2014年5月，《药品检测移动实验室通用技术规范（征求意见稿）》出台，该标准从范围、规范性引用文件、术语和定义、分类和代号、技术要求、试验方法、检验规则以及标志、包装、运输、贮存及技术条件等方面进行了规定。

药品检测车的研发与应用受到了国外药品监管机构的关注。2009~2012年，包括泰国、美国等在内的多个国外药品监管机构来华交流学习，参与学术讨论。中国的药品快检技术受到了国际同行的认可。

应用 药品检测车具有很好的流动性，可以在同一地区的各个县、乡进行现场实验，综合利用了检验资源，节约了检验成本。

在2008年四川“5.12大地震”时，震区几乎没有了任何城

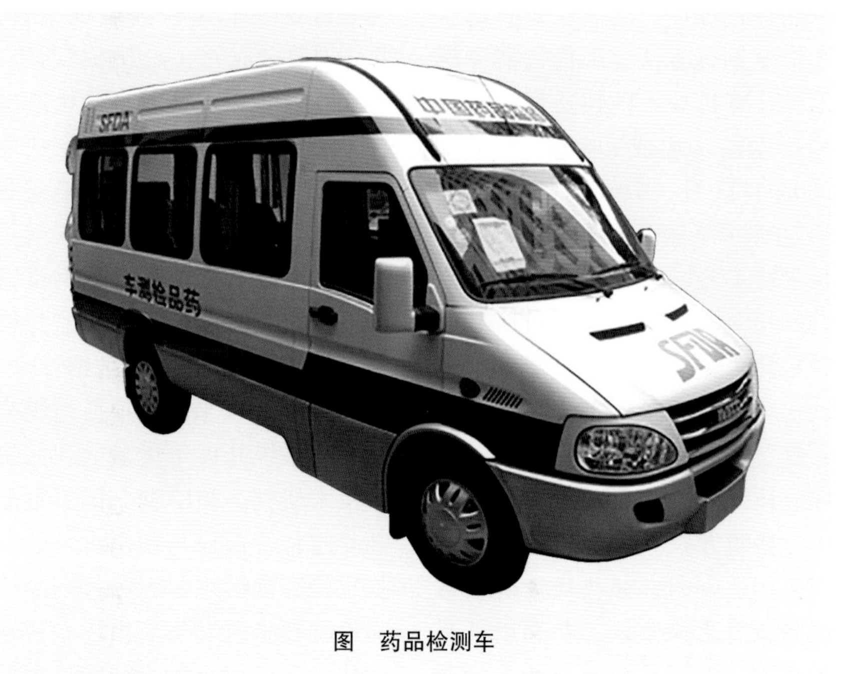

图 药品检测车

市设施，许多的伤者需要医治，急需医疗设备和大量药品。面对大量国内外捐助的药品，在受到运输和存储条件的限制很难保证药品质量，且没有任何实验室检验设施的条件下，药品检测车作为流动的实验室依据快检标准在短时间内完成了对大量药品的快速筛查，很好地保证了灾区人民的用药安全。

（姜　红　沈佳特）

yàopǐn kuàijiǎn móxíng

药品快检模型（drug rapid inspection models）　利用化学计量学解析光谱数据快速分析药品质量的一种方法。通过选择适宜的药品为样本，采集样本数据，利用化学计量学等手段获取特征数据，建立待分析对象与特征数据间的数学方程，作为对未知样本的判断依据。模型的稳定性和可靠性是光谱分析模型的两个核心指标。

分类　应用较广泛的药品快检模型多为基于光谱分析的近红外光谱分析模型和拉曼光谱分析模型。

近红外光谱分析模型　近红外分析手段多样，多用于固体制剂，一般根据测试目的不同，近红外模型可以分为定量分析模型、一致性检验模型以及相关系数模型。

定量分析模型　依据物质的含量与光谱吸收度直接存在相关性建立的模型。主要是通过选择合适的建模样本，应用化学计量学方法，建立样品光谱与样品的含量或其他性质间的定量关系数学模型。该模型可以用来预测该类样品的含量或其性质。

一致性检验模型　一种快捷的图谱比较模型，通过比较待测样品的光谱与已知对照样品的一组参考光谱是否具有一致性，进而判断待测样品与已知样品是否具有一致的质量。一致性检验模型是通过控制整个光谱数据来达到质量控制的目的。该方法灵敏度高，能够检测到其他建模方法所难以探查的样品化学或物理性质的变化，可用于控制生产工艺并实现产品质量的一致性。

相关系数模型　主要用于比较待测样品的图谱与建模样品图谱之间的相似程度，从而判断未知样品与建模样品在某种性质上是否一致。一般来说，相似系数的大小与样品的含量没有一致性，相关系数只是反应样品的变化而引起的光谱差异，变化程度越大，相似性就越低。另外，根据参比光谱的选择不同，近红外相似性分析比对模型可细分为逆向相似性分析比对模型和特征谱段相似性分析比对模型，这两种模型主要用于应急和专项打假检验，如用于在药品中添加具有一定功能的化学药物成分等非法制假行为。

拉曼光谱分析模型　主要用于液体制剂的定性鉴别。随着固相萃取技术的发展，利用拉曼光谱建立中药保健品中非法添加物质的检测模型也在逐步研究中。

拉曼光谱模型检测的目的是从样品复杂光谱中扣除干扰组分的信息，得到来源与目标组分的信号，与标准光谱进行对比和鉴别。与近红外在测定固体制剂的情况不同，拉曼光谱信号除了主成分和辅料（水、其他辅料）外，还有包装的信号，且该拉曼信号在整个样品信号中所占比重很大，甚至远远强于有效成分的信号。因此在建模初期，不仅要测量样品光谱，还要测量不同包装材料的拉曼光谱，最终实现无损测试的目的。

建立液体制剂拉曼定性分析模型时，由于固体溶于水后，晶型、颗粒度等信息消失，无法借此区分不同生产厂家，也无法通过水的光谱区分不同生产厂家，且包装瓶的信息无规律。因此拉曼模型通常是针对某个品种的一个或多个主要成分建立模型。特殊情况，比如个别生产厂家药品的光谱存在差异，可对该生产厂家药品单独建模。利用拉曼模型进行定性分析的实质是测定未知样品的拉曼光谱，通过化学计量学中的算法，扣除该未知样品拉曼光谱中玻璃瓶以及辅料等干扰信息，得到待分析组分光谱信号，并与对照样品建立的图谱进行比较。通过计算光谱的相似度来判断样品是否为正品。如果和对照药谱图一致，则相似度较高，说明药品没问题。

发展趋势　随着化学计量学的发展，模型种类越来越多，并逐步覆盖到药品的生产过程控制和药品的流通领域，实现药品从生产到流通的全过程控制。并且随着计算机技术以及云计算的发展，模型也逐渐从单机版向网络化、数据库化发展，降低终端使用技术门槛，实现资源共享，提高快检模型在药品分析领域的应用效率。

（姜　红　柳艳云）

yàopǐn kuàijiǎn fāngfǎ

药品快检方法（drug rapid inspection methods）　对药品质量进行快速分析的检测方法。是达到药品快速检验要求的系列方法的总称。相较于实验室的药品法定检验方法，药品快检方法主要强调快速、经济、实用等特点，主要用于药品质量的快速筛查和药品生产的过程监控。

常用的药品快速检验方法有

药品外观鉴别、快速理化鉴别、显微鉴别、快速色谱分析、波谱分析、免疫分析及电化学分析等方法。

药品外观鉴别法 通过对药品外包装的观察，结合相关信息的分析和比对判断的一种方法。“望、闻、问、切、尝”是药品快速检验的基本方法。外观鉴别法是建立在真品与假品外观与包装对照比较基础上的一种方法。采用外观鉴别法需不断收集真品与伪品的信息和实物，不断积累经验。该方法将收集的外观真伪鉴别信息建成药品外观鉴别信息数据库，借助计算机管理，把假冒药品的外包装、批号、片芯、防伪标志等制成彩色图像，并与真品进行对照，从而达到快速鉴别真伪的效果。但该方法仅依赖于外观的真假，并不能分析鉴别药品的内部质量，所以需要结合多种其他快速检验方法才能提高判断真伪的准确性。

药品快速理化鉴别法 根据药品分子结构不同，采用颜色反应、沉淀反应、气体反应、酸碱反应等方法来鉴别药品的一种方法，也是药品快检方法中最基础的方法。该方法可应用于化学原料药、制剂、中药及含西药成分的中成药进行快速鉴别。快速理化鉴别的条件应该简便易行，尽量只采用试管、小烧杯、试纸条，放大镜、打火机等简单工具，采用水试、火试、光试、色试、口试、手试等简单方法。这种方式简便、成本低。

药品显微鉴别法 采用显微镜对药品的结晶形态和药材的外观进行直接观测，具有直观、易判断的特点，尤其在中药的快速检验中广泛应用。将这一技术用于中药及其成药的快速检验，同时与生产现场检查相结合的方法，可对企业规范生产过程起到监督作用。

药品快速色谱分析法 应用最广泛的分离分析技术。根据流动相和固定相的状态主要分为气相色谱和液相色谱。药品快检方法中的薄层色谱法相对于常规实验室而言，往往经过对薄层板和所用的试剂进行改良，使之更便于携带和更快速。柱色谱中的高效液相色谱法本身具有分离性能好，灵敏度高等特点，而快速液相色谱法虽不适合在现场使用，但是可配备于药品检测移动实验室。不同于实验室的液相色谱法，适用于药品快速检验的快速液相色谱法通常建立的是一套针对一类药品的系统分离分析方法。

药品波谱分析法 结构分析和鉴定常用的分析方法，有快速、灵敏和重现性好等特点。随着便携式波谱仪器的快速发展，波谱技术在快速分析领域也得到了广泛应用。常用的有近红外光谱、拉曼光谱和荧光光谱技术。由于添加的化学物质具有近红外吸收、添加浓度且满足近红外光谱的检出限，所以近红外可以作为一种通用的快速筛查方法，中国的药品检测车上配置了车载近红外光谱。拉曼光谱可快速无损的定性定量分析，无需样品处理，可直接通过玻璃、石英和光纤进行测量，同时水的拉曼散射很微弱，使得拉曼光谱可以弥补近红外光谱中水溶液体系研究的不足。荧光光谱是对待测化学成分受辐射激发出的荧光进行定性和定量分析的发射光谱分析技术，主要用于检测能发出荧光的物质，通过荧光现象的不同来进行快速鉴别。

药品免疫分析法 利用生物免疫技术进行快速分析的一种技术，常用的包括酶联免疫分析、放射免疫分析和其他免疫分析技术（荧光免疫技术、胶体金免疫技术、发光免疫技术和铁蛋白免疫技术等）。免疫分析将抗体抗原反应与现代测试方法相结合，具有常规理化分析技术无可比拟的特异选择性、高灵敏度和高效能，尤其适用于复杂基质中痕量组分的分析。免疫分析技术已经在食品快速检测中得到了广泛的运用，如三聚氰胺、瘦肉精、农药残留、兽药残留、抗生素残留等。在非法添加的快速检测中极具潜力。

药品电化学分析法 一种建立在物质在溶液中的电化学性质基础上的一类仪器分析方法。根据不同的测量方法，电化学分析方法可分为电导分析法、电位分析法、电解分析法、库仑分析法、极谱法和伏安法等。该类方法在药品行业中并不常用，但在其他行业，如食品、环境的监测中有着较为广泛的应用。

除了上述方法，以上各种方法的联用对药品快速检验同样有着重要的意义。如在建立大环内酯类抗生素的快速检测方法时，首先使用化学鉴别法进行初步筛选，再利用薄层色谱法建立了两个展开系统进一步的区分和验证不同类别抗生素，从而达到药品快速检验的目的。这种快检方法的联用可以消除不同方法的使用缺陷，提高快检方法的准确性。

（姜　红　张　立）

yàopǐn kuàijiǎn yíqì

药品快检仪器（drug rapid inspection devices） 在药品监督检查过程中针对假劣药品特点而研究开发的检测设备。可以适应药品快速检验要求，具有快速高效、经济实用、便于携带等特点。根据药物品种、理化性质与剂型等不同，药品快速检验采用的方法不同，主要涉及的仪器有色谱分析类、波谱分析类、电化学分析类等快检仪器。常用的车载快检仪器和实验室快检研究仪器主要以快速液相色谱仪、近红光谱仪和拉曼光谱仪为主。

色谱分析类仪器 主要包括高效液相色谱仪、液质联用、离子迁移色谱仪等，是最主要的分离分析类仪器，也是药品定性、定量和非法添加检测中主要采用的分析仪器之一。快速液相色谱与实验室常规液相色谱仪的主要区别在于仪器方法和色谱柱的选择上，其色谱柱的长度为53mm，粒径为3μm，与常规色谱柱相比色谱柱更短、粒径更小，缩短了样品出峰的保留时间，增加了打击假劣药品的效率。

波谱分析类仪器 包含近红外光谱仪、拉曼光谱仪和荧光光谱仪等。该类仪器因其操作简便、测量快速、无损等特点，在药品快检方面得到了很好的应用。其中，近红外光谱仪和拉曼光谱仪是在快检应用中广泛使用的波谱分析类仪器。

近红外光谱仪 由光源、单色器（或干涉仪）、采样系统、检测器、数据处理器和评价系统组成。常采用高强度的石英或者钨灯光源，但钨灯比较稳定；单色器有声光可调型、光栅型和棱镜型；样品池、光线探头、液体透射池、积分球是常用的采样装置；硅、硫化铅、砷化铟、铟镓砷、汞镉碲和氘代硫酸三甘肽检测器为常用的检测器。检测器和采样系统需根据供试品类型选择。中国药品检测车中使用的车载型近红外光谱仪为傅立叶变换型仪器，整个仪器采用了模块化设计，主要由光学部分、电子部分和检测部分三部组成（图）。

拉曼光谱仪 根据获得光谱的方式，可分为傅里叶-拉曼光谱仪和色散型拉曼光谱仪，所有的现代拉曼光谱仪均包括激光光源、样品装置、滤光器、单色器（或干涉仪）和检测器等。拉曼光谱仪是通过检测利用化合物分子受激光照射后所产生的散射光与入射光的能级差及其与化合物振动频率、转动频率间关系，对化合物进行定性、定量分析，可用于药品成分的判定与确认。该仪器与近红外光谱仪类似，优点在于适用于低浓度样品中成分的检出，也可用此进行显微影像测量。拉曼光谱仪作为近红外光谱仪在药品快速检验应用中的补充，能够很好地弥补其在液体制剂检测方面的不足。但是由于该仪器容易受到荧光干扰，需避光操作，造成了一定的使用局限性。

电化学分析类仪器 电化学分析法，是根据溶液中药物的电化学性质及其变化规律，建立在以电位、电导、电流、电量等电学量与被测药物特性量值之间的计量关系的基础上，对药物进行定性定量的仪器分析方法。根据这样的原理而研制的分析仪器，称为电化学分析仪器，在快检中常用的有pH酸度计、滴定仪等。

其他类仪器 除上述仪器外，在药品快速检验领域还有一些仪器与设备，在实际应用中有着不同程度作用。例如各种类型的快筛试剂盒、快速检测箱、便携式光度仪、小型分光光度计和多波段外观检测仪等。此外，各地区药检部门及相关研究机构也积极对药品快检仪器进行研发。如便携式深紫外拉曼光谱仪就是一种采用深紫外波段检测的拉曼光谱技术，主要特点是能减少荧光的干扰，可在日光下直接检测。

随着仪器的发展和需求的多元化，药品快检仪器会朝着多元化、小型化、智能化方向发展。随着网络的高度覆盖和普及，通过数据库网络平台对仪器进行系统化监管，最终实现快速检验数据的实时共享是未来的发展趋势。

（姜 红 刘新宇）

yàopǐn yìngjí jiǎnyàn

药品应急检验（drug emergency inspection） 运用药物分析技术对药品安全突发事件的相关

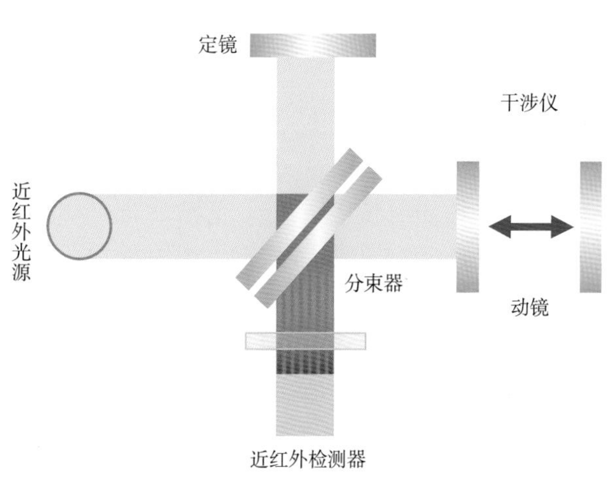

图 傅里叶变换型近红外光谱仪内部结构示意

药品进行质量检测的活动。即药品检验机构运用检验检测技术对突然发生的药害事件，或极可能产生严重危害的药品质量安全隐患进行查证和排除的检测验证。

目的 当出现药品安全突发事件时，需要药检机构启动应急响应检验工作，与药品监督管理部门密切配合，建立联动机制，开辟检验绿色通道，充分调动实验室的资源，保证应急响应检验样品检验检测工作的迅速、公正、科学、规范，为药品不良事件原因的判断提供准确可靠的检验数据。

组织机构 应急检验领导小组由实验室技术委员会成员组成，检验机构最高管理者为组长和总指挥，应急检验领导小组要服从上级管理部门的领导和指挥，在上级药品检定研究机构的指导下进行检验检测工作。

实施 包括应急启动、应急处置、总结评估、演习演练四个部分。

应急启动 接到突发事件应急检验通知后，检验机构应迅速启动应急响应检验预案，实行专人值班，并确保相关通信设备的畅通。

应急处置 应急启动后，对突发事件的处置应遵循以下原则和程序：①有关人员接到应急响应检验通知后，应在第一时间到达现场，做好各岗位的准备工作，以尽快进入工作状态。②组长主持召开应急检验领导小组会议，分工协调各部门的工作，以集中技术力量开展工作。③各项工作原则上按本实验室的程序有序进行，必要时经组长或授权的副组长同意，可以先开展工作后补办有关手续。④需要检验机构配合药品监督管理部门到现场进行技术核查和样品的抽取采集及预处理工作时，组长应立即安排人员开展工作。⑤对药品监管部门送来的样品，检验机构应在第一时间指定专人处置应急检验样品。⑥检验机构确定现行有效的检验标准和检验项目，并尽快按检品操作流程将样品和有关资料送达检验科室。⑦如本实验室不能承担应急检验样品检验时，应在经得委托方同意后，立即送上级药品检验机构检验。⑧需要建立补充检验项目和方法或有特殊情况时，应视具体情况成立临时技术攻关小组，制订检验方法，并尽早按拟订检验操作细则进行检验。⑨检验科室接到应急检验通知后，应立即派专人对样品进行验收和保管，并组织有经验的检验人员制订应急检验方案，进行检验准备工作，并将方案报组长或常务副组长审批，确定最终检验实施方案。⑩检验方案确定后，检验科室应立即开展检验，合理安排检验人员，分工协作、有序开展工作。⑪实验室各部门要通力协作，各环节紧密配合，确保检验工作所需的各种物品及时到位。⑫检验完成，原始记录按规定审核后，应在要求的时限内尽快将检验结果或检验报告按规定报送相关单位；检验报告、原始记录、统计结果及有关材料应归档妥善保存。⑬对应急响应检验样品应严格按相关规定留存和保管。

总结评估 应急检验工作结束后，应对该次应急处置过程的管理和技术工作进行总结评估，总结经验教训，提出改进建议，撰写总结报告，并按规定报送有关单位。

演习演练 应急检验工作领导小组应采取定期（每年 1 次）和不定期相结合的形式，组织应急检验演习演练，以强化应急响应能力。

（金少鸿　尹利辉）

yàopǐn xiànchǎng shāichá

药品现场筛查（drug onsite screening） 在药品监管现场对样品进行快速分析，从一个或一批未知危险度的样品中筛选出可能危害人体健康的样品的过程。是一种药品应急检验的方式。检验人员应在现场快速筛查出质量可疑药品，并将这些可疑药品带回实验室做进一步的确证。

现场筛查方法 适用于药品现场筛查的方法主要有近红外无损伤检验方法和化学快速检验方法。近红外分析方法是 21 世纪初新兴的一种快速、无损伤的检测方法，可以不打开药品的包装直接对药品进行定性、定量分析，将合格样品返还给商家继续销售，大大降低了检验成本，非常适用于药品的现场检验。化学快速检验方法包括外观鉴别、快速理化鉴别、显微鉴别、快速色谱分析、波谱分析等，所用检验设备极其简单，如使用一支试管或一块小小的薄层板等，可配置于药品检测车上，也可配置于快检箱内，方便到现场快速检查药品质量。在药品检测车难以到达的偏远山区，药检工作者可以背上一个药品的快检箱对那里所销售的药品进行快速质量筛查。

药品现场初筛标准 根据检验方法的不同主要分为药品近红外无损伤检验标准和药品化学快速检验标准，具体内容根据药品检测移动实验室上的快速检验设备或快检箱而制定。药品近红外无损伤检验标准，针对近红外光谱分析方法的特点研制了多个品种药品的近红外定性分析标准，可以在现场不超过 5min 的时间就可判断出某一药品所含成分是否与其标签标示相符。药品化学快速检验标准，针对常用药及基层用量大的药物的简便快速检测需要而制定。截至2015年底，中国研制了500多个常见品种药品的化学快速检测标准，每一个检验标准均包含了化学反应鉴别和薄层色谱鉴别标准两部分。

药品化学快速检测方法标准简化了操作方法和检验设施，使基层药品检验所在检查药品时有据可查，并能迅速做出判断。药品近红外定性检测方法标准，与国外只能检测同一厂家生产的同一品种样品相比，中国的标准可以同时检测不同企业生产的同一品种药品，是可以直接在药品流通现场进行快速无损检测的标准。快速检测标准将检测车现场筛查到的可疑药品进行快速的确证，建立了一套发现可疑药品、核查并处置假药的绿色通道，近红外无损伤快速检测标准的建立还使中国的药品快检标准处于国际领先地位。

常见药品的化学快速检测标准、近红外快速筛查标准均作为药品检测车在药品的流通、使用环节等进行现场快速筛查结果判断的依据。

（金少鸿　尹利辉）

yàopǐn xiétóng jiǎnyàn

药品协同检验（drug collaborative inspection）　药品检验体系的一项资源整合优势互补的应急检验管理措施。药品应急检验管理是药品检验技术部门预警、预防和应对药品突发事件在技术层面上的管理，是应对公共卫生领域突发事件的重要措施之一。

药品协同检验属于应急检验的范畴。是药害、药品不良事件发生时药品检验系统的应急管理，是药监部门处置药害事件的技术支撑。应急检验与常规检验相比较存在时效、标准、方法等方面的特殊性，客观上要求必须整合检验资源、实施检验联动。为实现药品协同检验，需建立地级、省级、国家级相协调的应急检验机制，整合地级药品检验机构的基础性检验、省/市级药品检验机构的复核性检验、国家级药品检验机构的仲裁性检验，以及科研院所。同时，对于技术难度较大的检验，还可实施由多个药品检验机构、科研机构同时进行比对性基础检验、比对性复核检验，以增强检验结果的准确性和权威性。

为使药品检验系统在面对应急情况发生时，能够迅速开展协同检验工作，由国家级药品检验机构组织开展协同检验研究课题，并组织“全国药品检验系统协同检验应用研究药品安全事件应急检验演练”。演练可在某省药品检验机构举行。演练假设该省内某医院发生了某注射液用药不良事件，该省药品检验机构收到报告后立即启动应急预案，召开药品检验突发事件应急反应领导小组会议，在向国家级药品检验机构汇报情况、申请协同检验的同时，人员、仪器设备、菌种、实验方案等均立即准备就绪。国家级药品检验机构组织协同检验，样品快速分送到实验室及参与协同检验的各级药品检验机构。

除了药害事件和不良反应中的应急检验外，协同检验在一些重大活动中也发挥着重要的作用。如2011年第26届世界大学生运动会期间，在赛前赛中启用了协同检验程序，全面加强大运会药品安全保障检验。重大活动中的协同检验，需要药品检验机构承担大运会赛前和赛时的药品、保健食品、化妆品、医疗器械安全保障检验工作，对供应运动员的专用药品、医用耗材及大运村、比赛场馆、指定接待酒店的化妆品实施全覆盖检验；在大型活动期间，如出现检验标准、对照品、特殊实验设备、实验物品短缺，或不能按时完成检验任务时，国家药品检验机构会支持地方，承担检验工作并提供相关物品，确保协同检验药品在第一时间随到随检。必要时，国家药品检验机构还会派出药品检移动实验室支援活动举办地药品检验机构，或进驻大运会主赛场进行现场快速检验。此外，其他省/市的药品、医疗器械检验机构，也会在必要时启动协同检验机制，共同确保大型活动中药品安全“零事故”。

（金少鸿　尹利辉）

yàopǐn ānquánxìng jiāncè

药品安全性监测（drug safety monitoring）　对上市后药品在人体使用过程中是否出现不良反应以及发生的原因等进行的用药安全方面的记录与检测评估。由于药品上市前的临床试验受试者的人数为小众人群，且所患疾病单一，对药品的评价存在一定的局限性，药品生产上市后并不意味着药品的临床评价已完全结束，而是在临床实际应用条件下，在大样本人群应用中接受社会性考察的开始。药品上市后的安全性监测主要是进行不良反应监测和不良事件监测，其中不良反应监测主要是对药品不良反应的发现、报告、分析评价和控制，继而为药品再评价提供科学依据。

药物不良反应（adverse drug reactions，ADR）是药物在正常用法和用量时由药物引起的与治疗无关的有害的和不期望产生的反应。包括副作用、毒性反应、依赖性、特异质反应、过敏反应、致畸、致癌和致突变反应。药物不良反应不包括药物过量、药物滥用和治疗错误。通过药品不良反应监测，可以及时做出评价和制定控制措施。

不良反应监测 中国的药物不良反应监测通常采用报告表的方式，药品生产、经营企业和医疗卫生机构发现可能与用药有关的不良反应后，填写《药品不良反应/事件报告表》，每季度集中向所在地的省、自治区、直辖市药品不良反应监测中心报告。个人发现药品引起的新的或严重的不良反应，可直接向所在地的省、自治区、直辖市药品不良反应监测中心或药品监督管理部门报告。

不良反应报告来源范围 ①不良反应报告的来源主要是从医院医师直接获得ADR报告，从制药企业获得药物不良反应信息。②不良反应报告，多数国家对上市的新药要求报告所有药物不良反应，对于临床已使用多年的药品，则仅要求报告严重的、新的以及发生率增加的药物不良反应。为此，一些国家明确列出需要密切监测的新药品种。

不良反应报告时间要求 ①快速报告。约18个国家规定，严重的、新的ADR必须在指定时间内报告，但限定时间各国不同。中国规定为15天。②定期汇总报告。对于程度不严重的和已知的药物不良反应，制药企业定期进行汇总报告。但各国的规定不完全相同，中国规定对新药监测期内的药品，每年汇总报告1次；对新药监测期已满的药品，每5年汇总报告1次，但若该药品批准证明文件未满有效期的，应在有效期届满当年汇总报告1次。

不良事件监测 对用药后产生不良结果的报告，包括药物过量、合并用药、药物滥用，以及治疗错误等原因引起的与治疗无关的不良结果。受科学认知及技术发展的局限，对影响药物安全还存在不确定性，为此，除不良反应的报告外，还需要对突发事件的成因进行检测分析，并开展深入的科学研究，对药品的安全有效进行再评价。

（金少鸿　尹利辉　粟晓黎）

yàopǐn zàipíngjià

药品再评价（drug revaluation）

根据药品不良反应监测结果和研究资料对药品的安全有效再次进行的分析评价。是使用期药品安全性监测的工作内容之一。“药品再评价”作为一个制度化的专有名词，最早出现在1985年颁布的《中华人民共和国药品管理法》中。2001年版的《中华人民共和国药品管理法》第三十三条，规定“国务院药品监督管理部门组织药学、医学和其他技术人员，对新药进行审评，对已经批准生产的药品进行再评价”。

内容 药品再评价是根据药学研究的最新进展学术水平，从药理学、药剂学、临床医学、药物流行病学、药物经济学及药物政策等主要方面，对已正式批准上市的药品在社会人群中的疗效、不良反应、稳定性、用药方案及经济学等是否符合安全、有效、经济的合理用药原则方面作出科学的评议和估计。其主要目的就是充分评价药物在广泛人群中使用的安全性、有效性、长期使用的效果、新的适应证及在临床实践中存在的可影响疗效的多种因素，以促进临床合理用药。其核心在于利益-风险分析，通过利益-风险评估，对上市后药品采取撤销、限制使用和修改说明书等措施，以保障合理用药。

药品安全性再评价 药品上市后再评价的一个非常重要的内容之一，它需要在广大人群中考察经长期应用药品发生的不良反应和停药后发生的不良反应，以及引起不良反应发生的因素（如机体因素、遗传因素、给药方法、药物相互作用）。需要进行上市后药品安全性再评价的药物包括：①发生罕见未预知的不良反应（对于一些罕见的不良反应，受样本量的限制很难在上市前发现或预测到）的药物。②上市后发现更严重的毒性的药物。③新的研究结果显示该药物临床应用存在风险。④有更为安全的替代药物上市的药物。⑤联合用药可能产生危险的药物。⑥临床应用发现有新的适应证存在未按药品说明书使用的药物。从药物分析的角度，加强对药物中的有关物质、残留溶剂、重金属、高聚物的检测研究应用，将是主要关注的方向。现代分析技术的应用，如液相色谱质谱联用技术、液相色谱电感耦合等离子体质谱联用技术等，将提高对这些项目检测技术的灵敏度、专属性和稳定性。

药品有效性再评价 对药物上市后随着使用范围的扩大其有效性是否发生变化的再次分析评价。上市前临床研究通常为达到较明确的预期结果，会有倾向性的选择用药对象，对诸如适应证、疗程、患者入选标准等有比较严格的限制，意图尽量减少观察的干扰因素，但也因此容易造成临床研究的偏倚，使得上市前临床研究结果与上市后临床具体使用结果存在一些差别，因此，有必要根据药物的上市前已知信息，设计实施上市后再评价方案。必要时需要进行全面系统的再研究。从药物分析的角度，主要加强药品鉴别专属性的评价，例如各品种色谱方法和离子色谱法的研究应用，液体制剂的拉曼光谱鉴别研究应用，采用粉末X衍射法和光谱法对口服制剂晶型的鉴别和控制，口服固体制剂控释和缓释溶出度和释放度控制研究应用。

质量可控性　除了对药品的安全性以及有效性评价外，药品再评价的另一个重要方面是质量可控性评价。药物上市后，可能对生产工艺、设备、人员、环境等进行显著或轻微的变更，这些变更对于药物质量的影响程度、对药物安全性和有效性的影响以及对变更的控制，需要定期进行相应的验证，并通过上市后评价来做出判断。工艺验证在保证药品质量可控性方面则起到重要作用。良好的工艺验证工作是药品质量可控性再评价的核心。因此，药品生产企业在药物上市后，应定期开展全面的验证工作。如果生产工艺出现了较大的变化，还应对变更后的工艺及时进行验证。从药物分析的角度，加强生产过程的在线（和/或线旁）检测和控制，将对药品质量可控性和质量稳定性起到关键作用。近红外光谱技术和拉曼光谱技术在生产过程的在线检测和控制方面发挥重要作用。

应用　经过药品再评价，确认原定标准尚不足以控制药品质量的，则需要进行药品质量标准提高工作，对于存在不良反应隐患的，如中药注射剂，则需要重点进行安全性再评价研究工作。

药品质量标准完善提高　国家药品标准不仅是一个国家药品质量控制水平的体现，是药品质量管理的基础，也是药品监管的技术依据，能够综合体现医药科研、药品监管水平及医药产业的发展现状。药品标准完善与否将直接影响上市药品质量控制水平的高低，影响到能否保证上市药品的安全有效。《中国药典》是国家为保证药品质量所制订的法典，是药品生产、经营、使用、检验和监督管理部门共同遵循的法定依据，是国家药品标准的核心。现行版为2015年版，其药品质量标准大幅提升，使得药品的安全有效性得到进一步保障。例如，在中药方面，加强了矿物质药物中重金属及有害元素的控制等安全性和鉴别、含量等控制要求；在化学药方面，加强了对药品中杂质、有机溶剂残留以及抑菌剂的控制等；在生物制品方面，强化了批间一致性控制并完善了生产过程相关通用技术要求等；在药用辅料方面，强化了药用辅料安全性控制要求，加强了辅料标准特别是供注射用辅料标准的制定。药典标准的提高，是药品再评价工作的体现。

中药注射剂安全性再评价　中药注射剂指中药饮片在提取纯化后，制成的可注入机体的溶液、乳状液及临用前配制为溶液的粉末或浓溶液的无菌制剂。由于其复杂的化学成分及生产流程等因素的影响，中药注射剂的安全问题已受到各界广泛关注。影响其安全性的因素，主要是用药途径的变化，以及超剂量、超浓度以及联合用药等情况。其中高分子量杂质未有效去除是主要因素之一。故亟须进行中药注射剂上市后再评价。药物上市后药品不良反应监测、患者生存质量以及死亡率等指标均是药物再评价的重要内容，且不良反应监测是中药注射剂安全性研究的重点。中药注射剂安全性再评价，通过中药注射剂的质量标准提升，提升中药注射剂的质量，保障用药人的安全。

（金少鸿　尹利辉）

yàopǐn bùliáng fǎnyìng fēnxī

药品不良反应分析（drug adverse reactions analysis）　应用药物分析技术方法对发生不良反应的药品而进行的检测研究。属于药品安全性监测的内容。药品作为一种特殊的商品，具有两重性，既能起到治疗作用，又会带来不良反应，用药安全与人们的生活健康息息相关。中国《药品不良反应报告和监测管理办法》中规定：药品不良反应（adverse drug reactions，ADR）是指合格药品在正常用法用量下出现的与用药目的无关的或意外的有害反应，它既不包括假药、劣药引起的反应，也不包括超说明书用药或用药不当引起的反应。通常把超说明书用药或用药不当引起的反应称为药品不良事件（adverse drug event，ADE）。

目的和意义　ADR分析是应用流行病学的研究方法来解决临床药理学问题，其目的是通过在大量用药人群中研究药物的应用及效果，确保安全有效、经济合理地进行药物治疗。药物流行病学的研究对象为广大用药人群，针对药物上市后的安全性进行研究，重点是深入广泛地监测ADR。ADR分析通过药物流行病学研究，科学地判定可疑药物与ADR/ADE的相关性，确定ADR/ADE的发生率，从而寻找诱发ADR/ADE的危险因素。它将ADR/ADE的监测和报告作为评价药物安全性的基础，是获取药物安全相关信号的重要途径，能促进药物的合理应用，防止药源性疾病的发生，同时为监管部门提供决策依据。

中国 ADR 监测现状 中国的 ADR 监测工作从 20 世纪 80 年代末期至今，经过 20 多年的发展，ADR 监测网络已覆盖全国。监测主要通过自发呈报系统（spontaneous reporting system，SRS）收集病例报告，SRS 所呈现的特点是数据量大、存在漏报率、基线不平衡等。ADR 报告是进行 ADR 分析评价的基础，其中新的和严重的报告数量及比例是影响 ADR 报告系统敏感度的重要指标之一。

ADR 信号检测方法 经典的 ADR 信号定量检测方法一般可以分为两大类：即频数法和贝叶斯法。频数法以四格表为基础，基本思想是调查不良反应数据库中上报的药物与不良反应之间的统计学意义，定量评价目标药物和不良反应的相对频率，当药物与不良反应之间的定量评价结果超出规定范围称为失衡，即产生信号，提示药品与该不良反应可能存在某种统计学关联。贝叶斯法是基于贝叶斯逻辑学，通过事先选取的概率分布对药品与相应的不良反应进行分析和描述。两者优缺点和应用情况见表。

截至 2015 年底，数据挖掘仍处于起步阶段，还没有一套预警良好的信号挖掘工具，ADR 信号的挖掘工作依然停留在二维统计和人工浏览的基础上，国内常用的信号检测方法并不能解决药物警戒信号挖掘中的所有问题。各检测方法各有特长，对 ADR 信号的检出能力也表现出明显的差异性。因此，ADR 信号的挖掘仍需进一步提高和改进，包括 ADR 数据库的优化和完善，特别是提高 SRS 数据库资源的质量；可疑信号的再验证研究工作；平衡各种方法在 ADR 信号检测的灵敏度、特异度、稳定性。在尚无金标准的情况下，可同时采用不同的信号检测方法，有效地提高 ADR 信号检测的灵敏度和特异度、降低假阳性，从而降低用药风险，以达到不良反应监测工作的目的。

在数据化决策时代，利用数据挖掘技术，对 ADR 信号进行检测，可及时发现 ADR 预警信息，能够起到药物警戒作用。如何进一步完善 SRS 相关数据库、挖掘潜在数据信息、评估药物风险、对上市后药品的安全性进行再评价，引入高灵敏度、高特异度且结果相对稳定的新方法势在必行。基于自发呈报系统，结合国内药品监测情况，建立适合于 ADR 监测体系的信号检测方法及检测策略仍有待研究。

应用举例 β-内酰胺类抗菌药是临床上最常用的高效低毒抗感染药物，但是其引发的过敏性休克反应严重地威胁着广大患者的生命安全，它的不良反应多为速发型过敏反应，其发生机制是一种抗原抗体反应。β-内酰胺类抗菌药是由 β-内酰胺环和噻唑环组成的小分子药物，该类药物引发过敏反应的主要抗原决定簇是侧链上的噻唑基。孤立的 β-内酰胺类药物本身只是半抗原，不会引发过敏反应，只有它们聚合成多价半抗原后或与蛋白、多肽、多糖等大分子共价结合成全抗原，才能引起过敏反应。因此，制剂中存在的高分子聚合物杂质正是 β-内酰胺类抗菌药引发各型不良反应，尤其是速发型过敏反应的真正过敏原。中国有关 β-内酰胺类抗菌药高分子聚合物的研究工作始于 20 世纪 70 年代，在近 40 年的研究过程中，取得了长足的进步，并在国际上首次采用凝胶色谱自身对照外标法定量测定了 β-内酰胺类抗菌药中的高分子聚合物，避免了使用高分子聚合物标准品。中国药典在 β-内酰胺类抗菌药注射用原料以及制剂标准中，均收载高分子聚合物的检测项目，从源头控制以减少其不良

表 经典的 ADR 信号定量检测方法优缺点和应用情况

类别	检测方法	优点	缺点	应用
频数法	比例报告比值比法	计算简单，灵敏度较高	特异度较低，假阳性较高，稳定性低	英国不良反应监测系统（曾用）
	报告比数比法	计算简单，灵敏度较高	特异度较低，假阳性较高，稳定性较低	荷兰药物警戒中心
	综合标准法	稳定性较高，灵敏度较高	特异度较低	英国药品和保健产品管理局
贝叶斯法	贝叶斯可信传播神经网络法	特异度高，灵敏度高	前期工作量大	世界卫生组织瑞典乌普萨拉国际药物检测中心
	伽马-泊松缩量估计法	灵敏度高	算法复杂，特异度低	美国食品药品监督管理局（曾用）
	多项伽马-泊松缩量估计法	稳定性高，灵敏度高	算法复杂	美国食品药品监督管理局

反应的发生。

此外，抗菌药中的毒性杂质也是引起不良反应的一个因素。2001年的“梅花K事件”就是由于不法分子在黄柏胶囊中添加了盐酸四环素，且四环素降解产物（主要是脱水四环素4-差向异构体）远远超过国家允许的安全范围，服用后引起多发性肾小管功能障碍综合征。最终导致71人住院，1人为植物人。因此，不光要严格控制药物的生产、储存、运输、流通，还需要关注中药制剂、保健品中的添加的西药成分。通过加强临床用药监测，分析不良反应报告，与具体品种和具体生产厂家相关联，从药物的源头和生产工艺入手开展相应的分析研究，保证药物的安全性和有效性，最后确定质控项目、分析方法和质控限度，以避免不良反应的发生。

（金少鸿　尹利辉）

yàowù fēnlèi fēnxī

药物分类分析（drug classification analysis）　运用物理学、化学、生物学及其他学科的方法和技术，对不同类别的药物进行质量控制规律的研究和测试。目的是保证药品质量的稳定与可控，保障药品临床使用的安全性和有效性。药物是指能对机体产生某些生理生化影响，用以预防、治疗和诊断疾病或用于计划生育的物质。

药物分类　传统的药物分类，通常根据来源、生产或管理特点分为不同类别。①中药和天然药物。指人类在自然界中发现并可供药用的植物、动物、矿物及其加工品，包括植物药、动物药、矿物药、中成药、中药提取物等。②化学合成药物。指根据天然药物的化学结构进行人工改造或完全利用化学方法合成的药物。如阿司匹林、对乙酰氨基酚等。③生物药物。是指利用生物体、生物组织、细胞、体液或组成生物体的各种成分，综合运用生物学、生物化学、微生物学、免疫学以及生物技术的原理和方法制得的一大类药物。主要包括血液制品、抗体、疫苗、抗毒素、微生态制剂等生物制品类药物，以及体内体外诊断试剂等。④特殊监管药物。是从安全管理方面对药物给予的一些分类，包括精神药物、麻醉药物、医疗用毒性药物、放射性药物、兴奋剂类药物以及含特殊药物的复方制剂等。此外，医院制剂虽属于不上市销售的自制药品，也需要执行特殊质量管理要求。⑤辅料包装类。是药用辅料和药品包装材料。⑥医疗诊断类。是临床诊断和治疗所使用的医药品。包括含药医疗器械、诊断试剂等。

从药物分析学科研究与应用的特点上分类，需要在兼顾其他学科对药物的分类原则的基础上，从分析检测共性特点上再对药物进行分别归类，既要考虑不同类别药物的来源、理化性质、生物学特性，以及生产、管理等特殊性，又要考虑其特性与分析检测的关联性、规律性，以及技术方法的通用性。据此，药物分类分析可以分为：*植物药分析、动物药分析、矿物药分析、中成药分析、化学药物分析、生物药物分析、放射性药物分析、精神药品分析、麻醉药品分析、毒性药物分析、兴奋剂类药物分析、医院制剂分析、药用辅料分析、药品包装材料分析、含药医疗器械分析、诊断试剂分析*等。

特点　①植物药分析。由于植物药来源于植物的部分、全体或其提取物，其分析检测既要利用好植物特征，又要需要排除植物来源性干扰。②动物药分析。由于动物药来源于动物全体或部分动物体或动物排泄分泌物或动物的生理、病理产物以及动物加工品，其分析检测既要利用动物特征，又要需要排除动物来源性干扰。③矿物药分析。由于矿物药是由地质作用所形成的天然药物，具有相对固定的化学组成，主要成分含量高，利于检测分析，但要注意成矿环境不同其杂质的种类和量差异大的影响。④中成药分析。既要考虑不同剂型的特点，又要针对制剂中有效成分或指标成分进行检测，还要考虑多味药复杂成分的干扰。⑤化学药物分析。由于化学药物成分单纯，其稳定性较弱，影响因素多，该类药物分析既要关注主成分含量，更要关注有关杂质的分析。⑥生物药物分析。该类药物是由生物体整体或代谢产物、生物组织、细胞、体液等制成的药物，其分析检测既要利用其微生物、细胞、动物和人源组织、体液等来源物的特点，也要排除其共存物的干扰。⑦放射性药物分析。由于放射性药物含有放射性核素，该类药物分析既要符合一般化学药物的要求外，还要针对放射活性等特性进行检测；检测条件除符合其他药物分析所具备的条件和要求外，还应符合辐射安全有关要求。⑧精神药物分析。由于该类药物直接作用于中枢神经系统并能产生依赖性，该类药物分析也需考虑药物依赖性实验，包括生理依赖性和精神依赖性评价。⑨麻醉药物分析。由于麻醉药物有两重性，既具有治疗性又具有成瘾性，因此该类药物分析亦进行生理依赖性和心理依赖性评价。

⑩毒性药物分析。该类药物毒性剧烈，治疗剂量与中毒剂量相近，容易致人中毒或死亡，因此该类药物分析需要优选快速检测技术和方法。⑪兴奋剂类药物分析。由于该类药物能刺激人体中枢神经系统产生兴奋作用，可能在体育赛事中滥用；因此，该类药物分析需要建立针对体液样品的快速检测技术和方法。⑫医院制剂分析。由于医院制剂是医疗机构自制自用的临床用制剂，其分析检测要求在尽可能采用简便、快速、经济实用的分析技术和方法。⑬药用辅料分析。由于药用辅料是生产药品和调配处方所使用的赋形剂和附加剂，是构成药物制剂不可缺少的基本成分，其质量分析检测与药物同等要求。⑭药品包装材料（简称药包材）分析。由于药包材是直接接触药品的包装材料和容器，属于药品的组成部分，故药包材分析需要和药物的相容性研究结合。⑮含药医疗器械分析。由于该类医药品是由药物和医疗器械组成的产品，该类产品因其含有药物，除常规医疗器械各项检测外，还需要对所含的药物进行测试分析。⑯诊断试剂分析。由于该类产品是在实验室内检测患者有无疾病的测试工具，除生产过程要严格控制外，其分析检测关键点主要有原材料质量分析、标准物质分析等。

内容 根据不同类别药物的性质，需研究相应类别药物的鉴别、检查以及含量测定的技术及方法。从标准制定上可归为鉴别、检查、含量测定三大类。

药物鉴别 根据药物的性质，采用物理、化学或生物学的方法判断药物的真伪，包括经验鉴别、显微鉴别、理化鉴别以及生物鉴别。各类药物由于其独特的性质，需要采用不同的方法进行鉴别。植物药、动物药、矿物物的药材及饮片因其具备特有的性状及显微特点，除了采用理化鉴别外，多采用经验鉴别和显微鉴别，如花类药材在显微中可见花粉粒等特征；化学合成药物由于来源单一、成分相对简单，其鉴别主要采用理化鉴别，如用颜色或沉淀等化学反应进行鉴别或者用光谱法或色谱法得到的谱图进行鉴别。

药物的检查 包含反映药品安全性、有效性、均一性和纯度的相关检查内容。药物纯度检查又称药物杂质检查，是检查项下的主要内容。杂质是指药物中存在的无治疗作或影响药物稳定性和疗效，甚至对人体健康有害的物质。药物中的杂质按来源可分为一般杂质和特殊杂质。一般杂质是指在自然界中分布广泛，在多种药物的生产中可能引入的杂质，如水分、氯化物、硫酸盐、铁盐、重金属、砷盐等。特殊杂质是指在特定药物中专有的杂质，如阿司匹林中的游离水杨酸。对于不同类别的药物检查项下的内容，又有其各自的特点：中药和天然药物在栽培生产过程中为减少病虫害，常需喷洒农药，土壤中残存的农药也能引入到药材中，所以农药残留检查对于中药和天然药物来说尤为重要。此外，有些种仁类中药容易感染黄曲霉毒素，黄曲霉毒素具有较强的致癌毒性，也需对其进行检查；化学药物的杂质主要在合成及贮藏过程中引入，杂质随药物的不同而不同，如未反应完的反应物及试剂、中间体、副产物等；生物药物由于其来源于生物体的特性，检查项目还包括宿主细胞（菌）蛋白残留量、外源性 DNA 残留量、热原、细菌内毒素的检查等。

药物含量测定 根据药物的性质，运用药物分析的方法对药物中的某一个或某一类有效成分进行含量的测定。药物的含量测定方法主要有化学分析法、光谱分析法、色谱分析法等。化学分析法主要包括重量分析法和滴定分析法。比色法最常用的是紫外-可见分光光度法。色谱法最常用的是液相色谱法。中药和天然药物由于成分比较复杂，含量测定方法更适合选用具有较好选择性的色谱法，尤其是高效液相色谱法，当需要测定其中某一类成分的含量时，也采用光谱法，例如总黄酮、总皂苷或总生物碱的含量测定常采用分光光度法；对于矿物药含量较高的物质，通常选用经典的滴定法和重量法，如采用干燥失重法测定芒硝的主要成分十水合硫酸钠的含量。化学药物由于成分相对单一，其含量测定常用光谱法、色谱法及化学分析法，如采用紫外-可见分光光度法测定对乙酰氨基酚原料、片剂、咀嚼片的含量；采用高效液相色谱法进行阿司匹林肠溶胶囊的含量测定；采用非水溶液滴定法分析苯乙胺类药物。生物药物除了以上 3 种方法以外，常用的含量测定方法还有电泳法，活性测定常用生物检定法，如酶分析法等。生物药物多为动物来源的药物，富含蛋白质类成分，分析时常需要检测蛋白质含量，此外还可以采用生物免疫印记技术等生物技术对该类药物进行分析。

除了以上常规的药物分析以外，还可以结合药物自身的特点，采取相应的分析方法。例如植物药由于其多成分的特性，可以利用指纹图谱技术进行质量控制。总之，对于不同类别的药物，需要根据该类药物的特性，采取相应的分析方法。

（林瑞超　黄建梅　粟晓黎）

zhíwùyào fēnxī

植物药分析（plant medicine analysis）　对植物药进行鉴别、检查、含量及活性的研究、测试、质量判定的过程。包括采用基源鉴别、性状鉴别、显微鉴别、理化鉴别、杂质检查、安全性检查、含量或活性测定等项目考察植物药真伪、优劣，达到合理评价植物药质量的目的。植物药是以植物的部分、全体或其提取物制成的药品。植物药与动物药、矿物药并列为中药的三大组成部分。植物药之所以能防病治病，是由于其中所含有的生物活性成分，即含有可以发挥药效的物质基础。主要的活性成分包括：①生物碱类，如黄连中的小檗碱可用于治疗胃肠炎、细菌性痢疾等肠道感染、眼结膜炎、化脓性中耳炎等。②皂苷类，如人参皂苷具有增加白细胞数量、提高人体免疫力、促进物质代谢、抗疲劳、抗衰老等作用；大豆皂苷具有降血脂、抗氧化、抗动脉粥样硬化、免疫调节等作用。③黄酮类，如银杏黄酮能够增加脑血管流量、改善脑血管循环功能、保护脑细胞、扩张冠状动脉、防止心绞痛及心肌梗死、防止血栓形成、提高机体免疫能力；芦丁具有降低毛细血管脆性和异常通透性的作用。④醌类，如番泻叶中的番泻苷类化合物具有较强的致泻作用；丹参中的丹参醌类具有扩张冠状动脉的作用。⑤香豆素类，如秦皮中的七叶内酯、七叶苷，具有抗炎、止咳平喘、抗病原微生物等活性。⑥挥发油，如芸香油和小叶枇杷的挥发油都有止咳、平喘、祛痰、消炎等作用；檀香油和松节油均有利尿降压作用。⑦氨基酸、蛋白质、多糖类以及其他生物活性成分，如三七中的三七素具有止血活性；半夏蛋白具有抑制早期妊娠的作用；黄芪多糖具有免疫促进作用。但植物药成分复杂，许多有效成分尚不完全明确，使得植物药的分析具有较高的难度。

鉴别　对植物药真伪和品质优劣进行鉴定和判别，包括基源鉴定、性状鉴定、显微鉴定、理化鉴定等。①基源鉴定，对植物药的来源进行鉴定，确定原植物的正确学名。可以应用植物形态学和分类学知识进行鉴定，也可用现代手段如DNA分子标记进行植物基源鉴定。②性状鉴定，通过眼观、手摸、鼻闻、口尝、水试、火试等十分简便的鉴定方法，来鉴别药材的外观形状，也叫经验鉴定。如党参根头部称“狮子头”，是通过形状进行鉴别；丹参色红、黄连色黄、紫草色紫，是通过颜色进行鉴别；茅苍术有“朱砂点”，大黄根茎可见“星点”，何首乌有“云锦状花纹”，是通过断面特征进行鉴别；乌梅、木瓜、山楂味酸，黄连、黄柏味苦，甘草、党参味甜，是通过“味”进行鉴别；西红花加水浸泡后，水液染成金黄色，是通过水试进行鉴别。③显微鉴定，利用显微镜来观察药材的组织构造、细胞形状及内含物，包括组织鉴定和粉末鉴定。如甘草的纤维束周围薄壁细胞内含草酸钙方晶，形成晶纤维。④理化鉴定，基于植物药所含化学成分的理化性质，采用物理或化学分析方法鉴别植物药，包括物理常数测定、常规化学鉴别、光谱鉴别和色谱鉴别等。如蜂蜜中掺水就会影响黏稠度，使比重下降；采用植物药指纹图谱分析对三七中的总皂苷进行鉴别。

含量测定　通过测定植物药中有效成分或指标性成分的含量，来评价植物药质量的优劣。主要测定方法包括化学分析法、光谱分析法、色谱分析法以及联用技术。①化学分析法，是根据特定的化学反应与其含量关系对植物药进行定量检测的分析方法。例如用酸碱滴定法测定山楂、半夏药材中总有机酸的含量。②光谱分析法，主要包括紫外-可见分光光度法、荧光分析法等。紫外-可见分光光度法是通过测定被测物质在紫外-可见区（200～800nm）内特定波长处的吸光度，根据其吸收特性及其与被测组分浓度之间关系进行分析的方法。《中国药典》1990年版、1995年版、2000年版、2005年版、2010年版、2015年版收载的紫草质量标准中，含量测定项规定采用左旋紫草素吸收系数法，测定紫草中羟基萘醌总色素的含量。荧光分析法是利用某些物质发射荧光的特性进行定性、定量分析的分子发射光谱法。如白芷中莨菪亭、伞形花内酯等的含量测定就是利用该方法。③色谱法，主要包括气相色谱法、高效液相色谱法、薄层色谱法等。色谱法是植物药分析的主要手段。如采用高效液相法测定栀子中西红花酸类成分的含量；采用气相色谱法测定金钗石斛中石斛碱的含量；采用高效薄层扫描法测定测定野葛根中游离葛根素及总葛根索含量。④联用技术，指两种或两种以上分析技术在线联用的方法。常用的有色谱-色谱联用、色谱-质谱联用等。如采用高效液相色谱-高效液相色谱技术测定丹参注射液中水溶性成分及橙花叔醇的含量；采用液相色谱-质谱技术测定三七中三七皂苷的含量；采用气相色谱-质谱技术测定鱼腥草中甲基正壬酮的含量。

检查 该项可评价植物药的优劣。植物药的检查项目除了包括常见的水分、灰分等的测定，部分植物药还包括影响其安全性的其他检查项目，如植物药毒性成分分析、植物药农药残留检查和植物药重金属检查等。

（林瑞超 黄建梅）

zhōngyàocái DNA xùliè fēnxī

中药材 DNA 序列分析 [traditional Chinese medicine (TCM) DNA sequence analysis] 运用分子生物学的基因序列测定技术对中药材进行真伪鉴别、质量评价的过程。测定基因序列的技术也称 DNA 测序技术。应用该技术可对中药材 DNA 分子的一级结构进行分析，确定 DNA 分子中 4 种脱氧核苷酸的排列顺序。由于生物的绝大部分遗传信息储存于 DNA 序列中，核苷酸的不同排列顺序决定了生物的特性。通过分析植物或动物类中药材特定的 DNA 分子序列可以确定其种类或遗传特性，因而此方法可以用于中药材真伪鉴别、质量评价，以及药材道地性、序列变异与药用成分的关系等分析。如建立于中药材 DNA 序列分析基础上的中药材 DNA 条形码分子鉴定法已被 2015 年版《中国药典》第四部收载。DNA 条形码分子鉴定法即指利用基因组中一段公认的、相对较短的 DNA 序列来进行物种鉴定的一种分子生物学技术。

原理 DNA 序列以组成 DNA 的四种核苷酸的英文首字母表示：腺嘌呤（adenine，A），胸腺嘧啶（thymine，T），胞嘧啶（cytosine，C）；鸟嘌呤（guanine，G）。这四种核苷酸无间隔的排列在一起，例如序列 AAAGTCTGAC。任意长度大于 4 的一串核苷酸被称作一个序列。DNA 测序技术基本原理是根据核苷酸模板在某一固定的点开始合成，随机在某一个特定的碱基处终止，产生 A、T、C、G 4 组不同长度的一系列核苷酸，然后在变性的聚丙烯酰胺凝胶电泳胶上进行电泳检测，从而获得 DNA 序列。

发展历程 DNA 测序方法于 1977 年建立，美国学者马克西姆（Maxam）和吉尔伯特（Gilbert）建立了基于碱基特异性切割的化学降解法；英国学者弗雷德里克·桑格（Frederick Sanger）等建立了基于 DNA 酶法合成终止的双脱氧链终止法，又称桑格测序法。由于桑格测序法使用的试剂高效低毒，因而很受欢迎并得到了不断的完善，发展成为依靠染色的自动化分析基因测序法。随着桑格测序法的不断改进，DNA 测序变得更简单快速，此测序法在 DNA 测序领域占主导地位，大规模的基因测序工程，如人类基因组工程，都依靠桑格测序法。从 2004 年起，产生了一系列新的 DNA 测序技术：基于合成法的基因测序技术和基于连接法的基因测序仪法等，这些测序方法用于大规模 DNA 测序，未用于单个基因片段测序。21 世纪初，在中药材鉴定领域最常用的 DNA 测序技术仍然是桑格测序法。

步骤 进行中药材 DNA 序列分析均需经过如下程序：首先采集所需样品并提取 DNA，样品可以是药用动植物的不同部位，药材或饮片；然后设计和合成目标片段的通用引物，进行聚合酶链反应扩增，获得目标片段；最后测定目标片段的 DNA 序列，利用相关数据库对序列进行分析。DNA 的提取包括破碎细胞壁、释放 DNA、DNA 分离、纯化、DNA 浓缩、沉淀、洗涤等基本步骤。常用 DNA 的提取试剂盒，包括植物基因组 DNA 提取试剂盒和动物组织/细胞基因组 DNA 提取试剂盒。但是，由于中药材种类繁多，往往需要根据所研究中药材的具体情况对提取方法加以改进。

仪器 DNA 自动测序仪，主要由毛细管电泳装置、检测器、电脑、彩色打印机和相应附件组成，其基本原理与桑格测序法相同：将 2′,3′-双脱氧核苷酸（ddNTP）掺入到合成的 DNA 链中，由于脱氧核糖上没有聚合酶延伸链所需要的 3-OH 基团，因此不能与下一位核苷酸反应形成磷酸二酯键，DNA 合成反应即终止。用不同荧光分子标记四种双脱氧核苷酸（ddATP 标记红色荧光，ddTTP 标记绿色荧光，ddCTP 标记蓝色荧光，ddGTP 标记黄色荧光），然后进行桑格测序反应，反应产物经电泳（平板电泳或毛细管电泳）分离后，通过 4 种激光激发不同大小 DNA 片段上的荧光分子使之发射出 4 种不同波长荧光，检测器采集荧光信号，并依此确定 DNA 碱基的排列顺序。

在测定时，首先进行聚合酶链反应，在聚合酶链反应管中加入模板、引物及含有四色荧光标记的 ddNTP 的 Bigdye mix 等，将聚合酶链反应管放入聚合酶链反应仪中进行 DNA 扩增；扩增产物经纯化后的样品在聚合酶链反应仪上进行热变性并冷却，然后上机检测分析，结束后仪器会自动分析或打印出彩色测序图谱。

应用 DNA 分子主要存在于生物的细胞核、动物的线粒体或植物的叶绿体。用于植物类中药材 DNA 序列分析的基因片段来源于细胞核或者叶绿体，用于动物类中药材序列分析的基因片段来源于细胞核或线粒体。最常用于植物类药材分析的DNA片段主要是细胞核中编码核糖体DNA（nuclear ribosomal DNA，nrDNA）的基因的重复区序列。nrDNA的编码区序列（18S、5.8S和26S基因）为高度保守区，主要用于种、属以上分类层次的研究中，序列差异比较大的非编码区序列和中度保守的转录间隔区则比较适合于近缘类群和居群间关系的研究。此外，来源于植物叶绿体的DNA片段，如编码rbcL、matK、trnK、rpoC等基因的片段，或者非编码区片段，如编码转运RNA的trnL至trnF间区的trnL-F等，被用于药用植物鉴定及品质研究。动物类中药材最常用的是线粒体DNA中的12S rDNA和细胞色素b的片段，细胞核DNA较少用于动物药的研究。

特点 与基于植物外部形态特征的传统分类鉴定方法相比，中药材DNA序列分析方法的显著优点是使用样品量少，只需要微克级的样品就可分析，用于名贵药材鉴别优势突出。其次一个优点是操作流程容易标准化，结果分析也可以做到自动化。它是中药传统的形态学及分类学鉴别方法的有效补充。

（林瑞超　王春梅）

zhíwùyào zhǐwén túpǔ fēnxī

植物药指纹图谱分析（plant medicine fingerprint analysis）

植物药经适当处理后，采用色谱、光谱等分析方法建立能够标示植物药组成成分特性的图谱，依此对植物药真伪及均一性进行评价的过程。是植物药分析的一种方法。植物药指纹图谱能够反映植物药内在质量的整体变化情况，适合作为植物药质量控制指标。植物药指纹图谱分析是国际认可的控制植物药质量的有效手段。20世纪80年代德国采用指纹图谱技术控制银杏制剂的质量；中国随即开始研究指纹图谱方法用以控制植物药质量。日本、欧洲、美国、英国以及加拿大等均将指纹图谱作为植物药质量控制标准的内容之一。《中国药典》也收载色谱指纹图谱，包括提取物和植物油脂、成方制剂的质量标准。

特点 “整体性”和“模糊性”是指纹图谱的两大特点。整体性是强调指纹图谱特征的“完整面貌”。任何一种植物药，不管它的个体之间有何等程度的差异，作为一个物种或产品的“群体”，均有它固有的共性特征，这是由物种的遗传或制备工艺的稳定性所决定的。模糊性强调的是对照品与待测样品指纹图谱的“相似性”而不是“完全相同”。只有这样才能在不同环境的样品色谱中搜索和提取与该药材指纹图谱整体“面貌”相关的特征，并加以鉴别。

分类 主要包括色谱指纹图谱和光谱指纹图谱。色谱指纹图谱有薄层色谱指纹图谱、高效液相指纹图谱、气相指纹图谱、高效毛细管电泳指纹图谱等；光谱法有紫外光谱指纹图谱、红外和近红外光谱指纹图谱、核磁共振指纹图谱、质谱指纹图谱、X射线衍射指纹图谱等。此外还有DNA指纹图谱等。其中，高效液相色谱法是植物药指纹图谱研究的主要方法，它具有分离效能高、重现性好、灵敏度高以及可对植物药中大多数成分进行监测分析等优点。中国药典收载的指纹图谱多采用该法测定。

步骤 包括样品的收集、制备、分析方法的建立及数据处理等步骤。植物药指纹图谱的分析方法主要采用色谱法，指纹图谱的数据处理主要采用相似度计算方法，该方法可以通过相关的指纹图谱评价软件实现，能够较客观、全面地反映指纹图谱间的相似情况。

用途 ①基于指纹谱图的特异性，可用于鉴别植物药的真伪。②通过指纹图谱中特征峰的含量和比例比较，可用于判断植物药的质量均一性和稳定性。

（林瑞超　黄建梅）

zhíwùyào huàxué chéngfèn fēnxī

植物药化学成分分析（plant medicine chemical composition analysis）

运用药物分析的技术和方法对植物药中化学成分进行的理化特性、活性、含量等一系列定性定量测试及研究。是植物药分析中一项重要的分析内容。中药中植物药的种类最多，且植物药的来源广泛，有的来源于高等植物（如五加科、唇形科、豆科、菊科），也有的来源于裸子植物（如银杏、麻黄）、藻类（如昆布、海藻）、地衣类（如松萝）等低等植物。

植物药化学成分种类繁多，且具有多方面的生物活性。化学成分主要有生物碱类如麻黄碱、乌头碱、苦参碱、小檗碱等，黄酮类如黄芩苷、水飞蓟宾、葛根素、银杏黄酮，醌类如紫草素、丹参酮ⅡA、大黄素、茜草素、番泻苷A，香豆素类如补骨脂素、蛇床子素、七叶苷，木脂素类如五味子甲素、连翘苷，萜类如青蒿素、甜菊苷、紫杉醇、雷公藤内酯、人参皂苷、黄芪甲苷、甘草酸，挥发油类如薄荷挥发油、丁香挥发油，甾体类如知母皂苷、洋地黄毒苷、胆酸、蟾毒配基，有机酸和鞣质类如诃黎勒酸、五倍子鞣质、老鹳草素，多糖类如黄芪多糖、香菇多糖，蛋白质类如天花粉蛋白、氨基酸多肽等。

植物药中的化学成分分析方法较多，常用分析方法有化学反应鉴别法、重量分析法、滴定分析法、薄层色谱法、纸色谱法、荧光法、紫外-可见分光光度法、高效液相色谱法、气相色谱法、毛细管电泳法等。

化学反应 植物药化学成分化学反应鉴别分析，是利用植物药中化学成分发生的化学反应进行的定性定量过程。由于中药及其制剂中所含化学成分较多，采用此法鉴别植物药化学成分时，需要注意排除其他无关成分（杂质）的干扰。化学反应方法可以依据颜色变化判断结果，常用的显色反应有：羟基蒽醌的碱液反应，黄酮类成分的盐酸-镁粉反应，酚类成分的三氯化铁反应，皂苷类成分的醋酐-浓硫酸反应，糖和苷类成分的莫利希（Molisch）反应等。化学反应方法依据生成沉淀现象判断结果，常用的沉淀反应有：生物碱的碘化铋钾试液沉淀反应，鞣质的明胶沉淀反应等。如《中国药典》收载的大黄流浸膏中蒽醌类成分的鉴别、大山楂丸中黄酮类成分的鉴别、马钱子散中生物碱类成分的鉴别等，均采用的是化学反应方法。化学反应方法，还可以采用重量分析法和滴定分析法。

重量分析法 植物药化学成分的总量测定可以采用重量分析法，《中国药典》中收载了重量分析方法测定植物药及其制剂中化学成分总量，如昆明山海棠片中总生物碱的含量测定、西瓜霜润喉片中西瓜霜的含量测定等。

滴定分析法 植物药化学成分滴定分析是采用酸碱滴定、沉淀滴定、配位滴定等滴定分析法测定植物药及其制剂中化学成分含量的一种方法，一些方法成熟的被药典收载。如百令胶囊中甘露醇的含量测定，云芝中多糖的含量测定，附子中总生物碱的含量测定等。

薄层色谱法 植物药化学成分薄层色谱法是植物药化学成分鉴别和含量测定最常用的方法，该方法具有分离和分析的双重功能，具有简便、快速、专属性强等优点。常用于鉴别的薄层色谱法有硅胶薄层色谱法、聚酰胺薄层色谱法、氧化铝薄层色谱法，用于含量测定的薄层色谱法有薄层色谱扫描法等。如《中国药典》2005年版、2010年版、2015年版一部中，采用聚酰胺薄层色谱法检验灯盏细辛注射液中的野黄芩苷，采用硅胶薄层色谱法检验防风中的升麻素苷和5-O-甲基维斯阿米醇苷；薄层色谱扫描法还可用于植物药中单体成分的含量测定，如《中国药典》2005年版、2010年版、2015年版均采用薄层色谱扫描法进行九分散中士的宁、牛黄中胆酸的含量测定。

纸色谱法 植物药化学成分纸色谱分析是较早应用的一种分离鉴别方法，但因其具有展开时间长、分离效果不佳的特点，后来应用慢慢减少，标准收载也不多。《中国药典》中以盐酸水苏碱为对照品，采用纸色谱法对化癥回生片中益母草进行鉴别。

荧光分析法 植物药化学成分荧光分析是利用植物药中某些化学成分在可见光或紫外光照射下可产生荧光的性质进行鉴别。荧光法灵敏度高应用较多，例如《中国药典》采用此法对天王补心丹、天王补心丸中的当归进行鉴别。

分光光度法 植物药化学成分分光光度分析是利用植物药中化学成分本身或其显色产物在紫外或可见区产生吸收，显示特征吸收光谱，采用可见-紫外分光光度法进行含量测定，其定量依据为朗伯-比尔定律。该方法是植物药及其制剂总成分含量测定的常用方法。如《中国药典》中人工牛黄中胆酸的含量测定，小儿宝泰康颗粒中总生物碱的含量测定，玉竹中总多糖的含量测定，均采用此法。

高效液相色谱法 植物药化学成分高效液相色谱分析，既可用于植物药中化学成分的定性鉴别，又可用于含量测定。《中国药典》中多采用高效液相色谱法指纹图谱或特征图谱的方法对植物药中化学成分进行鉴别，如人参总皂苷、三七三醇皂苷、三七总皂苷中皂苷类成分的鉴别，山楂叶提取物中黄酮类成分鉴别，丹参酮提取物中菲醌类成分鉴别。高效液相色谱法也是药典中绝大多数植物药化学成分含量测定的方法，如三七中皂苷类成分的含量测定，天麻头痛片中天麻素的含量测定，银翘解毒软胶囊中甘草次酸、绿原酸酸的含量测定。

气相色谱法 植物药中具有挥发性的成分或挥发油可采用气相色谱法进行含量测定。《中国药典》中牡荆油中β-丁香烯的含量，丁香中的丁香酚的含量，艾片中左旋龙脑的含量等，均采用气相色谱法进行测定。

毛细管电泳分析法 植物药中一些可以电离成带电荷的离子的化学成分，还可以采用毛细管电泳法进行检测分析。《中国药典》中应用毛细管电泳法对植物药及其制剂中化学成分进行含量测定，如戊己丸中小檗碱和芍药苷的含量进行测定。

（林瑞超 刘 斌 姜艳艳）

zhíwùyào shēngwùjiǎnlèi chéngfèn fēnxī

植物药生物碱类成分分析（plant medicine alkaloids analysis） 运用药物分析技术和方法对植物药中生物碱类成分进行的理化鉴别、活性检测、含量测定等一系列定性定量测试与研究。是植物药化学成分分析内容之一。生物碱是一类含氮的碱性有机化合物，在自然界中分布非常广泛，从自然界中已分离出的生物碱有上万种，应用于临床的有80多种。绝大多数生物碱具有显著的生物活性，如吗啡具有强烈镇痛作用，10-羟喜树碱具有抗癌作用，麻黄碱有止咳平喘作用，小檗碱有抗菌作用等；而乌头碱、马钱子碱、士的宁等具有毒性。生物碱类药物分析一般指定性鉴别和含量测定，对于具有毒性的生物碱类成分，则要进行有毒成分的限量检查，如《中国药典》2010年版规定制川乌中双酯型生物碱总含量不得超过0.040%。

定性鉴别 生物碱化学成分结构复杂，主要特征是含有能够呈现碱性的氮原子。常用的鉴别方法有沉淀法、薄层色谱法、纸色谱法、气相色谱法及高效液相色谱法。

沉淀法鉴别 生物碱类成分常用的理化鉴别方法，利用生物碱在酸性水溶液或稀醇中能与一些试剂生成沉淀的性质进行鉴别，常用的生物碱沉淀试剂有碘-碘化钾、碘化铋钾、碘化汞钾、苦味酸、硫氰酸铬酸（雷氏铵盐）等。苦味酸试剂和三硝基间苯二酚试剂也可在中性条件下进行。供试品溶液须除去蛋白质、黏液质、鞣质等水溶性杂质的干扰。

薄层色谱法鉴别 生物碱类成分的较多采用硅胶吸附色谱法，由于硅胶显弱酸性，强碱性的生物碱在硅胶色谱板上能形成盐，使位移值（R_f 值）很小或拖尾、形成复斑等。因此在硅胶吸附薄层色谱中，常用碱性展开系统或在碱性环境下进行。展开后，除有色生物碱可在日光下直接检视、有荧光的生物碱在紫外光下检视外，绝大多数情况下需要喷改良碘化铋钾等试剂显色。某些生物碱用特殊颜色反应用于鉴别，如麻黄碱与茚三酮试剂反应显红色。高效薄层色谱法也是生物碱检测的常用方法，如黄连中小檗碱的鉴别。

纸色谱法鉴别 可用于生物碱盐或游离生物碱的鉴别。用于生物碱盐的鉴别时，生物碱盐极性大，一般以滤纸中所含的水分为固定相，用极性强的酸性溶剂为展开剂。用于游离生物碱的鉴别时，用pH值呈酸性的缓冲液为固定相，并选用极性较小的溶剂系统为展开剂。

色谱法鉴别 高效液相色谱法和气相色谱法鉴别生物碱时，常用保留时间或添加已知对照品作内标物，采用峰面积或峰高加大法进行检识或用高效液相指纹图谱、高效液相-质谱等进行定性鉴别。成分复杂时，供试品一般需经过预处理提高分离效果和色谱柱使用寿命。

含量测定 生物碱类药物定量分析包括总生物碱含量测定和单体生物碱成分含量测定。

总生物碱测定 植物药中总生物碱含量测定方法主要有化学分析法和分光光度法，其中分光光度法应用较多。干扰小的生物碱成分可以采用直接测定法，即不经过化学反应、利用生物碱物质自身的光吸收直接进行比色测定。成分复杂药物的总生物碱含量测定可采用离子对萃取比色法或生物碱沉淀比色法测定。①离子对萃取比色法，是在一定pH值的介质中，生物碱与一些酸性染料或磺酸类、酸类的阴离子定量地结合为有色离子对（配位物），此离子对可定量地溶于某些有机溶剂，然后在一定波长下测定有机溶剂的或经碱化后释放出的染料的吸收度，按分光光度法测定生物碱的含量。应用本法的关键在于介质的pH值、酸性染料的种类和有机溶剂的选择，其中尤以pH值的选择最为重要。②生物碱沉淀比色法，利用生物碱在弱酸性或中性溶液中可与生物碱沉淀试剂定量生成沉淀，且该沉淀可溶于相应的有机溶剂或在碱性下解离释放出生物碱进行比色。如雷氏盐比色法、苦味酸盐比色法。

单体生物碱测定 植物药中单体生物碱成分的含量测定一般采用高效液相色谱法和气相色谱法。①高效液相色谱法测定单体生物碱成分含量测定时，由于生物碱类化合物碱性强弱不同、存在形式不同，可用液-液分配色谱法、液-固吸附色谱法以及离子交换色谱法。用液-液分配色谱法时，既可采用正相色谱也可采用反相色谱，其中以反相高效液相色谱应用较多。在反相高效液相色谱中一般采用非极性键合相作为固定相，如十八烷基键合相（简称ODS或C18），由于硅醇基酸性较大，生物碱类成分可与其牢固地键合，影响色谱行为，使保留时间延长、峰形变宽、拖尾。为了克服游离硅醇基的影响，可采取改变流动相酸碱性或利用封尾技术改进固定相。高效液相色

谱法测定生物碱类药物时，使用较多的是紫外检测器，蒸发光散射和质谱检测；其他如电化学检测器、化学发光检测器也适用生物碱成分的测定；如果化合物能产生荧光还可以采用荧光检测器。②气相色谱法只适用于有挥发性的，遇热不分解的生物碱类，例如麻黄碱、槟榔碱、苦参碱和颠茄类生物碱等，其他生物碱主要用高效液相色谱。由于色谱法具有分离和测定双重作用，一些成分较简单的生物碱药物可直接测定，但对于成分复杂的生物碱药物供试品需要纯化处理。

（林瑞超　张兰珍）

zhíwùyào huángtónglèi chéngfèn fēnxī

植物药黄酮类成分分析（plant medicine flavonoids analysis）

运用药物分析技术和方法对植物药中黄酮类成分进行理化鉴别、活性检测、含量测定等定性定量测试及研究。是植物药化学成分分析内容之一。黄酮类化合物是一类广泛分布于自然界且具有光谱生物活性的天然多酚类化合物，一般是指两个苯环（A环与B环）通过3个碳联结而成的化合物，具有 C_6—C_3—C_6 的骨架（图1），大部分为色原酮的衍生物，其基本母核为2-苯基色原酮（图2），由A、B、C三个环组成，是植物药中一种重要、常见的化学成分类型，对植物的生长发育、开花结果，以及抵御异物的侵扰起着重要作用。黄酮类成分在植物药中分布很广，尤其是在高等植物中，如唇形科、芸香科、石楠科、玄参科、菊科、苦苣苔科、豆科、杜鹃科等植物中均含此类成分。

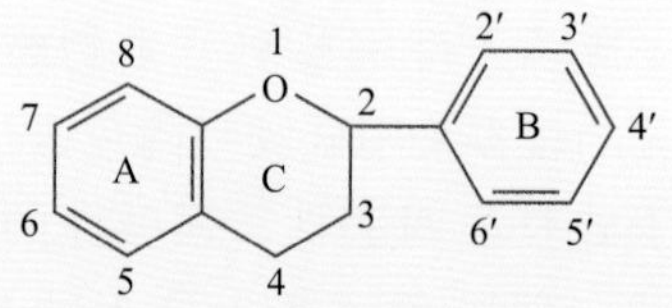

图1　黄酮类成分 C_6—C_3—C_6 骨架结构

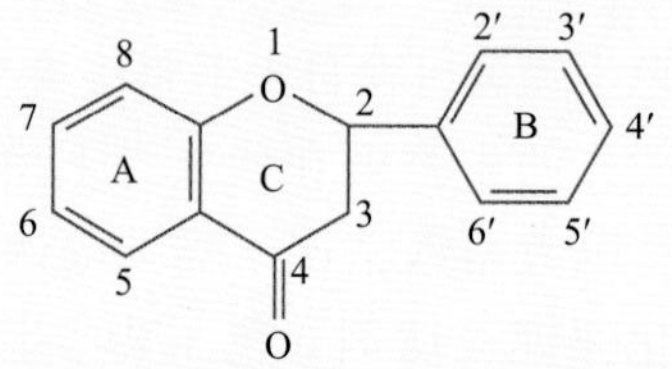

图2　黄酮类骨架2-苯基色原酮结构式

黄酮类化合物的结构类型丰富多样，根据苯环与中间三个碳的连接方式、B环的连接位置、三个碳部分的氧化水平及聚合度的不同，可将黄酮类化合物分为黄酮、黄酮醇、二氢黄酮、二氢黄酮醇、异黄酮、二氢异黄酮、查耳酮、二氢查耳酮、橙酮、花色素、黄烷-3-醇，以及黄烷-3,4-二醇等结构类型。黄酮类成分在植物体内多数与糖结合成苷存在，部分以游离形式存在，且具有多方面药理活性，例如黄芩苷、黄芩素、木犀草素等具有抗菌消炎作用；山柰酚、葛根素、槲皮素等具有扩张冠状动脉、增加血流量、降低心肌耗氧量等作用；芦丁、橙皮苷、*d*-儿茶素等具有防治高血压等作用；川陈皮素、金丝桃苷、杜鹃素等具有止咳祛痰、扩张气管等作用。因此黄酮类成分常作为植物药定性定量检测分析的指标对象。例如《中国药典》2010年版一部，有233个中药制剂以测定黄酮成分进行定性鉴别，有262个中药制剂以测定黄酮成分含量进行定量分析。

植物药中黄酮类成分定性鉴别的常用分析方法有化学反应法、薄层色谱法和高效液相色谱法，含量测定的常用分析方法有分光光度法、高效液相色谱法、薄层扫描法等。

化学反应法　以黄酮类化合物的特征显色反应为基础，依据化学反应现象，对植物药中黄酮类成分进行鉴别。常用于黄酮类成分显色反应的试剂有盐酸-镁粉、盐酸-锌粉、三氯化铝、硝酸铝、二氯氧锆等。

薄层色谱法　黄酮类成分的薄层色谱分析常用于黄酮类成分的定性鉴别。黄酮类成分最常用的鉴别方法，多采用硅胶薄层色谱法和聚酰胺薄层色谱法，例如《中国药典》1985年版、1990年版、1995年版、2000年版、2005年版、2010年版、2015年版一部中采用薄层色谱法以橙皮苷为对照对中药陈皮进行鉴别。在此基础上，选择适宜的扫描波长，对待测成分斑点进行扫描积分，可用于含量测定，即称为薄层扫描法，该方法具有分离和分析的双重作用，色谱条件与薄层鉴别基本相同。

高效液相色谱法　高效液相色谱法既可用于黄酮类成分的定性鉴别，又可用于含量测定。①用于植物药中黄酮类成分的定性鉴别，例如清开灵胶囊中黄芩苷的鉴别可采用十八烷基键合硅胶作为固定相，甲醇-冰醋酸-水（45∶1∶55）为流动相，在274nm检测，清开灵胶囊供试液色谱中应呈现与对照品黄芩苷色谱峰保留时间相同的色谱峰。②用于黄酮类成分的含量测定，具有分离效能高，操作简便，分析速度快，准确、可靠、实用性强等特点，药品标准中黄酮类成分含量测定多采用此法。例如《中国药典》1995年版、2000年版、2005年版、2010年版、2015年版一部黄芩中黄酮类成分黄芩苷的含量测定方法即采用此法。另外银杏叶片中总黄酮醇苷的含量测定也采用此法。

分光光度法 测定总黄酮类成分含量的常用方法。黄酮类成分具有紫外吸收，利用其自身光谱特征，采用紫外-可见分光光度法测定总黄酮含量，例如《中国药典》2000年版、2005年版、2010年版、2015年版一部中淫羊藿的总黄酮含量测定，即采用紫外-可见分光光度法，以淫羊藿苷为对照计算总黄酮含量。《中国药典》2005年版、2010年版、2015年版的独一味胶囊，2010年版、2015年版的独一味片，也是采用紫外-可见分光光度法测定总黄酮含量。

该方法也常测定单一黄酮的含量。例如《中国药典》1990年版、1995年版一部中，淫羊藿的黄酮含量测定，即采用薄层色谱分离，紫外光下检视，收集与对照相应的斑点，用分光光度法测定淫羊藿苷的含量。

（林瑞超　高增平）

zhíwùyào kūnlèi chéngfèn fēnxī

植物药醌类成分分析（plant medicine quinones analysis）运用药物分析的技术和方法对植物药中醌类成分进行理化鉴别、活性检测、含量测定等一系列定性定量测试及研究。是植物药化学成分分析内容之一。醌类化合物是指分子内具有不饱和环二酮结构（醌式结构）的一类天然有机化合物，是植物药中一种重要、常见的化学成分类型。醌类成分在植物中分布广泛，如蓼科、唇形科、紫草科、豆科、茜草科等均含醌类成分。醌类化合物具有泻下、抗菌、利尿、抗肿瘤等多方面的生物活性。因此《中国药典》收载了大量以醌类成分作为指标成分的鉴别和含量测定。

醌类化合物主要分为苯醌、萘醌、菲醌和蒽醌四种类型。苯醌类化合物有邻苯醌和对苯醌两大类，植物药中多为对苯醌。萘醌类化合物有 α-(1,4) 萘醌、β-(1,2) 萘醌和 amphi-(2,6) 萘醌，植物药中多为 α-(1,4) 萘醌；如胡桃醌、蓝雪醌即为萘醌类成分。菲醌类成分有邻菲醌和对菲醌，如丹参中的丹参醌ⅡA、丹参醌ⅡB为邻菲醌类成分。蒽醌及其衍生物是中药中最常见的醌类成分，蒽醌类成分按照母核结构分为单蒽核类和双蒽核类。单蒽核类如大黄、虎杖中的游离蒽醌类成分大黄素、大黄酚、大黄素甲醚等，茜草中的茜草素、羟基茜草素等。双蒽核类成分有二蒽酮类、二蒽醌类、去氢二蒽酮类、日照二蒽酮类等。如番泻苷类为二蒽酮类，天精、山扁豆双醌为二蒽醌类。

植物药中醌类成分定性鉴别的常用分析方法有化学反应鉴别法、薄层色谱鉴别法和高效液相色谱法，常用含量测定方法有分光光度法、高效液相色谱法、薄层扫描法等。

化学反应鉴别法 以醌类化合物的特征显色反应为主要手段，依据化学反应现象，对植物药中醌类成分进行鉴别。鉴别蒽醌类成分最常用的化学反应为Bornträger反应（碱液反应）和醋酸镁反应，具有游离酚羟基的蒽醌及其苷发生颜色反应，蒽酚、蒽酮、二蒽酮类成分需经氧化成蒽醌后才能显色。

薄层色谱鉴别法 薄层色谱分析法既可用于醌类成分的定性鉴别，也可用于含量测定。薄层色谱鉴别法是醌类最常用的鉴别方法，多采用硅胶薄层色谱法和聚酰胺薄层色谱法。如《中国药典》2000年版、2005年版、2010年版、2015年版一部中醌类成分鉴别多用此法，如大黄、虎杖、丹参、一捻金、一清颗粒等中药及中药制剂，采用硅胶薄层色谱法进行鉴别。

高效液相色谱法 高效液相色谱既可用于醌类成分的定性鉴别又可用于含量测定。鉴别醌类成分以指纹图谱和特征图谱分析为主，多采用反相液相色谱。对照品溶液一般选择所鉴别药味中的多个主要化学成分，在与供试品溶液相同的色谱条件下，进样分析，得到对照品色谱图，与供试品色谱图进行对比。相同色谱条件下，各成分均具有特定的保留时间，依据特征共有峰的保留时间、相对峰面积、相对峰高等参数进行鉴别。如《中国药典》2010年版、2015年版一部中采用高效液相指纹图谱法对丹参酮提取物进行鉴别。

高效液相色谱法用于醌类成分的含量测定，具有分离效能高，操作简便，分析速度快，实用性强等特点，醌类成分含量测定多采用此法。如《中国药典》一部中大黄流浸膏、何首乌、三黄片、大黄清胃丸、小儿化食丸等中药及中药制剂中醌类成分的含量测定，采用此法。

分光光度法 分光光度法常用于测定醌类成分总含量。蒽醌类成分具有紫外吸收，且多有颜色，利用其自身光谱特征，可采用紫外或可见分光光度法测定总蒽醌含量。也可与显色剂发生显色反应后产生特征吸收，测定吸光度值，计算含量。如紫草中羟基萘醌总色素的含量测定，以左旋紫草素为对照品，516nm处测定吸光度值，测定含量。

薄层扫描法 薄层扫描法具有分离和分析的双重作用，可用于植物药中单体蒽醌类成分的含量测定，色谱条件与薄层鉴别基本相同。

（林瑞超 刘 斌）

zhíwùyào xiāngdòusùlèi chéngfèn fēnxī

植物药香豆素类成分分析

（plant medicine coumarins analysis） 运用药物分析的技术和方法对植物药中香豆素类成分进行理化鉴别、活性检测、含量测定等一系列定性定量测试与研究。是植物药化学成分分析内容之一。

香豆素是一类具苯骈 α-吡喃酮母核结构（图）的天然化合物的总称，该类成分因具有芳香气而得此名。常用中药白芷、秦皮、丁公藤、前胡、独活、柴胡、补骨脂、蛇床子等均含有香豆素。香豆素具有抗菌、消炎、扩张冠状动脉、抗凝血等多方面生物活性。如白芷中的白芷素具有扩张冠状动脉的作用；祖师麻中的祖师麻甲素（又称瑞香内酯）具有镇痛、消炎的作用，是治疗跌打损伤和风湿痹痛的有效成分；蛇床子中的蛇床子素是治疗脚癣、湿疹和阴道滴虫的有效成分；秦皮中的七叶内酯和七叶苷能治疗细菌性痢疾。香豆素类成分已成为中药分析中一类非常重要的指标成分。香豆素类成分分析主要包括定性鉴别、含量测定。

定性分析方法 植物药中香豆素类成分定性鉴别的常用分析方法一般有化学反应法、荧光法、薄层色谱法、高效液相色谱法、气相色谱法等。

图 香豆素基本母核结构：苯骈 α-吡喃酮

化学反应法 常用颜色反应。香豆素分子中具有内酯结构，有的还具有酚羟基，通过这些基团的显色反应，能鉴别香豆素类成分。如白芷的定性鉴别，可以利用香豆素的三氯化铁颜色反应快速、简便地对白芷进行定性鉴别。

荧光法 利用羟基香豆素大多能产生蓝色或紫色荧光，可直接观察提取溶液的荧光，也可观察薄层荧光斑点，从而对其进行定性鉴别。如取秦皮，加热水浸泡，浸出液在日光下可见碧蓝色荧光。

薄层色谱法 可对植物药中的香豆素进行分离，并可利用香豆素类成分大多具有荧光的特性进行检视。药品标准中大多使用此法，《中国药典》采用薄层色谱法对含香豆素类成分药物定性鉴别较多，如《中国药典》1985 年版用薄层色谱法对补骨脂中的补骨脂素、异补骨脂素进行定性分析。用氯仿提取待检成分，用含10%羧甲基纤维素钠的硅胶 H 为固定相，用石油醚-乙酸乙酯-甲醇（20∶15∶1）为展开剂，展开后在 365nm 波长紫外光下检视。

不具荧光或荧光强度较弱的香豆素，可喷显色剂或喷碱液以增强荧光再进行检视。如《中国药典》1990 年版、1995 年版、2005 年版、2010 年版、2015 年版，用薄层色谱法对补骨脂中的补骨脂素、异补骨脂素进行定性分析。用乙酸乙酯提取待检成分，用硅胶 G 为固定相，用正己烷-乙酸乙酯（4∶1）为展开剂，用 10%氢氧化钾甲醇溶液为显色剂，在 365nm 波长紫外灯下检视。

气相色谱法 该方法可用于含香豆素类成分药物的定性分析，但由于香豆素化合物大都具有酚羟基，极性较大难以挥发，所以在运用气相色谱法进行分析前必须将化合物硅烷化制备成其衍生物，而不能直接进样于气相色谱柱。所以该方法的使用受到一定限制。

高效液相色谱法 为香豆素类化合物含量测定的常用方法，并可同时进行定性分析。如选用石油醚-苯-乙酸乙酯（6∶3∶1）为流动相，硅胶为固定相，对白芷中异前胡素、欧前胡素和氧化前胡素进行含量测定，同时进行定性分析。

定量分析方法 香豆素类成分有多种定量分析的方法。常用的含量测定方法有分光光度法、薄层扫描法、高效液相色谱法、气相色谱法等。每种方法都有其特点，并需要专门的仪器设备。

荧光分光光度法 香豆素类化合物在紫外光灯下照射显蓝色荧光，可用荧光分光光度法进行含量测定。如 7-羟基香豆素和香豆素混合物的测定，前者用 370nm 激发，在 450nm 测定，浓度为 1～10μg/ml 时荧光与浓度呈线性关系。后者用 361nm 激发，在 491nm 测定。

紫外-可见分光光度法 利用香豆素类成分有紫外吸收，可以进行紫外分光光度法测定。如佛手油中的香豆素和呋喃香豆素提取物在硅胶薄层板上用醋酸乙酯∶己烷（25∶75）展开，从薄层板上刮下香豆素的荧光斑点，用氯仿洗脱，在 310nm 测定佛手内酯、柠美内酯、佛手柑亭的含量，在 325nm 测定 5-牦牛儿氧基-7-甲氧基香豆素的含量。可见分光光度法也称比色法。该方法基于香豆

素类化合物的内酯环官能团和苯环上的羟基的性质，选择适当的显色剂反应产生颜色进行比色的方法。

薄层扫描法 样品经薄层分离后，于荧光灯或紫外光灯下用一定的波长对色谱斑点进行扫描。如可用荧光扫描法测定蛇床子中蛇床子素含量，用紫外光区扫描法测定独活中蛇床子素含量。

极谱法 香豆素在结构上具有极谱可还原的共轭双键，因此在适当的条件下可用极谱法测定。香豆素及其衍生物在 pH 值小于 9 的底液中（在 pH 值小于 4 时由于氢的放电而看不到波形）发现在-1.6 伏有一单电子波，波高与 pH 值有关，在一定的 pH 值下，波高与浓度成正比，该法可作为测定微量香豆素的方法。

高效液相色谱法 由于香豆素类成分含有芳香环或其他共轭结构，用高效液相色谱-紫外检测法进行含量测定具有较高的灵敏度。药品质量标准中多采用高效液相色谱法测定香豆素的含量，常用十八烷基硅烷键合硅胶做固定相，不同比例的甲醇-水或乙腈-水做流动相。例如《中国药典》2005 年版、2010 年版、2015 年版白芷中香豆素成分欧前胡素的含量测定即采用此法。

（林瑞超 徐暾海）

zhíwùyào huīfāyóu chéngfèn fēnxī

植物药挥发油成分分析（plant medicine volatile oils analysis）

运用药物分析的技术和方法对植物药中挥发油成分进行理化鉴别、活性检测、含量测定等定性定量测试与研究。是植物药化学成分分析内容之一。挥发油又称精油（essential oils），是存在于植物体内可随水蒸气蒸馏且与水不混溶的挥发性油状成分的总称。植物挥发油具有止咳平喘、解热镇痛、抗菌消炎、抗癌等生物活性。如肉桂挥发油对大肠杆菌有抑菌作用。

一种植物挥发油常由数十种甚至数百种化学成分组成，如川桂皮中检出挥发油化合物数目超过 42 种，薄荷中检出的挥发油成分超过 20 种，花椒中检出挥发油成分超过 38 种。挥发油组成的化学成分大致可分为四类：①萜类挥发油，主要是单萜、倍半萜及其含氧衍生物。如薄荷油中薄荷醇，山苍子油中柠檬醛。②芳香族类挥发油，包括苯丙素类衍生物、萜源化合物等小分子成分。该类成分多具 C_6—C_3，C_6—C_2 或 C_6—C_1 骨架，如桂皮醛、花椒油素等。③脂肪族类挥发油，一类小分子化合物。如人参挥发油中的人参炔醇、陈皮中的正壬醇等。④其他类挥发油。除以上三类化合物外，还有一些成分源于中药经水蒸气蒸馏分解产生，如芥子油、大蒜油等。

挥发油的理化分析主要包括其酸值、酯值、皂化值的测定。①酸值代表挥发油中游离羧酸和酚类成分含量的指标，一般以中和 1g 挥发油中游离酸性成分所消耗氢氧化钾的毫克数表示。②酯值是代表挥发油中所含游离酯类成分含量的指标，一般用水解 1g 挥发油中所含酯类成分所需要的氢氧化钾毫克数表示。③皂化值代表挥发油中所含游离羧酸、酚类成分和结合态酯总量的指标，是酸值和酯值之和。

挥发油的定性鉴别主要采用薄层色谱法和气相色谱法，可以选用代表成分作为指标进行鉴别，如《中国药典》2010 年版、2015 年版用气相色谱法鉴别索马里乳香挥发油，以 a-蒎烯为对照品。

挥发油定量分析方法包括挥发油测定器法、气相色谱法、气相色谱-质谱联用法、固相微萃取-气相色谱-质谱联用技术、液相色谱法。

挥发油测定器法 经典的总挥发油测定方法，能够对药用植物中挥发油的总体含量进行定量测定，以评价植物药的质量优劣。《中国药典》四部收录的“挥发油测定方法”即采用挥发油测定器测定，1953 年版、1977 年版、1985 年版、1990 年版、1995 年版、2000 年版、2005 年版、2010 年版、2015 年版一部中八角茴香的挥发油测定均采用此法；1985 年版、1990 年版、1995 年版、2000 年版、2005 年版、2010 年版、2015 年版一部中干姜的挥发油测定亦均采用此法。但该方法测得的是挥发油的混合物总体积或重量。不能区分其中的单体成分。

气相色谱法 测定植物药中挥发油单体成分的常用方法，如《中国药典》2010 年版、2015 年版一部八角茴香中的反式茴香脑的含量测定；2005 年版、2010 年版、2015 年版肉桂油中的桂皮醛含量测定。但该方法只能对有标准物质的成分进行定量测定，不能反映挥发油的整体状况。

气相色谱-质谱联用法 测定挥发油的单体成分较理想的新方法，可以同时获得定性定量的结果。如气相色谱-质谱联用法分析白芍和赤芍挥发油成分，从白芍挥发油共鉴定出 55 种成分，赤芍挥发油共鉴定出 68 种成分，通过面积归一化法可对全部成分进行含量测定。再如，采用水蒸气蒸馏法从艾叶中提取挥发油，用气相色谱-质谱法对其化学成分进行分离可分得到 88 个成分的色谱峰，并可鉴定出56个成分，用归一化法可测定各成分相对含量。

固相微萃取－气相色谱－质谱联用技术 也是一种挥发油成分的快速分析方法。如用该方法分析云木香挥发油的化学成分，可鉴定出52个成分，包括十六碳三烯醛、去氢木香烃内酯、α-芹子烯、α-姜黄烯等。

液相色谱法 可用于挥发油中单一成分的含量测定，如可用高效液相色谱法测定桉油精中的11种挥发油成分的含量。此外，超临界CO_2萃取－气相色谱－质谱联用也是挥发油成分分析的技术；如用该方法分析花椒的挥发油，可测出38中化学成分，并可测得高含量的花椒油特征成分哩哪醇。

（林瑞超　折改梅　粟晓黎）

zhíwùyào yǒujīsuān chéngfèn fēnxī

植物药有机酸成分分析（plant medicine organic acid analysis）

运用药物分析的技术和方法对植物药中有机酸成分进行理化鉴别、活性检测、含量测定等分析研究。是植物药化学成分分析内容之一。有机酸是分子结构中含有羧基的化合物，广泛分布于植物药中，因具有一定的生物活性被作为植物药的一类有效成分。历版《中国药典》一部正文中，均有收载以有机酸作为指标成分对植物药及中药制剂进行定性鉴别和含量测定。

植物药中有机酸类成分主要分为脂肪族有机酸（如柠檬酸、苹果酸、酒石酸、琥珀酸），芳香族有机酸（如羟基桂皮酸、咖啡酸、阿魏酸、绿原酸）和萜类有机酸（如熊果酸、齐墩果酸、甘草次酸、茯苓酸）三大类。有机酸具有多方面的生物活性，如阿魏酸具有抑制血小板聚集作用；绿原酸具有抗菌作用；齐墩果酸具有防治脂肪肝、抗动脉粥样硬化作用；部分有机酸具有较强毒性，如马兜铃酸有较强的肾毒性，易导致肾功能衰竭，在广防己、青木香、关木通、马兜铃等多个中药中存在。

有机酸在植物体内除少数以游离态存在外，一般都与钾、钠、钙等结合成盐，有些与生物碱结合成盐，脂肪族有机酸多与甘油结合成酯或与高级醇结合成蜡。植物药中有机酸成分的常用分析方法有薄层色谱法、薄层扫描法、酸碱滴定法、分光光度法、高效液相色谱法、气相色谱法等。

薄层色谱法 有机酸成分薄层色谱分析既可对植物药中有机酸进行定性鉴别（薄层色谱鉴别法），又可用于含量测定（薄层扫描法）。薄层色谱法是有机酸鉴别的主要方法，《中国药典》中对植物药及中药制剂中有机酸类成分进行鉴别所使用较多的方法即为薄层色谱法。如《中国药典》2000年版、2005年版、2010年版、2015年版一部中，山楂药材中熊果酸的鉴别、女贞子中齐墩果酸的鉴别，即采用薄层色谱法。

可用于测定植物药中有机酸类单体成分的含量测定。芳香族等具有荧光的化学成分，经薄层色谱分离后，可用薄层扫描荧光法测定含量。一些不具有紫外吸收或者萜类等紫外吸收弱的脂肪族有机酸成分，可经以显色剂显色后进行扫描测定。《中国药典》2010年版、2015年版一部采用薄层扫描法测定了二至丸中齐墩果酸的含量和大山楂丸中熊果酸的含量。《中国药典》2000年版、2005年版、2010年版、2015年版女贞子中的齐墩果酸的含量测定，亦采用此方法。

酸碱滴定法 利用有机酸的酸性，可采用酸碱滴定法测定植物药中总有机酸含量。可依据指示剂的变化判断终点，也可利用电位法指示终点。酸碱滴定是测定植物药中有机酸含量的经典方法，如《中国药典》1990年版、1995年版、2000年版、2005年版、2010年版、2015年版中，山楂药材的有机酸含量测定均采用此方法。此外，半夏和清半夏中总有机酸的含量测定亦多采用酸碱滴定法。

分光光度法 可采用分光光度法测定中药及中药制剂中总有机酸含量。具有紫外吸收的芳香族有机酸，可采用紫外分光光度法测定总有机酸含量，也可利用有机酸的显色反应，采用可见分光光度法测定总有机酸含量。

高效液相色谱法 各类有机酸均可采用高效液相色谱法测定含量，需根据待测有机酸成分性质不同，选择紫外检测器、荧光检测器、蒸发光散射检测器等。单体有机酸成分含量测定多采用高效液相色谱法。如《中国药典》2010年版、2015年版一部中，石韦药材中绿原酸的含量测定，即采用高效液相色谱－紫外检测方法。

气相色谱法 具有挥发性的有机酸成分可采用气相色谱法测定含量；有些非挥发性的有机酸，可用衍生化法使其生成具有挥发性的衍生物，再用气相色谱法测定。

（林瑞超　姜艳艳　粟晓黎）

zhíwùyào tiēlèi chéngfèn fēnxī

植物药萜类成分分析（plant medicine terpenoids composition analysis）

运用药物分析的技术和方法对植物药中萜类成分进行理化鉴别、活性检测、含量测定等一系列定性定量的测试与研究。

是植物药化学成分分析内容之一。萜类化合物（terpenoids）是一类由甲戊二羟酸衍生而成的化合物，其基本碳架多具有2个或2个以上异戊二烯单位（C_5单位）。萜类化合物具有$(C_5H_8)_n$通式，包括其含氧和不同饱和程度的衍生物，是由异戊二烯或异戊烷以各种方式连结而成的一类天然化合物。该类化合物数量大，种类多，分子骨架复杂。萜类化合物在中药中分布极为广泛，在藻类菌类、地衣类、苔藓类、蕨类、裸子植物及被子植物中均存在。中药人参、黄芪、青蒿、银杏、甘草等，其主要活性成分都含有萜类化合物。

按异戊二烯单位的多少进行分类，萜类化合物可分为：单萜、倍半萜、二萜、二倍半萜、三萜、四萜、多萜等。单萜由2个异戊二烯单位构成，如芍药苷、栀子苷等。倍半萜由3个异戊二烯单位构成，如青蒿素、苍术酮等。二萜由4个异戊二烯单位构成，如穿心莲内酯、雷公藤红素等。二倍半萜由5个异戊二烯单位构成，此类化合物数量不多，如呋喃海绵素等。三萜是由6个异戊二烯单位组成，其在自然界分布极为广泛；由于其水溶液振摇后能产生大量的持久肥皂样泡沫，又称三萜皂苷。常见的三萜皂苷多为四环三萜和五环三萜类皂苷，如黄芪皂苷、人参皂苷A、人参皂苷B均为四环三萜类，而人参皂苷Ro、甘草皂苷、柴胡皂苷均为五环三萜类。

萜类化合物具有多方面的生物活性，例如青蒿中的青蒿素为含有过氧桥结构的倍半萜内酯，具有确切的抗疟作用，人参和黄芪皂苷可增强机体的免疫功能，柴胡皂苷a和d可降低胆固醇含量，甘草中的三萜类成分甘草次酸具有抗病毒的作用，女贞子中三萜类成分齐墩果酸具有保肝作用等。

植物药中萜类成分常用的定性鉴别方法有物理鉴别法、化学反应鉴别法、薄层色谱鉴别法，常用含量测定方法有高效液相色谱法、薄层扫描法等。

物理鉴别法 三萜类化合物具有明显的发泡性和溶血性，可用于对三萜类成分进行鉴别。三萜皂苷水溶液经强烈振摇能产生持久性的泡沫，且不因加热而消失。这是由于皂苷具有降低水溶液表面张力的缘故，因此皂苷可用作清洁剂、乳化剂使用。三萜皂苷的水溶液大多能破坏红细胞而产生溶血作用，因此皂苷又称皂毒类，如甘草皂苷、薯蓣皂苷等。利用三萜皂苷的这种特性，可以对其进行鉴别。

化学反应鉴别法 萜类成分化学反应鉴别分析是以特征显色反应为基础的分析手段，即依据化学反应的现象对植物药中萜类成分进行鉴别的方法。主要有以下几类：①官能团反应。萜类化合物中常含有双键、羰基、羟基等官能团，可发生加成、氧化、消除、重排等化学反应，如含有双键的萜类可与卤化氢、溴、亚硝酰氯等反应生成结晶，含羰基的萜类可与亚硫酸氢钠、吉拉德试剂发生加成反应等。②环烯醚萜显色反应。环烯醚萜苷元遇氨基酸加热，呈深红色至蓝色，最后生成蓝色沉淀；苷元溶于冰乙酸中，加少量铜离子，加热显蓝色。③三萜类化合物显色反应。三萜类化合物在无水条件下，与强酸（硫酸、磷酸）、中等强酸（三氯乙酸）或路易斯（Lewis）酸（氯化锌、三氯化铝）作用，会产生颜色变化或荧光，包括五氯化锑反应、三氯醋酸反应、醋酐-浓硫酸反应、氯仿-浓硫酸反应等。④三萜皂苷可与胆甾醇生成难溶于水的分子复合物；三萜皂苷的水溶液还可以和一些金属盐类如铅盐、钡盐、铜盐等产生沉淀。

薄层色谱鉴别法 薄层色谱法既可用于萜类成分的定性鉴别，也可用于含量测定。①萜类化合物常用薄层色谱法定性分析，吸附剂多采用硅胶和氧化铝等。该方法是植物药中萜类成分鉴别的经典方法，如《中国药典》1985年版、1990年版、1995年版、2000年版、2005年版、2010年版、2015年版中白芍中的萜类成分芍药苷的鉴别均采用此法。此方法对药材和制剂均适用，如栀子、穿心莲、人参、一捻金、八珍丸、六一散等中药及中药制剂，均采用硅胶薄层色谱法进行鉴别。三萜类化合物薄层分析常以硅胶为吸附剂，游离三萜常以环己烷-乙酸乙酯、氯仿-乙酸乙酯、苯-丙酮等亲脂性溶剂为展开剂。皂苷常用展开剂有氯仿-甲醇-水（下层）、正丁醇-乙酸-水等；也可用反相薄层色谱，用甲醇-水或乙腈-水展开。显色剂有10%的浓硫酸、三氯乙酸试剂、五氯化锑试剂等。②薄层扫描法具有分离和分析的双重功效，用于植物药中萜类成分的含量测定，色谱条件与薄层鉴别基本相同。常用显色剂10%硫酸乙醇溶液，0.5%香草醛硫酸乙醇溶液等。

高效液相色谱法 萜类成分常用高效液相色谱进行定量分析。对于在紫外区有较强吸收的萜类成分，如栀子苷、甘草酸、远志皂苷、人参皂苷等，可用紫外检测器检测。如《中国药典》2015

年版一部中，栀子中栀子苷的含量测定，就采用高效液相色谱分离，238nm 紫外光检测的方法；远志中远志皂苷的含量测定，采用高效液相色谱分离，210nm 紫外光检测。又如《中国药典》2015 年版一部穿心莲中穿心莲内酯、脱水穿心莲内酯的含量测定，采用高效液相色谱分离后，分别用 225nm 紫外光检测穿心莲内酯、254nm 紫外光检测脱水穿心莲内酯。再如，《中国药典》2015 年版一部中人参中人参皂苷的含量测定，就采用高效液相色谱分离，203nm 紫外光检测的方法。对于紫外区无明显吸收的萜类成分，可用蒸发光散射检测器及示差折光检测器。

（林瑞超　王鹏龙　粟晓黎）

zhíwùyào tánglèi chéngfèn fēnxī

植物药糖类成分分析（plant medicine glucides analysis）　运用药物分析的技术和方法对植物药中糖类成分进行理化鉴别、活性检测、含量测定等定性定量的分析研究。是植物药化学成分分析内容之一。糖类（glucides）是指多羟基醛、多羟基酮和它们的环状半缩醛、半缩酮及其缩合物。由于糖类成分是构成生物机体的重要物质之一，因此所有生物体中均含有糖及其衍生物。糖类化合物具有增强免疫、抗肿瘤、调节血糖等多方面的生物活性。

按照糖类是否水解及水解后的产物数目可分为单糖、低聚糖和多糖三类。其中单糖、低聚糖如葡萄糖、果糖、蔗糖等；常见的多糖为菊糖、纤维素、淀粉、树胶、黏液质等。20 世纪 60 年代以来，人们逐渐发现多糖有一些独特的、多方面的生理活性，且无毒性，是比较理想的治疗药物。例如，昆布中的昆布多糖有抗凝血作用；香菇、茯苓等菌类含有的香菇多糖有抗肿瘤活性；银耳多糖、刺五加多糖、人参多糖、黄芪多糖、黄精多糖等也都具有抗肿瘤和免疫促进作用。

植物药中糖类成分定性鉴别常用分析方法有化学反应鉴别法、色谱鉴别法；糖类成分含量测定常用比色法，如苯酚-硫酸法、3,5-二硝基水杨酸（DNS）法测定、蒽酮-硫酸法，此外高效液相色谱法也被用于糖类成分的含量测定。

化学反应鉴别法　以糖类化合物的特征显色反应为主要手段，依据化学反应现象，对植物药中糖类成分进行鉴别。鉴别糖类成分最常用的化学反应为莫利希（Molisch）反应（即 α-萘酚反应），且多糖类成分需经水解成单糖后才能显色。还原性糖由于分子中有游离的醛基或 α-羟基酮，可用菲林（Fehling）反应、多伦（Tollen）反应鉴别。

色谱鉴别法　可采用薄层色谱法和纸色谱法。①薄层色谱鉴别法是糖类最常用的鉴别方法，可采用硅胶、纤维素、硅藻土和氧化铝作为吸附剂，常先采用酸水解方法将多糖水解成较小片段，需注意控制酸的浓度、水解的时间和温度等，再采用相关单糖为对照品，进行薄层色谱分析。常用的展开系统有丙酮-水、正丁醇-乙酸乙酯-异丙醇-乙酸-水-吡啶、正丁醇-乙酸-水。显色剂有 1,3-二羟基萘磷酸溶液或苯胺-邻苯二甲酸的正丁醇饱和水溶液，100℃烘约 10min。②纸色谱法同样先将多糖酸水解后测定单糖组分，一般以色谱滤纸上吸附的水为固定相，因为糖类成分的亲水性较强，一般要用含水量大的溶剂系统作移动相展开。常用的展开系统有正丁醇-乙酸-水、正丁醇-乙醇-水、乙酸乙酯-吡啶-水、正丁醇-吡啶-水、75%异丙醇-乙醇等。显色剂有 α-萘酚试剂、苯胺-邻苯二甲酸的正丁醇饱和水溶液、改进的谢里瓦诺夫（Seliwanoff）试剂、甲苯胺蓝试剂、1%碘乙醇试剂。

苯酚-硫酸含量测定法　原理是先用 80%乙醇提取其中所含有的单糖、低聚糖及苷类等干扰性成分，再用水提取多糖类成分。多糖类在硫酸作用下，先水解成单糖分子，并迅速脱水生成糖醛衍生物，然后和苯酚缩合，其中己糖缩合物呈橙黄色溶液，在 490nm 波长处有特征吸收；而戊糖及糖醛酸的缩合物在 480nm 波长处特征吸收，吸收度与糖含量呈线性关系。

3,5-二硝基水杨酸含量测定法　原理是利用 3,5-二硝基水杨酸在碱性溶液中，与多糖水解产物还原糖共热后还原成棕红色的氨基化合物，此氨基化合物在 540nm 波长处有特征吸收，在一定范围内还原糖的量与反应液的颜色强度呈比例关系。

蒽酮-硫酸含量测定法　原理是糖类与硫酸发生脱水反应，生成糠醛或其衍生物，与蒽酮试剂缩合产生颜色，反应后溶液呈蓝绿色，在 620nm 波长有最大吸收，吸收度与糖含量呈线性关系。

高效液相色谱含量测定法　利用液相色谱分离单糖或多糖并选用合适的检测器对其进行含量测定。如：将白及葡甘露聚糖样品水解，用亲水色谱-蒸发光散射检测的方法测定其单糖的含量；采用水提醇沉法提取土垅大白蚁菌圃多糖，三氟乙酸水解后，经衍生化试剂 1-苯基-3-甲基-吡唑啉酮（PMP）衍生化，再用高效液相色谱法以 250nm 波长检测，可测定土垅大白蚁菌圃多糖中甘露糖、鼠李糖、半乳糖醛酸、葡萄糖、半乳糖、木糖、阿拉伯糖单糖的含量和组成；用柱前衍生化-高效液相色谱法，对银耳多糖进行糖组成分析，可以对其甘露糖、葡萄糖醛酸、葡萄糖、木糖、岩藻糖等单糖进行含量测定。一些研究成熟的方法可被质量标准收录。如《中国药典》2010 年版、2015 年版一部中巴戟天寡糖的含量测定采用高效液相色谱法，以十八烷基硅烷键合硅胶为填充剂，以甲醇-水为流动相，以耐斯糖为对照品，用蒸发光散射检测器检测。

（林瑞超　王鹏龙　粟晓黎）

zhíwùyào ānjīsuān chéngfèn fēnxī

植物药氨基酸成分分析（plant medicine amino acids analysis）

运用药物分析的技术和方法对植物药中氨基酸类成分进行理化鉴别、活性检测、含量测定等定性定量分析研究。是植物药化学成分分析内容之一。氨基酸是一类既含氨基又含羧基的化合物。它们中有很多是组成蛋白质分子的单位，是人体必不可少而又不能自身合成的物质，故这些氨基酸被称为必需氨基酸。必需氨基酸有 20 种，均为 α-氨基酸，常见于蛋白质水解物中。中药植物中含有的氨基酸，有些虽不是必需氨基酸，却有一些特殊的生物活性，这些非蛋白氨基酸称为天然游离氨基酸。氨基酸的研究是中药有效成分研究的内容之一。历版《中国药典》中均有一些中药及复方制剂以氨基酸类成分作为定性定量分析指标成分，如半夏以精氨酸、丙氨酸、颉氨酸、亮氨酸为指标，天花粉以瓜氨酸为指标，板蓝根以精氨酸为指标，西瓜霜以谷氨酸、苯丙氨酸为指标等。

氨基酸类化合物的分类根据氨基和羧基相对位置，即氨基处于羧基的邻位（α 位）、间位（β 位）和间隔二位（γ 位）等，将氨基酸分为 α-氨基酸、β-氨基酸、γ-氨基酸等，其中以 α-氨基酸占多数。此外，还可根据氨基酸分子中所含氨基和羧基的数目，分为中性氨基酸、酸性氨基酸和碱性氨基酸三类。中性氨基酸分子中的羧基和氨基数目相等；酸性氨基酸分子中羧基多于氨基；碱性氨基酸则氨基多于羧基。氨基酸是植物药的一类有效成分，如中药使君子中的使君子氨基酸和鹧鸪茶中的海人草氨酸，都是驱蛔虫的有效成分；南瓜子中的南瓜子氨基酸具有抑制血吸虫幼虫生长发育的作用；天冬、玄参和棉根中均含有天门冬酸，具有止咳和平喘作用；三七中的三七素具有止血作用；半夏、天南星和蔓荆中的 γ-氨基丁酸则有暂时降压的作用。

植物药中氨基酸类成分定性鉴别的常用化学反应鉴别法、薄层色谱鉴别法和纸色谱鉴别法。植物氨基酸含量测定方法常用氨基酸分析法和高效液相色谱法等。

化学反应鉴别法　以氨基酸类化合物的特征显色反应现象对植物药中氨基酸类成分进行鉴别的方法。鉴别氨基酸类成分最常用的化学反应为茚三酮反应，茚三酮为氨基酸的通用显色剂；而靛红反应和福林（Folin）试剂对不同氨基酸显不同颜色，可用来区分氨基酸类型。

薄层色谱鉴别法　氨基酸类最常用的鉴别方法，多采用硅胶薄层色谱法。《中国药典》2015 年版一部中氨基酸类成分鉴别仍多用此法，如半夏的鉴别，以精氨酸、丙氨酸、缬氨酸和亮氨酸为对照品，分别点样于同一硅胶 G 板上，以茚三酮试液为显色剂进行鉴别。天花粉采用硅胶薄层色谱法进行鉴别，以瓜氨酸和对照药材为对照品，点于硅胶 G 板上，用茚三酮显色并加热至斑点清晰，观察显相同颜色的斑点。板蓝根中以精氨酸为对照，西瓜霜以谷氨酸、苯丙氨酸为对照，采用薄层色谱法进行鉴别。

纸色谱鉴别法　也可作为氨基酸类的鉴别方法，色谱条件与薄层色谱鉴别基本相同。最常用的显色剂为茚三酮试剂，氨基酸一般显紫色。此外也用吲哚醌试剂显色，但灵敏度不如茚三酮试剂，而 1, 2-萘醌-4-磺酸试剂可区分不同氨基酸。

氨基酸分析仪含量测定法　氨基酸类成分含量测定最常用的方法。有不少文献对植物药氨基酸类成分测定是运用氨基酸分析仪测定含量。如石菖蒲的氨基酸成分分析，以标准氨基酸混合液为对照品，440nm 和 570nm 处测定并计算含量。

高效液相色谱法　该法既可用于氨基酸类成分的定性鉴别，又可用于含量测定。中药制剂的氨基酸类成分鉴别和含量测定以及指纹图谱和特征图谱分析方法，多采用反相液相色谱。如定量指纹图谱分析还可应用在醒脑通络注射液氨基酸成分分析中，以标准氨基酸混合液为对照品计算含量。再如，采用酸水解法制备水解氨基酸样品溶液，以异硫氰酸苯酯为衍生化试剂衍生后进行高效液相色谱分析，可对不同品种沙蚕中 15 种氨基酸相对含量进行分析；采用柱前衍生高效液相色谱法可测定氨基酸的含量。再如，珍珠明目滴眼液先以盐酸水解，以衍生化试剂异硫氰酸苯酯进行衍生反应后，再进行高效液相色谱分析，可测定天冬氨酸、谷氨酸、丝氨酸、酪氨酸、亮氨酸、甘氨酸、精氨酸、丙氨酸和脯氨酸等16种氨基酸的含量，还可对氨基酸成分的指纹图谱进行比较分析，并可用于珍珠明目滴眼液的质量控制。

（林瑞超　李　强）

zhíwùyào dànbáizhì chéngfèn fēnxī

植物药蛋白质成分分析（plant medicine proteins analysis）　运用药物分析的理论、技术和方法对植物药中的蛋白质成分进行的理化鉴别、活性检测、含量测定等定性定量分析研究。是植物药化学成分分析内容之一。植物蛋白是植物生命的物质基础，是构成细胞的基本物质，其种类很多，成分复杂，性质功能各异，具有较强的生理活性，是植物药的一类有效成分。如天花粉中含有蛋白类成分，能够致流产和抗早孕作用，对小白鼠早期肝癌腹水有治疗作用，可增强对荷瘤小鼠红细胞的免疫功能，且可抑制艾滋病病毒在感染的免疫细胞内的复制。蛋白质是由α-氨基酸按一定顺序结合形成一条多肽链，再由一条或一条以上的多肽链按照其特定方式结合而成的高分子化合物。蛋白质的分子结构可划分为一级结构、二级结构、三级结构、四级结构。一级结构指组成蛋白质多肽链的线性氨基酸序列；二级结构指依靠不同氨基酸之间的C═O和N—H基团间的氢键形成的α螺旋和β折叠等；三级结构指通过多个二级结构元素在三维空间的排列所形成的一个蛋白质分子的三维结构；四级结构指用于描述由不同多肽链亚基间相互连接形成的蛋白质结构。如由赖氨酸（Lys）-甘氨酸（Gly）-亮氨酸（Leu）-颉氨酸（Val）-丙氨酸（Ala）-组氨酸（His）相连构成的蛋白质结构片段，其四级结构如图。除此之外，蛋白质可以在多个类似结构中转换，以行使其生物学功能。

蛋白质的主要化学元素有碳、氢、氧、氮、硫等。所有蛋白质都是由20种不同的L型α-氨基酸连接形成的多聚体。在蛋白质的序列中，氨基酸之间的氨基和羧基脱水成键，氨基酸的部分基团参与了肽键的形成，剩余的结构部分则称氨基酸残基。氨基酸残基不含有羧基和羟基。蛋白质的特定构型使其具有生物学功能。由于蛋白质由氨基酸组成，因此氨基酸分析的方法技术均可用于蛋白质的检测分析。

定性鉴别方法　植物药中蛋白质成分定性鉴别的常用分析方法有化学反应鉴别法、薄层色谱鉴别法、高效液相色谱法、质谱分析法、核磁共振法、氨基酸序列分析法、蛋白质印迹法、免疫组织化学法、免疫荧光法等。①化学反应鉴别法。鉴定蛋白质成分常用双缩脲法。双缩脲试剂是一个碱性的含铜试液，呈蓝色，由氢氧化钾、硫酸铜和酒石酸钾钠配制而成。当遇到含有肽键的多肽、蛋白质时，试液中的铜与多肽配位，形成紫色双缩脲络合物，利用这个特征反应可以鉴别蛋白和肽类成分。②薄层色谱鉴别法。蛋白质成分分析多采用硅胶薄层色谱法和聚酰胺薄层色谱法，《中国药典》中植物蛋白类成分鉴别多用此法。③高效液相色谱法。可用于植物蛋白类成分的定性与含量测定。多采用反相液相色谱。相同色谱条件下，各成分均具有特定的保留时间，依据特征共有峰的保留时间、相对峰面积、相对峰高等参数进行鉴别。④质谱分析法。在蛋白、多肽分析中，质谱分析法可用于分离纯化后的在线分析中。⑤核磁共振法。核磁共振法所得图谱可用于确定蛋白质的氨基酸序列、定量混合物中的各组分组成含量等分析中。但应用于蛋白质分析中仍有许多问题需要解决，如使分子量大的蛋白质有特定的形状而便于定量与定性分析，减少数据处理的时间等问题。⑥氨基酸序列分析。采用经典的阳离子交换色谱分离、茚三酮柱前衍生法，可对蛋白质水解液及各种游离氨基酸的组分及含量进行分析。氨基

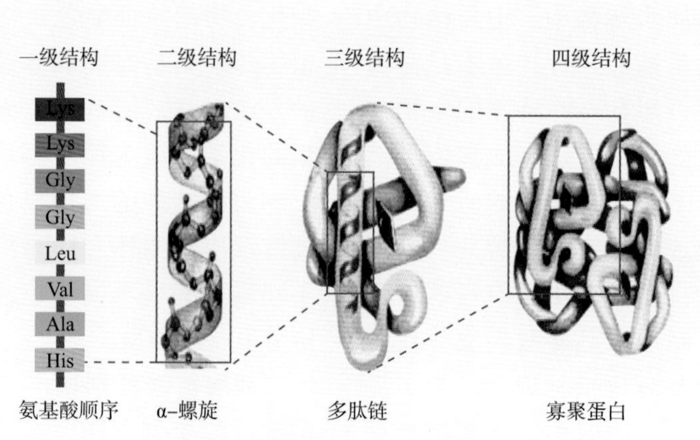

图　蛋白质的四级结构

酸序列分析可用于植物药的特征分析。⑦蛋白质印迹法。将电泳分离后的细胞或组织总蛋白质从凝胶转移到固相支持物硝酸纤维素膜或聚偏二氟乙烯膜上，然后用特异性抗体检测某特定抗原的蛋白质。该技术广泛应用于基因在蛋白水平的表达研究、抗体活性检测等多个方面。⑧免疫组织化学法。酶标记的特异性抗体在组织细胞原位通过抗原抗体反应和组织化学的成色反应，可对相应的抗原进行定性和定量测定。⑨免疫荧光法。在细胞或组织中形成的抗原抗体复合物上含有荧光素，利用荧光显微镜观察标本，荧光素受激发光的照射而发出明亮的荧光，可以看见荧光所在的细胞或组织，从而确定抗原或抗体的性质，并可利用定量分析技术测定其含量。

定量分析方法 植物蛋白质类成分定量分析方法除上述免疫荧光技术、免疫组织化学技术等外，常用的还有凯氏定氮法、双缩脲法、紫外吸收法、考马斯亮蓝法，福林（Folin）-酚试剂法等。①凯氏定氮法。分析有机化合物含氮量常用的方法，是测定试样中总有机氮最准确和最简单的方法之一，适用范围广泛，测定结果准确，重现性好，但操作复杂费时。②双缩脲反应定量分析。凡具有两个酰胺基或两个直接连接的肽键，或能够以 1 个中间碳原子相连的肽键都有双缩脲反应。双缩脲反应产生的紫色络合物颜色的深浅与蛋白质浓度成正比，因而可通过比色法分析蛋白质浓度。凡具有两个酰胺基或两个直接连接的肽键，或能过一个中间碳原子相连的肽键的化合物都有双缩脲反应。此外，蛋白质可水解为氨基酸，因此氨基酸分析的方法技术均可用于蛋白质的检测分析。③紫外吸收法。蛋白质分子中，酪氨酸、苯丙氨酸和色氨酸残基的苯环含有共轭双键，使蛋白质具有吸收紫外光的性质，吸收峰在 280nm 处，其吸光度（即光密度值）与蛋白质含量成正比。④考马斯亮蓝法。考马斯亮蓝是一种有机染料，在游离状态下呈红色，在稀酸溶液中与蛋白质的碱性氨基酸（特别是精氨酸）和芳香族氨基酸残基结合后变为蓝色，其最大吸收波长从 465nm 变为 595nm，蛋白质-色素结合物在 595nm 波长下的吸光度与蛋白质含量成正比，故可用于蛋白质的定量测定。⑤福林-酚试剂法。此法的显色原理与双缩脲方法是相同的，只是加入了第二种试剂，即福林-酚试剂，以增加显色量，从而提高了检测蛋白质的灵敏度。

（林瑞超　雷海民　粟晓黎）

zhíwùyào dúxìng chéngfèn fēnxī

植物药毒性成分分析（plant medicine toxic ingredients limit analysis） 运用药物分析技术和方法对植物药及其制剂中的毒性成分的含量进行检测，并判断是否被控制在合理的限度之内的过程。属于植物药分析中的一个内容。毒性成分主要是指植物药本身所含有的具有毒副作用的化学成分。植物药所含成分很多，其复方制剂的成分就更为复杂，往往有毒成分与解毒成分并存，各成分之间既可以相互拮抗，也可以相互促进。因此，正确认识植物药毒性物质基础，明确毒性成分，对于合理安全应用有毒植物药，充分发挥植物药疗效有着重要的意义。

毒性分类 不少中药材具有一定的毒性。中国传统医学对毒性中药采用大毒、有毒、小毒三种分类方法。大毒是毒性剧烈，治疗量与中毒量相近，容易致人中毒或死亡的中药。有毒是毒性较强，须注意控制使用剂量，使用不当会使人中毒或死亡的中药。小毒是含毒成分较少，但长期使用或超剂量使用会致人中毒的中药。

《中国药典》2015 年版一部收载的有大毒的 10 种中药中，有 7 种是植物药，包括川乌、马钱子、天仙子、巴豆、闹羊花、草乌、狼毒；收载的 38 种有毒中药中，27 种是植物药，包括干漆、土荆皮、山豆根、千金子、制川乌、天南星、木鳖子、甘遂、仙茅、白附子、白果、白屈菜、半夏、华山参、芫花、苍耳子、两头尖、附子、苦楝皮、京大戟、牵牛子、香加皮、洋金花、常山、商陆、蓖麻子、罂粟壳；收载的有小毒的 26 种中药中，有 24 种是植物药，包括丁公藤、九里香、大皂角、川楝子、小叶莲、飞扬草、艾叶、北豆根、红大戟、两面针、苦木、苦杏仁、金铁锁、鹤虱、南鹤虱、鸦胆子、重楼、急性子、猪牙皂、绵马贯众、紫萁贯众、蒺藜、榼藤子、翼首草。此外，还有一些中药材本身不属于毒性植物药，但其药材中含有一些毒性成分，如雷公藤、昆明山海棠、番木鳖、麻黄、山慈菇、马兜铃、关木通、广防己、青木香、细辛等，也需对其毒性成分进行含量测定，必要时需对其制剂中的毒性成分进行限量检测。

毒性成分分类 毒性成分有不同的分类方法，如按照毒性成分的有效、无效进行分类，可以分为无效有毒成分和有效有毒成分。①无效有毒成分指一些中药中对疗效没有贡献，但具有毒性的成分。这类成分一般认为其含量越低越安全，例如银杏中的银杏酸。②有效有毒成分，指一些中药中的有效成分，虽对治疗具有重要贡献，但也同时具有毒性。这些成分需要控制含量范围，既要保证临床使用有效，也要使其毒副作用被控制在可以接受的程度。例如川乌、草乌、附子中的乌头碱。

从分析检测的角度，毒性成分多以化学结构分类常见类型可以分为生物碱类、氰苷类成分、皂苷类成分、蛋白类成分等；从来源或毒性作用特点上，还可分为马兜铃酸类、强心苷类等。

生物碱类成分 包括不同类型：①乌头碱可使中枢神经和周围神经先兴奋后抑制，直至麻痹，最终导致心律失常。含此类成分的植物药有川乌、草乌、附子等。②雷公藤碱可引起视丘、中脑、延髓、脊髓的病理改变使肝脏、肾脏、心脏出血与坏死。含此类成分的植物药有雷公藤和昆明山海棠。③士的宁对中枢神经有极强的兴奋作用，中毒量则抑制呼吸中枢；含此类成分的代表植物药是马钱子。④莨菪碱、东莨菪碱的毒性主要累及神经系统，对周围神经的作用为阻断 N 胆碱反应系统，而有对抗乙酰胆碱对其所产生的毒蕈碱样作用，有抑制或麻痹迷走神经等副交感神经作用。含此类成分的植物药有曼陀罗、洋金花等。⑤麻黄所含的麻黄碱对大脑皮质及皮质下各中枢有兴奋作用，大剂量时可以引起心脏的抑制。含此类成分的代表植物药是麻黄。⑥秋水仙碱在体内可转化成氧化二秋水仙碱，对消化道、泌尿系统可产生严重的刺激症状，抑制神经系统，使中枢麻痹，使触觉不敏感，增加中枢抑制药的敏感性，降低体温，抑制呼吸中枢，引起呼吸活动障碍，增强对拟感神经药物的反应收缩管和通过血管中枢的兴奋作用，引起高血压。含此类成分的代表植物药有光慈菇、山慈菇等。

氰苷类成分 苦杏仁、桃仁、郁李仁等均含有氰苷类成分可水解产生剧毒的氰氢酸，致死量为50mg。氰氢酸可使细胞组织缺氧窒息，出现头痛、呕吐、抽搐、发绀、血压下降，甚至呼吸麻痹而死。

皂苷类成分 商陆、土牛膝等中药含有的皂苷类成分，对交感神经有刺激作用，促进胃肠道蠕动，并刺激肠黏膜，引起腹痛、腹泻，大剂量可引起中枢神经系统麻痹及运动障碍。有的皂苷能抑制呼吸、损害心脏，有的具有溶血等作用。

毒性蛋白类成分 巴豆、苍耳子、蓖麻子等植物的种子中均含有毒蛋白，其毒理作用是对胃肠黏膜有强烈的刺激和腐蚀作用，能引起广泛性的内脏出血。如巴豆油中主要含有毒性球蛋白，能溶解红细胞使局部细胞坏死；苍耳子油的毒蛋白等有毒成分能损害肾脏及心肝等内脏实质细胞，使毛细血管通透性增加；蓖麻毒蛋白是一种细胞原浆毒，易使肝肾等实质细胞发生损害，并有凝集和溶解红细胞及麻痹呼吸中枢、血管运动中枢的作用。

马兜铃酸类成分 长期服用含马兜铃酸的药物可导致肾损害。马兜铃酸类化合物普遍存在于马兜铃、关木通、广防己、青木香、细辛等植物药中。

强心苷类成分 强心苷小量强心，大量中毒，毒性反应为心肌受损，胃肠道刺激，出现呕吐、腹泻、头痛、心律失常等。含强心苷毒性成分的中药包括万年青、洋地黄叶、罗布麻、北五加皮等。

方法 毒性成分也是植物药化学成分的一部分，适用于植物药各类别成分的定性定量分析方法均可用于毒性成分的限度检查。对于组成及化学结构明确的毒性成分，可以将该类成分提取分离出来的，采用化学分析方法进行限量检测，如滴定法等；对一些化学结构特性尚不完全明确，且难以从植物或药物制剂中分离提取出来的，则可用生物试验或动物实验进行毒性限度检查。随着分析仪器的发展，一些毒性成分已经用色谱方法进行限度检查。如薄层色谱、高效液相色谱法、气相色谱法等。但这些仪器分析方法，仅适用于毒性成分化学结构明确且可以分离提出，并有毒性化学对照标准物质的定性定量分析。

滴定法 有机酸类或碱类毒性成分检测的常用方法。如《中国药典》2015 年版一部中，半夏中的有机酸类成分，即采用以琥珀酸为对照，以氢氧化钠溶液滴定，测定总酸的含量。

薄层色谱法 定性鉴别和限量检查常用方法。如《中国药典》2015 年版中，小叶莲中的鬼臼毒素的鉴别即采用此方法。飞扬草中槲皮苷、没食子酸的鉴别。马钱子中士的宁、马钱子碱的鉴别；甘遂中的大戟二烯醇鉴别；仙茅药材中仙茅苷的鉴别。白果中银杏内酯的鉴别。白屈菜药材中白屈菜红碱的薄层色谱鉴别。两头尖药材中的竹节香附素的鉴别。两面针药材中的氯化两面针碱的鉴别试验。苦杏仁药材中苦杏仁苷的鉴别。京大戟药材中的大戟二烯醇的鉴别。草乌药材中的乌头碱、次乌头碱、新乌头碱的鉴

别。鸦胆子中的油酸鉴别试验。香加皮中的4-甲氧基水杨醛的鉴别。洋金花中的硫酸阿托品、氢溴酸东莨菪碱的鉴别。商陆药材中商陆皂苷的鉴别。紫萁贯众药材中的紫萁酮的鉴别。蓖麻子中的蓖麻酸鉴别。罂粟壳药材以吗啡、磷酸可待因、盐酸罂粟碱为对照进行薄层鉴别试验。

紫外-可见分光光度法 许多毒性成分具有在紫外光区或可见光区具有吸收，可利用这样的性质，将其从植物中提取出来，采用该方法对其进行定性及定量检测。如《中国药典》2015年版一部中，华山参药材中莨菪碱等生物碱的含量测定，即将生物碱从药材中提出，用紫外-可见分光光度检测仪器进行测定。

高效液相色谱法 液相色谱具有很强的成分分离功能，与紫外-可见分光光度仪器联用，适用于大多数毒性成分的定性定量分析，如生物碱类、马兜铃酸类、强心苷类、氰苷类、皂苷类等成分。《中国药典》2015年版一部中较多采用该方法对毒性植物药进行含量测定，如天仙子中的东莨菪碱和莨菪碱的含量测定采用的高效液相色谱法，并以氢溴酸东莨菪碱和硫酸阿托品为对照；山豆根中苦参碱、氧化苦参碱的含量测定、千金子中千金子甾醇的含量测定，川楝子中的川楝素含量测定；巴豆中巴豆苷的含量测定；北豆根中蝙蝠葛苏林碱、蝙蝠葛碱含量测定；白屈菜药材中白屈菜红碱的含量测定；红大戟中的3-羟基巴戟醌、卢西定测定；芫花中的芫花素测定；苍耳子中的苍术苷测定；两头尖药材中的竹节香附素含量测定；两面针药材中的氯化两面针碱的含量测定；苦杏仁药材中苦杏仁苷的含量测定；京大戟药材中的大戟二烯醇的含量测定；草乌药材中的乌头碱、次乌头碱、新乌头碱的含量测定；香加皮中的4-甲氧基水杨醛的鉴别；重楼药材中重楼皂苷含量测定；急性子药材中的凤仙萜四醇皂苷的含量测定；洋金花中的氢溴酸东莨菪碱的含量测定；商陆药材中商陆皂苷的含量测定；蓖麻子中的蓖麻碱含量测定；罂粟壳药材以吗啡为对照总含量测定。

气相色谱法 适用于毒性药材中具挥发性或者非挥发性成分经衍生化后的毒性成分检查，如氰苷类，生物碱类等。如苦杏仁中苦杏仁苷含量测定以及麻黄及其制剂中麻黄碱的含量均可采用气相色谱法测定。《中国药典》2015年版一部，艾叶中桉油精的含量测定、苦楝皮药材中川楝素的含量测定、鸦胆子药材中的油酸含量测定等，均采用该方法。

限度检查 毒性成分的限量检查越来越成为安全性控制的关注点。以上各种方法均可作为毒性成分限量检查的方法。①薄层色谱法，常可用一定含量的毒性对照标准物质进行限量分析。如三七伤药片处方中含有制草乌，其乌头碱限量检查，以乌头碱为对照，采用定量薄层色谱法，规定供试样品色谱中，在与对照品色谱相应的位置上，不呈现斑点，或呈现的斑点小于对照品斑点。再如小儿肺咳颗粒处方中有淡附片，也采用该方法检查毒性成分，并规定了乌头碱的限量检查范围。②薄层扫描法。薄层色谱可与扫描方法联用进行限量分析。如九分散中含有马钱子粉，其含量测定采用薄层色谱扫描法，并规定安全范围。③高效液相色谱法。该方法适用于许多毒性成分的限量检查。如《中国药典》2015年版采用高效液相色谱法检查附子中双酯型生物碱，并规定其含双酯型生物碱以新乌头碱（$C_{33}H_{45}NO_{11}$）、次乌头碱（$C_{33}H_{45}NO_{10}$）和乌头碱（$C_{34}H_{47}NO_{11}$）的总量计，不得超过0.020%；采用高效液相色谱法测定马钱子中马钱子碱类生物碱的含量，并规定其中士的宁（番木鳖碱）的含量范围应为1.20%~2.20%，马钱子碱不得少于0.80%。制剂中含有毒性药材的，一般要做限量规定，以保证毒性药物的用量在安全的范围之内。如《中国药典》2015年版一部中，二母安嗽丸中含有罂粟壳，因此在含量测定中以吗啡为对照，用高效液相色谱法测定，并规定了每丸药中吗啡的含量范围为0.41~2.68mg。以限制罂粟壳的用量。如九分散中马钱子粉的含量，规定每袋（2.5g）含马钱子以士的宁计算应在4.5~5.5mg的范围之内。此外，对非毒性药材中的毒性成分的限量检查也常用采用高效液相色谱法，如对细辛中马兜铃酸Ⅰ进行限量检查，并规定按干燥品计算马兜铃酸Ⅰ（$C_{17}H_{11}O_7N$）含量不得超过0.001%；对复方苦参肠炎康片处方含颠茄流浸膏，故对来自颠茄草中的莨菪碱进行限量检查，并规定在与对照品保留时间相应的位置上，出现的色谱峰应小于对照品色谱峰或不出现色谱峰。

问题与发展 植物药毒性成分分析及限量检查，尚处于发展完善阶段，仍有许多技术问题尚待解决。一些植物药中的毒性成分尚不明确，或难以提取出来形成标准物质，因此这类药材的检测仍需要标准对照药材，如猪牙皂、绵马贯众、蒺藜、榼藤子等，仅以药材为对照进行薄层色谱鉴别。一些毒性药材，虽有含量测定，但并非毒性成分，如翼首草是以熊果酸为对照，用薄层色谱法进行鉴别试验；以熊果酸、齐墩果酸为对照，用高效液相色谱法进行含量测定。而另一些药材，仅针对同一个成分，即有薄层鉴别，也有含量测定，重复检测，需待改进。

随着对天然药物毒性成分研究的不断深入，药品标准中有关毒性成分的限度检查项也在不断完善中。为确保毒性药物在临床上安全有效地使用，不仅需要增加毒性成分的限度检查，也要改进生产加工工艺，更需要注意毒性中药的临床合理使用，在专业人员的指导下安全用药，避免药物滥用，发生不必要的风险。

（林瑞超　黄建梅　粟晓黎）

zhíwùyào nóngyào cánliú jiǎnchá

植物药农药残留检查（plant medicine pesticide residue assay）　运用药物分析技术和方法对残留在植物药中的农药进行检测，并判断其是否在合理的限度范围之内。属于植物药分析中的一个内容。

农药是指用于预防、消灭或者控制危害农业、林业的病、虫、草和其他有害生物，以及有目的地调节植物、昆虫生长的化学合成物或者几种物质混合物及其制剂。常见农药有多种类型，如有机氯、有机磷、氨基甲酸酯、拟除虫菊酯等。有机氯类农药主要有六六六、滴滴涕、五氯硝基苯和艾氏剂。有机磷农药常用的有甲拌磷、乐果、杀螟硫磷、甲基对硫磷、三唑磷等。氨基甲酸酯类农药常用的有呋喃丹、西维因、甲霜灵等。拟除虫菊酯类农药常用的有氯氰菊酯、氰戊菊酯和溴氰菊酯等。植物药的农药残留污染主要以有机氯农药为主，有机磷和拟除虫菊酯类农药次之，氨基甲酸酯类农药残留较少。农药残留是指农药使用后残存于环境、植物体中的农药及其衍生物和杂质的总称，简称“农残”。残留的农药在人体内长期蓄积滞留会引发慢性中毒，严重危害人体健康，如降低机体免疫力；诱发帕金森、早老性痴呆等多种慢性疾病；致畸致癌致突变；引起肝硬化、肝积水等一些肝脏病变；导致胃肠道疾病，引起恶心、腹泻等症状。此外，有机氯类农药具有神经毒性和实质性脏器毒性。植物药及其制品农残超标会对用药的安全产生负面影响。因此，植物药农药残留检测是植物药研究、生产中需要关注的关键问题之一。

由于用于植物药的农药品种繁多，各种农药的化学结构各异，因此其理化性质差异较大。不同的农药需采取不同的检测方法。植物药农药检测的方法主要有气相色谱法、高效液相色谱法、薄层色谱法、酶联免疫吸附法、活体生物测定法，以及其他质谱联用法等。

气相色谱法　适用于热稳定性好，沸点低的农药，主要用于检测有机氯和有机磷农药。该方法与质谱技术联用能对未知农药进行定性分析。如《中国药典》2015年版四部收载用气相色谱法测定药材、饮片及制剂中的农药残留，包括部分有机氯、有机磷和拟除虫菊酯类农药，《中国药典》2015年版一部规定：甘草、黄芪等药材含总六六六不得过0.2mg/kg，总滴滴涕不得过0.2mg/kg，五氯硝基苯不得过0.1mg/kg。

高效液相色谱法　主要适用于分析热不稳定和强极性农药及其代谢产物，其局限性在于主要用于对热不稳定、难挥发的离子型农药，现常用于检测氨基甲酸酯类农药。

薄层色谱法　无需特殊设备，简便易行，可同时分析多个样品，多用于复杂混合物的分离和筛选。但不能用于定量分析只用于定性分析。

酶联免疫法　利用酶标记抗体、抗抗体或抗原，通过抗原抗体之间发生反应，依靠比色来确定农药残留量。其方法优点是特异性强，灵敏度高，快速简便，可准确定性定量，适用于现场分析；缺点是由于制备抗体较困难，可能会出现假阳性或假阴性现象。

活体生物测定法　根据发光细菌体内的荧光素在有氧参与时，经荧光酶的作用会产生荧光，但当受到某些有毒化合物作用时发光会减弱，其减弱程度与毒物浓度呈一定的线性关系，据此可对残留农药进行定量分析。

质谱联用法　主要指液相色谱-质谱法和气相色谱-质谱法，质谱联用技术既具有色谱高分离效能又具有质谱可鉴定化合物结构的特点，可消除干扰，提高仪器的灵敏度，达到同时准确快速测定样品中多种微量残留农药的目的。

植物药农药残留检查、测定方法和限量标准的研究，只是得到一个判断残留是否合格的结果，尚不能根本解决药材中的农药残留问题。解决农药残留问题需从源头抓起，减少使用毒性大和降解时间长的农药，研发新型广谱、降解快的农药，用绿色植物药的生产来降低植物药农药污染才是根本的解决办法。

（林瑞超　黄建梅）

zhíwùyào zhòngjīnshǔ jiǎnchá

植物药重金属检查（plant medicine heavy metals assay） 运用药物分析技术和方法对植物药中的重金属含量进行测定，并分析含量是否在限量之内的检测。属于植物药分析中的一个内容。重金属原义是指比重大于5的金属，一般密度大于4.5g/cm^{3}的金属也纳入重金属范畴，包括金、银、铜、铁、铅等。植物药重金属曾以硫化氢和硫化钠为显色剂进行检查，现均用硫化乙酰胺或硫化钠作为显色剂进行比色测定。

重金属在人体内能和蛋白质及酶等发生强烈的相互作用，使它们失去活性，也可能在人体的某些器官中累积，造成慢性中毒。不同重金属作用于人体不同系统或部位，表现的中毒症状不同。如铅（Pb）对神经系统、造血系统、泌尿系统、心血管系统、消化系统、免疫系统和骨骼造血功能等都有不同程度的危害；汞（Hg）的蓄积会严重影响中枢神经系统而导致听力减退、语言失控、四肢麻痹甚至痴呆；镉（Cd）可直接损伤成骨细胞和软骨细胞，也可损伤肾脏而继发钙、磷（P）、维生素D等代谢异常等。因此重金属检查是一些植物药重要的检验项目，控制植物药重金属不超标，是保障用药安全的手段之一。

植物药中重金属来源多样，包括种植环境、贮存、运输、炮制加工及制剂生产过程等。种植环境的重金属污染是植物药重金属的重要来源。首先，土壤中重金属含量对植物药中重金属元素的含量及种类有直接影响；其次，灌溉水源污染、化肥、农药的施用等也是重金属的来源；最后，工业产生的废气污染也是植物药重金属的重要因素，如有色金属冶炼厂、钢铁厂的烟尘含有铅、锌、汞等多种重金属，含重金属的废气沉降到药用植物上，被植物叶面吸收而造成污染。此外，植物本身的遗传特性决定其对不同重金属元素的富集能力不同。

分析前处理 植物药中金属离子多以络合物的形式存在，在对植物药进行重金属含量测定前，需对样品进行前处理使重金属络合物变为无机游离形式。前处理方法包括湿法消解、干法消解和微波消解。湿法消解是指将供试样品经硝酸-高氯酸（4∶1）混合液先浸泡处理，再加热微沸至溶液澄明，该法适用于不耐高温，不宜采用干法消解的金属成分检测。干法消解是指将样品置于坩埚内在高温炉中，于500℃灰化处理，该方法适用于耐遇高温的待测金属成分的检测。微波消解法是将样品置于聚四氟乙烯消解罐中，加硝酸浸泡，再置于微波消解罐中进行消解。该法利用微波快速使有机形式的重金属元素变为无机游离状态，然后进行测定。该方法适用于微波稳定的待测金属的测定。

方法 重金属的测定方法有化学比色法和仪器分析法，常用的有四种。

比色法 该法是经典的重金属限量检测方法，从1977年就被《中国药典》收载。《中国药典》1977年版、1985年版一部收载的方法是，以硫化氢和硫化钠为显色剂，测定药材及制剂中能与其发生化学反应显色的金属杂质，并将其作为重金属予以限制。《中国药典》1990年版、1995年版、2000年版、2005年版、2010年版、2015年版四部收载的方法，均是用硫代乙酰胺或硫化钠作为显色剂进行化学反应后比色测定。该方法以标准铅溶液为对照。其优点为设备简单，操作方便，容易推广，适用于测定植物药中重金属总量，凡在规定的试验条件下能与硫化氢、硫代乙酰胺或硫化钠发生化学反应显色的金属杂质，均能被检出，检测范围广，安全性高。该方法除观察溶液颜色外，还有观察斑点颜色的方法。如铅斑法，以标准铅溶液为对照，在相同的条件和装置中，将样品和对照品显色后的有色物过滤出来，形成有色斑痕，观察斑痕颜色的深浅，以判断重金属的含量是否被控制在允许的安全范围之内。该法亦是《中国药典》1990年版、1995年版、2000年版、2005年版收载的常用方法。使用该方法对植物药中重金属进行检查，一般多选用在500~600℃温度下炽灼残渣试验后的残渣作为供试样品，属干法消解。

原子吸收分光光度法 利用由待测金属元素灯发出的特征谱线辐射光，通过供试品经原子化产生的原子蒸气时，被蒸气中的待测元素的基态原子所吸收，通过测定辐射光强度被减弱的程度，即可测定供试品中待测元素的含量。该法可用于微量重金属元素的定量分析。其优点是准确度高，专属性好，可以检测单一元素；缺点是操作繁琐、无法对多个元素同时进行定量分析。

电感耦合等离子体质谱法 以等离子体为离子源的一种质谱分析方法，利用电感耦合等离子体将样品电离，从而进入质谱进行测定。该方法检测灵敏度高、选择性好，且可同时进行定性、定量检测。可用于植物药及制剂中铅、镉、砷、汞、铜元素的同时定性、定量分析。

电感耦合等离子体原子发射光谱法 以等离子体为激发光源的原子发射光谱分析法，样品在等离子体中被激发并发出特征谱线，谱线强度与重金属含量成正比。该法灵敏度高、干扰小，线性宽，可同时测定多种金属元素。

限量检查 植物药中重金属限量的制定是以毒理学为基础，结合重金属的暴露情况和人的日常用药情况，进行分析评估的结果。例如，《中国药典》2015年版规定照原子吸收分光光度法或电感耦合等离子体质谱法测定，甘草、黄芪、丹参、白芍、西洋参、金银花等药材，含铅不得过5mg/kg，镉不得过0.3mg/kg，砷不得过2mg/kg，汞不得过0.2mg/kg，铜不得过20mg/kg。

（林瑞超 黄建梅 粟晓黎）

dòngwùyào fēnxī

动物药分析（animal medicine analysis）

运用药物分析技术和方法对动物药进行性状鉴别、特性检查、含量及活性测定等定性定量的测试研究。动物药是中药的重要组成部分，主要来源为动物全体（如全蝎）、部分动物体（如鹿茸）、动物排泄分泌物（五灵脂、燕窝等）、动物的生理产物（如蝉蜕）、动物的病理产物（如牛黄），以及动物加工品（如阿胶）等。20世纪80年代以来从动物药提取有效成分和扩展动物药来源成为研究热点，对来源于海洋的软体动物、苔藓虫类动物的研究，更是推动了海洋动物药的发展。

动物药的特点是化学成分较复杂且具有较强的生理活性。动物药的化学成分可以分成若干类：①蛋白质及其水解产物，例如蝮蛇毒中的抗栓酶，可用于治疗脑血管疾患。②生物碱类，例如河豚毒素，具强烈阻滞神经轴突传导作用。③甾类化合物，包括性激素、胆汁酸、蟾毒、蜕皮激素及甾体皂苷，例如蟾酥中得到的20余种蟾毒配基，不少具有强心或局部麻醉作用。④酮类、酸类成分，例如麝香酮具有冠状动脉扩张作用，王浆酸具有延缓衰老、抗肿瘤作用。⑤骨胶原、碳酸钙等，是角壳类动物药含有的成分。⑥其他，例如磷脂、萜类、无机化合物等。动物药作用较强，很多动物药异常珍贵。优质动物药需求的增长和珍稀药用动物资源减少的矛盾，动物福利观念的形成和发展，使得动物药有效成分的合成、分析和研究，药用动物的人工驯养以及寻找动物药代用品变得异常迫切。

动物药分析包括鉴别分析、活力测定和含量测定等。化学成分分析常用各种电泳方法观察蛋白质条带谱，或用氨基酸分析仪分析游离或水解氨基酸谱图，比较蛋白质或氨基酸图谱，可鉴别动物药的真伪、品种和质量。简便易行的薄层色谱法、紫外可见吸收光谱法也常用于对蛋白质和氨基酸进行定性定量。蛇毒、水蛭素等生理活性高的成分则采用生物活性测定法。

鉴别分析 常用的鉴别方法包括性状鉴别法、显微鉴别法、理化鉴别法、薄层色谱法、聚合酶链式反应法、分子印迹法、电泳法。

性状鉴别法 以动物分类学和动物解剖学为依据，按药品标准中的性状描述，结合专业参考资料或标本对动物药进行的鉴别。所有动物药质量标准均有性状鉴别项，这是判断动物药质量的最基本的检测项目，如蛤蚧的性状鉴别。

显微鉴别法 根据动物药粉末的显微特征进行鉴别的一种方法，对于以动物药粉末直接入药的复方制剂，可用显微鉴别法进行鉴别。由于动物药材组织复杂，其性状多具动物皮、骨、甲壳、虫体等特征，显微鉴别时可见皮骨碎片、上皮细胞、肌纤维、角质鳞片等动物性特征。《中药材粉末显微鉴定》中，描述了乌梢蛇、海马、全蝎、鹿茸等16味动物药粉末的显微特征。《中国药典》收载的牛黄抱龙丸中全蝎的特征检验，即采用显微鉴别法。

理化鉴别法 一些动物分泌物类药物可采用理化分析，如荧光法可区别蛤蟆油和蟾蜍孵卵管，燕窝和燕窝加工品、伪品在紫外灯下显不同颜色，对茚三酮、稀盐酸、溴麝香草酚蓝等试剂反应也有差异。

薄层色谱法 药品标准中常采用薄层色谱法对动物药及其制剂进行鉴别。如通过检验氨基酸类成分鉴别阿胶，通过检验胆酸类成分对梅花点舌丸中牛黄进行鉴别。

DNA分析法 也称聚合酶链式反应法。该方法主要针对动物药的DNA测定，一般由模板DNA提取、聚合链式反应、电泳测定三个主要步骤。是解决动物类中药鉴定难题较理想的方法。试验时需要从对照正品动物药和待检动物药中提取模板DNA，然后进行聚合链式反应扩增基因片段，之后进行凝胶电泳（平板电泳法）检测，再比较待检动物药和对照用正品动物药的电泳条带的位置和数量。例如《中国药典》2015年版用此法对蕲蛇、乌梢蛇进行鉴别。

分子印迹法 也称生物免疫印记技术分析，主要利用不同种

动物含有各自的特异性蛋白质，具有免疫特异性来进行分析，可用于亲缘关系比较接近的动物药之间的鉴别与分析。例如对虎、豹、猞猁、猫、牛和猪等骨骼进行鉴别。

电泳法分析　不仅可用于分析动物药中生物碱、多肽等小分子化合物，而且尤擅分离测定动物药中含量较高的大分子蛋白质。如鸡内金和伪品鸭内金可采用毛细管电泳法加以区分。聚丙烯酰胺凝胶电泳分析蛇类匀浆上清液样品，可见乌梢蛇、红点锦蛇、黑眉锦蛇具有不同数量的条带，醋酸纤维素薄膜电泳法可见乌梢蛇和白花蛇电泳区带的分布、颜色和宽度不同，达到鉴别的目的。

活力测定　动物药含有生理活性高的成分时常采用生物活性测定法。《中国药典》2010 年版等采用本法测定水蛭中水蛭素的含量。水蛭的活性成分水蛭素可与凝血酶 1∶1 结合，凝血酶已有国际单位 NIH，水蛭素的活性以抗凝血酶活力单位 ATU 表示，即 1 个活力单位 ATU 等于中和 1 个国际单位 NIH 凝血酶的水蛭素量。

含量测定　一般针对有效成分明确的动物药，通过对其有效成分进行含量测定以判别动物药材的质量，常用的含量测定方法有高效液相色谱法和气相色谱法。如复方救心片中含有蟾酥，其有效成分为多种蟾毒配基，用高效液相色谱法测定其中华蟾酥毒基和脂蟾毒配基的含量，对复方救心片进行质量检验和控制。若药效成分具有挥发性，宜用气相色谱法分析测定。如采用气相色谱法测定麝香酮含量，以检验麝香及其制剂的质量。

动物药氨基酸含量测定，多用氨基酸分析仪分析动物药中游离和水解氨基酸。如地龙、蚂蚁、水蛭、蝉蜕、桑螵蛸、壁虎、乌梢蛇、蜂毒、乌骨鸡、海马、海龙、龟甲、鳖甲、穿山甲、羚羊角、鸡内金等动物药中氨基酸含量测定。

动物药挥发性成分含量测定，多采用气相色谱分析法，如土鳖虫、海龙等虫类药中脂肪酸类，斑蝥中的斑蝥素，以及蜂胶、五灵脂中的挥发性成分，熊胆、牛黄中胆酸类，鳖甲中多糖，蟾酥中的成分等，可直接或衍生化后进行气相色谱分析，还可应用气相色谱-质谱法进行检测。

大多数动物药中的无机元素均采用原子吸收光谱法或高频电感耦合等离子体原子发射光谱进行测定。

此外，一些动物药有一定毒性。如《中国药典》2015 年版一部，收载有大毒的 10 种中药中包括 1 种动物药斑蝥；收载 38 种有毒中药中，有全蝎、金钱白花蛇、蜈蚣、蕲蛇、蟾蜍共 5 种动物药；收载有小毒的 26 种中药中，有土鳖虫、水蛭两种动物药。处方中含有毒性的动物药的，通常需要考虑毒性成分的含量及限度，如斑蝥素、蟾蜍毒素等，可根据制剂处方增加限度检查项目。如《中国药典》2015 年版中，斑蝥中的斑蝥素，既可用薄层色谱进行鉴别，又可用高效液相色谱法进行含量测定。

（林瑞超　段天璇　栗晓黎）

kuàngwùyào fēnxī

矿物药分析（mineral medicine analysis）　运用药物分析技术和方法对矿物药进行的性状特征鉴别、纯度检查和含量测定等定性定量的测试及研究。矿物药指由地质作用所形成的可供药用的天然单质或化合物，具有相对固定的化学组成。除琥珀外，《中国药典》1953 年版、1963 年版、1977 年版、1985 年版、1990 年版、1995 年版、2000 年版、2005 年版、2010 年版、2015 年版收载矿物药均为无机化合物，从分析测定的角度，宜分为砷类、汞类、铅类、铜类、铁类、钙类、硅类、硫类、氯类等类别。矿物药的特点是主要成分含量高，但由于成矿和环境不同，其中杂质的种类和含量变化较大。

矿物药分析包括：根据历史本草文献的源流考证，对矿物药进行资源调查和标样采集，通过传统的性状鉴别、显微鉴别、理化方法对矿物药的真伪进行鉴别；采用经典的化学分析法或现代仪器分析方法，如常用滴定法、沉淀重量法，以及各种光学、光谱方法，分析测定矿物药的主成分含量、元素种类及含量，且对重金属和毒害成分进行限度检测等。

鉴别分析　矿物药定性鉴别的方法有性状鉴别、显微鉴别和理化鉴别。根据矿物药结晶的晶系晶形、含水情况、透明度、颜色、硬度、光泽、密度、断口、力学性质、磁性、嗅味等进行性状鉴别。如含结晶水的石膏置于具小孔软木塞的试管中灼烧，管壁有水生成；大青盐的颜色与其所含杂质相关；磁石表面显金属光泽，在白色毛瓷板上的划痕为黑色，而赭石的划痕为樱桃红色；石盐具咸味，雄黄灼烧有蒜臭味等。偏光显微镜是研究矿物晶体薄片光学性质的重要手段，依据矿物药在偏光显微镜下所呈现的形态、光学性质和物理常数，可以鉴别矿物药的真伪和炮制过程中的变化。如光学测试可区别寒水石、芒硝、石膏和方解石。利用显色、焰色、产生气泡或沉淀等化学试验鉴别矿物药成分离子或杂质离子简易有效，应用普遍。如大青盐用铂丝蘸取，在无色火焰中燃烧呈鲜黄色；溶于水，遇硝酸银试液生成白色沉淀。芒硝（十水硫酸钠）的水溶液呈钠盐和硫酸盐的鉴别反应，即钠的焰色反应和与焦锑酸钾在特定条件下生成致密沉淀，硫酸根与氯化钡试液生成不溶于酸的白色沉淀等反应。

现代仪器分析法也在很多方面用于矿物药鉴别分析。对于组成矿物药的阴阳离子基团有特征的红外吸收峰，不同矿物药的红外光谱收载在专门的光谱图集中，具有较好的鉴别效果。如直接压片法测定白石脂、滑石粉、砒霜、石膏等的红外光谱用于鉴别。X射线衍射法是研究结晶物质晶体结构的重要手段，在矿物药的研究和鉴别中具有广泛应用价值；红外光谱、拉曼光谱也用于矿物药性质的研究。热分析方法是与已知的原矿物热分析曲线对比，判断矿物药中矿物组分的种类与比例。可以用于研究矿物药锻制的合理温度和锻制过程中矿物药组分的变化。如从曲线可知白矾锻制到 120℃ 时失去结晶水，260℃脱水完成，300℃开始分解。据此得出白矾锻制的适宜条件为 180～260℃，4h。利用外表特征和偏光显微镜等方法难以鉴别或炮制后成分结构发生变化的矿物药，可用X射线分析法鉴别。

含量测定 矿物药的常用含量测定方法为容量法和重量法。用配位滴定法测定含钙、铝、铅、汞、铋、锌离子的矿物药，如石膏、钟乳石、紫石英、白矾、炉甘石等；测定碳酸盐类可采用酸碱滴定法；用氧化还原滴定法中的碘量法、重铬酸钾法测定含汞、砷、铁等矿物药，如雄黄、磁石等；用沉淀滴定法测定含氯离子药物，如大青盐；用硫酸钡重量法测定含硫酸根的矿物药，如芒硝等。

离子色谱法也适于对无机化合物进行含量测定，但准确度和精密度不及容量法和重量法高，用到的仪器也较昂贵。另外，很多金属离子能够和显色剂生成有色络合物，也可用紫外-可见分光光度法进行定性和定量。

杂质分析 对于矿物药中少量、微量伴生元素，包括重金属元素的分析检测也非常重要，研究中常采用仪器分析法，质量标准常采用灵敏度高、简便易行的化学鉴别反应。含矿物药的成药制剂已不具有矿物药药材成分简单、含量高的特点，不再适用容量法和紫外-可见分光光度法进行含量测定，可用各种原子光谱法。矿物药的检查项目，多指检测矿物药中的杂质离子和水分。如检查芒硝不得呈现铁、锌、镁盐特征反应，砷盐、重金属杂质不得超标等。

矿物药中含量较低的杂质类成分的测定适宜采用仪器分析方法，对金属离子采用各种原子光谱法（包括原子吸收法、原子发射法、原子荧光法、X射线荧光光谱法等）。与容量法和重量法相比，仪器分析法灵敏度、选择性高，干扰小。电感耦合等离子质谱法可同时分析多种元素，具有检出限低，线性范围宽、干扰最少、分析精密度高，分析速度快等显著优点。如对麦饭石、自然铜、紫石英、赭石、磁石、花蕊石、雄黄等进行元素全分析和主要微量元素分析。

此外，一些矿物药具有一定的毒性，《中国药典》2015 年版一部收载的，有大毒的 10 种中药中，就包括矿物药红粉（红氧化汞）；38 种有毒中药中，有 6 种矿物药：轻粉（氯化亚汞）、雄黄、红粉、朱砂、硫黄、雄黄。

毒性药物通常要进行限度检查，滴定法是矿物药毒性成分检测的常用方法。如《中国药典》2015 年版一部中九一散，因处方中含有红粉，需对含量限度进行测定；采用稀硝酸溶解，以硫酸铁铵为指示剂，用硫氰酸铵溶液滴定测定含量，并规定每一克九一散中含红粉的量以氧化汞计算，为 90～100mg。再如，万氏牛黄清心丸中含有朱砂，也需对毒性成分含量限度进行测定。方法是经硫酸、硝酸钾、高锰酸钾、硫酸亚铁溶液处理后，再加硫酸铵铁指示剂，用硫氰酸铵滴定；并规定每丸药中含朱砂以硫化汞计算应为 69～90mg。

（林瑞超　段天璇　粟晓黎）

zhōngchéngyào fēnxī

中成药分析（proprietary Chinese medicine analysis） 在中医理论指导下，以中药研究为基础，运用药物分析技术和方法对中成药进行性状特征鉴别、杂质限度检查、含量及活性测定等定性定量的测试和研究。目的是合理评价中成药的质量。中成药是以中药为原料，按中医药学理论配伍、组方，以一定制备工艺和方法制成一定剂型的药物，又称中药制剂。现代中成药凝结了中医药学数千年的经验智慧，融合了数十年来国内外药物科学的研究成果和先进工艺，既有丸、散、膏、丹、酒、汤、茶、锭等传统剂型，又有口服液、颗粒剂、片剂、软胶囊、硬胶囊、气雾剂、注射剂等现代剂型；既有单独一味药材或单味药材提取物、精制成分制成的单味制剂，如独一味片、益母草膏、愈风宁心片，也有两味到数十味药材或加上药材提取物、化学药物成分组成的复方制剂，如六味地黄丸、清开灵注射液、维C银翘片；原料入药的形式可以是药材粉末，也可以是水、醇回流或渗漉的粗提取物或精制产物，还可能是较纯净的化合物。中成药分析是药物分析的分支，在中药研究、生产和应用的各阶段起重要作用，由于上述中成药组成的复杂性，使中成药分析具有不同于化学药物分析的特点，需根据中药制剂的剂型、组方、有效成分、有毒成分、有害杂质和功能主治设计不同分析方案。

特点 分析对象是复杂的混合物。中成药中每单味药材均包含多种化学成分，包括能起到治疗疾病作用的有效成分和无药效的无效成分，同时一些有效成分服用过量即成毒害成分，而一些药材除有效成分外还含有毒害成分，另外某些药材还会因使用农药、土壤污染带有农残、重金属污染；多数中成药由多味药材制成；中成药剂型种类繁多，生产工艺多样，生产中引入不同种类的药用辅料，使中成药成分更为复杂，并干扰对有效成分、指标成分的分析测定；此外由于中药材使用历史悠久、产区广泛，不同时期与地区同名异物、同物异名、类同替代、外形相似等现象广泛存在，更增加了中成药分析的复杂性。因此在中成药分析时，①选择适宜的检测对象。根据中医理论和用药原则，首先考虑选择与中成药疗效与安全性相关的药效成分和毒害成分进行测定，制定和遵循质量标准。由于中成药组方药味以中医理论和用药原则为指导，多药味、多种成分同时产生药效，有效成分复杂，因此在其质量检测分析时，常根据组方，按功能主治和方剂理论区分君、臣、佐、使药味或药群，选择适当化学成分为指标对药品进行质量评价。此外还要注意中药材一药多用的特点，选择恰当的有效成分作为质量标准。制剂成分的复杂使其具有多方面的药理作用。质量分析方法应与功能主治相联系。如山楂在健胃消食的制剂中，应检测有机酸类成分，而用于舒张血管、降压强心制剂时，则应检测黄酮类成分。②进行适当的前处理。根据待测组分的性质和组成中成药的药材、剂型特点，选择适当的样品预处理方法和分析方法。与成分单一、结构明确、含量稳定、原料药纯度高的化学药物相比，中成药的化学成分复杂、大部分成分含量较低、有效成分不完全明确。单味药材制剂即可含有数种或数十种化合物，复方制剂所含成分更多，且不同成分含量相差悬殊，比例变化大。除含有几十数百种药效成分外，原料药材中还含有大量淀粉、脂肪、糖类天然成分等，加上炮制和制剂时加入的蜜、油、酒等辅料，对目标成分的鉴别反应和含量测定造成干扰。因此，首先需在中成药鉴别和含量测定前，需针对待测物质和干扰物的性质设计合理的前处理方法，用溶剂回流、萃取、蒸馏等各种方法，尽可能除去干扰组分。③选择适合的技术。经前处理得到的供试品，仍含有多种成分，能够同时对复杂成分进行分离和测定的色谱方法在中成药鉴别和含量测定中成为首选方法，快速简便经济直观的薄层色谱法是中成药鉴别的主要方法，而分离高效、定量准确的高效液相色谱法则是中成药有效成分或指标成分含量测定的主要手段。

中药色谱指纹图谱对单方或复方中多种已知和未知成分同时进行分离和测定，控制中成药中有效成分含量和成分间比例，这种分析和质控方法能更好反映中成药多组分、整体性的特点，色谱指纹图谱与日益普及的质谱检测技术联用，能对指纹图中的多种成分进行定性定量，是中药质控的方向之一。

项目 《中国药典》(一部)规定中成药分析项目主要有性状、鉴别、检查和含量测定。中成药原料来源复杂，引入毒害杂质的途径多，除根据剂型按药物制剂分析项目设定检查项外，还包括砷盐和重金属、农药残留等的检查和限量。

中成药鉴别检验 成品的外观及感官性质如外观和内容物的性状、颜色、气味等性状，是鉴别中成药的特征和依据（药物性状检验）。利用药材的显微特征、所含化学成分的化学、色谱、光谱性质，鉴别制剂中某种药材的真伪、有无和质量好坏，鉴别方法以薄层色谱法为主，例如黄连、黄柏等中药材含有小檗碱，制剂经薄层色谱法检出小檗碱，不能判断成药中是否含有黄连，但如果未检出小檗碱，则可判定该成药中不含黄连。另外，药材粉末直接入药的散剂、丸剂等，其细胞、组织构造及细胞内含物等显微特征仍保留在成品中，可以进行显微鉴别；而经过煎煮、回流等方法得到浸膏、提取物等入药的，则无法保留原药材的各种显微特征，不能应用显微鉴别方法。中成药成分复杂，薄层色谱法常用于中成药的鉴别。高效液相色谱法、气相色谱法亦可应用于中成药的鉴别。化学鉴别法、光谱法用于中成药鉴别，需要更精细更繁琐的前处理。

中成药成分含量测定 主要方法是高效液相色谱法，含量较高的成分群（有效部位）如总挥发油、总生物碱、总有机酸、总皂苷、总黄酮等也常采用滴定法、分光光度法等进行含量测定。用于中成药鉴别和含量测定指标成分常常是药材中含量较高、较易提取纯化的中药对照品，现多数中成药制剂质量标准中都有含量测定项，有些重要制剂制定了2~3个不同类别化合物的鉴别和含量测定方法，复方丹参滴丸等20种制剂规定了特征色谱指纹图谱。中成药制剂工艺、分析方法和质量标准的发展和进步在历版《中国药典》中得到清楚的体现。

难点问题 中成药分析的主要难点问题是对复杂的中成药中多种成分，每种分析方法只能侧重少数成分，尚未达到完全明确疗效成分并对其定性定量进行质量控制，用于鉴别和含量测定的指标成分不一定是的中成药作用的有效成分，更不能代表中药药效成分的全部。中成药的药效与物质基础间的关系尚需进行更多的研究。中成药的质量保障主要仍在生产过程的控制。

中成药分析的发展方向是力争更准确地反应中药多种成分、复合作用的特点。通过指纹图谱的多成分含量测定标准，更全面地监测中成药生产过程的一致性，是中药质量控制的方法之一。

（林瑞超　段天璇）

dānfāng zhìjì fēnxī

单方制剂分析（simple recipe preparation analysis） 运用药物分析技术和方法，对中成药单方制剂进行性状特征鉴别、杂质限度检查、含量及活性测定等测试及研究，以合理评价单方制剂的质量。单方制剂也称单味制剂，指与原料药名一致、单一的一味中药制成的制剂。《中国药典》收载的单味制剂包括少数传统剂型丸、散、茶、露、酒，和大部分现代剂型片、胶囊、滴丸、颗粒、栓剂、软膏剂、油胶丸、糖浆、口服液、酊剂和注射液等。其中以片剂为多，大部分为水或乙醇浸提物加上药用辅料制成。中药配方颗粒剂亦属于单方制剂，是指单味中药饮片经过现代制药技术制成的颗粒，可直接用于中医临床的处方药品。因其不需煎煮，能灵活组方，受到医师和患者的欢迎，在国内外应用发展很快，中国已生产了400多种常用中药配方颗粒剂。

特点 相对复方制剂分析，单方制剂分析选择的分析对象无需考虑君臣佐使，只需根据单方制剂的功能主治，选择有效成分或有效成分群进行测定，并对毒、害成分进行限量。

项目 一味中药即是复杂的化学成分复合体，因此单方制剂的化学成分并不单一。单方制剂也可以制成各种剂型，因此从制剂分析的角度考虑，单方制剂分析与中成药分析或复方制剂分析并无根本差别，其检查项目和方法基本一致。性状检查是对制剂外观和包衣、胶囊等内容物的颜色、形状和气味等进行检查；个别制剂还需对其特殊性质进行检验，如牡荆油胶囊的性状检查包括测定其折光率。少数如三七片、全天麻胶囊、羚羊角胶囊为原药材细粉入药，较好保留了原药材细胞、组织构造及细胞内含物等显微特征，制定了显微鉴别标准。大部分制剂的鉴别试验可用薄层色谱法，含量测定则用高效液相色谱法。一些成分复杂、质量标准比较完善的制剂，针对不同类型的成分，规定了2~3个薄层色谱鉴别或高效液相色谱含量测定的方法。如银杏叶片的鉴别，规定了两种薄层色谱条件，分别鉴别其中黄酮醇苷类化合物和萜类内酯；又规定不同高效液相色谱条件分别检测总黄酮醇苷和萜类内酯含量。

相对于复方制剂，部分现代单方制剂建立在明确的药理作用研究基础上，有针对性地提取有效成分，成药化学成分相对简单、含量也远高于原药材，在分析中有时增加化学反应法、分光光度法等分析方法，这些方法往往与色谱法结合，可更全面地反映单味制剂的质量。如可用滴定法测定北豆根片中总生物碱含量，分光光度法测定夏枯草口服液、独一味片等的总黄酮含量。

中药配方颗粒剂的检验项目和方法未收载入《中国药典》2010年版。2004年原国家食品药品监督管理局制定了《中药配方颗粒质量标准研究的技术要求》，作为中药配方颗粒质量标准研究的基础与准则，规定质量标准与分析相关的项目为性状、鉴别、检查、浸出物和含量测定。其中鉴别试验要求专属性强、灵敏度高、重现性好。色谱法鉴别要求选择适宜的对照品或对照药材作对照试验。检查项目以现行版药典一部颗粒剂通则项下规定的检查项目。对难以进行含量测定或所测成分含量低于千分之一的品种，则要建立浸出物测定方法。含量测定规定除难以进行含量测定等特殊情况外，原则上均应进行含量测定，方法可参考有关质量标准或文献，也可自行研究后建立，但均应进行方法学考察试验。《中国药典》2015年版一部新增收载了中药单方颗粒剂，如五味子颗粒等，并作为单方制剂收载了质量检验标准。

（林瑞超　段天璇）

fùfāng zhìjì fēnxī

复方制剂分析（compound preparation analysis）　运用药物分析技术和方法对中药复方制剂进行性状鉴别、杂质检查、含量或活性测定等定性定量检测研究，以达到合理评价复方制剂质量的目的。中药复方制剂指两味或两味以上的中药制剂，或中药和化学药的混合制剂；在方剂学中也指二方或多方重叠组成的方剂，在传统成方中加入其他药味、加入化学药成分制成的制剂。复方制剂少则由两种，多可至数十种中药组成，如再造丸由58味中药制成，安坤赞育丸组方中有63味中药；鼻炎康片含广藿香、黄芩等9味中药和合成化学药物马来酸氯苯那敏。每一味中药都含有多种化学成分，数十味中药制得的制剂成分极为复杂，现有条件下，不但不可能对所有成分一一分析，甚至不能保证对所有成分有所了解。

项目　为保证复方制剂的有效性和安全性，在设定分析项目时应从以下几个方面考虑：①以中医药理论和用药原则为指导，确定主要药味的相关指标为质量标准。在制定质量标准前应对组方进行分析，按功能主治区分药味的君、臣、佐、使（即主、辅、从、次）的药味或药群，选择方中重要的药味及相关成分作为质量指标。如在安宫牛黄丸中共含11味药，其中牛黄、水牛角、麝香共为君药，黄连、黄芩、栀子共为臣药，郁金、冰片、朱砂、珍珠、雄黄共为佐使，故《中国药典》2015年版等均规定，其显微鉴别要求检出水牛角；薄层色谱鉴别要求不得检出猪去氧胆酸（鉴别牛黄真伪），并要求检出麝香酮、盐酸小檗碱、黄芩苷；高效液相色谱含量测定，则对胆红素、盐酸小檗碱、黄芩苷的含量进行控制。②有时一味中药有多个功能主治，应选用与复方功能主治一致的成分进行测定，使质控指标与药物的功能主治具有尽可能紧密的关联，保证药物的有效性。如山楂在健胃消食的制剂中，应检测有机酸类成分，而用于舒张血管、降压强心制剂时，则应检测黄酮类成分，才能使质量标准更贴近药物的功能主治。③贵细药应作为质量指标，建立检测方法，要对伪品特征成分进行检测，保证贵重、珍稀药材真实有效。如在安宫牛黄丸中牛黄、麝香属于贵重药物，故《中国药典》2015年版等规定了牛黄、麝香的鉴别、检查和含量测定项目，即薄层色谱鉴别试验要求不得检出猪去氧胆酸，要求检出麝香酮（代表麝香的真伪），对胆红素的含量进行控制。④含有化学合成药物的中药制剂，必须建立化学合成药物的含量测定方法。如含合成化合物的鼻炎康的含量测定项要求对黄芩苷和马来酸氯苯那敏进行含量测定。

分析项目包括：①一般质量控制项目。包括理化测试水分、灰分、浸出物、挥发油、皂苷含量、总氮、含醇量、重金属、毒害元素、微量元素、农药残留量、辅料质量检查和显微鉴别。②生物利用度测定。包括体外释放度测定、体内释放度测定。③质量稳定性分析。包括留样观察、加速试验法。④卫生学检查。包括无菌检查法、微生物限度检查法、活螨检查法。此外，复方制剂分析的主要内容，按分析对象所含化学成分，分为生物碱类、黄酮类、醌类、皂苷类、挥发性成分、有机酸、萜类，不同种类的化学成分分析方法具有一定特点和共性。按复方制剂的剂型特点，分为丸剂、片剂、散剂、注射剂、栓剂、颗粒剂、胶囊剂、糖浆剂、酊剂、酒剂、（流）浸膏剂、气雾剂、口服液剂、胶剂、膏剂等剂型分析，每种制剂辅料、纯度、杂质具有特点，有其一般质量控制通则要求，样品前处理也具有一定共性。

方法　复方制剂分析的主要方法有显微鉴别法、化学试验法（滴定法）、可见-紫外光谱法、薄层色谱法、高效液相色谱法、气相色谱法、色谱-质谱联用法、荧光分析法、重量法等。

发展方向　从化学的角度对更多的成分进行定性和定量分析；从疗效的角度以分析方法为工具研究各成分的作用；从生物的角度对更多制剂成分进行体外活性测定，使复方制剂质量标准与药效进一步结合。

（林瑞超　段天璇）

huàxué yàowù fēnxī

化学药物分析（chemical drugs analysis）　运用化学、物理学、生物学等原理和方法对化学原料药及其制剂的理化特性、结构特征、有效性和安全性等进行的定性、定量检测及质量可控性研究。化学药物狭义上一般指通过化学合成方式获得的化学结构明确的药物，包括原料药和制剂；广义上的化学药物还包括从动物或植物或矿物提取分离的，或经微生物发酵提取的单一成分或多组分的、化学结构明确的、按照化学药品管理的药用物质。化学药物的质量控制除了生产工艺过程控制外，还要进行化学原料药及其制剂的质量检验；在流通、使用过程中还要严格按照药品质量标准规定的条件运输储存和管理，以保证临床用药的有效和安全。化学药物分析根据对象特点不同可以分为原料药分析和制剂分析两部分。

化学原料药分析 化学原料药分析按化学药物的结构和作用特点，可以分为氨基酸类药物分析、核苷酸类药物分析、多糖类药物分析、脂类药物分析、肽类药物分析、激素类药物分析、酶类药物分析和抗生素药物分析等。从分析检测目的上可以分为定性和定量两种。

定性分析 采用化学及物理化学等方法来判断药物的真伪，即可通过化学鉴别法、光谱法和色谱法进行，并根据药物分子的结构、理化性质，结合原料药性状项下的外观和物理常数进行确认。药品性状的分析包括药物的聚集状态、晶型、色泽等外观状态，臭、味特征，引湿性、溶解度，以及吸收系数、旋光度和熔点等物理常数。具特有味觉感的药品，须加以“味”的记述，但毒、剧、麻药不作“味”的记述。凡有引湿、风化、遇光变质等与贮藏条件有关的性质，也须摘要记述。引湿性试验一般按药典或质量标准有关要求进行。

定量分析 通常是指药品中有效成分的含量测定。对于组分单一的原料药，首选操作简便、快速的容量法测定含量，可根据药物分子中所具有的官能团及其化学性质，选用不同的容量分析方法。药典中采用的容量分析法有非水滴定法（含电位滴定法）、酸碱滴定法、沉淀滴定法（常用的有直接银量法、间接银量法）、氧化还原滴定法（常用的有高锰酸钾法、亚硝酸钠法、重铬酸钾法、碘量法、溴量法、溴酸钾法等）、配位滴定法、定氮法、双相滴定法等。如用容量法不适宜时，常选用高效液相色谱法，尤其在有关物质干扰，或多组分药品时，具有特殊优势。气相色谱法也多用于具有一定挥发性的原料药的检测。凡复杂的有机含氮药物，当无适当的定量分析法时，多采用氮测定法来测定其氮的百分率，再根据比值来推算药品的含量。

化学药物制剂分析 利用物理、化学、微生物学原理，结合药物制剂学研究化学药物制剂的质量控制方法；或对已经制备成不同剂型的化学药物制剂进行检验，判断被检测制剂是否符合质量标准的规定。药物制剂与原料药不同，它们除含有主药外，还含有赋形剂、稀释剂、稳定剂、抗氧剂、防腐剂和着色剂等辅料，这些附加成分的存在，常常会影响主药的测定，致使制剂分析复杂化。药物制剂通常是采用符合药物规格要求的各种原辅料，按照一定的生产工艺制备而成，有多种剂型，如固体口服制剂、注射剂、吸入制剂、微粒制剂、植入制剂、眼用制剂、外用制剂等。各种制剂剂型在建立鉴别、检查与含量测定等方法时，须考虑排除药品辅料的干扰、制剂制备和贮存过程中可能产生的杂质干扰、制剂中其他对有效晶型检测的干扰。化学药物制剂分析主要分为定性鉴别分析、有效性分析和安全性分析三大部分。

制剂定性鉴别分析 制剂中相关组分的定性检查。化学药物制剂的鉴别分析常用化学反应法、色谱法、光谱法、波谱法、生物法等。在建立制剂的化学反应鉴别方法时，为排除由于辅料的影响出现假阳性和假阴性反应，常用空白试验和已知原料药的对照反应来排除辅料等干扰。可采用色谱、光谱（紫外、红外）、波谱等方法可对制剂中有效成分、辅料及杂质进行鉴别。药物的晶型有无效、低效与有效之分，对药物的生物利用度有影响，因此原料药存在的多晶型现象在制剂中也体现出来时，常采用X射线粉末衍射法对制剂中成分的有效晶型进行鉴别。

制剂有效性分析 化学药物有效性一般可用制剂中有效成分的定量检测来表达。由于药物制剂是采用符合药物规格要求的各种原料，按照一定的生产工艺制备而成的混合物，其有效成分的定量分析相对于原料药难度增加。制剂有效性分析在制剂研发期主要是结合有效成分的有效剂量，利用物理、化学、生物、微生物学等测定方法，研究不同剂型中主要化学药物成分的定量分析项目指标。在药物试用期则以检验制剂中有效成分是否符合质量标准规定、制剂质量是否均一为主要目的。如，一般对小剂量片剂（或胶囊）等需检查含量均匀度；对具有某种物理特性的片剂（或胶囊）需检查溶出度；对某些特殊制剂（如缓释、控释及肠溶制剂）需检查释放度；在复方制剂分析中，不仅要考虑赋形剂和附加剂的影响，更应考虑所含各种有效成分相互间的干扰；制剂中有效成分的含量测定结果是按标示量计算的百分含量表示（相当于标示量的百分含量），而不采用原料药百分含量的表达方式。

制剂安全性分析 即对可能

影响药物制剂安全使用的各因素的排除试验。药物制剂中不得掺入或污染处方以外的杂质，对药物制剂中不可避免的杂质，须控制在一个安全、合理的范围之内，以保证上市药品质量合格及用药安全性。化学药物制剂中不可避免会有来源于药物化学反应的前体、中间体、副产物和降解产物等有关物质，按其结构关系可分为药物的几何异构体、光学异构体和聚合物等。有关物质常用色谱法、光谱法进行分离检测。化学药物制剂在生产过程中，也可能会残留一些与辅料、试剂、器皿、设备有关的无机杂质、重金属杂质、有机挥发性杂质等，需根据生产工艺中情况，在药品质量标准中建立炽灼残渣、残留溶剂等检测方法和限度要求。另外，多数化学药物制剂需要做一般安全性试验，常用生物学方法，如无菌试验、微生物检查、热源检查、细菌内毒素检查、过敏试验、异常毒性检查、活螨检查、溶血试验、凝聚试验等。

（杨化新 魏京京 粟晓黎）

ānjīsuānlèi yàowù fēnxī

氨基酸类药物分析（amino acid drugs analysis）

运用化学、物理学、生物学等原理和方法对氨基酸类药物进行的定性定量研究与测定。包括分析各种氨基酸药物的理化特性、鉴定成分的化学结构，测定有效成分的含量，研究多组分氨基酸药物的组分及含量，分析有关杂质和降解产物含量，制定氨基酸类药物质量控制技术规范等。

氨基酸类药物泛指由氨基酸及其衍生物组成的一类药物。氨基酸是构成蛋白质的基本单位。常见氨基酸有20多种，它们构成了不同结构、不同功能的数千万种蛋白质。羧基相邻的α碳原子上连接着氨基称为α-氨基酸（图）。按照组成蛋白质的20种常见的α-氨基酸中侧链基团的极性可将常见的20种氨基酸分为四组：非极性R基氨基酸、不带电荷的极性R基氨基酸、带正电荷的R基氨基酸、带负电荷的R基氨基酸。按取代R基的化学结构，20种常见氨基酸可以分为脂肪族氨基酸、芳香族氨基酸、杂环族氨基酸三类。

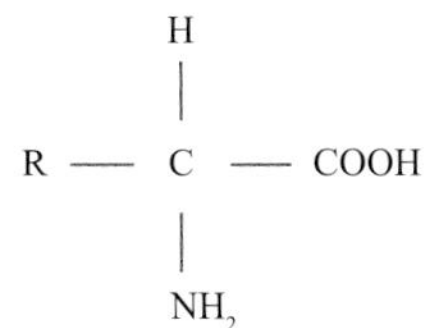

图 α-氨基酸的结构通式

氨基酸及其衍生物制成的药物品种被国内外药典标准所收载，这些氨基酸类药品呈现制剂系列化特点，常见的固体制剂有片、胶囊、颗粒、口含片等；液体制剂有口服溶液、滴眼液、注射液等。

多数氨基酸药物具有旋光性。除甘氨酸外，其他氨基酸分子中的α-碳原子是一个不对称碳原子，这些氨基酸均具有立体异构体，因此具有旋光性。比旋度是氨基酸的物理常数之一，是鉴别各种氨基酸的重要根据。由于氨基酸中同时含有氨基和羧基，在水溶液中氨基酸分子主要以两性离子形式存在，氨基酸在溶液中带正电荷还是负电荷与溶液的pH值密切相关。使某种氨基酸所带的正、负电荷数值相等时溶液的pH值称为该氨基酸的等电点。氨基酸在等电点时溶解度最小，最稳定。氨基酸的氨基有伯氨的典型反应，羧基和侧链的基团也能发生许多反应、有时羧基和氨基还能共同参加某些反应。如范斯莱克（Van Slyke）法测定氨基氮的基础，就是基于室温下氨基酸与亚硝酸反应，生成氮气。氨基酸的氨基的一个H原子可被烃基取代，如与2,4-二硝基氟苯在弱酸性溶液中发生反应生成二硝基苯基氨基酸，常用来鉴定多肽和蛋白质的N末端。氨基的另一个重要烃基化反应是与异硫氰酸酯在弱碱性条件下形成相应的苯氨基硫甲酰衍生物，在硝基甲烷中与酸作用发生环化，生成相应的无色的苯乙内酰硫脲衍生物。这个反应首先用于鉴定多肽和蛋白质的N末端。氨基酸的羧基和其他有机酸的羧基一样，在一定条件下可以发生成盐、成酯、成酰氯、成酰胺的反应。此外，氨基酸中的氨基与羧基可共同与茚三酮反应并显色，可用于氨基酸的定性和定量测定。

鉴别 针对氨基酸类药物不同的结构有不同的鉴别方法。由于氨基酸具有旋光性，且每种氨基酸的比旋度不同，因此可以用比旋度作为氨基酸类药物的鉴别指标。氨基酸在红外区都有特性图谱，可以通过与标准氨基酸图谱比较对氨基酸药物进行鉴别，要求所测得的吸收图谱各主要吸收峰波长和各吸收峰间的相互强度关系与对照氨基酸的图谱一致。有些氨基酸如酪氨酸、色氨酸、苯丙氨酸等在紫外区有光吸收，也可以作为其鉴定的重要依据。氨基酸的鉴别最常用的方法是茚三酮显色法。一些氨基酸的鉴别，还可借助于特定的显色反应，如精氨酸样品液加α-萘酚与次溴酸钠试液，溶液显红色；蛋氨酸溶液与无水硫酸铜的饱和硫酸溶液反应显黄色等。采用薄层层析的方法，不同的氨基酸比移值不同，也可对氨基酸进行鉴别。氨基酸自动化分析利用不同样品氨基酸的结构、酸碱性、极性及分子大小不同，在阳离子交换柱上将它们分离，采用不同pH值离子浓度的缓冲液将各氨基酸组分依次洗脱下来，与茚三酮试剂混合后于一定温度下（通常为115~120℃）进行显色反应，形成在570nm有最大吸收的蓝紫色产物。其中的羟脯氨酸与茚三酮反应生成黄色产物，其最大吸收在440nm。这些有色产物在570、440nm波长处，吸光度值与洗脱出来的各氨基酸的浓度含量之间的关系符合比耳定律，可与标准氨基酸比较进行鉴别。

含量测定 氨基酸的含量测定方法很多，每种氨基酸的特性又决定其特定的测定方法。①茚三酮法氨基酸药物含量测定。茚三酮在酸性条件下和大多数氨基酸反应时生成蓝紫色物，最大吸收值的波长为570nm。此反应非常灵敏，根据反应所生成的蓝紫色深浅，可以测定氨基酸含量。本法可允许的测定范围是0.5~50μg氨基酸。脯氨酸和羟脯氨酸与茚三酮反应则得到的是黄色生成物，最大吸收值的波长在440nm。②甲醛滴定法氨基酸药物含量测定。在pH值中性和常温条件下，甲醛可与氨基酸中不带电荷的氨基相互作用，促使NH_3^+上的氢离子释放，使溶液酸度增加。这样就可用酚酞作指示剂，用氢氧化钠滴定液来滴定。每释放出一个氢离子，就相当有一个氨基氮，滴定所耗用氢氧化钠滴定液的量可以计算供试品中氨基氮的含量，继而算出氨基酸含量。③非水滴定法氨基酸药物含量测定。根据酸碱质子理论：一切能给出质子的物质为酸，能接受质子的物质为碱。弱碱在酸性溶剂中碱性显得更强，而弱酸在碱性溶剂中酸性显得更强，氨基酸有氨基和羧基，水中呈现中性，在冰醋酸中就显示出碱性，因此可以用高氯酸等强酸进行滴定，电位法或指示剂法确定终点。甘氨酸、丝氨酸、缬氨酸、亮氨酸、精氨酸、丙氨酸和色氨酸等氨基酸，一般采用在非水溶剂中用高氯酸滴定液测定含量。④高效液相色谱法氨基酸药物含量测定。对于各种复方氨基酸制剂中氨基酸的含量测定，较多采用高效液相色谱法。因大多数氨基酸没有紫外吸收，不能用紫外检测器检测。为改善被测物的检测特性，提高检测灵敏度，需进行化学衍生化。衍生化分为两大类：柱后衍生法和柱前衍生法。柱后衍生法是将样品组分先经色谱柱分离，再进行衍生化处理并检测的过程，常用的衍生试剂如茚三酮、邻苯二甲醛；柱前衍生法是样品组分经过特定的化学反应，转变为发光或发色衍生物，再进行色谱分离测定，常用的衍生试剂如荧光胺、异硫氰酸苯酯、氯甲酸芴甲酯、邻苯二甲醛等。衍生化后得到的衍生物在特定波长具有特征吸收，可采用紫外检测器进行信号采集，对氨基酸进行定量。

项目 由于氨基酸类药物多数是经过酶解或化学方法裂解大分子蛋白后，经层析或超滤等方法生产得到的，因此检查氨基酸药物是否存在大分子蛋白质残留非常重要。利用蛋白质和磺基水杨酸溶液反应产生沉淀可以检查大分子蛋白质是否存在。氨基酸原料药中所含的特殊杂质一般为一些其他种类的氨基酸，可用薄层色谱法进行其他氨基酸杂质限量检查。此外，氨基酸药物原料或制剂的检查项目还有酸度、水分或干燥失重、无机盐、有机物、溶液的颜色和澄清度、澄明度、重金属、无菌、热原、致敏、异常毒性等。

（范慧红）

hégānsuānlèi yàowù fēnxī

核苷酸类药物分析（nucleotide drugs analysis）

运用化学、物理学、生物学等原理和方法对核苷酸类药物进行的定性定量研究与测定。包括分析鉴定各种核苷酸类药物的化学成分、化学结构，测定有效成分、有关杂质和降解产物含量，研究核苷酸类药物的质量控制技术方法、标准规范等。核苷酸类药物系指某些动物、微生物的细胞中提取出的核酸（包括核苷酸和脱氧核苷酸），或者用人工合成法制备的具有核酸结构（包括核苷酸和脱氧核苷酸结构）同时又具有一定药理作用的物质。

核酸是生物体的重要组成部分，核酸分为脱氧核糖核酸（deoxyribonucleic acid，DNA）和核糖核酸（ribonucleic acid，RNA）两大类。核酸是生命的物质基础，它不仅携带有各种生物所特有的遗传信息，而且影响生物的蛋白质合成和脂肪、糖类的代谢。核酸是一种线型多聚核苷酸，它的基本结构单位是核苷酸，如图1所示。将核苷酸中磷酸基团去掉，剩余部分即为核苷。核苷进一步水解可生成戊糖和碱基。核苷酸中的戊糖有D-核糖（存在于RNA中）和D-2-脱氧核糖（存在于DNA中）。核苷酸中的碱基有嘌呤碱和嘧啶碱。嘌呤碱主要有腺嘌呤、鸟嘌呤；嘧啶碱主要有胞嘧啶、尿嘧啶（只存在于RNA中）、胸腺嘧啶（只存在于DNA中）。核酸中各种单核苷酸之间是借磷酸二酯键联结起来的，通过3′，5′-磷酸二酯键相连即可形成多核苷酸链。核酸及其降解物和衍生物具有良好的治疗疾病作用。具有天然结构的核酸类物质，有助于改善机体的物质代谢和能量平衡，修复受损伤的组织，使之恢复正常功能。天然核酸类的类似物或衍生物具有干扰肿瘤、病毒的代谢功能。

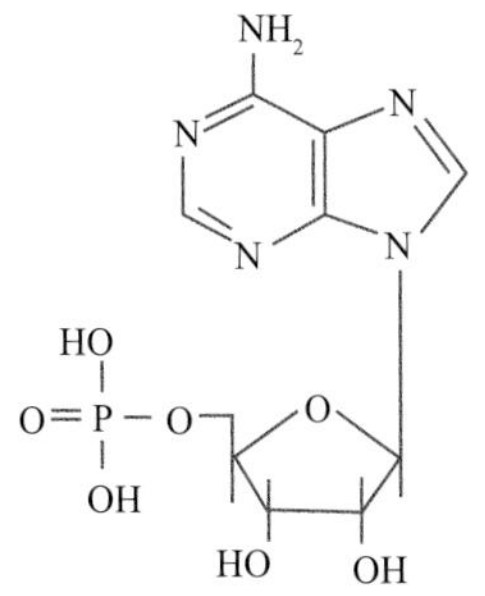

图1 腺嘌呤脱氧核苷酸

嘌呤碱与嘧啶碱具有共轭双键，使核苷酸在240~290nm的紫外区有一强烈的吸收峰，最大吸收值在260nm左右。不同核苷酸有不同的吸收特征。DNA的一级结构是由数量极其庞大的四种脱氧核糖核苷酸通过3′，5′-磷酸二酯键连接起来的直线形或环形多聚体。其空间结构是公认的DNA双螺旋结构，它具有以下特性：①两条反向平行的多核苷酸链围绕同一中心轴相互缠绕。②嘌呤碱与嘧啶碱位于双螺旋的内侧，磷酸与核酸在外侧，彼此通过3′，5′-磷酸二酯键连接，形成DNA分子的骨架。③双螺旋的平均直径为2nm，两个相邻碱基对之间的高度为0.34nm，两个核苷酸之间的夹角为36°。④两条核苷酸链依靠彼此碱基之间形成的氢键结合在一起。RNA是无分支的线形多聚核糖核苷酸通过3′，5′-磷酸二酯键连接起来的单链线形分子。

鉴别 ①戊糖的鉴别。地衣酚反应常用来鉴别戊糖。当核糖核苷酸或脱氧核糖核苷酸与浓盐酸共热时，即发生降解，形成的核糖继而转变成糠醛，后者与地衣酚试剂反应，溶液呈鲜绿色，于670nm处有最大吸收。二苯胺反应常用于鉴别脱氧核糖核苷酸。脱氧核糖核苷酸被酸或碱水解后脱氧核糖可以与二苯胺反应，生成蓝色化合物，在595nm波长处有最大吸收，在20~200μg DNA/ml范围内，吸收度与浓度成正比。间苯三酚反应也可作为戊糖的鉴别反应。核苷酸中的戊糖在水溶液中加入间苯三酚，水浴加热后显玫瑰红色。②嘌呤碱基的鉴别。嘌呤碱基的水溶液与氨制硝酸银溶液反应，生成的银化物为白色沉淀，遇光变为红棕色，是嘌呤碱基的特殊鉴别反应。③磷酸的鉴别。在酸性溶液中，磷酸与钼酸作用生成磷钼酸，磷钼酸在有还原剂存在时，立即转变成蓝色的还原产物。鉴别核酸中的磷酸，需要将它用浓硫酸或高氯酸消化成无机磷再与钼酸反应。④特征吸收光谱。核苷酸及其衍生物都含有嘌呤环和嘧啶环，而这些环中均有共轭双键，因此都具有紫外光吸收的特性，最大吸收峰在260nm波长处。每种核苷酸都有其特征的红外光谱图，因此可以通过与对照品的红外光谱图比较来鉴别被测物。⑤熔点鉴别。不同的核苷酸类药物都有其特定的熔点，因此可通过熔点进行鉴别。

含量测定 核苷酸具有共轭双键的嘌呤或嘧啶碱基，在一定的pH值条件下，有强烈的紫外吸收，基于此性质，核苷酸类药物的含量测定多采用紫外分光光度法。此外，高效液相色谱法也常用来测定核苷酸类药物的含量。毛细管电泳也可作为分离分析多聚核苷酸的方法。由于毛细管电泳法所需的样品量很少，可以通过缓冲液pH值来调节季铵盐涂层毛细管壁表面的电荷密度，从而控制电渗流大小，非常适合分离小分子量的核苷酸。盐酸阿糖胞苷因为具有旋光性，在浓度为1~9g/L之间旋光度与浓度呈线性关系，因此可用旋光法测定其含量。由于氟胞嘧啶被高氯酸滴定时可发生电位变化，可采用电位滴定法测定氟胞嘧啶的含量。阿德福韦酯（图2）是一种核苷酸衍生物类抗病毒药，含量测定方法可以使用混合阴离子交换柱梯度洗脱或采用离子对色谱法梯度洗脱，此方法能同时测得药物中阿德福韦酯及其降解产物的含量。由于阿德福韦酯的化学结构中含有腺嘌呤环，为弱碱性物质，并且该化合物极性较小不溶于水，也可采用非水滴定法测定含量。

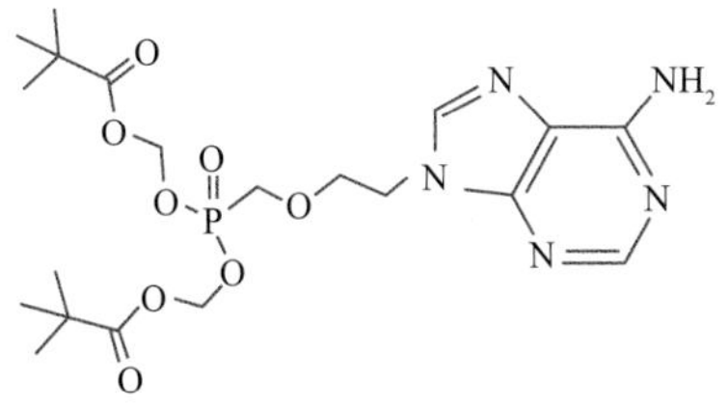

图2 阿德福韦酯结构式

常见检查项目 核苷酸类药物的检查项目除了常规的酸度、水分（干燥失重）、无机盐、有机物、溶液的颜色和澄清度等外，核苷酸类药物中蛋白质的检查也是非常重要的项目。因为有些核苷酸类药物是由动植物细胞提取而得到的，有些由菌体发酵后经分离提取而得到的，因此需要做蛋白质的检查。方法是利用蛋白质和磺基水杨酸溶液反应产生沉淀来检查蛋白质是否存在。对核苷酸类药物在生产中常带入或贮存中分解生产的一些特殊杂质，需要增加检查项目，较多地采用纸色谱法、纸电泳法或薄层色谱法分离检测。如次黄嘌呤是肌苷的分解产物，用纸色谱法以水为展开剂，色谱分离后于 254nm 紫外灯下检视，不得出现杂质斑点即可控制此杂质含量。

（范慧红）

duōtánglèi yàowù fēnxī

多糖类药物分析（polysaccharide drugs analysis） 运用化学、物理学、生物学等原理和方法对多糖类药物进行的定性定量研究与测定。包括分析鉴定各种多糖类药物的化学成分、化学结构，测定有效成分含量或效价，控制生产工艺中有关杂质和降解产物含量，研究多糖类药物质量控制技术方法、标准规范等。多糖类药物一般指广泛存在于高等植物、动物、微生物、地衣和海藻等中，具有抗肿瘤、抗炎、抗病毒、降血糖、抗衰老、抗凝血、免疫促进等生物活性作用的一类药物。糖类是自然界存在的一大类具有不同化学结构和生物功能的有机化合物。它由碳、氢及氧元素组成，其分子式是 $(CH_2O)_n$。一般把糖类看作多羟基醛或多羟基酮及其聚合物和衍生物的总称。

多糖类药物的种类较多，一般按它们的来源将其分为四类：第一类是动物来源的多糖，如肝素、硫酸软骨素、硫酸皮肤素、低分子肝素和透明质酸等；第二类是从微生物、真菌来源的多糖，如右旋糖酐、香菇多糖、灵芝多糖等；第三类是从植物来源的多糖，如黄芪多糖、人参多糖；第四类是从海洋生物来源的多糖，如壳聚多糖等。多糖类药物具有多种生物活性，有很高的临床应用价值。

多糖的分子量很大，常带负电荷，水合度较大，水溶液具有一定的黏度，能被酸或酶水解成单糖和低聚糖或其他组分多糖的成分。单糖分子具有还原性。常温下，单糖在稀酸溶液中稳定，在浓碱溶液中很不稳定，能发生裂解聚合反应。含有半缩醛羟基的低聚糖具有还原糖的性质。含糖醛基和氨基糖基的多糖，均具有酸性。多糖类药物由于分子中单糖组成的不同，糖苷键的连接方式和位置的不同，以及分子量的不同等构成了不同生理功能和生物活性。多糖类药物的化学结构与生理功能和生物活性密切相关。黏多糖是指含糖醛酸和氨基糖残基的多糖，由特定的重复双糖结构构成。由于含有较多的羧基，并多含硫酸基，具有较强的酸性，故也称酸性黏多糖。如肝素（图1），其核心五糖结构是发挥抗凝血效应的主要结构。微生物多糖的典型代表右旋糖酐，主要由葡萄糖通过 α-1,6 糖苷键连接而成，同时含有 α-1,3 糖苷键和 α-1,4 糖苷键连接形成的分支结构。

鉴别 根据多糖类药物的化学结构与理化性质设计不同的方法对多糖类药物进行鉴别。黏多糖分子中具有半缩醛基结构，有还原性，可将碱性酒石酸钾铜溶液中的 Cu^{2+} 还原为红色氧化亚铜沉淀。由于黏多糖分子结构中的硫酸酯被水解成游离的硫酸根离子，而显硫酸盐的鉴别反应，加氯化钡试液即产生白色沉淀。硫酸软骨素与甲苯胺蓝产生异染反应被染成紫红色，可作为硫酸软骨素的鉴别。肝素的鉴别常用琼脂糖电泳法，肝素供试品和对照品所显斑点的迁移距离之比应为 0.9~1.12。右旋糖酐经碱性水解后产生葡萄糖，葡萄糖可使铜离子（Cu^{2+}）还原为红色氧化亚铜沉淀，可作为鉴别方法。对于低分子肝素，可通过测定其抗凝血因子Ⅹa 效价以及抗凝血因子Ⅱa 效价的比值作为鉴别项。而依诺肝素钠的部分糖链还原端含有 15% ~ 25% 的 1,6-脱水衍生物（1,6-酐）结构（图 2），也可作为鉴别项。能水解成单糖葡萄糖的多糖，都可通过还原 Cu^{2+} 为红色氧化亚铜沉淀进行鉴别。

药物含量及效价测定 多糖类药物的含量测定亦是根据其药

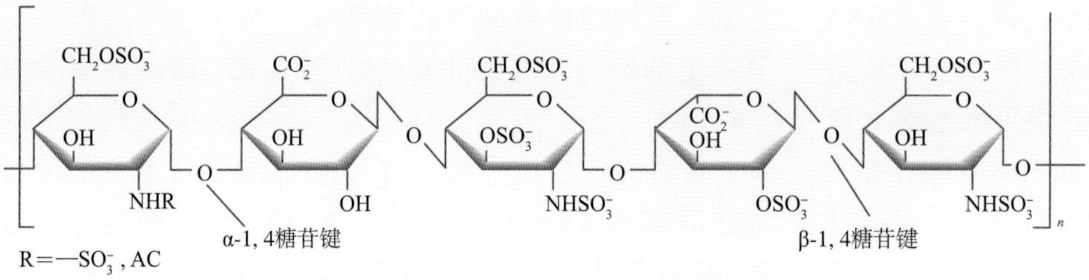

图1 肝素核心五糖结构示意

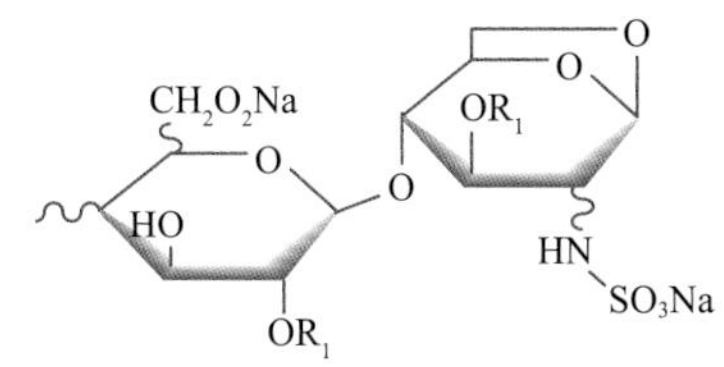

图2 依诺肝素钠结构示意

物的性质及结构的不同而采用不同的方法，例如比色法、紫外-可见分光光度法、分子排阻色谱法、气相色谱法、毛细管电泳法、生物测定法等。分子排阻色谱法因其具有温度低、不破坏样品等优点，特别适用于一些热敏糖类的测定。气相色谱法适用于分析可挥发的糖类衍生物，并可对糖类化合物定性分析或定量测定。但是多数糖类药物的分子间引力较强，挥发性弱，遇热又不稳定，一般先制备成易挥发、对热稳定的衍生物，再进行气相色谱分析。三甲基硅烷是使用较多的糖类衍生化试剂。

多糖类药物常用的含量或效价测定方法有：①理化测定法。多糖类药物的理化测定指标是由其化学组成所决定的。如黏多糖的组成单位有己糖醛酸和氨基己糖，并含有乙酰基和硫酸基。对于氨基己糖的测定，可使用N-甲基葡萄糖胺反应法，该方法是将氨基己糖与乙酰丙酮在碱性条件下加热后缩合形成的吡咯衍生物与对二甲氨基苯甲醛/盐酸试剂呈红色反应，可做定量分析，硫酸软骨素中的氨基己糖的多糖含量测定可用此方法测得。己糖醛酸的测定多采用咔唑法。总硫酸基的测定常采用联苯胺法。②生物测定。对于黏多糖，由于其大多具有不同程度的抗凝血性，可采用凝血法来测定黏多糖的效价。③分光光度法。较为常用的是生色底物法，即基于糖类药物与抗凝剂的复合物对凝血酶有抑制作用的原理而设计的方法。底物通常是合成的一系列具有3个氨基酸的小肽，并在其C-端结合对硝基苯胺。以此法测定肝素的效价为例，肝素与抗凝酶的复合物对凝血因子Xa或凝血酶产生抑制作用，残余的凝血因子Xa或凝血酶可将生色底物上的对硝基苯胺基团水解下来，在405nm测定吸收度，与肝素效价呈负相关。④旋光光度法。右旋糖酐水溶液的旋光度在一定范围内与浓度成正比，因此可通过测定旋光度与浓度的校正曲线来计算右旋糖酐的含量。

项目 多糖类药物的检查除了药典制剂通则常规的检查项目之外，还有些特定的检查项目。根据不同的生产降解工艺，也有不同的检查项目。例如：①吸收度。用于检查黏多糖中混入的蛋白质核酸等杂质。②黏度。黏多糖的水溶液具有黏性，通过黏度检查可以控制杂质的量。③含氮量。通过测定含氮量可以控制引入的杂蛋白含量。含氮量的测定采用半微量凯氏定氮法。④氯化物。有些黏多糖在提取工艺中会引入一定量的氯化物，故应控制氯化物的含量。⑤硫及游离硫酸根。黏多糖是一类含硫酸酯的糖类化合物，需要控制硫的含量来控制杂质的量。⑥分子量及分子量分布。多糖是天然高分子中具有多分散性的聚合物，分子量及分子量分布是高分子化合物的最基本参数之一。多糖的分子量测定是研究多糖性质的一项重要工作。多糖的理化性质及活性与多糖的分子量及其分布有关。分子量与分子量分布的测定常采用高效分子排阻色谱法。⑦亚硝酸盐。如达肝素的钠盐，是通过对猪肠黏膜来源的肝素进行亚硝酸解聚而获得。因此需要检查亚硝酸根的含量。

（范慧红）

zhīlèi yàowù fēnxī

脂类药物分析（lipid drugs analysis） 运用化学、物理学、生物学等原理和方法对脂类药物进行的定性定量研究与测定。包括分析鉴定各种脂类药物的化学成分、化学结构，测定脂类药物主要成分及有效成分的含量，计算有关杂质和降解产物含量，对脂类药物进行质量控制方法技术、标准规范研究等。脂类药物系化学结构具有脂肪、类脂及其衍生物特征的药物的总称。脂类广泛存在于动物、植物等生物体中。脂类分子中碳、氢的比例都比较高，其共同的物理性质是能够溶于乙醚、氯仿、丙酮及苯等有机溶剂中，不溶或微溶于水。具有特定的生理、药理效应，并已用于疾病防治的称为脂类药物。

脂类药物种类较多，各种脂类物质的结构和性质也相差很大，但大体可分为以下几类：胆酸类、不饱和脂肪酸类、磷脂类、固醇类、色素类等。脂类药物制备的原料和生产工艺多种多样，有的可从生物细胞中直接提取和纯化；有的可由微生物发酵或酶转化法生产。常见的脂类药物的制备方法有：①直接抽提法。如卵磷脂、脑磷脂等，可根据其溶解性能，采用相应溶剂从生物组织或反应体系中直接抽提出粗品，再进一步分离纯化而制得。②水解法。体内有些脂类与其他成分构成复合物，含这些成分的组织需经水解后，再分离纯化而制得。③蒸馏法。利用不同脂类药物的沸点差别进行分离提取而制得。④化学合成或半合成法。有些来源于生物体的脂类药物可以用相应的有机化合物或来源于生物体的某些成分为原料，采用化学合成或半合成法制备。

脂类生化药物种类较多，结构多样化，性质差异甚大，通常用溶解度法及层析分离法分离。经过分离后的脂类药物中常含有微量杂质，常用结晶法、重结晶法及有机溶剂沉淀法去除杂质。

不同结构和组成的脂类药物具有不同的性质。磷脂类是指分子中含有磷酸基及其衍生物的脂类物质，大多含甘油基团，包括脑磷脂、卵磷脂等。磷脂（图 1）分子中兼具亲水和亲脂两种基团，即可溶于水又可溶于有机溶剂，具有亲水亲脂性；由于磷脂具有磷酸基以及氨基，因此也有等电点；此外，磷脂还可以发生皂化反应、水解反应、氧化反应等。

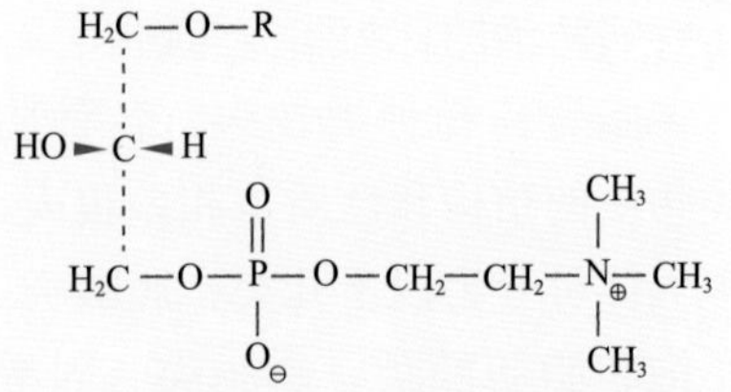

图 1 L-α-溶血卵磷脂

常见的脂类药物有辅酶 Q_{10}、熊去氧胆酸、多烯酸乙酯等。辅酶 Q_{10} 是脂类药物并具有醌类结构（图 2），氧化型辅酶 Q_{10} 与还原型辅酶 Q_{10} 由于结构的差异，其最大吸收波长不同。熊去氧胆酸具有酸的性质，能与氢氧化钠等碱反应成盐。多烯酸乙酯极易溶于氯仿、乙醚，不溶于水；其分子中由于有多个双链存在，因此对光、氧、热等因素不稳定，易发生氧化分解、聚合、转位重排、异物化等反应。

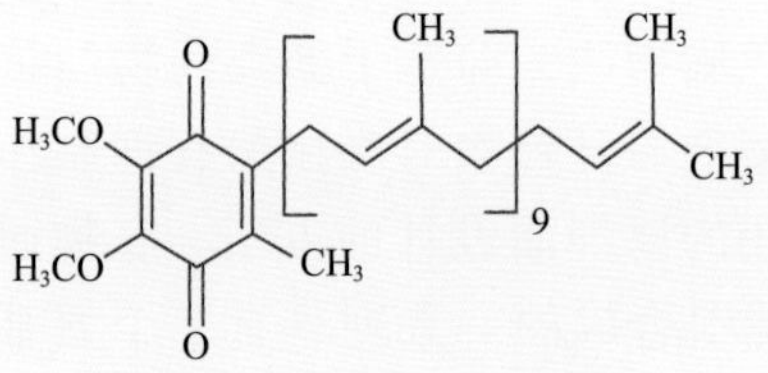

图 2 辅酶 Q_{10} 结构

鉴别 脂类药物的鉴别主要根据不同种类脂类药物的结构以及性质采用不同的方法。常用的有高效液相色谱法、红外光谱法、紫外分光光度法。如辅酶 Q_{10} 能在还原剂硼氢化钠作用下由淡黄色的氧化型变为无色还原型，可用此性质作为辅酶 Q_{10} 的鉴别方法。熊去氧胆酸能与硫酸和甲醛作用生成蓝绿色悬浮物，可作为熊去氧胆酸的鉴别方法。多烯酸乙酯的鉴别方法是采用高效液相色谱法，供试品两个主峰的保留时间应分别与对照品中二十碳五烯酸乙酯峰与二十二碳六烯酸乙酯峰的保留时间一致。

含量测定 常用于脂类药物含量测定的方法有紫外分光光度法、高效液相色谱法、气相色谱法以及薄层色谱法、滴定法等。氧化型辅酶 Q_{10} 在紫外分光光度测定中最大吸收波长为 275nm，经硼氢化钾还原后，还原型辅酶 Q_{10} 在 275nm 处仍有一定的吸收，可用紫外分光光度法以吸光度差值计算含量。辅酶 Q_{10} 的含量测定也可以使用反相高效液相色谱法。熊去氧胆酸能与强碱反应成盐，可通过滴定法测得消耗的碱来计算其含量。多烯酸乙酯的含量测定则采用气相色谱法。高效液相色谱法具有系统密闭能避免不饱和键的氧化等优点，常与紫外检测器、蒸发光散射检测器联用来分析磷脂组分。^{31}P 核磁共振法也可用于磷脂组分的定性、定量分析，由于不同磷脂组分的磷酸根上所连的基团不同，对磷的作用也就不同，导致不同磷脂组分在磁场中的化学位移不同。用该法分析磷脂混合物，每一个磷脂组分都得到一个分开的单峰信号。

项目 根据不同脂类药物的制备、分离以及纯化的方式不同，需要检查的项目也不同。如多烯酸乙酯除了需要检查过氧化值、不皂化物、甲氧基苯胺值以及砷盐含量，还需要检查多烯酸乙酯中二十碳五烯酸乙酯与二十二碳六烯酸乙酯含量的比值。卵磷脂需要检查游离脂肪酸、甘油三酸酯、胆固醇、棕榈酸，对有关物质如磷脂酰肌醇、溶血磷脂酰乙醇胺、鞘磷脂、溶血磷脂酰胆碱的含量也需要控制。

（范慧红）

tàilèi yàowù fēnxī

肽类药物分析（peptide drugs analysis） 运用化学、物理学、生物学等原理和方法对肽类药物进行的定性定量研究与测定。包括分析鉴定各种肽药物的化学成分、化学结构以及性质，测定肽类药物的含量或其生物学活性，计算有关杂质和降解产物含量，对肽类药物进行质量控制方法技术、标准规范研究等。肽类药物是指 50 个以下的氨基酸残基组成的多肽类化合物，常称多肽。多肽是体内含量极其微小但却能产生极大的生理作用的一类生物活性物质。

较早出现的多肽类药物主要是一些多肽类激素，如鲑鱼降钙素、生长抑素、缩宫素等。随着新药研发的不断深入，多肽药物的开发已经发展到疾病防治的各个领域，如抗肿瘤多肽、抗病毒多肽、多肽疫苗、细胞因子模拟肽、抗菌活性肽、诊断用多肽、减肥用多肽等。多肽类药物的生产主要采用3种方式，即化学合成法、动物组织提取法和基因重组表达法。

由于多肽类药物是由氨基酸组成的，因此具有氨基酸类药物的大部分性质，如旋光性、等电点、与茚三酮产生显色反应等。

鉴别 多肽类药物可根据其各自的物理、化学性质、生理活性作用等采用不同的方法进行鉴别。采用高效液相色谱法，根据样品与对照品保留时间的一致性对其进行鉴别。还可采用显色鉴别法、质谱法、核磁共振法、红外光谱等专属性更高的方法。肽类药物鉴别还常用两种特殊的方法或技术：①免疫印迹法。免疫印迹的基本原理是借助聚丙烯酰胺凝胶分离技术，先将多肽活性物质高效分离，再通过固相免疫学方法，将电泳后凝胶中的多肽条带转移到硝酸纤维素薄膜纸上，然后用适宜的方法检测鉴定薄膜上的多肽条带。②氨基酸序列测定。测定多肽类药物的氨基酸序列是鉴别多肽类药物的重要指标。常用埃德曼降解法，从蛋白质的多肽链的N端进行降解，1次只去掉1个氨基酸残基，经过反复循环反应得到一系列氨基酸的衍生物，对其进行分析鉴定就可得到从N端开始的肽的氨基酸序列。液-质联用分析多肽类药物能快速测定多肽或蛋白质的部分氨基酸序列。

含量效价测定 多肽类药物含量测定方法与某些蛋白质含量测定方法类似，常用的有凯式定氮法、双缩脲法、福林-酚试剂法、紫外分光光度法、考马斯亮蓝法等等。这些方法虽灵敏度不高，干扰因素多，但有一定的通用性和经济性，适宜蛋白质和多肽类药物的含量测定。高效液相色谱法是多肽类药物含量测定中应用最为广泛的分析技术，测定多肽类物质含量时的常用检测器有紫外检测器、蒸发光散射检测器和质谱检测器等。毛细管电泳法亦是分离分析多肽类药物的重要方法，用于处理进样量较少的样品测定。由于多肽类药物受外界因素影响会使其生物活性降低或失活，因此需对其生物学活性即效价进行测定。生物检定法是利用被测多肽类药物的某种特异生物反应，通过剂量或浓度效应曲线判定样品中多肽的含量，测定结果的单位常以效价计。免疫标记法的基本原理是利用抗原抗体反应的高特异性和各标记物的高灵敏可测量性来检测肽类药物的活性和浓度。

项目 多肽类药物的检查需根据药物的纯化工艺过程、药品理化性质、用途等来确定检查项目。除了无菌、细菌内毒素等检查项目，常见的项目还有：①分子量检查。肽类药物的分子量范围在一定程度上反映了药物的纯度，因此多数肽类药物要测定分子量。分子量的测定方法很多：还原型十二烷基磺酸钠-聚丙烯酰胺凝胶电泳法因其设备简单，操作简便，耗时短，费用低而成为实验室测定肽类药物分子量的常规方法，但测得的一般是蛋白质亚基的分子量；高效凝胶过滤法可以测得完整的蛋白质分子的分子量。②肽图分析。是肽类药物特异性的鉴别项目，能够提供肽类药物一级结构和修饰基团的信息。肽图分析技术是指用酶解或化学降解多肽或蛋白后，对生成的肽段进行分离、分析的技术。用于肽图分析方法常用的有十二烷基磺酸钠-聚丙烯酰胺凝胶电泳法、高效液相色谱法和毛细管电泳法。高效液相色谱法主要使用反相柱，根据肽段的长短和疏水性来分离。十二烷基磺酸钠-聚丙烯酰胺凝胶电泳法对生成的较大肽段容易分辨开，但对于小分子肽常常无法分辨或容易在染色洗脱过程中丢失。毛细管电泳除了具备凝胶电泳的高分辨力外，还有快速、定量、重复性好、灵敏度及自动化程度高等诸多优点，在非变性条件下能够用来分析多肽的二级、三级结构差别。③等电点测定。等电点是多肽的物理化学常数，它表示的是蛋白质的带电性质。一般采用凝胶等电聚焦电泳进行等电点的测定。④纯度检查。多肽类药物的纯度也是质量分析中的一项重要指标。多肽的纯度一般是指是否含有其他杂蛋白。常用凝胶过滤法、反相高效液相色谱法、离子色谱法、非还原十二烷基磺酸钠-聚丙烯酰胺凝胶电泳法、毛细管电泳法、等电聚焦等方法检查纯度。在研究阶段一般用至少两种以上的分离机制不同的方法来判定多肽类药物的纯度。⑤外源DNA含量。对于通过基因工程技术生产得到的多肽类药物，可能会将DNA片段带入药品中，所以需对样品进行外源残留DNA测定。常用的方法有DNA杂交法。⑥残余免疫球蛋白含量测定。有些基因工程多肽类药物要用单克隆抗体亲和层析法进行纯化，药品中可能会混有单克隆抗体，因此需要检测以控制其残留量。定性分析可采用十二烷基磺酸钠-聚丙烯酰胺凝胶电泳法、等电聚焦电泳和免疫学方法，用于定量分析可采用酶联免疫法、电泳法、荧光光度法等。

⑦有关物质检查。是多肽类药物质量控制的常见项目，常用的方法有高效液相色谱法、毛细管电泳法、高效液相色谱-质谱联用、高效分子排阻色谱法。

（范慧红）

jīsùlèi yàowù fēnxī

激素类药物分析（hormone drugs analysis） 运用化学、物理学、生物学等原理和方法对激素类药物进行的定性定量研究与测定。包括各种激素药物的结构表征、成分鉴别、理化特性分析、有效成分含量测定、生物活性测定，对激素类药物进行质量控制技术及标准规范研究等。

激素是生物体内特殊组织或腺体产生的，直接分泌到体液中，通过体液运送到特定作用部位，从而引起特殊激动效应的一群微量的有机化合物。激素的种类繁多，来源复杂，按其化学本质可分为含氮激素（包括蛋白质及肽类激素、氨基酸衍生物激素）、甾醇类激素、脂肪酸衍生物激素等。

按注册分类，激素类药物可分为按照化学药品管理的化学小分子激素、合成肽类激素药物、按照治疗性生物制品管理的重组激素类药物。①传统化学小分子激素药物，主要包括甾醇类激素药物和脂肪族激素药物。甾醇类激素药物，如可的松、泼尼松、地塞米松、倍他米松、醋酸氟轻松等肾上腺皮质激素，雌二醇、雌酮、黄体酮、睾酮等性激素类；脂肪族激素药物，如前列腺素类，不同类型的前列腺素具有不同的功能，常见前列腺素类药物有前列地尔、米索前列醇、卡前列甲酯等。②合成肽类激素药物，包括治疗骨质疏松症的鲑降钙素、依降钙素等；用于治疗自身免疫性疾病的胸腺肽等；用于治疗各种出血病症的生长抑素、奥曲肽、特利加压素等；用于治疗癌症的戈那瑞林、亮丙瑞林、布舍瑞林等。③垂体、甲状旁腺、胰岛等分泌的激素为肽和蛋白质类激素，这些激素过去主要来源于动物的组织、体液、尸体等，存在潜在的致病因子污染、纯度低、质量可控性差、原料收集困难等问题。随着生物技术的发展，通过重组DNA技术表达生产的重组激素类药物已经成为此类激素产品的主流。代表性产品包括用于治疗糖尿病的胰岛素及其类似物、胰高血糖素样肽1及其类似物药物，如重组人胰岛素、门冬胰岛素、甘精胰岛素、地特胰岛素、重组人胰高血糖素-1、利拉鲁肽等；用于治疗因内源性生长激素缺乏引起的儿童矮小症的药物如重组人生长激素、聚乙二醇修饰重组人生长激素等；用于治疗骨质疏松症、甲状旁腺功能亢进的重组人甲状旁腺激素、重组鲑降钙素等；用于治疗不孕不育症的重组人促卵泡激素、重组人促黄体激素等。

化学小分子激素药物分析 化学小分子激素药物分析没有太多类别特殊性，主要遵从常规化学药物分析要求。其药物鉴别重点在于分子结构、官能团的准确定性，通常需采用四大谱即紫外光谱、红外光谱、质谱、核磁分析。纯度和杂质的分析主要采用薄层扫描、高效液相色谱分析，且要关注旋光立体异构体、合成工艺中间体的控制。含量测定有紫外法和高效液相色谱法，通常需要建立基于准确赋值的对照品为外标的高效液相色谱法含量测定方法。小分子激素药物通常有多种剂型，包括注射剂、片剂、胶囊等，原料和制剂的常规检查项目还包括酸度、水分或干燥失重、无机盐、有机溶剂残留、溶液的颜色和澄清度、重金属、旋光、熔点、无菌、细菌内毒素等。

合成肽类激素药物分析 合成肽类激素药物与天然肽类药物相似，没有类别特殊性，主要按照肽类药物分析的鉴别、含量测定及分析项目进行。在分析中需注意考虑对合成工艺中的其他引入杂质的控制。

重组激素类药物分析 重组激素类药物结构性质多样化、涵盖范围广，从分子量较小的简单蛋白如重组甲状旁腺激素1~34，到复杂的大分子糖蛋白如重组人促卵泡激素。重组激素类药物属于治疗性生物制品，没有原料药的概念，分析重点关注从原液到制剂，从工艺到产品的全过程。质量控制策略首先要进行研发阶段的全面表征研究，然后建立产品质量标准。

鉴别 鉴别试验要求高度特异，并基于分子结构和其他产品特性，选择1种或1种以上不同原理的理化、生物或免疫化学检测方法进行试验。通常包括特异性蛋白内切酶解、高效液相色谱法分析的肽图试验，N末端氨基酸序列分析，基于特异性抗原抗体反应的免疫鉴别，基于对照品保留时间一致的高效液相色谱鉴别等。

纯度和杂质分析 通常分为工艺相关杂质和产品有关物质/杂质。工艺相关杂质主要来源于细胞基质、培养基和下游工艺，要根据细胞种属、生产和纯化工艺分析可能产生的残留杂质类型，选择合适方法，通常包括残余宿主DNA、宿主蛋白、残留酶、前体蛋白、有机溶剂分析，分析方法包括酶联免疫、荧光实时定量聚合酶链反应法、高效液相色谱法、气相色谱法等。产品有关物质或杂质包括蛋白分子在生产和贮藏中产生的各种变体，如氧化、脱氨、二硫键错配、末端不均一性、聚体等。采用的分析方法包括十二烷基硫酸钠-聚丙烯酰胺凝胶电泳、基于各种不同原理的高效液相色谱分析方法、毛细管电泳等。

含量测定　重组激素类药物是最早开发成功，也是最成熟的治疗性生物制品，许多品种如重组人胰岛素、重组人生长激素的原液和制剂中最早引入了药物主成分含量要求，采用经过准确赋值的理化对照品为外标的高效液相色谱法含量测定方法。首先采用与化学药物对照品相似的质量平衡法建立含量测定用对照品，然后针对具体品种剂型进行完整的方法学验证，建立可标准化的高效液相色谱法含量测定分析方法。除基于对照品的高效液相色谱外标法外，含量测定方法还可包括紫外吸光系数法、酚试剂法、二喹啉甲酸试剂盒法等生化方法和酶联免疫分析法等。

效价测定　效价测定是以产品生物学特性相关属性为基础的生物学活性定量分析，原则上要尽可能反映或模拟产品作用机制、生物学特性、特异性，通常有比活的要求。采用适宜的国家或国际标准品或参考品对每批原液和成品进行效价测定，通常包括体内动物试验法和体外生物活性测定法。虽然体外生物活性测定方法替代体内法是效价测定的发展趋势，但对于一些重组激素药物如重组人生长激素、重组人促卵泡激素等产品，还没有被广泛认可的体外活性测定法，国际上仍普遍采用体内动物试验进行效价测定。重组激素类药物效价测定体内法包括如生长激素的大鼠垂体摘除胫骨增厚法、促卵泡激素的雌鼠卵巢增重法等；基于细胞的体外活性测定法根据检测原理不同，包括紫外检测、荧光检测、化学发光检测等。

其他常规检测　应根据相关产品的特性而定，重组激素类药物通常为注射剂型，且常为多剂量针剂。其制剂的一般性检测应包括外观、可见异物、不溶性微粒检查、溶解性、pH 值、渗透压摩尔浓度、计量准确度、装量、防腐剂、稳定剂、水分、计量准确度测定等。

（梁成罡　粟晓黎）

méilèi yàowù fēnxī

酶类药物分析（enzymes drugs analysis）　运用化学、物理学、生物学等原理和方法对酶类药物进行的定性定量研究与测定。包括分析鉴定各种酶类药物的化学成分、化学结构，测定酶类药物的酶活力或效价，计算有关杂质和降解产物含量，对酶类药物进行质量控制方法技术、标准规范研究等。酶类药物是直接用酶的各种剂型以改变体内酶活力，或改变体内某些生理活性物质和代谢产物的数量，从而达到治疗某些疾病目的的药物。酶是具有催化功能的蛋白质，是生物体内的一种高效催化剂，能催化生物体内多种反应的发生。酶对催化底物的结构具有严格的选择性。酶催化反应所需的反应条件较温和，同时，酶的催化活性在生物体内受多种因素的调节。自然界中已发现的酶多达近 3000 种，但药用酶仅占其中很少的一部分。

酶的化学本质就是蛋白质，因此具有蛋白质的所有性质。酶作为生物催化剂，具有一般催化剂所没有的特性。酶是一种高效催化剂，对底物的结构具有严格的选择性和专一性。由于酶主要是由蛋白质构成的，因此其对外界条件较敏感，在高温、强酸、强碱、重金属条件下容易变性失活而失去催化功能。酶的催化活性在生物体内受多种因素的调节。酶的分子量很大，一般在 10 000～500 000 之间。它是两性电解质，具有一定的等电点。酶也具有胶体性质。

鉴别　由于酶分子是具有特异性生物活性的蛋白质，其鉴别方法有常用的蛋白质鉴别方法，如碱性条件下的双缩脲反应、茚三酮显色反应等，还有用于某种酶的鉴别方法：①酶活性试验。某些酶类如抑肽酶、尿激酶、胰蛋白酶、糜蛋白酶等能与特异性底物产生特异性反应用于鉴别。②沉淀实验。某些酶遇到某种有机酸或某种重金属盐溶液，即出现沉淀反应。③动物实验。如玻璃酸酶的一种鉴别方法是在动物体皮内注射玻璃酸酶，由于其能加速染色剂亚甲蓝的扩散和吸收，使皮内注射的亚甲蓝和玻璃酸酶的蓝色圈大于单独注射亚甲蓝的蓝色圈。

活力测定　利用酶催化作用的高度专一性，以酶作用后底物或产物浓度的变化值为检测指标，进而计算酶制品的效价（酶活力）或酶比活力。可通过酶促反应使被检测物质定量地转化，转化完全后，测定底物、产物或辅酶物质等的变化量，进而计算酶活力。也可以根据反应的反应速度测定酶活力，通常是在底物过剩，反应可以在近于零级反应情况下进行，此时反应速率即为所测的酶活力。有时为了比较酶制品的纯度，往往采用“酶比活力”概念作为质量指标，酶比活力表示每毫克蛋白所含有的酶活力单位。

项目 酶类药物的检查项目主要有酸碱度、溶液的澄清度与颜色、干燥失重、炽灼残渣、重金属、热原、异常毒性、降压物质等。由于酶类药物是生化产品和微生物发酵产品，在生产过程中可能带入微量的脂肪类物质、其他的酶类和大分子杂质，因能影响酶质量，需要有含量限度。其检查方法根据品种的不同也不同。

（范慧红）

kàngshēngsù yàowù fēnxī

抗生素药物分析（antibiotic drugs analysis） 运用化学、物理学、生物学等原理和方法对抗生素药物进行的定性定量研究与测定。包括分析鉴定各种抗生素药物的化学成分、化学结构，测定抗生素药物活性成分的效价或含量，测定抗生素药物有效组分的含量或比例，计算无效组分、有关杂质和降解产物含量，对抗生素药物进行质量控制方法技术、标准规范研究等。伴随着科学技术的进步，抗生素药物的内涵不断发生变化：最初人们将微生物在次级代谢中产生的具有抑制他种微生物生长活动、甚至杀灭他种微生物的化学物质称之为抗菌素；随着化学合成技术的发展及抗病毒、抗衣原体、抗支原体、抗肿瘤抗生素的陆续发现，抗菌素被抗生素取代，其定义也被修订为：在低微浓度即可对某些生物的生命活性有特异抑制作用的微生物次级代谢产物及其衍生物；随着全合成抗生素的不断发现，抗生素的定义再次被修订为在低微浓度即可对某些生物的生命活性有特异抑制作用的化学物质的总称。

各类抗生素药物的结构和性质相差很大，一般分为β-内酰胺类、大环内酯类、氨基糖苷类、四环类、多肽类、喹诺酮类和噁唑烷酮类等。除喹诺酮类和噁唑烷酮类为化学全合成外，其他类抗生素均为半合成或直接由发酵液经分离提取得到。

依据其有效组分的多少抗生素药物可分为多组分抗生素和单组分抗生素。多组分抗生素均为早期的微生物发酵产物，产品中不同组分的比例可以相近，如庆大霉素4个有效组分的比例分别为C_1：14%~22%，C_{1a}：10%~23%，C_2+C_{2a}：17%~36%；也可能以其中的一个组分为主，如交沙霉素规定吉他霉素A_3组分不得低于87%，各A组分（吉他霉素A_1、A_3、A_4、A_6、A_7与麦迪霉素A_1）的总和不得低于90.0%。多组分抗生素含有相同的母核结构，是微生物次级代谢中产生的系列产物，其生物学特性通常也相似；而近代由半合成或合成方式产生的抗生素大多为单组分抗生素。

抗生素药物分析理念随着科学进步而变迁。传统的抗生素多为发酵或半合成产品，和一般的化学合成药品相比较，抗生素的结构复杂，同系物较多；杂质引入途径、种类和含量都相对较多，且部分杂质不稳定。因此，至20世纪末，抗生素分析均以生物学分析为核心，即抗生素的活性用效价表示，以效价表征药品的含量，通过效价控制产品的有效性；通过生物学实验，如异常毒性、热原等控制药品的安全性。伴随着科学技术的进步与发展，使得人们不仅对抗生素的结构包括多组分抗生素的结构越来越清楚，对杂质的来源、结构越来越清晰，而且对该类药品的质量和毒副反应的关系也越来越明确；因而使得早期抗生素分析理念的缺陷逐渐显现。进入21世纪，以生物学控制为主，化学分析为辅的质量分析体系逐渐发生了变化，表现为：①化学分析逐步取代生物学分析。一些结构明确、含量和生物活性相一致的单组分抗生素，已逐渐由微生物效价测定法修订为高效液相色谱法；对多组分抗生素同时采用效价控制和组分控制的策略，并通过对多组分抗生素同系物构效关系的研究，分别控制活性小组分和杂质的量。②杂质控制越来越严格。欧洲药物管理局于2010年5月通过了抗生素有关物质标准制订指导原则，规定了对单组分发酵产品、多组分发酵产品和半合成产品中杂质的报告限度、鉴定限度和质控限度；要求非特定杂质的可接受标准应不超过鉴定限度（0.15%），与母体化合物结构密切相关的杂质的质控限度为0.50%，其他杂质在原料中的质控限度为0.15%，在制剂中的质控限度为0.2%；这是国际上首个针对抗生素杂质研究制订的指导原则。③多指标、多角度综合控制产品质量，且指标与方法越来越细化。这些变化在同期的各国药典中已得到充分的体现。伴随着“质量源于设计”理念的推广，基于药品生产中的关键工艺参数建立生产工艺（包括原料性属性、辅料属性和工艺参数）与产品质量的关系，鼓励采用先进的生产工艺，进行生产过程控制，已促使抗生素药物的质量分析体系向着以化学分析为主、生物学分析为辅的方向发展。

方法 根据微生物药物的理化性质和生物学特性，利用化学分析方法和/或生物学方法对抗生素药物的质量等进行分析，包括定性分析和定量分析。

定性分析　定性分析的主要任务是确定药物的化学结构和组成，通常用于药物的鉴别分析等。药物的化学特性，如发生化学反应时特征颜色的出现或消失，沉淀的生成或溶解，特征气体和特征臭味的出现，光和热的产生等；药物的物理特性，如颜色、焰色、熔点、溶解度、光谱、吸附性、旋光性等，都可以作为定性分析的指标，但专属性不同，所表征的药物特性也不相同。选择基于不同原理的定性方法，如官能团反应、光谱、色谱保留值（吸附性）等联合定性，可以实现专属性的互补，提高定性分析的准确性。在药物原料和制剂中应用的定性方法，专属性要求不同。制剂分析通常选择专属性较高的色谱法等，或采用预处理去除干扰后测定；而对多组分抗生素药物的组成分析，更适宜采用以联用技术为基础的各种分离分析方法。

定量分析　抗生素药物/组分的含量可以采用化学分析方法或效价分析方法测定。色谱法、光谱法和容量法是常用的抗生素化学定量方法。色谱法和光谱法为相对分析法，定量需利用对照品估计待测组分的量；滴定法是经典的分析方法。根据样品的量、反应产物的量或所消耗试剂的量和反应的化学计量关系，通过计算得到待测药物/组分的含量。抗生素微生物检定法（microbiological assay of antibiotics）是利用抗生素对微生物生长的抑制作用，采用量反应平行线原理，通过与效价单位已知的抗生素标准品进行对比检定，确定被检测抗生素药品的效价，用来表征该抗生素的含量。

项目　抗生素药物常见的检测项目主要有性状、鉴别、检查、含量或效价测定四大类。性状项目中常包括颜色、臭味、溶解性、熔点、比旋度等；鉴别项目中常包括颜色反应鉴别、红外光谱鉴别、色谱鉴别等；检查项目中常包括酸度、碱度、溶液澄清度、颜色、粒度、有关物质、水分、炽灼残渣、干燥失重等。

此外还要根据各类抗生素的特性，增设其他重要的检查内容。如大环内酯类抗生素红霉素增加了硫氰酸盐、红霉素组分的检查项目；抗真菌药物灰黄霉素增加了重金属检查项目；抗肿瘤抗生素丝裂霉素，增加了结晶性、细菌内毒素检查项目，注射用丝裂霉素还增加了含量均匀度和无菌检查项目。

（胡昌勤　粟晓黎）

kuínuòtónglèi kàngjūn yàowù fēnxī

喹诺酮类抗菌药物分析（quinolone antibac drugs analysis）

运用化学、物理学、生物学等原理和方法对喹诺酮类药物进行的定性定量研究与测定。包括分析鉴定各种喹诺酮类药物的化学结构和性质，测定喹诺酮类药物的含量，计算有关杂质和降解产物含量，对喹诺酮类药物进行质量控制方法技术、标准规范研究等。喹诺酮类药物是化学合成的抗感染药物，属于抗菌药物，已经上市的喹诺酮药物有数十种。

喹诺酮类药物通过对细菌DNA合成的选择性抑制作用发挥其抗菌作用。按其抗菌活性的特点，喹诺酮类药物可分为四代。第一代喹诺酮药物对大多数的革兰阴性菌有活性，而对革兰阳性菌和铜绿假单胞菌（绿脓杆菌）几乎无活性，其代表性药物萘啶酸于1962年上市。20世纪70年代出现了第二代产品吡哌酸，其抗菌作用有所增强，在体内分布广泛，组织浓度高，用于泌尿道、肠道、胆道感染。1978年出现了以诺氟沙星为代表的第三代产品，本类药物分子中均含氟原子，故称氟喹诺酮类。由于第三代喹诺酮类抗生素具有抗菌谱广，抗菌作用强，使用方便，毒副作用低等优点，主要用于治疗重感染及反复发作的慢性感染，特别是泌尿系统感染。第四代喹诺酮类抗生素，如莫西沙星和吉米沙星等，主要特点为具有8-甲氧基氟喹诺酮结构，甲氧基的引入有助于加强抗厌氧菌活性，而C-7位上的氮双环结构加强了抗革兰阳性菌活性，并保持了原来抗革兰阴性菌的活性，副作用更小。

喹诺酮类药物从结构上按母核可分为1,8-萘啶羧酸（1,8-naphthyridine）类（如萘啶酸）、吡啶并嘧啶羧酸［pyrido（2,3-d）pyrimidine］类（如吡哌酸）、喹啉羧酸（quinolone）类（如诺氟沙星）和噌啉羧酸（cinnoline）类（如西诺沙星）四类（图）。而在常用的喹诺酮药物中，主要是以喹啉羧酸和1,8-萘啶羧酸为母核的衍生物为主。

鉴别　喹诺酮类药物可根据其各自的物理、化学性质等采用不同的方法进行鉴别。如采用高效液相色谱法，根据样品与对照品保留时间的一致性进行鉴别。还可采用显色鉴别法、紫外光谱法、红外光谱法、质谱法、核磁共振法等鉴别方法。不同鉴别方法的专属性不同，选择基于不同原理的鉴别方法，如官能团反应、光谱、色谱保留值等联合鉴别，可以实现专属性的互补，提高鉴别分析的准确性。

含量测定　喹诺酮类药物通常都有苯并杂环或杂环骨架及酮

图 喹诺酮类抗菌药物的化学结构示意

基、羧基等生色团结构，并有取代氨基、杂原子等助色团，故其紫外吸收光谱比较相似，通常在240～300nm、330～350nm有最大吸收。采用分光光度法进行定量测定具有通用性和经济性，适宜于对专属性要求不高情况下的含量分析。高效液相色谱法是喹诺酮类药物含量测定中应用最为广泛的分析技术，适宜于对专属性要求较高时的含量分析。在没有适宜对照品的情况下，还可以采用核磁共振定量方法或容量分析法进行含量测定。利用^{1}H-NMR谱测定喹诺酮类抗生素的绝对含量已经在制备首批喹诺酮类药物对照品中被广泛采用。高氯酸滴定法是常用的容量分析方法。喹诺酮类药物虽然含有氮原子，且氮原子带有一对孤对电子可呈碱性，但由于共轭作用它们在水溶液中的碱性均较弱，不能直接进行酸碱中和滴定，但在非水介质如冰醋酸中，则显示出较强的碱性，故可以利用高氯酸进行酸碱中和滴定，测定其含量。由于容量法的专属性较高效液相色谱法差，通常仅用于对纯度较高的原料药的分析。

内容 ①喹诺酮类药物通常对光敏感，对产品中有关物质的控制，特别是光降解产物的控制非常关键。通过光稳定性试验发现光降解产物，利用各种联用技术确证光降解产物的结构，对喹诺酮类药物的质量控制非常重要。②部分喹诺酮类药物有手性中心，不同的对映体可显示出不同的疗效和毒理学性能。例如氧氟沙星，其左旋氧氟沙星的抗菌活性是右旋的8～128倍，且右旋氧氟沙星的毒性较大。色谱技术包括手性流动相添加剂法和手性固定相法是对喹诺酮类药物对映体进行手性拆分的主要方法，可以通过高效液相色谱或毛细管电泳实现对喹诺酮类药物对映体的分析与控制。③喹诺酮类药物3、4位上的羰基与Mn^{2+}、Mg^{2+}等金属离子可形成稳定的六元环络合物，并使其抗菌活性降低。利用这一特点，在注射剂的无菌检查中，通过加入适宜的金属离子，结合薄膜过滤法，可有效地去除了喹诺酮类抗生素的抑菌活性，以排除该药物本身对无菌检查试验的干扰。

（胡昌勤）

dàhuánnèizhǐlèi kàngshēngsù yàowù fēnxī

大环内酯类抗生素药物分析

（macrolide antibiotic drugs analysis） 运用化学、物理学、生物学等原理和方法对大环内酯类抗生素进行的定性定量研究与测定。包括分析鉴定各种大环内酯类的化学结构和性质，测定大环内酯类抗生素的含量或效价，计算有关杂质和降解产物含量，对大环内酯类抗生素进行质量控制方法技术、标准规范研究等。大环内酯类抗生素为微生物发酵产品或半合成产物，红霉素（erythromycin）是1952年由链霉素发酵液中发现的第一个大环内酯类抗生素。化学修饰技术，可以改善大环内酯类抗生素的稳定性和生物学特性，产生新型抗生素。

大环内酯类抗生素为碱性亲脂性化合物，按照内酯环的组成，可以分为十四元环和十六元环两大类（图）；发酵产品的典型代表有红霉素、麦迪霉素、交沙霉素等；通过化学修饰技术可得到各类红霉素衍生物、醋酸麦迪霉素、丙酸交沙霉素等。

大环内酯类抗生素通过与细菌50S亚基结合，抑制细菌蛋白质的合成而发挥抑菌作用，具有吸收良好、血药浓度高、体内分布广、组织液浓度高、半衰期长等特点。十四元环大环内酯类抗生素对胃酸的稳定性较差。第一代产品红霉素需与其他有机酸成酯，形成琥乙红霉素、依托红霉素、硬脂酸红霉素等或生产肠溶制剂才能口服给药；针对红霉素弱点进行化学修饰得到的第二代产品，如罗红霉素、克拉霉素、阿奇霉素等，口服基本不再受胃酸的影响，且抗菌谱扩大；以泰利霉素为代表的第三代产品，红霉素的C-3位被修饰成羰基，表现出对红霉素耐药菌有效。十六元环大环内酯类抗生素可分为吉他霉素族和螺旋霉素族两类，二者的主要差别在于螺旋霉素族内酯环的9位与D-福乐糖胺连接。

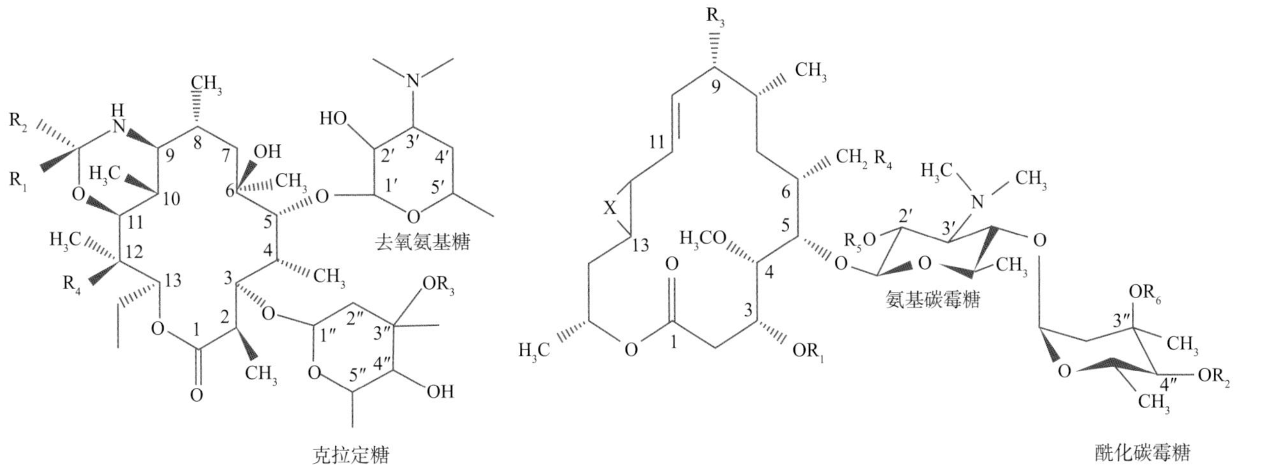

图 十四元环和十六元环大环内酯类抗生素结构

a. 十四元环大环内酯类抗生素

b. 十六元环大环内酯类抗生素

该类抗生素为发酵产生，通常含有多个结构、活性相似的组分，如吉他霉素的主要成分为吉他霉素 A_5，但同时至少含有 9 个小组分（吉他霉素 A_1、A_3、A_4、A_5、A_6、A_7、A_8、A_9、A_{13}）；同时常通过酰化、酯化等结构修饰增加其抗菌活性，如乙酰螺旋霉素酰化过程中每一个组分可产生两类（双乙酰螺旋霉素和单乙酰螺旋霉素）4 个组分，使得最终产物更加复杂。

鉴别 大环内酯类抗生素药物可根据其各自的物理、化学性质等采用不同的方法进行鉴别。采用高效液相色谱法、薄层色谱法，根据样品与对照品保留值的一致性进行鉴别是最常见的鉴别方法。

此外，还可根据大环内酯类抗生素的结构特性采用紫外光谱、红外光谱、显色法等进行鉴别。十六元环大环内酯类抗生素在 230nm 和/或 280nm 具有紫外吸收，十四元环大环内酯类抗生素的紫外吸收光谱多在末端。大环内酯类抗生素具有其特征红外光谱，与标准物质或标准图谱比较即可进行鉴别。显色法主要利用其结构中官能团化学特性进行化学反应予以鉴别。常用的显色反应有浓硫酸显色法和高锰酸钾显色法。①浓硫酸显色法：不同结构的大环内酯类抗生素加入浓硫酸可显不同颜色，可以用于大环内酯类抗生素的快速鉴别。②高锰酸钾显色法：十六元环大环内酯类抗生素的内酯环中含有不饱和双烯结构更易氧化，将高锰酸钾试液滴入供试品溶液中，十六元环大环内酯在 30s 内可使试液颜色消失，而十四元环大环内酯通常需要 1min 以上。

除以上方法外，也可以采用质谱法、核磁共振法等更灵敏的鉴别方法。不同鉴别方法的专属性不同，选择基于不同原理的鉴别方法，如官能团反应、光谱、色谱保留值等联合鉴别，可以实现专属性的互补，提高鉴别分析的准确性。

含量测定 大环内酯类抗生素常用的含量测定方法为抗生素微生物检定法，即遵循量反应平行线原理，以药物对数剂量和生物学响应值呈直线关系为定量的基础，利用与生物检定标准品进行对比检定，通过生物统计学方法判断试验是否成立，再根据检定结果计算供试品的效价。虽然微生物检定法能较直观地反映大环内酯类抗生素的抗菌作用，但由于微生物检定法所测定的是主组分、小组分和杂质的总活性，专属性不强，第二代、三代十四元大环内酯类抗生素已经采用仪器分析方法特别是高效液相色谱法测定含量，但十六元大环内酯类抗生素等仍普遍采用微生物检定法以效价表征含量。

内容 采用高效液相色谱法对大环内酯类抗生素特别是十六元大环内酯类抗生素组分及杂质控制是其质量控制的关键。以往常采用控制各组分相对比例的方法，2015 年版《中国药典》中首次接受了以“绝对含量”替代“相对比例”的理念，并采用同时控制主组分、小组分和杂质的策略，以确保产品的一致性。例如交沙霉素（以吉他霉素 A_3 为主的多组分抗生素），规定各 A 组分（吉他霉素 A_1、A_3、A_4、A_6、A_7 与麦迪霉素 A_1）的总和不得低于 90.0%，吉他霉素 A_3 组分不得低于 87%，其他有关物质不得超过 8%；与母体化合物结构密切相关的杂质的控制限度一般为 0.50%，其他杂质的控制限度一般为 0.15%。采用液相色谱-质谱联用技术，结合大环内酯类抗生素的质谱裂解规律，可有效地推断出该类抗生素小组分或杂质的结构。

大环内酯类抗生素多为口服制剂，通过溶出度检测控制其在体内的溶出及释放行为是另一质控关键点。对红霉素及其衍生物，其关键是平衡溶出及释放速率和胃酸中的降解作用。理想的溶出度或释放度实验获得的体外数据能与药物的体内释放数据具有较好的相关性，使得体外的溶出度或释放度数据可以较好地反映其体内的吸收行为。

（胡昌勤）

β-nèixiān'ànlèi kàngshēngsù yàowù fēnxī

β-内酰胺类抗生素药物分析

（β-lactam antibiotic drugs analysis） 运用化学、物理学、生物学等原理和方法对 β-内酰胺类抗生素药物进行的定性定量研究与测定。包括分析鉴定各种 β-内酰胺类抗生素药物的化学结构和性质，测定 β-内酰胺类抗生素药物的含量，计算有关杂质和降解产物含量，对 β-内酰胺类抗生素药物进行质量控制方法技术、标准规范研究等。β-内酰胺类抗生素分子中含有 β-内酰胺环，可以与细菌的青霉素结合蛋白（PBPs）共价结合，通过阻断细菌细胞壁的合成起到抗菌作用。

第一个 β-内酰胺类抗生素是苏格兰医生亚历山大·弗莱明（Alexander Flemming）于 1929 年发现的青霉素。半个多世纪来，从来源上，β-内酰胺类抗生素可源于微生物发酵、半合成或全合成；在化学结构上，β-内酰胺抗生素由青霉烷衍生物发展到氧青霉烷、青霉烯、碳青霉烯、头孢烯、氧头孢烯、碳头孢烯乃至单环 β-内酰胺；在抗菌作用上，由仅对革兰阳性菌与少数革兰阴性菌有效发展到对绝大多数细菌都有较强的作用，并发现有抗菌作用以外的生物活性。

按照化学结构，通常把含有 6-氨基青霉烷酸结构的青霉烷酸类和含有 7-氨基头孢菌烷酸的头孢烯类产品称之为典型 β-内酰胺抗生素，把其他类产品称之为非典型 β-内酰胺抗生素（图）；但习惯上又常分为青霉素类、头孢菌素类、青霉烯/碳青霉烯类和其他类。

几乎所有的青霉素类抗生素都是 20 世纪 90 年代以前的产品，1992 年上市的由不可逆竞争性 β-内酰胺酶抑制剂他唑巴坦和哌拉西林的复方制剂他唑西林是最后上市的青霉素抗生素制剂。第一个头孢菌素于 1955 年从头孢霉菌发酵液中分离得到。头孢菌素已由第一代发展到第五代。第一代头孢菌素主要对革兰阳性菌有效，对青霉素酶稳定，但对头孢菌素酶敏感；第二代头孢菌素在保留第一代抗革兰阳性菌的基础上增加了对革兰阴性菌的活性；第三代头孢菌素抗革兰阴性菌的活性进一步强，抗菌谱也进一步扩大，且对 β-内酰胺酶包括青霉素酶和头孢菌素酶都稳定；第四代头孢菌素不仅对革兰阳性菌、革兰阴性菌、厌氧菌显示广谱抗菌活性，与第三代头孢菌素相比，抗革兰阳性菌活性增强；第五代头孢菌素为广谱抗生素，其抗菌谱包括甲氧西林耐药的金黄色葡萄球菌、

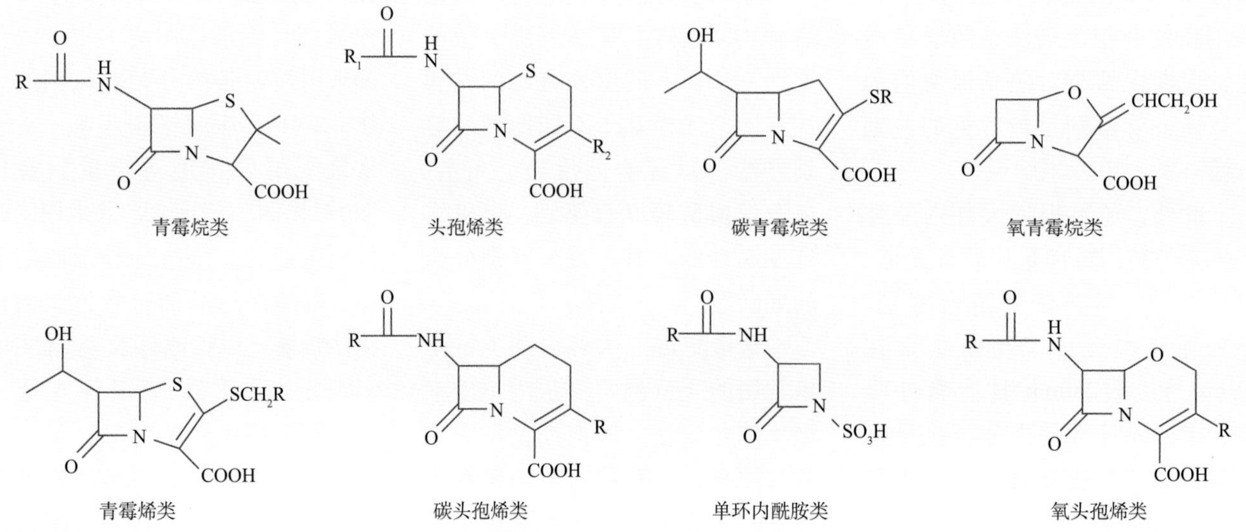

青霉烷类　头孢烯类　碳青霉烷类　氧青霉烷类

青霉烯类　碳头孢烯类　单环内酰胺类　氧头孢烯类

图　β-内酰胺类抗生素结构示意

万古霉素中度耐药的金黄色葡萄球菌和万古霉素耐药的金黄色葡萄球菌等。甲砜霉素是20世界70年代从链霉菌发酵液中分离出的第一个碳青霉烯化合物；第一代碳青霉烯类抗生素如亚胺培南对肾脱氢肽酶高度不稳定，需要和特异性抑制剂西司他丁钠配伍使用；第二代碳青霉烯类抗生素美罗培南已可以单独使用。碳青霉烯抗生素不仅具有抗菌谱广，抗菌活性强的特点，且对绝大多数β-内酰胺酶包括青霉素酶、头孢菌素酶和超广谱β-内酰胺酶稳定。其他β-内酰胺类主要指不可逆的β-内酰胺酶竞争性抑制剂，包括氧青霉烷类化合物克拉维酸钾，青霉烷砜类化合物舒巴坦和他唑巴坦，虽然它们本身的抗菌活性较低，但能竞争性的与β-内酰胺酶的活性部位发生不可逆的化学反应，使酶失去活性，因此与β-内酰胺抗生素联合给药，可以保护β-内酰胺抗生素不被酶水解。

鉴别 β-内酰胺类抗生素可根据其各自的物理、化学性质等采用不同的方法进行鉴别。如采用高效液相色谱法，根据样品与对照品保留时间的一致性进行鉴别。还可采用针对β-内酰胺环的显色鉴别法、紫外光谱、红外光谱、质谱法、核磁共振法等鉴别方法。不同鉴别方法的专属性不同，选择基于不同原理的鉴别方法，如β-内酰胺环特性反应、光谱、色谱保留值等联合鉴别，可以实现专属性的互补，提高鉴别分析的准确性。

含量测定 虽然早期的青霉素类抗生素曾采用抗生素微生物检定法以效价表征其含量，但已经基本被化学分析方法所取代。高效液相色谱法是各类β-内酰胺类抗生素含量测定的最常用方法。其他经典的化学分析方法有：①羟胺比色法。盐酸羟胺在碱性缓冲液中与β-内酰胺类抗生素中的β-内酰胺环反应生成羟肟酸衍生物，中和后与硝酸铁作用生成红色的络合物，在水溶液中可于485、515或622nm波长处测定，在异丁醇中可于470~500nm波长处测定。②咪唑法。又称硫醇汞盐分光光度法。青霉素类抗生素的β-内酰胺环在咪唑的催化下与氯化汞定量反应，生成稳定的青霉烯酸硫醇汞盐，在325~345nm波长处有最大吸收，对侧链含氨基结构的青霉素须先将氨基乙酰化，才能发生上述反应。③碘量法。β-内酰胺类抗生素分子本身并不消耗碘，但其水解生成的开环物可被碘氧化，故可采用剩余碘量法测定其含量。首先在碱的作用下β-内酰胺环形成开环物，然后在酸性条件下被过量的碘氧化，待反应完全后，用标准硫代硫酸钠滴定液滴定过量的碘。④电位滴定法。青霉素类抗生素分子本身不与汞盐反应，而其碱性水解产物青霉噻唑酸在一定条件下能与二价过渡金属离子如Hg^{2+}形成稳定的络合物，可用硝酸汞标准溶液滴定，电位法指示终点，滴定中出现两个突跃，以第2个突跃为终点，反应摩尔比为1∶1。

项目 β-内酰胺类抗生素的常见不良反应为过敏反应，其速发型过敏反应主要与药物中的致敏性高分子杂质（残留的抗生素蛋白结合物和各类聚合物）有关，因此对发酵类β-内酰胺抗生素生产过程中残留蛋白的控制和制剂中β-内酰胺抗生素聚合物的控制是质量控制的关键。溶液的澄清度与颜色是β-内酰胺类抗生素的另一重要质控项目，前者主要与药物-包装材料（主要是胶塞）的相容性有关，后者主要与产品的稳定性有关；β-内酰胺类抗生素生产工艺-晶型-稳定性的研究揭示，合理的生产工艺和理想的晶型可显著改善其相容性和稳定性。此外，β-内酰胺类抗生素含有多个手性中心且本身不稳定，对其杂质谱的分析，特别是对其同分异构体的控制也是质控要点。

（胡昌勤）

ānjītánggānlèi kàngshēngsù yàowù fēnxī

氨基糖苷类抗生素药物分析

（aminoglycoside antibiotic drugs analysis） 运用化学、物理学、生物学等原理和方法对氨基糖苷类抗生素进行的定性定量研究与测定。包括分析鉴定各种氨基糖苷类抗生素的化学结构和性质，测定氨基糖苷类抗生素的含量或效价，计算有关杂质和降解产物含量，对氨基糖苷类抗生素进行质量控制方法技术、标准规范研究等。氨基糖苷类抗生素为微生物发酵产品或半合成产物，链霉素（streptomycin）是1944年从灰链霉菌培养液中发现的第一个氨基糖苷类抗生素。采用化学修饰技术，不仅可以改变氨基糖苷类抗生素在体内的代谢与分布特性，且可以降低其耳肾毒性，增加抗耐药性。依替米星是中国学者对庆大霉素C_{1a}化学修饰自主研发的新药。

氨基糖苷类抗生素由氨基环醇、氨基糖和糖组成，氨基环醇与氨基糖缩合成苷；通常含3或4个环，B环（取代的脱氧链霉胺）为中心单元，A环和C环（4环化合物中C环为取代的呋喃糖）或D环为取代的氨基葡萄糖。按分子中环己醇衍生物的结构和取代方式，临床中常用的氨基糖苷类抗生素可分为三组：①2-脱氧链霉胺双取代衍生物，包括4,6-

二取代化合物如庆大霉素、卡那霉素（图 1）和 4, 5-二取代化合物如新霉素（图 2）。②大观霉胺 4, 5 双取代衍生物如大观霉素（图 3）。③链霉胍衍生物如链霉素（图 4），其中以第一组为多。

氨基糖苷类抗生素按其抗菌活性可分为三代。第一代以卡那霉素为代表，包括新霉素、巴龙霉素、链霉素和核糖霉素等；其结构特点是氨基糖完全羟基化；此类药物对铜绿假单胞菌无活性。第二代以庆大霉素为代表，包括妥布霉素、西索米星和小诺米星等；其结构中均含有脱氧氨基糖；此类药物具有抗铜绿假单胞菌的特点，且抗菌谱更广，对部分第一代药物耐药菌也有较强的抑杀作用。第三代以奈替米星为代表，包括阿米卡星、阿贝卡星、阿司米星和依替米星等；其均为氨基环醇上的氨基衍生物；虽然抗菌活性与母体化合物相比变化不大，但耳肾毒性减小，抗耐药性增强。氨基糖苷类抗生素的结构特点决定其口服给药基本不被吸收，因此主要制剂为注射剂，口服制剂仅用于胃肠道感染。

鉴别 氨基糖苷类抗生素药物可根据各自的物理、化学性质等采用不同的方法进行鉴别。化学反应法、光谱法、色谱法等均是其鉴别常用方法。氨基糖苷类抗生素大多呈白色或类白色粉末状，分子中的碱性基团（—NH_2 基）易与无机酸成盐，易溶于水但几乎不溶于有机溶剂；无特征性熔点，不具有特征紫外吸收。经酸或碱水解，可得到各种苷元、双糖或单糖，因此可以利用糖类的一般反应和苷元的特殊反应对其进行鉴别。采用高效液相色谱法、薄层色谱法，根据样品与对照品保留值的一致性进行鉴别也是常见的鉴别方法。此外，还可根据氨基糖苷类抗生素的结构特性采用显色法，例如：①莫利希（Molisch）试验。具有五碳糖或六碳糖结构的氨基糖苷类抗生素经酸性水解后，在盐酸（或硫酸）作用下脱水生成糠醛（五碳糖）或羟甲基糠醛（六碳糖），遇 α-萘酚或蒽酮显色。②茚三酮反应。氨基糖苷类抗生素与茚三酮缩合，生成蓝紫色化合物。③坂口反应。在碱性溶液中，链霉素水解产物链霉胍和 8-羟基喹林（或 α-萘酚溶液）分别同次溴酸钠反应，其产物再相互作用生成橙红色化合物。④麦芽酚反应。在碱性溶液

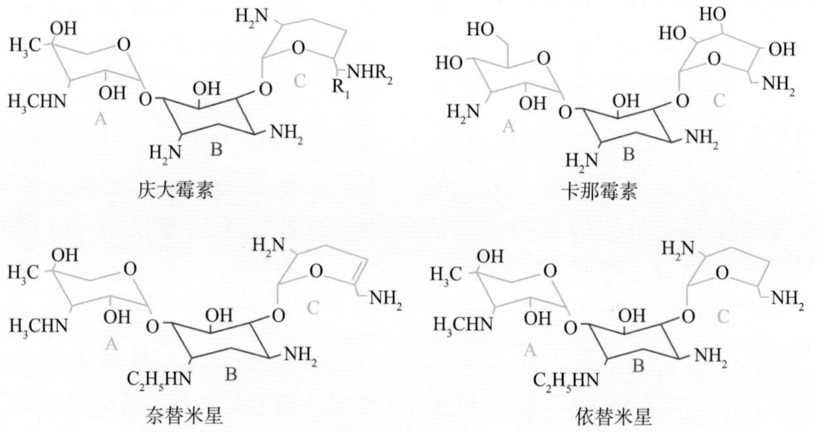

庆大霉素　卡那霉素

奈替米星　依替米星

图 1　2-脱氧链霉胺双取代衍生物：4, 6-二取代化合物

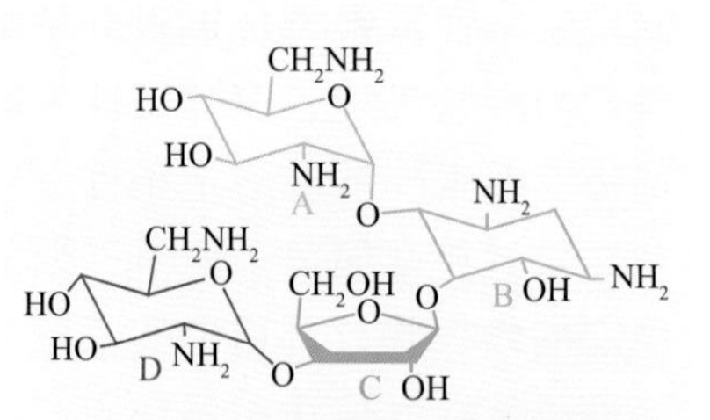

图 2　2-脱氧链霉胺双取代衍生物：4, 5-二取代化合物新霉素

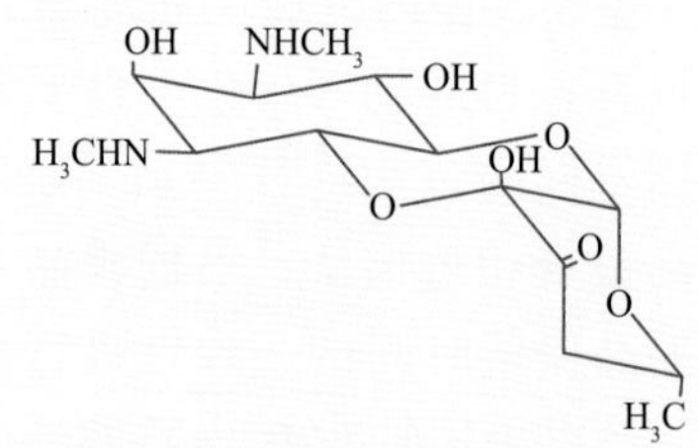

图 3　大观霉胺 4, 5 双取代衍生物大观霉素

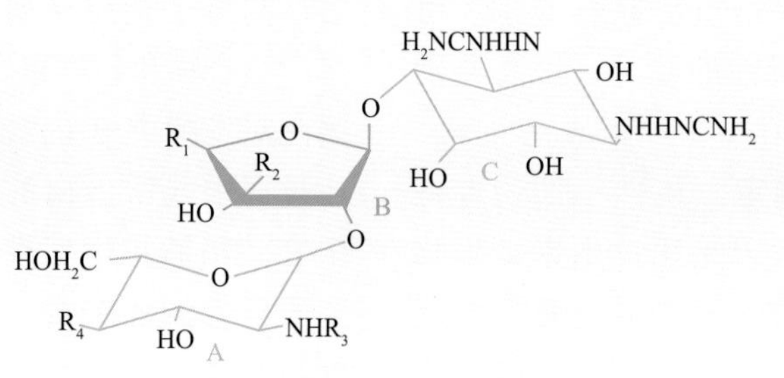

图 4　链霉胍衍生物链霉素

中，链霉素的链霉糖经分子重排扩环形成六元环，然后消除N-甲基葡萄糖胺，再消除链霉胍生成麦芽酚；麦芽酚可与铁离子（Fe^{3+}）结合形成紫红色络合物。也可以采用质谱法、核磁共振法等更灵敏的鉴别方法。不同鉴别方法的专属性不同，选择基于不同原理的鉴别方法，如官能团反应、光谱、色谱保留值等联合鉴别，可以实现专属性的互补，提高鉴别分析的准确性。

含量测定 氨基糖苷类抗生素早期常用的含量测定方法为抗生素微生物检定法，即遵循量反应平行线原理，以药物对数剂量和生物学响应值呈直线关系为定量的基础，利用与生物检定标准品进行对比检定，通过生物统计学方法判断试验是否成立，再根据检定结果计算供试品的效价。虽然微生物检定法能较直观地反映氨基糖苷类抗生素的抗菌作用，但由于微生物检定法所测定的是主组分、小组分和杂质的总活性，专属性不强，正逐渐被化学分析方法特别是高效液相色谱法所取代，对单一组分的氨基糖苷类抗生素已经基本不再用效价表征其含量。

反相高效液相色谱分析是氨基糖苷类类抗生素含量测定的常用方法。由于氨基糖苷类抗生素的分子极性较强，且不具有特征的紫外吸收峰，因此高效液相色谱法含量测定方法可分为直接法和衍生化法。直接法是当前药典的主流分析方法，其流动相中通常需添加三氟乙酸、五氟丙酸等离子对试剂，采用蒸发光散射检测器或电化学检测器进行检测。衍生化法分为柱前衍生化和柱后衍生化法两种，基本采用邻苯二甲醛等氨基衍生化试剂，衍生化产物可利用紫外检测器或荧光检测器检测。

项目 氨基糖苷类抗生素多为由发酵生产的多组分抗生素，组分间结构相似，因此采用高效液相色谱法对其组分的控制和杂质控制是氨基糖苷类抗生素质量控制的关键手段之一。蒸发光散射检测器在《中国药典》中作为氨基糖苷类抗生素组分或杂质控制的常用检测器，虽然灵敏度不如电化学检测高，但仍可满足对表观含量大于0.5%的组分或质的控制。液相色谱-质谱联用法作为定性手段已被广泛用于氨基糖苷类抗生素杂质结构的推断，结合核磁共振波谱法的分析，可以确证氨基糖苷类抗生素的小组分结构。

（胡昌勤）

sìhuánlèi kàngshēngsù yàowù fēnxī

四环类抗生素药物分析（tetracycline antibiotic drugs analysis）

运用化学、物理学、生物学等原理和方法对四环类抗生素进行的定性定量研究与测定。包括分析鉴定各种四环类抗生素的化学结构和性质，测定四环类抗生素的含量或效价，计算有关杂质和降解产物含量，对四环类抗生素进行质量控制方法技术、标准规范研究等。采用化学修饰技术，可以改善四环类抗生素的生物活性，产生新型抗生素。

金霉素（chlortetracycline）是20世纪40年代从放线菌金色链霉菌培养液中发现的第一个四环素类抗生素。四环素类抗生素的基本结构为四骈苯或萘骈萘的衍生物（图1）。通常将由链霉菌属微生物发酵液中直接获得的天然抗生素如金霉素、土霉素和四环素等称为第一代四环类抗生素；将化学修饰第一代四环类抗生素得到的抗生素如美他环素、多西环素和米诺环素等称为第二代四环类抗生素；将四环类母核的9位引入烷基取代的甘氨酰胺衍生物如替加环素（图2）称为第三代四环类抗生素。

四环类抗生素一般为黄色结晶性粉末；分子中存在酚羟基和烯醇型羟基显弱酸性；二甲氨基显弱碱性；故遇酸及碱均能生成相应的盐。四环类抗生素在弱酸性（pH 2.0~6.0）溶液中A环上4位手性碳原子构型易发生差向异构化；在酸性溶液（pH<2）中C环6位碳上的羟基脱水，在C_{5a}-C_6位上形成双键，并引起C_{11}-C_{11a}-C_{12}双键发生转移，使C环芳构化，产生脱水降解物；在碱性

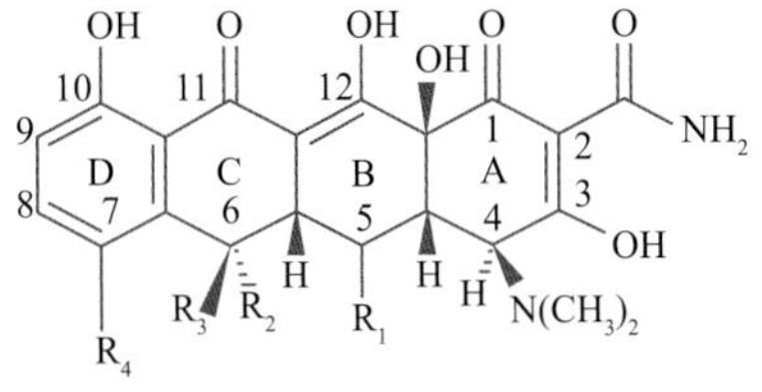

图1 四环类抗生素基本结构示意

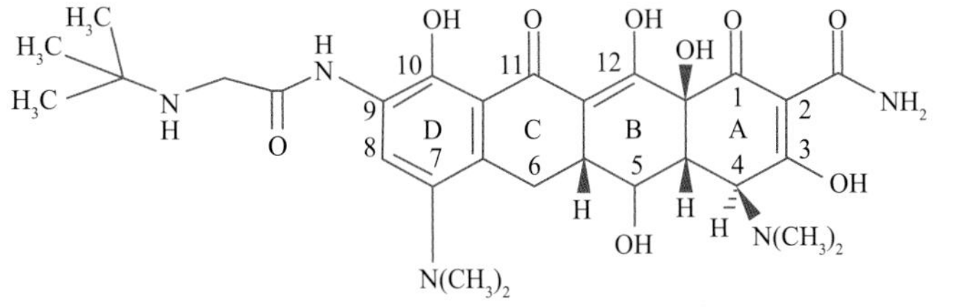

图2 替加环素结构示意

溶液中 C 环打开，生成无活性的具有内酯结构的异四环降解物，在紫外光下具有强烈的荧光；四环类抗生素的 C_{11}、C_{12} 位结构还能与许多金属离子形成有色络合物，其中以锆（Zr^{4+}）、钍（Th^{4+}）、铀（U^{6+}）、锌（Zn^{2+}）、铜（Cu^{2+}）、铝（Al^{3+}）、镁（Mg^{2+}）、铈（Ce^{3+}）和钴（Co^{2+}）等离子形成的络合物特别稳定，络合物具有强烈荧光，可用于四环类抗生素的鉴别和定量。

四环类抗生素通过特异性地与细菌核糖体 30S 亚基的结合，影响细菌的蛋白合成，为广谱抑菌剂，高浓度时具杀菌作用。对常见的革兰阳性菌、革兰阴性菌、厌氧菌和多数立克次体属、支原体属、衣原体属、非典型分枝杆菌属、螺旋体等微生物敏感。第三代四环类抗生素对第一、二代四环素类抗生素耐药菌敏感。

鉴别 四环类抗生素药物可根据其各自的物理、化学性质等采用不同的方法进行鉴别。采用高效液相色谱法，根据样品与对照品保留时间的一致性进行鉴别是最常见的鉴别方法。此外，还可根据四环类抗生素的结构特性采用显色法、紫外光谱、红外光谱等进行鉴别，也可以采用质谱法、核磁共振法等更灵敏的鉴别方法。不同鉴别方法的专属性不同，选择基于不同原理的鉴别方法，如官能团反应、光谱、色谱保留值等联合鉴别，可以实现专属性的互补，提高鉴别分析的准确性。

含量测定 四环类抗生素早期常用的含量测定方法为抗生素微生物检定法，即遵循量反应平行线原理，以药物对数剂量和生物学响应值呈直线关系为定量的基础，与生物检定标准品进行对比检定，通过生物统计学方法判断试验是否成立，再根据检定结果计算供试品的效价。虽然微生物检定法能较直观地反映四环类抗生素的抗菌作用，但由于微生物检定法所测定的是主组分和杂质的总活性，专属性不强，已基本被化学分析方法特别是高效液相色谱法所取代，不再以效价表征其含量。

反相高效液相色谱分析是四环类抗生素含量测定的常用方法。由于四环类抗生素为具有特征紫外吸收的两性化合物，因此药典方法基本采用紫外检测器，偏碱性的流动相（$pH \geqslant 8$），色谱柱采用耐碱的 C18 柱或聚乙烯-二乙烯苯色谱柱；且通过对色谱流动相 pH 值的筛选，可改变杂质分离的选择性，并有效改善色谱峰的拖尾。对生物样品及残留抗生素的测定，可通过固相萃取的方法富集样品，必要时还可采用液相色谱-质谱联用分析。

杂质检查 四环类抗生素的各类降解杂质生物活性消失，且差向异构体的毒性增强，因此采用高效液相色谱法对其杂质的控制是四环类抗生素质量控制的关键。虽然采用紫外检测器一般能满足常规样品色谱分析所需的灵敏度；为提高检测的灵敏度，还可采用电化学检测器和高效液相色谱-质谱联用等技术。对常见的四环类抗生素质谱裂解规律包括四环类抗生素金属离子络合物质谱裂解规律的系统总结，对鉴定四环类抗生素杂质具有指导作用。

（胡昌勤）

duōtàilèi kàngshēngsù yàowù fēnxī

多肽类抗生素药物分析（polypeptide antibiotic drugs analysis）

运用化学、物理学、生物学等原理和方法对多肽类抗生素进行的定性定量研究与测定。包括分析鉴定各种多肽类抗生素的化学结构和性质，测定多肽类抗生素的含量/效价，计算有关杂质和降解产物含量，对多肽类抗生素进行质量控制方法技术、标准规范研究等。多肽类抗生素主要为微生物次级代谢产生的具有肽键结构的抗生素，采用化学修饰技术如酯化等，可以改变多肽类抗生素在体内的代谢与分布特性。多肽类抗生素可具有抗细菌（包括抗革兰阳性菌、革兰阴性菌、常见耐药菌、结核菌等）、抗真菌、免疫抑制和抗肿瘤等多种生物活性。

多肽类抗生素的分子量多分布在 500~1500，其氨基酸组成除常见的 D-氨基酸外，尚有 β-氨基酸、N-甲基氨基酸等，蛋氨酸和组氨酸上常与脂肪酸、芳香酸、羟基酸、糖、胺、杂环等连接。从化学结构看，常见的多肽类抗生素基本可分为：①环状多肽，其仅由氨基酸以酰胺键或内酯键相连而成，如多黏菌素、杆菌肽、放线菌素、卷曲霉素、环孢素等。②糖肽类，分子中除含肽链外尚含糖链结构的抗生素，如万古霉素、去甲万古霉素、博莱霉素、平阳霉素等。多肽类抗生素的结构决定了其口服生物利用度非常低，临床中常见的制剂为注射剂和外用制剂。

多肽类抗生素通常通过影响敏感细菌细胞膜或细胞壁的通透性，引起细菌细胞的功能障碍发挥抗菌作用。如万古霉素通过不可逆地与革兰阳性菌细胞壁黏肽形成复合物，阻断细胞壁蛋白质的合成，进而使细菌死亡；多黏菌素可破坏革兰阴性菌外膜的完整性并导致其死亡；达托霉素可扰乱细菌细胞膜对氨基酸的转运，阻碍细菌细胞壁肽聚糖的生物合成，改变细胞质膜的性质等。而多肽类抗肿瘤抗生素的主要作用是引起DNA链断裂。

鉴别 多肽类抗生素药物可根据其各自的物理、化学性质等采用不同的方法进行鉴别。由于多肽类抗生素常含有多个组分，采用高效液相色谱法，根据样品与对照品保留时间的一致性进行鉴别是最常见的鉴别方法。此外，还可根据肽键的特性采用显色法、紫外光谱、红外光谱等进行鉴别，也可以采用质谱法、核磁共振法等更灵敏的鉴别方法。不同鉴别方法的专属性不同，选择基于不同原理的鉴别方法，如官能团反应、光谱、色谱保留值等联合鉴别，可以实现专属性的互补，提高鉴别分析的准确性。

含量测定 多肽类抗生素早期常用的含量测定方法为抗生素微生物检定法，即遵循量反应平行线原理，以药物对数剂量和生物学响应值呈直线关系为定量的基础，利用与生物检定标准品进行对比检定，通过生物统计学方法判断试验是否成立，再根据检定结果计算供试品的效价。虽然微生物检定法能较直观地反映多肽类抗生素的抗菌作用，但由于微生物检定法所测定的是主组分、活性小组分及杂质的总活性，专属性不强，正逐步被化学分析方法所取代。如去甲万古霉素的含量测定，已由高效液相色谱法替代了传统的效价测定方法；达托霉素等新药也不再以效价表征其含量。

反相高效液相色谱分析是多肽类抗生素含量测定的常用方法。由于色谱填料硅胶表面裸露的硅羟基易对多肽、蛋白质产生不可逆的吸附作用，高效液相色谱分析中常见色谱峰拖尾和峰分裂等问题。采用新型硅胶表面处理技术或基于新填料发展起来的色谱新分离模式，如亲水作用色谱技术分析，已经成为多肽类抗生素分析的新热点。

杂质检查 由于多肽类抗生素多为由发酵生产的多组分抗生素，组分间结构相似，因此采用高效液相色谱法对其组分的控制和杂质控制是多肽类抗生素质量控制的关键，如硫酸多黏菌素B的主组分为B_1、B_2、B_3和B_1-Ⅰ；采用高效液相色谱法分析硫酸多黏菌素B，除主成分外还能发现其他多达30余种的微量杂质。多肽类抗生素通常含有多个共轭结构，采用紫外检测器一般能满足常规样品色谱分析所需的灵敏度；为提高检测的灵敏度，还可采用荧光检测器、电化学检测器和高效液相色谱-质谱联用等技术；采用邻苯二甲醛柱后或柱前衍生化，荧光检测器法检测可使灵敏度提高2~3个数量级。

对博来霉素族抗肿瘤抗生素，通常其分离纯化工艺均使用硫酸铜作为螯合剂，中间体再经过脱铜工艺获得纯品。因此，对此类抗生素应考察残留铜盐。药典中一般采用原子吸收光度法进行铜盐检查；中国药典对盐酸平阳霉素采用紫外-可见分光光度法，在450nm的波长处进行铜盐检查。

（胡昌勤）

shēngwù yàowù fēnxī

生物药物分析（biological drugs analysis） 运用生物学、微生物学、化学、物理学等原理和方法对生物药物进行的定性定量研究与测定。包括分析鉴定各种生物药物的化学成分、组分结构，测定生物药物活性成分含量或评价整体效价，测定有效组分的含量比例，计算无效组分、有关杂质和降解产物含量等，以及对生物药物进行质量控制方法技术、标准规范研究等。生物药物是一类特殊的制品，是运用生物化学、生物技术、药学的原理和技术，由生物体整体或代谢产物、生物组织、细胞、体液等制成的，用于预防、治疗或诊断疾病的医药制品。包括生物制品、生物技术药物等。生物制品泛指以微生物、细胞、动物和人源组织、体液等为原料，用传统技术或生物技术生产的预防、治疗、诊断药品，如疫苗、血液制品等。生物技术药物指采用新型生物技术，人为地创造条件，利用微生物、植物、动物而生产出来的医药产品，如基因工程药物等。生物技术药物的原料来源包括天然和人工两部分，即天然生物材料和人工生物原料。天然生物材料有人体、动物、植物、微生物、海洋生物等。人工生物原料有人工免疫法制得的动物原料、基因工程技术制得的微生物、细胞等。

质量控制 从检测分析的质量要求及技术的不同可以分为三类：生物制品原液检定、预防类生物制品分析和治疗类生物制品分析。生物药物除用于患者的临床治疗和诊断外，还用于健康人预防疾病，特别是儿童的预防接种。制品质量差可能危害健康人。一些基因工程药物，特别是细胞因子药物还可参与人体功能的精细调节，在极微量的情况下就会产生显著的效应。因此，对生物药物必须进行严格的质量控制。在药品的生产、供应以及临床使用过程中都需要进行严格的过程管理，并采用有效的分析检测方法，对药品进行严格的分析检验。生物药物检测分析的内容可分为：一般理化检定、安全检定和效力检定三个方面。

理化检定 生物药物中的某些有效成分和无效有害成分，需要通过物理的或化学的方法才能检查出来，这是保证制品安全有效的一个重要方面。尤其是随着蛋白质化学、分子生物学和基因工程技术的发展，纯化菌苗、亚单位疫苗和基因工程产品也不断问世，因而理化检定技术方法也在逐渐成熟。

安全检定 生物药物在生产中一般会使用菌毒种，生产就须进行安全方面的全面检查，排除可能存在的不安全因素，以保证制品用于人体时不致引起严重反应或意外事故，必须抓好以下三方面的安全性检查：①菌毒种和主要原材料的检查。②半成品检查。③成品检查。

效力检定 生物制品是具有生物活性的制剂，效力一般采用生物学方法测定。生物测定是利用生物体来测定待检样品的活性或效价的一种方法。

方法 生物药物常用的定量分析法有酶法、电泳法、理化法、生物检定法等。

酶法 酶法通常包括两种类型：一种是酶活力测定法，是以酶为分析对象，目的在于测定样品中某种酶的含量或活性，测定方法有取样测定法和连续测定法；另一种是酶分析法，是以酶为分析工具或分析试剂，测定样品中酶以外的其他物质的含量，分析的对象可以是酶的底物、酶的抑制剂和辅酶活化剂，检测方法可采用动力学分析法和总变量分析法。两者检测的对象虽有所不同，但原理和方法都是以酶能专一而高效催化某化学反应为基础，通过对酶反应速度的测定或对生成物等浓度的测定而检测相应物质的含量。

电泳法 由于电泳法具有灵敏度高、重现性好、检测范围广、操作简便并兼备分离、鉴定、分析等优点，已成为生物药物分析的重要手段之一。电泳法的基本原理是在电解质溶液中带电粒子或离子在电场作用下以不同的速度向其所带电荷相反方向迁移，电泳分离就是基于溶质在电场中的迁移速度不同而进行的。根据电泳的分离特点及工作方式电泳可分为三大类：①自由界面电泳。②区带电泳。③高效毛细管电泳。常用的电泳法有纸电泳法、醋酸纤维薄膜电泳法、聚丙烯酰胺凝胶电泳法、十二烷基硫酸钠-聚丙烯酰胺凝胶电泳法、琼脂糖凝胶电泳法等。

理化法 理化分析方法种类较多，生物药物分析主要用到以下几种：①重量法，根据样品中分离出的单质或化合物的重量测定所含成分的含量。根据被测组分分离方法的不同，可分为提取法、挥发法、沉淀法。②滴定法，根据样品中某些成分与标准溶液能定量地发生酸碱中和、氧化还原或络合反应等进行测定。③比色法，根据样品与显色剂可发生颜色反应，可依颜色反应的强度测定含量。④分光光度法，样品或转化后的产物在某一波长处有最大吸收，在一定的浓度范围内，其浓度与吸收度成正比，则可进行定量测定。⑤高效液相色谱法，生物药物分析中常用的方法包括反相高效液相色谱法、高效离子交换色谱法、高效凝胶过滤色谱法等。

生物检定法 利用药物对生物体（整体动物、离体组织、微生物等）的作用以测定其效价或生物活性的一种方法。它以药物的药理作用为基础，生物统计为工具、运用特定的实验设计，通过供试品和相应的标准品或对照品在一定条件下比较产生特定生物反应的剂量比例，来测得供试品的效价。

（袁　军　王觉晓）

shēngwù zhìpǐn yuányè jiǎndìng

生物制品原液检定（biological products bulk assay）

应用物理学、化学、生物学等原理及药物分析方法和技术对生物制品原液进行的检测分析。生物制品原液指用于制造生物制品最终配制物或半成品的均一物质。对于多价制品，其原液是由单价原液配制而成。同一细胞批次制备的多个单次病毒收获液检定合格后合并为一批原液。生物制品是一类用于疾病预防、治疗和诊断的具有生物活性的制品。按组成和性质分类，人用生物制品包括疫苗（含病毒类、细菌类、类毒素、联合疫苗）、抗毒素及抗血清、血液制品、细胞因子和重组 DNA 制品、诊断制品，以及其他生物活性制剂。生物制品必须具备两个重要属性，即安全性和有效性。制品的质量来自严格的生产过程质量控制，在生产过程中，通过原液检定可以从源头控制制品质量，提前发现影响制品质量的隐患。生物制品原液检定包括鉴别试验、理化检定、安全检定和效力检定四个方面。

鉴别试验 特异性辨别制品中有效成分的检定项目。根据产品特性，可选择一种或一种以上的检测方法进行鉴别试验。

微生物学试验 ①染色镜检：如细菌性疫苗（如伤寒菌）革兰染色、卡介菌抗酸染色，在显微镜下观察菌体的染色反应、形态、大小、排列等，检查结果应符合

原始菌种的特性。②噬菌体裂解试验：用于鼠疫、布氏菌、炭疽活疫苗检定。噬菌体是一类细菌依赖性病毒，对一些细菌具有高度的专一性，当噬菌体侵染细菌时，可在细菌中繁殖并杀死细菌，形成噬菌斑。

血清学试验　用于抗原抗体类生物试验鉴别。相应的抗原与抗体在体外一定条件下作用，所出现肉眼可见的沉淀、凝集现象。①凝集试验，即颗粒性抗原（如细菌、螺旋体等）或表面载有抗原的颗粒状物质与相应抗体结合，在电解质参与下所形成的肉眼可见的凝集现象。②沉淀反应，即可溶性抗原与相应抗体结合，在有适量电解质存在下，按适当比例所形成肉眼可见的沉淀物现象。包括絮状沉淀、环状沉淀、凝胶内沉淀试验（琼脂扩散、免疫电泳）等。如絮状沉淀反应（类毒素疫苗）、单向琼脂扩散试验（流感疫苗）、双向琼脂扩散试验（多糖疫苗、血液制品等）、免疫电泳（血液制品）。③酶联免疫试验，用酶标记抗原或抗体检测未知抗体或抗原的方法。用于检测制品中是否含有特定抗原（抗体），如乙肝疫苗 HBsAg，甲肝疫苗病毒抗原，抗毒素（抗血清）制品蛋白质成分。④免疫印迹试验，是一种高分辨率凝胶电泳与免疫化学分析的结合技术。是将蛋白质转移到膜上，然后利用抗体进行检测。是检测蛋白质特性、表达与分布的一种最常用的方法，对已知表达蛋白，可用相应抗体作为一抗进行检测，对新基因的表达产物，可通过融合部分的抗体检测。如检查重组蛋白制品，结果应为阳性。⑤免疫斑点试验，是利用硝酸（或醋酸）纤维素膜作为固相支持物，进行抗原抗体反应的免疫学检测方法。如检查重组蛋白制品。⑥中和试验，病毒或毒素与相应抗体结合后，抗体中和了病毒或毒素，使其失去了对易感动物、鸡胚和细胞的致病力的试验。如乙脑活疫苗鉴别试验（细胞法）、肉毒毒素特异性检查（动物法）。

生物化学鉴别　主要针对微生态活菌制品原始菌种和重组蛋白制品原液检定。①微生态活菌制品，这类制品含有人体内正常菌群成员或具有促进正常菌群生长或活性作用的无害外籍菌，可保持稳定的活菌状态。按照中国药典收载的“细菌生化反应培养基”选择相应的培养基或其他适宜方法进行，结果应符合原始菌种的特性。②重组蛋白制品原液检定，通常检查如下项目：等电点测定，根据等电点不同来分辨蛋白质组分（等电聚焦电泳法）；紫外吸收光谱测定，对某一种重组蛋白质来说，其最大吸收波长（如 280nm）是固定的，呈特征性吸收。有的重组产品一级结构不含芳香族氨基酸，在 280nm 波长附近五最大吸收峰，可不做紫外吸收光谱测定；肽图分析，肽图谱对每一种蛋白质是特征性的、专一的，肽图谱分析与氨基酸组成和序列分析相结合，可作为蛋白质一级结构的精确鉴别；氨基酸组成分析，用微量氨基酸分析仪测定重组蛋白质的氨基酸组分，结果应与标准品一致；N 末端和 C 末端氨基酸序列测定，为重组蛋白质和肽的重要鉴别指标，鉴别多肽或蛋白质氨基端的性质和均一性。

理化检定　制品中的某些有效成分含量和无效有害成分，需要通过理化方法才能检查出来，这是保证制品安全和有效的一个重要方面。

一般理化检查　如外观、复溶时间、pH 值、固体总量等项目。固体总量测定值可用于计算纯度或某一成分的单位含量。

有效成分含量检查　①蛋白质含量测定：类毒素、抗毒素、纯化疫苗、血液制品、重组产品等需要测定蛋白质含量，以检查其有效成分或蛋白杂质，计算纯度和比活性。常用凯氏定氮法、双缩脲法、酚试剂法、紫外吸收法等方法测定。静注乙肝人免疫球蛋白（pH4）需要测定免疫球蛋白 IgG 含量，以控制其纯度。②多糖含量测定：多糖疫苗和多糖蛋白结合疫苗需要测定多糖含量，以控制有效成分的含量。根据产品特性，选择不同的测定方法。如流脑多糖疫苗需测定磷含量（A 群）、唾液酸含量（C 群）、O-乙酰基含量，以控制疫苗原液中多糖含量。Hib 疫苗需测定核糖含量，以计算结合物原液多糖含量。③高分子结合物含量测定：多糖蛋白结合疫苗（如 Hib）需要测定磷含量，以计算结合物原液中高分子结合物含量。

纯度检查　类毒素、血液制品和重组产品在提纯后要求检查蛋白质纯度，常用电泳法、凝胶层析法、免疫印迹法等方法。多糖疫苗需要测定多糖纯度，或测定核酸含量以控制其纯度。常用超速离心法、电泳法、旋光测定法、凝胶色谱法等方法。

分子量或分子大小测定　纯化重组蛋白质制品（如促红素）需要测定分子量，纯化多糖体疫苗需要测定多糖体的分子大小及其分子量。

防腐剂含量　为了脱毒、灭活或防止杂菌污染，生物制品在制备过程中常加入苯酚、甲醛等防腐剂或灭活剂。药品标准中对其含量都有限度范围要求。

有害成分残留量测定 在生产过程中应该除去又不能完全除去的成分，国家药典对其残留量均有限度要求。这些成分包括：①生物污染物。宿主细胞或菌体蛋白质、鼠IgG，外源性DNA等。②工艺添加剂。乙醇、碳二亚胺（偶联剂）、去氧胆酸钠（细胞裂解剂）、聚山梨酯80（病毒灭活剂）、抗生素、小牛血清等。③产品副产物。抗人T细胞免疫球蛋白中人红细胞抗体、人血小板抗体等。

安全检定 在生产过程中，预防或治疗用生物制品必须进行安全检定，排除可能存在的不安全因素，以确保制品用于人体时不会造成危害。

无菌与纯菌检查 ①无菌检查。旨在检查国家标准要求无菌的生物制品是否无菌。检查方法除有专门规定外，均应按药典附录中无菌检查法执行。②纯菌检查。旨在检查细菌性活疫苗是否污染本菌以外的杂菌。基本要求同无菌检查法，但应避免采用适宜本菌生长的培养基，以防本菌繁殖过速而抑制杂菌生长。

外源性污染检查 ①外源病毒检查。组织培养疫苗，可能通过培养病毒的细胞带入有害的潜在病毒，这些外源病毒也可在培养过程中同时繁殖，导致制品污染。这一类疫苗需要进行外源病毒检查，如口服脊灰疫苗（猴肾细胞）SV40核酸序列检查、乙脑减毒活疫苗（地鼠肾细胞）反转录酶活性检查（聚合酶链式反应扩增法）。②支原体检查。组织培养疫苗，可能通过用于生产的细胞、小牛血清带入支原体，需要检查病毒收获液或疫苗原液是否有支原体污染。③热原与内毒素检查。血液制品、抗毒素、多糖及多糖蛋白结合疫苗、重组蛋白制品等，其原材料或在制造中，有可能被细菌或其他物质污染并带入制品，可引起机体发生致热反应，这些制品的原液必须检查热原质。

杀菌、灭活和脱毒情况检查 灭活疫苗和类毒素等制品因其菌毒种多为致病性强的微生物，如未被杀死或解毒不彻底，使用时就会发生严重事故。故需做下列检查：①无菌检查。旨在检查有无本菌生长，应选用适宜本菌生长的培养基。检查方法基本同检查外源性杂菌方法。②活毒检查。检查灭活病毒疫苗解毒是否完全，用小鼠等敏感动物试验。③解毒试验。检查类毒素等需要脱毒的制品脱毒是否完全。用敏感动物进行试验，如检查破伤风类毒素，用豚鼠试验，若脱毒不完全，有游离毒素存在，可使动物发生破伤风症状以致死亡。白喉类毒素，系用家兔作皮肤试验，应为阴性。

残余毒力和毒性物质检查 ①残余毒力试验。检查活疫苗是否有允许的轻微毒力存在，减毒株病毒是否有毒力返祖。残余毒力能在接种动物的机体反应中表现出来，如口服脊灰疫苗（猴肾细胞）原液的猴体神经毒力试验。②一般安全试验。系生物制品的非特异性毒性的通用安全试验，检查制品中是否污染外源性毒性物质以及是否存在意外的不安全因素。常采用较大剂量的样品注射小鼠或豚鼠，观察是否对动物有不良影响，如异常毒性检查。③毒性试验。一些灭活疫苗经杀菌、灭活、提纯等工艺后，本身所含的某种成分仍具有毒性，动物注射达到一定剂量时，可引起机体有害反应，甚至死亡。如百日咳不耐热毒素试验、特异性毒性检查、小鼠白细胞增多试验等。

效力检定 生物制品的效力，一是指其有效成分的含量水平，二是指其在机体中建立自动（或被动）免疫后的抗感染能力。一般采用生物学方法测定。

体外测定法 ①菌体浓度测定。检定灭活细菌疫苗，按细菌浊度标准测定。如伤寒疫苗。②活菌数或病毒滴度测定。用于活疫苗效力检定。细菌性活疫苗（如卡介苗）多以制品中的抗原菌的存活数表示其效力（活菌率%）。病毒性活疫苗（如乙脑活疫苗）多以病毒滴度表示其效力（PFU/ml、50% $TCID_{50}$），常用组织培养法测定。③血清学试验。体外抗原抗体试验，测定抗原活性或抗体水平。抗原含量测定：如采用酶联免疫试验法测定甲肝灭活疫苗中的甲肝病毒抗原含量，并以参比苗为标准，计算供试品的相对效力；用单向免疫扩散试验测定流感疫苗血凝素含量；用火箭免疫电泳法测定伤寒Vi多糖含量，通过固定琼脂中抗体浓度，以抗原浓度为横坐标，各稀释度标准抗原泳动后的沉淀峰为纵坐标，绘制标准曲线，根据样品的沉淀峰长度计算待测抗原的含量。抗体水平测定：如采用Vero细胞法测定白喉疫苗效价，通过测定经供试品、标准品分别免疫后的小鼠血清中的白喉抗毒素水平，计算供试品的效价；用放射免疫法（竞争性放射饱和分析法）测定抗-HBs效价；用快速荧光灶抑制试验法（BSR细胞）测定狂犬病人免疫球蛋白效价；用E花环形成抑制试验、淋巴细胞毒试验法测定抗人T细胞免疫球蛋白效

价。④体外生物活性测定。用于检定重组蛋白、血液制品等。如用酶联免疫试验法测定促红素体外生物活性；用细胞病变抑制法测定干扰素生物活性；用一期法（凝血酶原时间法）测定人凝血因子类血液制品的效价（如因子Ⅱ、Ⅶ、Ⅷ、Ⅸ、Ⅹ）。

体内试验法 ①动物保护力试验（或免疫力试验）：将制品对动物进行自动或被动免疫，用活菌、活毒或毒素攻击，判定制品的保护力水平。如伤寒疫苗免疫力试验。②动物中和试验：用于抗毒素效价测定。试验中用不同量抗毒素（检品）与定量毒素相混合，水浴加温后注射动物，根据对照组和试验组的动物死亡时间和数量，判定并计算结果。如破伤风抗毒素效价测定（小鼠法）、白喉抗毒素效价测定（家兔皮肤试验法）。③体内生物活性测定：利用动物体内某些指标的变化，定出产品的单位。用于检定重组蛋白制品，如促红素体内活性测定（网织红细胞法）。

（袁 军 王叔桥）

yùfánglèi shēngwù zhìpǐn fēnxī

预防类生物制品分析（preventive biological products analysis）

运用生物学、微生物学、化学、物理学等原理和方法对预防类生物药物进行的定性定量研究与测定。包括分析鉴定各种预防类生物制品的化学成分、组分结构，测定活性成分或效价，测定有关杂质和无效组分含量，对其安全性进行评价，以及对生物药物进行质量控制方法技术、标准规范研究等。预防类生物制品是指为预防、控制感染性疾病的发生和传播，用于人体接种的生物制品，主要是疫苗类和类毒素类药物。疫苗根据其抗原种类、种类数和工艺，可分为细菌类疫苗、病毒类疫苗、联合疫苗、结合疫苗和多价疫苗。类毒素是细菌的外毒素经甲醛处理后，失去毒性而仍保留其免疫原性，能刺激机体产生保护性免疫的制剂，可与死疫苗混合制成联合疫苗，例如百白破疫苗是由百日咳疫苗、精制白喉和破伤风类毒素按适量比例配制而成。

疫苗的出现是人类发展史上一件具有里程碑意义的事件。控制传染性疾病最主要的手段就是接种预防性疫苗。疫苗的发展经历了3次革命：第一次疫苗革命是19世纪末以巴斯德为代表的诸如霍乱灭活疫苗和狂犬病毒减毒活疫苗的发明；第二次疫苗革命是20世纪80年代采用核酸重组技术和蛋白化学技术制备的诸如乙肝亚单位疫苗等；第三次革命是20世纪90年代开发研制的核酸疫苗。根据疫苗种类的不同，生产工艺也有所差别，一般流程如下：①将菌种或毒种接种至培养物中，培养物可能是培养基、动物、禽胚或细胞等。②收获抗原，或是培养液，或是含毒组织，或是胚液或细胞液等。③灭活或不灭活，如果是减毒活疫苗就不灭活。④配苗，经检验合格的菌液或病毒液与佐剂或保护剂按比例混合均匀；分装或分装后冻干。

《中国药典》2015年版三部是生物制品质量标准和检定方法的技术规范和法定依据，其前身是《中国生物制品规程》，自第一部生物制品国家标准《生物制品法规》（1952年版）颁布以来，历经多次修订。根据2015年版《中国药典》，对疫苗的检定可分为四方面：①鉴别试验。一般采用免疫学检测技术，如免疫扩散法、免疫沉淀法、特异血清凝集试验等。染色镜检也是常用鉴别方法。如果采用动物法，在疫苗注射动物后应产生相应的抗体。②理化检查。包括外观、装量、pH值、水分、纯度及蛋白质、氢氧化铝、游离甲醛、苯酚和硫柳汞含量等。③有效性检查项。包括活菌数测定、免疫原性检查、多糖含量、效价测定、效力试验等。效价测定是有效性检查中的重要项目，一般采用免疫—攻击方法进行，即使用对应的病原体攻击经供试品与标准品分别免疫后的小鼠/豚鼠/兔，比较其存活率，计算供试品效价，也有某些疫苗采用细胞法进行体外试验。根据疫苗品种的不同，有效性检查项也有所不同，其检验方法和判定标准在药典中都有明确规定。④安全性检查项。包括无菌检查、纯度检查、异常毒性检查、特异性毒性检查和微生物限度检查等。

（袁 军 秦 力）

xìjūnxìng yìmiáo fēnxī

细菌性疫苗分析（bacterial vaccines analysis）

运用化学、物理学、生物学等原理和方法对细菌性疫苗药物进行的安全性、有效性、质量稳定性相关的研究和检测。细菌类疫苗是指由死的或减毒的活菌或其衍生物制成的用于预防相应细菌所致疾病的生物制品。人用细菌性疫苗有卡介苗、百日咳疫苗、白喉疫苗、脑膜炎球菌疫苗、伤寒疫苗、破伤风疫苗、霍乱疫苗、流感嗜血杆菌疫苗、肺炎疫苗、痢疾疫苗、鼠疫疫苗、炭疽疫苗等。细菌性疫苗包括灭活疫苗、减毒活疫苗、亚单位疫苗、联合疫苗等，各种类的特点和作用不同，检测分析的内容也不同。细菌性疫苗首先要做好源头的检测与分析，《中国药典》2015年版三部规定，细菌性疫苗生产用菌种种子批的检定要符合相关各论的要求；检定内容包括菌种形态特征、培养特征、增殖能力、分子遗传标识、免疫学特征、毒力、毒性、毒性逆转、免疫原性、免疫力试验等。

细菌性灭活疫苗分析 灭活疫苗又称死疫苗，是用化学或物理方法将具有感染性的致病菌杀死，使其失去致病力和传染性，但保留其免疫原性而制成的生物制剂。其主要成分为细菌菌体，接种途径主要有注射和口服途径，常见的灭活疫苗有：伤寒疫苗、口服霍乱疫苗。死疫苗的优点是稳定、易于保存和运输；其免疫效果不受机体内循环抗体的影响。死疫苗的缺点是需多次免疫，保护期短且有的副作用大，免疫接种时的可接受性差。灭活疫苗的检测分成三个部分：原液检定、半成品检定、成品检定。原液检定一般包括鉴别试验、染色菌检、凝聚试验、浓度测定（细菌滴度测定）、免疫力试验、微生物限度、无菌检查等。半成品检定主要包括无菌检查等。成品检定一般包括鉴别试验、外观检查、装量检查、崩解时限、pH 值、苯酚含量、游离甲醛含量、免疫力试验、无菌检查、异常毒性检查等。

细菌性减毒活疫苗分析 减毒活疫苗是指通过不同的方法手段使致病菌的毒力（致病性）减弱或丧失后而获得的一种保留免疫原性的由完整减毒或无毒的微生物制成的疫苗。其主要成分为活的细菌，接种途径主要有口服、皮内注射和皮上划痕等途径，如皮内注射用卡介苗、皮上划痕用炭疽疫苗、皮上划痕用鼠疫疫苗和口服痢疾疫苗等。减毒活疫苗优点是免疫力强、作用时间长、接种量小、接种次数少、无需添加佐剂。缺点是疫苗有效期短、存在潜在的致病风险、疫苗保存运输条件高。减毒活疫苗的检测分成三个部分：原液检定、半成品检定、成品检定。原液检定一般有菌种检定，菌种鉴别、纯菌检查、毒力试验、免疫力试验等。半成品的检定有纯菌检查、浓度测定、沉降率测定、活菌数测定、活力测定等。成品检定一般包括鉴别试验（如抗酸染色涂片检查等）、纯菌价差、效力测定、活菌数测定、无毒菌试验、外观检查、装量检查、pH 值、热稳定性试验等。

细菌性亚单位疫苗分析 亚单位疫苗是指将细菌或细菌衍生物，经化学、物理方法处理，去除无效物质，提取其有效抗原部分制备的一类疫苗。亚单位疫苗检测分析依不同类药物的特点而不同。以亚单位疫苗抗原成分又可分为三类。

细菌性多糖疫苗 将细菌中能引起特异性保护作用的多糖抗原成分提取纯化制成的疫苗。例如肺炎球菌的夹膜多糖、伤寒沙门菌 Vi 多糖等疫苗。优点是多糖疫苗中成分固定且稳定性好、毒副作用小。缺点是多糖疫苗的多糖抗原是非 T 细胞依赖性抗原，无免疫记忆性，需多次接种，且 2 岁以下儿童对多糖抗原无免疫应答。这类疫苗的分析也分成三个部分，如伤寒沙门菌 Vi 多糖疫苗的检定：原液的检定包括免疫双扩散法鉴别试验、固体总量、蛋白质含量、核酸含量、乙酰基含量、多糖分子大小测定、苯酚残留量测定、无菌检查、细菌内毒素测定；半成品需要做无菌检查；成品检定需要做鉴别试验、渗透压摩尔浓度测定、防腐剂测定、多糖含量、乙酰基含量、无菌检查、异常毒性检查、细菌内毒素检查、热原检查、外观、装量、pH 值等。

细菌性多糖与蛋白结合疫苗 将细菌中能引起特异性保护作用的多糖抗原成分提取纯化，再使用化学方法将多糖与蛋白质载体共价结合，实现抗原类型的转变的疫苗。其优点主要表现在：能激发 2 岁以下儿童、老年人和免疫缺陷者体内产生有效的免疫应答，且能维持更长时间，用其他病原微生物的蛋白成分作为载体时，能起到联合免疫的效果。如 7 价肺炎链球菌多糖结合疫苗、Hib 多糖结合疫苗、伤寒 Vi 多糖结合疫苗、A 群 C 群脑膜炎球菌多糖结合疫苗等。这类疫苗的检定由原液、半成品、成品几个部分组成，如 A 群 C 群脑膜炎球菌多糖结合疫苗。原液检定包括菌种原液、多糖原液检定，有鉴别试验、固体总量、蛋白质含量、核酸含量、乙酰基含量、磷含量、唾液酸含量、多糖分子大小测定、苯酚残留量测定、无菌测定、细菌内毒素测定等。多糖衍生物测定（衍化率），结合物原液测定、多糖含量测定、多糖与蛋白质比值测定，游离多糖含量测定，以及碳二亚胺残留量测定、氰化物残留量测定等。半成品检定主要是无菌检查。成品检定除了常规制剂测定项目外，还要做渗透压摩尔浓度测定、多糖含量测定、游离多糖含量测定、效力试验、无菌试验、热原检查、细菌内毒素检查、异常毒性检查等。

以蛋白质为抗原的类毒素疫苗 以细菌产生的外毒素经解毒精制而成的疫苗，是一种主动免疫制剂，主要用于细菌毒素性疾病的预防。如破伤风疫苗和白喉疫苗。前者是用破伤风梭状芽胞

杆菌在适宜的培养基中培养产生的毒素经过甲醛脱毒、精制，加入氢氧化铝佐剂制成的。后者是用白喉杆菌在适宜的培养基中培养产生的毒素经甲醛脱毒、精制，加入氢氧化铝佐剂制成。此类疫苗的分析检测也是分成原液、半成品、成品三部分。原液检定要对菌种进行染色镜检鉴别、生化反应试验、产毒试验、特异性中和试验，类毒素原液检定，脱毒检查、絮状单位测定、特异性毒性检查、毒性逆转试验等。半成品主要是无菌检查。成品检定包括鉴别试验、氢氧化铝含量、氯化钠含量、硫柳汞含量、游离甲醛含量、效价测定、特异性毒性检查等。

联合疫苗分析 两种或两种以上疫苗原液按特定比例配合制成的具有多种免疫原性的疫苗，如吸附百白破联合疫苗。是能预防多种疾病的联合制剂，其中包括在注射前混合的制剂和载体疫苗；能预防由同一病原体的不同株或不同血清型的同一疾病的多价疫苗；用多种疫苗同时进行免疫接种，以达到预防多种传染病的目的。含有多种有良好免疫原性和稳定性的抗原、生产成本低廉、接种途径简单、一次接种能产生多种免疫和无毒副作用的疫苗。联合疫苗又可分为两类：①多联疫苗。采用多种具有免疫原性的抗原联合制成的多联疫苗，用于预防不同病原体引起的传染病，如百白破联合疫苗，预防百日咳、白喉、破伤风引起的疾病。②多价疫苗。是采用同一种微生物不同株或不同型别制成的多价联合疫苗，多价疫苗是用于预防一种病原体的不同血清型所引起的感染性疾病，如肺炎多糖疫苗，由代表 13 种或 23 种不同血清型的细菌多糖组成，但只能预防肺炎球菌的感染。

联合疫苗的检测分析首先要考虑单独的各个疫苗的检测项目，除此外还要考虑影响联合疫苗免疫效果的各因素，各组分间的化学和物理作用可影响疫苗的免疫应答，还需要注意佐剂、缓冲剂、赋型剂、储存剂对联合疫苗的影响。检定步骤包括混合前的原液检定、混合后原液检定、半成品检定、成品检定。

（唐建蓉　陈翠萍　粟晓黎）

bìngdúxìng yìmiáo fēnxī

病毒性疫苗分析（viral vaccines analysis） 运用生物学、化学、物理学等原理及药物分析技术方法，对病毒性疫苗的安全性、有效性、质量稳定性相关的研究和检测。疫苗是将病原微生物（细菌、病毒、立克次体等）及其代谢产物，经过人工减毒、培养、灭活，或利用基因工程等方法制成的用于预防传染性疾病的生物制品类药物。其中用病毒或其代谢产物制成的为称为病毒性疫苗，亦称病毒类疫苗，用于预防、控制病毒感染性疾病。如通过接种牛痘疫苗预防由天花病毒感染引起的天花传染病；通过给儿童接种脊髓灰质炎疫苗，可以预防由脊髓灰质炎病毒感染并可能导致终生残疾的“小儿麻痹症”。

病毒性疫苗的分类方法多种多样。最常用的方法是按照疫苗生产技术分类，即分为灭活疫苗、减毒活疫苗、基因工程疫苗等。病毒性疫苗中，灭活疫苗包括乙型脑炎灭活疫苗、双价肾综合征出血热灭活疫苗、人用狂犬病疫苗、甲型肝炎灭活疫苗、流感全病毒灭活疫苗、森林脑炎灭活疫苗、流感病毒裂解疫苗等；减毒活疫苗包括麻疹减毒活疫苗、风疹减毒活疫苗、腮腺炎减毒活疫苗、水痘减毒活疫苗、乙型脑炎减毒活疫苗、甲型肝炎减毒活疫苗、脊髓灰质炎减毒活疫苗、口服轮状病毒疫苗、黄热病疫苗、天花疫苗等；基因重组疫苗包括重组乙型肝炎疫苗、重组戊型肝炎疫苗等。

项目 病毒性疫苗常见的检测项目可分为四类：①工艺质量相关项目。如外观、装量、pH 值、渗透压、佐剂含量（如使用铝佐剂含量）等，一般使用理化方法对疫苗进行检测。②安全性相关项目。如鉴别试验、无菌检查、异常毒性检查、细菌内毒素检查等。③效力相关项目。对疫苗有效成分的含量和免疫后产生的抗体水平等进行检测，如小鼠效力试验、体外相对效力测定等。④残留物质检查。包括制品工艺相关和产物相关的残留物质，如残余宿主细胞 DNA 含量、残余抗生素含量、残余宿主细胞蛋白质含量、游离甲醛含量（如使用）、聚乙二醇含量（如使用）等的检测。

质量控制 从生产过程的质量控制进行的检测可分为五类：①毒种检定。包括鉴别试验、病毒滴度、无菌试验、支原体检查、病毒外源因子检查、病毒毒种的关键基因稳定性、毒种免疫原性、毒种动物体内安全性（减毒活疫苗）等项目。②病毒收获液检定。包括无菌、支原体检查、病毒滴度等项目。③原液检定。包括无菌、支原体检查、残余宿主细胞蛋白质和 DNA 含量（如需要），灭活疫苗中的病毒灭活验证试验、抗原含量、蛋白质含量、残余牛血清白蛋白含量；活疫苗中的病毒滴度、安全性试验（如需要，如反转录酶活性检查）等项目。

④半成品检定。包括无菌检查、病毒滴度或抗原含量（如需要）等项目。⑤成品检定。包括鉴别、外观、pH值、渗透压、无菌、异常毒性、细菌内毒素、水分（冻干制剂）、病毒滴度（活疫苗）、效价、热稳定性试验、牛血清白蛋白残留量、抗生素残留量、体内安全性检查（如需要）等项目。

灭活疫苗的质量控制点及检测项目　灭活疫苗的主要生产工艺为应用病毒感染细胞、病毒培养、收获和释放、分离、灭活、纯化病毒颗粒等。为了促进细胞的生长，使用的培养基通常为人工合成，可能含有动物源性或人源性物质，对于外源物质成分的检测为关键控制点之一；对于单次病毒收获液需要监测无菌、支原体和病毒滴度。根据不同疫苗的工艺，需要在纯化之前或纯化之后进行病毒的灭活，灭活效果的监测也是一个关键控制点；此外，对于原液还需要监测无菌、蛋白质含量、抗原含量、残留宿主细胞蛋白质含量和DNA含量、残留牛血清白蛋白含量等。对于灭活疫苗的检测项目，包括鉴别试验、外观、装量、pH值、渗透压、效力（包括热稳定性）、无菌、细菌内毒素、异常毒性、抗生素残余量、工艺相关杂质、佐剂含量、防腐剂含量等。工艺相关杂质如游离甲醛、聚乙二醇（PEG 6000）等，如生产中使用过，则需检测其含量是否符合要求；包括佐剂如铝佐剂、防腐剂如硫柳汞等。

减毒活疫苗的质量控制点及检测项目　减毒活疫苗的主要生产工艺为应用减毒病毒株感染细胞、病毒培养、收获和释放、分离、纯化病毒等。为了促进细胞的生长，使用的培养基通常为人工合成，可能含有动物源性或人源性物质，对于毒种安全性、稳定性及其外源因子的检测为关键控制点。减毒活疫苗的主要检测项目包括如鉴别试验、外观、无菌检查、支原体、病毒滴定、外源因子检查、免疫原性检查、热稳定性试验、体内安全性检查（如需要）等。

基因工程疫苗的质量控制点及检测项目　基因工程疫苗的主要生产工艺为表达蛋白质的细菌、酵母或细胞的培养、细胞破碎、目的蛋白质的分离和多步纯化、浓缩、更换缓冲体系、无菌过滤等。由于表达系统对于人体来说为外源物质，因此对于目的产物的纯度、外源物质成分的检测为关键控制点之一。基因工程疫苗的主要检测项目包括如表达的目的蛋白的纯度、鉴别（分子量、一级结构如肽图等）、蛋白质活性、宿主细胞蛋白质和DNA残留量、工艺相关杂质、外观、装量、pH值、效力或体外相对效力、无菌、异常毒性、细菌内毒素等。工艺相关杂质如聚乙二醇、吐温、铝佐剂等，如生产过程中使用，需检测其含量是否符合要求。

（唐建蓉　何　鹏　胡忠玉）

liánhé yìmiáo fēnxī

联合疫苗分析（combined vaccines analysis）　运用生物学、化学等原理和药物分析技术方法对联合疫苗进行的安全性、有效性、质量稳定性的测试及评价。又称联合疫苗类药物分析。包括分析鉴定该类药物的成分组成、理化性质，测定其生物活性及效价，检查防腐剂、佐剂和有关非活性组分含量，对该类药物进行质量控制方法技术、标准规范研究等。联合疫苗是指由两个或多个活的、灭活的病原体或者提纯的抗原联合配制而成的一种混合制剂，用于预防不同病原体或同一病原体的不同种或不同血清型而引起的感染性疾病，故联合疫苗又分多联疫苗和多价疫苗。多联疫苗可预防不同的疾病，如百日咳白喉破伤风联合疫苗，用于预防百日咳、白喉和破伤风3种不同的疾病；麻疹腮腺炎风疹联合疫苗用于预防麻疹、腮腺炎和风疹病毒的感染。多价疫苗可预防不同亚型或血清型引起的同一种疾病，如23价肺炎多糖疫苗，是由23种不同血清型的肺炎球菌多糖组成的疫苗，可预防23种不同血清型肺炎球菌引起的感染，但只预防肺炎球菌引起的感染；三价脊髓灰质炎减毒活疫苗或灭活疫苗由Ⅰ、Ⅱ、Ⅲ型组成，预防脊髓灰质炎Ⅰ、Ⅱ、Ⅲ型病毒引起的感染。

早期的联合疫苗是20世纪40年代的三价流感病毒疫苗、六价肺炎球菌疫苗、百日咳白喉破伤风三联混合疫苗。20世纪60年代三价脊髓灰质炎减毒活疫苗上市，20世纪70年代麻疹腮腺炎风疹三联疫苗和麻疹风疹二联疫苗、四价脑膜炎球菌疫苗依次上市。由于儿童疫苗不断增多，研发更复杂的联合疫苗的尝试和努力也在逐步加大，主要分为：以百白破为基础的联合疫苗，在此基础上加入三价脊髓灰质炎灭活疫苗、b型流感嗜血杆菌和乙型肝炎等抗原；以乙型肝炎或甲型肝炎为基础的联合疫苗；以麻腮风为基础的联合疫苗；以b型流感嗜血杆菌、脑膜炎球菌或肺炎球菌结合疫苗组成的联合疫苗等。经过70多年的发展和努力，到21世纪初，已获批准使用的各种联合疫苗达几十种，其在减少接种针次、简化免疫程序、降低免疫成本、提高疫苗接种覆盖率、减低疫苗的不良反应方面发挥了重要作用。

联合疫苗不是简单的组合疫苗，因此对其进行的检测分析既包括对每一种疫苗组分的检测，也包括对疫苗整体质量的检测。联合疫苗的质量控制，一般包括对各疫苗组分原液的质量控制和对联合疫苗成品的质量控制两个部分，以此保证制品在安全和效力方面的质量。其检验项目包括鉴别试验、物理和化学检查、有效组分含量测定、纯度测定、有效性检查、安全性检查等。

鉴别试验 特异性鉴别疫苗成分的检测。在联合疫苗鉴别试验中需对每一活性组分进行检测，以证明制品的内容物与其标示相一致。一般采用免疫学检测技术，如免疫扩散法、絮状反应法、酶联免疫吸附法等进行，对于不能采用免疫法检测的成分，可根据疫苗组分的性质选择质谱法、肽图、末端氨基酸序列分析、聚合酶链式反应法、核磁共振等方法进行鉴别。如果采用动物法对各组分进行效价测定，证明免疫动物后产生了相应抗体，也可将其作为成分鉴别的方法。鉴别试验可用于疫苗原液和成品检测。

理化检查 评价疫苗物理和化学性状的检测。物理检查一般包括外观和装量检测，化学检查包括 pH 值、水分、氯化钠含量、渗透压、佐剂和防腐剂含量等检测。物理和化学检查大多属于疫苗的常规检测项目，用于成品检测。

含量测定 对疫苗各有效组分含量的测定。一般根据有效组分的种类，分别采用不同的方法进行测定。如蛋白质组分可用凯氏定氮法、福林-酚试剂法［又称劳里（Lowry）法］、酶联免疫吸附法等来测定；多糖组分可用化学显色法、色谱法、速率比浊法等测定；病毒样颗粒可用荧光定量聚合酶链式反应、层析法等检测。联合疫苗各有效组分达到一定含量的要求才能保证其有效性，检测分析时应考虑各组分间的干扰问题，若在原液和成品中均难以进行准确定量测定时，其有效性评价则依赖于效力试验。

纯度测定 确证疫苗各有效组分纯度进行的检测。方法主要有高效液相色谱法、凝胶电泳法、毛细管电泳法、絮状单位测定法等。在联合疫苗的成品中，各组分纯度有时难以分别测定，可以考虑在其原液中进行测定。

效力试验 为了评价疫苗各组分能够刺激机体产生特异生物学效果的能力而进行的测定。效力试验分为体内试验和体外试验。体内试验大多在动物体内进行抗原免疫原性分析，通过动物的体液免疫应答或细胞免疫应答来评价疫苗的效力，需对每一种抗原的免疫应答以及应答的质量，如动物的保护力，所产生抗体的性质和中和靶抗原或毒素的能力等进行评价。对于一个新的疫苗或者联合疫苗中含有人体未曾使用过的新抗原，如有动物模型，应首先用动物模型对其免疫原性进行分析。在没有适宜的动物模型时，体外的细胞学实验、杀菌实验、免疫组化等效力测定方法也是可选择的替代方法。联合疫苗中各有效组分的效力应达到单价制品的规定要求。如果不能达到要求时，需证明其效价降低是由于联合疫苗中组分间的相互作用所致，并证明降低的效价不会导致人群免疫后的低免疫应答。在已经证明后序的生产工艺对原液的效价没有影响时，可以用对原液的效价测定代替对成品的效价测定，但冻干制品、含有佐剂的制品需测定其成品的效力。在联合疫苗的效力测定中，应充分考虑不同组分间的效力是否有相互影响。

安全性检查 为保证疫苗安全，控制其生产工艺中残留的可能影响疫苗安全性的杂质进行的检测，包括无菌检查、细菌内毒素检查、热原检查、特异性毒性检查、异常毒性检查和其他杂质残余量检查等。常见的杂质残余量检测包括对残余宿主蛋白、残余 DNA、外源因子（明胶、胰酶、牛血清等）、抗生素、脱毒剂（甲醛、戊二醛等）等进行的检测。联合疫苗中的各组分以及成品均需进行安全性检查，并根据各组分存在的特殊风险因子增加相应的检测项目。

联合疫苗所代表的是一次、多价、高效、覆盖广泛、易于仓储和冷链运输的理想疫苗，是未来疫苗发展的重要方向。21 世纪初联合疫苗发展迅速，其抗原组成越来越多，日益复杂，随之也带来一些问题和挑战，如不同抗原之间的相互作用，新型佐剂的应用，抗原的重复免疫，不同厂家生产的联合疫苗互相使用等，在对联合疫苗进行检测分析时，需要考虑上述因素对产品安全性、有效性的影响和药物技术分析方法的适用性。

（唐健蓉　谭亚军　粟晓黎）

jiéhé yìmiáo fēnxī

结合疫苗分析（conjugate vaccines analysis）

应用生物学、化学原理和药物分析的技术方法对结合疫苗进行的的安全性、有效性、质量可控性相关的定性定量研究和检测。结合疫苗是为提高细菌疫苗多糖抗原的免疫原性而采用化学方法将多糖共价结合在蛋白载体上所制备成的多糖-蛋白结合疫苗。结合疫苗主要有b型流感嗜血杆菌结合疫苗、脑膜炎球菌结合疫苗、肺炎球菌结合疫苗和伤寒结合疫苗等。对于结合疫苗的质量检测分析，除了pH值、装量、外观、无菌检查、异常毒性检查、热原检查、渗透压、效力试验和稳定性等一般性的疫苗分析项目外，还有针对多糖-蛋白结合疫苗的特定分析。根据结合疫苗的组成和结构特征，对结合疫苗的特定分析又可分为纯化多糖分析、载体蛋白分析及多糖-蛋白结合物分析。

结合疫苗纯化多糖分析 又分为鉴别分析（即结构分析）和纯度分析（即杂质分析）。鉴别分析通常应用血清学反应，如酶联免疫吸附法或免疫双扩散进行多糖鉴别试验；也可以用一维核磁共振氢谱进行分析。免疫双扩散法，即在琼脂糖凝胶板上按一定距离打数个小孔，在相邻的两孔内分别加入抗原与抗体，一定时间后，在抗原与抗体孔之间形成免疫复合物的沉淀线，以此可对疫苗的特异性进行检查。多糖的一维核磁共振氢谱能够反映多糖的特异性结构特征，测定某结合疫苗的核磁共振谱，可作为鉴别多糖的特征指纹图谱。

纯度分析包括杂蛋白含量分析和多糖含量分析。结合疫苗可能含有杂蛋白、核酸杂质，它们会对疫苗的有效性产生影响，为此要进行限量控制。一般采用福林-酚法、二辛可宁酸（BCA）法等测定纯化多糖中蛋白杂质的含量，同时采用相应的国家标准品作蛋白测定对照。核酸杂质含量一般采用紫外分光光度法等测定。多糖含量采用特定的方法进行测定，如磷含量测定、唾液酸含量测定和核糖含量测定等方法；也可以采用高效阴离子交换色谱郫脉冲安培检测法测定。多糖分子大小分布采用凝胶过滤或高效液相色谱等适宜方法测定，并建立相应的*KD*值合格标准，不同批纯化多糖的*KD*值应保持一致；也可以采用凝胶色谱-多角度激光光散射法测定多糖的相对分子大小。

结合疫苗载体蛋白分析 结合疫苗常用的载体蛋白有破伤风类毒素、白喉毒素无毒变异蛋白（CRM197）和B群脑膜炎球菌外膜蛋白等。用于检测载体蛋白理化特性的常用方法包括十二烷基硫酸钠-聚丙烯酰胺凝胶电泳图谱分析、等电聚焦分析、高效液相色谱测定、氨基酸分析、氨基酸序列分析、旋光度测定、荧光分光光谱分析、肽图谱分析和质谱分析等。结合疫苗如果采用已有国家标准的破伤风类毒素和白喉类毒素等作为载体，其各项质量指标应符合相应质量标准的要求，尤其要确保载体蛋白的纯度。采用已通过临床试验验证的安全有效的CRM197蛋白、B群脑膜炎球菌外膜蛋白等作为载体，参照相应的质量标准，对其特性和纯度进行质量复核。可采用高效液相色谱法等适宜方法测定CRM197蛋白的纯度，其纯度要在90%以上，确保CRM197蛋白的氨基酸序列正确无误。如果与白喉类毒素在同一车间生产，还要建立能区分CRM197蛋白和白喉毒素的方法，并应符合《药品生产质量管理规范》的要求。可采用十二烷基硫酸钠-聚丙烯酰胺凝胶电泳图谱分析测定纯化后B群脑膜炎球菌外膜蛋白复合物的组成；其脂多糖的含量不应超过8%；家兔热原试验应合格。可采用血清学方法进行载体蛋白的鉴别试验。

结合疫苗多糖-蛋白结合物分析 根据多糖含量和蛋白含量，可计算出多糖蛋白比。多糖-蛋白结合化学键可采用核磁共振进行化学键的结构解析。结合多糖为结合疫苗中的免疫保护抗原。未被结合的游离多糖不得超过一定比例，可直接测定游离多糖的含量，先将结合多糖和未结合多糖分离后再测定结合多糖的含量。将结合多糖和游离多糖分离的方法包括沉淀、凝胶过滤、超滤或超速离心等方法。游离蛋白含量可采用高效液相色谱等适宜方法测定多糖-蛋白结合物中结合蛋白和未结合蛋白的含量。

参与多糖-蛋白偶联反应的偶联试剂残留属于产品的杂质，需要控制在安全的范围内。需要建立适宜的检测方法，以确证多糖-蛋白结合物原液经过纯化后，多糖-蛋白结合反应中所使用的试剂，如溴化氰、己二酰肼、碳二亚胺、苯酚等化学试剂已被清除，残留符合要求。

（唐建蓉　贺鹏飞）

duōjià yìmiáo fēnxī

多价疫苗分析（polyvalent vaccines analysis） 运用化学、物理学、生物学等原理和方法对多价疫苗药物进行的安全性、有效性、质量稳定性相关的定性定量研究与测定。即对双价及多价疫苗进行的检测分析。包括分析鉴定该类药物的成分组成、化学结构，测定其生物活性及效价，检查有关杂质和降解产物，对该类药物进行质量控制方法技术、标准规范研究等。多价疫苗是指由两个或两个以上同种不同型或不同群的抗原合并组成的含有多价抗原成分的疫苗。其中由两个不同型或不同群的抗原合并组成的含有双价抗原成分的疫苗，通常被称为双价疫苗。与之对应，由单一型（或群）抗原成分组成的疫苗统称单价疫苗。双价或多价疫苗主要是预防同一种病原体的不同亚型或不同血清型引起的感染性疾病。常见的多价疫苗有三价流感疫苗、八价肺炎球菌疫苗、三价灭活脊髓灰质炎疫苗、三价口服脊髓灰质炎减毒活疫苗、A+C双价脑膜炎球菌疫苗、十四价肺炎球菌疫苗、四价脑膜炎球菌疫苗、23价肺炎球菌疫苗等。多价疫苗与联合疫苗不同，联合疫苗是不同种类病原体的抗原混合制成的疫苗，用于预防不同的感染性疾病，如百白破联合疫苗，可以预防百日咳、白喉和破伤风三种疾病；多价疫苗则是将同一种类病原体但不同亚型或不同血清型的抗原混合而制成的疫苗，用于预防同一种感染性疾病，如A、C、Y、W-135四价脑膜炎球菌疫苗，含有脑膜炎球菌的四个型别的多糖，只预防脑膜炎球菌的感染。A、C、Y、W-135四个价型分别是指脑膜炎球菌的四个型别的多糖抗原。

工艺特点 多价疫苗虽然是将不同抗原进行物理混合生产制成的一种混合疫苗，但并不是将不同的抗原成分做简单的混合。①用于制备多价疫苗的各单价抗原成分均要符合其制备要求和质量标准。②制备时要考虑解决抗原间的相互作用，如三价脊髓灰质炎减毒活疫苗中，要注意三个不同型别之间抗原的相互干扰。③要注意疫苗保护剂对抗原的影响，如多价流脑多糖疫苗中，稳定剂甘露醇中的铁离子，会引起疫苗中某种多糖的解聚，从而影响疫苗的稳定性。④多价疫苗制备工艺中，采用的缓冲液和酸碱度、容器、材料、混合方式等，均要考虑不同抗原的理化或生物学特点，采取最适宜的工艺。双价或多价疫苗的检测分析既包括对每一种抗原的检测，也包括对疫苗整体质量的检测，且要充分考虑制备过程的影响。

项目 双价或多价疫苗的质量控制，一般包括对各单价疫苗原液的质量控制和对多价疫苗成品的质量控制两个部分。各单价原液的质量控制包括鉴别试验、纯度、杂质残留、有效成分含量、热原检查、内毒素检查、无菌检查等项目；成品的质量控制中一般包括鉴别试验、外观、装量、化学检定、安全试验、热原检查、内毒素检查、有效成分含量、纯度、效力测定、杂质残留量、异常毒性、无菌检查等项目。这些检测项目中，外观、装量、热原检查、内毒素检查、无菌检查、异常毒性等，以及化学检定中的pH值、渗透压等测定，属于常规疫苗的检测项目，一般疫苗的检测方法差别不大；而鉴别试验、有效成分含量、纯度测定、效力测定、杂质残留量等检测项目的方法，与疫苗中抗原的性质、制备方法等有关。

鉴别试验 特异性辨别疫苗成分的检测。由于双价或多价疫苗的有效成分往往相似，因此鉴别试验必须能够特异性区分不同组分。根据疫苗组分的性质，可以用免疫法、酶联免疫吸附法、质谱法，肽图、末端氨基酸序列分析、聚合酶链式反应法以及核磁共振等方法进行成分的鉴别。

含量测定 疫苗单价原液及成品中的有效成分含量测定，一般根据有效成分的种类，分别以不同的方法来测定。如蛋白质组分可以用福林-酚法、酶联免疫吸附法等来测定；多糖组分可以用化学显色法、速率比浊法等测定；病毒样颗粒可用凝胶电泳、荧光定量聚合酶链式反应法、层析法等检测。检测多组分时，同样应考虑各组分间的干扰问题，必要时可应用纯化技术进行前处理后给予测定。多价疫苗有效成分达到一定含量的要求才能保证其有效性。

纯度测定 为确证抗原纯度而进行的检测，亦是有效成分的纯度测定。其检测方法同样依赖于抗原的类型，主要有高效液相色谱、凝胶电泳、毛细管电泳等。纯度测定还有助于了解疫苗生产的批间质量的一致性。但双/多价疫苗的成品中，各组分纯度有时难以分别测定，可以考虑在半成品配制前的单价原液中测定。

效力测定 为了评价疫苗的组分能够刺激机体产生应答的能力而进行的测定。效力试验常常分为体内试验和体外试验。体内试验大多在动物中进行，通过动物的体液免疫或细胞免疫来评价疫苗的效力。但动物实验存在很大局限性，因此体外的理化方法、细胞学实验、杀菌试验、免疫组化等效力测定方法是更好的选择。双/多价疫苗的效力测定应考虑不同组分间的效力是否有相互影响。

杂质检测 为了控制多价疫苗生产工艺中残留的影响疫苗安全性的杂质，一般要对其残留杂质或毒性物质进行限量检测。如细菌内毒素、残余宿主细胞蛋白、残余宿主细胞DNA、生产中添加的原辅料（明胶、胰酶、牛血清等）、抗生素等，进行的检测。杂质量的检测需针对不同残余物采用对应的方法。如可以用酶联免疫吸附法测定残余宿主细胞蛋白，可用聚合酶链式反应法测定残余宿主细胞 DNA 和某些感染性外源因子等。对于多价疫苗中的疫苗单价原液存在的共同残余杂质，可以一并检测。

注意事项 多价疫苗的分析因不同组分间可能会有干扰，有时需要更加灵敏和特异的检定方法。当组分间的干扰难以排除时，也可以选择在单一组分的原液中进行检测，但必须经过评估认可和批准。

（唐建蓉 王 斌）

lèidúsù yìmiáo fēnxī

类毒素疫苗分析（toxoid vaccines analysis） 运用生物学、物理化学等原理及药物分析技术手段对类毒素疫苗类药物进行的的安全性、有效性、质量稳定性相关的研究和检测。包括测定效价、毒性检查和纯度测定等，也包括对该类药物进行质量控制方法技术、标准规范研究。类毒素疫苗也称类毒素类药物，是通过物理或化学的方法处理，使细菌外毒素失去毒性而保持原有免疫原性和抗原性的一类蛋白质药物。常用的脱毒处理方法为甲醛脱毒法和戊二醛脱毒法。

1923 年雷蒙（Ramon）使用甲醛及热处理破伤风毒素，得到了具有抗原性的破伤风类毒素。1926 年雷蒙等使用破伤风类毒素和白喉类毒素成功地给人进行了免疫，对于预防破伤风和白喉的发生起到了决定性的作用。中国从 20 世纪 50 年代开始生产并使用百日咳白喉破伤风联合疫苗用于人群免疫，白喉的发病率从 19 世纪 70 年代的 4/100 000 降到 0，百日咳的年报告病例数也从大于 300 000 例降低到 4000 例左右。全球范围内常用的类毒素包括白喉类毒素、破伤风类毒素、百日咳类毒素等，主要是制备以百日咳、白喉、破伤风为基础的联合疫苗。

由于类毒素本身分子量较大，在脱毒过程中容易产生聚合体，使过敏原性增强，且在脱毒后可能发生毒性逆转。为此，国际上不断在研发新型类毒素疫苗，包括无毒化重组细菌外毒素、类毒素亚单位疫苗、基因工程类毒素蛋白药物。

类毒素疫苗的质量检测包括对制品的原液质量控制和成品质量控制两个部分。原液的质量控制检测包括 pH 值、纯度测定、无菌检查、特异性毒性检查和毒性逆转检查等项目。成品的质量控制包括鉴别实验、外观、装量、化学检定、效力测定、无菌检查等项目。这些检测项目中，外观、装量、无菌检查以及化学检定中的 pH 值、渗透压、防腐剂含量测定、甲醛含量测定、吸附剂含量测定等，属于常规疫苗的检测项目，一般疫苗的检测方法差别不大；而效价测定、安全性检查和纯度测定是类毒素疫苗的关键质量属性。

鉴别试验 特异性辨别疫苗有效成分的检测项目。根据类毒素疫苗理化性质，可以采用与标准抗体产生免疫沉淀法、絮状单位测定法、动物免疫法等方法进行有效成分的鉴别。

效价测定 属于疫苗的有效性分析，是评价疫苗诱导机体产生免疫应答的能力，即测定刺激机体产生特异性抗体的能力或保护机体免受相应毒素攻击的能力。常用的效价测定方法通常采用实验动物进行评价，包括毒素攻击保护实验和中和抗体滴度测定。毒素攻击保护实验的主要原理是对经类毒素疫苗免疫的动物进行一定剂量的致死性毒素攻击，通过保护动物的存活率计算类毒素疫苗的效价，如破伤风小鼠攻毒测定法；中和抗体滴度测定法是检测经疫苗免疫后动物体内特异性中和抗体的量，该方法适用于被国际公认的、抗体保护滴度明确的类毒素疫苗，如白喉类毒素疫苗，世界卫生组织规定当抗体滴度大于 0.1IU/ml 时可以保护人体免受白喉杆菌感染。

安全性检查 包括特异性毒性检查和毒性逆转检查，即测定类毒素疫苗中的残余的毒素活性和是否发生毒性逆转。①在疫苗的质量风险评估中，脱毒过程是高风险的过程，脱毒过程对最终产品的安全性和有效性有显著的影响。《中国药典》中明确规定需对类毒素进行特异性毒性检查，以确定其不具有残余毒性。通常使用的方法是动物实验法检测特异性毒性，如家兔皮肤实验法检测白喉疫苗的残余毒性、豚鼠法检测破伤风疫苗的残余毒性；在试验中还需要加入阴性对照以排除非特异性过敏反应干扰实验结果的观察。随着科学技术的进步，灵敏度高、干扰因素小的体外毒性检查法正在逐步替代动物法，如采用 Vero 细胞培养法测定白喉毒素的残余毒性，其灵敏度比现有的动物法高万倍。②毒性逆转，即类毒素经脱毒剂脱毒后在一定条件下会发生毒性恢复的现象。采用的方法是将类毒素于 37℃ 放置一定时间，模拟发生毒性逆转的条件和过程，再检查类毒素的残余毒性，检查方法与特异性毒性检查法相同。

纯度测定 测定类毒素疫苗中有效成分的比活性。类毒素的纯度表示为单位蛋白氮中的抗原抗体结合单位，即每毫克蛋白氮中的絮状单位数。纯度的检测方法分为两部分，先需要测定类毒素疫苗的蛋白含量，通常采用药典中规定的凯氏定氮法测定，再通过絮状单位测定法测定类毒素疫苗中有效成分的抗体结合活性，最后经计算确定类毒素疫苗的纯度。纯度反映了产品中有效成分的比例，但是制品的纯度越高，发生毒性逆转的可能性也随之升高。因此，在实际生产中，需要将蛋白含量和絮状单位控制在一定范围内，并保持生产过程的一致性。

（唐建蓉　马　霄）

zhìliáolèi shēngwù zhìpǐn fēnxī

治疗类生物制品分析（therapeutic biological products analysis）　利用生物学、微生物学、化学、物理学等原理及方法对治疗类生物制品的安全性、有效性、稳定性进行的测试和评价。包括分析鉴定各品种的化学成分、组分结构，测定活性成分或效价，控制有关杂质和无效组分，以及对其进行质量控制方法技术、标准规范研究等。治疗类生物制品属于生物药物中的一种，是以微生物、细胞、动物或人源组织和体液等为原料，应用传统技术或现代生物技术制成，用于人类疾病治疗的药品。治疗类生物制品可分为治疗性疫苗、血液制品、抗体类药物及细胞因子类药物。包括单克隆抗体、基因治疗药品、体细胞治疗制品、变态反应原制品、微生态制品、采用DNA重组技术制备的制品，以及由人或动物的组织或者体液提取的，或者通过发酵制备的具有生物活性的单组分或多组分制品。治疗类生物制品分析基本分为鉴别试验、杂质检查、安全性检查及含量测定四个方面。

鉴别试验　包括理化鉴别、生化鉴别、生物学鉴别。采用理化方法进行鉴别，主要包括化学反应法、光谱鉴别法、色谱鉴别法等。采用生化方法进行鉴别，主要包括酶法、电泳法及等电聚焦法等。

杂质检查　包括宿主细胞蛋白残留量的检查，外源DNA残留量的检查，产品相关杂质的检查，如同系物、异构体、降解产物等；对于一些在生产过程中使用了抗生素的制品，还要进行残余抗生素或抗生素含量的检查。

安全性检查　包括常规热原和细菌内毒素检查、异常毒性试验、过敏试验、降压物质试验、无菌试验、一些特殊污染物的检查、致突变试验以及生殖毒性试验等。

含量测定　含量测定通常用百分含量表示，适用于结构明确的小分子药物或经水解后变成小分子的药物，主要采用色谱法，如高效液相色谱法、十二烷基硫酸钠-聚丙烯酰胺凝胶电泳法等。

活性分析　该类药物的活性测定可采用体外法或体内法测定且要注意其特点。治疗类生物制品的本质为蛋白质、多肽，其活性由它们的氨基酸序列或其空间结构所决定以及糖基化的修饰等，是标准的化学分析方法不能描述的，需要用免疫学、生物分析技术测定来表达其含量及活性的高分子复合物，其与化学药的不同主要体现在以下几个方面。

结构确认的不完全性　这是由治疗类生物制品的成分本质所决定的，即由于其为蛋白质或多肽，具有分子量相对较大，结构复杂多样和可变性的特点，因此，通过现有的化学方法和手段不能完全反映其化学特征。也就难以像化学药那样仅通过化学方法来测定活性成分即可控制制品的质量。

质量控制过程性　考虑到治疗类生物制品的成分化学特点，现有的化学分析技术手段尚难以满足传统上对化学药结构确证的要求，因此，其质量控制体系是针对整个生产工艺和生产安全过程，可采用化学、物理和生物学等手段而进行的全程、实时质量控制，并按质量标准对终产品进行全面的质量检测。

活性检测重要性　生物活性检测是测量治疗类生物制品活性物质含量或效价的重要手段，可在体内或体外进行，包括测定活性体系统与活性物质的反应，用以估计反应的过程，并最终观察到生物学效应，此点区别于理化测定方法。由于生物技术产品的活性是由其氨基酸序列或其空间结构所形成的活性中心，以及糖基化修饰等所决定，生物活性检测就成了反映生物技术产品质量的重要指标。因此，体内和体外生物活性检测往往成了该类药物生产各阶段工艺合理性和终产品质量控制的常规和重要的内容。

生物学特性　治疗类生物制品包括了较多的生物技术药物，这类药物在生物学性质方面有明显的专一性和多样性。这是与其安全性、有效性评价密切相关的重要特点。

种属特异性　这是由于不同种属的生物演化过程中有机分子有不同，不同动物来源的治疗类生物制品在结构上不完全相同，互为同系物，同时作为其活性靶点的受体在不同动物种属中也存在差异，这可能是由其表型的亚

单位不同所致，从而表现出该类生物制品的种属差异性。

免疫原性 抗原对机体刺激后产生的体内免疫学指标的改变即免疫原性，但并不意味着机体产生保护性的免疫反应。在对这类生物制品的安全性和有效性评估中，对异源性蛋白产生的免疫反应会限制在分析中传统动物模型的应用。而从动物实验预测人体免疫毒性的角度考虑，免疫原性使结果的分析评价变得非常复杂，同样也就使试验的具体设计显得相当重要。

多组织亲和性 多肽和蛋白质类生物制品的活性特点是往往具有广泛的作用靶点和生理、药理作用。这是该类制剂临床安全性和有效性评价关注的重点内容之一，可以为临床研究提供重要信息。

（袁 军 林 涛）

zhìliáoxìng yìmiáo fēnxī

治疗性疫苗分析（therapeutic vaccines analysis） 采用理化分析以及生物学实验的技术和方法对治疗性疫苗的安全性、有效性和稳定性指标进行测试和评价的过程。治疗性疫苗具体是指在已感染病原微生物或已患有某些疾病的机体中，通过诱导和提高特异性的免疫应答反应，打破机体的免疫耐受，达到治疗或防止疾病恶化的目的，包括天然、人工合成或用基因重组技术表达的产品或制品。从进入临床试验阶段的治疗性疫苗来看，其治疗覆盖了各类肿瘤、成瘾、过敏反应、糖尿病、感染疾病、阿尔茨海默、获得性免疫缺陷综合征、丙肝、高血压等，其中治疗癌症的疫苗最多，约占3/4。被各国药品监督机构批准上市可用于临床治疗的肿瘤治疗性疫苗有7种。

依据组成成分的不同，治疗性疫苗主要分为亚单位治疗性疫苗、细胞治疗性疫苗和核酸治疗性疫苗三类。亚单位治疗性疫苗多为亚单位治疗性蛋白类疫苗，被广泛研究应用于肿瘤、慢性传染病等治疗中，其通过表达天然或人工设计的蛋白或者多肽片段为抗原，诱导机体免疫系统杀灭携带的目标抗原的细胞或外来致病微生物；细胞治疗性疫苗主要用于肿瘤疫苗的开发中，即利用肿瘤细胞或抗原呈递细胞作为疫苗的来源，经过某种特殊条件培养或灭活处理，但保留免疫原性；核酸治疗性疫苗主要是将单个或多个编码特定抗原蛋白的基因与载体共同构建而成，用于患者体内，激活免疫系统，产生免疫反应。

治疗性疫苗，均应符合常规的安全试验要求，如无菌、热原试验及异常毒性试验等。不同的治疗性疫苗分析侧重点有所不同：亚单位疫苗应重点分析纯度和理化性质的均一性，包括氨基酸序列分析（N/C末端）、肽图、质谱图以及氨基酸组成分析，多肽有人为修饰的，还需对修饰基团进行检验；细胞疫苗应重点分析细胞基质的外源因子污染和DNA残留；核酸疫苗应分析体外转染哺乳动物细胞的表达量和表达的抗原图谱，目的抗原的分子量大小。另外由于用于预防用DNA制剂所产生作用的原理不同，可以通过分析体液免疫和细胞免疫或者检测细胞因子等途径来评价其生物学效价。

（袁 军 林 涛）

xuèyè zhìpǐn fēnxī

血液制品分析（blood products analysis） 利用生物学、微生物学、生物化学、化学、物理等原理及方法对血液制品的安全性、有效性、稳定性进行的测试和评价。包括分析鉴定血液制品各品种的成分、组分结构，测定活性成分或效价，控制有关杂质和无效组分，以及对其进行质量控制方法技术、标准规范研究等。血液制品是由健康人血浆或经特异免疫的人血浆，经分离、提纯或由重组DNA技术制成的血浆蛋白组分，以及血液细胞有形成分等制品，用于治疗和被动免疫预防。如人血白蛋白、人免疫球蛋白、人凝血因子（天然或重组的）。

以血浆为原料来制备血液制品是近70年发展起来的。人血浆白蛋白制剂是最早诞生并进行大规模生产和应用的血液制品。经典的低温乙醇分离系统被世界各国血液制剂生产单位所采用。20世纪90年代后期起，血液制品的生产逐步向以低温乙醇法为主，结合柱层析法来规模化生产多种血液制品的趋向。两者相辅相成应用于血液制品的生产，效果显著。多种蛋白分离技术的结合使用，使得血浆可以综合利用，即用一份原料血浆生产尽可能多的有临床治疗作用的血液制品，既节约了资源，又可提高制品质量和安全性。

血液制品可以分为白蛋白类、免疫球蛋白类、凝血因子类和微量蛋白制品等。①白蛋白类包括血浆来源的白蛋白制品和基因工程技术的重组白蛋白制品。②免疫球蛋白类包括肌内注射用免疫球蛋白、静脉注射用免疫球蛋白、皮下注射用人免疫球蛋白和特异性免疫球蛋白等。③凝血因子类包括纤维蛋白原、凝血酶、凝血因子Ⅶ、凝血因子Ⅷ、冯·维勒布兰德（von Willebrand）因子复合物、凝血因子Ⅸ、凝血酶原复合物、活化凝血酶原复合物、凝血因子Ⅺ和凝血因子XIII等。④微量蛋白制品包括蛋白C、抗凝血酶、α_1-抗胰蛋白酶、组织纤溶酶原激活剂、α_2-巨球蛋白、补体酯酶抑制剂和其他微量血浆蛋白等。

通常血液制品以从健康人血浆中提纯的血浆蛋白制品为主，因此，血液制品的生产工艺主要是采用卡恩（Cohn）法对血浆原料作低温乙醇沉淀出分离，然后再根据所生产的某类制剂、结合特定的层析工艺，以最终达到高回收率、高纯度的制备要求。此外，基因工程产品和血细胞成分制品还有其特殊的工艺流程。

质量控制 《中国药典》2015年版三部是现行的生物制品质量标准和检定方法的技术规范和法定依据，其前身是《中国生物制品规程》，自第一部生物制品国家标准《生物制品法规》（1952年版）颁布以来，历经多次修订。由于血液制品原材料的特殊性，需对其源头和制品生产全过程进行质量控制。《中国药典》从血液制品的生产用人血浆进行了严格的控制，包括对供血浆者的选择、血浆的采集、血浆的检验、血浆贮存、血浆运输、特异性免疫血浆制备及其供血浆者免疫的要求。对其原液、半成品和成品都规定了相应的检验项目，并针对各品种的生产工艺及生产过程中所使用的原材料及试剂规定了相应的检定项目，以确保血液制品的安全、有效、质量稳定。

项目 血液制品分析伴随制品生产全过程，分为原液检定、半成品检定、成品检定三部分。原液检定包括蛋白质含量测定（一般用双缩脲法）、效价测定；纯度检测、pH值、残余乙醇含量、必要时还需做热原检查、病毒灭活验证等。半成品检定包括无菌检查、热原检查等。成品检定包括鉴别试验（免疫双扩散法、免疫电泳法）；物理检查，包括外观、可见异物、不溶性微粒、渗透压摩尔浓度、装量、热稳定性试验等；化学检定，包括pH值、蛋白质含量、抗体效价、糖含量、纯度、钠离子含量、钾离子含量、多聚体含量、辛酸钠含量、乙酰色氨酸含量、铝残留量测定；生物学检查如激肽释放酶原激活剂含量；其他安全性检查，包括无菌检查、异常毒性检查、热原检查等。

（袁　军　马　晶）

kàngtǐlèi yàowù fēnxī

抗体类药物分析（antibody drugs analysis） 利用生物学、免疫学、生物化学等原理及方法对抗体类生物药物的安全性、有效性、稳定性进行的测试和评价。包括分析鉴定各品种的化学成分、组分结构，测定活性成分或效价，控制有关杂质和无效组分，以及对其进行质量控制方法技术、标准规范研究等。抗体是指机体在抗原性物质的刺激下所产生的一种免疫球蛋白，由抗体物质组成的药物称为抗体类药物。抗体类药物以其高特异性特点成为一大类治疗性药物和新型诊断性制剂。

第一代抗体类药物源于动物多价抗血清，主要用于一些细菌感染性疾病的早期被动免疫治疗。第二代抗体类药物是利用杂交瘤技术制备的单克隆抗体及其衍生物。第三代抗体类药物是指对鼠源性抗体进行结构改造以消除抗体应用时的不利性状或增加新的生物学功能。第四代抗体类药物，如人源化抗体、单价小分子抗体、多价小分子抗体、某些特殊类型抗体及抗体融合蛋白已成为新一代的抗体类药物。从功能上抗体药物分为治疗性抗体和诊断性抗体，从分子结构上抗体药物分为鼠源性抗体、部分人源化抗体和全人源化抗体，从是否与药物联接上可以分为裸抗体、抗体-药物偶联物、抗体-放射性偶联物、融合抗体。抗体药物主要用于恶性肿瘤、免疫性疾病、移植排斥反应、感染性疾病和心血管疾病等的治疗，特别是其对肿瘤治疗的应用前景备受关注。

抗体类药物其生产过程和其他生物制品一样，需遵循《药品生产管理规范》的要求，质量控制贯穿生产全过程。主要包含三方面，即生产用原材料的质量检定、生产过程质量控制及终产品质量检验。可分成原液、半成品及成品检定三个部分。检定项目涉及理化性质分析、活性测定、安全性指标检测，以及与剂型相关的常规检测项目。理化性质分析主要包含纯度、等电点、肽图分析；活性测定主要包含抗原结合能力测定、生物学活性测定；安全性指标包含无菌、内毒素、异常毒性以及抗体相关杂质（如聚合物及降解产物）、宿主细胞残留杂质、纯化过程中引入的杂质、残留抗生素等；其他常规项目如外观、装量、水分、pH值等。

抗体类药物品种较多，各品种有其特殊性，根据其来源及治疗的共性，可将抗体类药物分为抗血清类、抗毒素类、单克隆抗体类等。各类药物有其共性，据此可将其分为抗血清药物分析、抗毒素药物分析、单克隆抗体药物分析。

（袁　军　李　炎）

kàngxuèqīng yàowù fēnxī

抗血清药物分析（antisera drugs analysis） 运用生物学、化学等原理及药物分析技术对抗血清类药物进行的定性定量检测与评价。抗血清药物是指用毒素、类毒素、细菌、病毒或其他特异性抗原对动物进行免疫后采集其血浆，经胃酶消化和提纯制成的一类被动免疫制剂，用于特定疾病或生物毒素中毒（如破伤风梭菌感染、毒蛇咬伤等）的治疗和预防。其中，用细菌类毒素免疫制备的抗血清通常称作抗毒素，如破伤风抗毒素、肉毒抗毒素、气性坏疽抗毒素等。制备抗血清的动物可以是马、牛、羊、兔等，其中马匹最常使用，中国的商品化抗血清制剂全部为马源性产品。

抗血清大致经历了四个阶段的发展：第一阶段从19世纪后期到20世纪初，为“原制血清”阶段，将动物血清只做加防腐剂或除菌过滤等简单处理后直接应用，该制剂杂质极多，副反应极大；第二阶段从20世纪初到30年代，为“浓制血清”阶段，采用硫酸铵盐析法去除大部分杂蛋白，并进行浓缩，其纯度有所提高，但副反应仍较大；第三阶段从20世纪中后期，以胃酶消化、热处理、硫酸铵盐析和过滤为特征的制造工艺的应用，抗血清进入了“精制血清”的阶段，产品质量有了显著性提高；第四阶段为“免疫球蛋白”阶段，以柱层析技术的使用为主要特征，产品的纯度和比活性得到进一步提高。21世纪初，大部分抗血清产品仍处在改良版“精制血清”的第三代水平，也有少数达到了第四代水平。

抗血清的种类主要取决于其免疫抗原，中国药典收录的抗血清品种有：白喉抗毒素、破伤风抗毒素、肉毒抗毒素、气性坏疽抗毒素（威氏、水肿、溶组织、脓毒）、抗蛇毒血清（蝮蛇、银环蛇、五步蛇、眼镜蛇）、抗炭疽血清和抗狂犬病血清。另外，抗蝎毒血清、抗蜘蛛毒血清、抗水母毒血清以及其他品种抗蛇毒血清等在其他国家和地区也有上市。

抗血清的生产分为原料血浆制备和成品制备两个阶段。原料血浆制备包括马匹免疫和血浆分离，马匹免疫包括基础免疫和超免疫两个阶段，一般持续1个多月甚至数月。免疫成功的马匹可进行血浆分离，一般在数日内完成。马匹在完成1个免疫周期后可视情况进行淘汰或再次免疫。成品制备包括胃酶消化、热处理、回收、提纯和浓缩等工序，主要的提纯工艺包括硫酸铵盐析、明矾吸附、压滤和超滤等，也可采用柱层析技术进行精细纯化。

从中国1951年发布的相关法规“生物制品法规草案”起，抗血清制品的国家标准历经了多次修订和提高。《中国药典》2015年版三部收载的抗血清制品的质量检定，主要包括鉴别试验、物理检查、化学检定、纯度、抗体效价、无菌检查、热原检查、异常毒性检查等，可分为五个部分。

鉴别试验 其检验目的是证明抗血清为马源性，并且含有相应的特异性抗体。一般采用免疫学检测技术，如免疫扩散法、酶联免疫吸附法等。如果采用动物法对抗血清中的抗体效价进行了检测，亦可证明该样品含有该特异性抗体。

理化检查 包括外观、装量、pH值、蛋白质含量、氯化钠含量、硫酸铵含量和防腐剂含量等，其中蛋白质含量是重点项目。由于抗血清为异源性蛋白，应用于人体时易产生过敏反应，因此蛋白含量越低，发生过敏反应的风险越小。抗血清中的防腐剂一般为间甲酚，也有少数使用硫柳汞。为保障抗血清药物具有一定的效期和稳定性，所有抗血清制品均使用防腐剂。

纯度试验 包括白蛋白测定、抗体的抗原结合片段 $F(ab')_2$ 含量和免疫球蛋白G含量，其中后两项是重点项目，检测方法为十二烷基硫酸钠-聚丙烯酰胺凝胶电泳法。抗血清的有效成分为免疫球蛋白经胃酶消化的产物，即 $F(ab')_2$，其含量反映了抗血清的纯度。抗血清中含有多种杂质，其中未被消化的完整免疫球蛋白分子是最重要的杂质成分，是引起过敏反应的主要来源，因此完整疫球蛋白含量越低越好。多数抗血清制品的完整疫球蛋白含量很低，已基本检不出。

有效性检查 即效价测定。其目的在于检验抗血清中和相应病原、毒素或抗原的能力，是抗血清检定的最关键项目之一。一般采用小鼠试验法进行，将不同稀释度的抗血清样品与相应病原、毒素或抗原中和后注射小鼠，检验其对小鼠的保护性。该项检验需使用效价标准品，通过观察与标准品产生等效保护作用的样品，乘以相应稀释度，来计算样品的初始效价，其单位一般为IU/ml或U/ml。

安全性检查 包括无菌检查、热原检查和异常毒性检查。与其他生物制品类似，这些项目都是保证安全性的重要项目，其检验方法和判定标准在《中国药典》中都有明确规定。

建立和改进检测方法可提高质量控制的水平。如建立抗血清纯度检验的高效液相色谱等新方法、研究过敏反应评价的新型评价方法，以及建立适用于效价检测的动物替代试验方法等。

（唐建蓉　张华捷　粟晓黎）

dānkèlóng kàngtǐ yàowù fēnxī

单克隆抗体药物分析（monoclonal antibody drugs analysis）　利用生物学、免疫学、生物化学等原理及方法对单克隆抗体类生物药物的安全性、有效性、质量稳定性进行的测试和评价。包括分析鉴定各种单克隆抗体的化学成分、组分结构，测定活性成分或效价，控制有关杂质和无效组分，以及对其进行质量控制方法技术、标准规范研究等。单克隆抗体药物是指由单一B细胞克隆产生的高度均一、仅针对某一特定抗原表位的抗体物质组成的药物。由于它是针对一个抗原决定簇的抗体，又是单一的B淋巴细胞克隆产生的，故称为单克隆抗体，简称单抗，是结构和特异性完全相同的高纯度抗体。单抗药物多用于治疗肿瘤、感染性疾病及自身免疫性疾病等方面。人用治疗性单克隆抗体药物，一般分为治疗疾病的单抗药剂、抗肿瘤单抗偶联物等。

1975年米尔斯坦（Milstein）和科勒（Kohler）将产生抗体的淋巴细胞同肿瘤细胞融合，成功建立了单克隆抗技术，获得1984年诺贝尔医学和生理学奖。单克隆抗体技术的发展经历了鼠源性、人-鼠嵌合型、人源化和全人化抗体三个阶段，保持抗体对抗原高亲和力的同时，逐步消除了异源性抗体的免疫原性问题。

单克隆抗体药物通常采用杂交瘤技术来制备，即将具有分泌特异性抗体能力的致敏B细胞与具有无限增殖能力的骨髓瘤细胞相融合，通过有限稀释法及克隆化使杂交瘤细胞成为纯一的单克隆细胞系而产生的抗体。单克隆抗体的大量生产技术主要有动物腹水诱导法和体外培养法。腹水诱导法是将融合产生的杂交瘤细胞接种于同系动物腹腔中，诱导产生大量含有杂交瘤细胞分泌的单克隆抗体的腹水。体外培养法则是采用生物反应器大量克隆杂交瘤细胞并生产单克隆抗体。

单抗制品同其他生物制品的要求一样，质量控制要求贯穿产品生产的全过程，即根据生产工艺的不同阶段，对生产全过程的细胞、原液、中间体、半成品、成品设置不同的质量控制项目要求。单抗的质量检测分析项目主要包括了鉴别试验、物理检查、化学检定、含量测定、纯度分析、杂质分析、生物学活性检测及安全性检查几方面。

鉴别试验　主要针对单抗药物一级结构及翻译后修饰，测试内容及参考要求包括：等电点测定采用等电聚焦电泳法或毛细管等电聚焦等方法，应同参比品一致；毛细管区带电泳法的图谱同参比品一致；离子排阻色谱图的酸性区、主峰、碱性区峰面积位于规定范围内；肽图采用胰蛋白酶等肽图法，同参比品图谱比较有特定色谱峰且无明显新峰；N末端氨基酸序列测定，采用埃德曼降解法等，结果应同理论序列一致；免疫学鉴定，用酶联免疫吸附法或蛋白质印迹法等，结果应呈阳性；种属鉴别用双向免疫扩散法等，结果应呈阳性。

理化检测　包括外观（肉眼观察）无污染破损及可见异物；颜色（特定光强度下肉眼观察）为澄清或淡黄色液体；浊度≤特定参比溶液；复溶时间、pH值、渗透压符合相关规定；装量不少于标示装量。

含量测定　主要指蛋白含量测定，可以使用的方法包括分光光度法、滴定法、分子排阻色谱法、酶联免疫吸附法等，测定结果应在规定范围内。

纯度分析　主要针对抗体蛋白纯度。可使用的方法及参考质量要求包括：分子排阻高效液相色谱法，单体含量不少于95%；还原型十二烷基硫酸钠-聚丙烯酰胺凝胶电泳（SDS-PAGE）法，重链和轻链的含量不少于95%；非还原型十二烷基硫酸钠-聚丙烯酰胺凝胶电泳法，含量同参比品一致；还原型十二烷基硫酸钠-毛细管电泳法，产品峰总面积≥90%；非还原型十二烷基硫酸钠凝胶电泳（SDS-CE）法，电泳图谱同参比品一致；分子排阻高效液相色谱法，酸性区、主峰、碱性区峰面积位于规定范围内。

安全性检查　单抗药物的安全性检验项目主要有无菌检查、热原试验、细菌内毒素检查等。

杂质分析　抗体产品的杂质也能影响其安全性。检测内容及参考质量要求主要包括宿主细胞蛋白残留（酶联免疫吸附法）≤0.01%；蛋白A残留（酶联免疫吸附法）≤0.01%；宿主细胞残留DNA（荧光定量聚合酶链式反应法）符合相关规定。

活性检测　可以通过测定抗原结合能力和测定生物学活性来评价，二者区别在于单抗结合靶抗原后是否引起生物学效应。单抗对抗原的结合能力常用检测方法有酶联免疫吸附法、流式细胞仪法和放射免疫法技术等。生物学活性可以通过模拟抗体作用机制，检测在单抗结合靶抗原后在靶细胞中引起的生物效应，如：补体依赖的细胞毒效应、抗体依赖的细胞毒效应、靶细胞的增殖、增殖抑制、细胞裂解以及效应细胞因子的产生等。

发展趋势　相对于其他药物，

单克隆抗体药物研究起步较晚，其质量控制分析技术仍在不断发展和完善中。在检测项目方面，一些新的检测项目，如抗体的结构分析、抗体的翻译后修饰分析、免疫原性评价等，逐渐被引入单抗的质量标准中。在检测方法方面，质谱、核磁、分析型超速离心、圆二色谱等技术也开始出现在单抗质量控制中。总之，随着抗体技术不断成熟，相应的质控标准和技术也在不断发展，促使单抗的质量不断提高，在人类某些疾病的治疗中发挥越来越重要的作用。

（袁　军　李　炎）

kàngdúsù yàowù fēnxī

抗毒素药物分析（antitoxic drugs analysis）　运用生物学、生物化学、物理化学等原理和技术研究抗毒素类药物及其制剂的有效性、安全性、质量稳定性的定性定量检测方法，并对其有效性、安全性进行检测与评价。抗毒素药物是一类含有抗体的免疫血清制品，是将类毒素或毒素给马或其他大动物注射，使动物机体产生大量抗体，然后将含有抗体的动物血清提纯精制浓缩而成的药物。如破伤风抗毒素、肉毒抗毒素、白喉抗毒素及蛇毒抗毒素等。抗毒素实质上是抗体，可中和相应的毒素，使其失去毒性。抗毒素注入人体后，体液中就迅速出现该种抗体，产生对相应毒素的免疫。抗毒素的使用属于被动免疫，机体即刻具有免疫力，消失也快，一般只维持 1～3 周。抗毒素对人体是一种异性蛋白，注射后易引起过敏反应，因此使用时应注意防止血清过敏反应。

抗毒素药物分析的主要目的是利用准确可靠可行的质量控制标准和检定方法确保药物的安全性及有效性。其内容主要包括鉴别试验、抗体效价测定、蛋白质纯度检查、蛋白质含量测定、安全性及其他检测。

鉴别试验　动物受到病毒感染后，体内产生特异性中和抗体，并与相应的病毒粒子呈现特异性结合，从而阻止病毒对敏感细胞的吸附，或抑制其侵入，使病毒失去感染能力。通过中和试验可以对抗毒素药物进行鉴别。根据测定方法的不同，中和试验主要有两种：①终点法中和试验。即测定能使动物或细胞死亡数目减少至 50%（半数保护率，PD_{50}）的供试品稀释度。②空斑减少法中和试验。即测定使病毒在细胞上形成的空斑数目减少至 50%时，供试品稀释度。另外，还通常使用免疫双扩散法和酶联免疫吸附试验对抗毒素进行鉴别试验。

抗体效价测定　中和试验是以测定病毒的感染力为基础，以比较病毒受抗毒素中和后的残存感染力为依据，来判定抗毒素中和病毒的能力。其基本过程一般是先将抗毒素与病毒混合相互作用适当时间，然后接种于宿主系统（可以是鸡胚、动物或细胞等）以检测混合液中的病毒感染力。根据其产生的保护效果的差异，可以判断该病毒是否已被抗毒素中和，并根据定量分析方法计算中和的程度（中和指数），从而表示中和抗体的效价。

蛋白质纯度检查　蛋白质纯度检查是抗毒素药物重要指标之一，按药典规定用琼脂糖凝胶电泳和十二烷基硫酸钠-聚丙烯酰胺凝胶电泳等方法测定，一般要求药品应不含或仅含有痕量白蛋白，并且 $F(ab')_2$ 含量不低于 60%，IgG 含量不高于 10%，例如肉毒抗毒素和抗蛇毒血清等药物。

蛋白质含量测定　此项目主要用于原液比活性的计算和成品规格的控制，可根据物理化学性质采用福林（Folin）-酚试剂法［劳里（Lowry）法］、染色法（Bradford 法）、双缩脲法、紫外吸收法、高效液相色谱法和凯氏定氮等方法。

安全性　一些残余杂质可能引起药物安全性风险，并可能影响产品的生物学活性和药理作用，如需要对防腐剂硫柳汞、间甲酚等进行检测。安全性检查还包括无菌试验、热源检测、异常毒性试验、免疫原性检查。

其他检测　包括水分、装量、pH 值检测，硫酸铵，氯化钠含量检测等物理及化学检测项目。

由于每一种检测方法都有其优缺点和使用范围。要想得到灵敏可靠的结果，一定要根据检测要求选用合适的方法并严格控制测定条件，进行标准化的检测。

（袁　军　曾　实）

xìbāo yīnzǐlèi yàowù fēnxī

细胞因子类药物分析（cytokines drugs analysis）　运用生物学、化学、物理学等原理与技术对细胞因子类药物及其制剂的有效性、安全性、质量可控性的研究与评价。细胞因子（cytokine）是由机体免疫细胞和非免疫细胞合成和分泌的具有多种生物活性的小分子蛋白质物质的统称，通过结合靶细胞的相应受体而引起的细胞内信号传递，继而改变细胞功能或产生一定的生物学效应，这一类新型的生物制剂称为细胞因子药物，属于治疗类生物制品。运用基因工程技术生产的细胞因子作为生物应答调节剂（BRM），在临床上用于治疗肿瘤、造血障碍、感染等已收到良好的疗效。

细胞因子类药物分析存在于该类药物的新药研究、质量控制，药物代谢、贮存过程的质量考察等各个环节，其主要目的是利用准确可靠、切实可行的检定方法，和建立质量控制标准，确保药物的安全性及有效性。细胞因子类药物分析的内容主要可以分为六个方面。

生物学活性测定 生物学活性测定和比活性，其测定方法有四类：在体分析法、离体分析法、生化法（酶法）法、特异结合法（免疫分析法、受体结合法）。①在体分析法采用动物模型来反映细胞因子在动物体内的生物学活性，参考价值大，但操作比较繁琐、成本高、影响因素多、实验周期长。②离体分析法使用分离的器官或组织、原代细胞或传代细胞系，以细胞的增殖、分化或细胞毒性为基础，以细胞数目的增减为量效指标，其测定结果比较准确、重现性好、经济、容易使用和便于统计分析。③生化法大多利用酶的特点，以酶作为分析工具或分析试剂，用于测定药物中细胞因子含量的方法，其具有特异性强，操作简便经济，测定快速精确，灵敏度高等特点。④免疫分析法利用抗原抗体特异性结合反应检测各种生物活性物质的分析方法，包括酶联免疫吸附（enzyme linked immunosorbent assay，ELISA）检测方法、放射免疫分析（radioimmunoassay，RIA）检测方法、免疫荧光技术等，此法比较灵敏，特异性强，操作方便，但没有生物学活性而具有免疫反应性的成分会对结果造成影响，并且该法中所用的单克隆抗体由于商业来源不同，其特异性、效价相差很大，也会给结果带来较大的误差。

蛋白质纯度检查 蛋白质纯度检查是细胞因子药物重要指标之一，通常是在原液中进行，方法有非还原十二烷基硫酸钠-聚丙烯酰胺凝胶电泳法、高效液相色谱法、毛细管电泳等。按世界卫生组织规定，必须用高效液相色谱法和非还原十二烷基硫酸钠-聚丙烯酰胺凝胶电泳法测定，其纯度都应达到95%以上（有的要求99%以上）。

蛋白质含量测定 此项目主要用于原液比活性计算和成品规格的控制，可根据物理化学性质采用福林（Folin）-酚试剂法［劳里（Lowry）法］、染色法（Bradford法）、双缩脲法、紫外吸收法、高效液相色谱法和凯氏定氮等方法。

理化性质的鉴定 包括分子量测定、等电点测定、肽图分析、氨基酸组成分析、N末端和C末端氨基酸测序、渗透压摩尔浓度、吸收光谱等。

残余杂质检测 残余杂质可能引起细胞因子类药物安全性问题，并可能影响产品的生物学活性和药理作用，因此主要对宿主细胞蛋白含量、宿主细胞DNA、残余抗生素、内毒素含量（LAL）、其他杂质（如加入的离子、十二烷基硫酸钠、甲醛等）进行检测。

安全性检测项目 主要包括无菌试验、热源试验、异常毒性试验、免疫原性检查。

其他检测项目 水分、装量、pH值检测等。

由于每一种检测方法都有其优缺点和使用范围。要想得到灵敏可靠的结果，一定要根据检测要求选用合适的方法并严格控制测定条件。

（袁军 曾实）

fàngshèxìng yàowù fēnxī

放射性药物分析（radiopharmaceuticals analysis） 利用药物分析技术和核分析技术对含一种或几种放射性核素的供医学诊断或治疗用药物进行有效性、安全性和稳定性等相关的分析。放射性药物曾被称为核药或同位素药物，包括四类：①放射性药物制剂。含有一种或多种放射性核素的可供临床直接使用的医用产品，如碘［^{131}I］化钠口服溶液、锝［^{99m}Tc］亚甲基二膦酸盐注射液和氟［^{18}F］脱氧葡糖注射液等。根据使用途径及用途来分，放射性药物制剂又可分为体外放射免疫分析药盒、体内诊断用放射性药物和治疗用放射物。②医用放射性核素发生器。含有固定的母体放射性核素，并可通过淋洗或其他方法从中得到用于制备放射药物制剂的子体放射性核素的装置。如^{99}Mo-^{99m}Tc发生器、^{90}Sr-^{90}Y发生器和^{68}Ge-^{68}Ga等。③放射性药物配套药盒。系指按工艺处方预先分装的含有待标记配体、还原剂或氧化剂等非放射性组分，可直接加入放射性核素标记前体，快速制备放射药物制剂的一类产品。如注射用亚锡亚甲基二膦酸盐、注射用亚锡喷替酸和注射用亚锡聚合白蛋白等。④放射性药物标记前体。这是用于放射性标记的制备放射性药品制剂的放射性核素，如高锝［^{99m}Tc］酸钠注射液、碘［^{123}I］化钠溶液和氯化铟［^{111}In］溶液等。放射性药物是核医学临床不可缺少的用药，在疾病诊断和治疗中发挥着独特的重要作用，因而，对放射性药物进行有效性和安全性分析具有重要意义。但对短半衰期放射性药物而言，在完成所有质量分析项目前就不得不临床使用，因此，放射性药物生产工艺设计、全过程质量控制和质量管理显得尤其重要。

特点 放射性药物分析（放射性配套药物分析除外）有别于其他药物分析，具有以下特点：①由于放射性药物含有放射性核素，具有放射性，开展放射性药物分析，除符合其他药物分析所具备的条件和要求外，还应符合国家和地方辐射安全有关法律和法规。如放射性药物分析操作需要专门的并具有法定资质的人员和场所，需要适当的辐射防护；放射性废物按规定处置；放射性材料运输和贮存应符合相规定等。②与其他药物不一样，放射性药物直接起作用的是放射性核素衰变发出的射线，用药剂量通常以放射性活度计，而不以化学含量或生物效价计。放射性药物除需要符合普通药物应满足的有效性和安全性相关要求外，还需要符合放射性药物特有的要求。放射性药物分析，除要对一般药物分析项目进行分析外，还要对放射性药物特殊分析项目进行分析；除使用一般药物分析技术外，还必须使用核分析技术。③由于放射性核素具有自发衰变性，因而放射性药物处于不断变化之中，如放射性活（浓）度、比活度和核纯度等随时间变化而变化，因此，在进行放射性药物分析时，记录放射性活（浓）度、比活度和核纯度值时，应记录相应的测定时间，并要与标示时间比较，方能判断分析结果。④放射性药物所含核素的化学量很小，一般是纳克级，被标记物或其他载体也通常是毫克或微克级，因而应使于适于微量或痕量分析的药物分析技术。⑤由于放射性药物有效期一般都很短，从数小时至数十天不等，因而放性药药物分析时效性强，一般要求快速、简单。对一些短半衰期放射性药物而言，临床使用时，部分分析项目尚不能全部完成，实际上是一种追溯性分析。

分类 从放射性药物研发到使用的过程来分类，放射性药物分析可以分为研发期放射性药物分析、生产期放射性药物分析和使用期放射性药物分析三个阶段进行。与普通研发期药物分析相比，研发期放射性药物分析有其自特点：如药物结构分析中，由于放射性核素的载体化学量很少，难以用普通方法进行结构分析，一般采用放射性核素的非放射性同位素替代进行结构分析；除放射性药物配套药盒分析以外，放射性药物纯度分析基本不包括药物纯度分析中的所有项目，而是进行药物放射化学纯度测定和放射性药物核纯度测定；在放射性药物临床前药物分安全性分析中，由于放射性药物一般是一次性给药，因而，药物长期毒性试验和药物依赖性试验等药物毒理学分析项目可免做，但必须增加医学内照射吸收剂量（medical internal radiation dose，MIRD）试验，用于衡量放射性药物给药后，全身、靶器官及主要器官和组织接受的辐射吸收剂量。放射性药物的临床前药物有效性分析和临床前药物代谢分析，可以通过放射性药物生物分布试验或动物活体显像进行分析。由于放射性药物一般是一次性给药，生产期和使用期放射性药物分析紧密结合，甚至一些半衰期很短的药物只能是追溯性检测分析。不同类别的放射性药物各有其分析特点。

从放射性药物类别来分，放射性药物分析包括放射性药物制剂分析、医用放射性核素发生器分析、放射性药物配套药盒分析和放射性核素标记前体分析。这些分析均有其不同的特点：①放射性药物制剂分析除要对放射性药物特殊分析项目进行分析外，还要对药物一般有效性和安全性有关项目进行分析。②由于医用放射性核素发生器用于直接制备放射性药物标记前体或放射性药物制剂（对发生器淋洗后的洗脱液），因而医用放射放射性核素发生器分析主要是对洗脱液的分析，按照放射性药物标记前体或放射性药物制剂相关要求进行分析。此外，还应对发生器装置的性能进行分析。③由于放射性药物配套药盒只是原料药之一，本身不含放射性核素，不能单独临床使用，因而，放射性配套药盒分析不含放射性药物特殊分析项目；但由于放射性药物配套药盒在制备放射性药物制剂时，一般不再进行纯化、灭菌，因此，放射性配套药盒分析还应包括对相应制剂安全性有关项目进行的分析。④放射性药物标记前体的分析，应对放射性药物标记前体在生产使用时的情况进行分析。如在用放射性药物标记前体与放射性药物配套药盒制备放射性药物制剂时，一般不再经过纯化、灭菌，则放射性药物标记前体分析还应包括相应制剂所需满足的安全性相关项目的分析。若放射性药物标记前体在制备放射药物制剂过程中，还需要纯化和灭菌等工艺过程，则放射性药物标记前体分析可不包括相应制剂相关要求。

（钟建国）

yīyòng fàngshèxìng hésù fāshēngqì fēnxī

医用放射性核素发生器分析

（medical radionuclide generators analysis） 利用药物分析技术和核分析技术对医用放射性核素发

生器及其洗脱液进行的性能评价和质量检测。属于放射性药物分析项目之一。医用放射性核素发生器是一种含有固定母体放射性核素，并从中可通过淋洗或其他方法得到用于制备放射药物制剂的子体放射性核素的装置，可简称为核素发生器。用淋洗液淋洗发生器得到的洗脱液可以用作为直接制备放射性药物制剂的放射性药物标记前体，也可以作为放射性药物制剂直接应用于临床。如钼 99-锝 99m 发生器，钼［^{99}M］为母体放射性核素，锝［^{99m}Tc］为钼［^{99}M］衰变后的子体放射性核素，用 0.9%氯化钠注射液淋钼 99-锝 99m 发生器，得到的洗脱液为高锝［^{99m}Tc］酸钠注射液，主要用于与其他放射药物配套药盒一起制备锝［^{99m}Tc］放射性药物制剂，它本身也可以直接作为放射性药物制剂，在临床上用于甲状腺显像、唾液腺显像等。由于核素发生器是制备放射性药物的重要装置之一，因此，医用放射性核素发生器分析对确保放射性药物用药安全、有效具有重要意义。医用放射性核素发生器分析可以分为两类：一类为核生器装置性能分析，另一类为洗脱液质量分析。

核素发生器性能分析 主要包括如下项目：放射性核素装柱量分析、淋洗效率分析、母体放射性核素洗脱分析、固定相洗脱分析、核素发生器表面放射性污染分析及表面辐射水平分析等。放射性核素装量指装载在核素发生器固定相上的母体放射性核素的活度大小，它是核素发生器性能的一项重要指标，分析放射性核素装柱量可以推算出一次可以得到子体放射性核素素的最大量，可以通过测定洗脱液中子体放射性核素放射性活度进行分析；淋洗效率系指用一定体积的淋洗液洗脱的子体放射性核素放射性活度占存在于发生器上子体放射性核素总活度的百分比，淋洗效率是核素发生器的一项重要性能指标，如裂变钼 99-锝 99m 发生器要求 10ml 淋洗液的淋洗效率不得低于 90%，通过测定淋洗液的体积和洗脱液的放射性活度可以推算淋洗效率。母体放射性核素洗脱分析可以检测发生器装置性能好坏，母体放射性核素洗脱得越少，表明发生器性能越好，洗脱液中核纯度越高，用药更安全，通过测定洗脱液中母体放射性核素含量加以实现；固定相洗脱分析也可以检测发生器装置性能好坏，固定相成分洗脱得越少，表明发生器性能越好，洗脱液中化学杂质越少，用药更安全，也可通过测定洗脱液中化学杂质含量加以实现。核素发生器表面放射性污染分析可以用擦拭法，测定擦拭物的放射性计数率，如裂变钼 99-锝 99m 发生器要求表面放射性污染不得过 0.4 $Bq \cdot cm^{-1}$。表面辐射水平分析可以通过测定核素发生器表面的辐射计量加以实现，经包装后在运输过程中包装的表面辐射水平应符合相关的规定。核素发生器表面放射性污染分析及表面辐射水平分析与洗脱液质量关不大，但与核素发生器的使用者和接触者安全直接相关。

洗脱液质量分析 洗脱液或者用于直接制备放射性药物制剂，或者直接用做放射性药物制剂。因此，洗脱液的质量要求与相应的放射性药物制剂要求基本相同。洗脱液质量分析项目一般包括：药物性状检验、药物鉴别检验、药物杂质检查、酸碱度分析及放射性药物特殊分析项目；如相应的放射性药物制剂为注射剂，则还应包含注射剂安全相关分析项目，如药物无菌检查、细菌内毒素检查、注射剂可见异物检查和药物不溶性微粒检查等分析项目。

（钟建国）

fàngshèxìng hésù biāojì qiántǐ fēnxī

放射性核素标记前体分析

（radionuclide labelling precursors analysis） 利用药物分析技术和核分析技术对含有放射性核素并直接用于制备放射性药物制剂的原料进行的定性定量研究与检测。放射性核素指能自发衰变，发出射线（粒子或光子），并由一种原子核变为另一种原子核或另一种能态的核素。放射性核素从来源可分为天然放射性核素（自然界本来就存在的放射性核素）和人工放射性核素（自然界本身不存在，由人工制备的放射性核素）。就所知的放射性核素来说，绝大部分由人工主要利用反应堆、粒子加速器和放射性核素发生器技术制备而得。利用反应堆生产放射性同位素，产量高，成本低，是人工放射性同位素的主要来源，有以下两种途径：①利用反应堆中产生的强中子流照射靶核，靶核俘获中子而成为放射性核。②利用中子引起重核裂变，从裂变产物中提取放射性核素。利用反应堆制备的放射性核素一般是丰中子核素，通常具有 β-放射性。粒子加速器制备放射性核素是利用高速带电粒子轰击靶核，从而引起核反应，产生放射性核素。加速器制备的放射性核素一般是缺中子核素，一般半衰期较短。放射性核素发生器是一种便于分离母体放射性核素和子体放射性核素的装置，一般母体放射性核素半衰期较长，由反应堆制备，子体放射性核素半衰期较短。将人工制备的放射性核素进行分离、纯化，并加工成适于放射性药物制剂制备的化学形式和形态，即成为放射性核素标记前体。由于放射性核素标记前体是制备放射性药物制剂的必备原料之一，其质量好坏，与放射性药制剂质量直接相关，因此，放射性核素标记前体分析对保障放射性药物用药安全有效具有十分重要的意义。

放射性核素标记前体分析内容一般包括药物性状检验、药物鉴别检验（主要鉴别放射性核素以何种化学形式存在）、药物杂质检查（主要检查在制备过程中由原材料或其他试剂引进的化学杂质）、酸碱度分析及放射性药物核纯度测定、药物放射化学纯度测定、放射性药物比活度测定、放射性药物浓度测定等放射性药物特殊分析项目。如果使用放射性核素标记前体制备放射性药物制剂时，不再进行纯化、灭菌等工艺过程（如使用高锝［^{99m}Tc］酸钠注射液与其他放射性药物配套药盒制备放射性药制剂，可直接将高锝［^{99m}Tc］酸钠注射液注入注射用放射性药物配套药盒瓶中，振摇一定时间后就可直接使用于患者），放射性核素标记前体分析还应包括相应的放射性药物制剂所要求的分析项目，如为注射剂，则还应包括药物无菌检查、细菌内毒素检查、药物可见异物检查和药物不溶性微粒检查等药物制剂分析项目和药物安全性试验项目。由于放射性药物直接起作用的是放射性核素，而放射性核素一般是以放射性活度来表示量的多少，因而，放射性核素标记前体一般不需要进行含量测定。如果对放射性核素载体的化学量进行分析，主要目的是进行放射性比活度测定。

（钟建国）

fàngshèxìng yàowù pèitào yàohé fēnxī

放射性药物配套药盒分析

（kits for preparation of radiopharmaceuticals analysis） 利用药物分析技术对放射性配套药盒进行的分析。放射性配套药盒系指按工艺处方预先分装的含待标记配体、还原剂或氧化剂等组分，可直接加入放射性核素进行标记，快速制备放射性药物制剂的产品总称，简称配套药盒，由于不含放射性核素，还俗称为“冷药盒（cold kits）”。放射性药物所含放射性核素的物理半衰期一般较短，其有效期也很短（在数分钟至数十天范围内），因而要求放射性药品的制备简单快速，于是放射性药品配套药盒应运而生。如锝［^{99m}Tc］喷替酸盐注射液的配套药盒，即注射用亚锡喷替酸盐冻干粉，其有效成分为喷替酸钠和氯化亚锡，还可能含有诸如赋形剂、抑菌剂和调节酸碱度的试剂等其他辅料成分。临床使用前，在无菌操作条件下，将适量从^{99}Mo-^{99m}Tc 发生器淋洗得到的高锝［^{99m}Tc］酸钠注射液注入注射用亚锡喷替酸盐中，轻摇使瓶中内容物溶解后，静置 5～15min，即可直接临床使用。虽然制备过程十分简单，却发生了的化学反应，首先氯化亚锡将高锝［^{99m}Tc］酸钠中的锝［^{99m}Tc］，从+7 价还原为适于配位的+5 价，随即+5 价的锝［^{99m}Tc］与喷替酸盐发生配位反应，生成目标产物锝［^{99m}Tc］喷替酸盐。配套药盒的出现和发展，大大促进了放射性药物的研发和使用。自配套药盒问世以来，批准上市的配套药盒，主要用于制备锝［^{99m}Tc］放射性药物，因此，数十年来，锝［^{99m}Tc］放射性药物一直是临床上使用最广泛的放射性药物。

放射性药物配套药盒是制备放射性药物的原料药之一，它不含放射性核素，因而，放射性药物配套药盒分析不含放射性药物特殊分析项目。放射性药物配套药盒分析项目一般包括药物性状检验、药物鉴别检验、药物杂质检查、药物含量测定和酸碱度分析等。性状检验一般为制剂外观检查，如主成分为粒子，则一般还包括药物粒度分布测定。杂质检查一般包括药物水分检查、药物残留溶剂检查、药物可见异物检查、药物不溶性微粒检查、药物溶液颜色检查、药物溶液澄清度检查和药物有关物质检查等项目；如主成分为生物技术产品，则还应包括生物药物活性分析等生物药物检测项目。虽然配套药盒不直接应用于临床，但由于利用配套药盒制备放射性药品制剂，无需纯化或只需简单纯化操作，因而，配套药盒分析还需包括部分药物制剂分析项目和药物安全性试验项目，如放射性药物制剂为注射剂，则配套药盒分析应包括注射剂药物分析项目，如注射剂装量差异分析和药物溶液澄清度检查；安全性分析项目应包括药物无菌检查、细菌内毒素检查和药物异常毒性检查等。

（钟建国）

fàngshèxìng yàowù zhìjì fēnxī

放射性药物制剂分析

（radiopharmaceutical preparations analysis） 利用药物分析技术和核分析技术对放射性药物制剂进行有效性、安全性、稳定性等定性定量研究与检测。放射性药物制剂指含有一种或多种放射核素可供临床直接使用的医用产品，也曾称为同位素药物制剂或核药物制剂，如碘［^{131}I］化钠口服溶液、锝［^{99m}Tc］亚甲基二膦酸盐注射液、氟［^{18}F］脱氧葡糖注射液和碘［^{125}I］甲状腺素放射免疫分析药盒等。放射性药物制是临床核医学不可缺少的用药，在疾病诊断和治疗中发挥着独特和不可缺少的作用，放射性药物制剂分析与其用药安全、有效直接相关，具有十分重要意义。

从用途及使用途径来分，放射性药物制剂可分为体外放射免疫分析药盒（在欧美等国家和地区按医疗器械管理，中国大陆按放射性药物管理）、体内诊断用放射性药物和治疗用放射性药物（一般是体内用药），因而，放射性药物制剂分析包括体外放射免疫分析药盒分析、体内诊断用放射性药物分析和治疗用放射性药物分析。三者均具有放射性药物分析一些共同特点，但由于三类放射性药物制剂的使用途径和用途不同，三类放射性药制剂的分析也各有特点，有所不同。体外放射免疫分析药盒分析主要涉及产品的有效性（即诊断结果的准确性）和产品生产至使用各阶段接触人员安全性分析，类似于诊断试剂分析，一般不包含放射性药物特殊分析项目；体内诊断放射性药物和治疗用放射性药物（体内植入物射性核素制品除外）只是由于所含放射性核素核性质不同，导致有不同的用途，二者对有效性和安全性要求基本相同，因而对二者的分析要求基本相同，主要关注对患者用药的有效性和安全性分析，均包含药物性状检验、药物鉴别检验、药物杂质检查、药物制剂分析项目和放射性药物特殊分析项目等药物分析检测项目；体内植入放射性核素制品是一类特殊治疗用放射性药物，其特点更接近于含药医疗器械，如放射性药物碘［^{125}I］密封籽源，在中国已按药物批准上市，但在美国归类于医疗器械管理。因此，按体内植入放射性核素制品分析，除包含部分放射性药物特殊分析项目外，也包含部分含药医疗器械分析项目。

（钟建国）

tǐwài fàngshè miǎnyì fēnxī yàohé fēnxī

体外放射免疫分析药盒分析

（in-vitro radioimmunoassay kits analysis） 利用药物分析技术和核分析技术对体外放射免疫分析药盒进行有效性、安全性和稳定性等定性定量研究和检测。体外放射免疫分析药盒系指由含有放射性核素的标记物、校准试剂、抗体或者其他特异结合物、分离试剂及其他必要的辅助试剂等组成，用于临床体外诊断或其他医学生物学实验的试剂盒统称，简称放免药盒或放免试剂盒。放免药盒是基于放射性核素标记免疫分析法的便捷成套产品，是利用抗原、抗体间的特异性免疫学反应和放射性核素示踪方法为一体的技术，它综合了放射性示踪技术高灵敏度和抗原-抗体反应高特异性两大优点，是生物医学领域中超微量物质定量和定性测定的一种重要方法，临床上广泛应用于体外测定血液、体液、尿液等样本中微量激素、蛋白质、血液成分及一些药物，以达到判定生理状态、诊断疾病、监测疗效、判断预后等目的。放免药盒是放射性核素标记免疫分析技术不可缺少的试剂组成，其质量好坏直接影响临床诊断准确性及使用人员的安全性，因此，体外放射免疫分析药盒分析具有重要意义。

根据放射性核素标记免疫分析法分析原理，放免药盒可分为放射免疫分析药盒（由校准试剂、质量控制样品、抗体或抗血清、标记抗原、分离试剂及必要的辅助试剂组成）、免疫放射分析药盒（由校准试剂、质量控制样品、标记抗体、连接在固相载体上的捕获抗体及必要的辅助试剂组成）和放射抗体分析药盒（由阴、阳性对照品或校准试剂、质量控制样品、标记抗原、分离试剂及必要的辅助试剂组成）。因此，根据分析对象分类，体外放射免疫分析药盒分析也分为放射免疫分析药盒分析、免疫放射分析药盒分析和放射抗体分析药盒分析。虽然体外放射免疫分析药盒按放射性药物管理，但它具有诊断试剂的特性，体外放射免疫分析药盒分析亦应符合诊断试剂分析的一般要求。

放射免疫分析药盒分析 一般包括如下项目：①灵敏度。系指能与零剂量区别的被测物的最小可测值。②工作范围。选用重复10次以上实验的精密度图中变异系数小于15%的剂量范围为工作范围。③非特异结合率。指不是由抗原与抗体特异反应而形成的本底结合率，用 NSB/T 表示。④抗原-抗体最大特异性结合率。指标记抗原与选定的限量抗体的结合率，用 B_0/T 表示。⑤剂量-反应曲线参数。按逻辑斯谛对数模型［$\mathrm{logit}(B/B_0)-\log(\mathrm{dose})$］或四参数数学模型拟合时，其线性相关系数的绝对值不得小于0.9900，有效剂量值 ED_{25}、ED_{50}、ED_{75} 应在剂量-反应曲线范围内，不同批次药盒的 ED_{50} 变异系数不得超过±15%范围。⑥特异性。一般用交叉反应率作为评价指标，以被测物和类似物置换零校准试剂管50%结合率时的物质摩尔浓度的比值表示；对尚未能精确测得相对分子量的物质，可用表观测定值作为评价指标，以不同浓度类似物在被测物剂量-反应曲线上的测定值表示。⑦健全性。指药盒中所使用的校准品与被测物的同质性。⑧准确性。指校准品剂量的准确性和样品中待测物的合理回收。⑨精密度。包括分析内精密度和分析间精密度，分析内精密度系指在一次分析中同一质量控制样品多管测定值的重现性；而分析间精密度系指在多次分析中同一质量控制样品测定值的重现性。⑩质量控制样品测定值和稳定性等项目。样品测定值不得超出给定的允许范围；药盒在有效期内，于规定的存放条件下，各项技术指标均应在允许的范围内。

免疫放射分析药盒分析 大部分分析项目与放射免疫分析项目相同，只有两三个项目有所不同，一般包括：①灵敏度。②工作范围。③结合率。包括最小结合率（指零校准试剂的结合率，用 B_{min}/T 表示）、最大结合率（最大剂量校准试剂的结合率，用 B_{max}/T 表示）及最大结合率与最小结合率比值（即 B_{max}/B_{min}）。④平均批变异系数。指一个分析实验中复管变异所导致的误差的总体水平，用 *ABCV%* 表示。⑤剂量-反应曲线参数。⑥特异性。⑦健全性。⑧准确性。⑨精密度。⑩质量控制样品测定值和稳定性等项目。

放射抗体分析药盒分析 项目与前两者相比，相差较大，分析项目大为减少，一般包括：①非特异结合率（*NSB/T*）。②阴性和阳性对照品。③精密度。④质量控制样品测定值和稳定性等项目。上述三类分析均需包括对如下原辅料进行分析：碘［^{125}I］标记原料、主要生物原料（包括抗原、DNA 重组抗原、单克隆抗体、多克隆抗体、抗血清等）、主要生物辅料（包括小牛血清、兔血清、牛血清白蛋白和人血清白蛋白等）、相关化学试剂及其他物料（包括供包被用试管或小珠、试剂瓶、标签、铝箔袋、包装盒等）。

（钟建国）

tǐnèi zhěnduànyòng fàngshèxìng yàowù fēnxī

体内诊断用放射性药物分析

（in-vivo diagnostic radiopharmaceuticals analysis） 利用药物分析技术和核分析技术对体内诊断用放射性药物进行的有效性、安全性和稳定性相关的研究和检测。体内诊断用放射性药物指含有一种或多种放射性核素、可供临床直接体内给药、用于医学诊断的药物。根据其用途，可分为功能测定用放射性药物和显像剂放射性药物两类。

功能测定用放射性药物指用于测定或检查靶器官或组织功能，以达到诊断疾病的目的和显像剂放射性药物，如邻碘［^{123}I］马尿酸钠注射液用于肾功能检查，铬［^{51}Cr］酸钠注射液用于红细胞寿命及血容量测定。

显像剂放射性药物，简称放射性显像剂，通过体内给药后于显像仪器体外显像，研究靶器官或组织的形态、功能或生化反应变化，以达到诊断疾病的目的。如锝［^{99m}Tc］亚甲基二膦酸盐注射液用于骨显像，氟［^{18}F］脱氧葡糖注射液用于肿瘤显像。显像剂放射性药物根据所含放射性核素或显像模式的不同，又可分为正电子放射核素显像剂、单光子放射性核素显像剂和多模式放射性显像剂三种。①正电子放射性核素显像剂，是指含发射正电子的放射性核素的显像剂，用于正电子发射计算机断层显像（positron emission computed tomography，PET），可简称为 PET 显像剂，如氟［^{18}F］脱氧葡糖注射液等。②单光子放射性核素显像剂，指含单光子射性核素的显像剂，用于单光子发射计算机断层显像（single-photon emission computed tomography，SPECT），可简称 SPECT 显像剂，如锝［^{99m}Tc］亚甲基二膦酸盐注射液等。③多模式放射性显像剂（multimodal radioactive imaging），指含有一种或多种放射性核素并可同时用于 2 种以上显像技术的显像剂，如可同时用于 PET 显像和 SPECT 显像、PET 显像和核磁共振显像等。2016 年以前还未有产品上市，但随着多种显像技术融合在临床应用上越来越广，在疾病诊断中发挥越来重要的作用，多模式放射性显像剂成为放射性药物研发热点领域之一。

随着核医学诊断仪器和技术的快速发展，诊断用放射性药物在临床医学诊断发挥了越来越大的作用，诊断用放射性药物的研发也越来越受重视，诊断用放射性药物分析也越来越重要。尽管分析对象由于所含放射性核素的核性质不同，导致用途不同或显像方式不同，但分析要求和项目却基本相同。诊断用放射性药物的临床前分析与放射性药物分析要求和项目相同。产品分析主要包括如下项目：性状检验、鉴别检验（主要鉴别放射性核素以何种化学形式存在）、杂质检查（主要检查在制备过程中由原材料或其他试剂引进的化学杂质）、酸碱度分析、放射性药物特殊分析项目（如放射性核纯素鉴别、放射化学度纯度测定、放射性活度测定、放射性浓度测定、放射性纯纯度测定、放射性比活度测定）及药物制剂分析项目和药物安全性试验项目等，如为注射剂，则还应包括药物无菌检查、细菌内毒素检查、药物可见异物检查和药物不溶性微粒检查；如为口服溶液，则应包括口服液体制剂药物分析项目；如为片剂或胶囊剂，则应包括片剂药物分析项目或胶囊剂药物分析项目。

（钟建国）

zhìliáoyòng fàngshèxìng yàowù fēnxī

治疗用放射性药物分析（therapeutic radiopharmaceuticals analysis） 利用药物分析技术和核分析技术对治疗用放射性药物进行有效性、安全性和稳定性等相关定性定量研究及检测。治疗用放射性药物指含有一种或多种放射性核素、可供临床直接用于医学治疗的药物。治疗用放射性药物均为体内给药，如氯化锶［^{89}Sr］注射液、磷［^{32}P］酸钠口服溶液等。将治疗用放射性药物引入体内并浓聚在病灶部位或将治疗用放射性药物直接植入病灶部分，利用所含放射性核素衰变发出的射线（一般为α粒子、β^-粒子或俄歇电子）破坏病灶部位细胞，达到治疗疾病的目。放射性和放射性核素发现的初始，就在医学上用于疾病治疗研究。

除体内植入放射性核素制品外，一般治疗用放射性药物与诊断用放射性药物质量要求和分析内容基本相同。体内植入放射性核素制品是将放射核素密封于或涂布某一材料内，使用时将含有放射性核素的材料植入病灶部位，利用放射性核素发出的射线达到治疗疾病的目的，如碘［^{125}I］密封籽源，是将放射性核素吸附在银丝或钯丝上，再密封于钛管内，通过穿刺针或外科手术将碘［^{125}I］密封籽源植入病灶部位，主要用于治疗肿瘤。它是一类特殊的治疗用放射性药物，由于其特性更接近于含药医疗器械，因此，欧美等国家将其归类为医疗器械管理，但中国大陆将之归类为放射性药物管理。体内植入放射性核素制品的分析除含放射性药物特殊分析项目（如放射性核素鉴别、放射性活度测定和放射性核纯度测定等）外，还要根据含药医疗器械有关要求进行分析（见含药医疗器械分析）。如碘［^{125}I］密封籽源，除要进行放射性核素鉴别、放射性活度测定和放射性核纯度测定外，还应对籽源的外观、尺寸大小、密封性（放射性泄漏试验）、安全性能（温度试验、压力试验和冲击试验）、放射性核素分布均匀度、放射性表面污染、空气比释动能率、钛管的化学成分及生物学性能及效应进行分析。

（钟建国）

jīngshén yàopǐn fēnxī

精神药品分析（psychotropic drugs analysis） 应用物理学、生物学、分析化学等原理和技术对精神药品的有效性、安全性、质量一致性等进行定性定量研究及检测。精神药品指直接作用于中枢神经系统并能产生依赖性的一类药品。精神药品能使中枢神经兴奋或抑制，长期连续使用会产生精神依赖。与麻醉药品同属于管制药品，不同的是，麻醉药品连续使用后易产生生理依赖性。

由于精神药品具有治疗疾病和产生精神依赖的毒副作用，不当使用会对人体产生伤害，因此将其定为管制药品。国际及各国药品管理部门均制定了有关法规文件，对其使用进行严格的监管。此类药物在中国曾被称为“限制性剧药”，1984年《中华人民共和国药品管理法》正式定名为精神药品。精神药品依据对人体产生的精神依赖的危害程度的差异，分为第一类精神药品和第二类精神药品。中国2013年版第一类精神药品共有68个品种，第二类精神药品共有81个品种，另外还包括这些品种可能存在的盐和单方制剂，以及可能存在的异构体。第一类精神药品从化学结构上看，主要包括：①部分苯丙胺类中枢兴奋剂，如去氧麻黄碱。②大麻类致幻剂，如四氢大麻酚。③部分苯二氮䓬类镇静催眠剂，如三唑仑。④吲哚类致幻剂，如麦角二乙胺。⑤苯环利啶类中枢混合作用剂，如苯环利啶。⑥按精神药品管理的吗啡喃类药物，如丁丙诺啡。第二类精神药品主要包括：①部分作用较弱的苯丙胺类中枢兴奋剂，如乙非他明。②大部分苯二氮䓬类镇静催眠剂，如地西泮。③巴比妥类镇静催眠剂，如苯巴比妥等。

精神药品在质量安全检测方面与化学药品并无明显区别，在有效性方面相关内容主要包括制剂中有效成分的含量，与剂型相关的质量标准，在安全性方面相关内容主要包括毒性杂质的控制，一般性有关物质的控制及残留溶剂检查等项。

对于精神药品的有效性分析和成瘾性检查一般均使用动物实验模型的方式进行考察。药物依赖性的动物实验包括生理依赖性和精神依赖性评价两种类型，实质上是将行为药理学的试验方法用于精神药品的有效性和安全性分析。国际上针对生理依赖性分析的通用实验方法有三种：自然戒断试验、催促戒断试验和替代试验。精神依赖性的分析实验方法主要有自身给药、药物辨别刺激试验和条件性位置偏爱试验。

（杨化新　陈　华）

mázuì yàopǐn fēnxī

麻醉药品分析（narcotic drugs analysis）　应用物理学、生物学、分析化学等原理和技术对麻醉药品的有效性、安全性、质量一致性等进行的检测研究。麻醉药品是一些能起麻醉作用，减轻疼痛或改变情绪的药物。麻醉药物有两重性，即具有治疗性和成瘾性，使用得当可以缓解病痛，使用不当就会产生类似毒品的药物依赖等毒副作用，即连续使用后会产生生理依赖性和心理依赖性。

由于麻醉药品具有类似毒品的成瘾性，如果滥用则会产生药物依赖性而有害人体健康，因而需对其执行严格的管理制度，以指导全社会安全、合理使用麻醉药品，使其充分发挥药用价值，但又可避免其对社会产生危害。

中国2013年版麻醉药品目录共有121个品种，另外还包括其可能存在的盐和单方制剂，可能存在的异构体、酯及醚（除非另有规定）。从化学结构上分类主要包括：①阿片类中枢镇痛剂，如吗啡。②可卡因类中枢兴奋剂，如可卡因。③芬太尼类合成镇痛剂，如芬太尼。④苯基哌啶类镇痛剂，如哌替啶。⑤阿米酮类阿片受体激动剂，如美沙酮等。

麻醉药品在质量安全检测方面与化学药品并无明显区别，在有效性方面主要包括制剂中有效成分的含量，与剂型相关的质量标准，在安全性方面主要包括毒性杂质的控制，一般性有关物质的控制及残留溶剂检查等项。对于麻醉药品的有效性分析和成瘾性检查一般均使用动物实验模型的方式进行考察。疼痛模型建立的方法可以多种多样，一般地，有化学刺激性模型、物理刺激性模型、神经源性损伤模型、内脏牵拉疼痛模型以及其他多种模型。成瘾性即药物依赖性，其动物实验包括生理依赖性和精神依赖性评价两种类型。国际上针对生理依赖性的通用实验方法有三种：自然戒断试验、催促戒断试验和替代试验。

（杨化新　陈　华）

dúxìng yàowù fēnxī

毒性药物分析（toxic drugs analysis）　应用物理学、生物学、分析化学等原理和技术对医疗毒性药品的有效性、安全性、质量一致性等进行的定性定量研究及检测。医疗用毒性药品简称毒性药品，系指毒性剧烈、治疗剂量与中毒剂量相近，使用不当会致人中毒或死亡的药品。由于医疗毒性药物不当使用危害巨大，因此须对其医疗使用执行严密的管理制度。

医疗毒性药品可以分为毒性中药品种和毒性化药品种两类：①毒性中药品种。共有28种，分别是：砒石（红砒、白砒）、砒霜、水银、生马钱子、生川乌、生草乌、生白附子、生附子、生半夏、生南星、生巴豆、斑蝥、青娘虫、红娘虫、生甘遂、生狼毒、生藤黄、生千金子、生天仙子、闹羊花、雪上一枝蒿、白降丹、蟾酥、洋金花、红粉、轻粉、雄黄。②毒性化药品种。原有11种，分别是：去乙酰毛花甙丙（即去乙酰毛花苷C）、阿托品、洋地黄毒甙（即洋地黄毒苷）、氢溴酸后马托品、三氧化二砷、毛果芸香碱、升汞、水杨酸毒扁豆碱、亚砷酸钾、氢溴酸东莨菪碱、士的宁，其中士的宁、阿托品、毛果芸香碱等包括其盐类化合物；1999年，将亚砷酸注射液列入医疗用毒性药品管理；2008年，将注射用A型肉毒毒素列入医疗用毒性药品管理，毒性西药的品种达13种。

中国现行的药品标准中，对毒性药材及其成方制剂的检验除性状、显微鉴别，制剂通则的各项检查外，还有毒性成分的含量测定及限量检查项目。一般中药分析的技术方法均适用于毒性药材及其制剂。如果毒性中药材被用于其他成方制剂，则要在质量安全控制方面增加相应的安全性检测，一般选择毒性中药品种中有毒的化学成分作为检测目标，制定制剂质量检定的标准。《中国药典》中收载的毒性化药品种中，有阿托品（以硫酸盐形式）、氢溴酸后马托品及毛果芸香碱（以硝酸盐形式）等；抗胆碱药硫酸阿托品还有片剂和注射剂，缩瞳药硝酸毛果芸香碱有滴眼液制剂。对于毒性化学药品，因其化学结构和中毒剂量明确，对其含量测定方法和限度规定也比较成熟，药品质量监督检测也比较容易，所有化学药物分析检测的技术方法均适用于毒性化学药品分析，且优选快速检测方法和技术。

（杨化新　陈　华）

fǎyī dúwù fēnxī

法医毒物分析（forensic toxics analysis）　运用分析化学、药物分析学的原理和方法对进入人或动物体内的毒性药物或可疑有毒物质、毒品或其代谢物进行分离、提取和检测。法医毒物分析的主要目的是查明中毒原因，为制定急救方案和预防措施提供依据。同时也为侦查破案提供重要线索，为司法审判提供证据。毒物（toxicant）是指凡是对机体通过化学或物理化学作用而损害生命正常活动，引发功能障碍或器质性病变乃至造成死亡的物质。毒品（illicit drug）与毒物概念不同，毒品是属于法学范畴的概念，它是由法律规定要受严格管制的一些药物毒物。《中华人民共和国刑法》规定，毒品是指鸦片、海洛因、甲基苯丙胺（冰毒）、吗啡、大麻、可卡因以及国家规定管制的其他能够使人形成瘾癖的麻醉药品和精神药品。可见毒物比毒品范围更广。

特点 法医毒物分析目的多样，包括验证、侦查、研究等；涉及分析案件复杂，未知影响因素多，如隐瞒事实、意外事故、非毒物引发的事件、毒物种类不详，社会不良干扰因素多等；检材多样且特殊，往往是一次性检材、数量有限；需要综合的分析方法，且肩负法律责任。

检材分类 法医毒物分析检材主要有两类：①体外检材（in vitro biomaterials）。主要是指那些未经过体内吸收、分布、代谢等过程，其中毒物在形态、气味、酸碱性、溶解度和化合状态等方面尚全部或部分地保留其原有形状和性质的检材。吞服不久的呕吐物或洗胃液、急死的胃内容物，其中尚有未被消化吸收的药毒物，也属于体外检材。②体内检材（in vivo biomaterials）主要指取自生物活体或尸体的检验材料，如尿、血及内脏组织等。

检材预处理 包括检材制备、调整酸碱度、去除蛋白质（有机溶剂沉淀法、盐析法、等电点沉淀法、酶解法）、结合物的解离（酸碱水解法、酶水解法）。检材处理是指对检材中的待测毒物进行分离、纯净化、浓缩富集、衍生化等处理，使检材中的毒物成为适合于各种分析方法所要求的形式。

定性与定量分析 ①定性分析其目的是确定检材中所含毒物的性质，即检材是否为某种毒物或者其中是否含有某种毒物，通常又称之为检识或检出。检出的对象也包括毒药物在体内的代谢物；定性分析结果的判断与阈值的确定紧密联系，阈值是实验室可以报告阳性结果时检材中药物或其代谢物的最小浓度，换言之，如果检材中浓度低于阈值，即使该药物实际存在也不能出具阳性结果。阈值综合考虑了仪器和基质影响、分析方法、被动污染、保护个人、规章制度等各种因素而科学制定。如果国际上公认的组织或机构已公布了生物检材的阈值，那么实验室应参照该标准制定方法并报告结果。②定量分析的目的在于确定建材中某种毒物的含量，通常称之为含量测定或者简称测定。定量分析必须在定性分析的基础上进行。

分析方法 常见可用于法医毒物分析方法包括形态学方法、毒理学方法、免疫分析法（一般常用于预试筛查，不能作为确证方法）、理化分析法、仪器分析。仪器分析包括光谱分析（如紫外可见分光光度法、荧光分光光度法）、色谱分析法（如分配色谱法、吸附色谱法、离子交换色谱法、尺寸排阻色谱法、毛细管电泳法等）、质谱技术与两谱联用技术等。免疫胶体金技术是以胶体金作为示踪标志物应用于抗原抗体反应的免疫标记技术，该技术操作简单、检测时间短、便于现场操作。在法医毒物分析实验室广泛使用的药物快速筛选试剂盒或者试剂条，多采用免疫胶体金技术。

（杨化新　陈　华）

xīngfènjìlèi yàowù fēnxī

兴奋剂类药物分析（stimulant drugs analysis）

应用物理学、生物学、分析化学等原理和技术对兴奋剂类药物的有效性、安全性，以及药物滥用等进行定性和定量的检测研究。兴奋剂原指一些能刺激人体中枢神经系统，使人产生兴奋从而提高人体功能状况的物质；后来在体育界被用来泛指那些可以对人的功能产生影响，有助于提高运动能力的物质。兴奋剂类药物是指具有兴奋功能和有治疗功效的药物，这些药物有两重性，使用得当可以缓解病痛，如果体育运动中使用，不仅破坏运动竞赛的公平原则，而且严重危害运动员身体健康。

根据药物的药理作用或化学结构，可将兴奋剂类药物分成不同类别：①精神刺激剂，包括精神刺激类、拟交感神经胺类药物、咖啡因类、中枢神经刺激药物等，如苯丙胺、肾上腺素、去甲肾上腺素、麻黄碱、尼可刹米、士的宁等。②麻醉止痛剂，包括哌替啶类和阿片生物碱类药物等，如哌替啶（杜冷丁）、安诺丁、二苯哌己酮、美沙酮、吗啡、可待因，狄奥宁（乙基吗啡）和海洛因等。③合成固醇类，主要是同化激素，也称蛋白同化制剂，多数为雄性激素的衍生物，如甲睾酮，苯丙酸诺龙等。④利尿剂，此类药物的临床效应是通过影响肾脏的尿液生成过程，来增加尿量排出，从而缓解或消除水肿，降低体重等，包括呋塞米（速尿）、螺内酯、依他尼酸等。⑤β 受体阻断剂，临床常用于治疗高血压与心律失常等，体育运动中可用于运动员放松镇静作用，包括普萘洛尔等。⑥蛋白及肽类激素，主要是生物或化学合成的蛋白及肽类激素及其类似物，所有运动场合都禁用，如生长激素、促红细胞生成素、亮丙瑞林、布舍瑞林、那法瑞林、戈舍瑞林、地洛瑞林等。有些运动员利用血液红细胞回输技术，来达到短期内增加血红细胞数量，从而达到增强血液载氧能力。

由于兴奋剂类药物的特殊作用，容易在体育赛事中不当使用。运动员使用兴奋剂类药物虽可以提高成绩，但会对人的生理、心理产生许多直接的危害。使用不同种类和不同剂量的禁用药物，对人体的损害程度也不相同，主要体现在导致细胞和器官功能异常、产生药物依赖性、出现严重的性格变化、产生过敏反应、损害免疫力。正是由于兴奋剂药物的不当使用会对人体造成极大的伤害，国际国内体育赛事组织都要求对兴奋剂类药物加强使用管理，并在体育运动中增加对兴奋剂的检测。

兴奋剂类药物分析主要分为两个方面：①对兴奋剂类药物的安全有效等进行定性和定量的检测。具有治疗功效的兴奋剂类药物与其他药品质量检验一样，按其质量标准检验符合规定后可以流通使用。②对兴奋剂类药物的滥用进行定性定量监测。而对这类药物滥用的监测则是重点和难点。运动员使用兴奋剂类药物后，人体体液（尿样、血样）中兴奋剂类药物浓度常常是毫微克（即十亿分之一克）或更低的水平，这时检测多属于微量分析，对检测的灵敏度要求很高。体育赛事中的兴奋剂检测，主要包括血样检测和尿样检测。其中尿样检测具有取样方便，对人无损害，尿液中的药物浓度高于血液中的药物浓度，尿液中的其他干扰少，血样检测主要是补充尿样分析的不足，即当尿液检测不能满足需要时才采用血样作为分析样本。尿样分析时首先测定尿样 pH 值和尿比重，然后按以游离形式排泄的易挥发性含氮化合物、以硫酸或葡萄糖醛酸结合的难挥发性含氮化合物、化学结构和特性特殊的化合物、合成类固醇、睾酮进行筛选分析，主要是化学提取和仪器分析两步，化学提取可采用固相萃取方法，对尿样中的主要成分进行浓缩，并去除盐或离子化合物。分析仪器一般采用高效液相色谱色谱法和液-质联用方法，前者主要用于对尿样中兴奋剂含量进行定量，根据不同的兴奋剂类别来选择适合的液相色谱柱进行，后者则对可疑物质进行定性和结构确证，以便做出准确判断。

（杨化新　辛中帅）

yīyuàn zhìjì fēnxī

医院制剂分析（hospital preparations analysis）

应用药物分析的技术和方法对医院制剂的有效性、安全性、质量一致性等进行的定性定量研究与检测。医院制剂是医疗机构根据临床需要经批准而配制的自用的固定处方制剂，又称医疗机构制剂，是市场上没有供应的品种。凡是市场上有供应的药品，不允许生产医疗机构配制医院制剂。

医疗机构配制使用医院制剂实行注册审批制度。按照《医疗机构制剂注册管理办法》的规定进行审批，并经药品检验部门检验合格后，经所在地省级卫生行政部门审核同意，由省级药品监督管理部门批准，发给《医疗机构制剂许可证》。医疗机构配制医院制剂必须按照《医疗机构制剂配制质量管理规范》的要求进行配制，同其他药品一样，并按医疗机构制剂质量标准进行检验，合格的，凭医师处方在本医疗机构使用。医院制剂的多以口服、外用居多，其生产规模较上市药品企业小，但质量标准要求是一样的。

质量标准　为保障医疗机构制剂生产质量，需要建立质量指标、检验方法及配制工艺等的技术要求。医院制剂质量标准由制剂生产医疗机构研究起草，由省、自治区、直辖市药品监督管理部门审定批准。此外，医疗机构制剂名称要符合《中国药品通用名称》的命名原则。医疗机构制剂质量标准须符合《中国药典》凡例和附录的要求。为确保医疗机构按所批准的工艺进行配制，所有制剂均在标准中列出制法项，写明本制剂的配制工艺流程、控制要求、关键工艺参数。对于中国药典制剂通则没有收载的剂型，则应在制法中规定工艺全过程，对质量有影响的关键工艺，要列出工艺控制条件和质量控制参数，并结合制剂特点，制定相应的检验项目。

医疗机构制剂建立的医院制剂质量标准，要求在保证制剂质量的前提下尽可能采用简便、快速、实用的分析方法，且与医疗机构制剂室的规模和药检室的检测设备相配套。医院制剂多为复方制剂，其处方中的药物之间、药物与辅料之间可能存在干扰，质量标准的方法和限度需要经过方法学验证而确定。在标准研究时须按照药品质量标准分析方法验证指导原则的要求，对性状、鉴别、检查、含量测定进行验证。

检验分析 医院制剂一般按其质量标准进行检验，对于《中国药典制剂通则》中收载的制剂，按照通则的要求检查有关的项目，如片剂和胶囊剂的崩解时限、重量差异等，颗粒剂的溶化性、粒度等。pH 值（酸碱度）、颜色（溶液的颜色）、溶出度等项目的检查法均同《中国药典》，重点关注与安全性有关的项目。除个别品种外，要进行含量测定，以保证用药剂量的准确，在满足准确度要求的前提下，尽可能采用较简易的方法，如紫外-可见分光光度法等。检验分析方法原则上采用中国药典附录的方法和要求，如试药、试剂、缓冲液的配制。此外，还要注意紫外-可见分光光度法对仪器的要求，高效液相色谱法的系统适用性要求等。

（杨化新 修 佳）

yàoyòng fǔliào fēnxī

药用辅料分析（pharmaceutical excipients analysis） 应用药物分析的技术和方法对药用辅料的质量及性能进行的研究评价与检测。药用辅料是生产药品和调配处方所使用的赋形剂和附加剂，是除活性成分以外，在安全性方面进行了合理评估并且包含在药物制剂中的物质。它是构成药物制剂不可缺少的基本成分，可以赋予药物制剂以必要的物理、化学、药理和生物学性质，对于各类药物制剂成型与稳定性、保证药品质量、开发新剂型和新产品，满足医疗使用的要求等都起着积极的、关键性的作用。

所有药品都依赖药用辅料而存在，药用辅料具有赋形性，药物只有制成一定形状的药品才便于储运和使用。随着新型制剂的不断涌现，辅料还发挥着重要作用：①可以改变药物作用的靶组织、靶器官。有些药物特别是化疗药物，全身用药对健康组织的毒性非常大，但选择合适的药用辅料制成靶向制剂，只在癌症部位释放药物，将大大提高疗效，降低对正常组织的损伤。②可以改变药物的给药途径和作用方式。例如青霉素、细胞色素 C 等药物在胃肠道中很不稳定，这类药物可以选择合适的辅料制成肠道制剂或选择注射类辅料制成注射剂。③选用合适的药用辅料可按用药需要制成药物的缓释剂或控释剂。服药一次就可以在较长的时间内释放药物，如降血压药物，不仅可以方便患者服药也利于患者保持血压的稳定。④可以改变主药的理化特性。有些药物虽然疗效很好，但是由于其溶解度很低，无法被人体吸收。如灰黄霉素，传统的口服制剂吸收很差，疗效很差，当选择新型辅料 PEG 6000 制成固体分散体，其在胃肠中迅速溶解、吸收，显著提高了疗效。⑤可以增强主药的稳定性，并延长药品的有效期，例如维生素 A、C、D、E 等易氧化分解的药物，可以用药用辅料 β-环糊精制成包合物，使其对光、热、氧均具有较高的稳定性，延长了药品的有效期。

药用辅料品种众多，分类方法也多种多样，各种分类方法既有优点也有缺点，一般的分类方法有以下几种：①按制剂药用辅料形态分类，药用辅料可分为固态制剂用、液态制剂用、气态制剂用、半固态制剂用等四类药用辅料。②按药物制剂剂型分类，药用辅料可分为片剂、注射剂、酊剂、栓剂、胶囊剂、软膏剂（乳膏剂、糊剂）、眼用制剂、丸剂、植入剂、糖浆剂、气雾剂（粉雾剂、喷雾剂）、膜剂、颗粒剂、口服溶液剂（口服混悬剂、口服乳剂）、散剂、耳用制剂、鼻用制剂、洗剂（冲洗剂、灌肠剂）、搽剂（涂剂、涂膜剂）、凝胶剂、贴剂等辅料类。③按辅料本身的化学结构分类，药用辅料可分为酸类、碱类、盐类、醇类、酚类、酯类、醚类、纤维素类、单糖类、双糖类、多糖类等。④按药用辅料的功能及用途分类，可把药用辅料分为溶剂、增溶剂、助溶剂、助悬剂、乳化剂、润湿剂、助流剂、软膏基质等种类。⑤按药用辅料的给药途径（如口服、黏膜、经皮、注射、吸入、眼用等）进行分类。⑥按药用辅料相对分子量大小分类，随着近现代高分子材料的大量涌现，大分子量的药用辅料在药品中的应用的越来越多，特别是 20 世纪 30 年代聚维酮的合成成功及其作为血浆代用品的广泛应用，显示出了高分子药用辅料的重要性，也使得药用辅料渐渐地分为传统的低分子量药用辅料和高分子量药用辅料。此种分类方法比较适合于进行产品质量控制的检验检测部门的检测。有很大一部分药用辅料为大分子化合物，理化性质与小分子化合物有很大的区别，因此在辅料质量控制的质量标准中，大分子药用辅料设置的检验项目与小分子药用辅料有很大的不同。不同的大分子药用辅料之间的检测项目很多都是相同的，只是在样品前处理、测定的具体实验条件和项目上限度设定上有区别。

药用辅料常用的检测类别和方法包括性状检验、鉴别检验、安全检查、含量测定、功能性检测等几个方面。

性状检查 主要是对药用辅料外观的描述，包括颜色、气味、引湿性、溶解度、松密度、粒度、熔点、玻璃化温度、特性黏度等。例如玻璃化温度是高分子辅料的一个重要物理指标，在该温度附近，材料从坚硬的玻璃态转变为柔性的高弹态，不同高分子辅料有着各自的玻璃化温度。

鉴别检验 分为化学鉴别、红外鉴别、热分析等。化学鉴别一般针对药用辅料结构中的特有基团进行反应，如显色反应、产气反应、沉淀反应等。

安全检查 检查项目是药用辅料标准中非常重要的检测项目，药用辅料主要的安全性质控指标全部依赖于检查项的设定。如酸值、碘值、过氧化值、有关物质、分子量分布、重金属、炽灼残渣、微生物限度以及在后期的制剂工艺中难于去除的有害物质等。如果是注射用辅料，还需增加无菌热原等项目。分子量和分子量分布是控制大分子辅料质量的重要指标，对辅料的各种理化性质和功能具有决定性作用，也是控制大分子辅料合成进程的重要指标，而且同一大分子辅料，分子量和分子量分布不同也有其不同的用途，因而分子量和分子量分布的控制是大分子辅料质控的最重要的指标，分子量的测定方法有端基测定法、黏度法及光散射法，分子量分布的测定方法常用的有凝胶色谱法和离心法等。

含量测定 药用辅料一般检测项目中均包含含量测定项目，可采用滴定法、高效液相色谱法、气相色谱法等；大分子辅料多为混合物，没有对照品，且由于常规的高效液相色谱法、紫外-可见分光光度法和容量法皆较难对大分子辅料进行准确定量，因而大分子辅料的含量测定较为困难，很多大分子辅料可不进行该项研究。某些辅料可根据其结构中的特定基团进行其含量的测定，例如羟丙基-β-环糊精是β-环糊精与1,2-环氧丙烷缩合而成的亲水性衍生物，与其母体相比，羟丙基-β-环糊精的分子多了许多羟丙氧基基团，从而使得其水溶性明显提高，并且能与某些药物分子形成包合物而显著增大难溶性药物的溶解度，在《中国药典》2015年版四部中就是利用检测羟丙基倍他环糊精中的羟丙氧基的含量来表征羟丙基倍他环糊精的含量。

功能性检测 药用辅料的功能性指标是被广泛关注的一个方面。药用辅料功能性的研究始于20世纪末和21世纪初，在未来将有更多品种药用辅料的正文收载药用辅料的功能性指标。（见药用辅料功能性指标检验项目）

（孙会敏　杨　锐）

xiǎofēnzǐ yàoyòng fǔliào fēnxī

小分子药用辅料分析（micromolecular pharmaceutical excipients analysis） 应用物理、化学的原理和分析技术对小分子药用辅料的质量及性能进行的评价研究与检测。药用辅料品种众多，分类方法也多种多样，按药用辅料分子量大小分类，可以将药用辅料分为大分子药用辅料和小分子药用辅料，其中小分子药用辅料通常是指分子量在10^4以下的药用辅料，小分子药用辅料在结构上与普通的化学原料药差别不大，但是由于药用辅料在药物制剂中起到功能性作用，所以不能仅仅用化学原料药的分析项目和方法来评价小分子药用辅料的质量，而是应该结合小分子药用辅料在药物制剂中的用途来进行分析。

小分子药用辅料有多种分类方法：①按制剂剂型分类，可分为片剂、注射剂、酊剂、栓剂、胶囊剂、软膏剂（乳膏剂、糊剂）、眼用制剂、丸剂、植入剂、糖浆剂等辅料，这种分类方法重复性比较大。②按本身的化学结构分类，可分为酸类、碱类、盐类、醇类、酚类、酯类、醚类、纤维素类、单糖类、双糖类、多糖类等，这种分类方法无法反映药用辅料的功能特性。③按用途分类，可分为溶剂、增溶剂、助溶剂、助悬剂、乳化剂、润湿剂、助流剂、软膏基质等种类。药用辅料的用途繁多，并且随着新制剂的研发，同一种辅料在多种制剂中有多种用途，这种分类方法重复性较大。④按给药途径进行分类，可分为口服、黏膜、经皮、注射、吸入、眼用给药等，但这种分类方法没有反映出药用辅料的剂型特征。⑤按形态分类，可分为固态制剂用、液态制剂用、气态制剂用、半固态制剂用等四类药用辅料，这种分类方法简单明了，又便于分析方法的归类。因此对小分子药用辅料的分析一般分为小分子气体药用辅料分析、小分子液体药用辅料分析、小分子固体药用辅料分析和小分子半固体药用辅料分析四种。小分子药用辅料与一般的小分子药物的质量检测相似，但也有一些需要特殊注意的分析项目。

粉体学特性分析 许多固体小分子药用辅料是粉末状的固体，以便用和药物活性成分混合均匀，小分子药用辅料的粉体学特性和药用辅料的功能性密切相关，它不仅影响着药用辅料的质量，还直接关系到后续药物制剂生产企业对小分子固体药用辅料的使用。所谓粉体学（micromeritics）是研究固体粒子集合体（称为粉体）

的表面性质、力学性质、电学性质等内容的应用科学。粉体是无数个固体粒子的集合体的总称，即由粒子组成的整体。这些固体粒子既可以是数毫米的颗粒，也可以是数纳米的粉末。通常所说的“粉”“粒”都属于粉体的范畴，一般将小于100μm的粒子称为“粉”，大于100μm的粒子叫“粒”。在一般情况下，粒径小于100μm时，容易产生粒子间的相互作用而流动性较差；粒径大于100μm时，粒子自重大于粒子间的相互作用而流动性较好，并成为肉眼可见的“粒”。在制药行业中通常根据固体剂型（如散剂、颗粒剂、胶囊剂、片剂、粉针、混悬剂等，在医药产品中约占70%~80%）制备过程中的工艺要求选用不同粒子大小的药用辅料，涉及固体药物的粉碎、分级、混合、制粒、干燥、压片、包装、输送、贮存等全过程。固体小分子药用辅料的粉体学分析项目通常有粒度分布、真密度、颗粒密度、松密度、振实密度、休止角、临界相对湿度、吸湿性等。制成的制剂涉及药物的崩解时限、药物的溶出度、药物的释放度、药物的脆碎度以及药物的含量均匀度等各种性质。

有害物质分析 许多小分子药用辅料在注射剂中用途广泛，常常用作溶剂、稀释剂、等渗调节剂、冻干保护剂等，与化学小分子药品不同，注射用的小分子药用辅料应关注过敏性物质的分析，例如注射级乳糖中的残留蛋白会引发人体的过敏反应，注射用油中抗原的分析，注射级吐温80中的过氧化氢检测等。

相容性分析 对药物与辅料的配伍禁忌的分析。小分子药用辅料在用于药物制剂中时还应考虑其与药物活性物质和药物包装材料的相容性，例如硬脂酸镁主要用作片剂的润滑剂、抗黏剂、助流剂，特别适宜油类、浸膏类药物的制粒，制成的颗粒具有很好的流动性和可压性，但是硬脂酸镁与阿司匹林共存时可加速阿司匹林的水解：一方面硬脂酸镁能与阿司匹林形成相应的乙酰水杨酸镁，溶解度增加；另一方面硬脂酸镁具弱碱性而有催化降解作用。因此选用阿司匹林片的润滑剂时，考虑到主药的稳定性，应选择滑石粉或硬脂酸作润滑剂。除此之外，硬脂酸镁还与强酸、强碱和铁盐有配伍禁忌，故在含有阿司匹林、一些维生素、大多数生物碱盐的药物制剂中不得使用。对于此类小分子药用辅料应在质量标准中注明配伍禁忌。

（孙会敏　杨　锐）

xiǎofēnzǐ qìtǐ yàoyòng fǔliào fēnxī

小分子气体药用辅料分析

（micromolecular gas pharmaceutical excipients analysis） 应用物理学化学的原理和分析技术对小分子气体药用辅料的质量及性能进行的评价研究与检测。小分子气体药用辅料是指在常温常压下为气态的一类药用辅料，它通常包括两大类，空气置换剂和抛射剂，其中空气置换剂包括氮气和二氧化氮，抛射剂包括氟氯烷烃、四氟乙烷，七氟丙烷、碳氢化合物丙烷、正丁烷、异丁烷和压缩气体类（二氧化碳、氮气）等。空气置换剂主要是用来除去溶液中的氧气，以阻止或延缓药物氧化，达到增加药物稳定性的目的。抛射剂是气雾剂的喷射动力来源，可兼做药物的溶剂或稀释剂。小分子气体辅料在制备过程中引入的一些杂质会影响辅料的性质，进而影响药物发挥作用，因此必须严格控制小分子气体药用辅料的质量，经常检测的气体药用辅料项目有理化常数、高沸点残渣、游离酸、水分、非吸收气体含量的测定等。

理化常数测定 气体药用辅料特点可以通过测定其理化性质来反映，如气体密度、沸点、蒸汽压、挥发性、蒸发率等。

高沸点残渣测定 在临床上气雾剂的雾滴粒径对临床治疗效果影响明显。一般认为雾滴粒径过大的原因部分是由于抛射剂中高沸点残留物造成，所以气雾剂辅料高沸点残留物的控制极为重要，一般采用气相色谱法测定，或用105℃干燥恒重法检测。

游离酸测定 在临床上气雾剂的酸性物质对皮肤及黏膜有刺激作用，另外酸度会影响药物在气雾剂体系中的稳定性，因此必须严格控制，通常酸度的测定方法有三种：比色法、滴定法和电导率法。

水分测定 对于气雾剂的抛射剂，水分应该是严格控制的。特别是对于混悬型的气雾剂，因为水分的存在，可使药物的粒度、晶型发生变化，甚至可以导致药物晶体的生长和颗粒的聚积。在储藏过程中由于水的存在使金属罐生锈变质。常用的水分测定法包括卡尔·费休-容量滴定法、卡尔·费休-电量法（库仑滴定法）、电解法、甲苯法和气相色谱法等，《美国药典》和中国国家标准GB/T 18826—2002均采用库仑法滴定法。

非吸收气体含量测定 非吸收气体是指抛射剂中的空气，其存在会导致气体的饱和蒸汽压等发生改变，影响最终产品的质量，一般采用气相色谱法检测。

（孙会敏　闫中天　杨　锐）

xiǎofēnzǐ yètǐ yàoyòng fǔliào fēnxī

小分子液体药用辅料分析

(micromolecular liquid pharmaceutical excipients analysis) 应用物理学、化学等原理和分析技术对小分子液体药用辅料的质量及性能进行的研究评价与检测。小分子液体药用辅料是在常温下以液体形式存在的药用辅料的统称。按用途可分为分散介质、增溶剂与助溶剂、浸出辅助剂、乳化剂、助悬剂、湿润剂、絮凝剂与反絮凝剂、矫味剂、pH 值调节剂、防腐剂等。作为药物的分散介质，常用作水溶性药物分散介质的小分子液体药用辅料有乙醇、乙二醇、甘油、水、丙酮、丁酮、丙二醇等；常用作油溶性药物分散介质的小分子液体药用辅料有乙酸乙酯、乙酸甲酯、乙酸戊酯、正丁醇、异丁醇、异丙醇、异辛烷、液状石蜡、大豆油、芝麻油、蓖麻油、杏仁油、花生油、橄榄油、桃仁油、棉籽油等；作为乳化剂或增溶剂的小分子液体药用辅料有二乙二醇二硬脂酸酯、三乙二醇二月桂酸酯、聚山梨酯 80、聚山梨酯 60、聚山梨酯 40、聚山梨酯 20、聚氧乙烯蓖麻油等。

小分子液体药用辅料除了一般的理化检测外，还有一些特殊分析项目，如亲水亲油平衡值、临界胶束浓度等。①理化常数。小分子液体辅料需要测定的理化性质有相对密度、折光率、沸点、黏度等。②亲水亲油平衡值（HLB 值），是表面活性剂的亲水亲油平衡值，常用的测定方法有核磁共振法、气相色谱法等。③临界胶束浓度（CMC 浓度），是表面活性剂分子缔合形成胶束的最低浓度。当其浓度高于 CMC 值时，表面活性剂的排列呈球状、棒状、束状、层状、板状等结构。常用的测定方法有电导法、光散射法、荧光光度法、核磁共振法、导数光谱法等。

（孙会敏　栾　林）

xiǎofēnzǐ gùtǐ yàoyòng fǔliào fēnxī

小分子固体药用辅料分析

(micromolecular solid pharmaceutical excipients analysis) 应用物理学、化学、微生物学等原理和分析技术对小分子固体药用辅料的质量及性能进行研究评价与检测。小分子固体药用辅料在常温下通常为粉状、块状、片状固体，根据其功能用途，可作为填充剂、助流剂、助悬剂、防腐剂、增稠剂、黏合剂、释放阻滞剂、螯合剂、包合剂、泡腾剂、润滑剂、稳定剂、乳化剂、吸附剂、着色剂、矫味剂、pH 值调节剂、抗氧剂、遮光剂、包衣材料、软膏基质等，小分子固体药用辅料与固体化学药品的分析方法大多数相似，但也具有独特的功能性指标分析项目和方法，特别是粉体学方面的检测项目。

粒径与粒径分布检测　粒径是指粉体颗粒大小，也称粒度，是作为填充剂的粉末状固体辅料的基础理化参数之一。粒径分布表示不同粒径的颗粒在粉体中分布情况，反映颗粒大小的均匀程度。粒径可通过几何学粒径、筛分径等来表示。几何学粒径为颗粒的真实粒径，可通过显微镜和库尔特计数法测定；筛分径是粉体通过粗筛网且被截留在细筛网时，粗细筛孔直径的算术或几何平均值。粒径与粒径分布还可以通过沉降法、激光衍射法、比表面积法来测定。作为填充剂用于粉雾剂的固体辅料还需要测定空气动力学粒径，即具有相同空气动力学特性的等效直径，通常可以通过激光衍射法和多层粉体撞击器来测定。

密度测定　密度也是评价小分子固体辅料粉体学性质的重要参数之一，包括真密度、松密度和振实密度。真密度指粉体质量与不包括颗粒内外空隙体积之比，通常采用液体或气体置换法测定；松密度为粉体的质量与其体积之比，即单位体积的粉体质量，包括粉体真密度、离子内外空隙；振实密度是粉体通过一定程度和次数的振荡得到的密度。松密度和振实密度的测定受测量容器的性状、大小、物料装填速度和方式影响。

流动性测定　粉末状固体辅料的流动性对颗粒剂、胶囊剂、片剂等制剂的质量和制备操作有很大影响，相关参数有休止角、流出速度和压缩度。休止角为静止状态的粉体堆积体自由表面与水平面之间的夹角，越小表示流动性越好。常用方法测定方法有注入法、排出法和倾斜角法，测定方法不同结果有差异，重现性较差；流出速度是将粉体加入漏斗中，全部粉体流出的时间。流出速度越快，粉体流动性越好；压缩度 =（最实密度 − 最松密度）/最实密度，越小流动性越好。

吸湿性测定　固体表面会吸附水分，导致粉体流动性下降、固结、润湿、液化，发生化学反应影响稳定性。吸湿性可通过临界相对湿度（CRH）来表示，即粉体吸湿性急剧增加时暴露环境的相对湿度。临界相对湿度越大，辅料越不容易吸湿，可作为生产和贮藏环境提供参考。一般是将辅料在特定条件的恒温恒湿箱中放置一定时间后，测定其增加的重量，不得超过规定值。

润湿性测定　固体界面由固气界面变为固液界面现象，对片剂、颗粒剂等固体制剂的崩解性、溶解性具有重要意义，一般通过接触角法测定，即液滴在固体水平面上时，气液界面与固液界面的切角，切角越小，表示润湿性越大。

黏附性与凝聚性测定 黏附性指不同分子间产生的引力，主要由于范德华力和静电力产生；凝聚性指同分子间产生的引力，主要由粉体颗粒表面水分形成的液体桥或由于水分蒸发而产生的固体桥发挥作用。可采用黏附仪器进行测定。

压缩性测定 粉体在压力下体积减小的能力，固体辅料的压缩性对制剂的处方筛选与工艺具有重要意义。可采用压缩性测定仪器进行测定。

比旋度测定 对于一些具有光学活性的药用辅料（如DL-苹果酸、L-苹果酸等），还应使用旋光计测定其比旋度。

微生物限度测定 以天然原料制备的固体药用辅料（如麦芽糊精、麦芽糖）还应测定其微生物限度。

有关物质检测 根据制备工艺，一些固体辅料还应进行铁盐、铅盐、钡盐、砷盐和重金属的检测，一般采用药典收载的方法测定。一些通过化学方法生产的固体辅料还需对其残留的前体原料和反应副产物进行测定，例如苯甲酸钠制备过程中会产生邻苯二甲酸，可采用气相色谱法对其进行测定。

（孙会敏　宋晓松）

xiǎofēnzǐ bàngùtǐ yàoyòng fǔliào fēnxī

小分子半固体药用辅料分析（micromolecular semisolid pharmaceutical excipients analysis）

应用物理学化学等原理和分析技术对小分子半固体药用辅料的质量及性能进行的检测与评价。小分子半固体辅料是介于液体辅料和固体辅料之间的一种辅料，如凡士林、羊毛脂等，常用于制备软膏剂、霜剂、糊剂、眼膏剂、栓剂等制剂。多数半固体小分子药用辅料对运输储藏条件要求较高，特别是动植物来源的半固体小分子药用辅料容易发生酸败，皂化值、碘值、过氧化值、锥入度是质量分析的重点。其他检测要求视其使用目的，参照药物制剂的相关要求调整。

皂化值 反应油脂类药用辅料分子量及纯度的一项指标，它指中和并皂化脂肪、脂肪油等物质1g中所含有的游离酸类所需氢氧化钾的重量，即将1g辅料用碱水解所消耗的氢氧化钾的毫克数。一般也采用化学方法测定。如《中国药典》2015年版四部收载的是滴定法。测定时，取辅料样品，加入过量的氢氧化钾乙醇溶液，加热反应后，再用盐酸滴定液测定剩余的氢氧化钾，并用酚酞指示液判断终点。以消耗盐酸滴定液的体积计算样品的皂化值。

碘值 不饱和程度的一种指标，指100g物质充分卤化时所能吸收（加成）碘的克数。不饱和程度越大，碘值越高。一般采用化学反应方法进行测定，如《中国药典》2015年版四部收载的是滴定法。测定时，取辅料样品，用三氯甲烷溶解后，加入过量的溴化碘溶液，充分反应后，再用硫代硫酸钠滴定液测定剩余的碘，并用淀粉指示液判断终点。以消耗滴定液的量计算出辅料的碘值。

过氧化值 油脂和脂肪酸等被氧化程度的一种指标，是1kg样品中的活性氧含量，以过氧化物的毫摩尔数表示。一般采用化学反应方法进行测定，如《中国药典》2015年版四部收载的是滴定方法。测定时，取辅料样品适量，加三氯甲烷-冰醋酸（2∶3）混合液溶解后，加碘化钾试液使其反应后，再用硫代硫酸钠溶液滴定。以消耗滴定液的量计算出辅料的过氧化值。

锥入度 在25℃下，将一定质量的椎体由锥入度仪向下释放，测定椎体释放后5s内刺入供试品的深度。该方法适用于软膏剂、眼膏剂及其常用基质材料（如凡士林、羊毛脂、蜂蜡）等半固体物质，以控制其软硬度和黏稠度等性质，避免影响药物的涂布延展性。测定结果以0.1mm表示，锥入度以10倍测定结果表示（如测定结果为23mm，则锥入度为230）。锥入度值越大，表示半固体辅料越软，反之就越硬。测定锥入度的仪器为锥入度测定计。

（孙会敏　张朝阳　粟晓黎）

dàfēnzǐ yàoyòng fǔliào fēnxī

大分子药用辅料分析（macromolecular pharmaceutical excipients analysis）

应用物理、化学等原理和分析技术对大分子药用辅料的质量及性能进行的研究评价与检测。药用辅料品种众多，分类方法也多种多样，按药用辅料分子量大小分类，可以将药用辅料分为大分子药用辅料和小分子药用辅料，其中大分子药用辅料通常是指分子量在10^4～10^6之间的药用辅料。

大分子药用辅料有多种分类方法：①按照聚合反应可以分为加聚大分子药用辅料和缩聚大分子药用辅料。②按大分子的形状又可以分为线性大分子药用辅料和非线性型大分子药用辅料。③按照化学结构可以分为有机大分子药用辅料和无机大分子药用辅料。④按照来源又可以分为天然大分子药用辅料，如蛋白质类（如明胶）、多糖类（如淀粉、纤维素）、天然树脂（如阿拉伯胶、西黄蓍胶）；半合成大分子药用辅料，如淀粉、纤维素的衍生物（如羧甲基淀粉、羟丙基纤维素）；合成大分子药用辅料，如热固树脂、热塑树脂。由于药剂学习惯上按来源对大分子药用辅料进行分类，因此大分子药用辅料按照大分子药用辅料来源可分为天然大分子药用辅料分析、合成大分子药用辅料分析以及半合成大分子药用辅料分析三类。

大多数大分子药用辅料的分子链是由许多简单的结构单元以一定的重复连接而成的，例如聚氯乙烯是由氯乙烯结构单元重复连接而成的。由于大分子药用辅料巨大的分子量和他们的特殊结构，大分子药用辅料具备着小分子药用辅料所没有的一系列独特的物理-力学性能。大分子药用辅料具有很大的分子间作用力，通常只能以黏稠的液态或固态存在，不能气化；在固态时，其力学性质是固态弹性和液态黏性的综合，在一定条件下可以发生相当大的可逆力学形变，在溶剂中表现出溶胀特性，形成介于固态和液态的中间态，如果在溶剂中溶解，其溶液具有很高的黏态，这些性能决定了在做大分子药用辅料分子量检测等一系列分析时，大分子药用辅料的溶胀步骤尤其关键，只有保证大分子药用辅料在溶剂中重复溶胀，才能保证分析结果的准确性。

大分子药用辅料的结构按其研究单元不同可以分为大分子链结构和大分子聚集态结构两大类，链结构是指单个大分子链中原子或基团间的几何排列，即分子内结构。大分子药用辅料的聚集态结构是指单位体积内许多大分子链之间的排列、堆砌方式，即分子间结构。大分子药用辅料分析主要关注的是其链结构。大分子药用辅料的分子内结构含两个层次：近程结构和远程结构。①近程结构是指单个天然大分子链结构单元的化学结构和立体化学结构，是反映大分子各种特性的最主要的结构层次，直接影响大分子的熔点、密度、溶解度、黏性、黏附性等许多性能，近程结构是大分子药用辅料分析的重点。②远程结构是指单个大分子在空间的形态和构象。大分子药用辅料的远程结构和大分子药用辅料的柔性和刚性有直接关系。线性大分子可以处于伸展拉直、卷曲的无规线团或周期性的曲折等多种状态，大分子药用辅料的远程结构和药用辅料的功能性有直接关系。也是大分子药用辅料分析关注的项目。

由于大分子药用辅料在分子量、结构、形态、理化性质、力学性质等方面与小分子药用辅料有着明显的差别，所以大分子药用辅料的分析方法也明显有别于小分子药用辅料。分子量分析和支化度分析是大分子药用辅料分析常进行的项目。

分子量分析 许多经典方法都可以测定大分子药用辅料的分子量，如端基测定法、渗透压法、黏度法等，但在测定时都有局限。在分子量分布（参数：多分散性指数）成为关注的热点后，经典方法却不能同时测定聚合物的分子量及其分布。凝胶色谱的应用改善了测试条件，并提供了可以同时测定大分子药用辅料的分子量及其分布的方法，成为测定大分子分子量及其分布最常用、快速和有效的技术。而凝胶色谱与多检测器的连用技术使得现在的凝胶色谱方法能够提供更丰富的聚合物的结构信息。凝胶色谱也可称为体积排阻色谱，是一种用溶剂作流动相，多孔性填料或凝胶作为分离介质的柱色谱。接上不同的检测器，凝胶色谱可以同时测定大分子药用辅料的各种分子量及其分布。

支化度分析 大分子药用辅料分子上支链的多寡用支化度表述。支化度的定义为单位体积中支化点的数目或支化点间的平均分子量。大分子药用辅料支链的数量直接决定了大分子的某些性质和表现。测定其支化度可评价其质量。主链上取代基仅仅为氢原子或简单的基团的大分子通常被称为线型大分子。当有侧链与主链结合时，侧链被称作大分子的支链。同一大分子的主链上可以接枝若干个支链，并且可以拥有多种空间构型，如星型（即多个侧链从一个中心点辐射出去）和树型（即多个侧链与一个主链相结合，侧链上还可以接枝更多的侧链，从而形成树状结构）。大分子可以具有二维结构，树型大分子可以拥有三维结构。支链对于大分子的旋转具有阻碍作用。支化点的数目及支化点间的平均分子量，这两个数值的测定具有相当的困难，实际应用中，支化度的确定可以用支化大分子的平均分子尺寸或特性黏数与具有相同分子量的线型大分子的平均分子尺寸或特性黏数相比。支化度可以用红外光谱仪、裂解色谱-质谱、多检测器（如多角度激光检器、黏度检测器、示差检测器）联用的凝胶色谱法分析。其中红外光谱仪用红外吸收光谱测定聚合物的端基基团的吸收峰及其强度，推算出大分子的支化度。例如，在烯烃聚合物中端基 CH_3 的红外吸收峰和链段中 CH_2 的吸收峰位置稍有不同，比较 CH_3 和 CH_2 吸收峰的强度，可半定量地估算出烯烃聚合物的支化度。裂解色谱-质谱可根据裂解色谱-质谱法对大分子热分解产物成分的鉴定，并推算大分子的支化。

（孙会敏　杨　锐）

tiānrán dàfēnzǐ yàoyòng fǔliào fēnxī

天然大分子药用辅料分析

（natural macromolecular pharmaceutical excipients analysis）

应用物理学、化学、生物学等原理和分析技术对来源于动植物等大分子药用辅料进行的检测与评价。天然大分子药用辅料指天然来源的大分子材料，经过物理或化学的加工处理，用于药物制剂生产的特殊材料。

人类从远古时代就开始广泛地利用天然的动植物来源的大分子材料制作药物制剂。植物、动物和藻类是提取、分离和加工天然药用大分子材料的重要来源。大多数天然药用大分子辅料无毒、安全、性能稳定、价格低廉，是药用辅料不可忽视的组成部分。与不断涌现的合成大分子药用辅料和半合成大分子药用辅料相比，天然药用大分子药用辅料的成分较为复杂，往往是混合物，且该类药用辅料的质量容易受到产地、季节的影响；也与生产工艺、提取方法有关。因此，天然大分子药用辅料的分析困难较大，特别是含量分析方法。例如透明质酸可以以公鸡冠、人脐带、皮肤、羊眼球为原料，生产工艺主要为新鲜组织预处理、浸提、沉淀、精制、干燥等，不同的原材料所选择的浸提液、提取液、沉淀剂是不同的，所以残留溶剂和重金属检测的项目也各有不同。不同的原材料所生产的透明质酸的分子量大小和分子量分布也不同，为了得到质量稳定的透明质酸，一些药用辅料生产厂家甚至自建养鸡场，统一饲料，统一收取公鸡冠的时间，统一生产工艺，以保证药用辅料产品的质量。

天然药用大分子辅料按其化学组成和结构单元的不同可以分为：多糖天然药用大分子辅料、蛋白质天然药用大分子辅料、天然树脂类大分子药用辅料等。多糖类天然大分子是糖基间通过糖苷键连接而成的大分子聚合物，常见的药用辅料有淀粉、纤维素、其次是海藻酸钠、甲壳素、果胶等。蛋白质类天然大分子主要是利用动物原料制取的 L-氨基酸化合物、明胶、白蛋白以及磷脂类。天然树脂类大分子药用辅料如阿拉伯胶、西黄蓍胶等。

要保证天然大分子药用辅料的质量，除了在采集、加工中严格过程控制外，还要对辅料进行关键项目的检测，重点关注的分析内容包括：①重金属残留。天然来源的药用辅料由于生产原料来源各种自然环境，可能会受到环境中重金属污染，在生产过程中也可能有添加的其他生产用试剂材料，因此必须要检测天然药用辅料中的重金属，将其控制在安全的限度之内。重金属残留检测方法一般采用比色法，显色试剂为硫代乙酰胺或硫化钠。②含氮量。蛋白质天然药用大分子辅料一般要做含氮量测定。因蛋白质含氮量比较恒定，可由其含氮量评价蛋白质的纯度。以凯氏定氮法将样品中的有机氮转变成无机铵盐，然后在碱性条件下将铵盐转化为氨，随着水蒸气蒸馏出并被过量的硼酸溶液吸收，再以标准碱滴定，即可计算出样品中的含氮量。③胶强度（bloom value），是明胶等大分子辅料的性能测定，是用仪器测定可使凝胶崩裂或断裂的单位面积所受的力。④凝冻浓度，是指凝胶类药用辅料在水中完全膨胀后，由加热溶解到预冷凝冻后应具有的浓度。属凝胶类药用辅料的性能指标。可使用专用仪器予以测定。

（孙会敏　张朝阳）

héchéng dàfēnzǐ yàoyòng fǔliào fēnxī

合成大分子药用辅料分析

（macromolecular synthetic pharmaceutical excipients analysis）

应用物理学化学等原理和分析技术对合成大分子药用辅料的质量及性能进行的评价研究与检测。合成大分子药用辅料通常是由许多相同的、简单的结构单元通过共价键重复链接而成的，其具有明确的化学结构和分子量，包括单聚物（如聚乳酸、聚羟基乙酸、聚乙二醇、聚乙烯吡咯烷酮等）和共聚物（如乳酸-羟基丙酸共聚物、泊洛沙姆等），主要分为聚烯、聚醚、聚酯和硅橡胶四类。与天然大分子药用辅料大多从植物、动物、矿物经物理或化学方法制取不同，合成大分子药用辅料通常由低分子单体通过聚合反应制得，因此合成大分子辅料来源更加稳定，纯度更高，性能更加优良，可供选择的品种及规格也较多。但是合成大分子药用辅料在制备过程中常会使用催化剂或引发剂来促进单体聚合，而这些催化剂和引发剂的引入会提高产品残留重金属的风险，此外对聚合反应的控制会直接影响产品聚合度，也影响产品的性能和质量。该类药用辅料常规的分析项目有理化常数、聚合度、取代位置、取代度、结构功能性指标和有关物质等。

理化常数测定 大分子药用辅料的基本物理化学特性可以通过测定其理化常数来反映，如相对密度、粒径、熔点、玻璃化温度、特性黏度等。每个常数测定采用其特定方法和仪器。

聚合度测定 合成大分子辅料由小分子单体聚合而成，聚合度反映了聚合程度。合成大分子辅料的平均分子量应为小分子单体分子量与聚合度的乘积，因此在质量分析中通常通过测定平均分子量来确定该大分子的聚合度。测定合成大分子辅料分子量的方法很多，包括端基分析法、费电升高法、冰点降低法、蒸汽压下降法、渗透压法、光散射法、黏度法、超速离心沉淀及扩散法、电子显微镜法、凝胶渗透色谱法等。

取代位置和取代度测定 取代度是控制半合成类大分子辅料质量的一项重要指标，也对终产品的质量有重要的影响，一般来说，合成大分子辅料需要进行取代度和取代位置研究，对于不同的大分子辅料，取代度和取代位置的测定可能需要建立不同的方法。

结构功能性指标测定 对于共聚物大分子辅料，需要注意控制各单体聚合片段的比例、重量百分比等。如泊洛沙姆为环氧乙烷和环氧丙烷嵌段共聚物，根据结构特点，标准中需要控制两种片段的比例、聚氧乙烯段的重量百分比、不饱和度等。聚丙烯酸树脂是由丙烯酸和甲基丙烯或它们的各种酯聚合而成，标准中需要严格控制游离的各单体。同时标准中还应测定各单元含量。含脂肪与脂肪油类的辅料，如聚氧乙烯蓖麻油，其分析项目还应包括脂肪与脂肪油类物质指标，如酸值、碘值、皂化值，一般参照药典方法测定。

有关物质测定 由于生产条件苛刻、工艺复杂，合成大分子辅料中常含有在生产过程中涉及的未反应单体、残余引发剂或催化剂、小分子副产物等，因此必须进行严格的质量控制以避免上述有关物质造成的生物不相容性和与药物产生不良相互作用。需要控制的有关物质主要包括：①残留的单体，如聚乙二醇中残留的起始原料乙二醇。②生产过程中产生的副产物，如羧甲纤维素钠生产过程中副产物为氯化钠和乙醇酸钠。③残留有机溶剂，如聚乙二醇制备过程中使用的甲醛。④使用催化剂和引发剂残留的重金属、砷盐、铁盐等。有关物质一般参照药典方法测定。

（孙会敏　宋晓松）

bànhéchéng dàfēnzǐ yàoyòng fǔliào fēnxī

半合成大分子药用辅料分析

（macromolecular semisynthetic pharmaceutical excipients analysis） 应用物理学、化学等原理及分析技术对半合成大分子药用辅料进行的质量和性能评价研究与检测。与全合成的药用辅料不同，“半合成”指以动物、植物或微生物的天然产物为起始原料合成最终产物的化学合成方法，所需原料通常已具备最终产物的基本骨架及其多数官能团，甚至已具备最终产物所需构型。常见的半合成辅料包括淀粉衍生物、纤维素衍生物、聚氧乙烯蓖麻油等。半合成大分子药用辅料一般以天然大分子材料为起始原料，经衍生化反应，引入烃基、羟基烃基、羧基等基团而得。合成过程中需要重点控制原材料的来源和质量标准（包括支化度等）以及反应时间、反应温度等过程参数，如：羧甲淀粉钠的合成，是由淀粉和氯乙酸反应生成淀粉羧甲基醚的钠盐，需控制原材料淀粉的来源和执行的标准，并采用特性黏数等指标对反应时间、反应温度进行控制。半合成药用辅料分析的检测项目通常有分子量和分子量分布、取代位置和取代度、支化度等。

分子量分布测定 分子量和分子量分布是控制大分子辅料质量的重要指标，对辅料的各种理化性质和功能具有决定性作用，也是控制该类辅料合成进程的重要指标，而且同一大分子辅料，分子量不同也有其不同的用途，因而分子量和分子量分布的控制是该类分类质控的最重要的指标。需采用合适的方法进行分子量和分子量分布的研究和控制，通常采用凝胶渗透色谱来进行测定。

取代度测定 取代度是控制半合成类大分子辅料质量的一项重要指标，也对终产品的质量有重要的影响。对于不同的大分子辅料，取代度和取代位置的测定需要建立不同的方法。已有报道的取代度测定方法较多，滴定法、吸收光度法、核磁共振法、元素分析法等。如淀粉取代度的测定可用滴定法。试验时取干燥的辅料样品，加95%甲醇充分搅匀后抽滤，用95%甲醇洗涤后，将辅料样品转移至锥形瓶中用水加热溶解，以10%铬酸钾溶液为指示剂，用硝酸银溶液（$AgNO_3$）滴定，以消耗滴定液的体积计算其取代度。一般来说，半合成大分子辅料需要进行取代度和取代位置研究，取代位置研究可用核磁共振等方法。

支化度测定 大分子上支链

的多寡用支化度表述。支化度的定义为：单位体积中支化点的数目或支化点间的平均分子量。但由于这两个数值的测定具有相当的困难，实际应用中，支化度的确定可以用支化大分子的平均分子尺寸或特性黏数与具有相同分子量的线型大分子的平均分子尺寸或特性黏数相比。支化度可以用红外光谱仪测定：用红外吸收光谱测定聚合物的端基基团的吸收峰及其强度，推算出大分子的支化度。例如，在烯烃聚合物中端基 CH_3 的红外吸收峰和链段中 CH_2 的吸收峰位置稍有不同，比较 CH_3 和 CH_2 吸收峰的强度，可半定量估算烯烃聚合物的支化度。

特性黏数测定 特性黏数是聚合物溶液的黏数在无限稀释情况下的极限值，利用毛细管黏度计通过测定大分子稀溶液的相对黏度，可求得大分子的特性黏数，然后利用特性黏数与分子量的关系式计算高聚物的黏均分子量。

有关物质测定 有关物质主要是指在生产过程中带入的起始原料、中间体、聚合体、副反应产物，以及贮藏过程中的降解产物等。有关物质研究是药品质量研究中关键性的项目之一，因此需要根据具体的合成工艺对起始原料和一些副反应的杂质进行控制。

残留溶剂测定 一般还需要对半合成药用辅料的残留溶剂进行分析，残留溶剂是在生产中使用的，但在工艺过程中未能完全去除的有机挥发性化合物，当药品所含的残留溶剂水平高于安全值时，就会对人体或环境产生危害，因此对残留溶剂的控制已越来越受到人们的关注，通常用气相色谱进行检测。

（孙会敏　闫中天　粟晓黎）

yàopǐn bāozhuāng cáiliào fēnxī

药品包装材料分析（pharmaceutical packaging materials analysis） 应用物理学、化学、生物学技术和原理对药品包装材料进行的检测研究及质量评价。药品包装材料简称药包材，指药品生产企业生产的药品和医疗机构配制的制剂所使用的直接接触药品的包装材料和容器。药包材是药品的组成部分，起着保护药品质量的安全、有效以及便于贮存、运输、使用和销售等重要作用；有的药物制剂需要依附药包材而存在，如气雾剂、预灌封制剂等。因此，药包材分析往往和药物的相容性研究结合开展，因它是药物的一部分，研究内容应对药包材的性能进行全面的分析。

方法 药包材分析是对药包材进行质量评价、安全评估而开展的检验检测工作，包括药包材化学性能分析、物理性能分析和生物安全性分析等内容。

化学分析方法 药包材的化学性能分析主要对其主成分、相关物质等进行定性定量检测，常用的方法包括化学反应法、滴定法、比色法、紫外-可见分光光度法、薄层层析法、液相色谱法、气相色谱法、红外光谱法、X 射线衍射光谱法、液相-质谱联用法、气相-质谱联用法、凝胶色谱法等。

物理性能分析 包括材料的拉伸强度、熔融指数、阻隔性能、密度测定、差热分析等方法。

生物安全性分析 包括微生物限度、无菌、溶血、皮肤刺激试验、致敏试验、全身毒性试验、遗传毒性试验、细胞毒性、植入试验等。

分类 药包材是采用塑料、橡胶、金属、玻璃/陶瓷、复合材料等制成的容器、封闭系统或组成材料。根据材质不同，应采用不同分析研究的方法。①塑料类药品包装材料分析。常进行的分析包括材料的鉴定、密度试验、溶出物试验、小分子化合物迁移试验、残留单体的迁移试验、添加剂/增塑剂的迁移试验、阻隔性能、拉伸强度、热合强度、抗跌性能等。②橡胶类药品包装材料分析。常进行鉴定、溶出物试验、灰分、硫化剂/增强剂迁移、添加剂的迁移等。③玻璃类药品包装材料分析。常进行线热膨胀系数、三氧化硼含量等定性试验，内应力测定、热急变试验、表面耐水性、耐酸性、耐碱性，同时进行有害离子的浸出量的限量测定。④金属类药品包装材料分析。常用的分析手段在于耐腐蚀性、机械强度、涂层牢固性、涂层中残留单体的测定等方面的分析。⑤复合材料类药品包装材料分析。如各种固体药物包装用的复合膜、复合硬片等，重点在于热合强度、阻隔性能（气体透过量、水蒸气透过量等）、溶剂残留量等项目的分析。此外，一些陶瓷类药包材通常用于包装口服固体药物，分析时常进行吸水性和有害离子的浸出量的限量测定。

项目 药包材有膜、硬片、袋、瓶、塞、垫片、瓶等不同的形制，按照用途分为喷（气）雾剂、注射剂、滴眼剂、外用液体制剂、口服液体制剂、软膏剂、口服固体制剂、干燥剂等不同的风险等级的药包材。不同风险等级的药包材所进行分析试验的内容也有差别。

低风险药包材分析 风险度低的如用于包装口服固体制剂、干燥剂的药包材，需要进行材质鉴别、阻隔性能、密封性能和微生物限度等方面的分析研究。

较高风险药包材分析　风险度较高的如用于包装口服液体制剂、软膏剂、外用液体制剂（非局部给药）、喷（气）雾剂（非吸入式）的药包材，除需要进行材质鉴别、阻隔性能、密封性能和微生物限度等方面的分析外，要重点对溶出物进行分析。

高风险药包材分析　风险度最高的药包材如用于包装喷（气）雾剂（吸入式）、注射剂、滴眼剂等的药包材，除进行上述分析研究外，重点侧重在提取、迁移研究、添加剂分解物分析以及生物安全性研究，并根据研究结果，结合药理、毒理文献和试验结果进行安全性能评价。

（孙会敏　赵　霞）

sùliàolèi yàopǐn bāozhuāng cáiliào fēnxī

塑料类药品包装材料分析

（plastic pharmaceutical packaging analysis）　应用物理学、化学、生物学原理和技术对塑料类药品包装材料进行的检测研究和质量评价。塑料类药品包装材料系指由单一塑料为原料制成的药包材或多种塑料复合产品。

单一塑料制成的药包材其使用的材料主要有聚乙烯（PE）、聚丙烯（PP）、聚酯（PET）以及聚氯乙烯（PVC）等，其他如环烯烃共聚物（COCs）、聚甲醛（POM）、丙烯腈-丁二烯-苯乙烯塑料（ABS）等，也少量应用于药包材的生产。其产品包括低密度聚乙烯输液瓶、聚丙烯输液瓶、塑料安瓿、口服固体高密度聚乙烯瓶、口服固体聚丙烯瓶、口服液体高密度聚乙烯瓶、口服液体聚丙烯瓶、口服液体聚酯瓶、外用液体高密度聚乙烯瓶、外用液体聚酯瓶、低密度聚乙烯滴眼剂瓶、聚丙烯滴眼剂瓶、聚酯滴眼剂瓶、开塞露用低密度聚乙烯瓶、聚乙烯中药丸球壳、固体原料药用的低密度聚乙烯膜（袋）、口服固体药用聚氯乙烯硬片、腔道用预灌封给药器以及吸入式粉雾剂给药器等多种产品。多种塑料复合产品使用的材料主要有聚乙烯（PE）、聚丙烯（PP）、酯类共聚物、乙烯-丁烯-苯乙烯共聚物（SEB）等，主要用于生产三层或五层共挤输液用膜（袋）及输液容器用软管。

中国塑料药包材质量标准　《中国药典》等对塑料类药用包装材料有严格的质量检测标准，不仅制定了对药包材生产过程中工艺水平的控制项目，而且要求对其材质要进行定性分析；既规定了药用容器物理性能检测要求，也规定了其化学、生物性能的检测要求。主要包括外观、鉴别、物理性能、化学性能和生物试验等项目。

外观　对药包材生产过程中工艺水平的控制项目，采用在自然光下目测，一般要求产品表面光滑，不得有变形、明显的擦痕及砂眼、油污、气泡等质量缺陷。

鉴别　采用红外光谱法和密度测定对药包材的材质进行定性分析。常用塑料的密度如下：聚丙烯：0.890～0.915g/cm^3，低密度聚乙烯：0.910～0.935g/cm^3，高密度聚乙烯：0.935～0.965g/cm^3，聚酯：1.31～1.38g/cm^3，聚氯乙烯：1.35～1.45g/cm^3。

物理性能　药用容器物理性能检测包括适应性试验、不溶性微粒、抗跌性、密封性、水蒸气渗透、透光率、炽灼残渣等项目。除炽灼残渣考察塑料含有杂质的情况，其他项目对于容器的耐用性、机械性能、使用性和阻隔性能等方面进行全面的控制。注射剂膜类产品物理性能的检测包括水蒸气透过量、氧气透过量、拉伸强度、热合强度等项目，药用硬片除检测膜类产品的上述项目外，还有耐冲击、加热伸缩率等项目的检测。

化学性能　考察药包材中可溶出和可挥发的化学物质，通过对药包材中可溶出和可挥发性物质的控制，降低药包材在使用过程中对药物污染的风险。溶出物试验考察水溶液的澄清度、颜色、pH 值、紫外吸收度、不挥发物（包括水、65%乙醇、正己烷溶出物）、易氧化物、重金属、泡沫试验等项目，输液类容器规定了容器材料中铜、镉、铬、铅、锡、钡含量不得过百万分之三，水溶液中铵离子不得过千万分之八、钡离子、铜离子、铅离子、铬离子含量不得过百万分之一，锡离子、镉离子含量不得过千万分之一，铝离子含量不得过百万分之零点零五。可挥发性物质主要考察材料中单体或分解产物，聚酯类产品中乙醛、乙二醇、对苯二酰以及聚氯乙烯类产品中氯乙烯单体的检测。

生物试验　生物试验项目包括微生物限度检查、无菌检查（适用于非终端灭菌的药品）、异常毒性检查、细胞毒性检查、热原/细菌内毒素检查、溶血试验、急性全身毒性试验、皮肤致敏试验、皮内刺激试验、原发性皮肤刺激试验、眼刺激试验等。根据所包装的药物剂型分别设置相应的生物试验项目。包装口服制剂药包材需要检查微生物限度和异常毒性，包装输液产品的药包材需要检查细菌内毒素、细胞毒性、皮肤致敏、皮内刺激、急性全身毒性等项目。

国外塑料药包材质量标准 主要包括欧洲药典、美国药典、日本药典等。

欧洲药典 欧洲药典分别对不同应用范围的塑料制定了控制标准：如人血及成分血包装用含增塑剂的聚氯乙烯、输送人血及成分血输送管路用含增塑剂的聚氯乙烯、聚烯烃、非肠道及眼科用无添加剂的聚乙烯、非肠道及眼科药用含添加剂的聚乙烯、非肠道及眼科药用聚丙烯、营养输液管路用聚乙烯-醋酸酯、非注射用液体药物包装用不含增塑剂的聚氯乙烯、口服固体药物包装用不含增塑剂的聚氯乙烯、水性溶液输液用含增塑剂的聚氯乙烯、口服容器用聚酯等 11 个。检测项目包括鉴别、添加剂、溶出物、重金属、酸不溶性灰分等，并制定了相应的添加剂列表。

美国药典 在“<661>塑料容器”中对于聚乙烯、聚丙烯、聚酯三类塑料容器制定了标准。检测项目包括红外、差热扫描、重金属、不挥发性溶出物和灰分，聚酯类产品另外规定了脱色试验、对苯二甲酰和乙二醇的检查。生物试验要求通过“<87>体外试验”和“<88>体内试验”，体内试验将塑料分为 6 类，要求针对容器的使用范围进行测试。此外，“<671>容器性能”还规定了容器的密封性、水蒸气透过和透光率。

日本药典 日本药典“塑料容器的试验方法（7.02）”制定了聚乙烯、聚丙烯和聚氯乙烯为原料的输液类包装容器的检测项目，其中燃烧试验检查材料中炽灼残渣、重金属以及铅、镉、锡含量，溶出试验包括泡沫试验、pH 值、易氧化物、紫外吸收度、不挥发物等项目以及不溶性微粒检查、透明度检查、水蒸气透过、密封性检查、细胞毒性检查等，聚氯乙烯材料还需要检查氯乙烯单体。

（孙会敏　王　峰）

xiàngjiāolèi yàopǐn bāozhuāng cáiliào fēnxī

橡胶类药品包装材料分析（rubber pharmaceutical packaging analysis） 应用物理学、化学、生物学等原理和技术对橡胶类药品包装材料（简称药包材）和容器进行检测研究并对其进行质量评价。即对橡胶类药包材从鉴别、物理性能、化学性能和生物性能等方面进行质量控制的分析检测。橡胶类药包材主要包括注射液用卤化丁基橡胶塞、注射用无菌粉末用卤化丁基橡胶塞、药用异戊二烯垫片、笔式注射器用卤化丁基橡胶活塞和垫片、口服制剂用硅橡胶胶塞、垫片等多种产品。①鉴别检验。胶塞类药包材的鉴别检验主要有红外光谱项目，有些产品同时还需要进行化学反应，红外光谱仪是这类产品鉴别检验的必要设备。②物理性能分析。橡胶类药包材的主要物理性能检验有，穿刺力、穿刺落屑、胶塞与容器密封性、自密性、灰分、不溶性微粒。③化学性能分析。橡胶类药包材的化学性能检验，目的在于考察药包材中可溶出和可挥发的化学物质，通过对药包材中可溶出和可挥发性物质的控制，降低药包材在使用过程中对药物污染的风险。主要包括有紫外吸光度、不挥发物、pH 变化值、易氧化物、重金属、铵离子、锌离子、电导率等。④生物性能分析。橡胶类的生物性能主要有细胞毒性、皮肤致敏试验、皮内刺激试验、急性全身毒性试验和溶血试验。

（孙会敏　赵　霞）

bōlílèi yàopǐn bāozhuāng cáiliào fēnxī

玻璃类药品包装材料分析（glass pharmaceutical packaging analysis） 应用物理学、化学、生物学原理和技术对玻璃类药品包装材料（简称药包材）进行的检测研究及质量评价。玻璃类药包材系指各种不同材质玻璃制成的直接接触药品的包装材料和容器。

玻璃通常包含二氧化硅（SiO_2）、三氧化二硼（B_2O_3）、三氧化二铝（Al_2O_3）、氧化钠（Na_2O）、氧化钾（K_2O）、氧化钙（CaO）、氧化镁（MgO）等化学成分。每种化学成分并不恒定，在一定范围内波动。不同玻璃生产企业的玻璃化学组成会有所不同。为了改善药用玻璃的性能，通常会在玻璃中添加不同的氧化物，如加入氧化钠、氧化钾、氧化钙、氧化钡、氧化锌等。加入氟化物可降低玻璃熔化温度；加入氧化铝可以促进和改进玻璃的力学性能；加入铁、锰、钛、钴等过渡金属氧化物形成颜色玻璃可以产生遮光效果；加入氧化砷、氧化锑、氧化铈等能改善玻璃透明度。

常用玻璃药包材包括钠钙玻璃输液瓶、低硼硅玻璃输液瓶、中硼硅玻璃输液瓶、低硼硅玻璃安瓿、中硼硅玻璃安瓿、预灌封注射器用硼硅玻璃针管、笔式注射器用硼硅玻璃珠、笔式注射器用硼硅玻璃套筒、钠钙玻璃管制注射剂瓶、低硼硅玻璃管制注射剂瓶、中硼硅玻璃管制注射剂瓶、高硼硅玻璃管制注射剂瓶、钠钙玻璃模制注射剂瓶、低硼硅玻璃模制注射剂瓶、中硼硅玻璃模制注射剂瓶、钠钙玻璃管制口服液体瓶、低硼硅玻璃管制口服液体瓶、硼硅玻璃管制口服液体瓶、钠钙玻璃模制药瓶、低硼硅玻璃模制药瓶、硼硅玻璃模制药瓶、钠钙玻璃管制药瓶、低硼硅玻璃管制药瓶、硼硅玻璃管制药瓶等多种产品。

中国玻璃药包材的质量检测 《中国药典》等对玻璃药包材制定了严格的质量检验标准，不仅要求对玻璃药包材生产过程中工艺水平要进行控制，还要求对玻璃药包材的材质进行定性分析；不仅规定了药用玻璃容器物理性能检测要求，还规定了其化学性能检测要求。主要包括外观、鉴别、物理性能、化学性能等项目。

外观　对玻璃药包材生产过程中工艺水平的控制项目，采用在自然光下目测，一般要求产品表面应光洁、平整，不应有明显的玻璃缺陷；任何部位不得有裂纹。

鉴别　采用线热膨胀系数和三氧化二硼的含量，对玻璃药包材的材质进行定性分析。常用的玻璃材质如下：钠钙玻璃：线热膨胀系数为（7.6～9.0）$\times10^{-6}K^{-1}$（20～300℃）；低硼硅玻璃：线热膨胀系数为（6.2～7.5）$\times10^{-6}K^{-1}$（20～300℃）、三氧化二硼的含量为5%～8%；，中硼硅玻璃：线热膨胀系数为（3.5～6.1）$\times10^{-6}K^{-1}$（20～300℃）、三氧化二硼的含量为8%～12%；高硼硅玻璃：线热膨胀系数为（3.2～3.4）$\times10^{-6}K^{-1}$（20～300℃）、三氧化二硼的含量为12%～13%。

物理性能　药用玻璃容器物理性能检测包括耐热冲击、耐内压力、内应力、垂直轴偏差、折断力等项目，对于容器的热稳定性、机械强度及使用性能等方面进行全面的控制。

化学性能　药用玻璃容器化学性能检测包括121℃颗粒法耐水性、98℃颗粒法耐水性、内表面耐水性、耐酸性、耐碱性、砷、锑、铅镉浸出量等项目，考察玻璃药包材对水、酸、碱不同介质侵蚀的抵抗能力，及砷、锑、铅、镉有害物质的浸出量，降低药包材在使用过程中对药物污染的风险。玻璃药包材的用途不同，对其耐水、耐酸、耐碱的化学稳定性的要求不同，但对有害元素砷、锑、铅、镉浸出量均有严格规定，要求每1L浸出液中含砷不得过0.2mg、含锑不得过0.7mg、含铅不得过1.0mg、含镉不得过0.25mg。

欧洲药典对玻璃药包材的质量检测 欧洲药典按耐水性不同将药用玻璃分为Ⅰ型、Ⅱ型和Ⅲ型玻璃容器，并对各类药用玻璃容器的适用范围做了说明，检验项目主要有内表面耐水性、颗粒法耐水性、砷、颜色玻璃容器的透光率检验等。

美国药典对玻璃药包材的质量检测 美国药典“<661>容器”中按耐水性将玻璃容器分为Ⅰ型、Ⅱ型、Ⅲ型和NP4种，并对各类药用玻璃容器的适用范围做了说明，检验项目主要有颜色玻璃容器的透光率检验、玻璃耐水性试验、玻璃中砷浸出量等。

日本药典对玻璃药包材的质量检测 日本药典对注射用玻璃容器质量做了规定，包括外观、配件、碱的溶出、避光容器的铁溶出、避光玻璃容器的透光性试验等。

（孙会敏　贺瑞玲）

jīnshǔlèi yàopǐn bāozhuāng cáiliào fēnxī

金属类药品包装材料分析

（metal pharmaceutical packaging analysis）　应用物理学、化学、生物学原理和技术对金属类药品包装材料（简称药包材）进行的检测研究及质量评价。即针对金属类药包材从外观物理性能和生物性能等方面进行的质量控制的分析检测。金属类药包材主要包括药用铝箔、铝质药用软膏管、注射剂瓶用铝盖、输液瓶用铝盖、口服液体瓶用撕拉铝盖以及各种铝塑组合盖等多种产品。

金属类药包材的主要物理性能检测项目有针孔度、阻隔性能、保护层黏合性、配合性、内涂层连续性、韧性、开启力、凸边、耐灭菌性等。

金属类的生物性能检测项目主要有微生物限度、无菌、异常毒性、原发性皮肤刺激等。

（孙会敏　杨会英）

fùhé cáiliàolèi yàopǐn bāozhuāng cáiliào fēnxī

复合材料类药品包装材料分析

（composite pharmaceutical packaging analysis）　应用物理学、化学、生物学等原理和技术对复合材料类药品包装材料（简称药包材）进行的检测研究及质量评价。即对复合材料类药包材从外观、鉴别、物理性能、化学性能和生物性能等方面进行质量控制的分析检测。复合材料类药包材主要包括各种复合膜/袋，各种复合硬片，各种封口垫片，各种药用复合软膏管。复合膜/袋，如聚酯、铝、聚乙烯药用复合膜/袋，聚酯、低密度聚乙烯药用复合膜/袋，双向拉伸聚丙烯、低密度聚乙烯药用复合膜/袋，玻璃纸、铝、聚乙烯药用复合膜/袋。复合硬片，如聚氯乙烯、低密度聚乙烯固体药用复合硬片，聚氯乙烯、聚偏二氯乙烯固体药用复合硬片，聚酰胺、铝、聚氯乙烯冷冲压成型固体药用复合硬片。封口垫片，如药用聚酯、铝、聚丙烯封口垫片，药用聚酯、铝、聚酯封口垫片。药用复合软膏管，如聚乙烯、铝、聚乙烯复合药用软膏管等多种产品。

复合膜/袋检测 复合膜一般是由各种塑料与纸、金属或其他材料通过层合挤出贴面、共挤塑等工艺技术将基材结合在一起而形成的多层结构的膜，复合膜根据拟包装的药品量制成大小形状不同的复合袋，复合袋通过热合的方法制成，按制袋形式可分为三边封袋、中封袋、风琴袋、自立袋、拉链袋等。复合膜/袋的分析包括物理性能、化学性能、生物性能分析，其中化学性能、生物性能分析与口服固体药用塑料瓶一致，关注的是复合膜/袋的溶出物安全性、微生物污染和异常毒性的检查，物理性能分析中对产品的阻隔性能、热合性能和耐压性能。对于溶剂残留量分析，主要是用来控制复合和印刷工艺中溶剂的种类和用量。

复合封口垫片检测 复合封口垫片一般是由铝塑复合膜与纸板通过黏合剂制成的铝塑封口垫片，通过将其热合在药品包装容器的瓶口上达到密封的目的。复合膜必须符合复合膜的相应国家标准要求，纸板应控制荧光、砷、铅等项目，纸板和复合膜层之间的分离性能应满足使用的要求。

复合硬片检测 一般为药用聚氯乙烯（PVC）包装系列复合硬片，主要由聚氯乙烯硬片与另外一种或几种新型高分子材料膜、片，通过挤出、复合、涂布等加工方法生产出来的一种药品包装要求的组合材料。复合硬片的分析包括物理性能、化学性能、生物性能分析，其中阻隔性能、拉伸强度、耐冲击、加热伸缩率、热和强度、溶剂残留量、氯乙烯单体、溶出物以及微生物限度、异常毒性等都是非常重要的考察项目。

复合软膏管检测 一般为铝塑复合管，在盛装软膏制剂时，应考察其乙醇和油的透过量，确保软膏不干涸。

（孙会敏 杨会英）

hányào yīliáo qìxiè fēnxī

含药医疗器械分析（drug-containing medical devices analysis）

采用理化分析以及生物学实验等技术和方法对含有药物的医疗器械的结构、功能和生物学安全指标按照其预期用途进行的测试研究和评价。含药医疗器械是一种由药物和医疗器械组成并以医疗器械起主要作用的医疗器械产品。该类产品大多具有风险高，技术性能复杂，涉及知识领域广泛，影响产品性能因素较多的特点。该类产品因其含有药物，与常规医疗器械相比，还需要对所含的药物进行测试分析。

含药医疗器械大致可分为：①抗凝血类，如肝素涂层导管和氧合器。②镇痛类，如含利多卡因组织填充剂等。③消炎类，如含有庆大霉素的骨水泥。④杀菌防腐类，如各类润眼液、角膜接触镜护理液、苯扎氯铵涂层导管、抗菌敷料等。⑤除蛋白、抗组织增生类，如角膜接触镜护理液、含药腔内支架等。⑥其他，如含骨形态发生蛋白的骨修复材料等。

医疗器械是指单独或者组合使用于人体的仪器、设备、器具、材料或者其他物品，包括所需要的软件；其用于人体体表及体内的作用不是通过药理学、免疫学或者代谢的手段获得，但是可能有这些手段参与并起一定的辅助作用；其使用旨在达到下列预期目的：①对疾病的预防、诊断、治疗、监护、缓解。②对损伤或者残疾的诊断、治疗、监护、缓解、补偿。③对解剖或者生理过程的研究、替代、调节。④妊娠控制。

含药医疗器械也称药械组合产品，系指由药物与医疗器械共同组成，并作为一个单一实体生产的产品。以药品作用为主的药械组合产品按照药品进行管理。如含抗菌、消炎药品的创可贴、中药外用贴敷类产品等按药品进行管理。以医疗器械作用为主的药械组合产品按照医疗器械进行管理。例如带药物涂层的支架、带抗菌涂层的导管、含药避孕套、含药节育环等产品，按医疗器械进行管理。

含药医疗器械的检测分析和质量控制，包括物理性能、化学性能、生物性能测试和药物检测分析、载体材料质量分析、含药器械的稳定性试验。

物理性能测试 测试指标因不同的产品要求不同，例如血管内支架需要测试轴向收缩率、径向收缩率、环向强度、药物涂层牢固度和疲劳性能等指标。轴向收缩率是经过扩张的支架在撤走球囊之后，由于自身应力作用而收缩到稳定状态时，支架沿轴向的尺度变化率，一般应不超过15%；径向收缩率是经过扩张的支架在球囊撤走之后，由于自身应力作用而收缩到稳定状态时，支架沿径向的尺度变化率，一般应不超过15%；环向强度是径向载荷曲线中对应于一个特定的点的均匀径向负荷，对于球囊扩张型支架，该值为当支架出现塑性变形时的环向强度，一般应大于1N/cm。对于含药导管应进行导管断裂力、泄露和密封性、导管畅通性、射线可探测性（即在X

射线机透视下可以观察到）和球囊扩张压力等性能指标进行测试分析。

化学性能分析 医疗器械产品质量控制的重要内容。由于医疗器械一般采用高分子材料、陶瓷材料、金属材料和复合材料，因此化学分析的方法和药品分析不同。一般医疗器械的化学分析需要将样品浸泡在液体浸提介质中制备浸提液进行分析，主要是控制产品中潜在有毒的物质。分析的指标主要有酸碱度、重金属、还原物质、吸光度、蒸发残渣等指标。另外对于不同的产品还需要针对产品的特点进行一些特殊指标进行质量分析，例如药物涂层血管内支架残留溶剂的分析。对于采用环氧乙烷进行灭菌的产品需要对环氧乙烷的残留量通过气相色谱法进行分析。

生物相容性实验 医疗器械产品安全性的重要评价项目。由于含药器械具有局部释放药物的特点，因此在生物学实验时需注意含药器械作用于局部的耐受性研究。生物学实验的主要指标有体外细胞毒性试验、皮内刺激试验、致敏试验、体内植入试验、急性全身毒性试验、亚急性和亚慢性毒性试验、遗传毒性试验、血液相容性试验等内容。通过这些实验可以检测医疗器械是否具有潜在的毒性，一般这些实验的结果应说明医疗器械产品没有毒性才能用于临床。另外，还需要通过无菌试验和热原试验证明产品符合无菌和无热原的要求。

药物性能分析 检验项目有药物鉴别和药物含量测定，如产品具备药物缓释功能的，要进行药物体外释放试验、涂药工艺稳定性和均一性检验。①药物鉴别实验应能与可能共存的物质或结构相似的化合物相区分。一般参照药典中该药物项下的检验方法。常用的方法包括化学鉴别方法、色谱法及光谱法等。②药物含量测定实验应能准确测定含药医疗器械产品中所载药物的含量。一般参照药典中该药物项下的含量测定方法，亦可根据需要重新建立分析方法。如采用创建的新方法需进行方法学验证，如采用成熟的方法，可不另行验证。但当操作步骤、仪器条件、样品制备等有改动，仍按创建新方法对待。常用的方法包括高效液相色谱法，紫外分光光度法。③药物体外释放试验是在模拟体内条件（如温度、释放介质的成分及 pH 值、搅拌速率等）下，对含药器械进行的药物体外释放速率进行测试。试验设计应尽量反映药物体内释放行为的基本情况。这样的分析适用于具备药物缓释功能的含药医疗器械产品，合理的体外药物释放率是含药医疗器械质量控制的重要指标，对产品进行质量控制，保证器械临床使用的安全性和有效性具有重要意义。

载体材料质量分析 含药医疗器械有时需要载体将药物复合到医疗器械产品中，药物载体材料直接与药物接触，载体材料质量的变化直接影响产品的最终性能。因此，应对药物的载体材料进行质量分析。载体材料一般为大分子物质，需要对载体材料的分子量和分子量分布、杂质以及载体和药物的相互作用进行分析。对于可生物降解的载体还需要对其降解性能进行分析，包括降解的速率、降解产物分析等。对于任何一种含药医疗器械产品，均应对该产品的稳定性进行分析，考察产品在一定温度、湿度等环境因素影响下保持其原有特性。

含药器械的稳定性试验 含药器械产品在生产过程中，因生产工艺、药物载体和内包装材料均可能对含药器械中药物的稳定性产生影响，因此需要对含药医疗器械中药物的稳定性进行分析，保证含药医疗器械在产品的有效使用期限内药物的质量不会发生改变。含药器械的稳定性试验一般进行加速试验或实时试验。考察指标主要包括药物鉴别、药物含量等。缓释含药器械还需考察其药物体外释放指标。

含药医疗器械分析根据不同产品分类包括药物洗脱支架分析、含药导管分析、含药敷料分析、含药骨水泥分析、含药角膜接触镜护理液分析等，其分析内容也各有侧重。

（王春仁）

yàowù xǐtuō zhījià fēnxī

药物洗脱支架分析（drug-eluting stent analysis）

运用物理学、化学、生物学、药物学等理论及技术方法对药物洗脱支架进行理化性能、机械性能、安全性能、药物性能等各项指标的研究和检测。目的是保证药物洗脱支架质量可控，临床使用时安全有效。药物洗脱支架是含药医疗器械的一种，通过包被于金属表面的聚合物或腔道携带药物，在支架置入血管内病变部位后，药物通过洗脱方式有控制地持续释放至血管壁组织发挥生物学效应，预防支架内再狭窄的形成。药物洗脱支架也叫含药支架，如西罗莫司洗脱支架、紫杉醇洗脱支架、三氧化二砷血管内支架产品等。药物洗脱支架主要由支架基体、药物载体及药物三部分组成。对药物洗脱支架的分析除了药物洗脱支架原材料的检测外，还要有产品的性能检测，以及药物的相关评价。

物理性能评价 药物洗脱支架物理性能分析是其质量评价的主要内容之一。支架的尺寸指支架在扩张至标称条件下的长度，直径（内径/外径）和壁厚等。支架的尺寸可通过游标卡尺等精度适宜的量具测得。支架空白表面积，是指当支架被扩张到标称直径时，支架材料覆盖在圆柱表面积的百分率，测定支架扩张后平均直径和长度，通过计算后得到。腐蚀敏感性，通过测定支架击穿电位来评价。支架的核磁共振成像相容性主要考察支架植入后和核磁共振成像探测的相容性，通过核磁共振仪和配套工装来评价磁场对支架在力学、温度和伪影的影响。可视性也是药物洗脱支架很重要的指标，它可以保证植入手术的顺利进行和术后愈合观察，主要用数字减影血管造影设备配合相应人体模型进行模拟使用或X线设备下按照胸片剂量直接测试。

机械性能检测 支架本身是力学强度的主要承担者，力学性能差的支架，将导致支架在血管内形成移位、塌陷、断裂，严重的甚至造成动脉穿孔等。通过考察药物洗脱支架的机械性能，可以评价其潜在的风险。药物洗脱支架的机械性能主要包括支架疲劳耐久性、支架断裂力、支架抗挤压性、径向支撑力、支架轴向和径向回缩率、模拟使用贴壁性等。模拟使用可以通过推送性、追踪性、扭转性及贴壁性等指标进行表征。其中推送性、追踪性、扭转性需要在模拟预期使用环境中进行评价。针对球囊扩张支架，其贴壁性可通过抗挤压性能和径向回缩来评价。针对自扩张支架，其贴壁性可通过径向支撑力来评价。径向支撑强度测试仪可以测试导致支架发生永久变形或完全塌陷所需的径向力。疲劳性能通过疲劳性能测试仪测试。对于球囊扩张支架，还需考察轮廓效应、球囊冲压、泄压时间，最大推荐充盈压力，额定疲劳效应等。

化学性能检验 根据药物洗脱支架原材料特性和加工特点，对材料及成品进行化学性能检验。若裸支架为金属材质，要对金属支架的化学组成及显微结构进行分析。针对高分子材料的测定，测试项目包括还原物质、紫外吸光度、蒸发残渣、有害金属析出量等。产品若用环氧乙烷灭菌，还需检测环氧乙烷残留量。

药物涂层评价指标包括涂层定性，分子量及分子量分布，涂层牢固度，加工工艺中使用的添加剂、催化剂、溶剂等的残留。涂层材料若具有旋光性，还需要测定其旋光度。采用红外光谱或核磁光谱仪对涂层进行定性。用激光静态光散射仪和凝胶色谱仪可以测定涂层分子量及分子量分布。溶剂残留通常采用气相色谱仪检测。

药物性能评价 药物性能评价分析项目包含药物鉴别、支架载药量、药物有效性、药物释放率、药物涂层均匀性等。药物鉴别一般参考国内外药典中该药物项下的检验方法。常用的方法包括化学鉴别法、色谱法及光谱法等。支架载药量测定，一般参考国内外药典中该药物项下的含量测定方法，经过方法学验证后进行测定。常用的方法包括高效液相色谱法、分光光度法等。体外药物释放率是药物洗脱支架质量控制的重要指标，对保证支架临床使用的安全性和有效性具有重要意义。药物释放率试验是将药物洗脱支架在确定的温度、释放介质等释放条件下放置，在选定的时间段内支架上的药物会在释放介质中溶出，通过测定释放介质中药物溶出量或支架上残余药量，得到药物体外释放率曲线。

生物性能评价 药物洗脱支架的生物性能一般选择生物学评价试验，可涉及的生物学检验项目包括无菌、热原或细菌内毒素、体外细胞毒性、迟发型超敏反应、皮内刺激、急性全身毒性、亚慢性毒性、遗传毒性、植入试验和血液相容性等指标。试验方法执行医疗器械生物学评价国家标准的规定。

（冯晓明　柯林楠）

hányào dǎoguǎn fēnxī

含药导管分析（drug-coated catheters analysis） 运用物理学、化学、生物学、药物学等理论及技术方法对含药导管进行理化性能、机械性能、安全性能、药物性能等各项指标的研究和检测。按照导管产品标准中规定的检测技术和方法，对含药导管的物理、化学、生物学性能进行检测分析，并在药物分析技术和方法的基础上，针对导管所带药物的性状、含量、药物体内体外释放率、释放周期和模式、载体及其影响及其他必要检查项目等进行的特定研究和分析。

含药导管可含有：①抗凝血类药物，如苯扎氯铵肝素涂层中心静脉导管，降低导管血栓形成和抑制细菌生长减少感染的发生风险。②镇痛类药物，如含利多卡因气管导管，可以减轻局部的疼痛。③杀菌防腐类药物，如含银涂层导尿管，可以抑制细菌生长减少感染的发生。④含抑制血管狭窄的含药球囊导管，可以将药物释放到血管狭窄的局部抑制平滑肌增生和抗血栓作用，达到抑制血管狭窄的作用。⑤载有地塞米松的心脏起搏电极导管，通过局部释放地塞米松抑制局部的炎症反应，保持电极正常工作。药物在含药导管中剂量远低于正常用药水平、对导管功效的发挥仅为补充作用，故此，含药导管除应对导管的基本功能评价外，对其含药成分应进行分析研究时，必须是基于导管基本性能基础上进行研究和验证。

含药导管分析可分为导管通用性能分析和含药部分分析。

含药导管通用性能分析 ①物理性能分析通常包括导管外表面分析、水合和非水合导管区分、金属部件耐腐蚀性、导管的断裂力、导管泄漏、内圆锥接头、导管射线探测性、尺寸、注射器性能（如具备）等分析项目。②化学性能分析通常包括导管浸提液的还原物质、酸碱度、紫外吸光度、重金属含量、非挥发性物质等分析项目。③生物学性能分析通常包括无菌要求、细菌内毒素水平、体外细胞毒性、急性全身毒性反应、血液相容性、皮内刺激反应、致敏反应等分析项目。④含药性能分析通常包括药物涂层牢固度分析、药物定性分析、药物含量（活性）测定等。如产品具备药物缓释功能的，要进行药物体外释放试验、涂药工艺稳定性和均匀性检验。必要时，还要进行药物体内释放试验、体内-体外相关性试验、稳定性试验等。

由于不同含药导管的材质、制备工艺、用途、结构、所含药物差别较大，因此含药导管分析方法的研究应特别注重对试剂、仪器及测试条件、制备方法、计算公式等必要条件的摸索，否则会影响对含药导管全面科学的分析评价。

含药医疗导管中药物检验 包括：①药物鉴别实验，应能与可能共存的物质或结构相似的化合物相区分，常用定性鉴别的方法包括化学鉴别方法、色谱法及光谱法等。②药物含量测定实验，应能准确测定含药医疗器械产品中所载药物的含量，常用的方法包括高效液相色谱法，紫外-分光光度法、原子吸收分光光度法等。上述方法均可参考中国药典或国外药典中该药物项下的检验方法，检验方法中样品制备、样品取量如果不适用该药医疗器械的检验时，应采用其他检验方法，采用的新方法的应经过验证。③药物体外释放试验，应在模拟体内条件（如温度、释放介质的成分及pH值、搅拌速率等）下进行。对含药导管进行的药物体外释放速率试验，需尽量真实的反映药物体内释放行为的基本情况。其中，溶出介质，一般以新鲜纯水为宜，或根据药物植入部位，溶解特性等设计释放介质，易溶药物采用磷酸盐缓冲液，难溶药物可加入少量表面活性剂，如十二烷基磺酸钠，必要时加入0.1%的叠氮钠为防腐剂。溶出介质的体积应不得少于该药物饱和溶液体积的3倍量。体外释放度试验时间点的确定，按照具有统计意义的累积释放百分率-时间的释药曲线图选定5个时间点进行考察。所有时间点的选择应包括药物释放的初始阶段、中间阶段和最后阶段。初始阶段和中间阶段表现出药物释放的活跃期，包括至少3个取样点，最后阶段表现药物释放的稳定期，至少包括2个取样点。取样点选定并设计测试程序后进入测试阶段。

结果判定：以序列号编号的样品并且按残余药量洗脱方法进行测试的，至少取3只样品进行平行测试。每只样品的初始载药量按标示载药量计。试验结果中1只样品在规定释放量范围±（10%~20%）以内且不超过1只的可以复试，复试取3只样品测试，结果均应在规定的释放量限度之内。

（冯晓明　王　健）

hányào fūliào fēnxī

含药敷料分析（drug-containing dressing analysis） 运用物理学、化学、生物学、药物学等理论及技术方法对含药敷料进行理化性能、机械性能、安全性能、药物性能等各项指标的研究和检测。即运用药物分析与材料分析的技术和方法，对含药敷料中的药物和基质材料的性状、成分、含量、功能性指标以及检查项目设定等进行的研究和分析。

皮肤损伤时需采用敷料来覆盖和保护创面并提供有利于愈合的环境。敷料的作用是保护伤口，保持伤口干爽，止血，减少出血，防止感染等。传统敷料，如干纱布、棉球、油纱等，具有保护创面、吸收渗透、制作简单的特点，但该类敷料覆盖创面时，创面溢出物易与干燥真皮组织一起形成痂皮，上皮细胞被迫在痂皮下移行，妨碍上皮化，同时这种痂皮形成的创面和干燥的表面与敷料粘连，肉芽组织易长入纤维网眼中，换药揭起时引起疼痛，并形成新的创伤。为了在保护创面的同时防止伤口感染并加速创面愈合，许多敷料中加入了药物，如治疗烧伤的药物、抗生素药物、维生素等，即含药敷料。如有些治疗烧伤的敷料把银与各种敷料材料结合做成的含银敷料，这些敷料中的银离子可以均匀地释放，并可保持相对长的释放时间。这将减少更换敷料的次数，控制到达伤口的银离子总量，从而降低了毒性，有效降低了生物负荷，从而发挥止血和抗感染作用。

含药敷料可分为创面保湿环境愈合敷料、生物性敷料（如异体皮敷料、异种猪皮敷料、胶原敷料、甲壳素敷料、海藻酸敷料）、合成敷料（常用聚乙烯醇、聚氨酯、丙烯酰胺和羧甲基纤维素等材料制成，可分为薄膜、泡沫、水凝胶敷料和水胶体敷料）、生物合成敷料（采用高分子材料与生物性材料经高新技术方法加工制成的组合型敷料，具有双层结构，外层应用高分子材料，提供了相当于表皮的屏障功能，内层选用的主要材料为胶原、壳聚糖和海藻酸钙，具有生物相容性、较好的吸水性、透气性、黏附性和抗菌、止血作用）。不同临床用途的含药敷料所使用的药物和基质都不相同，如急救烧伤敷料，在烧伤初期，创面渗出较多，因此此种敷料宜选用生物相容性好、具有止血和促进愈合的生物材料作为创面接触材料，吸收性好的材料作为创面吸湿材料，以及针对烧伤的药物作为药物涂层。

含药敷料的分析包括敷料和药物两方面的内容。对药物的检测主要包括药物鉴别和载药量测定；对敷料的检测主要包括水分、pH 值、吸收容量、机械性能、黏附性、蒸汽通过性能、膜形态、阻菌性、氧气透过率检测等。

药物检测 药物鉴别和载药量测定一般参考国内外药典中该药物项下的检测方法。对于药典未收载或药典方法不适用的含药敷料产品，则根据药物特性自行研究方法并经过验证后实施。具备缓释功能的含药敷料，要进行药物体外释放度、涂药工艺稳定性和均一性检验。药物体外释放度试验必须能模拟药物释放的基本情况，以控制含药敷料的质量，保证其安全性和有效性，如溶出介质、释放时间和温度可根据产品使用要求进行新方法研究和验证。对于特殊的产品，还要进行药物体内释放试验、体内-体外相关性检验、稳定性试验等。

水分测定 含药敷料的检查项目，水分高了不利于敷料保存，水分太低会使产品变脆，影响使用性能。

pH 值测定 检查含药敷料产品是否处于适宜的 pH 值范围。环氧乙烷残留量检测是考察该产品在生产过程中是否既保证了产品的消毒灭菌，又保证产品活性及结构不受损坏。

吸收容量的检查 对敷料应能吸收创面的渗出液及有害物质、防止创面积液、减少细菌生长，缓解疼痛，促进创面愈合等功能的评价。

机械性能检查 对敷料拉伸强度和人体适应性的评价。考核敷料抵抗破坏的能力和柔顺性，敷料在外力作用下变形的性能。

黏附性检查 评价敷料能否均匀、紧密地黏附在创面的能力，以撕脱力（N/cm^2）表示。

蒸汽透过性能检查 采用体外蒸发水测试方法测试，考查含药敷料是否能够保持一个理想的湿度平衡，防止积液并保持创面湿润，有利于促进愈合。

膜形态检测 常用扫描电镜法，考察不同交联剂用量对膜的透湿率和拉伸强度的影响。因为交联剂会改变分子间的空隙和空间位阻，改变水分子在膜内的扩散能力和渗透率，因此一些使用了交联剂的含药敷料还需进行膜形态检测，如胶原蛋白膜。

阻菌性检测 评价含药敷料应能阻隔微生物穿过，有效地保护创面，防止感染。阻菌性检测可根据产品的使用环境进行试验，可分为低水分、半潮湿和潮湿三种条件下使用的含药敷料。低水分条件是针对创面组织液浸出少，敷料外部无水分浸湿的情况，半潮湿条件针对创面组织液渗出较少，敷料外部有水分浸湿的情况，有些吸水性敷料接触到培养基后吸收其中的水分，造成卷曲，无法平整地接触培养基，应采用有效方法固定。潮湿条件主要针对创面组织液渗出较多，敷料外部有水浸湿的情况。

氧气透过率检测 评价含药敷料是否具有一定量的氧气透过性能。因为氧能提高成纤维细胞的活性，有利于上皮组织胶原蛋白的合成和表皮细胞的生长。此外，对于一些特殊含药敷料还需进行必要的毒性、过敏性及抗原性试验。随着科技的不断进步和国内外医疗水平的不断提高，为了满足临床使用的各种需求，含药敷料的种类越来越多，材质日新月异。需根据不同产品的特性，研发新的检测方法，提高标准方法的科学性和可操作性，以控制产品的安全性和有效性。

（冯晓明　付步芳）

hányào gǔshuǐní fēnxī

含药骨水泥分析（drug-loaded bone cement analysis） 运用物理学、化学、生物学、药物学等理论及技术方法对含药骨水泥进行理化性能、机械性能、安全性能、药物性能等各项指标的研究和检测。包括运用药物分析及材料分析的方法，对含药骨水泥的化学、物理、机械以及生物性能各项指标进行的研究和分析。骨水泥是一种用于填充骨与植入物间隙或骨腔、骨缺损，并具有自凝特性的生物材料。骨水泥被广泛应用于临床骨科手术中，如人工假体的镶嵌与固定，粉碎性骨折以及掌骨、指骨等不稳定骨折的治疗和骨缺损的填充，也可以用于骨质疏松症和骨质疏松性骨折的预防和治疗。骨水泥通常由粉剂和液剂两部分组成，使用时将它们按一定比例调和，即可在室温下发生固化反应。其中，在原材料粉剂中均匀混入一定量药物粉末的产品即为含药骨水泥。它是含药医疗器械的一种。药物组分的引入主要为达到预防和治疗感染、抗癌、促进骨生长和愈合等辅助治疗效果。药物的种类和剂量及其释放不仅会影响辅助治疗效果，还会影响骨水泥的力学性能等。因而，在含药骨水泥出厂前，必须对其进行检测分析，确保其安全性和有效性。

骨水泥，根据基体主要成分不同可以分为：①高分子基骨水泥，如聚乙烯吡咯烷酮和聚甲基丙烯酸甲酯（PMMA）。②生物陶瓷、玻璃基骨水泥，如磷酸四钙-二水磷酸氢钙、β-磷酸三钙、α-磷酸三钙、羟基磷灰石、氧化钙、氧化硅以及其他生物陶瓷、玻璃粉末等。含药骨水泥多为磷酸钙基体系，由于其材料特性，为药物的缓释提供了天然的渠道。

其中药物组分通常有：①抗生素类药物如妥布霉素、四环素、氨基糖苷类抗生素、万古霉素、庆大霉素、克林霉素、夫西地酸、头孢哌酮钠等。②抗肿瘤药物如多柔比星（阿霉素）、丝裂霉素、长春新碱、5-氟尿嘧啶等，细胞因子如骨形态发生蛋白、纤维蛋白胶等。③中药如香丹注射液、复方丹参注射液、丹红注射液、黄芪多糖等。药物组分的引入，除能够起到抗感染或促进愈合等辅助治疗功能外，还会显著改变骨水泥体系的热力学稳定性和局部热效应，并且改变了骨水泥凝固过程中的液-固界面微观环境，因而会显著影响骨水泥的凝固时间、孔隙率、力学性能、晶相组成和形貌等。因而，对含药骨水泥需要对其性能进行综合评价。

含药骨水泥分析检验除按照医疗器械材料类检验通用要求，检验产品的化学、物理、机械以及生物性能外，还需针对其药物部分进行相关的评价。

化学性能检测 主要是对含药骨水泥各组分化学成分进行的分析，通常可通过红外光谱法（IR）、X射线荧光光谱法（XRF）和原子吸收法（AAS）等。产品中的杂质元素、重金属残留以及可能污染物等通常使用电感耦合等离子体质谱法（ICP-MS）以及原子吸收法（AAS）进行鉴别和定量分析。X射线衍射法（XRD）可用于陶瓷基（如磷酸盐）含药骨水泥的晶相鉴别，结晶度分析以及晶粒尺寸分析。这些参数不仅可以作为产品成分鉴别的间接方法，而且会直接影响终产品的降解吸收性能（如结晶度和晶粒尺寸等）。

物理性能检测 主要是指含药骨水泥产品中粉、液各组分以及混合后的物理性能，如稳定性，挤入度和凝固性能（面团时间、凝固时间、最高温度）以及固化结构孔隙率。这些性能直接影响到外科手术的可操作性和手术效果以及术后愈合情况。

机械性能检测 主要是指完全凝固后骨水泥的抗拉强度、抗弯模量、抗弯强度等。骨水泥在外科手术中主要起到的是固定或填充的作用，当其被植入承力部位，如人工关节假体的固定以及粉碎性骨折治疗时，其机械性能直接影响手术是否成功。

生物性能检测 主要根据国家标准要求进行的生物学检验项目，如骨水泥的生物相容性，可降解吸收性能，细胞毒性等。

药物鉴别 检测项目涵盖产品中药物的鉴别、定量分析以及体内、体外释放试验等。药物的鉴别一般参照国内外药典相应药物项下的检测方法，例如化学鉴别法、色谱法或光谱法等。药物含量测定和释放试验主要是验证骨水泥中相应药物组分的含量以及在模拟体内条件时药物的体外释放速率。这主要适用于具有药物缓释功能的含药骨水泥，如载药磷酸盐骨水泥等。由于医疗器械的多样性和特殊性，根据特定的产品可能需要采用特定的方法，以便真实反映产品中药物的含量和体外释放情况。当药典方法不适用时，需根据药物及骨水泥中载体材料的特性研究建立新的方法。此外，骨水泥中药物的逐渐弥散，可能会在骨水泥中留下孔隙，对机械性能产生影响。虽然尚无明显临床证据，但对某些产品，尤其是含药量较高产品，有时需要对其完全固化体进行体外药物释放试验后样品进行机械性能分析。

（冯晓明　王安琪）

hányào jiǎomó jiēchùjìng hùlǐyè fēnxī

含药角膜接触镜护理液分析

（contact lens care solution analysis） 运用物理学、化学、生物学、药物学等理论及技术方法对含药角膜接触镜护理液进行理化性能、安全性能、药物性能等各项指标的研究和检测。包括对含药角膜接触镜护理液中的成分含量、功能指标以及安全检查项目进行的研究和分析。角膜接触镜护理液简称护理液，是角膜接触镜护理用品，其同时具有清洁、消毒、冲洗、保存接触镜的功能，保证戴镜者的使用安全。

护理液一般分为硬性角膜护理液、软性角膜护理液及角膜塑形镜护理液，不同功能的角膜接触镜由于材质、佩戴时间、功能等差异，对护理液的清洗消毒等功能的要求不同，因此其成分也不完全相同。但为保证基本的护理功能，护理液主要含有几种成分：消毒杀菌剂、表面活性剂、渗透压平衡剂、螯合剂等。这些成分的多少直接影响角膜接触行经护理液清洗后的安全有效性。以常用消毒杀菌剂聚亚己基双胍（polyhexamethylene biguanide，PHMB）为例，作为一种高度特异性的消毒剂，其所含阳离子有抗微生物活性，在 0.005% 浓度时，PHMB 无细胞毒性、无刺激、无致敏性。但高于此浓度可能会有刺激性，低于这个浓度杀菌效果会降低，因此需对护理液中的各种成分进行含量测定，保证产品质量。

护理液的分析项目围绕其护理角膜接触镜的功能建立，包括外观、装量、pH 值、渗透压、消毒杀菌剂含量、表面活性剂含量、螯合剂含量、渗透压平衡剂含量、无菌、眼刺激、皮肤刺激、细胞毒性、致敏性、急性全身毒性、镜片相容性、消毒效果、开瓶稳定性等项目。①外观及装量检测项目的目的是保证基本的外观合格。②pH 值、渗透压及各组分含量保证产品符合设计要求，成分稳定。在理化指标上证明产品具有安全有效性，消毒杀菌剂主要起杀毒灭菌的作用，表面活性剂主要清除镜片表面不溶无机物、蛋白质、微生物等杂质成分，渗透压平衡剂保证清洗的镜片放入眼中后不会因渗透压不平衡造成眼刺激，螯合剂主要用去清洗镜片表面的钙离子，同时可以结合一定量的蛋白，起到除蛋白的作用。③无菌试验验证产品本身无菌，不会污染镜片。眼刺激、皮肤刺激、细胞毒性、致敏性及急性全身毒性保证产品的短期生物安全，经清洗的镜片即使残留一定量的护理液，接触眼部也不会造成不良反应。④镜片相容性指产品清洗镜片后，不会影响镜片的直径及光学特性的性能，由于镜片具有矫正眼部视力的功能，光学性能是最重要的一个指标，因此护理液不能对镜片造成影响。⑤消毒效果是实际评价产品清洗镜片能力的试验，由于镜片经佩戴后，会有细菌、微生物、不溶无机物、蛋白质等杂质的附着，因此需要通过护理液进行清洗消毒，美国食品药品管理局要求护理液能于 4h 内杀灭所测试的 6 种微生物：表皮葡萄球菌、铜绿假单胞菌、黏质沙雷菌、白色念珠菌、烟曲霉菌与单纯疱疹病毒。试验通过采用配置溶液，污染镜片，模拟实际护理液使用，清洗镜片后评价产品的清洗消毒能力。⑥开瓶稳定性试验保证护理液在开启后，在使用效期内，不会发生失效的情况。

（冯晓明　黄元礼）

zhěnduàn shìjì fēnxī

诊断试剂分析（diagnostic reagents analysis）　采用理化、生物学实验的技术和方法对诊断试剂进行的测试研究和质量评价。诊断试剂是用于诊断疾病、检测机体免疫状态以及鉴别病原微生物的生物制剂，是在实验室内检测患者有无疾病的科学工具，是伴随着医学检验学的发展而产生的医药产品。诊断试剂主要有肝炎病毒诊断试剂、人类免疫缺陷病毒诊断试剂、梅毒诊断试剂、血型筛查诊断试剂等。

诊断试剂从用途来分，可分为体内诊断试剂、体外诊断试剂和血源筛查诊断试剂三大类。①体外诊断试剂，包括可单独使用或与仪器、器具、设备或系统组合使用，对人体体液、细胞、组织样本等进行体外检测的试剂、试剂盒、校准品/物、质控品/物等。按检测原理分类，主要有生化诊断试剂、免疫诊断试剂、分子诊断试剂、微生物诊断试剂、尿液诊断试剂、凝血类诊断试剂、血液学和流式细胞诊断试剂等。②体内诊断试剂，用于疾病的临床诊断、疫苗接种对象的选择及机体免疫反应监测的试剂，主要包含结核菌素、卡介菌、布氏菌等纯蛋白衍生物、各种诊断血清和锡克试验毒素等。③血源筛查诊断试剂，用于血源病毒安全性检查和血型检查。如乙型肝炎病毒表面抗原诊断试剂盒，丙型肝炎病毒抗体诊断试剂盒，人类免疫缺陷病毒抗体诊断试剂盒，梅毒螺旋体抗体诊断试剂盒，梅毒快速血浆反应素诊断试剂，抗 A 抗 B 血型定型试剂等。

诊断试剂关键控制点主要有原材料质量、生产过程以及标准物质三方面。其中原材料质量主要控制纯度、生物活性（如效价、亲和力、位点等）、多肽核酸序列准确性、含量、浓度、污染（如化学物质污染、微生物污染）等。

（袁　军　李　炎）

gānyán bìngdú zhěnduàn shìjì fēnxī

肝炎病毒诊断试剂分析（hepatitis virus diagnosis reagents analysis） 采用理化及生物学实验的技术和方法对肝炎病毒诊断试剂进行的测试研究和质量评价。即对肝炎病毒诊断试剂的生产工艺、原材料、试剂检测性能指标等的研究和分析。肝炎病毒（hepatitis virus）是引起病毒性肝炎的病原体。人类肝炎病毒有甲型、乙型、丙型、丁型、戊型和庚型病毒之分。除了甲型和戊型病毒是通过肠道感染外，其他类型病毒均通过血液和注射方式传播。

肝炎病毒的检测方法主要为病毒抗原抗体系统的检测和病毒基因的检测，病毒基因检测分为定性和定量两种。肝炎病毒抗体常用的检测试剂包括酶联免疫吸附试验、胶体金法快速试验、化学发光试验、免疫荧光试验、免疫印记试验等。病毒的基因检测主要有聚合酶链式反应法、核酸分子杂交法、基因芯片技术。肝炎病毒主要应用酶联免疫吸附测定和聚合酶链式反应分别检测抗体和基因组。酶联免疫吸附检测法，因其操作简单、准确性、特异性高，成本较低，在实际工作中被广泛应用，但是不利于病毒性肝炎的早期发现和诊断。病毒在流行的过程中也存在变异的可能，且酶联免疫吸附检测法对不同毒株的检出能力也有所不同，可能存在个别假阴性的结果。化学发光检测法在方法上提高了病毒检测的灵敏度和特异性，而且流量检测，快速、方便，并逐渐替代酶联免疫吸附检测法，成为肝炎病毒的常规检测方法。随着酶联免疫法检测乙肝、丙型肝炎核心抗原试剂盒的开发，为乙肝、丙肝诊断试剂提供了新的途径。

项目 对不同种类的肝炎病毒诊断试剂进行质量检测分析，需根据各种试剂的原理、用途等采取不同的分析方法和分析样品。肝炎病毒诊断试剂分析主要是利用国家参考品、行业标准或企业内部质量控制参考品，对诊断试剂的灵敏度、特异性、相对符合率及精密度进行测试分析。如《中国药典》2015年版三部收载的乙型肝炎病毒表面抗原诊断试剂盒（酶联免疫法）、丙型肝炎病毒抗体诊断试剂盒（酶联免疫法）规定，要对其半成品和成品进行检定。半成品检定内容包括，阴性参考品符合率试验，不得出现假阳性；阳性参考品试验，不得出现假阴性；此外，还需做最低检出量、精密性、水分、无菌、稳定性等试验。成品检定内容包括，外观、溶解时间、阴性参考品符合率、阳性参考品符合率、最低检出量、精密性、稳定性试验。

质量控制 用于肝炎病毒诊断试剂分析的参考品是实现该体外诊断试剂临床检验及监督检验结果一致的主要工具，该参考品需经过方法验证和复核。一般采用国家参考品，或经国家参考品标化的参考品。对诊断试剂的质量分析要采取大量样本，检测多批次试剂，利用长期数据进行质量评估。合理使用试剂的依据就是对试剂质量的正确评估，因此应用多地区多人群的样本对肝炎病毒诊断试剂的质量进行长期定期的评估是必要的。

方法 由于病毒基因型是反映病毒复制最直接、最可靠的指标，聚合酶链式反应法检测乙肝病毒和丙肝病毒等基因的灵敏性明显高于血清学检测法，其准确定量检测在临床用药、治疗效果监测和预后判断等方面起着非常重要的作用。但是鉴于聚合酶链式反应法的仪器和试剂都比较贵，很多文献报道通过对不同的试剂和检测方法的比对后，都建议在临床检验中使用化学发光法和酶联免疫法联合检测，对可疑样本再做聚合酶链式反应试验分析来提高临床诊断的正确率。

（袁　军　陈　婕）

rénlèi miǎnyì quēxiàn bìngdú zhěnduàn shìjì fēnxī

人类免疫缺陷病毒诊断试剂分析（human immunodeficiency virus diagnostic reagents analysis） 采用理化、生物学实验的技术和方法对人类免疫缺陷病毒诊断试剂的性能指标进行的测试研究和质量评价。人类免疫缺陷病毒（human immunodeficiency virus，HIV）是引起获得性免疫缺陷综合征（又称艾滋病）的病原体。获得性免疫缺陷综合征俗称艾滋病。人类免疫缺陷病毒诊断试剂是用于艾滋病诊断的试剂，是在预防和治疗中常用的体外诊断试剂，简称HIV诊断试剂。

HIV诊断试剂的灵敏度、准确性等性能指标不断提高，试剂种类也越发丰富，极大满足了HIV防控需求。如血液筛查试剂已经发展到第三和第四代。第三代抗体试剂较第二代可缩短检测窗口期约5天，窗口期是评价早期检出HIV感染的能力，窗口期越短检出越早。第四代抗原抗体诊断试剂可同时检测抗体和病毒抗原P_{24}，又进一步缩短了检测窗口期。HIV诊断试剂有检测HIV抗体、抗原、核酸、基因型和耐药突变等不同类型。试剂原理有酶联免疫法、化学发光法、荧光定量-聚合酶链式反应法等。试验操作复杂程度不同，有自动化、半自动化之分，也有10~30min利用肉眼即可判断结果的HIV快速诊断试剂。HIV抗体、抗原抗体联合诊断试剂、HIV核酸检测试剂适用于血液筛查和临床诊断；HIV抗体确认试剂适用于确认HIV感染；快速检测试剂适用于高危人群筛查和应急检测；核酸定量和耐药突变诊断试剂适用于临床用药效果监测。

人类免疫缺陷病毒诊断试剂的分析项目主要有阳性符合率、阴性符合率、灵敏度或最低检出量、精密性、稳定性等，针对HIV诊断试剂的分析需要符合HIV感染和传播的特点：①阳性符合率，应选择不同来源地、基因型（HIV-1型、HIV-2型和HIV-10组等）、感染阶段和传播途径（血液、性和吸毒传播等）的阳性样品，分析试剂产生假阴性，即漏检的情况，防止试剂对某一种样品漏检。②阴性符合率，应选择包括不同干扰因素和其他病原体共感染（梅毒、乙肝、丙肝等）的样品，分析试剂产生假阳性的情况。③灵敏度或最低检出量，抗原和核酸定量检测试剂可采用国际或国家标准品，系列稀释后，进行检测分析。④准确性，主要考核定量试剂的检测结果的准确性，应考虑HIV不同基因型样品的检测差异，保障结果与理论值接近。⑤稳定性，主要考察试剂保存、运输过程中的稳定程度，采用实际存放、模拟运输或加热破坏后试剂的检测性能。⑥窗口期，HIV诊断试剂对于窗口期检测能力要求较高，应选择连续收集自同一个体，从暴露到抗体阳转的系列样品进行分析，越早检出HIV感染，试剂窗口期越短。⑦模拟试验，利用HIV可体外培养的特点，制备不同基因型、不同病毒滴度的病毒培养物，可模拟临床难以获得的待测样品，分析评价试剂的性能。

（唐建蓉　黄维金）

méidú zhěnduàn shìjì fēnxī

梅毒诊断试剂分析（syphilis diagnostic reagents analysis）利用免疫学、生物学、化学等原理及方法对梅毒诊断试剂的生产工艺、原材料、试剂检测性能指标等的研究和测试。梅毒（syphilis）是由梅毒螺旋体（treponema pallidum，TP；又称苍白密螺旋体）感染而引起的一种慢性、系统性传播疾病。主要经性接触、母婴垂直传播、输血及其他密切接触传播。由于梅毒病程长、危害大、临床表现复杂，很容易漏诊和误诊，对梅毒进行早诊断、早治疗对控制其蔓延至关重要。

试剂分类　梅毒螺旋体含有表面抗原，能刺激机体产生两类抗体：抗梅毒螺旋体的特异性抗体和非特异性抗体。根据梅毒螺旋体的生物学及免疫学特性，梅毒诊断试剂主要分为非梅毒螺旋体抗原血清学检测试剂和梅毒螺旋体抗原血清学检测试剂两种。

非梅毒螺旋体抗原血清学检测试剂　包括不加热血清反应素试验（USR）、性病研究实验室试验（VDRL）、梅毒甲基胺红不加热血清试验（TRUST）、快速血浆反应素环状卡片试验（RPR）等，这些方法的原理基本相同，具有相同的标准化抗原，敏感性相似，对一期和二期梅毒有诊断价值，也可做疗效随访用。且其操作简易，费用低廉，常用作梅毒的筛选检查。但它们的敏感性和特异性比特异试验差，并且生物学假阳性高，结果受多种条件的影响。

梅毒螺旋体抗原血清学检测试剂　这一类试剂又分为六种：①梅毒螺旋体血凝试验（TPHA），将特异性TP抗原致敏羊红细胞，这类红细胞与患者血清中的梅毒螺旋体抗体结合，产生肉眼可见的凝集反应。②梅毒螺旋体颗粒凝集试验（TPPA）与（TPHA），原理基本相同，主要的区别在于特异性TP抗原致敏的是明胶颗粒，试剂制备过程中不存在非特异抗原的干扰，并能测定抗体的效价，具有高敏感性和特异性，一般用于梅毒的确证。③酶联免疫吸附试验（ELISA），为双抗原夹心法，其原理是将高纯度的特异性TP抗原包被微板，测血清中梅毒螺旋体抗体，已有多种商品化试剂盒，在国内外广泛应用。④胶体金层析法试剂（CDG），检测的样本可以是血浆、血清、全血，并且准确率相对较高，具有简单、快速、不需要特殊仪器等特点。⑤免疫印迹法试剂（WB），敏感度高，特异性好，操作简单，阴阳性结果界线分明，易于判断，适应于临床广泛开展。⑥化学发光法（CLIA）试剂，对二期梅毒、三期梅毒、晚期潜伏梅毒的敏感性较强，对早期梅毒的敏感性均较差。

检测分析　由于梅毒诊断试剂是生物制品，影响其质量因素较多，要提高梅毒的检出率和检出的准确性，生产出高质量的试剂是关键，因此对诊断试剂进行生产质量控制十分重要。在生产过程中要对半成品进行检定，用国家参考品或经标化的质控品进行阴性符合率和阳性符合率检测，还要进行半成品的效价测定。生产完成后，对于成品，除进行上述三项检测外，还要进行物理性能如外观、溶解时间等检测。如《中国药典》2015年版三部收载的梅毒螺旋体抗体诊断试剂盒

（酶联免疫法）中规定，需要对半成品和成品进行检定。半成品检定包括阴性参考品符合率、阳性参考品符合率，最低检出限、精密性、水分、无菌检查，稳定性试验。成品检定包括外观、溶解时间、阴性参考品符合率、阳性参考品符合率，最低检出限、精密性、稳定性试验。《中国药典》2015 年版三部收载的梅毒快速血浆反应素诊断试剂、梅毒甲苯胺红不加热血清试验诊断试剂规定，半成品和成品检定均包括阴性参考品符合率、阳性参考品符合率、效价测定；成品增加外观检定。

在实际应用中，由于早期一期梅毒患者的血清有阴性窗口期，检测中对感染患者的追踪也非常重要。筛查出的阳性标本，需要采用敏感性和特异性更强的另一种试剂进行确证。

（袁　军　陈　婕）

xuèxíng shāichá shìjì fēnxī

血型筛查试剂分析（blood group screening diagnositic reagents analysis）　采用理化、生物学实验的技术和方法对血型筛查试剂进行的测试研究和质量评价。即对用于筛查血型类型的试剂的原材料、生产工艺、质量指标进行研究和对产品进行的检测分析。血型是对血液分类的方法，通常是指红细胞的分型，其依据是红细胞表面是否存在某些可遗传的抗原物质。已经发现并为国际输血协会承认的血型系统有 30 种，其中最重要的两种为“ABO 血型系统”和“Rh 血型系统”。根据红细胞上和血清（或血浆）中有或无 A 抗原和 B 抗原或 AB 抗原，分为 A 型、B 型、AB 型及 O 型四种。在 Rh 血型系统内 D 抗原最为重要，抗原性最强。根据红细胞上 D 抗原的有无，可分为 Rh 阳性和 Rh 阴性。大多数 Rh 血型不合的输血反应及新生儿溶血病都是由于抗 D 抗体引起的。

方法　血型鉴定用得最多的是血凝试验，其次是微柱凝胶法。①血凝试验，是指红细胞和血清中血型抗原和抗体在液体介质中发生肉眼可见的凝集反应。用血凝试验进行 ABO 血型鉴定大致包括三种方法：玻片法、试管法及自动化法。红细胞凝集试验通过正、反定型可准确鉴定血型。正定型是用已知抗 A 或抗 B 定型试剂来测定红细胞上有无相应的 A 抗原或/和 B 抗原；反定型是用已知 A 型细胞和 B 型细胞来测定血清中有无相应的抗 A 和/或抗 B。利用红细胞凝集试验，通过抗 D 定型试剂，测定红细胞上是否存在 RhD 抗原。红细胞上有 RhD 抗原的称 RhD 阳性，无 RhD 抗原的为 RhD 阴性。②微柱凝胶法，是一种改良的血凝试验，试验时红细胞抗原与相应抗体的反应在微柱凝胶介质中进行，微柱凝胶具有凝胶分子筛的作用，如果红细胞抗原与相应抗体结合，形成的凝集块经离心后不能通过凝胶分子筛而留在凝胶介质的上层；如果红细胞与抗体没有结合，反应后没有形成凝集块，则离心后红细胞可以通过凝胶分子筛沉淀凝胶层底部，从而达到鉴定血型的目的。血型诊断试剂卡就是采用了柱凝集技术而设计。在一种特制的塑料卡上设计有 6 个微柱，每个微柱中均装有一定数量、大小均一的微玻璃珠，并分别预置了各种必需的试剂。

在进行 ABO 血型鉴定时，传统使用的玻片法操作费时费力，结果不易观察，在临床实际工作中时有发生血型鉴定错误现象，而微柱法由于灵敏度高、特异性强、操作简便、结果准确，且可较长时间保存等优点，已逐渐广泛应用在临床试验室。酶联免疫吸附法和流式细胞仪检测法也被应用于血型筛查，但是由于成本过高，操作复杂，所以还没有广泛使用，更多用于特殊血型及 ABO 血型亚型鉴定，在法医学上也有重要意义。

质量控制　所有用于检测与确认的 ABO 血型定型试剂都必须符合国家相关规定。为了对血型筛查试剂生产过程进行控制，生产期间要对半成品进行检定，要测定效价、检查特异性、测定冷凝聚素和不规则抗体，还要做无菌试验和稳定性试验。对成品除以上项目外，还要做物理性质检查，和亲和力试验。由于所使用的试剂中血清效价和红细胞浓度会直接影响凝集反应，影响结果的判断。因此，血型试剂必须进行优化：包括红细胞新鲜配制，无溶血、无霉菌生长、无污染、抗 A 抗 B 标准血清及抗 D 血清无污染，并且稀释浓度要求适宜，否则效价太高，凝集块太大，能在孔内均匀分布，凝集块沉淀于孔底，影响吸光度，使结果不准确。

（袁　军　陈　婕）

yàowù fēnxī jìshù

药物分析技术（pharmaceutical analysis technologies）　在药物研究、生产和使用过程中，应用物理学、化学和生物学原理和方法进行药物定性定量分析的技术。目的是保证药物的安全、有效、稳定。药物分析技术是药物分析学的核心内容，包括药物分析前处理技术、药物分析检测技术和药物分析数据处理技术。

药物分析前处理技术是药物分析技术的重要环节，有统计显示，70%～80%的药物分析时间是用于分析前处理过程，且60%以上分析误差源自药物样品前处理。按照技术方法不同，药物分析前处理技术可分为药物提取富集技术、生物样品分析前处理技术和药物衍生化分析技术。按照需处理样品形态的不同，可分为固体、液体和气体样品的前处理技术。

药物分析检测技术，根据利用的分析技术原理或药物性质差异，主要分为重量法药物分析技术、滴定法药物分析技术、药物热分析技术、比色法药物分析技术、药物电化学分析技术、药物X射线分析技术、药物显微分析技术、药物光学特性分析技术、光谱法药物分析技术、核磁共振法药物分析技术、药物质谱分析技术、色谱法药物分析技术、电泳法药物分析技术、分子印迹法药物分析技术、药物分析联用技术、微型化分析平台药物分析技术、药物生物检测技术、药物代谢组学分析技术等。重量法、滴定法和比色法成本低，操作简便，但对微量成分的定量困难。由于药物如植物药的复杂性，现代药物分析技术日渐趋向于微型化、多技术联用，以实现药物实时、快速、在线、高通量检测分析。

药物分析数据处理技术、检测技术会获得药物分析的各种数据，化学计量学是药物分析数据处理的依据。“化学计量学”是应用数学、统计学和计算机技术的原理和方法从化学实验产生的数据中提取相关化学信息的科学。随着药物分析技术与仪器分析技术、计算机数据采集技术的融合发展，产生了大量的数据。化学计量学的主要任务是对化学测量数据进行分析处理，设计和选择最佳测量程序与实验方法，并通过解析化学测量数据以获得最大限度的化学信息。（见计算机辅助药物分析技术）

（李绍平　赵　静）

dīdìngfǎ yàowù fēnxī jìshù

滴定法药物分析技术（volumetric pharmaceutical analysis technology）　利用物质间化学反应平衡的原理对药物进行定量分析的一种常用化学分析方法。是一种药物分析技术。滴定法又称容量法，是通过滴定管逐渐滴加已知浓度的标准溶液至待测药物的溶液中，使滴加的标准溶液与待测药物之间恰好完全反应，也就是滴加的标准溶液与被测物质的物质的量相等时，也即等当点的出现时停止滴定，此时到达滴定终点。根据标准溶液的浓度和所消耗的体积，计算出待测药物的含量的方法。标准溶液就是已知准确浓度的试剂溶液。等当点就是物质化学反应过程中，当加入标准溶液与被测物质的物质的量相等时的反应点，它是根据化学反应的当量关系计算出的理论值，而滴定终点是实际滴定时的测定值，两者含义不同，在实际操作中不一定完全相符，这种差异称为滴定误差。一般根据加入指示剂的颜色变化来判断等当点的出现，为了使等当点和滴定终点尽可能地接近，因此可以通过选择合适的指示剂，以便尽可能减少滴定误差的产生。

分类　按照不同的化学反应性质，可分为：①酸碱滴定法药物分析技术，是利用酸碱中和反应平衡的滴定方法对药物进行定量的容量分析方法。其反应原理就是氢离子和氢氧根离子结合生成水，酸碱滴定法也称为中和法。主要用于酸性或碱性药物的测定。②沉淀滴定法药物分析技术，是利用物质之间发生沉淀化学反应的原理，对药物进行定量分析的容量分析方法。也称为容量沉淀法。银量法是其中应用比较广泛的，它以生成难溶银盐反应为基础。可用来测定含量氯离子、溴离子、碘离子等的药物。③氧化还原法药物分析技术，是建立在以药物发生氧化还原反应，从而对药物进行定量的容量分析方法。它是容量分析方法中应用最广泛的方法之一。④非水滴定法药物分析技术，是在非水溶剂中对药物进行滴定的分析方法。可用于测定有机碱、氢卤酸盐、磷酸盐硫酸盐或有机酸盐等药物的含量。⑤配位滴定法药物分析技术，以配位反应为基础，用于测定药物中金属离子含量的一种容量分析方法。

按照滴定方式不同，可分为：①直接滴定法。即用标准滴定溶液直接滴定被测物质，如用NaOH标准滴定液可直接滴定HCl、H_2SO_4等，凡能满足滴定分析要求的反应都可用此方法。②返滴定法，又称回滴法。即在待测试液中加入适当过量的标准溶液，待反应完全后，用另一种标准溶液返滴剩余的第一种标准溶液，从而测定待测组分的含量。适用于滴定反应速度较慢或反应物是固体，加入符合计量关系的标准滴定溶液后，反应不能立即完成的情况。③置换滴定法。即先加入适当的试剂与待测组分定量反应，生成另一种可滴定的物质，再利用标准溶液滴定反应产物，然后由滴定剂的消耗量、反应生成的物质与待测组分等物质的量的关系计算出待测组分的含量。主要用于因滴定反应没有定量关系或伴有副反应而无法直接滴定的测定。④间接滴定法。当某些待测组分不能直接与滴定剂反应，可通过其他的化学反应，间接测定其含量。

应用 一般根据被测药物的性质、纯度、组成和对结果准确度的要求，本着“快速、准确、节约”的原则，选择适宜的容量分析方法。在药物分析中，容量分析通常用于高含量的药物进行定量。中国药典收载的部分原料药及制剂采用容量分析法测定其含量。

（杨腊虎 陈唯真）

suānjiǎn dīdìngfǎ yàowù fēnxī jìshù

酸碱滴定法药物分析技术

（acid-base titration pharmaceutical analysis technology） 利用酸碱化学反应对药物进行定量的分析法。属于一种滴定法药物分析技术。

原理 酸碱滴定法的应用基于氢离子（H^+）和氢氧根离子（OH^-）发生的中和反应，结合生成水，故这种方法也称为中和法。

$$H^+ + OH^- \longrightarrow H_2O$$

在滴定过程中，发生中和反应的溶液一般没有任何的外观变化，因而等当点的到达需要用指示剂的颜色变化来指示。中和反应不仅生成水还会生成盐。包括不水解的强酸强碱盐和能水解的弱酸盐或者弱碱盐。而以强酸或者强碱分别滴定不同强度的碱或者不同强度的酸，其等当点溶液的 pH 值会不相同。

指示剂 酸碱滴定法必须正确选择指示剂，一般依据等当点溶液的 pH 值和指示剂的变色原理来确定。

酸碱指示剂 一般是在溶液中具有两种不同颜色的互变结构式的有机弱酸或者有机弱碱。这种互变结构式也叫互变异构共轭酸碱对，在溶液中彼此处于平衡状态。当溶液的 pH 值发生变化时，指示剂得到质子（H^+）由碱式转化为酸式，或者失去质子（H^+）由酸式转化为碱式，从而引起颜色的改变。例如：酚酞是一种有机弱酸，它在酸性溶液中不显色，在碱性溶液中显红色。当溶液的 pH 值升高时，颜色由无色向红色转变；反之，由红色向无色转变。影响指示剂变色范围的因素包括人眼睛对不同颜色的敏感度和指示剂浓度。由于指示剂本身也是弱酸或者是弱碱，会消耗一定量的标准溶液，因此，指示剂的变色范围越窄越好，这样在等当点时，pH 值稍有改变，指示剂可立即由一种颜色变到另一种颜色。

混合指示剂 在某些酸碱滴定中，pH 值突跃范围很窄，使用一般的指示剂不能判断终点。混合指示剂的使用，能缩小指示剂的变色范围，从而使颜色变化更明显。其配制方法有两种：一种是在某种指示剂中加入一种惰性染料，惰性染料在滴定过程中不变色，只作为该指示剂的颜色背景。例如，甲基橙和靛蓝组成的混合指示剂，靛蓝在滴定过程中不变色，只作为甲基橙的蓝色背景。另一种是用两种或更多种指示剂混合配成，例如，溴甲酚绿和甲基红混合指示剂。

类型 酸碱滴定包括强酸强碱的滴定、一元弱酸弱碱的滴定、多元酸碱的滴定。强酸强碱的滴定，如用 HCl 滴定 NaOH，或用 NaOH 滴定 HCl。一元弱酸弱碱的滴定分为强酸滴定弱碱，如用 HCl 滴定 $NH_3 \cdot H_2O$；及强碱滴定弱酸，如用 NaOH 滴定醋酸。多元酸碱的滴定分为多元酸的滴定及多元碱的滴定；多元酸的滴定包括无机酸的滴定，如用 NaOH 滴定 H_3PO_4，及有机酸的滴定，如用 NaOH 滴定 $H_2C_2O_4$；多元碱的滴定，如用 HCl 滴定 Na_2CO_3。

应用 ①酸碱滴定可用于酸性药物含量的检测，如阿司匹林（乙酰水杨酸）的含量测定：取样品约 0.4g 精密称定，加入约 10℃ 的对酚酞指示液显中性的乙醇 20ml，溶解后，加酚酞指示液 3 滴，在不超过 10℃ 的温度下，用 0.1mol/L 氢氧化钠滴定液滴定。通过消耗氢氧化钠滴定液的体积计算样品中阿司匹林的含量。②酸碱滴定也可用于碱性药物含量的检测，氨茶碱中乙二胺的含量测定：取本品约 0.25g 精密称定，加水 25ml 使溶解，加茜素磺酸钠指示液 8 滴，用 0.05mol/L 硫酸滴定液滴定，至溶液显黄色。通过消耗硫酸滴定液的体积计算样品中乙二胺的含量。

（杨腊虎 陈唯真 黄 洁 单 敏）

chéndiàn dīdìngfǎ yàowù fēnxī jìshù

沉淀滴定法药物分析技术

（precipitation titration pharmaceutical analysis technology） 利用药物与试剂之间产生定量沉淀化学反应的原理对药物进行定量分析的一种常用化学分析方法。属于一种滴定法药物分析技术。根据标准溶液与药物中待测成分生成难溶沉淀的性质，用标准溶液体积和浓度来计算该成分在药物中含量。由于沉淀的生成是一个比较复杂的过程，往往因为沉淀的溶解度大，生成沉淀的反应速度慢，或者没有适当的指示剂等，能够真正用于沉淀滴定分析的沉淀反应并不是很多，实际应用中相对较多的是银量法。银量法是用硝酸银溶液或硫氰酸铵溶液作为标准溶液生成难溶银盐反应的一种沉淀滴定法。

（杨腊虎 李静静 李锋武 陈唯真）

yínliàngfǎ yàowù fēnxī jìshù

银量法药物分析技术（argentometric method pharmaceutical analysis technology） 利用硝酸银标准溶液与药物中待测成分生成难溶沉淀（AgX）的性质，用标准溶液体积和浓度计算该成分在药物中含量的一种容量测定法。以硝酸银溶液与 Ag^+ 生成难溶性物质的反应式如下：

$$Ag^++X^-\longrightarrow AgX(\text{沉淀})$$

式中 X^- 分别代表 Cl^-、Br^-、I^-、CN^- 及 SCN^- 等离子。根据消耗标准滴定溶液的毫升数和浓度，根据有关计算公式，计算出被测药物的含量。在滴定过程中，离子浓度的变化可用曲线表示。根据所用指示剂的不同，银量法可以分为三种：铬酸钾指示剂法、硫酸铁铵指示剂法、吸附指示剂法。

铬酸钾指示剂法 利用硝酸银做标准溶液，以铬酸钾为指示剂滴定卤化物的方法。由于卤化银的溶解度小于铬酸银的溶解度，根据分步沉淀的原理，溶液中首先生成卤化银沉淀，当卤化银定量沉淀后，过量的硝酸银与铬酸根生成砖红色的铬酸银，即为滴定终点。

硫酸铁铵指示剂法 用硫酸铁铵作指示剂，测定银盐和卤化物的方法，分直接滴定法和返滴定法两种。直接滴定法是在含银离子的酸性溶液中，用硫氰酸铵为标准溶液，以硫酸铁铵为指示剂进行滴定。当硫氰酸银沉淀完全后，铁离子即与过量的硫氰酸根生成淡棕红色的络离子沉淀，指示终点到达。返滴定法是在含有卤素离子的介质中，首先加入过量的硝酸银标准溶液，然后以硫酸铁铵为指示剂，用硫氰酸铵标准溶液返滴定过量的硝酸银，至生成淡棕红色的络离子沉淀，指示终点到达。

吸附指示剂法 用硝酸银溶液为标准溶液，以吸附指示剂指示终点，测定卤化物的滴定方法。吸附指示剂是一类有机染料，它们的阴离子在溶液中很容易被带正电荷的胶态沉淀所吸附，并且在吸附后结构变形发生颜色改变，因而指示终点到达。

银量法可以用来测定含无机卤化物的药物、含氢卤酸盐结构的药物、含卤素的有机药物，以及一些虽然不含卤素，但能定量和硝酸银起反应的药物。该方法在中国药典中应用于多种药物的含量测定，例如巴比妥类药物的含量测定等。

（杨腊虎　陈唯真）

yǎnghuà huányuánfǎ yàowù fēnxī jìshù

氧化还原法药物分析技术（oxidation-reduction method pharmaceutical analysis technology） 利用药物与试剂之间的氧化还原化学反应平衡的原理对药物进行定量分析的一种分析方法。即应用氧化还原反应通过滴定方法对药物进行分析研究的技术。是一种滴定法药物分析技术。氧化还原法是应用最广泛的滴定分析法之一，可用于无机物和有机物含量的直接或间接测定。在药物分析中，氧化还原法大都用于药物原料药的含量测定，如杂环类药物及维生素 C 等。

原理 氧化还原反应是化学反应中的三大基本反应之一，由氧化反应和还原反应构成，是在反应物之间发生电子转移的反应。其实质是在离子化合物中电子的得失或共价化合物里共用电子对的偏移，特征是元素化合价的发生升降变化。

滴定剂 在氧化还原法中，将合适的氧化剂或还原剂作为滴定剂，配成标准溶液，用它们来测定某些可被氧化或还原的物质的含量。常用的氧化剂有硫酸铈、过氧化氢、碘、高锰酸钾、重铬酸钾、高碘酸钾及亚硝酸钠等，常用的还原剂有硫代硫酸钠、硫酸亚铁、草酸钠及亚砷酸钠等。

指示剂 在氧化还原滴定过程中，除了用电解法确定终点外，还可利用某些物质在化学计量点附近时颜色的改变来指示滴定终点。氧化还原法的指示剂有三类：自身指示剂、专属指示剂（特殊指示剂）和氧化还原指示剂。①自身指示剂。一些氧化剂本身具有颜色，其作为滴定剂（反应物）进行滴定时，滴定产物为无色或颜色很浅，自身的颜色变化起着指示剂的作用，此类氧化剂称为自身指示剂。如高锰酸钾具有很深的紫红色，其滴定 Fe^{2+}、H_2O_2、$C_2O_4{}^{2-}$ 等所得的生成物颜色很浅，且生成的还原物二价锰也为无色，故颜色消失可作为判断依据。②专属指示剂。有些物质本身并不具有氧化还原性，但它能与滴定剂或被测物产生特殊的颜色，因而可以指示滴定终点，此类物质称为专属指示剂。如可溶性淀粉，其与 $I_3{}^-$（碘在溶液中以 $I_3{}^-$ 存在）生成深蓝色吸附化合物，蓝色的出现与消失指示滴定终点，因此可溶性淀粉充当专属指示剂。③氧化还原指示剂。本身就是一个弱的氧化剂或还原剂，它的氧化或还原产物具有不同的颜色，在滴定中，因被氧化或还原而发生颜色变化从而指示终点。例如，在铈量法中，如 Ce^{4+} 滴定 Fe^{2+} 时，以二苯胺磺酸钠指示剂，其遇氧化剂被氧化，从无色变为红紫色，从而指示反应终点。

分类 在氧化还法原药物分析技术中，根据所用氧化剂的不同，分为溴量法药物分析技术、碘量法药物分析技术、亚硝酸钠法药物分析技术、高锰酸钾法药物分析技术和重铬酸钾法药物分析技术等。

（杨腊虎　陈立亚）

xiùliàngfǎ yàowù fēnxī jìshù

溴量法药物分析技术（bromimetry method pharmaceutical analysis technology）　应用溴与药物等之间的定量化学反应对药物及相关物质进行分析研究及检测的技术。溴量法（bromimetry）是以溴的氧化作用和溴代作用为基础的氧化还原滴定法。溴量法的实质是一种利用元素溴的化学反应和置换碘量法相结合的间接滴定分析法。溴是一种强氧化剂，在酸性介质中溴单质（Br_2）被还原生成溴离子（Br^-）。由于溴液易挥发，难以操作，因此常配制成溴酸钾和溴化钾的混合溶液（亦称之为溴液）代替溴液进行分析测定。滴定时先将上述过量的混合液加到含被测物的酸性溶液中，溴酸钾和溴化钾在酸性环境下立即反应生成溴单质，待生成的溴与被测物反应完成后，向溶液中加入碘化钾与剩余的溴作用以析出碘单质，然后用硫代硫酸钠标准溶液滴定，以淀粉为指示剂。最后根据溴液（混合溶液）加入量和硫代硫酸钠标准溶液用量计算被测物的含量。

应用溴量法可以间接测定硫化氢、二氧化硫、亚硫酸盐以及羟胺等还原性物质的含量。另外，利用溴和有机物的溴代反应，可以测定酚类及芳胺类化合物的含量，例如，加入过量的溴液与苯酚反应，生成三溴酚；过量的溴与碘化钾反应析出碘，再用硫代硫酸钠滴定液滴定，近终点时加淀粉指示剂，然后继续滴定至蓝色消失；利用与8-羟基喹啉生成难溶化合物的络合反应，可以间接测定铝、镁和铁等金属离子。

在药物分析领域，溴量法可以测定凡是在5位取代基含有不饱和键的巴比妥类药物（如司可巴比妥钠）、吡啶类药物（如含有较强还原性酰肼基的异烟肼）以及具有苯酚结构的盐酸去氧肾上腺素等。

（杨腊虎　陈立亚）

diǎnliàngfǎ yàowù fēnxī jìshù

碘量法药物分析技术（iodimetry method pharmaceutical analysis technology）　利用药物成分与碘或碘化物之间的化学反应对药物进行定量分析的一种容量分析方法。即以碘作为氧化剂，或者以碘化物作为还原剂对药物进行检测研究，属氧化还原法药物分析技术。碘量法是氧化还原滴定法中，应用比较广泛的一种方法。碘作为氧化剂而被中强的还原剂等所还原。

碘量法可分为直接碘量法和间接碘量法，间接碘量法又分为剩余碘量法和置换碘量法。①直接碘量法是用碘滴定液直接滴定还原性物质的方法。在滴定过程中，碘被还原为碘离子。可采用淀粉作为指示剂，与稍过量的碘反应显蓝色而指示终点，如碘将维生素C氧化成脱氢维生素C，反应完成时，稍过量的碘与淀粉指示剂显蓝色。也可利用溶液中稍过量的碘显自身的黄色而采用碘作为指示剂指示终点。②剩余碘量法是在待测物为还原性物质的供试品溶液中先加入定量、过量的碘滴定液，待碘与测定组分反应完全后，再用硫代硫酸钠滴定液滴定剩余的碘，以求出待测组分含量的方法。使用的淀粉指示剂是在近终点时加入，否则因为当溶液中有大量碘存在时，碘易吸附在淀粉表面，影响正确判断终点。例如，葡萄糖分子中含有醛基，在碱性条件下用过量碘液氧化成羧基，然后用硫代硫酸钠溶液回滴多余的碘，近终点时，加淀粉指示剂，继续滴定至蓝色消失。③置换碘量法是先在待测物为氧化性物质的供试品溶液中加入碘化钾，待测物将碘化钾氧化，置换出定量的碘，再用硫代硫酸钠滴定液滴定置换出来的碘，从而可求出待测组分含量。淀粉指示剂也是在近终点时加入。例如，当归多糖铁的破坏反应使三价铁游离出来，三价铁可定量地将碘化钾氧化为碘，生成的碘用硫代硫酸钠滴定液滴定，近终点时，加淀粉指示剂，继续滴定至蓝色消失，由此可间接测定三价铁的含量。

直接碘量法只能在酸性、中性或弱碱性溶液中进行；如果溶液 pH>9，就会发生副反应，而使测定结果不准确。间接碘量法必须在中性或弱酸性溶液中进行；在碱性溶液中就会发生副反应，在强酸性溶液中硫代硫酸钠能被酸分解。

由于碘易挥发及碘离子易被空气所氧化，所以采用碘量法进行测定时室温不可过高，并应在碘瓶中进行。

（杨腊虎　陈立亚）

yàxiāosuānnàfǎ yàowù fēnxī jìshù

亚硝酸钠法药物分析技术（sodium nitrite method pharmaceutical analysis technology）　利用药与亚硝酸钠之间的化学反应原理对药物进行定量分析的一种容量分析方法。即以亚硝酸钠为滴定剂对药物进行定量检测的氧化还原法药物分析技术。反应前后有化合价的变化。重氮化滴定法（diazotization titration method）和亚硝基化滴定法（nitrosation titration method）统称为亚硝酸钠法。

重氮化滴定法是利用芳伯胺类化合物在盐酸等矿酸中与亚硝酸钠以反应量为 1∶1 的分子比发生重氮化反应，定量生成芳伯胺的重氮盐的方法。重氮化反应的速度与酸的种类和浓度有关，常用盐酸为介质，盐酸浓度在 1～2mol/L 下滴定为宜；重氮化反应的速度还和反应温度有关，重氮化温度应在 15～30 ℃为宜。进行滴定时，应将滴定管尖端插入液面 2/3 处进行滴定；近终点时，芳伯胺浓度较稀，反应速度减慢，应缓缓滴定，并不断搅拌。具游离芳伯氨基的药物可用本法直接测定，如磺胺类药物、苯佐卡因和盐酸普鲁卡因胺；具潜在芳伯氨基的药物，如具芳酰胺基药物（对乙酰氨基酚等）经水解、芳香族硝基化合物（如无味氯霉素）经还原，也可用本法测定。

亚硝基化滴定法是利用芳仲胺类化合物在盐酸等矿酸中与亚硝酸钠以反应量为 1∶1 的分子比发生亚硝基化反应，定量生成 N-亚硝基化合物的方法。如盐酸丁卡因结构中的芳香仲胺在酸性溶液中可与亚硝酸钠反应，生成乳白色的 N-亚硝基化合物沉淀，可用本法测定；同样，含芳仲胺基的磷酸伯氨喹也可用本法测定。

亚硝酸钠滴定液应于玻塞棕色玻璃瓶中避光保存。亚硝酸钠法可用指示剂法指示终点，也可用电位法或永停法指示终点。指示剂法可用外指示剂，多用碘化钾-淀粉，将其制成糊状或试纸使用，有时也用亚甲蓝或二甲氨基苯甲醛液，将其制成试纸使用；亦可用内指示剂，多用橙黄Ⅳ-亚甲蓝，也有用中性红、二苯胺、亮甲酚蓝等。《中国药典》2015 年版亚硝酸钠滴定法采用的指示终点的方法为永停法。

（杨腊虎　陈立亚）

gāoměngsuānjiǎfǎ yàowù fēnxī jìshù

高锰酸钾法药物分析技术（potassium permanganate method pharmaceutical analysis technology）　利用药物与高锰酸钾之间化学反应原理对药物进行定量分析的一种容量化学分析方法。即以高锰酸钾作滴定剂进行氧化还原反应的氧化还原法药物分析技术。高锰酸钾（$KMnO_4$）是强氧化剂，氧化能力强，能与许多物质起反应，其氧化作用与溶液的酸度有关。它在酸性溶液中与还原剂作用，可被还原成二价锰（Mn^{2+}）；在弱酸性、中性或碱性溶液中与还原剂作用时，则会被还原成二氧化锰（MnO_2），产生褐色的水合物二氧化锰（$MnO_2 \cdot H_2O$）沉淀而影响终点的观察；在氢氧化钠浓度大于 2mol/L 的碱性溶液中，则能被很多有机物还原为锰酸根（MnO_4^{2-}）。所以一般用高锰酸钾作滴定剂时都在酸性溶液中进行，溶液的酸度以控制在 1～2mol/L 为宜，调节酸度须用硫酸，硝酸及盐酸不宜用。

高锰酸钾在制备和贮存过程中，常混入少量二氧化锰杂质，纯水中常含有微量还原性物质，它们可与高锰酸钾的 MnO_4^- 反应而析出 $MnO(OH)_2$ 沉淀，此生成物以及热、光、酸、碱等外界条件的改变均会促进高锰酸钾的分解，因而高锰酸钾标准溶液不能直接配制。高锰酸钾溶液制备后需要经常用草酸钠、草酸或三氧化二砷标定，其中以草酸钠较为常用。

高锰酸钾本身呈深紫色，用高锰酸钾溶液作为滴定剂，用它滴定无色或浅色溶液时，一般不需要另加指示剂，因高锰酸钾溶液本身呈现明显的红色，在滴定达到终点时，因还原物二价锰为无色，故颜色消失可作为判断依据。但高锰酸钾溶液浓度较低时，为使终点容易观察，可加入二苯胺、二苯胺磺酸钠等指示剂来确定终点。高锰酸钾滴定法可分为直接滴定法、剩余回滴滴定法和间接滴定法。

对于一些还原性物质，如亚铁盐、亚砷酸盐、亚硝酸盐、过氧化物及草酸盐，以高锰酸钾溶液作为滴定剂，在酸性溶液中可直接滴定。例如，过氧化氢是医药上使用较为广泛一种消毒剂，在酸性条件下，可用高锰酸钾标准溶液直接测定，生成二价锰离子、氧气及水。有些强氧化性物质，如二氧化锰、氧化铅、高锰酸离子、铬酸离子、氯酸根离子、溴酸根离子和碘酸根离子等，不能用高锰酸钾溶液直接滴定，可采用剩余回滴滴定法进行测定；例如软锰矿中的二氧化锰，可在硫酸溶液中准确地加入一定量/过量的草酸钠标准溶液，待二氧化锰与草酸根离子作用完毕，再用高锰酸钾标准溶液回滴过量的草酸根离子，测得二氧化锰含量。对于非氧化还原性物质，如 Ca^{2+}、Ba^{2+}、Pb^{2+}、Zn^{2+} 等金属盐，可以用间接法测定。例如测定 Ca^{2+} 盐时，可先使之与草酸钠生成草酸钙沉淀，再将沉淀溶解于硫酸中，然后用高锰酸钾溶液滴定置换出的草酸，从而间接求得 Ca^{2+} 盐的含量。

由于高锰酸钾常含有少量杂质，使溶液不够稳定；又由于高锰酸钾的氧化能力强，可以和很多还原性物质发生作用，干扰比较严重。因此，本法在药物分析工作中应用不太广泛。

（杨腊虎　陈立亚）

chónggèsuānjiǎfǎ yàowù fēnxī jìshù

重铬酸钾法药物分析技术（potassium dichromate method pharmaceutical analysis technology）

利用药物成分与重铬酸钾之间化学反应的原理对药物进行定量分析的一种容量分析方法。即以重铬酸钾（$K_2Cr_2O_7$）作为滴定剂对药物进行检测研究的氧化还原法药物分析技术。在强酸性溶液中，$Cr_2O_7^{2-}$ 被还原为 Cr^{3+}。重铬酸钾容易提纯，并且性质稳定，通常可在140~250 ℃干燥2h后，采用直接法配制标准溶液，可在室温长期保存。

重铬酸钾法可用于某些天然药物的测定，如昆布药材中碘的含量测定：在水-三氯甲烷体系中，于弱酸条件下，以二苯胺磺酸钠为指示剂，用重铬酸钾标准溶液直接滴定，测定昆布药材中碘含量。再如矿物药磁石、蛇含石、自然铜中铁的含量测定：采用无汞的氯化亚锡-三氯化钛-重铬酸钾滴定法，矿物药粉末用盐酸溶解后生成铁离子和亚铁离子，用二氯化锡先将大部分铁离子还原为亚铁离子，以钨酸钠作指示剂，三氯化钛还原剩余的铁离子；在硫酸-磷酸混酸介质中以二苯胺磺酸钠为指示剂，用重铬酸钾标准溶液滴定，测定铁矿石中铁的含量。

重铬酸钾法还可用于化学需氧量测定，以及土壤有机质含量测定。在强酸性溶液中，一定量/过量的重铬酸钾氧化水样中的还原性物质，剩余的重铬酸钾以试亚铁灵作指示剂，用硫酸亚铁铵溶液回滴；根据重铬酸钾用量计算出水样中还原性物质消耗的氧量。在外加热源的条件下，取土样置于干燥的硬质试管中，先加一定量/过量的重铬酸钾标准溶液，再沿管壁缓慢加浓硫酸溶液适量，待土壤有机质/碳被氧化后，剩余的重铬酸钾用标准硫酸亚铁溶液滴定；由消耗的重铬酸钾量计算有机碳的含量，再间接计算有机质的含量。

（杨腊虎　陈立亚）

fēishuǐ dīdìngfǎ yàowù fēnxī jìshù

非水滴定法药物分析技术（nonaqueous titration method pharmaceutical analysis technology）

利用物质间在非水溶剂环境中的化学反应平衡原理对药物进行定量分析的一种方法。即在非水溶剂中以滴定方法对药物进行的定量研究与检测，属于滴定法药物分析技术。当某些化学药物酸碱性太弱，或者在水中溶解度小，无法以水为溶剂进行滴定时，采用非水溶剂为滴定介质，可以增大药物的溶解度，或改变药物的酸碱性，从而顺利地完成滴定反应。采用非水滴定方法，需要注意溶剂性质的影响，选择适宜的溶剂。

溶剂影响　溶剂性质对滴定的影响。物质在不同溶剂中所表现出来的酸碱度，不仅与物质本身的性质有关，还与溶剂的性质有关。选择不同性质的溶剂，使被检测成分表现出酸碱性质而离解，再与适宜的含量已知的试剂发生化学反应，从而达到定量检测的目的。溶剂的酸碱性、离解性、极性、均化效应和区分效应等性质是影响非水滴定的重要因素。

溶剂酸碱性　物质的酸碱性不仅与自身接受或给出质子的能力大小有关，而且还与溶剂接受或给出质子的能力有关。碱性溶剂能够增强弱酸性物质的相对酸度，酸性溶剂能够增强弱碱性物质的相对碱度。弱酸性物质或弱碱性物质的酸碱度增加，便可顺利地完成滴定反应，因此，溶剂的酸碱性影响滴定反应的完全程度。

溶剂离解性　在具有离解性的非水溶剂中，存在质子自递反应，可用自身离解常数来衡量溶剂的离解程度。自身离解常数越小，溶剂中的酸碱反应进行得越完全，突跃范围越大，终点越敏锐。

溶剂极性　溶剂的极性可采用介电常数来表示，溶剂的介电常数与溶剂中两个带相反电荷的离子间的静电引力成反比。极性强的溶剂，其介电常数较大，正负离子间的静电引力较弱，越容易使溶质离解。同一溶质，在其他性质相同而介电常数不同的溶剂中，由于离解难易不同而表现出不同的酸碱度。

均化效应和区分效应　将不同强度的酸碱拉平到同一强度水平的效应，称为拉平效应或均化效应。具有拉平效应的溶剂，称为拉平溶剂或均化溶剂。能区分酸碱强弱的效应，称为区分效应。能区分酸碱强度的溶剂，称为区分溶剂。酸性溶剂是酸性溶质的区分溶剂，是碱性溶质的均化溶剂；碱性溶剂是碱性溶质的区分溶剂，是酸性溶质的均化溶剂。

溶剂种类　通常根据溶剂的酸碱性，分为质子性溶剂、非质子性溶剂和混合溶剂。

质子性溶剂　具有较强的给出或接受质子能力的溶剂。分为以下几种：①酸性溶剂，即具有较强的给出质子能力的溶剂。酸性溶剂可显著增强被测有机弱碱的相对碱度，最常用的酸性溶剂为冰醋酸。②碱性溶剂，即具有较强的接受质子能力的溶剂。碱性溶剂可显著增强被测有机弱酸的相对酸度，最常用的碱性溶剂为二甲基甲酰胺。③两性溶剂，即既易给出质子，又易接受质子的溶剂。兼有酸、碱两种性能，最常用的为甲醇。

非质子性溶剂　分子中无转移性质子的溶剂，这类溶剂没有酸、碱性，只起分散和稀释溶质的作用，如苯、三氯甲烷等，称为惰性溶剂；或者分子中虽无转移性质子，但具有较弱的接受质子的倾向，且具有程度不同形成氢键的能力，称为偶极亲质子性溶剂，如吡啶、甲基异丁基酮等。

混合溶剂　质子性溶剂和惰性溶剂混合，称为混合溶剂。混合溶剂可提高样品的溶解能力，使滴定突跃明显，终点变色敏锐。如冰醋酸-苯、二甲基甲酰胺-三氯甲烷等。

溶剂选择　非水滴定对溶剂的选择需要注意以下几点：①溶剂应能增强被测样品的酸碱强度：滴定弱酸时，一般选择碱性溶剂或偶极亲质子性溶剂；滴定弱碱时，一般选择酸性溶剂或惰性溶剂。②溶剂的自身离解常数要小。③溶剂的介电常数要大。④溶剂对样品和滴定产物均具有较好的溶解能力。⑤溶剂的纯度高，黏度小，挥发性低，使用安全，易回收。

滴定剂选择　主要视被检测物质的酸碱特性而定。滴定弱碱时，选用酸性滴定剂。因为滴定弱碱时一般采用冰醋酸为溶剂，所以应选用在冰醋酸中最强的酸 $HClO_4$ 作为滴定剂；滴定弱酸时，一般选用碱性滴定剂，常用的有甲醇钠、氢氧化四丁基铵的乙醇溶液等。

滴定终点判断　常用电位法和指示剂法判断非水滴定的终点。在冰醋酸溶液中用 $HClO_4$ 滴定碱时，常用结晶紫作指示剂；在碱性溶剂中滴定弱酸时，常用百里酚蓝、偶氮紫、溴酚蓝作指示剂。

应用　非水滴定药物分析技术主要用来测定有机碱及其氢卤酸盐、磷酸盐、硫酸盐或有机酸盐类药物的含量，以及有机酸的碱金属盐类药物的含量，也用于测定某些有机弱酸类药物的含量。

（粟晓黎　王雅雯）

pèiwèi dīdìngfǎ yàowù fēnxī jìshù

配位滴定法药物分析技术（complexometric titration method pharmaceutical analysis technology）　利用物质间配位反应平衡的原理对药物进行定量分析的一种分析方法。即以配位反应为基础，对药物进行定量研究与检测，属滴定法药物分析技术。配位反应是指由配位体通过配位键与中心原子或离子构成配位化合物的反应。配位滴定法，又称为络合滴定法。

适用范围　配位滴定是利用络合剂和被测金属离子生成稳定的络合物来测定含量，滴定至等当点附近时，稍微过量的络合剂能引起指示剂的变色，以此来指示终点的到达。因此，应用配位滴定法必须具备的条件包括：形成的配位化合物要相当稳定，能保证反应完全；配位反应只能产生一种配位比的络合物，且反应速度快；配位反应有适当的指示剂指示终点。

滴定剂　通常用乙二胺四乙酸二钠盐（EDTA）为滴定剂。EDTA 在水溶液中有 H_6Y^{2+}、H_5Y^{+}、H_4Y、H_3Y^{-}、H_2Y^{2-}、HY^{3-}、Y^{4-} 7 种存在形式，在不同酸度下，各种形式的浓度并不相同。当溶液 pH<1 时，主要以 H_6Y^{2+} 形式存在；当溶液 pH>10.3 时，主要以 Y^{4-} 形式存在。7 种形态中，只有 Y^{4-} 能与金属离子直接配位，因此，EDTA 在碱性溶液中的配位能力最强，用于滴定反应时需要严格控制溶液的酸度。

EDTA 与金属离子发生配位反应的特点是：EDTA 几乎能与所有金属离子形成配位化合物，与金属离子形成络合物的配位比几乎都是 1∶1；EDTA 与金属离子反应生成多个五元环的螯合物，具有反应迅速、完全，形成的络合物稳定的特点；生成的络合物大多带电荷，水溶性较好，能在水溶液中滴定；络合物的颜色主要取决于金属离子的颜色，无色金属离子与 EDTA 反应，生成无色的络合物，有色的金属离子与 EDTA 反应，一般生成颜色更深的络合物。

指示剂　配位滴定中，判断终点的方法有多种，其中最重要的是利用金属离子指示剂指示滴定终点。金属离子指示剂本身也是一种络合剂，能与金属离子生成有色络合物，通过金属离子浓度的变化确定滴定终点。常用金属离子指示剂包括：铬黑 T（EBT）、钙指示剂（NN 指示剂）、二甲酚橙（XO）、磺基水杨酸以及 1-(2-吡啶偶氮)-2-萘酚（PAN）。

金属离子指示剂必须具备的条件是：①指示剂与金属离子形成络合物的颜色与游离指示剂本身的颜色有显著差别。②指示剂与金属离子形成的络合物要有适当的稳定性，一般应比 EDTA 与金属离子形成络合物的稳定性低 2 个数量级（$K_{MY}/K_{MIn}>10^2$）。③指示剂本身性质稳定，便于储存和使用，与金属离子形成的络合物易溶于水。

金属离子指示剂在使用中需要注意的问题：①消除指示剂的封闭现象。当指示剂与金属离子生成络合物的稳定性超过 EDTA 与金属离子生成的络合物，在等当点附近，即使滴入过量 EDTA，也不能把指示剂从金属-指示剂络合物中置换出来，指示剂本身的颜色显示不出来，这种现象称为封闭现象。为了消除封闭现象，可采取加入掩蔽剂或者返滴定的方法克服封闭现象。②避免出现指示剂的僵化现象。有些金属指示剂本身与金属离子形成的络合物溶解度很小，使终点的颜色变化不明显；还有些金属指示剂与金属离子形成络合物的稳定性稍差于对应 EDTA 络合物，因而使 EDTA 与金属-指示剂络合物之间的反应缓慢，终点拖长，这种现象叫作指示剂的僵化。可加入适当的有机溶剂或加热方法提高指示剂-金属离子络合物的溶解度，加快置换速度，使指示剂变色敏锐。③防止出现指示剂的氧化变质现象。金属指示剂大多数是具有许多双键的有色化合物，易被日光氧化，空气所分解；有些指示剂在水溶液中不稳定，日久会变质。如铬黑 T、钙指示剂的水溶液均易氧化变质，所以常配成固体混合物或加入具有还原性的物质来配制溶液。

滴定过程中，溶液中同时存在几种金属离子时可能相互干扰；因此，需要提高络合滴定的选择性，提高选择性的途径主要是设法降低干扰离子与 EDTA 络合物的稳定性或降低干扰离子的浓度。常用的方法：①控制溶液的酸度提高滴定的选择性。②应用掩蔽或解蔽的方法，掩蔽干扰离子或解蔽出要滴定的离子。③应用化学分离法将被测离子从其他组分中分离出来。④选用其他滴定剂。

分类 ①直接滴定法。将被测试样处理成溶液后，调节酸度，加入指示剂（有时还需要加入适当的掩蔽剂及辅助络合剂），直接用 EDTA 标准溶液进行滴定，然后根据消耗的 EDTA 标准溶液的体积，计算试样中被测组分的含量。②返滴定法。将被测试样制成溶液，调节酸度，加入已知过量的 EDTA 标准溶液，再用另一种金属离子标准溶液滴定过量的 EDTA，根据两种标准溶液的浓度和用量，即可求得被测物质的含量。返滴定法适用于无适当指示剂或与 EDTA 络合速度很慢的金属离子的测定。③置换滴定法。若直接滴定法和返滴定法都有困难时，可以利用置换反应，置换出相当量的另一种金属离子，或置换出 EDTA，然后滴定。④间接滴定法。有些金属离子和非金属离子不能与 EDTA 络合或生成的络合物不稳定，这时可采用间接滴定法。例如对含有磷酸盐结构的药物测定时，首先将 PO_4^{3-} 沉淀为 $MgNH_4PO_4$，分出沉淀，洗净后将其溶解，然后用 EDTA 标准溶液滴定其中的 Mg^{2+}，由 Mg^{2+} 的含量可间接计算出磷的含量。

应用 在药物含量测定中，络合滴定法被广泛应用于测定钙盐、镁盐、铝盐和铋盐等药物的含量，同时一些非金属药物阴离子亦可用间接滴定法测定含量。

（粟晓黎 王雅雯）

zhòngliàngfǎ yàowù fēnxī jìshù

重量法药物分析技术（gravimetric method pharmaceutical analysis technology） 应用重量分析的原理和方法，对药物中被测组分进行定量分析的技术。重量法（gravimetric method）是通过称量试样组分的重量来确定试样中被测组分含量的技术，是以称取一定重量的药品，将其中欲测定成分以单质或者化合物状态分离出来，再称取其重量，计算该成分在被测样品中含量的测定技术，属于经典的定量分析技术。

分类 按照称量方式的不同可分为直接称重法和间接称重法。直接称重法，即直接对被检测药物进行精密称重计算其含量，或经过简单的溶解过滤处理，称取重量计算含量。间接称重法指先将被测组分从混合样品中分离出来，并转化为可以称取重量的形态，然后用称量的方法测定该组分的含量。

根据药物中被测组分化学性质的不同，被测组分的分离途径的不同，又可分为挥发法、萃取法和沉淀法。①挥发法也称气化法，即通过加热等处理测定药物中挥发性成分或杂质的含量。可根据药物的性质选择合适的加热条件。可采用常压加热干燥、减压加热干燥，或直接用干燥剂干燥。也可以通过某种化学试剂作用，使得被测成分生成挥发性物质逸去，根据药物减轻的重量计算百分含量。还可以采用某种吸附剂，将被测药物中逸出的挥发性物质吸收，依据吸收剂的增重，计算成分的百分含量。②萃取法。依据被测药物成分在两种互不相溶的溶剂中，按不同的溶解度进行分离，将萃取液剂蒸干，经过洗涤，干燥，称量萃取物的重量，计算出其含量。③沉淀法。通常是使用不同溶解性质的溶媒，或特定的化学试剂，使得待测药物成分析出，或生成难溶性化合物沉淀下来，再经过分离，纯化，干燥，称定沉淀重量，计算被测成分的含量。

此外，重量分析法按照称量量程分类，还可以分为常量分析、半微量分析和微量分析。常量分析一般指被测试样重量在 0.1g（10mg）以上，半微量分析一般指被测试样重量在 10～100mg 的范围内，微量分析一般指被测试样重量在 0.1～10mg 的范围内。如果使用精密仪器，还可以进行超微量分析，被测试样重量小于 0.1mg。

特点 重量分析法使用的仪器是分析天平。主要包括电子分析天平和电光分析天平。该方法的优点是准确、方便、可实现在线分析。由于药物重量分析法直接通过称量获得结果，溯源链最短，所以准确度最高，误差最小。直接称重法无需进行复杂样品的预处理，在分析过程中不破坏药物。直接称重法在分析过程中不使用化学试剂，无环境污染。药物重量分析方法能够作为过程分析技术用于药物生产的在线质量控制。

应用 药物重量分析技术在药物质量控制方面应用较广，在药物的一般检查项目中，重量法应用较多。如药物的水分测定、干燥失重、灰分测定、炽灼残渣、残留溶剂、挥发性物质、重金属限度检测等，均用的重量法。在药物剂型的一般检查中，重量法应用也多，如片重差异检查、装量检查、装量差异检查等。

由于重量分析法是直接用分析天平称量被测成分或反应产物，多数药物由于辅料干扰及被测组分含量低，在药物含量测定中的应用受到限制。间接重量分析过程中，被测物需要经历过滤、洗涤、纯化、烘烤、干燥等操作繁琐，且恒重过程费时较长，其应用受到局限，仅有少数药物含量测定用此法。而重量分析中的挥发法、萃取法和沉淀法，因分离能力有限，也很少用于药物的含量测定。

（粟晓黎　赵慧芳）

chéndiànfǎ zhòngliàng fēnxī jìshù

沉淀法重量分析技术（precipitation gravimetric method pharmaceutical analysis technology）

利用化学反应使被测组分生成难溶性化合物而沉淀析出并以称重方式测定其含量的技术。又称沉淀反应重量分析法。属于*重量法药物分析技术*。即在样品溶液中加入化学试剂，使被检测的药物或杂质发生化学反应，生成不溶性或难溶性物质形成沉淀，再将沉淀过滤或抽滤出来，再经过洗涤、烘干或灼烧，使其转化成具有确定化学组成的稳定物质，且在操作过程中使其具有可称量的形式，再进行精密称量，最终计算出样品中被测药物组分或杂质的量。

沉淀法基于溶解平衡原理。沉淀溶解和析出的速度相同时，即为溶解平衡，其平衡常数称为溶度积常数，也称沉淀平衡常数，简称溶度积（solubility product）。沉淀的形成过程包括晶核生成和沉淀颗粒生长，形成的有晶型沉淀，也有无定型沉淀。晶型沉淀比无定形沉淀颗粒大，更利于滤过和洗涤。该方法的使用，要求形成的沉淀物溶解度小，容易过滤与洗涤，沉淀组成物不含杂质，容易转化成称量形式等。

影响沉淀法的因素主要为溶度积，而减少检测分析过程中沉淀溶解更是关键。影响沉淀溶解度的因素有溶液中同离子效应、盐效应、酸效应和配位效应；也有其他因素，如溶剂的极性、反应温度、沉淀速度、沉淀颗粒大小等。此外，沉淀的过滤、洗涤、干燥或灼烧等操作，可在一定程度上影响分析结果的分散性。

沉淀法重量分析技术主要仪器是分析天平，试验操作中可使用过滤设备或装置、烘干及灼烧设备等。

该方法主要适用于无机盐类药物含量的测定。例如，在西瓜霜的含量测定中，测定的是 Na_2SO_4 的含量。检测硫酸盐（SO_4^{2-}）中含硫（S）量时，先准确称取一定量样品，溶于水中，加入过量的氯化钡（$BaCl_2$）溶液，使硫酸根离子完全参与化学反应，生成硫酸钡（$BaSO_4$）沉淀。然后过滤，收集沉淀，经干燥，灼烧至恒重，精密称定重量，计算出被测药物含量。再例如，钙盐样品溶液中加入过量的草酸溶液，使之全部参与反应，生成草酸钙沉淀，再过滤，收集，干燥，恒重，精密称定重量，测定其含量。

（粟晓黎　赵慧芳）

cuìqǔfǎ zhòngliàng fēnxī jìshù

萃取法重量分析技术（extraction gravimetric method pharmaceutical analysis technology）

用萃取方法将被检测成分分离后并称取其重量以测定药物或其杂质含量的分析技术。属于*重量法药物分析技术*。即利用被测组分与其他组分在互不相溶的两相中的分配系数不同，经过反复多次萃取，使被测组分从试样相中被定量转移至另一相中，实现与其他组分的分离；再将溶剂去除，通过称定重量，计算样品中被测组分的含量。各成分在两相中的分配系数相差越大，则分离效率越高。萃取分离物质的操作步骤是：把用来萃取的溶剂加入盛有溶液的分液漏斗后，充分振荡，使溶质充分转移到加入的溶剂中，然后静置于分液漏斗中。待液体分层后，再进行分液。如要获得溶质，可把溶剂蒸馏除去，便得到较纯净的溶质。

萃取分离技术可有以下几种方法：①单级萃取或称间歇萃取法，通常用分液漏斗进行萃取，一般在数分钟内可达到平衡，其过程有振荡、分层、洗涤。根据药物性质不同，可将水相或有机相固定，多次用新鲜的溶剂进行萃取。②连续萃取法，特别是待分离成分含量不高的情况下，使溶剂得到反复使用，一般在索氏萃取器中进行。

一般情况下多选用液-液萃取，即用选定的两种互不相溶的溶剂进行萃取。溶剂分离液体混合物中某种组分，溶剂必须与被萃取的混合物液体不相溶，具有选择性的溶解能力，而且必须有好的热稳定性和化学稳定性，且毒性小、无腐蚀性。如果在水提取液中的有效成分是亲脂性的物质，一般多用亲脂性有机溶剂，如乙醚进行两相萃取；如果有效成分是偏于亲水性的物质，就需要改用弱亲脂性的溶剂，如乙酸乙酯、丁醇等。例如，提取亲水性强的皂苷则多选用正丁醇和水，或异戊醇和水作两相萃取。中药中黄酮类成分，可用乙酸乙酯和水作两相萃取，测定总黄酮含量。

也可选用固-液萃取，也叫浸取，用溶剂分离固体混合物中的组分，如用水从中药中浸取有效成分，进行浸出物含量测定等。

该方法需要应用萃取装置，常用器皿是分液漏斗。萃取法重量分析技术多用于中药中总有效成分或总代表成分的检测分析。例如，中药的浸出物测定，包括水溶性浸出物测定、醇溶性浸出物测定、挥发性醚浸出物测定等。在具体中药品种的分析中，包括巴豆含量测定中脂肪油的测定，儿康宁糖浆和化积口服液的正丁醇提取物的测定，山菊降压片的乙酸乙酯浸出物的测定等。

（粟晓黎　赵慧芳）

yàowù rèfēnxī jìshù

药物热分析技术

（thermal method pharmaceutical analysis technology）　应用热学原理中药物重量与温度的对应关系对药物进行定性定量测定的技术。热分析是观测药物性质与温度的关系的一类技术。是对各类物质在很宽的温度范围内进行定性定量表征的手段。热分析法（thermal analysis，TA）是在程序控制温度下（用固定的速率加热或冷却），测量物质的质量、温度、热焓、尺寸、机械、声学、电学及磁学性质等物理性质随温度变化的关系，研究物质在受热过程中所发生的物理变化或者化学变化的方法。物质受热过程中可能发生的物理变化包括物质的晶型转化、熔融、蒸发、脱水等；可能发生的化学变化包括热分解、氧化等。

发展历史　热分析的发展史可追溯到200多年前。早在18世纪英国的希金斯（Higgins）在研究石灰黏结剂和生石灰的过程中就使用天平测定实验受热时所产生的重量变化。20世纪40年代末商业化电子管式差热分析仪问世，60年代沃森（Watson）等提出了“差示扫描量热”的概念，进而发展成为差示扫描量热技术。70年代末美国珀金埃尔默（Perkin-Elmer）公司制成了商品化的用于热分析仪器方面的微处理机温度控制器，使得热分析技术不断发展。

仪器　热分析仪器主要由程序温度控制器、炉体部分、物理量检测放大单元、微分器、气氛控制器、计算机数据处理系统等组成。使药物在炉体均温区的一定温度范围（-269~2800℃）内进行等速升温、降温和恒温，物理量的变化通常是非电量，通过各种传感器把它们转化成电量并加以放大，并用微分器经过一次微分（导数）后，再利用计算机数据处理系统得到一系列的药物参数，从而求得药物的动力学参数和药物的纯度等。

应用　热分析技术已经广泛地应用于各行各业。因为任何物质在程序温度控制下，由超低温到超高温所产生的热效应，均可成为表征物质变化过程的特征。在药物分析中主要应用于药物的熔点测定，药物的结晶水、吸附水、溶剂化物以及多晶型变化测定，药物的含量测定，药物的热分解、药动学以及药物的稳定性和相容性测定。在药物标准物质方面：可用于化学药物对照品纯度检测，以及中药化学对照品、抗生素、生化药物对照品纯度的检测。

（杨腊虎　陈唯真）

chāshì sǎomiáo liàngrèfǎ yàowù fēnxī jìshù

差示扫描量热法药物分析技术

（differential calorimeter scanning method pharmaceutical analysis technology）　在程序控温和一定气氛下，测量输入给药物样品和参比物的功率差或热流差与温度或时间关系的一种药物热分析技术。参比物又称基准物，为在测定温度下对热极不敏感的物质，也即不发生任何热效应的物质。

差示扫描量热法（differential calorimeter scanning，DSC），根据

国际热分析协会（international，ICTA）命名委员会1977年命名报告，将差示扫描量热法分为三种形式：功率补偿式（power compensation）、热流式（heat-flow）和热通量式（heat-flux）。热流式和热通量式是使用在不同温度下DTA曲线峰面积与试样熔变的校正曲线来定量热量的差热分析法。由于在结构上与传统的差热分析法不同，为了区别，不称它们为定量差热分析法。功率补偿式，以输入给样品的加热功率，以补偿样品发生变化时的热效应，从而使样品与参比物之间的温度始终保持不变（$\Delta T=0$）。

热流式差示扫描量热法是利用测定热敏板热流变化来分析药物的方法。即将样品室与热敏板紧贴，以程序速率加热炉子，使待测药物与参比物的温度提高，当待测药物发生相变吸收和释放能量时，通过热敏板的热流就会改变，形成待测药物和参比物的温差，该温差与炉温及时间的关系，进行定性定量分析。由于温差电势ΔT和热阻都与温度呈非线性关系，为了精确地测定试样焓变，必须使用校准曲线。

热通量式差示扫描量热法是利用装置在样品和参比物支架的氧化铝管壁上的几十对至几百对互相串联的热电偶之间热传导和对流传热。其一端紧贴着管壁，另一端则紧贴着银均热块，然后将试样侧多重热电偶与参比物侧多重热电偶反接串联，测得值不仅与试样和参比物之间的温差成正比例，还与多重热电隔的对数成正比。热流式和热通量式都是根据样品发生热效应时，测量样品和参比物之间的温差的热分析方法。

差示扫描量热法可广泛应用于药物的结晶水、多晶型、物相转化检测、药物的纯度测定；还可用于药物相容性和稳定性、药物制剂、药用辅料、药用包装材料、载药医疗器械等方面的测定。例如在1986年，曾用差示扫描量热法测定了偶氮苯、香草醛、乙酰苯胺、非那西丁、磺胺、双氰胺、糖精、咖啡因和酚酞等九种熔点标准物质，并与世界卫生组织提供的国际标准品进行了比较，结果基本一致。与中国药典中毛细管测定法对比试验，差示扫描量热法熔点标准的判断，以每分钟温度为10℃升温，测得供试品起始熔点的温度与毛细管法基本一致。如用于对药物西咪替丁多晶型的测定，可以观察到A晶、B晶和混合晶型的存在。

（杨腊虎　陈唯真）

rèzhòngfǎ yàowù fēnxī jìshù

热重法药物分析技术（thermogravimetric method pharmaceutical analysis technology）　在程序温度控制下，测定药物质量变化与温度的关系的一种热分析技术。属于一种药物热分析技术。

热重分析（thermogravimetry，TG）利用物相在保持温度不变时，因失去结晶水、结晶溶剂或热分解等发生物相改变时，会发生物质重量的变化，此时记录的物质重量变化与温度的关系曲线（热重曲线）会成台阶状，重量不变区形成平台。利用此特点，可以很容易判断样品所含的结晶水，再利用曲线形成的平台之间的失重率计算结晶水的分子比。

热重分析包括静态法（又称等温热重法）和动态法（又称非等温热重法）两种类型。静态法是在恒温下测定物质质量变化与时间的关系；动态法是在程序升温下测定物质质量变化和温度的关系。

热重分析仪器是热天平。热天平利用天平的原理，在物质受热的情况下称重，连续记录物质质量随温度不同时的变化。

热重分析常用于结晶水的测定。例如降压药物莫索尼定经热重分析仪测试，具有明显的热失重台阶，计算得其分子结构中含1分子水，这与理论值相吻合。

（杨腊虎　陈唯真）

bǐsèfǎ yàowù fēnxī jìshù

比色法药物分析技术（colorimetric method pharmaceutical analysis technology）　以药物待测组分本身带有的颜色或者该组分与特定显色剂作用生成有色的物质为基础，通过比较或测量颜色深度来确定待测组分的定性定量分析技术。又称药物比色分析法。比色分析法属于光谱分析法范畴，具有灵敏、快速、准确、简便等优点，是最常用的生化分析方法之一，包括目视比色法（visual colorimetry）、光电比色法（photoelectric colorimetry）和分光光度法（spectrophotometry）。

最早的比色法是以自然光为光源，按浓度从低到高，配好系列标准管，然后将待测样品与标准管靠目视进行比较定量，属于目视比色法。如图1所示，目视比色法通常以操作者的眼睛为检测器，日光为光源，其主要优点是设备简单，操作简便，但准确度不高，误差很大。如果待样品中存在第二种有色物质，甚至会无法进行测定。此外，由于许多有色溶液颜色不稳定，标准液不能久存，经常需在测定时临时配制。尽管可以采用某些稳定的有色物质配制成永久性标准系列，或利用有色塑料或有色玻璃制成永久色阶，但由于它们的颜色与

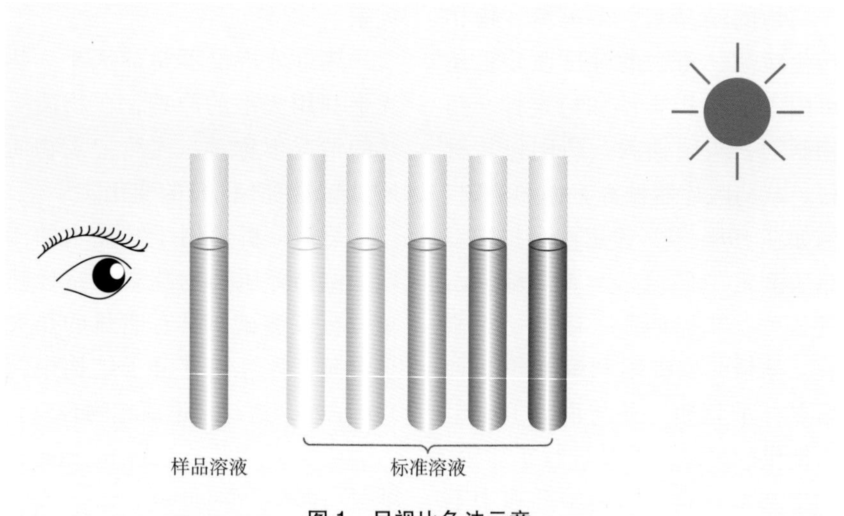

图1 目视比色法示意

试液的颜色常常有差异，往往需要进行校正。

随着仪器分析技术的发展，后来制造出了光电比色计，其原理（图2）是基于一束平行光通过一定厚度的有色溶液时，一部分光被吸收，未被吸收的光透过溶液照到光电池上，光电池将光能转换为电能，再和标准管比较，通过读数表显示待测溶液的浓度。与目视比色法相比，光电比色法消除了主观误差，提高了测量准确度，并且可以通过选择滤光片来消除干扰，从而提高了选择性。但光电比色计只适合在有限波长内测量，不能满足不同分析工作的需要。

为了克服光电比色计的不足，又制造出性能更好的分光光度计。分光光度法将分析区域扩展到红外和紫外波段，从而使许多用普通比色法无法进行分析的无色物质，只要在红外或紫外区域内有适当的吸收峰，便可以用相应的分光光度计加以测定，从而大大扩展了物质的测定范围。

理论基础 比色分析法通常是以朗伯-比尔（Lambert-Beer）定律为理论基础。朗伯-比尔定律是讨论吸收光能与溶液浓度和液层厚度之间关系的基本定律：

$$A = Ecl$$

式中 A 为吸光度，E 为吸光系数（常数），c 为待测溶液浓度，l 为液层厚度，该式是比色分析法的定量公式。物质对光的选择性吸收波长，以及相应的吸光系数是该物质的物理常数。当已知某纯物质在一定条件下的吸光系数后，可用同样条件将样品配成溶液，测定其吸光度，即可由上式计算出样品中该物质的含量。

应用 虽然很多药物成分本身并没有颜色，但可在一定条件下加入显色试剂或经过处理使其显色后即可测定。通过选择适当的显色剂，比色分析技术在药物成分分析鉴定领域有着极其广泛的应用，如测定冬虫夏草中甘露醇含量，傣药肾茶中酚类物质含量，以及药用食品中的胆固醇含量等。

（李绍平　葛利丫）

yàowù diànhuàxué fēnxī jìshù

药物电化学分析技术（electrochemistry method pharmaceutical analysis technology） 应用电化学的基本原理和方法对药物进行定性定量检测研究的技术。即利用药物及相关物质的电极电势、电流、电量、电导等电化学性质，结合电化学实验技术，研究药物及其制剂的结构、组成、性质、真伪、纯度、含量的药物分析方法的统称。电化学分析又称电分析化学，该技术具有简便、灵敏、准确、自动化程度高等特点。药物电化学分析技术包括电导法、电位法、永停滴定法、极谱和伏安法、库仑法、酸碱度分析技术等。与光谱、色谱等分析技术联用，不仅能在药物合成、研发、生产等环节的发挥过程检测的作用，而且还能实现对药物的现场分析、实时和在线分析；

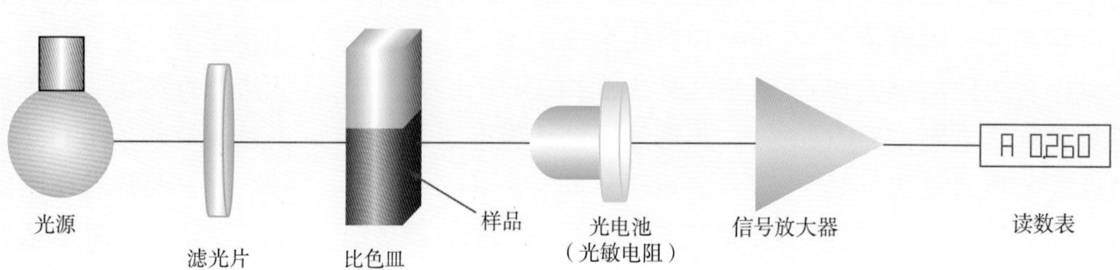

图2 光电比色法的示意

在药物有效成分鉴定、微量及痕量元素的检测、药动学研究和临床药理及药效分析等领域都广泛应用。

发展简史 1799年，意大利物理学家伏打（Alessandro Volta）建立了将化学能转变为电能的装置“伏打电堆”，可谓电化学分析技术的雏形。1922年，极谱法的建立标志着电化学分析进入了仪器分析的时代；1932年，《英国药典》收载了pH值测定法，以法典形式将电化学分析技术引入药品质量控制。20世纪50年代，现代工程数学和运算放大器的发明，使电化学分析技术又发生了革命性的变化，随着电化学理论的发展和完善，电化学分析进入了分子水平；60年代，发明了离子选择电极和酶电极；1975年，化学修饰电极问世；80年代，各类超微电极、电化学生物传感器、光谱电化学、色谱电化学、液液界面电化学、波谱电化学、电化学扫描电镜、电化学石英晶体微天平等现代电化学分析方法可以实现在线、活体和实时检测。随着分离技术与检测技术的不断发展，电化学检测与色谱分离相结合的联用技术不断成熟，2002年《欧洲药典》收载了脉冲安培检测方法，用于对硫酸新霉素等抗生素进行液相色谱法有关物质检查。

分析仪器 药物分析中经常采用的电化学分析仪器有，pH计、电导率仪、电位滴定仪、水分测定仪、极谱仪、恒电位仪等。电化学检测器包括安培、库仑、极谱、电导检测器等，它们均是药物分析中常用的检测装置。

联用技术 现代电化学分析仪器的研制、现代电子技术、计算机的发展，使药物电化学分析技术已经从一门实验技术发展成为药物仪器分析领域重要的组成部分，与色谱分析技术、光谱分析技术和放射分析技术一起成为药物仪器分析的基本方法。电化学技术与色谱等技术联用是药物分析的常用方法。气相色谱、液相色谱、离子色谱、毛细管电泳等色谱方法中均可采用电化学检测器。气相色谱法中采用电导检测器、库仑检测器和氧化锆检测器。液相色谱法中采用安培、库仑、极谱、电导检测器。毛细管电泳法中采用安培和电导检测器。如采用液相色谱-脉冲安培检测联用技术，可对硫酸新霉素等抗生素进行有关物质的检查。

电化学分析技术与光谱技术的联用称为光谱电化学法，是在一个电解池内同时实现光谱和电化学测量。紫外-可见光谱电化学法、红外光谱电化学法、拉曼光谱电化学法、共振拉曼光谱电化学法、压电光谱电化学法等，就是光谱技术与电化学技术的联用。

电化学分析技术与流动注射技术的联用也可用于药物的分析。1975年，丹麦学者鲁日奇卡（Ruzicka）建立了流动注射分析方法，开启了电化学检测器在流动注射分析中的应用。流动注射技术是将一定体积的样品溶液注入流动的载流中，在反应盘管区与载流中的试剂混合并反应，之后进入流通检测器进行测定的分析方法。主要用于体内药物分析和违禁药物检测，该技术与电化学技术联用可实现快速、灵敏的药物分析。

应用 药物电化学分析技术可用于药物及其制剂的含量测定、水分测定、放射性药品的化学纯度分析、抑菌剂、制药用水的质量控制。如电导法用于制药用水、药用辅料明胶等的质量控制；电位法应用于药物分析中的酸碱滴定、沉淀滴定、络合滴定、氧化还原滴定、非水滴定等检测；永停滴定法法用于磺胺类药物及其制剂的含量测定、水分测定以及滴定液的标定等；极谱法和伏安法用于抗生素药品及抑菌剂的含量测定、放射药品的化学纯度分析等；酸碱度分析法常用于药物酸性及碱性杂质的检测、限度控制等。

（宁保明　粟晓黎）

diàndǎofǎ yàowù fēnxī jìshù

电导法药物分析技术（conductivity method pharmaceutical analysis technology）

通过测量药物溶液的电导或电导变化对药物或其组分进行定量定性分析的药物电化学分析技术。电导是一种表示导体传输电流能力强弱程度的物理量，导体一般是指具有导电能力的物质，具有大量能够自由移动的带电粒子。能够电离的药物溶液通常具有导体的特性，且药物溶液的导电能力与药物的浓度存在定量的关系。因此，利用药物溶液的这种性质，采用电导仪器测定溶液的电导，就可计算出药物的浓度。药物电导法分析技术可分为直接电导法和电导滴定法，前者又称电导测量法，简称电导法。《中国药典》《欧洲药典》《美国药典》都收载了采用电导检测器的离子色谱法。直接电导法，根据药物溶液浓度与电导的定量关系，通过测量药物溶液的电导测定药物或其组分含量。电导滴定法，采用浓度已知的滴定液滴定待测药物溶液，根据溶液的电导突跃来判定滴定终点，通过滴定液与药物的化学计量关系测定药物的含量。

原理 1888年德国物理化学家奥斯特瓦尔德（Friedrich Wilhelm Ostwald）提出了稀释定律，

并通过电导测量法测定了有机酸的解离常数。稀释定律是从质量作用定律和电离理论出发推导出电导、电离度和离子浓度关系。电导是电阻的倒数，电阻与电压和电流存在换算关系，因此通过测量电压和电流，可测定电导。在实际工作中，电导法测量的参数是电导率，电导率是电阻率的倒数。

仪器装置 电导检测器和电导率测定仪（图）是电导法在药物分析中采用的仪器，电导率仪可分为离线电导率仪和在线电导率仪。

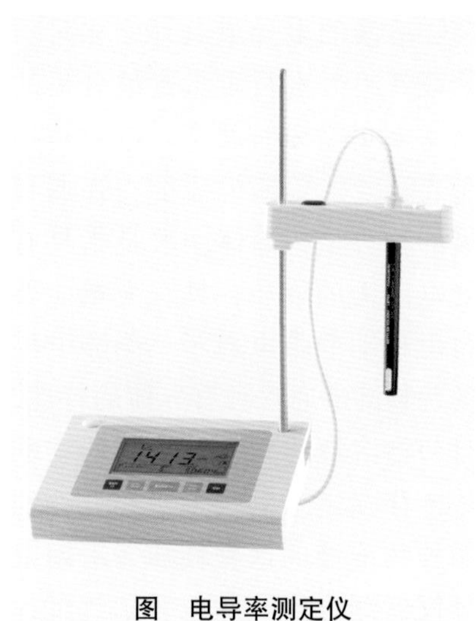

图 电导率测定仪

测量药物溶液的电导率时，首先将相互平行且距离固定的两个铂黑电极（或圆柱电极），置于电导率已知的电导标准溶液中，在电极的两端加上一定的电压，然后通过电导率仪测量极板间电导（G）。根据标准溶液的电导率值（S）和测定得到的溶液电导值（G），按下列公式，可以获得电导池电极常数（K）：

$$S=K\times G$$

式中 K 为电导池电极常数（电极板间距离与有效截面积的比值）；G 为电导；S 为电导率。

然后将电导池置于待测药物溶液中，根据测定得到的电导值和电导池电极常数，可以获得待测溶液的电导率值。

应用 电导分析法在药物分析中的应用可分为三类。

可溶性电解质测定 通过电导率的测定，检测药物中可溶性电解质的总量。《中华人民共和国药典》《美国药典》《欧洲药典》都对制药用水（纯化水、注射用水）、明胶、胶囊用明胶、碘海醇等设定了电导率限度值，对相关药物成分进行质量控制。

药物含量测定 在离子色谱法中应用电导检测器进行药物含量测定，如《中国药典》中的帕米膦酸二钠注射液、注射用帕米膦酸二钠、注射用氯膦酸二钠等采用离子色谱法进行含量测定，检测器为电导检测器。

药物杂质检查 采用离子色谱法分离，应用电导检测器检测进行药物的杂质测定。如《中国药典》中的氯膦酸二钠、盐酸头孢吡肟及其制剂采用电导检测器进行有关物质检查。《欧洲药典》中厄贝沙坦、二盐酸头孢吡肟等药品，采用电导检测器进行杂质检查。如《美国药典》中依诺肝素钠及其制剂、乙二胺四乙酸二钠等亚磷酸盐，采用电导检测器进行硫酸根与羧酸根的摩尔比，进行硫酸化程度的检查。

解离常数测定 在药物研发中常采用电导法进行药物解离常数的测定。

注意事项 应用电导法进行药物的检测分析时，需要注意环境条件的影响。如，当空气中的二氧化碳等气体溶于药物溶液后，便可形成相应的离子，会使溶液的电导率增高。另外，药物溶液的电导率还与 pH 值和温度有关，忽略了这些会使测定结果不准确。

（宁保明 栗晓黎）

diànwèifǎ yàowù fēnxī jìshù

电位法药物分析技术（potential method pharmaceutical analysis technology）

利用药物溶液的浓度与电极电位的定量函数关系，通过电极电位的测量获得药物含量的药物电化学分析技术。一种金属浸在电解质（药物）溶液时，金属的表面与溶液间产生电位差，这种电位差称为该金属在该溶液中的电位或电极电位，该电极电位与药物溶液的浓度相关。

分类 药物电位法分析技术可分为直接电位法和电位滴定法。直接电位法是在不破坏待测药物溶液平衡的情况下，通过比较标准溶液和待测药物溶液的电位，获得药物溶液的浓度。电位滴定法是利用滴定剂与药物溶液的化学反应，通过指示电极电位的突跃来确定滴定终点，通过滴定反应的化学计量关系，获得药物溶液的浓度。

原理 药物电位分析的仪器由指示电极、参比电极（通常为甘汞电极或银-氯化银电极电位计）、电磁搅拌器组成。常用的指示电极有玻璃电极、银电极、铂电极、汞-汞电极、液膜电极等，常用的参比电极有甘汞电极、银-氯化银电极或离子选择性电极。直接电位法测定用的仪器为 pH 计或电位计，电位滴定法测定用仪器为自动电位滴定仪。

直接电位法 应用该方法进行药物分析时，指示电极和参比电极插入待测药物溶液，组成了电化学电池。参比电极的电位不受药物溶液成分的影响，保持稳定不变，通过测量电池的电动势，可以获得指示电极的电位。根据测量浓度已知的标准溶液中指示电极的电位，可以建立药物溶液的浓度与指示电极电位的定量关系，通过比较指示电极在标准溶液和药物溶液中的电位，就可以测定药物溶液的浓度。直接电位法进行药物分析需要浓度已知的标准溶液（比如pH值测定用标准缓冲溶液），商品化的仪器大多采用指示电极与参比电极组合在一起的复合电极。

电位滴定法　应用该方法进行药物分析时，指示电极和参比电极插入待测药物溶液，组成了电化学电池。采用浓度已知的滴定液对药物溶液进行滴定，随着滴定液的加入，药物与滴定剂发生反应，药物浓度不断降低，参比电极的电位不受药物溶液成分变化的影响，保持稳定不变，指示电极的电位随着药物溶液的浓度变化而改变。在滴定终点前后，指示电极的电位发生突跃。采用作图法或计算法，确定滴定终点。根据滴定反应的化学计量关系，通过消耗的滴定液的体积，可计算得到待测药物溶液的浓度。

应用　电位法常用在药物含量测定、酸碱度检查中。

直接电位法的应用　pH测定法就是电位分析法中直接电位法在药物分析中的应用。很多药品标准采用pH值测定法进行药物的酸碱度检查。《中国药典》《美国药典》《欧洲药典》和《国际药典》等都收载了pH测定法。《美国药典》采用直接电位法测定氟化亚锡中的氟化物含量。

电位滴定法的应用　可用于药物分析中的酸碱滴定、沉淀滴定、络合滴定、氧化还原滴定、非水滴定。1977年起，《中华人民共和国药典》就收载了电位滴定法，《欧洲药典》也收载了电位滴定法。《美国药典》收载了滴定法，其中丙氨酸等药品标准项下的滴定法都采用电位法进行终点判定。《国际药典》收载了非水滴定法，乙酰唑胺等药物采用非水滴定法进行有效成分含量测定时采用电位法进行终点判断。《国际药典》采用碘酸钾电位滴定法测定放射性药品中锡的含量。

（宁保明　粟晓黎）

yǒngtíng dīdìngfǎ yàowù fēnxī jìshù

永停滴定法药物分析技术

（dead-stop titration method pharmaceutical analysis technology）　采用已知浓度的溶液滴定待测药物溶液，通过电流变化确定滴定终点并测定药物含量的一种药物电化学分析技术。又称双电流滴定法或双安培滴定法（double amperometric titration）。永停滴定法具有电极系统简单、终点判定准确、操作简便、灵敏度高的优点，是药物分析中应用较早的方法。《中国药典》《欧洲药典》《美国药典》和《国际药典》等在药品标准中均有永停滴定法的应用。

原理装置　滴定是通过两种溶液的定量反应来确定某种溶质的含量的一种化学定量分析方法，即根据标准滴定溶液与被测溶液的化学反应的计量关系来测定药物含量。永停滴定所用的仪器由指示电极（一般采用铂电极）、直流电源、电流计、滴定池组成，在两个电极间施加一定的电压，根据记录的电流（I）与消耗的滴定液体积（V）的关系曲线可确定待测药物的滴定终点并计算出药物的含量。滴定过程中，根据待测药物或滴定剂的性质，在滴定反应的化学计量点前后，滴定电流的变化情况可分为以下两种：①滴定电流由0突然变大。在滴定终点前，滴定池中没有电解反应，电流计的电流为零。达到滴定终点后，过量的滴定剂使阳极发生氧化反应，阴极发生还原反应，电流计中有电流通过，并随着滴定液的过量加入而增大。此时由于电极去极化，溶液中即有电流通过，电流计指针突然偏转，不再回复，即为“永停”。②滴定电流减小至0。在滴定终点前，滴定池中有电解反应，电流计中有电流通过，随着滴定液的加入，待测药物浓度减小，电流计的电流也逐步减小。达到滴定终点后，待测药物与滴定液完全反应，滴定池中不再有电解反应，电流计中电流为零，即使过量加入滴定液，滴定电流也保持为0。此时电极由去极化变为极化，则电流计指针从有偏转回到零点，也不再变动，即为“永停”。

应用　药典等药品标准中的电流滴定法、微量及半微量水分测定法、亚硝酸盐滴定法等均属于永停滴定法。主要应用在药物的含量测定、药物水分测定以及溶液的标定等方面。

药物的含量测定　永停滴定法可用于磺胺类药物及其制剂的含量测定，如盐酸普鲁卡因、苯佐卡因、甲氧氯普胺等磺胺类药物，其他含有芳伯氨基团的药物。此外，永停滴定法还常用于亚硝酸盐类药物的含量测定。

水分测定　药物中水分的测定是药物质量检测的常规项目。《中国药典》《欧洲药典》《美国药典》和《国际药典》在水分测定法项下多采用永停滴定法进行终点指示。卡尔费休反应进行水分测定时即用永停滴定法指示终点，且该方法已经实现自动化，操作便捷。

滴定液标定　滴定液是药物

容量分析的标准试液，要求含量准确且需要定期标定赋值。许多标准试液的标定采用永停滴定方法。如药典中亚硝酸钠滴定液、硫代硫酸钠滴定液等均采用永停滴定法进行标定。

（宁保明 粟晓黎）

jípǔfǎ yàowù fēnxī jìshù

极谱法药物分析技术（polarography method pharmaceutical analysis technology）

应用电化学原理通过绘制药物溶液电解过程中的电流-电压曲线，或电位-时间曲线，测定药物含量的药物电化学分析技术。极谱法与伏安法均为电化学分析方法，二者略有差别。使用表面能够周期性更新的滴汞电极或其他液体电极的称为极谱法；使用表面固定的悬汞电极、汞膜电极、化学修饰电极或固体电极的称为伏安法。

1922年，捷克斯洛伐克化学家雅罗斯拉夫·海洛夫斯基（Jaroslav Heyrovsky）提出了极谱学，并因此贡献于1959年获得诺贝尔奖。1924年，雅罗斯拉夫·海洛夫斯基与志方益三（Masuzo Shikata）发明了自动极谱仪。1934年，科学家伊尔科维奇（DionyzIlkovic）提出了扩散电流方程，奠定了极谱法的定量基础。

原理及装置 极谱法分析是一种在特定条件下的电解分析技术，经典极谱是采用滴汞电极的直流极谱法（图），由滴汞电极、甘汞电极、极谱池、电位计、干电池组成。

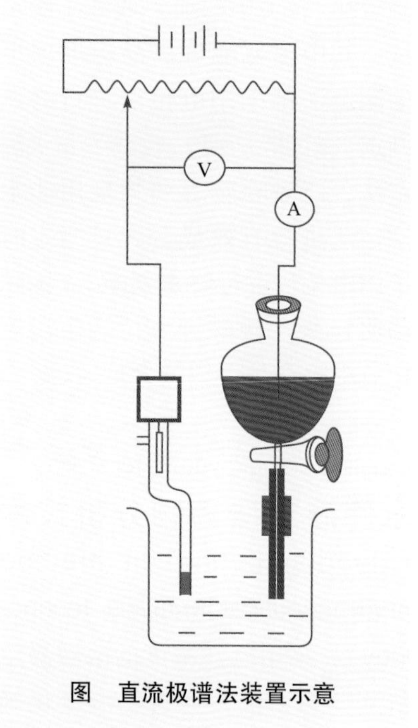

图 直流极谱法装置示意

在滴汞电极形成、增大直至汞滴落下的过程中，随着施加在极谱池的电压的增加，由于待测药物溶液中待测组分的还原或氧化反应，通过极谱池的电流从残余电流也逐步增加，当电压增加到一定值后，电流线性增加并达到极限电流值。

记录的电流-电压曲线称为极谱图，极限电流与残余电流的差为扩散电流。1/2扩散电流处的电压称为半波电位（$E_{1/2}$）。每种离子在一定温度、浓度的电解液中具有固定的半波电位值，可根据半波电位进行定性分析。

根据Ilkovic方程：

$$i_d = KC$$

式中i_d为扩散电流，C为待测物质的浓度，K为与汞滴流速、滴落时间、扩散系数、电极反应中的电子转移数相关的常数。

在待测药物溶液组成、测定条件固定时，扩散电流与待测药物组分的浓度成正比，通过直接与浓度已知的标准溶液的扩散电流的比较、标准曲线法或标准加入法等方式，可对待测药物溶液进行定量分析。

应用 采用伏安法或极谱法可对药物进行含量测定、纯度及均匀度检查等。如在头孢孟多酯钠、盐酸半胱氨酸等药品标准中采用极谱法的微分脉冲模式进行含量测定，放射性药品氯化铟注射液采用极谱法进行化学纯度的分析，甲状腺素片采用极谱法进行剂量均匀度检查，硝酸苯汞、硫柳汞等抑菌剂采用极谱法进行含量测定。

注意事项 应用伏安法或极谱法对药物进行测定时，应注意汞蒸气有毒，须在通风良好的条件下进行试验，并要安装回收汞的设施。采用极谱法与伏安法进行药物分析前，必须在待测溶液中通入10~15min的无氧氮气，除去待测溶液中的溶解氧。在记录极谱图时必须保持待测溶液处于静止状态。

（宁保明）

kùlúnfǎ yàowù fēnxī jìshù

库仑法药物分析技术（coulometry method pharmaceutical analysis technology）

通过测量药物溶液电解消耗的电量来测定药物含量的药物电化学分析技术。根据电解方式的不同，又分为恒电流库仑分析法和恒电压库仑分析法。恒电流库仑分析法又称库仑滴定法（coulometric titration），是在电解过程中控制电流的库仑分析方法；恒电压库仑分析法，是在电解过程中控制电压的库仑分析方法。

特点 库仑分析法的特点：①灵敏度高，准确度好。可测定10^{-12}~10^{-10}mol/L的药物，误差约为1%。②不需要标准物质和配制标准溶液，可作为确定药物纯度或含量的基准分析方法。③对于卤素、Ti（Ⅲ）等易挥发、不稳定的物质，可作为滴定剂用于容量分析，扩大了容量分析的范围。④易于实现自动化。

原理 库仑分析法是在一定条件下测量电解反应所消耗的电量，再依据法拉第电解定律计算待测物含量的一种电分析化学法，即将恒定强度的电流或恒电压的电流通过电解池，由电极反应产生的物质（相当于普通容量分析中的“滴定剂”）与待测物质发生反应进行测定。测定时可采用化学指示剂法、电流法、电位法、分光光度法等确定滴定反应的终点，通常采用电化学指示法。法拉第定律：

$$W=\frac{E}{F}i\cdot t=\frac{M}{nF}\cdot i\cdot t$$

式中 W 为待测物质的量（克），E 为摩尔质量/n，n 为电极反应中交换的电子数，F（法拉第）= 96487 库仑，M 为待测物质的摩尔质量，t 为电解进行的时间（秒），i 为电流（安培）。

通过精确测量库仑滴定中的电流和电解时间，可以准确滴测定样品中常量或微量药物组分。

装置 库仑水分测定仪是常用的仪器，由反应池、电极和电磁搅拌器组成。经典的反应池由阳极池和阴极池构成，通过隔膜分开。

应用 库仑分析法在药物分析中常用于水分的测定，尤其适用于痕量或微量水分的测定，已经被中国药典、欧洲药典、美国药典、国际药典等收载。如采用库仑法进行药物中水分的含量测定，以卡尔费休（Karl Fischer）反应为基础。对水分含量在 10μg～10mg 范围内的药物进行测定：水、二氧化硫和碘在碱性缓冲介质中发生定量反应，样品中每 1mol 的水消耗 1mol 的碘，即样品中每 1mg 的水消耗 10.71 库仑的电量。当电解池中的卡氏试剂达到平衡时，注入含水的样品，样品中的水与碘、二氧化硫的氧化还原反应，消耗的碘由阳极通过电化学反应补充，从而使氧化还原反应不断进行，当样品中的水分被滴定完全时，阳极电解液中微量过量的碘会使电极极化从而结束滴定。根据法拉第定律，电解产生的碘的量与通过的电量成正比，可以通过测量滴定过程中消耗的电量，测定电解液中样品所含的水分含量。

（宁保明）

suānjiǎndùfǎ yàowù fēnxī jìshù

酸碱度法药物分析技术（acidity and alkalinity method pharmaceuticals analysis technology）

对药物溶液的酸性或碱性的强弱进行检测的药物电化学分析技术。该技术既可作为成盐药物的化学计量组成特性分析的一种方法，又可作为药物、辅料、制剂在制备、纯化或降解过程中产生的酸性或碱性杂质的检验方法，是药品质量标准中酸度、碱度、酸碱度或 pH 值检查项下采用的分析技术。

酸碱度一般用 pH 值来表示。pH 值<7 为酸性，pH 值 = 7 为中性，pH 值>7 为碱性。在药品质量标准中，采用两种方法进行药物的酸碱度分析，一种是酸碱滴定法，第二种是 pH 测定法。前者是用指示剂或电化学法确定终点的半定量滴定法，由于指示剂法简单易行，在药品标准中一般用指示剂法替代电化学法，当药物溶液的颜色或其他因素的干扰，不能采用指示剂法进行酸碱度控制时，则需要采用电化学法指示滴定终点。当待测药物具有缓冲能力时，就需要测定 pH 值来确定药物的酸性或碱性杂质是否超出规定。

在药物酸碱度分析中，采用碱性滴定液对药物进行滴定或药物溶液的 pH 值小于 7.0 时称为酸度检查；采用酸性滴定液滴定或药物溶液的 pH 值大于 7.0 时称为碱度检查；当药物溶液的 pH 值范围包括酸性和碱性区域时，或采用酸性滴定液和碱性滴定液分别进行滴定，称为酸碱度检查。采用 pH 值法进行药物酸碱度分析时，测定 pH 值的仪器称为电位测量仪，又称 pH 计或酸度计。

原理和装置 药物酸碱度分析用 pH 计，由参比电极、指示电极、电流计组成，通常采用玻璃电极为指示电极，饱和甘汞电极为参比电极。玻璃电极是由组分不同的各种玻璃制成的离子选择电极。pH 计中的电极在电化学中称为原电池，原电池的两个电极间的电动势与药物溶液中的氢离子浓度有关。通过测量已知 pH 值的标准缓冲溶液的电动势（Es），和待测药物溶液的电动势（Ex），按照下列公式可计算待测药物溶液的 pH 值：

$$pHx = pHs + \frac{(Ex - Es)}{\kappa}$$

式中 κ 为每 1 个 pH 单位变化所对应的电势差。在测定药物溶液的 pH 值前，必须根据待测溶液的 pH 值范围或估计值，选择 pH 值相差约为 3 的两种仪器校正，并用标准缓冲液对 pH 计进行校正，使待测溶液的 pH 值处于两个标准溶液的 pH 值之间。

药品检验中常用的是复合 pH 电极，由玻璃电极和参比电极组装成单一的电极体，可分为实验室型和在线型，使用方便，还可用于小体积溶液的 pH 值测定。

应用 由于药物在液体制剂中的稳定性、难溶药物的溶解性都与 pH 值相关。注射液的酸碱度更是直接影响人体体液的稳定性，注射剂的 pH 值不符合规定，会有刺激反应甚至可能导致静脉炎。

一些特殊用途药物的疗效也与 pH 值有关，如治疗腰椎间盘突出的骶管用药，在接近于正常 pH 值时疗效较优，pH 值偏酸性时疗效较差。为此需要严格控制药物溶液的 pH 值或酸碱度，在药品标准中一般都设有酸度、碱度或酸碱度检查项。大多数注射剂、滴眼液、滴鼻液以及原料药，都要求进行酸度、碱度、pH 值检查，并规定供试品溶液的配制方法。注射剂、滴眼液、滴鼻液等制剂，采用 pH 值测定法进行酸碱度分析。

注意事项 在测定中需要注意仪器校准斜率的范围应在 95%~105%；试验中须采用不含二氧化碳的纯化水制备待测药物溶液。当采用标准缓冲水溶液对 pH 计进行校正，用于非水溶液或混悬液的 pH 值时，药物的离子化常数、溶剂的介电常数、玻璃电极的响应都会发生变化，测得的是表观 pH 值。

（宁保明　粟晓黎）

yàowù X shèxiàn fēnxī jìshù

药物 X 射线分析技术（X-ray method pharmaceutical analysis technology）

以 X 射线为辐射源对药物进行成分分析和结构分析的技术。1895 年 11 月 8 日，德国维尔茨堡大学威廉·伦琴（W. C. Röntgen）教授在研究阴极射线引起荧光现象时，观察到一种奇特的射线；由于当时对其本质不甚了解，便称之为 X 射线，后人为了纪念威廉·伦琴就称其为伦琴射线。X 射线是一种波长短、能量高的电磁波。是一种肉眼不可见的射线，能使感光材料感光和荧光物质发光，具有很强的穿透力，能穿透手指骨骼等物质。利用 X 射线与物质间的各种交互作用可建立多种 X 射线分析方法，并应用到材料、物理、化学、药学、地质、生命科学以及各种工程领域中。

发展简史 1912 年，德国慕尼黑大学物理学家劳厄（M. V. Laue）等发现 X 射线与晶体相遇时能发生衍射现象，揭示了 X 射线的电磁波本质和晶体的微观结构，并由此获得 1914 年诺贝尔物理学奖，这为 X 射线衍射分析技术奠定了理论基础。之后，英国人布拉格（Bragg）父子在大量晶体结构分析的基础上，发现 X 射线各衍射斑点是由晶体不同晶面反射所造成的，并推导出了著名的布拉格方程，又称布拉格定律，反映了衍射线方向（晶面与入射 X 射线所形成的角度 θ）与晶体结构（晶面间距 d）之间的关系；通过测定药物 X 射线衍射的宏观量 θ，在 X 射线波长 λ 已知的情况下可求得药物晶体结构的微观量 d，或者在 d 已知的情况下求 λ，适用于药物晶型分析。1913 年，英国物理学家贝克莱（Barkla）和莫斯莱（Moseley）开创了莫斯莱定律，建立了 X 射线光谱学；1916 年，德国的德拜（Debye）和谢乐（Scherrer）发明“粉末照相法”；1920 年，德国物理学家盖革（Hans Wilhelm Geiger）和弥勒（E. Walther Muller）提出盖革-弥勒计数器（即 G-M 计数管）测量 X 射线的方法；哈那瓦尔特（Hanawalt）建立系统的 X 射线物相定性分析方法。

1941 年，美国材料实验协会将衍射资料编印成索引及标准卡片，并逐年进行补充，完成粉末衍射卡数据收集与发行的初期阶段工作。1945 年，美国开始粉末 X 射线衍射仪的设计及商品化，经逐步完善发展成精密仪器。X 射线物相定量分析日趋广泛，出现了一系列的定量分析方法。1969 年，成立国际组织“粉末衍射标准联合委员会”，负责标准衍射数据资料的收集及卡片、索引、磁盘、光盘等的发行工作。20 世纪 60 年代以后，X 射线衍射法和计算机技术结合，实现收集衍射实验数据的自动化，研制和发展了物相鉴定、结构测定等方面的计算机程序。

方法分类 近代 X 射线分析技术包括：X 射线形貌分析（radiography）；X 射线光谱分析（X-ray spectroscopy，XRS）和 X 射线衍射分析（X-ray diffraction，XRD）。① X 射线形貌分析是一项观测药物晶体形状及微观结构缺陷的技术，也称 X 射线形貌术。②X 射线光谱分析又分为 X 射线吸收法、X 射线荧光法、X 射线散射法和 X 射线光电子波谱法。③X 射线衍射法是一种利用单色 X 射线光束照射到固体药物表面来测量药物分子三维立体结构或特征 X 射线衍射图谱的分析方法。根据待测固体药物状态，药物 X 射线衍射法又分为单晶 X 射线衍射法（见单晶 X 射线法药物分析技术）和 X 射线粉末衍射法（见 X 射线粉末衍射法药物分析技术）两种。在药物分析中应用较为广泛的是用于药物成分分析的 X 射线荧光法（见 X 射线荧光法药物分析技术）和用于药物结构分析的 X 射线衍射法。

（王　玉）

X shèxiàn fěnmò yǎnshèfǎ yàowù fēnxī jìshù

X 射线粉末衍射法药物分析技术（X-ray powder diffraction method pharmaceutical analysis technology）

利用药物粉末经 X 射线照射可获得特征图谱的性质对药物进行定性分析的技术。即用单一频率 X 射线照射到药物粉末晶体或多晶药物样品上，将获得的衍射图与标准数据比较，对药物进行物相分析鉴定。运用该技术可以测得药物的晶体晶格特征参数（晶胞参数），确定药物晶型与结构，用于区别药物晶形与非晶形、混合物与化合物。

X射线粉末衍射法研究的对象是许多取向随机的小晶体的总和。由于每一种药物晶体其衍射线的分布位置和强度有着特征性规律，因而有其特征的X射线粉末图谱，这种图谱如同人的指纹一样可以表征一种晶型的药物，因此可用该技术来鉴定药物。

装置 X射线粉末衍射法药物分析技术的基本装置主要包括：高稳定度X射线发生器、精密测角台、X射线强度测量系统以及装有专用软件的计算机系统四大部分。

自1916年德国的德拜（Debye）和谢乐（Scherrer）提出X射线粉末衍射法的100多年来，X射线粉末衍射分析仪器和方法不断发展。早期的X射线仪是德拜-谢乐摄谱相机，后期一些基于新的X射线技术，如小角散射、薄膜衍射、反射率测定和微区分析等技术的粉末衍射分析仪器被研发出来，特别是X射线衍射成像技术的仪器的应用和普及。

方法分类 按使用的仪器、样品形状以及解析谱图计算衍射强度方法等不同，药物X射线粉末衍射法可以分为不同的方法，主要有：德拜-谢乐法、衍射仪法、多丝正比室法、同步辐射源法等。①德拜-谢乐法（Debye-Scherrer法）又称照相法，即用对X射线灵敏的胶片来记录全部衍射线的位置、强度和形状，并用以药物的鉴别的方法，是最早、也是通常使用的方法。该方法的光源采用单色X射线，被测试的样本为多晶转动样品。优点是所需样品少，甚至0.1mg也可以测定，收集的衍生数据完全，仪器设备和试验操作简单。②衍射仪法。采用粉末X射线衍射仪记录多晶衍射的衍射角和衍射强度数据，并用以药物鉴定的方法。该法可以测定某一个或几个衍射的强度，光源用单色X射线，用对X射线灵敏的探测器如盖革管、正比管、闪烁管等记录不同位置的衍射强度。该法应用较多的为根据变换聚焦圆半径的原理设计的衍射仪。③多丝正比室法。多丝正比室是具有多丝结构的一种新型粒子探测器。作为替代照相底片法不同的是，在不同衍射位置安装尽可能多的灵敏探头，同时记录不同位置的衍射线强度。这种设备适用于研究瞬时过程和特殊外界条件下的衍射工作。④同步辐射源法。同步辐射源产生的X射线具有高通量、高准直性以及波长连续可调等优点，使用同步辐射源，X射线强度可增加约100倍，可获得单色性与准直性都很好的单色波，也可以直接使用辐射源的连续波。

应用 药物的晶型影响到药物的疗效和溶出度、生物利用度、药物的稳定性。研究药物晶型的测定的晶体结构方法很多，不同方法可以相互补充和验证。

化学药物检测 X射线衍射是测定药物晶型最常用、最方便的一种方法。由于物质要形成比较大的单晶颗粒很困难，X射线粉末衍射法成为主流的X射线衍射分析技术，在药物多晶形的定性与定量方面有着不可或缺的重要作用。X射线粉末衍射法已被用于许多化学药物的晶型研究或控制，例如用X射线粉末衍射法检测和控制那可丁片的晶型。

中药检测 X射线粉末衍射技术在中药研究和质量控制方面也有一定的应用，作为矿物药及中药的现代化研究手段具有广阔的前景。例如：用X射线粉末衍射法对中药材茜草、贝母、山药等进行全谱分析，获得标识药材衍射图形的几何拓扑规律与全谱特征标记峰，可鉴别不同产地、同属不同种药材相似性及其与伪品的区别。

标准（参比）衍射图是对X射线衍射实验结果确认的重要依据。自1938年哈那瓦尔特（Hanawalt）等建立了粉末衍射卡片（powder diffraction file，PDF），之后PDF卡片不断扩充和完善，随着计算机的应用，带电子检索程序的数字粉末衍射谱已经使用。随着新的结构分析算法的发展，各种新的检索、匹配方法大大提高了检索/匹配结果的成功率。

（王　玉）

dānjīng X shèxiànfǎ yàowù fēnxī jìshù

单晶X射线法药物分析技术（X-ray single crystal method pharmaceutical analysis technology） 采用单晶X射线衍射技术测定药物分子量和晶体结构的实验技术。包括晶体生长、衍射实验、结构计算、参数精化和结构报告等步骤，已成为现代药物结构与功能研究领域中一种重要的分析技术。

原理 当一束X射线通过滤波镜以单色光（特定波长）照射到单晶体样品时即发生衍射现象，衍射条件遵循布拉格方程式。衍射实验通常使用高压电子束轰击金属（常用Mo或Cu）靶获得X射线，经单色化后，这束单色X射线照射到选好的单晶体样品上。因为X射线波长与原子大小以及原子之间的距离相当，单晶体中规则排列的原子对入射X射线产生衍射。根据衍射物理可以知道，这些散射线（方向、强度和位相）与晶体中原子（种类、数目和位置）之间具有数学上的傅里叶变换关系。通过两次傅里叶（Fourier）变换过程，第一次傅里叶变换是在X射线衍射实验中完成的，目的是获得衍射图谱数据；第二次傅里叶反变换是在结构计算中完成的，目的是“还原”出分子结构的原貌，即可获得分子的三维结构模型。

装置 单晶X射线衍射的实验仪器通用的主要有3种：四圆衍射仪、面探测衍射仪、直接数字控制CCD衍射仪。①四圆衍射仪。产品始于20世纪60年代，测角仪由四个机械圆组成，其X射线光源一般采用低功率（3kW）的封闭管，采用闪烁计数器逐点记录衍射数据。可用于测定有机小分子化合物样品。其特点是：测量准确且精度高，但速度慢。②面探测衍射仪，为20世纪初期产品。一般是由二个或三个机械圆组成，其X射线光源一般采用高功率（6~18kW）的旋转阳极，并采用影像板逐面记录衍射数据。该种仪器是为大分子晶体结构测定而研制的（采用Cu靶），主要应用于蛋白质、多肽、核酸及其复合物等生物大分子样品。其特点是测量速度快，可避免生物大分子单晶因X射线照射时间过长，引起样品变化而失去活性。该类型仪器也非常适合测定有机小分子样品的晶体结构，但多用Mo靶。③CCD衍射仪，为20世纪90年代中后期产品。是由2个圆组成，其X射线光源采用低功率（3kW）的封闭管，并采用电子光电板逐面记录衍射数据，适用于测定小分子化合物（Mo靶）和大分子（Cu靶）样品。其特点是：测量速度快、测量精度较高。

特点 作为一种独立的结构分析方法，单晶X射线衍射法不需要借助任何其他波谱学技术，即可完成样品的结构、组分、含量、构型、构象、溶剂化、晶型等各类分析研究；它可以提供分子的三维立体结构的定量信息，包括原子坐标、原子间键长与键角值、扭角（二面角）值、成环原子的平面性质、氢键（分子内、分子间）、盐键、配位键等相关晶体学参数，可用以确定手性药物分子绝对构型、分子立体结构中差向异构体。

应用 主要有三个方面。

药物晶体结构测定 药物单晶是晶体内部的分子在三维空间呈有规律的、周期性的排列，整个晶体中质点在空间的排列为长程有序。单晶体是原子排列规律相同，晶格位相一致的晶体，可用于研究手性药物分子绝对构型、分子立体结构中差向异构体等。如何获得一颗质量好的药物单晶是应用单晶X射线衍射分析中的核心问题。药物分子的晶体生长主要采用溶剂生长法，如缓慢溶剂蒸发法、缓慢冷却法、混合溶剂法、溶剂包结法、种晶法等。以求获得适于单晶射线衍射实验用的晶体，即无杂质、无缺陷的单晶体。

药物分子量的测定 单晶X射线衍射法可以应用于小分子化学药物（天然产物与合成化合物）、大分子生物药物（多肽类与蛋白质类）以及药物与受体靶点等分子的立体结构研究，其测定结构分子量可达数百万。

药物多晶型的测定 在晶型固体化学药物研究中，单晶X射线衍射分析不仅能够提供同质异晶（即相同物质但不同晶型）样品的分子排列规律，还可以给出样品中含有的结晶水与各种溶剂的定量数值，能阐明固体化学药物形成多晶型的原因，为寻找高效低毒的晶型固体化学药物，为人们安全用药，提供可靠的技术保障。

（王 玉 张 锐）

X shèxiàn yíngguāngfǎ yàowù fēnxī jìshù

X射线荧光法药物分析技术

（X-ray fluorescence method pharmaceutical analysis technology）

利用原级X射线光子或其他微观粒子激发待测药物的原子使之产生次级特征X光荧光而进行药物成分和化学形态研究的技术。又称药物X射线荧光光谱法分析技术、药物X射线次级发射光谱分析技术。

原理 当以一定能量的光子、电子、质子、α粒子或其他离子轰击样品，将物质原子中的内壳层电子击出，产生电子空位，原子处于激发态。当原子中K层电子首先被击出后，L层或M层的电子填补K层电子空位，同时以一定概率发射特征X射线。X射线荧光就是被分析样品在X射线照射下发射的特征次级X射线。不同元素发出的特征X射线能量和波长各不相同，通过对X射线的能量或者波长的测量即可知道它是何种元素发出的，进行元素的定性分析。同时样品受激发后发射某一元素的特征X射线强度和元素在样品中的含量有关，因此测出它的强度就能进行元素的定量分析。

仪器 X射线荧光分析仪由以下几部分组成：X射线发生器、样品室、分光检测系统、记数记录系统。X 射线荧光分析仪，根据分光方式的不同，可分为波长色散型和能量色散型两类。波长色散型 X 射线荧光分析仪，又称能谱仪，由 X 光管激发源、试样室、晶体分光器、探测器和计数系统等几部分组成。能量色散型 X 射线荧光分析仪，又称波谱仪，用分辨率较高的半导体探测器和多道脉冲分析器代替晶体分光器和一般探测器。X 射线荧光分析仪根据激发方式的不同，可分为源激发和管激发两种。

特点 X 射线荧光分析法谱线简单、分析速度快、测量元素多、能进行多元素同时分析。其特点是：①分析元素范围广。除少数轻元素外，几乎所有元素都可分析。②分析简便。X 射线谱线简单，干扰少，对于化学性质相似的元素，不需复杂的分离过程即可分析。③不破坏分析样品，试样形式可多样化。无论固体、粉末、糊状物或液体均可采用。④分析浓度范围宽，可从常量到微量。⑤自动化程度高。但本法的基体效应较严重，有对试样要求高和轻元素（如氢、氦等）分析困难等缺点。

应用 X 射线荧光分析法已经广泛应用于材料科学、生物医学、地质研究等诸多领域。在药物分析中主要用于中药矿物药和植物药中微量元素的定性定量检测分析。

定性分析　不同元素的荧光 X 射线具有各自的特定波长，因此根据荧光 X 射线的波长可以确定元素的归属。这是荧光 X 射线定性分析的基础。例如，X 射线荧光光谱用于中药阿胶真伪品鉴别研究。

定量分析　X 射线荧光分析法定量分析的依据是元素的荧光 X 射线强度 I_i 与样品中该元素的含量 W_i 成正比。可以采用标准曲线法，增量法，内标法等进行定量分析。但是采用这些方法时，要求标样的组成与试样的组成尽可能相同或相似，否则试样受基体效应或共存元素的影响，会给测定结果造成很大的偏差。

为克服基体效应等影响，X 射荧光定量一般采用基本参数法。该办法是将实测强度与理论强度比较，求出该元素的灵敏度系数，先测定样品的荧光 X 射线强度，根据实测强度和灵敏度系数设定初始浓度值，再由该浓度值计算理论强度。将测定强度与理论强度比较，使两者达到某一预定精度，否则要再次修正，该法要测定和计算试样中所有的元素，并且要考虑这些元素间相互干扰效应，计算十分复杂，需由计算机完成。例如，用 X 射线荧光光谱法可直接分析中药葫芦巴总磷脂含量及其分布，方法简便、快速、准确、可靠。

（王　玉）

yàowù xiǎnwēi fēnxī jìshù

药物显微分析技术（microscopy method pharmaceutical analysis technology）

利用显微镜装置和设备对药物进行微观形态观察研究的技术。常用于对药物及其制剂中的晶型、组织、细胞及内含物等显微特征进行鉴别。显微分析技术能够对有形药物进行微观形态分析，如化学原料药、微生物制剂、中药材、含生药粉末中成药等进行显微鉴别。显微技术适用于外形特征不显著而内部组织结构不同的药物的鉴别，亦适宜粉末状药物的外观鉴别。对药物进行显微分析具有操作简单、鉴定快速、直观准确等优点，是药物鉴别中的常见项目之一。

1590 年，荷兰人杨森（Janssen）发明显微镜。之后随着技术的改进，显微技术被用于多个领域。在中国，1949 年后显微镜技术被用于药材粉末的鉴别研究。1951 年南京药学院徐国钧教授发表了 101 种药材粉末显微鉴定的检索表，此后，他陆续对 400 余种中药进行了显微鉴别研究，并将显微鉴别技术运用到中成药的鉴别中。

技术分类 药物的显微分析技术根据所用光源的不同，可分为光学显微镜药物分析技术和电子显微镜药物分析技术两大类。①光学显微镜药物分析技术，以可见光为光源，其中紫外线显微镜以紫外光为光源。光学显微镜基本结构包括光源、目镜、物镜和聚光器等部分。由于光源受可见光波长的限制，分辨率一般不超过 0.2μm。对于外形已破坏不易从外观进行鉴别的药物，及呈现粉末状的药材，显微分析技术具有很好的鉴定效果。但由于分辨率有限，对某些特别细微的表面特征和内部结构观察鉴别效果不甚理想。②电子显微镜药物分析技术，以电子束为光源。电子显微镜的基本结构与光学显微镜相似，所不同的是用电子源代替了光源，用特殊的电极或磁板代替了光学显微镜的集光器、物镜和目镜的作用。电子显微镜分辨率比光学显微镜高 8 万倍。鉴于其具有高的分辨率，在药物鉴定中具有更明显的优势，能够对药物的微小结构进行分析，能够区分药物断层结构的差异，能对药物的超微结构进行分析，弥补了光学显微分析的不足。

应用 随着显微技术的发展，其在药物分析中的应用越来越广泛。如，2005 年版《中华人民共和国药典》收载中药材显微鉴别620项，2010年版《中华人民共和国药典》收载的中药材显微鉴别已增至1253项。所有药材、饮片和含生药粉的中成药都增加了专属性很强的显微鉴别内容。分析技术也从原来使用的单一放大技术，发展成为将多种显微及电子技术相结合的综合新型显微技术。这些新型技术的应用进一步增加了显微技术对药物鉴定的准确性，在药物质量控制中发挥出更大的作用。

（赵春杰　辛　祎）

guāngxué xiǎnwēijìng yàowù fēnxī jìshù

光学显微镜药物分析技术（optical microscopy method pharmaceutical analysis technology）

应用光学显微镜及配套装置设备对药物进行微观形态分析研究的技术。属于药物显微分析技术的一种。光学显微技术是利用可见光（350~770nm）照明，放大微小物体形体结构，以便于人眼观察的技术，具有操作简单、成本低，易于观察等优点。主要用于对药物的晶型、组织、细胞及内含物的形态特征等进行观察测定，分析判断药物品种类型及其质量情况。

普通光学显微镜由3部分构成，即：①照明系统，包括光源和聚光器。②光学放大系统，由物镜和目镜组成，是显微镜的主体。③机械装置，用于固定材料和观察方便。光学显微镜按图像是否有立体感将其分为立体视觉显微镜和非立体视觉显微镜；按光学原理可分为偏光，相衬和微差干涉对比显微镜等；按光源类型可分为普通光、荧光、红外光和激光显微镜等。

原理　普通光学显微镜利用透镜成像的光学原理放大微小物体（图），它是由两级特定透镜组合而成，靠近被观察物体的叫作物镜，而靠近眼睛的透镜叫作目镜。利用显微镜进行观察时，当被检物体位于物镜的2倍焦距以内焦点以外的位置时，由物体反射的光线透过物镜经折射后形成放大倒立的实像，该实像的位置恰好位于目镜的焦点以内，经目镜作二次放大后在目镜的同侧较远的位置生成放大直立的虚像，供观察者观察。物体透过显微镜被两次放大，所以显微镜的放大的倍数等于目镜放大倍数乘以物镜放大倍数。

偏振光显微分析技术　偏光显微镜是在光学显微镜上加上偏振装置，照到物面上的照明光束变成具有单一偏振方向的偏振光。光线通过某一物质时，如光的性质和进路不因照射方向而改变，这种物质在光学上就具有“各向同性”，称同性物体；若光线通过另一物质时，光的速度、折射率、吸收性和偏振、振幅等因照射方向而有不同，这种物质在光学上则具有“各向异性”，称异性物体。光束在经过同性物体后出现暗视野，而通过异性物体时出现彩色光。

体视显微分析技术　体视显微镜的光源为反射光，放大倍数一般为10~40倍，可以清楚地观察到药材表面特征。体视显微镜能从不同角度观察样本，产生正立的三维空间，给人立体感，与双目裸视相近，观察结果更直观。

荧光显微分析技术　荧光显微分析是利用短波长的激发光线照射用荧光素染色后的待检样本，使之受激发后产生一定波长的荧光，以此来观察药物组织的结构，荧光显微技术的提出使得通过显微镜观察无色透明的生物标本样本成为现实。

应用　光学显微镜分析技术是最常用的药物鉴定技术，如能对中药药材的真伪、纯度进行鉴定，且对于一些外形破坏不易鉴别或者呈现粉末状的药材具有很好的鉴定效果。①光学显微技术能够用于某些掺假药物的鉴别，如临床上鉴别麝香仁中是否有荔枝粉、鸡肉粉等掺假。②显微技术还能够对于中药中的有效成分的分布及中药的质量进行鉴定，如对薄荷的鉴定，薄荷的有效成分是挥发油，多存在于茎叶的腺毛中，显微镜下可看到叶子上的腺毛较多，因此可以推断叶多的薄荷质量较好。③应用显微镜技术对于呈粉末状的中药材进行鉴定，如松花粉在显微镜下观察呈

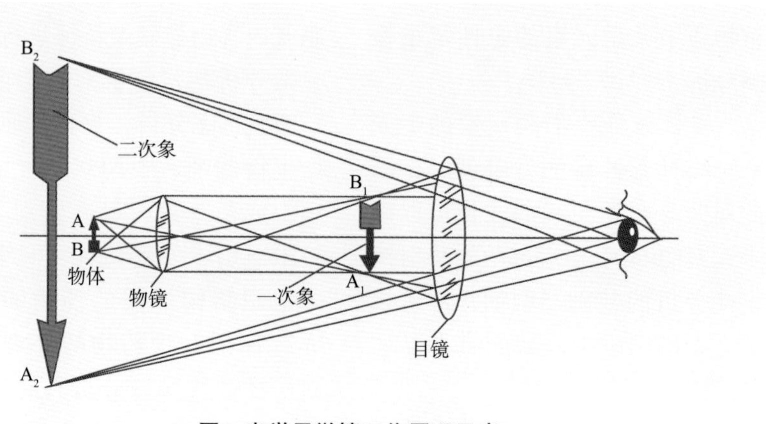

图　光学显微镜工作原理示意

现椭圆形，在其两侧均有一个大气囊；而蒲黄粉呈球形，并没有气囊。随着显微技术的发展以及药物结构性质的多样性，普通光学显微分析技术已不能满足药物分析需求。在此基础上，一些新的显微分析技术应运而生。如偏振光显微分析技术、荧光显微分析技术和体视显微分析技术等。④对具有偏光特征的药物，应用偏光镜观察可以快速、准确地找到鉴定特征，同时偏光显微镜能增加显微结构和显微特征的鉴别信息，通过与普通显微镜及偏光镜的对比，加快了中药鉴定的速度，提高了中药鉴定的准确性。主要用于对淀粉及晶体类中药的鉴定，同时偏光镜的结构更有利于计算机图像的处理，方便观察。⑤是利用体视显微镜对药材的表面特征进行观察鉴定的技术，可以直接观察，也可与计算机联用，将观察到的中药材表面特征记录（拍摄）下来。⑥此外，使用荧光显微技术还可以直接对具有荧光特征的茎的横切面形状、内皮层细胞壁等进行鉴别，简便快速，专属性强。

光学显微镜药物分析技术应用于药物的鉴定，尤其是中药材鉴定已较成熟，应用也较为广泛。但是对于同一种属的药材鉴定较为困难，并不适用于对于亲缘关系较近的药材进行鉴别。随着显微技术和计算机的发展，人们将这两种技术结合，对显微镜观察到的结构进行测量，并对所测得的数据用图像分析仪、高分辨率蓝光光学纤维分析系统、计算机图像分析技术和显微数量分析等进行处理，大大增加了显微技术对于中药鉴定的准确性。新的光学显微技术拟能改善传统技术的局限性，亦将扩大其在药物分析中的应用范围，并向定量显微技术方向发展。

（赵春杰　辛　祎）

diànzǐ xiǎnwēijìng yàowù fēnxī jìshù

电子显微镜药物分析技术

（electronic microscopy method pharmaceutical analysis technology）　应用电子显微镜及相关装置设备对药物进行微观形态观察研究的技术。电子显微镜技术简称电镜技术，是根据电子光学原理，用电子束和电子透镜代替光束和光学透镜，使药物的细微结构在非常高的放大倍数下成像的技术。具有高分辨率，高放大倍数，操作简便等特点。常用的电镜有透射电镜（transmission electron microscope，TEM）和扫描电镜（scanning electron microscope，SEM）。透射电镜常用于观察那些用普通显微镜所不能分辨的细微药物结构。扫描电镜主要用于观察固体表面的形貌，也能与X射线衍射仪或电子能谱仪相结合构成电子微探针，用于药物成分分析。

透射电镜技术　1932年德国柏林大学克诺尔（M. Knoll）和卢斯卡（E. Ruska）在柏林成功制造实用的透射电镜。透射电镜由照明系统、成像系统、真空系统、记录系统、电源系统5部分构成，总体工作原理是：由电子枪发射出来的电子束，在真空通道中沿着镜体光轴穿越聚光镜，照射在样品室内的样品上；透过样品后的电子束携带有样品内部的结构信息，经过物镜的会聚调焦和初级放大后，电子束进入下级的中间透镜和第1、第2投影镜进行综合放大成像，最终被放大了的电子影像投射在观察室内的荧光屏板上；荧光屏将电子影像转化为可见光影像以供使用者观察（图）。由于电子波长很短，所以分辨率

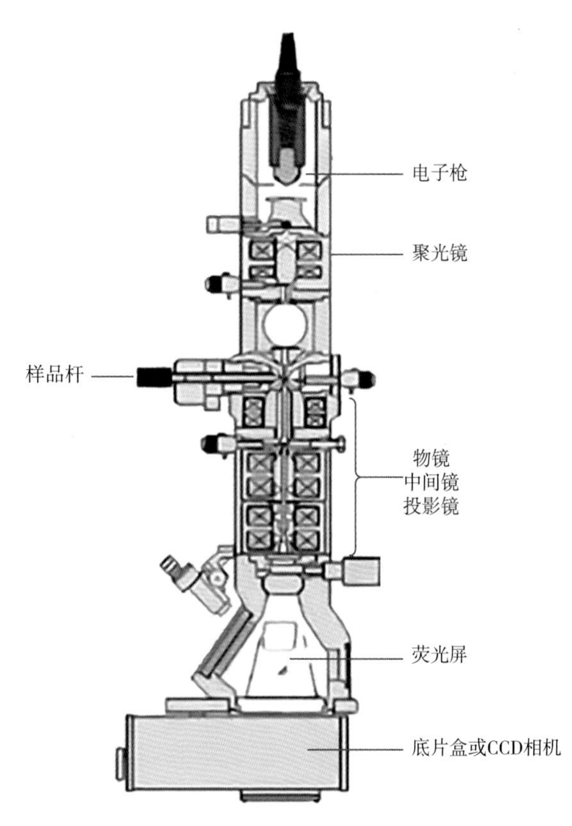

图　透射电镜结构示意

大大提高，透射电镜的分辨率为0.1~0.2nm，放大倍数为几万至几十万倍。另外，由于电子易散射或被物体吸收，故穿透力很弱，因此用于电镜的标本须制成更薄的超薄切片（通常为50~100nm）。

扫描电镜技术 扫描电子镜是1938年由德国人冯·阿尔登（M. von Ardence）研制成功。扫描电镜作为一种新型电子光子仪器，成像原理是利用细聚焦电子束在样品表面扫描，通过电子束与样品的相互作用产生各种效应，其中主要是样品的二次电子发射，将产生的二次电子用特制的探测器收集，形成电信号运送到显像管，在荧光屏上显示物体影像供观察。用扫描电镜进行药物分析时，制样简单，不需要很薄的样品，且分辨率高，景深大，成像立体感强，放大倍数可从20倍连续调节到20万倍。

应用 扫描电镜在立体、清晰、多观察角度等方面均有其他显微分析技术不可比拟的优越性，其在药物显微鉴定中的应用越来越广泛。扫描电镜能够对新鲜的植物药的组织直接进行观察，样本不需制作切片和染色即可进行表面或断面观察，得到较为细微的三维立体结构。扫描电镜可清晰地观察到药物的亚显微结构，辨别细胞表面的精微纹饰和附属物，如对植物药茎、叶、花粉粒、种子表面超微特征的观察，对动物药表面特异性信息特征的分析，利用动植物器官表面细微结构特征可对其品种进行区分鉴别，为植物药的种质资源研究及选育优良品种提供形态区别依据。

扫描电镜不仅可利用入射电子和试样相互作用产生各种信息来成像，而且还可以与其他仪器及技术结合起来用于测定和分析药物质量。常见的扫描电镜-X射线能谱仪，即在扫描电镜的基础上装配X射线能谱仪，利用扫描电镜提供电子源，实现电子与分析样品相互作用，从分析样品中激发出其组成元素的特征X射线光子，由X射线能谱仪对这些特征X射线进行分析、处理，分析出样品的元素组成和它们的相对含量。扫描电镜-X射线联用技术能清楚地鉴别样品表面的细微形态特征，并完成组成元素的定性、定量分析，具有样品处理简单、保持样品原貌、分析速度快等特点，已应用于对一些中药材中无机元素的分析。

电镜技术是药物显微鉴定研究中常用的手段，随着电镜技术地不断发展，电镜功能不断提高，电镜技术在药物质量控制中的应用越来越广泛，而电镜的联用技术更促进了药物分析技术多元化，加速了药物鉴定的智能化进程。

（赵春杰 辛 祎）

yàowù guāngxué tèxìng fēnxī jìshù

药物光学特性分析技术

药物光学特性分析技术（optical characteristics pharmaceutical analysis technology） 利用特定的装置和设备对药物的光学特性进行分析研究的技术。是一种药物分析技术。光线在通过某些药物媒介时，其传播方向或速度会发生改变，这类药物被称之为具有光学特性药物。药物光学特性分析技术被广泛用于药物的定性、定量分析，如药物质量标准中的纯度检查项目等。

常用的药物光学特性分析技术依据其光学原理可分为旋光法药物分析技术、圆二色谱法药物分析技术以及折光法药物分析技术。前两种分析技术只适用于手性药物的分析，而折光分析技术应用范围较广，可用于所有具有光学特性的药物分析。

手性在自然界是广泛存在的现象，绝大多数物质分子都具有手性。手性药物是指药物分子结构中含有不对称原子形成的手性中心进而产生立体异构体的药物。立体异构体包括一对或多对不同构型的对映体，每对对映体是两个互为镜像的对映异构体（图）。这些对映异构体的理化性质基本相同，但对偏振光的照射可产生方向相反的旋光，且比旋光度大小相同。手性药物的一对对映体分子可能具有明显不同的药理活性，甚至一个对映体分子具有药理活性，而另一个手性药物具有毒性。因此，手性药物分子的药效与其立体构型存在密切的关系，这也使得对手性药物的研究有着重要的意义。

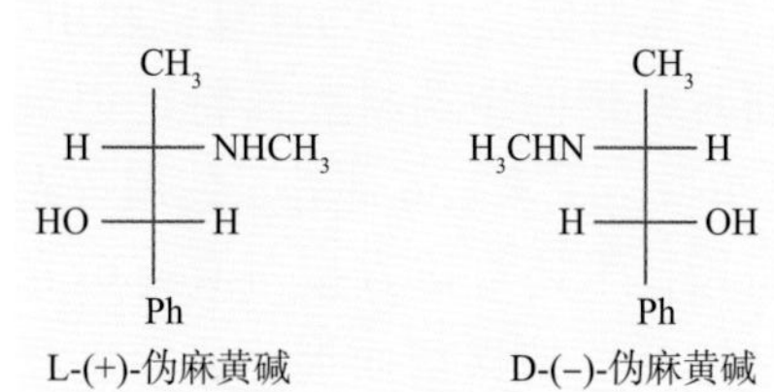

图 伪麻黄碱对映体

药物旋光分析技术是通过测定手性药物溶液的旋光度，从而为药物的鉴别、检查和含量测定提供依据。常见的旋光仪分为圆盘形和方形两种。

药物圆二色谱分析技术则是通过测定手性药物对左、右旋圆偏振光的吸收率不同，从而为其绝对构型的鉴定和分析提供理论依据。在紫外可见区域，用不同波长的左、右旋圆偏振光测定，可以得到药物的圆二色谱，也可以得到其旋光光谱，均可以用来研究手性药物的绝对构型或构象。其中旋光光谱是非吸收光谱，没有紫外吸收的手性药物也可采用旋光光谱分析技术进行分析；而圆二色谱是吸收色谱，药物只有在所给波长下有吸收才能用其分析。在这方面，两者提供的信息是等价的。然而，圆二色谱比较简单明确，容易解析；旋光光谱比较复杂，但能提供更多的立体结构信息。

折光药物分析技术是通过测定溶液的折光率，以确定其他相关物理量，为药物定性或定量分析提供依据，是生产和科研中常用的工艺控制指标。具有操作简单、快捷、样品消耗少等优点，准确度较高，适合药房快检和医院制剂的快速分析。此外，折光分析技术不受药物变旋现象的影响，测得值稳定，重现性较好。折光分析仪器发展较快，已有便携式折光仪应用于快速检验。

（赵春杰　辛　祎）

zhéguāngfǎ yàowù fēnxī jìshù

折光法药物分析技术（photometric method pharmaceutical analysis technology）　利用光线经过两个不同介质会发生折射的现象来对药物进行分析研究的技术。属于药物光学特性分析技术。光线自一种透明介质进入另一种透明介质时，由于光线在两种介质中的传播速度不同，使光线在两种介质的平滑界面上发生折射。折射程度与药物的结构或浓度相关。药物折光率系指光线在空气中进行的速度与在液体药物或药物溶液中进行速度的比值。通过测定折光率，可对药物进行定性及定量分析，亦可检查药物的纯杂程度，能满足工业生产中的检测要求。

原理　光线从第一介质进入第二介质时，除了一部分光线反射回第一介质外，另一部分则进入第二介质，由于两种介质的密度不同，因此光的进行速度会发生变化，传播方向也发生改变，如图1所示。

无论入射角怎么改变，入射角的正弦与折射角的正弦恒等于光在两种介质中的传播速度之比。根据折射定律，折光率是光线入射角的正弦与折射角的正弦的比值，即

$$n = \frac{\sin i}{\sin r}$$

式中 n 为折光率；$\sin i$ 为光线的入射角的正弦；$\sin r$ 为光线的折射角的正弦。

测定方法　折光仪是利用临界角原理测定物质折光率的，常用的折光仪是阿贝折光仪，其读数范围为 1.3～1.7，能读数至 0.0001。除另有规定外，应调节温度至 20℃±0.5℃。

常见的手持式折光仪结构示意图见图2。

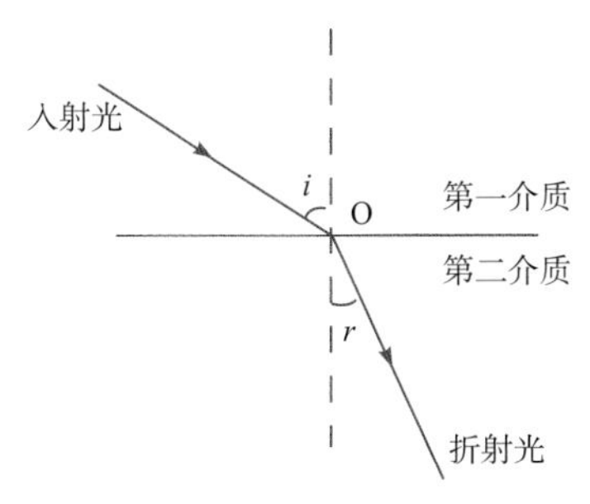

图1　光的传播路线示意

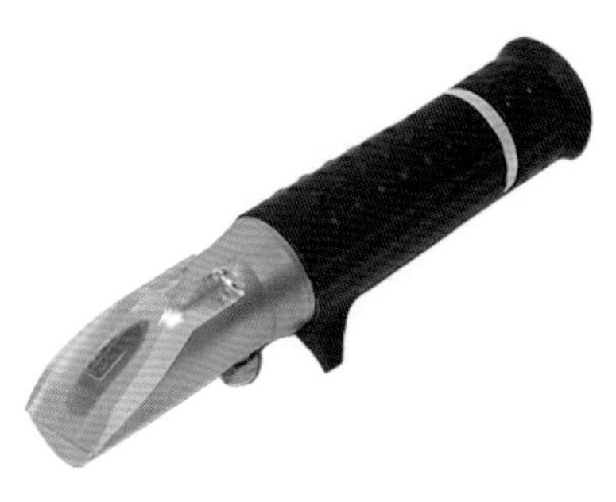

图2　手持式折光仪

物质的折光率不仅与它的结构有关，还因温度或光线波长的不同而改变。透光物质的温度升高，折光率变小；光线的波长越短，折光率越大。因此折光率的表示须注明所用的光线和测定时的温度，常用 n_D^t 表示，D 是以钠灯的 D 线（589.3nm）作光源，t 是与折光率相对应的温度。

折光率是物质的物理常数之一，也是评价药物质量的主要指标之一。分子构造不同的化合物，其折光率大小亦不同，都能精确而方便地测定出来。在一定条件下，药液中可溶性固形物含量与折光率成正比例，故测定药液的折光率，可大致反映成分浓度。因此测得的折光率不仅可对药物进行鉴别，也可反映药物的纯度，测定物质的含量。需要指出的是，折光法测定药物溶液含量，只适用于折光率随溶液浓度增加而显著增高且呈线性关系的药物。有些物质的溶液仅在某一浓度范围内折光率才随浓度呈显著的变化，约在 10%～20%，药物浓度过高或溶剂具挥发性均影响测定结果。

应用　药物折光分析技术因其具有简便快速、节约试剂、重现性好、易于掌握等优点，使其在药物质量控制中具有广泛的应用。①利用折光率可以鉴定未知化合物。如果一个化合物是纯的，那么就可以根据其所测得的折光率进行鉴定。②折光率用于确定液体混合物的组成。在蒸馏两种或两种以上的液体混合物且当各组分的沸点彼此接近时，就可利用折光率来确定馏分的组成。③折光率可作为一种纯度检查的方法。如一物质中混有了其他物质，则其折光率就会改变。④折光法也可用于药物成品、半成品的含量测定，同时还能测定混悬

液固形物的含量，如葡萄糖注射液及含糖输液半成品的含量测定以及水煎液中固形物的含量测定。⑤在油脂及挥发油的检验上，折光率也是一个重要的标准。一定浓度的溶液，它的折光率应该是一定的，所以测定检品的已知浓度溶液的折光率，可以检查药物纯度是否合格。同理，测定一纯度合格的检品溶液的折光率，亦就可以知道它的浓度。

但是，折光分析技术在测定复方药物溶液的含量报道不多，通常是先测定复方溶液的总折光率，然后配合其他方法测定主药以外各成分的浓度，计算出其相应的折光率，再从总折光率中减去，最后求主药成分含量。这是按照溶质的折光率具有加和性设计的。然而，由于分子间力的作用不同，此方法有不同程度的误差，而且有些成分的折光率计算值并非实测值。因此用折光分析技术测定复方药物溶液的含量有待进一步研究。

（赵春杰　辛　祎）

xuánguāngfǎ yàowù fēnxī jìshù

旋光法药物分析技术（polarimetric method pharmaceutical analysis technology）　利用平面偏振光通过含有光学活性物质的液体或溶液时发生的旋光现象来对手性药物进行分析研究的技术。属于一种药物光学特性分析技术，仅适用于手性药物的分析。手性药物是指由于分子结构中具有不对称原子形成的手性中心进而产生一对（或多对）具有不同构型的对映体的一类药物，如布洛芬、麻黄碱。这类药物通常具有光学活性。光是一种电磁波，电磁波是横波。振动方向对于传播方向的不对称性叫作偏振，只有横波才有偏振现象。因此，光波具有偏振性。具有偏振性的光则称为偏振光。旋光现象是指偏振光通过某些晶体或物质的溶液时，其振动面以光的传播方向为轴线发生旋转的现象。旋转的角度称为旋光度，旋转的方向与顺时针方向相同称为右旋，以“+”号表示；反之则称为左旋，以“-”号表示。偏振光透过每 1ml 中含有旋光性物质 1g 的溶液，且透光长度为 1dm，在一定波长与温度下测得的旋光度称为比旋度（比旋光度）。测定旋光度或比旋光度可以区别或检查手性药品的纯杂程度，亦可用以测定含量。

原理　手性药物具有光学活性，测定光学活性物质旋光能力大小和方向的仪器称为旋光仪（图），常见的旋光仪主要由单色光源、起偏镜、样品管（也叫旋光管）和检偏镜等几部分组成。

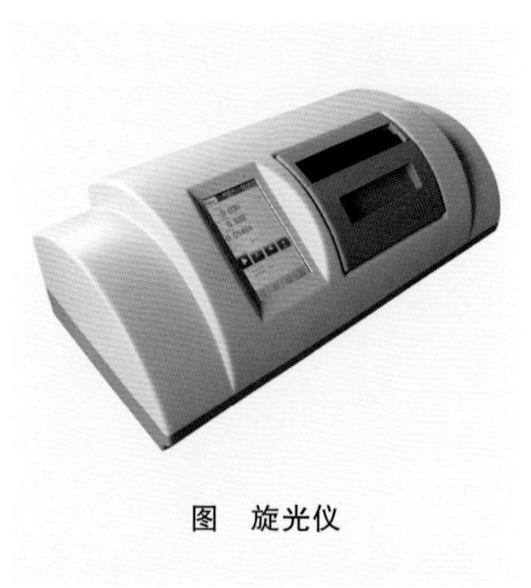

图　旋光仪

光线从光源经过起偏镜（一个固定不动的尼科尔棱镜），变为在单一方向上振动的平面偏振光。当此平面偏振光经过盛有旋光性物质的旋光管时，因物质的旋光性致使偏振光发生偏转，必须转动检偏镜才能通过。检偏镜所转动的度数即为该物质在此浓度时的旋光度。

光学活性物质的旋光度除了与该物质结构有关外，还与溶液浓度、溶剂性质、测定温度、光源波长、测定管长度有关。因此旋光仪测定的旋光度并非特征物理常数，同一化合物测定的旋光度可能就有不同的数值。为了比较不同物质的旋光性能，通常用比旋光度来表示各种物质的旋光性，它是手性药物特性常数之一。

方法　测定已知的手性药物溶液的旋光度，再查其比旋度，即可计算出已知物溶液的浓度。对于未知物，可将其配制成一定浓度的溶液，测其旋光度，计算出比旋度，再与文献值对照，可作为鉴定未知物的依据，对其进行鉴别。此外，由比旋度可按下式求出样品的光学纯度（*OP*）。光学纯度的定义是：旋光性物质的比旋度除以光学纯试样在相同条件下的比旋度。

在测定过程中，应注意：①每次测定前应以溶剂作空白校正，测定后，再校正 1 次，以确定在测定时零点有无变动。如第 2 次校正时发现零点有变动，则应重新测定旋光度。②配制溶液及测定时，均应调节温度至（20±0.5）℃，或各品种项下规定的温度。③供试品的溶液应充分溶解，供试液应澄清。④物质的比旋度与测定光源、测定波长、溶剂、浓度和温度等因素有关。因此，表示物质的比旋度时应注明测定条件。

应用　手性药物旋光分析主要应用在手性药物的鉴别、含量测定和杂质检查。

手性药物鉴别　具有旋光性的药物，在“性状”项下，一般都收载有“比旋度”的检验项目。测定比旋度值可用来鉴别药物或判断药物的纯杂程度。药典要求测定比旋度的手性药物有很多，如肾上腺素、硫酸奎宁、葡萄糖、丁溴东莨菪碱、头孢噻吩钠等。

杂质检查　手性药物是具有光学异构体的物质，光学异构体间一般具有相同的理化性质，但其旋光性能不同，有左旋体、右旋体和消旋体之分。临床使用的手性药物要求是纯的光学异构体或消旋体，不仅需要检查是否含有一般的杂质，还需要通过测定手性药物的旋光度，对手性药物中是否含有其他光学异构体进行检查，即进行光学纯度的检查，通过测定手性药物的比旋度可以确定其光学纯度。

含量测定　具有旋光性的手性药物，特别是在无其他更好的方法测定其含量时，可采用旋光度法测定。药典中采用旋光度法测定含量的药物有葡萄糖注射液、葡萄糖氯化钠注射液、右旋糖酐氯化钠注射液、右旋糖酐葡萄糖注射液等。

（赵春杰　辛　祎）

yuán'èr sèpǔfǎ yàowù fēnxī jìshù

圆二色谱法药物分析技术

（circular dichroism spectrum method pharmaceutical analysis technology）　利用手性药物具有的圆二色性进行定性定量分析研究的技术。属于药物光学特性分析技术，仅适用于手性药物的分析。手性药物是指由于分子结构中具有不对称原子而形成一对（或多对）具有不同构型对映体的一类药物，如布洛芬、麻黄碱。这类药物通常具有光学活性。一束平面偏振光可以看成是相同频率和振幅的左旋、右旋偏振光的叠加，当这两束偏振光通过光活性物质时，由于该物质对左旋偏振光和对右旋偏振光的吸收不同，透射后的两束光的振幅有不同的减少，这样透射光的叠加就形成了一个椭圆偏振光，这种现象称为圆二色性（circular dichroism，CD），通过记录不同波长处所对应的椭圆率就得到圆二色谱。圆二色谱分析技术是研究手性药物的一个十分重要的手段，具有分析快速、操作简便、样品用量少、对药物分子的构象变化敏感，不受药物分子大小的限制等特点。

原理　圆二色谱仪应用的报道始于1965年，21世纪初圆二色谱技术已成为药物分析中的一种常规手段。圆二色谱仪主要由光源、单色器、起偏器（棱镜）、调制器、样品室、光电探测器等单元组成。光路图如图所示。

光源采用氙灯，从光源发出的光经过单色器和起偏器，变成单色的平面偏振光。在调制器上施加一个几万赫兹的高频交变电压，使单色的平面偏振光也以这种频率交替的变化为左、右旋单色圆偏振光并输出。调制器输出的光作为入射光照射在样品上，如果样品在此波长下有圆二色性，那么透射光的光强也随着左、右旋圆偏振光的交替变化而变化。光电探测器把光强转换为电流，也将变化的光强信号转换为交流信号。这个交流信号的强度就反映了样品在这个波长下的圆二色性的数值大小，用椭圆率 θ 表示。改变波长 λ，测量不同波长处样品的椭圆率 θ，就可得到样品的圆二色光谱。

圆二色性的存在使通过该物质传播的平面偏振光变为椭圆偏振光，且只在发生吸收的波长处才能观察到。由于圆二色光谱本质上仍然是吸收光谱，所以朗伯-比尔（Lambert-Beer）定律也同样适用于圆二色光谱。在一定范围内，圆二色信号的强度和样品的浓度与光径成正比。

测量不同波长下的 θ（或 $\Delta\varepsilon$）值与波长 λ 之间的关系曲线，即圆二色谱曲线。在此光谱曲线中，如果所测定的物质没有特征吸收，则其 $\Delta\varepsilon$ 值很小，即得不到特征的圆二色谱图。当物质对左旋圆偏振光的吸收系数大于右旋时，得到的是一个正钟形的圆二色光谱曲线，即被测物质具有正科顿（Cotton）效应；若物质对左旋圆偏振光的吸收系数小于右旋时，则得到一个倒钟形的圆二色谱曲线，即被测物质具有负科顿效应。科顿效应的不同特点与手性药物的构型有关。

应用　圆二色谱技术主要应用于手性药物的分析。手性是自然界的本质属性之一，是指该物质的化学结构中具有不对称因素的特性。药物作用靶点的生物大分子，如蛋白质、多糖和酶等，大多具有手性特征；具有手性的药物也很多，部分有机小分子药物也具有手性特征，它们通过与体内生物大分子之间严格的手性匹配及分子识别实现其药理活性，因此对于手性药物分子的研究具有十分重要的意义。

手性药物具有光学上的异构体，光学异构体间具有不同的圆二色谱性质，可作为定性定量研究的手段。圆二色谱分析技术具有不依赖物质形态的优点，如液

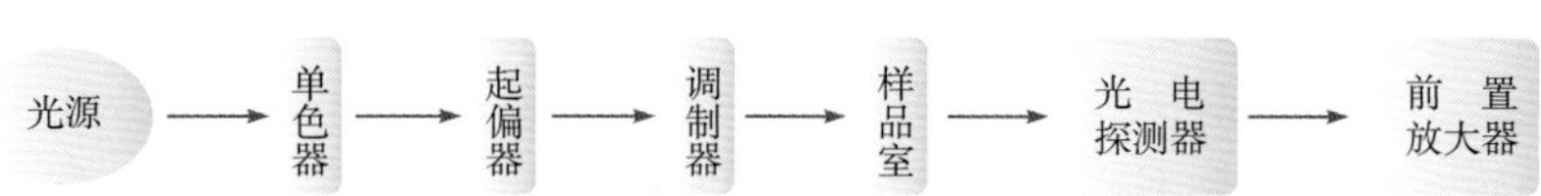

图　圆二色谱仪光路示意

相、气相、固相、薄膜、凝胶、液晶样品等形态的样品都可以直接测定。研究手性药物对映异构体的圆二色谱性质，能为其绝对构型的鉴定和分析提供理论依据；另外，圆二色谱还可以作为确定手性配合物立体构型的一种光谱技术，可被广泛应用于筛选与DNA相互作用的药物，并进行相关的结构优化的研究，为研究以DNA为靶点的药物作用方式提供重要的依据。

采用圆二色谱分析技术进行分析时，应注意以下问题：①手性药物样品应符合光谱测试的条件（在给定波长范围内有较强的圆二色信号和合适的吸收值）。②提供的手性药物样品应具有高的光学纯度。③根据样品的性质选择测定方式（溶液、固体、单晶或荧光圆二色谱）。④对溶液样品应选用合适的溶剂、浓度和光程。⑤选择适当的测定参数（波长范围、扫描速度、灵敏度和狭缝等）。

此外，圆二色谱技术可与吸收光谱、荧光光谱、核磁共振波谱、电子自旋共振波谱等技术互为补充，相互佐证，给出更为全面的数据和结果，有助于对手性药物进行深入、全面的研究。

（赵春杰　辛　祎）

guāngpǔfǎ yàowù fēnxī jìshù

光谱法药物分析技术（spectrum method pharmaceutical analysis technology）　应用光谱学原理和方法对药物进行定性定量分析的技术。又称药物光谱法分析技术。光谱学是研究电磁波与物质特性关系的学科。光谱法是基于物质与电磁波相互作用与物质的结构及含量存在关联性而设计的分析方法，也称光谱分析法。该方法不仅能够提供药物的含量信息，还能提供药物的结构信息，是药物分析中广泛应用的技术。通过药物的光谱学研究，可以解析药物原子与分子的能级与几何结构、特定化学过程的反应速率、在特定区域的浓度分布等多方面的微观与宏观性质。

分类　光谱学涉及的电磁波从波段来分有伽马射线、X射线、紫外线、可见光、红外线、微波、无线电波，其波长可以从皮米级到几公里，这些不同的电磁波与物质作用的特征形式不同。按照光与物质的作用形式，光谱一般可分为吸收光谱、发射光谱、散射光谱等。光谱法涉及不同能级之间的跃迁，可以是吸收辐射的跃迁，也可以是发射辐射的跃迁。光谱法可分为分子光谱法、原子光谱法。

分子光谱法　分子光谱是分子中电子能级变化、振动和转动能级的变化产生的带状光谱，分子光谱法即为基于分子外层电子能级跃迁的光谱法。分子光谱法有紫外-可见分光光度法（UV-Vis）、分子荧光光谱法（MFS）、分子磷光光谱法（MPS）、化学发光分析法、红外光谱法（IR）等。分子光谱法，分子的外层电子能级和电子跃迁较原子复杂，不仅存在不同的电子能级，而且存在不同的振动和转动能级，因而产生带状光谱。紫外-可见吸收光谱基于分子外层电子的吸收跃迁；分子荧光光谱和分子磷光光谱基于分子外层电子的吸收跃迁、非辐射弛豫和发射跃迁；化学发光分析法基于化学能激发、外层电子发生发射跃迁。红外光谱法基于分子转动、振动能级跃迁的光谱，波段范围在0.75~1000μm之间的近红外光谱和微波光区之间，为复杂的带状光谱。在红外吸收光谱中，吸收发生时不存在电子能级的跃迁，只存在振动能级和转动能级之间的跃迁，其吸收频率或波长直接反映了分子的振动和转动能级状况，可以直接反映分子官能团的结构信息。拉曼光谱法是基于拉曼散射的光谱法。一定频率的单色光照射到透明物质上，物质分子会发生散射现象。如果这种散射是光子与物质分子发生能量交换所产生，则不仅光子的运动方向发生变化，它的能量也发生变化，称为拉曼散射（Raman scattering）。散射光的频率与入射光的频率不同，产生拉曼位移。拉曼位移的大小与分子的振动和转动能级有关，可以利用拉曼位移研究物质结构。

原子光谱法　原子光谱是由原子外层或内层电子能级的变化产生的线状光谱。原子光谱法有原子发射光谱法（AES）、原子吸收光谱法（AAS），原子荧光光谱法（AFS）、X射线荧光光谱法（XFS）等。前三者是基于原子外层电子能级跃迁的光谱法。原子的外层电子能级和电子跃迁只存在于不同的电子能级之间进行，因而光谱为线状光谱。原子吸收光谱法是基于原子外层电子的吸收跃迁；原子发射光谱是基于原子外层电子的发射跃迁；原子荧光光谱是基于原子外层电子的吸收跃迁、非辐射弛豫和发射跃迁。X射线分析法是基于原子内层电子能级跃迁的光谱法，是基于高能电子的减速运动或原子内层电子跃迁所产生的短波电磁辐射所建立的分析方法，包括X射线荧光法、X射线吸收法和X射线衍射法。

药物分析中常用的光谱技术有紫外-可见光度法药物分析技术、近红外光谱法药物分析技术、

红外光谱法药物分析技术、拉曼散射光谱法药物分析技术、分子磷光法药物分析技术、分子荧光光谱法药物分析技术、原子吸收分光光度法药物分析技术、原子发射光谱法药物分析技术、原子荧光分光光度法药物分析技术等。

联用技术 化学计量学是数学和统计学、化学及计算机科学相互交叉而形成的一门科学。进入21世纪，随着计算机科学的发展，化学计量学越来越受到人们的重视，尤其是对于复杂药物体系可不经分离通过设计或选择最优量测程序和试验方法，以及解析化学量测数据得到分析。它与紫外光谱、近红外光谱和红外光谱等光谱法相结合所构建的化学计量学-光谱法分析技术，广泛应用于化学合成药和中药的质量分析、安全性监测及评价等领域。

（单伟光）

zǐwài-kějiàn guāngpǔfǎ yàowù fēnxī jìshù

紫外-可见光谱法药物分析技术

紫外-可见光谱法药物分析技术（ultraviolet and visible spectrum method pharmaceutical analysis technology） 利用药物对紫外-可见光谱的吸收特性对药物进行定性定量分析的技术。又称药物紫外-可见吸收光谱法分析技术或药物紫外-可见分光光度分析技术。即利用药物样品组分的分子或离子对紫外和可见光的吸收所产生的紫外-可见光谱及其吸收程度，对该组分进行定性和定量分析的技术。

原理 紫外光谱的波长范围是200~400nm，可见光区的波长范围是400~800nm。物质对200~800nm光谱区辐射具有选择性吸收的特性，这种吸收与分子的组成结构相关，与物质的含量存在函数关系。紫外-可见光谱法是根据这样的特性而设计的分析检测方法。

含有不饱和有机化合物药物、具有共轭体系结构的药物均有特征的紫外-可见吸收光谱，可以根据紫外-可见光谱对药物进行定性鉴别。紫外-可见光谱法可用于药物的定量分析，其原理基于朗伯-比尔定律，即光被吸收的量与光程中产生光吸收的分子数量成正比。因此可以通过测定光通过药物溶液前后光强度的变化来确定药物的含量。

仪器 紫外-可见光谱分析常用仪器是紫外-可见分光光度计，其基本装置由光源、样品池、检测器、数据处理器等部分组成。紫外-可见分光光度计从单光束紫外-可见分光光度计发展出双光束紫外-可见分光光度计和多通道紫外-可见分光光度计，其应用范围也在不断地扩大。

分析方法 紫外-可见光谱分析从操作特点上分为不同的方法：①标准曲线法。是应用广泛的定量分析方法。但是该方法需要标准物质，要求样品中没有干扰物质存在，否则会对测定结果造成较大影响。②示差分光光度法。该方法可克服其他干扰物质的影响。传统的分光光度法中，样品中被测组分浓度过大或浓度过小（吸光度过高或过低）时，测量误差均较大。为克服这种缺点而改用浓度比样品稍低或稍高的标准溶液代替空白试剂来调节仪器的100%透光率（对浓溶液）或0%透光率（对稀溶液）以提高分光光度法精密度、准确度和灵敏度的方法。③双波长分光光度法。根据样品特点与实验目的，可以选用双波长分光光度法进行测定，以期消除干扰，准确分析样品含量。它与传统分光光度法的不同之处，在于它采用了两个不同的波长，即测量波长和参比波长，同时测定一个样品溶液，以克服单波长测定的缺点，消除干扰，提高测定结果的精密度和准确度。④导数光谱分析法。根据光吸收定律，吸光度是波长的函数，将吸光度对波长求导，所形成的光谱称为导数光谱，利用导数光谱可以进行定性或定量分析，其特点是灵敏度，尤其是选择性获得显著提高，能有效的消除基体的干扰，并适用于浑浊式样。高阶导数能分辨重叠光谱甚至提供“指纹”特征，特别适用于消除干扰或多组分同时测定。

应用 ①药物结构鉴定。多数药物具有特定的紫外-可见光谱图，可用药物标准物质的紫外-可见光谱图作为标准，用于药物的定性分析。如可用于不饱和有机化合物结构的初步确定，尤其是具有共轭体系化合物的鉴定，可推断该类药物的骨架结构，是其他定性方法和结构鉴定方法的有效辅助手段。②药物含量测定。利用药物紫外吸收强度与药物的数量成正比的关系可以测定药物的含量，是药物定量分析中应用较广的方法，可单独测定，亦可与其他分离技术联合对药物进行定性定量分析。如：紫外-可见分光光度法可测定卵磷脂络合碘片中碘的含量；测定抗疟药哌喹的含量；采用超声萃取-紫外分光光度法可以测定青蒿中的青蒿素；采用碱水解转化-紫外分光光度法还可以对聚乙二醇负载葛根素前药的载药量进行研究；以及可快速测定金银花提取物中的5种有机酸含量，包括绿原酸、咖啡酸、二咖啡酰奎宁酸等。③与色谱技术联用。紫外可见光谱分析技术与色谱技术联用，是复杂体系中药物检测分析的常用方法。如高效液相色谱-紫外分光光度法联用技术，可同时测定复方阿司匹林牛磺酸胶囊中咖啡因、阿司匹林和有关物质游离水杨酸的含量。采用固相萃取（SPE）净化后，采用紫外分光光度法（UV）可以快速测定黄花蒿中青蒿素含量。采用高效液相色谱-紫外检测器-蒸发光散射检测器（HPLC-UV-ELSD）联用技术，可以同时测定痰热清注射液中6种有效成分，包括原儿茶酸、绿原酸、咖啡酸、黄芩苷、熊去氧胆酸、鹅去氧胆酸。采用高效液相色谱-紫外检测器-蒸发光散射检测器联用法（HPLC-UV-ELSD），可以同时测定复方妥布霉素滴眼液中妥布霉素和地塞米松的含量。

（单伟光　粟晓黎　李绍平　葛利丫）

jìnhóngwài guāngpǔfǎ yàowù fēnxī jìshù

近红外光谱法药物分析技术

（near infrared spectroscopy method pharmaceutical analysis technology）　利用药物的分子振动能级跃迁所产生的近红外光谱特性而建立的药物定性定量分析技术。属于光谱法药物分析技术。近红外光谱指波长在780~2526nm范围区域内的电磁波，是最早发现的非可见光区域，已有200多年的历史。20世纪初，科学家已能使用摄谱的方法获得有机化合物的近红外光谱，并对化合物分子中有关基团的光谱特征进行了解释。随着仪器设备技术的发展，到20世纪50年代出现了早期的近红外光谱仪，并大量用于化合物的结构表征。进入20世纪80年代后期，随着化学计量学方法的快速发展，近红外光谱的研究和应用又进入了快速发展时期。近红外光谱分析方法在药物分析测定中也有其独特优越性，不但可以用于药物的定性分析，还可以得到准确度很高的药物定量分析结果。而且该技术还具有分析速度快、不破坏样品、不使用有机试剂，利于环境保护、操作技术易掌握等优点。

原理及特点　近红外光谱是红外光谱的一种，其原理与红外光谱分析相似，不同的是近红外光谱主要由物质分子中的C—H、N—H、O—H和S—H等基团基频振动的倍频和合频组成。由于其吸收强度远低于中红外光谱（4000~400cm^{-1}）的基频振动，而且吸收峰重叠严重，因此不能采用常规的红外光谱分析方法对被测物质进行定性、定量分析，而必须对测得近红外光谱数据经验证的数学方法处理后，才能对药物进行定性、定量分析。近红外光谱分析有透射和漫反射两种模式。

透射模式近红外吸收光谱分析　透射模式一种是通过测量透光率（T）来对药物进行分析，即将样品放置在光源与检测器之间，测定给定波长入射光穿过药物样品后衰减的强度，这种方法常用于液体样品的分析。对于固体样品透光率的测量则需要选择合适的采样附件。另一种透射模式是测试透反射，即检测器和光源在药物样品的同侧，测定在测量透射反射率时，用一面镜子或一个漫反射的表面将穿透样品的近红外光第二次反射回样品，通过测定二次透过样品的光的强弱来对药物进行定性定量分析。这两种情况，结果可以由透光率（T）或吸光度（A）表示。

漫反射模式近红外吸收光谱分析　通过测量反射率（R）来分析药物，即从样品反射回的光强度（I）与由背景或参考物质表面反射回的光强度（Ir）的比率，即

$$R=I/Ir$$

漫反射模式一般应用于固体样品的分析。样品放置于适宜的装置中，让近红外光进入到物质内部一定距离，一部分光被样品的倍频及合频振摇所吸收，未被吸收的光由样品反射回检测器，反射回检测器的光强度与药物的性质和含量有关。因此利用这个特性可以对药物进行定性定量分析。典型的近红外反射光谱可以通过计算，并以lg(1/R)对波长或波数作图得到。

分析过程　采用近红外光谱法对药物进行分析，内容根据定性定量目标而有所不同。

定性分析　近红外光谱法对药物进行定性分析，其过程是首先建立参考谱库，然后进行数据预处理和数据评估，最后对数据库的专属性和耐用性进行验证。①参考谱库的建立。记录适宜数量批数的某物质的谱图，这批物质必须按照建立好的质量标准已进行了全面的测试，并包含了该物质的各种信息（如生产企业、物理形态、粒度等的不同）。该套光谱具有各种鉴别信息，据此可用该谱库对被测物质进行鉴别。②数据的预处理。建立一个分类或校正模型前，必须对谱图进行某种数学预处理，典型的方法有多元散射校正，以及能使噪声降低的谱图压缩技术以及谱图一阶或二阶导数的数学计算法。在某些情况下采用归一化法。做任何数学转换时必须防止基础信息丢失或人为信息的引入，因此在所有情况下使用数学转换的合理性必须用文件阐明。③数据的评估。数据评估是将被测物质的谱图在数学相关性或其他相应的算法基础上直接与谱库中单一或平均参考谱图比较。有多种不同的计算

方法：主成分分析与聚类分析联用以及近红外仪器中使用的其他软件。

定量分析　首先建立一个校正模型的参考谱库，然后进行数据的预处理，最后进行方法学验证。①数学模型。建立一个校正模型的参考谱库。记录某指标含量已知、样品数量适宜的光谱集，然后建立近红外光谱与样品某指标含量联系起来的数学模型。可以使用任何一个经过校正、能够清楚而确切地由数学表达并给出正确结果的定量校正方法，常用的方法有多元线性回归法、主成分回归法和偏最小二乘法等。②数据预处理。指近红外谱图数据的数学变换，目的是在建立校正模型前增强光谱特征和/或去除/降低不需要的变异源。根据应用目的可选择适宜的数据预处理和校正算法。③方法学验证。近红外定量分析的方法学验证与其他分析方法的要求相似。对于每一个被验证的参数，其可被接受的限度范围必须与该方法应用的目的一致。通常应考虑专属性、线性、范围、准确度、精密度、耐用性和界外点。

应用　近红外光谱技术是随着计算机技术的发展而推广出来的一种高新分析技术，具有快速，无污染，样品无需预处理和同时检测多个组分等优点。近红外光谱法在药物分析领域中的应用范围相当广泛，它不仅适用于不同类别的药物，如化学药物、激素、抗生素、中药等，还可用于药物的多种不同状态（如原料、完整的片剂、胶囊与液体等制剂的）的分析。同时其更适用于原料药纯度、包装材料等的分析以及生产工艺的监控；利用不同的具有一定专属性的光纤探头可实现生产工艺的在线连续分析及质量监控等；利用其他方法与近红外光谱法相结合，测定物质含量及进行药品打假。如：近红外漫反射光谱法可测定诺氟沙星胶囊的含量、同时测定复方甲氧那明胶囊中四个主成分含量；建立厚朴药材的近红外定性模型可用于快速识别伪品厚朴，该模型还可以应用于药品快检车；采用近红外光谱方法建立复方抗感冒药的定性分析模型，并将模型装备于药品检测车上可以用于现场快速筛查；运用近红外光谱技术可以测定不同产地野菊花总黄酮含量，近红外光谱法还可在线监测复方丹参滴丸料液中有效成分含量；采用近红外漫反射光谱技术可定量分析苦参提取物中苦参碱和氧化苦参碱的总量，可用于苦参提取物的制备工艺研究；采用光纤近红外漫反射光谱法，可快速检测痰咳净散中的咖啡因，该定量模型可用于痰咳净散中咖啡因的快速检测，也可用于生产过程的在线分析；采用近红外透射光谱法，建立血必净注射液提取过程各质控指标的快速定量分析模型，并进行提取终点的快速判断，可以实现生产提取过程的在线检测。利用近红外光谱技术还可以实现提取过程中阿魏酸浓度和含固量的快速检测，并可快速判断提取终点。

（单伟光　栗晓黎）

hóngwài guāngpǔfǎ yàowù fēnxī jìshù

红外光谱法药物分析技术

（infrared spectroscopy method pharmaceutical analysis technology）　利用药物分子对红外辐射的特征吸收来进行药物分子结构鉴别等定性定量分析的技术。红外光谱法又称红外分光光度法、红外吸收光谱法，属于光谱法药物分析技术。药物对红外辐射的吸收产生的特征图谱称为红外光谱，是分子转动振动能级跃迁所产生的光谱。红外辐射光谱波长在0.78～2.5μm范围称为近红外光区，2.5～50μm称为中红外光区，50～1000μm称为远红外光区。药物分析中的红外分析通常指的是利用药物对中红外区辐射光谱的吸收特征来进行定性与定量分析。

原理　当待分析样品受到频率连续变化的红外光照射时，样品分子选择性地吸收某些波数范围内的辐射，引起偶极矩的变化，产生分子振动能级从基态到激发态的跃迁，并使相应的透射光强度减弱。红外光谱中，吸收峰出现的频率位置由振动能级差决定，吸收峰的个数和分子振动自由度的数目相关，而吸收峰的强度取决于振动过程中偶极矩的变化和能级的跃迁概率。当一束连续波长的红外光通过被测物时，若物质分子中某个基团的振动频率和红外光的频率一致，物质分子的振动能级从基态跃迁到激发态，该处波长的光就被物质吸收，从而形成红外光谱。分子的振动形式可以分为两大类：伸缩振动和变形振动。前者是指原子沿键轴方向的伸缩运动，振动过程中键长发生变化，而键角不发生变化。后者是指基团键角发生周期性变化而键长不发生变化的振动。从理论上来说，每一个基本振动都能吸收与其频率相同的红外光，在红外光谱图对应的位置上出现一个吸收峰。红外谱带的强度是一个振动跃迁概率的量度，而跃迁概率与分子振动时偶极矩的变化大小有关，偶极矩变化越大，谱带强度越大。偶极矩的变化与基团本身固有的偶极矩有关，故基团极性越强，振动时偶极矩变化越大，吸收谱带越强；分子的对称性越高，振动时偶极矩变化越小，吸收谱带越弱。组成分子的各种基团都有自己的特定的红外吸收区域，分子的其他部分对其吸收位置影响较小。通常把能代表基团存在并有较高强度的吸收谱带称为基团频率。基团频率通常是由基态跃迁到第一振动能级产生的，其所在的位置为特征吸收峰。

装置 红外光谱仪的主要部件包括光源、样品室、旋转镜、分光器、检测器、信号整流滤波器、记录仪等组成。红外光谱仪有不同的设计类型，如色散型红外分光光度计按测光方式的不同，可以分为光学零位平衡式（图1）与比例记录式（图2）。

应用 红外光谱图能够提供药物分子骨架结构和许多官能团的信息，是确定药物部分乃至全部分子类型及结构的基本分析方法，常用于药物的定性鉴别，也常用于药物的定量测定。

定性分析 在药物研发期对新药的筛选中，往往需要首先确定药物分子的骨架结构，此时测定未知药物的红外光谱，再根据图谱中吸收峰的特征，分析出该药物可能具有的骨架结构和连接的官能团。这个过程称为红外光谱解析，这是针对未知结构药物的分析。对于已知结构的药物，红外光谱可以作为质量检测的方法，此时一般采用比较法。比较法有两种，一种是与药物标准物质对照，即将待检药物与药物标准物质同时分别测红外光谱，比较二者的异同。若两张图谱完全重叠，则药物纯度很高，若两张图谱有差异，则提示被检测药物可能有其他杂质。该方法的前提是要有纯度很高的该药物的标准物质。另一种是与红外标准谱图做比对，即只对待检药物测红外光谱，然后与标准图谱库中的红外图谱做比较，以判断二者的异同。但是该方法的前提谱图库中要有该药物的标准红外图谱。如采用红外分光光度法可对联苯双酯同质异晶体进行研究，可以测定华法林、酞丁胺等包合物中主体的红外光谱，以及复方氨苄西林胶囊中氨苄西林三水合物和氯唑西林钠的红外光谱。也可采用傅里叶红外光谱法对巴戟天药材及其常见伪品羊角藤、铁箍散、假巴戟和恩施巴戟进行测定，通过比较一、二级红外谱图相似度和特定谱段相似系数对其真伪进行分析。可根据特征峰比对分析法和特征谱段相似系数法快速鉴别巴戟天及其伪品。

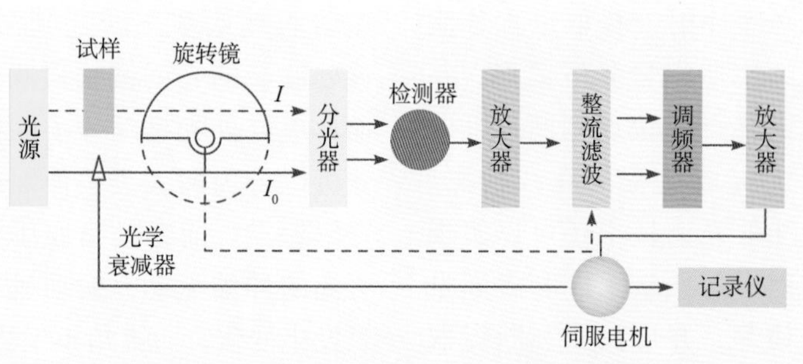

图1 光学零位平衡式色散型红外分光光度计结构示意

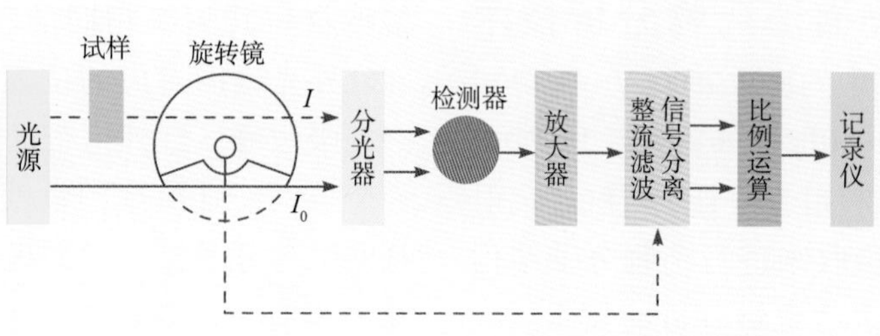

图2 色散型红外分光光度计比例记录式结构示意

定量分析 红外光谱定量分析法的依据是朗伯-比尔定律，定量方法主要有直接计算法、工作曲线法、吸收度比法和内标法等。红外光谱结合运用最小二乘回归，相关分析，因子分析，遗传算法，人工神经网络等方法，可以实现红外光谱对于复杂多组分体系的定量分析。如采用红外光谱法可以对无味氯霉素B晶型中含有的微量A晶型进行定量分析，采用衰减全反射傅里叶变换红外光谱法可测定头孢呋辛钠的含量。采用红外分光光度法可测定二甲硅油片中二甲硅油的含量。红外光谱定量分析法与其他定量分析方法相比，虽然存在一些缺点，但在特殊条件下可以使用。它要求所选择的定量分析峰应有足够的强度，即摩尔吸光系数大的峰，且不与其他峰重叠。

特点 红外光谱对样品的适用性相当广泛，固态、液态或气态样品都能应用，无机、有机、高分子化合物都可检测。此外，红外光谱还具有测试迅速，操作方便，重复性好，灵敏度高，试样用量少，仪器结构简单等特点，因此，它已成为现代结构化学和分析化学最常用和不可缺少的工具。红外光谱在高聚物的构型、构象、力学性质的研究以及物理、天文、气象、遥感、生物、医学等领域也有广泛的应用。

（单伟光　粟晓黎）

lāmàn sǎnshè guāngpǔfǎ yàowù fēnxī jìshù

拉曼散射光谱法药物分析技术（Raman spectrum method pharmaceutical analysis technology）　利用光线通过物质产生拉曼散射的特性对药物进行定性分析的技术。拉曼散射分析技术也称为拉曼光谱法，属于光谱法药物分析技术。该技术是建立在药物对光的拉曼散射效应基础上的光谱分析方法，属于分子振动光谱。拉曼散射现象由印度物理学家拉曼（Raman C. V.）于1928年发现，并命名为拉曼效应，且用于光谱分析，因此获得了1930年诺贝尔物理学奖。拉曼散射分析方法具有分辨率高，重现性好，不破坏样品，简单快速的特点。

原理　当光通过透明溶液时，有一部分光会由于溶液中的物质作用而被散射，散射光频率与入射光不同，且与发生散射的溶液中物质分子结构有关，这种散射即称为拉曼散射，散射光对应的谱线为拉曼线。与入射光频率相比，拉曼散射光频率降低的为斯托克斯线（Stokes），频率升高的为反斯托克斯线。斯托克斯线或反斯托克斯线与入射光的频率差为拉曼位移。拉曼光谱属于物质分子振动能级跃迁而产生的光谱，且与分子结构有关。当处于基态电子能级某一振动能级的分子，接受入射光子的能量后，会跃迁到不稳定的受激虚态，再由受激虚态迅速返回原来所在的振动能级，并以光子的形式释放出吸收的能量，产生与入射光频率相同而方向不同的散射，称为瑞利（Rayleigh）散射。如果受激分子不返回原来所在的振动能级，而返回其他振动能级，如从基态电子能级的基态振动能级跃迁到受激虚态的分子不返回基态，而使返回到电子基态的第一振动激发态能级，此时散射光子的能量低于入射光子能量，由此产生的拉曼线在瑞利线的左侧，称之为斯托克斯线。若处于基态电子能级第一振动激发态的分子跃迁到受激虚态后，再返回到基态电子能级，此时散射光子能量产生的拉曼线在瑞利线右侧，称为反斯托克斯线。拉曼位移与入射光频率无关，只与分子振动能级跃迁有关。不同物质的分子具有不同的能级跃迁，因此拉曼位移具有特征性，可以作为研究分子结构的依据。

装置　拉曼光谱仪由激光源、外光源系统、样品室、光栅、单色仪、广电倍增管、放大器、记录仪组成（图）。

应用　拉曼位移表征了分子中不同基团振动的特性，因此，可以通过测定拉曼位移对分子进行定性和结构分析，适合于测定有机化合物的分子骨架，并能够方便地区分各种异构体，如几何异构、顺反异构、位置异构等。激光拉曼光谱特别适合高聚物的碳链骨架或环结构、结晶度、几何构型等的测定，也是研究蛋白质、氨基酸、糖、生物酶、激素等生化物质的有效手段。表面增强拉曼光谱法吸附在极微小金属颗粒表面或其附近的化合物或离

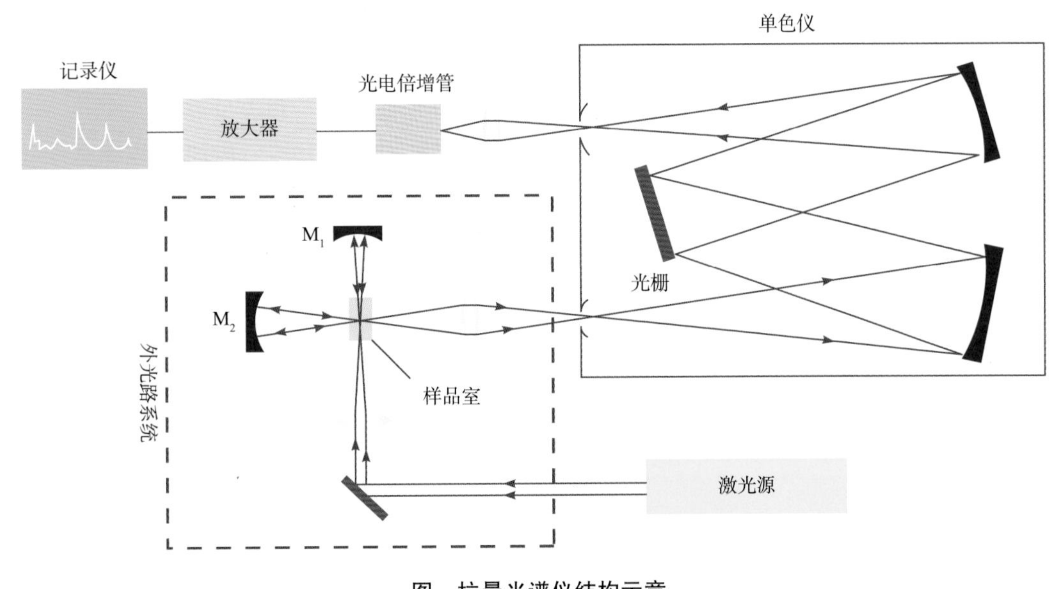

图　拉曼光谱仪结构示意

子的拉曼散射要比该化合物的正常拉曼散射增加 103～106 倍。这种表面增强拉曼散射在银表面最强，在金或铜的表面上也可观察到。该现象主要由金属表面机制受激而使局部电磁场增强所引起。效应的强弱取决于光波长对应的表面粗糙度大小，以及和波长相关的复杂的金属电介质作用的程度。许多表面增强基质可以用于药物分析，比如溶胶、电极、电介质表面金属膜等。

药品快检　拉曼光谱法是药物快速检验的较有效的方法。例如：①拉曼光谱法是一种快速、直接、对样品无损伤的检查固体分散体分散性的方法，可检测灯盏花素固体分散体的分散性，试验时用溶剂法制备灯盏花素固体分散体，用显微共焦拉曼光谱仪采集灯盏花素、乙基纤维素、灯盏花素固体分散体的拉曼图谱并进行分析。②拉曼光谱可以给出阿昔洛韦及相关抗病毒药物的结构指纹信息，并可和红外光谱相互补充佐证，采集抗病毒药物喷昔洛韦、阿昔洛韦、更昔洛韦、伐昔洛韦的拉曼光谱，分别归属其振动光谱峰并分析，可以分析比较光谱差异与结构之间的关系。③采用傅里叶变换拉曼光谱法，可以研究盐酸林可霉素两种晶型晶体结构中不同的分子构象。因为盐酸林可霉素两种晶型分属不同晶系及空间群，它们在晶胞中的分子内、分子间的氢键以及分子构象不同，从而造成它们拉曼光谱行为有显著差异。利用这个特性可用拉曼光谱法鉴别盐酸林可霉素不同晶型。④运用拉曼光谱技术可对氧氟沙星、左氧氟沙星、盐酸左氧氟沙星注射液进行快速鉴别检查和含量测定。拉曼光谱法可以鉴别出氧氟沙星消旋体和左氧氟沙星，辨别出不同 pH 值的左氧氟沙星注射液的图谱差异，并可用于盐酸左氧氟沙星注射液的含量测定。⑤拉曼光谱法还可作为快速鉴别人血白蛋白的方法。通过采集不同厂家不同批次人血白蛋白的拉曼光谱图，建立人血白蛋白的特征拉曼光谱图，将采集的样品的拉曼光谱图与特征拉曼光谱图进行比对分析，结合拉曼光谱峰位移频率和峰强度的相似度计算结果，可以判断人血白蛋白样品的真假伪优劣。⑥采用纸基-表面增强拉曼光谱法可实现对染色红花的快速、灵敏、无损的检测，并满足现场快检的需求。可以检测出经甲基红、碱性品红、金胺 O 和对氨基偶氮苯 4 种常见染料染色的红花药材。⑦拉曼光谱可以快速无损的对液体制剂进行检测，适合药品快速筛查打假的需要。选择对光极不稳定的沙星类液体制剂，按照液体制剂拉曼无损检测方法进行测量，分别在测量前、测量后取样，用高效液相色谱法对其中的有关物质进行检查，同时与破坏实验产生杂质进行对比，结果显示所有样品拉曼测试前后均无新的杂质峰产生。结论为 785nm 激光拉曼无损测试对沙星类液体制剂无光不稳定性反应，因此测试方法对液体制剂进入再流通的安全性没有影响。对拉曼无损检测液体的方法制定规范化操作规程，对每个注射液品种建立拉曼模型，根据动态验证的结果调节每个品种的个体化阈值，最终形成数据库用于液体注射剂的快速无损筛查。随着液体注射剂拉曼光谱数据库的不断累积，可实现现场液体注射液和大输液的快速无损检测。⑧采用便携式拉曼光谱仪可对磺胺类药物成分进行快速无损的识别。使用便携式拉曼光谱仪，建立对照品图谱库，并测定磺胺类药物的拉曼光谱，通过图谱比对进行识别，已成为药品日常监督中一种有效的鉴别手段。

（单伟光　粟晓黎）

fēnzǐ línguāngfǎ yàowù fēnxī jìshù

分子磷光法药物分析技术

（phosphorescence spectrum method pharmaceutical analysis technology）　利用一定波长的入射光辐射药物分子使其发射磷光并进行定性定量分析的技术。日常中所见的在黑暗中发光的物质都属于磷光物质，一些药物也具有这样的特性。分子磷光光谱法的入射光通常是紫外线、X 射线或波长较小的可见光，磷光是物质被这些入射光照射后吸收光能而导致的出射光，且该出射光的波长比入射光长，一般在可见光的波段。磷光发光是一个缓慢地退激发的过程，即在入射光照停止后，磷光发光现象仍然继续存在。磷光按余辉时间长短分为短期磷光和长期磷光，余辉时间小于 10^{-4}s 的为短期磷光，余辉时间大于 10^{-4}s 的为长期磷光，且磷光的衰减受温度影响。磷光的强弱与药物的结构和含量有关，因此可利用这种特性对药物进行鉴别和含量测定。

原理　药物分子受到入射光辐照，价电子由基态跃迁至不稳定的激发态，并以磷光的形式辐射出能量再回到基态。未受光辐照前，药物分子或原子中的电子均处在一定能级，并且按自己的坐标轴旋转，称为自旋（spinning，S）。通常原子和分子中轨道上电子大多数是成对的，自旋方向相反，若分子中所有电子成对，则这样的分子状态称为单线态。当处于基态的分子吸收电磁辐射后，分子获得了能量，其价电子就会发生能级跃迁，一个电子跃迁到高能态轨道，处于激发态，这样两个电子各占一个轨道。此时，如果电子自旋不变，则为激发单线态（singlet state，S）；但如果电子自旋改变，则为激发三线态（triplet state，T）。

分子到达激发三线态后，紧接着通过快速的振动弛豫到达三线态的最低振动能级上，在没有其他过程与之竞争时，在 10^{-4} ~ 10s 的时间内以发射光子的形式回到基态，这个过程称为磷光发射。根据卡莎（Kasha）规则，通常观察到的磷光都是第一激发三线态（T_1）向基态（S_0）跃迁时所释放的辐射。

定性分析　分子磷光的产生取决于分子结构和周围环境，掌握其变化规律，可以使其成为微量分析的工具，如有高共轭双键特别是含芳香环的结构分子可产生磷光。对于可产生磷光的药物可用磷光技术直接分析；而对于产生磷光弱的物质，则需寻找合适的磷光产生条件，再进行药物检测。

定量分析　当磷光物质在低浓度下时，磷光强度与磷光物质浓度 c 之间具有一定的关系：

$$I_P = 2.3\varphi_p I_0 \varepsilon l c$$

式中 φ_p 为磷光效率、I_0 为激发光强度、ε 为磷光物质的摩尔吸收系数，l 为样品池的光程，c 为磷光物质浓度。在一定条件下 φ_p、I_0、ε、l 均为常数，所以公式可写成

$$I_P = Kc$$

测量磷光的强度就可以换算出药物的浓度。测定时可以采用标准曲线法或比较法。

仪器　1858 年法国科学家安东尼·亨利·贝克勒尔（Antoinc Henri Becquerel）设计制造了磷光镜，并测量出了磷光寿命可达 10^{-3}s，此后发展为旋转罐式磷光测量仪器。现代的磷光测量仪一般包括光源、分光系统、样品室和检测系统。

应用　磷光分析法除可直接在室温或低温下测定之外，还可以与色谱分析相结合。许多生物碱如吗啡、可卡因、阿托品等可用低温磷光测定。在药物分析和临床分析方面，可测定血清、血浆中的水杨酸类、普鲁卡因、叶酸、氯丙嗪、苯巴比妥、磺胺类、维生素、氨甲蝶呤、筒箭毒等物质。在毒物如毒扁豆碱的分析、蛋白质和核酸的分析、生物活性物质分析以及激素分析等方面的应用也有着广阔前景。采用高效液相色谱-磷光检测法可以测定钆双胺及其有关物质的含量。

（单伟光　粟晓黎）

fēnzǐ yíngguāng guāngpǔfǎ yàowù fēnxī jìshù

分子荧光光谱法药物分析技术

分子荧光光谱法药物分析技术（molecule fluorescence spectrum method pharmaceutical analysis technology）　利用一定波长的入射光辐射药物分子使其发射荧光并进行定性定量分析的技术。分子荧光光谱法的入射光通常是紫外线或波长较小的可见光，荧光与磷光相同均是物质被入射光照射后吸收光能而导致的出射光，且波长比入射光长，也是在可见光的波段。荧光与磷光不同在于，其发光是一个较快的退激发过程，即在入射光照停止后，荧光发光不能继续。荧光的余辉时间小于 10^{-8}s，且不受温度影响。荧光的强弱与药物的结构和含量有关，因此可利用这种特性对药物进行鉴别和含量测定。

原理　分子或原子中的电子均处在一定能级，并且按自己的坐标轴旋转，称为自旋（spinning，S）。通常原子和分子中轨道上电子大多数是成对的，自旋方向相反，若分子中所有电子成对，则这样的分子状态称为单线态。当处于基态的分子吸收电磁辐射后，分子获得了能量，其价电子就会发生能级跃迁，一个电子跃迁到高能态轨道，处于激发态，这样两个电子各占一个轨道。此时，如果电子自旋不变，则为激发单线态（singlet state，S）；但如果电子自旋改变，则为三线态（triplet state，T）。当激发单线态的分子通过振动弛豫—内转换—振动弛豫到达激发单线态的最低振动能级时，激发单线态的最低振动能级的电子可通过发射辐射（光子）回到基态的不同能级，此过程称为荧光发射。由于这种跃迁是自旋许可的，因而其辐射寿命通常在 10^{-12} ~ 10^{-7}s。物质分子不同，其荧光光谱不同，如荧光黄、罗丹明 B、罗丹明 6G 的荧光发射光谱如图所示。

定性分析原理　物质分子结构与荧光的发生及荧光强度紧密相关，根据物质的荧光特性可以判断物质的分子结构，这是分子荧光光谱定性分析的基础。药物分子荧光光谱的定性分析主要采用将实验所得样品的荧光光谱与标准荧光谱比较来鉴定样品成分。

定量分析原理　当荧光物质在低浓度下时，荧光强度 I_f 与荧光物质浓度 c 之间的关系式如为：

$$I_f = 2.3\varphi_f I_0 \varepsilon l c$$

式中 φ_f 为荧光效率，I_0 为激发光强度，ε 为荧光物质的摩尔吸收系数，l 为样品池的光程。在一定条件下，φ_f、I_0、ε、l 均为常

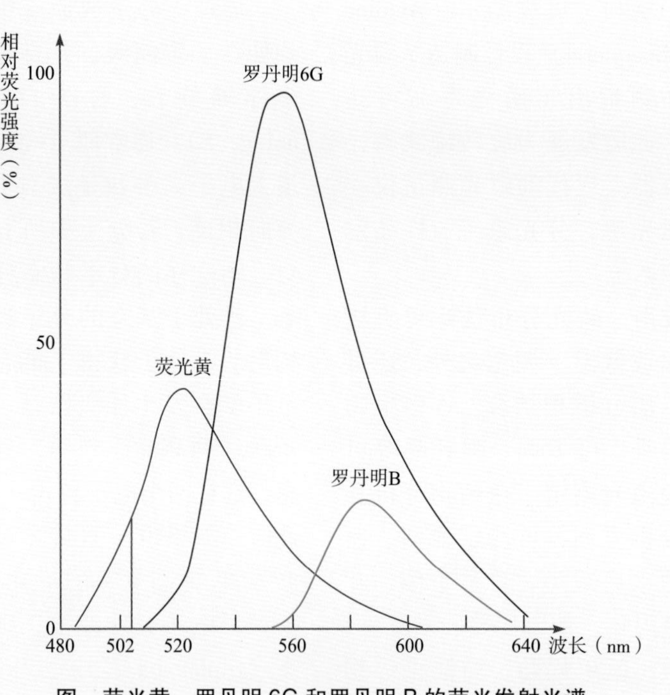

图　荧光黄、罗丹明 6G 和罗丹明 B 的荧光发射光谱

数，所以上式可写成：

$$I_f = Kc$$

应用　由于分子荧光光谱分析法的选择性和灵敏度均较好，常应用于医药、食品、生物化学和天然产物的分析。分子若要产生荧光，首先要求分子结构能吸收紫外或可见辐射，因此，在药物分析领域，分子荧光光谱多用于含有一个或几个苯环结构的复杂物质的定量分析，因为该类物质能产生较强的荧光。如利用荧光光谱特性可以鉴别环丙沙星、黄连素（小檗碱），采用荧光光度分析法还可以研究芍药苷、马钱苷、羟喜树碱等与牛血清白蛋白相互作用。

（单伟光　栗晓黎）

yuánzǐ xīshōu fēnguāng guāngdùfǎ yàowù fēnxī jìshù

原子吸收分光光度法药物分析技术

原子吸收分光光度法药物分析技术（atomic absorption spectrophotometric method pharmaceutical analysis technology）　通过对蒸气态药物分子中被测元素的基态原子对其原子共振辐射的吸收强度的测定实现药物定性定量分析的技术。属于*光谱法药物分析技术*。1955 年澳大利亚物理学家沃尔什（A. Walsh）发表了原子吸收光谱分析的论文，开创了火焰原子吸收光谱法。1959 年苏联里沃夫（L'vov）发表了电热原子化技术的论文，开辟了原子吸收光谱法的新领域。该技术已用于药物中微量及痕量无机组分的测定与分析。

原理　当有辐射通过蒸汽态原子，且入射辐射的频率等于原子中的电子由基态跃迁到较高能态所需要的能量频率时，原子便可从入射辐射中吸收能量发生共振吸收，使电子从基态跃迁至第一激发态，同时产生吸收光谱，称为共振吸收线。

共振吸收线就是被分析样品在发生共振吸收后产生的特征谱线，由于不同元素的吸收光谱波长和吸收线数目各不相同，通过对吸收光谱波长或吸收数目的测定即可得知是由何种元素所产生，由此可进行被测样品中元素的定性分析。同时在一定的实验条件下，基态原子浓度与样品中待测元素的浓度 C_x 成正比，因此测定吸光度（$A = kC_x$）就能进行元素的定量分析。

原子化系统是整个原子吸收光谱法中最关键的部分，其作用是将待测元素化合物转变为基态原子。原子化的方式主要有火焰原子化法和无火焰原子化法。火焰原子化是利用化学火焰所产生的热能将分析物中待测元素转变为自由原子的过程；而无火焰原子化一般是将固体或液体分析物通过热能等直接转化为含待测物自由原子蒸气的过程。

装置　原子吸收分光光度仪器一般包括光源、原子化器、分光系统、检测系统四部分组成。光源常用空心阴极灯，原子化器即为样品室，分光系统由反射镜、光栅等组成（图）。

应用　原子吸收分光光度分析具有检出限低、灵敏度高、精密度高、选择性好、准确度高、分析速度快等特点，可直接测定岩矿、土壤、大气飘尘、水、植物、食品、生物组织等试样中 70 多种微量金属元素，还能用间接法测度硫、氮、卤素等非金属元素及其化合物，已广泛应用于环境保护、化工、生物技术、食品科学、食品质量与安全、地质、国防、卫生检测和农林科学等各领域。在药物分析领域，该技术主要用于各种药物中的金属元素分析测定。如：采用原子吸收分光光度法测定泽泻、金银花、鸡血藤中钴、铬、镍的含量，样品用浓硝酸-微波消解，钴的测定波长是 242.5nm，铬的测定波长是 357.9nm，镍的测定波长是 232.0nm。采用化学原子化-原子

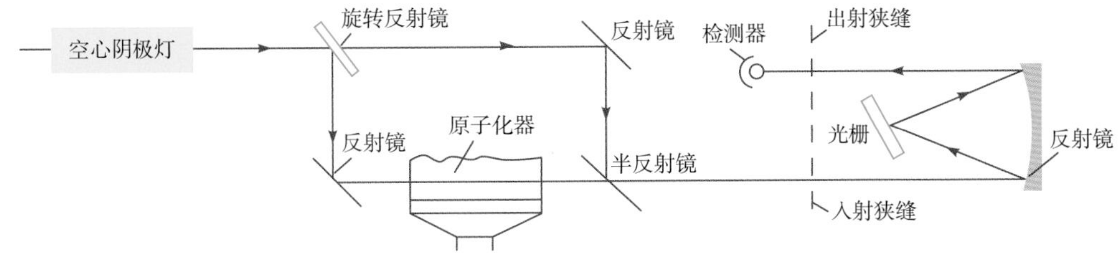

图　原子吸收分光光度仪器结构示意

吸收分光光度法可以测得金银花中痕量镉的含量，检测波长是228.8nm。维生素 B_{12} 是含金属元素的维生素，又叫钴胺素，采用火焰原子吸收分光光度法可以测定维生素 B_{12} 片中钴的含量，检测波长为240.7nm。采用石墨炉原子吸收分光光度法可以测定玻璃容器中硅、硼向药液里迁移的量，检测波长251.61nm。该方法可用于药用玻璃包装容器相容性试验中硅、硼迁移量的测定。

（单伟光　粟晓黎）

yuánzǐ fāshè guāngpǔfǎ yàowù fēnxī jìshù

原子发射光谱法药物分析技术（atomic emission spectrum method pharmaceutical analysis technology）　利用药物在热激发或电激发下其原子或离子可发射出特征光谱来判断其组成并进行元素的定性与定量分析的技术。属于光谱法药物分析技术。1859年德国光谱物理学家基尔霍夫（Krichhoff G. R.）和本生（Bunsen R. W.）研制了用于原子发射光谱分析的分光镜。1930年以后出现了原子发射光谱定量分析方法。

原理　原子在通常情况下处于基态，当遇有通过电致激发、热致激发或光致激发等激发光源的作用时，会变成气态原子或离子，其外层电子获取足够的能量后，就会从基态跃迁到各种激发态；处于各种激发态不稳定的电子（寿命 $<10^{-8}$s）迅速回到低能态，多余能量以光子的形式发射形成一条光谱线。不同元素的原子或离子被激发后，可以辐射出波长一定的特征光谱，因此，根据样品光谱中有无某元素原子或离子的特征光谱，可以判断样品中有无该元素；并根据该元素谱线强度，估计该元素的含量，进而估计样品的组成，这就是光谱定性分析的基本原理。常用的光谱定性分析方法有铁光谱比较法和标准试样光谱比较法。原子发射光谱定量分析主要是依据谱线强度与被测元素浓度的关系来进行。当温度一定时，谱线强度 I 与被测元素浓度 c 成正比，即依据发射光谱分析的基本关系式，塞伯-罗马金（Lomakin-Scheibe）公式：

$$I=\alpha c$$

当考虑到谱线自吸收，又有关系式

$$I=\alpha c^{b}$$

$$\lg I=b\lg c+\lg a$$

它是光谱定量分析的基本公式，式中 α 与所用激发光源类型及工作参数、样品形状、光源工作环境气氛、检测器相应特性、光谱仪器性能等多种因素有关，但当这些因素确定且工作条件稳定时，可视为常数；b 与光源类型，元素种类及元素含量、谱线特征等因素有关，称为自吸常数，且 $b\leqslant 1$，在没有自吸时，$b=1$。在其他条件确定时，b 值的大小与等离子体中同种原子的浓度有关，样品中元素含量增大时，等离子体中原子的浓度增大，自吸增强，b 值变小。可以采用标准曲线法、增量法、内标法等进行定量分析。

特点及应用　原子发射光谱分析技术的特点是：操作简单、分析快速，灵敏度高、选择性好，不需经化学分离，只要选择合适条件，可同时测定几十种元素。试样用量较少，一般只需几毫克至数十毫克，有时可在基本不损坏试样的情况下作全分析。微量分析准确度高，通常情况下相对误差仅为5%～20%，在含量 <0.1%时准确度优于化学分析法，能确定物质的元素组成与含量，但不能给出物质分子及结构信息。原子发射光谱分析不仅在冶金、地质、机械制造等行业领域作为定性和定量分析工具，而且扩大到了农业、食品工业，生物学，医学核能以及环境保护等领域，常作为化学成分的监控手段。

金属含量测定　原子发射光谱分析法在药物分析中应用很多，且多用于测定药物中的金属含量。电感耦合等离子体原子发射光谱法是元素分析的一种常用方法，可用于中药材及成药中重金属检测、化学药品中金属杂质检测、常量元素的含量测定、非金属元素的测定、生化样品测定、药动学测定等。如：样品经微波消解，采用电感耦合等离子体原子发射光谱法可测定多维元素类药物中的10多种元素；对硫黄熏蒸前后中药菊花中金属元素和微量元素的含量进行分析研究；采用微波消解-电感耦合等离子体原子发射光谱法、超高效液相色谱串联质谱联用法，可测定生龙胆药材及其炮制后无机成分硼（B）、钡（Ba）、钙（Ca）、钴（Co）、铬（Cr）、铜（Cu）、锂（Li）、镁（Mg）、钠（Na）、镍（Ni）、锶（Sr）、锌（Zn），以及有机成分当药苷、龙胆苦苷、獐牙菜苦苷和马钱苷酸的含量；通过采用微波消解法或盐酸溶液处理样品，检测肺炎球菌结合疫苗中佐剂磷酸铝或氢氧化铝的铝含量。

（单伟光　粟晓黎）

yuánzǐ yíngguāng fēnguāng guāngdùfǎ yàowù fēnxī jìshù

原子荧光分光光度法药物分析技术

（atomic fluorescence spectrophotometric method pharmaceutical analysis technology）利用待测药物分子中原子受激发可发射一定波长和强度的荧光对药物进行的定性定量分析的技术。简称原子荧光光谱法。

原理　气态基态原子吸收了特征辐射后被激发到高能态，然后又返回到基态或较低能态，同时发射出与原激发辐射波长相同或不同的光，即称为原子荧光。产生气态自由原子的方式有：火焰、石墨炉、电激发、热激发、电感耦合等离子焰。在原子荧光光谱法中主要是火焰。原子荧光可分为三类：即共振荧光、非共振荧光和敏化荧光，实际得到的原子荧光谱线，这三种荧光都存在，其中以共振原子荧光最强，在分析中应用最广。共振荧光是所发射的荧光和吸收的辐射波长相同，当发射的荧光与激发光的波长不相同时，产生非共振荧光，非共振荧光又分为直跃线荧光、阶跃线荧光、反斯托克斯（anti-Stokes）荧光。直跃线荧光是激发态原子由高能级跃迁到高于基态的亚稳能级所产生的荧光。阶跃线荧光是激发态原子先以非辐射方式去活化损失部分能量，回到较低的激发态，再以辐射方式去活化跃迁到基态所发射的荧光。直跃线和阶跃线荧光的波长都是比吸收辐射的波长要长。反斯托克斯荧光是指荧光波长比吸收光辐射的波长要短的荧光。而敏化荧光是指受光激发的原子与另一种原子碰撞时，把激发能传递给另一个原子使其激发，后者再以发射形式去激发而发射荧光即为敏化荧光。

由于不同元素都有特征的原子荧光光谱，故可根据原子荧光的特征波长进行被测药物中元素的定性分析。在原子荧光发射中，受激原子发射的共振荧光强度 I_f 与基态原子吸收特征辐射的强度 I_a 成正比，即 $I_f=\psi I_a$，式中 ψ 为荧光效率，表示发射荧光光量子数与吸收激发光光量子数之。经适当处理，可得 I_f 与被测药物元素浓度 c 成正比，即 $I_f=Kc$，该式是原子荧光定量分析的依据。常用的定量分析方法有标准曲线法、标准加入法。

应用　原子荧光分光光度分析技术具有设备简单、灵敏度高、光谱干扰少、工作曲线线性范围宽、可以进行多元素测定等优点。在地质、冶金、石油、生物医学、地球化学、材料和环境科学等各个领域内获得了广泛的应用。在药物分析领域，该技术主要用于生物样品、中草药中部分金属元素的含量测定。如：原子荧光分光光度法可测定葡萄糖氯化钠注射液中微量砷的含量。方法是采用硝酸-硫酸湿法消解样品，用硫脲-抗坏血酸溶液还原五价砷为三价砷，样品经前处理制成供试溶液后，于波长193nm检测，依照溶液含砷量与荧光强度的线性关系，计算葡萄糖氯化钠注射液中微量砷的含量。又如：用氢化物发生-原子荧光光谱法可测定天麻、首乌、当归、沙参、黄连5种中药材中的硒和锗。方法是样品经硝酸-过氧化氢微波消解后，在磷酸介质中以硫脲为预还原剂，采用双道原子荧光法进行测定。再如：采用氢化物发生-原子荧光分光光度法可测定傣药蓬莱葛中砷、汞的含量。该方法可用于监测天然药物中砷、汞等有害元素含量是否符合限量标准。

（单伟光　粟晓黎）

hécí gòngzhènfǎ yàowù fēnxī jìshù

核磁共振法药物分析技术

（nuclear magnetic resonance method pharmaceutical analysis technology）利用核磁共振波谱学的原理和方法对药物进行定性定量分析的技术。核磁共振波谱主要研究物质的结构、性质与核磁共振波谱的关系及应用。核磁共振波谱（NMR）是自旋的原子核在恒定外加磁场中，当射频频率等于原子核在恒定磁场中的进动频率时所产生的共振吸收波谱，也称核磁共振谱。核磁共振现象是1946年美国的康拉德·布洛赫（Konrad Emil Bloch）与珀塞尔（Edward Pucell）分别发现，两人因此获得了1952年诺贝尔物理学奖。核磁共振谱与原子的化学环境和原子的数量有关，是药物分子结构鉴定以及含量测定的常用分析方法之一。

原理 核磁共振定性分析是通过分析化学位移、自旋耦合以及二维或多维波谱解析药物分子结构的分析方法。带正电的质子和不带电的中子组成一个电正性的原子核，原子核处于不停的自旋运动状态，描述核自旋运动固有特性的是核的自旋量子数（I），自旋运动产生自旋角动量（P），当质子数和中子数有一个不为偶数时（$I \neq 0$），此类原子核由于自旋现象就会产生磁矩（μ），磁矩是核磁共振检测的对象。在核磁共振法药物分析技术中常用的原子有氢（^{1}H），碳（^{12}C），氮（^{15}N），氟（^{19}F）和磷（^{31}P）等，相应的技术称为氢核磁共振分析技术、碳核磁共振分析技术、氮核磁共振分析技术、氟核磁共振分析技术、磷核磁共振分析技术。

在静磁场B_0作用下，原子核存在$2I+1$个不同的能量级，核磁共振法药物分析技术检测的原子核自旋量子数I为1/2，如$^{1}_{1}H$，$^{13}_{6}C$等，均拥有两个能级，且处于低能级态（标记为α或1/2）的较高能级（标记为β或-1/2）多，其分布符合波尔茨曼分布（$N_\alpha > N_\beta$），两种能级间的能差为

$$\Delta E = \gamma \cdot \hbar \cdot B_0$$

在静磁场作用下，原子核运动类似陀螺旋转，除自旋外，由于受到静磁场力矩作用，核磁矩围绕磁场B_0做旋进运动，即拉莫进动。其进动频率（拉莫频率）表示为

$$\nu_L = (\gamma/2\pi) B_0$$

当外加一个与静磁场B_0垂直的电磁波频率υ_1，且υ_1的射频能量$h\nu_1 = \gamma \cdot \hbar \cdot B_0$时，原子核吸收能量，此时核磁矩与磁场间夹角增大，原子核低能级态N_α跃迁到高能级态N_β；当电磁波消失时，原子核由高能级态N_β跃迁到低能级态N_α，同时发射相同频率电磁波，核磁矩与磁场夹角减小，这种现象称为核磁共振。

仪器 有两种不同工作原理的核磁共振波谱仪，即连续波核磁共振波谱仪及脉冲傅里叶核变换谱仪。由于脉冲傅里叶变换谱仪能够满足高分辨率的^{13}C谱的需求，已基本取代连续波核磁共振波谱仪。伴随着材料科学的发展与进步，核磁共振技术与仪器得到快速发展，从永磁体到超导体，从60MHz到800MHz核磁仪，从普通探头到超低温探头。普通的300MHz仪器上氢谱实验的常规样品室在一个外径5mm的玻璃管中含有10mg样品和500μl溶剂。核磁共振波谱仪装置主要包括磁体单元、磁场稳定单元、探头单元、射频发射单元、射频接收单元、波谱显示单元、波谱记录单元。

分类 核磁共振法药物分析技术常见的波谱类型包括两类，一类以频率（以δ为单位）对强度（任意单位）的图谱，称为一维图谱，其频率轴是由自由衰减（FID）的时间轴经傅里叶变换数学处理得到。常见的一维谱包括^{1}H-NMR、^{13}C-NMR、^{15}N-NMR、^{19}F-NMR、^{29}Si-NMR、^{31}P-NMR 等。可以用来推测药物分子中含有的重要官能团及其数目，并能对结构鉴定起指导性作用。另一类被称为二维图谱，是由两个频率轴建立的图谱，在两个独立的时间轴分别进行傅里叶变换，得到相互垂直的两个频率轴。常见的二维谱主要有氢同核化学位移相关谱（^{1}H-^{1}H COSY）、异核多量子相关谱（HMQC）、异核单量子相关谱（HSQC）、异核多键相关谱（HMBC）、全相关谱（TOCSY），以及^{15}N、^{19}F等原子与^{1}H之间形成的上述二维谱。通过合适的二维谱解析，能将分子中不同官能团进行连接，配合其他分析方法能够准确地给出药物分子的结构式及其空间结构。

应用 核磁共振是能够深入到物质内部而不破坏被测量对象的一种分析物质构造的现代技术，它通过利用原子核在磁场中的能量变化来获得关于原子核的信息，具有迅速、准确、分辨率高等优点，因而在科研和生产中获得了广泛的应用，特别是在化学化工、生物化学、医药等方面有着重要的应用价值。药物化学、药剂学、药物分析学等，几乎药学各个学科都能用到此技术，其中在药物化学研究领域的应用更加广泛。在适当条件下，在600MHz仪器上可以完成对100ng具有常规分子量的化合物的结构分析。对于样品稀有的天然药物化学，药用核磁共振分析技术的作用尤为重要，特别是当加入低温冷却探头技术并结合高场强的核磁仪后，信噪比得以大幅度提高，可以对毫微克级的样品完成^{1}H-NMR测试。核磁共振技术可以用于药物成分或杂质的结构鉴定，如采用核磁共振对头孢他啶杂质、多索茶碱杂质进行结构确认；还可以用于药物标准物质的定值，如采用核磁共振法测定黄芩苷对照品的绝对纯度；还可用于药物成分或杂质的含量测定，如采用核磁定量的方法可准确快捷地测定氢溴酸东莨菪碱的含量。

（单伟光　栗晓黎）

qīngpǔfǎ hécígòngzhèn yàowù fēnxī jìshù

氢谱法核磁共振药物分析技术

（hydrogen nuclear magnetic resonance method pharmaceutical analysis technology） 通过测定药物分子的^1_1H核磁共振波谱对药物进行定性定量研究的技术。简称核磁共振氢谱（^1H-NMR），因其观测对象为质子，又称其为质子磁共振谱（proton magnetic resonance，PMR）。由于^1_1H在化学结构中最为常见，且天然丰度为99.985%，且磁旋比γ较大，因而核磁共振氢谱是发展最早，应用最广泛的一种图谱。

原理 质子核是带电质点，其自旋量子数$I=1/2$，是满足核磁共振分析要求的原子。当其受磁场环境变化，处于不同分子环境中具有不同共振频率的氢原子，发生在不同能级间跃迁的核磁共振现象。此时，在微秒级高功率射频脉冲作用下，发生磁矩与磁场夹角的变化，并逐渐恢复到平衡状态。该过程为自由感应衰减又称衰减干涉图。自由感应衰减信号经过傅里叶变换之后即可得到常见类型的NMR谱图。由于质子的弛豫时间短，常为几微秒至几秒之间，因此可以进行快速的重复脉冲累加信号，因而PMR在核磁共振谱图中是最容易得到的一种谱图。

参数 药物氢谱核磁共振分析中重要的参数有化学位移、峰面积与质子数、自旋偶合和自旋裂分。

化学位移 在一分子中，不同质子所在的化学环境不尽相同，每个质子在一定程度上受到周围环境中不同的电子云产生的屏蔽作用影响，最终导致其被激发时所吸收的电磁波频率变化，表现为化学位移的不同。为便于对不同场强、频率（即不同类型的NMR仪）所获得的数据进行比较，化学位移采用相对值表示，即以10^{-6}为单位，并常用四甲基硅烷（TMS）作为参比物，将TMS吸收峰放在图谱最右端，并标记为0Hz或者0×10^{-6}，正的σ数值从TMS向左增加。

峰面积与质子数 在PMR中吸收峰的面积与质子的数目成正比。等价质子的数目越多，吸收峰的面积越大。面积的计算方法通常采用积分曲线高度法。自动积分仪对峰面积进行自动积分，得出的数值用阶梯式的积分曲线高度表示出来。将每一个阶梯的高度进行测量，各个阶梯高度的比值即为各吸收峰的氢原子数目之比，再根据氢原子总数计算各个吸收峰的氢原子数目。即：

$$\text{高度比}=\text{峰面积比}=\frac{\text{不同类质子数比}}{\text{积分高度和}=\text{分子中质子总数}}$$

自旋偶合和自旋裂分 当使用高分辨率的核磁共振仪时，吸收峰分裂成多重峰。谱线的这种精细结构是由于邻近不等价质子的相互作用引起了能级的裂分而产生的。这种由于邻核的自旋而产生的相互干扰作用称自旋-自旋偶合，由自旋偶合引起的谱线增多的现象称自旋-自旋裂分。其产生的原因是由于在外磁场作用下，每个质子自旋产生一个小的磁矩，通过成键价电子的传递，对邻近的质子产生影响。其邻质子所受到的总磁场强度为B_0+B'（或B_0-B'），扫描时，当外磁场强度比B_0略小（或略大）时，才发生能级跃迁。因此，当发生核磁共振时，一个质子发出的信号就被邻近的自旋质子分裂成两个，即自旋裂分。邻近质子数目越多，则分裂峰的数目越多。裂分后峰的总面积与裂分前的峰面积相同。裂分峰间的距离称偶合常数J，其单位为Hz。自旋偶合的量度称自旋的偶合常数J。J的大小表示偶合作用的强弱，偶合常数不随外磁场的改变而改变，互相偶合的两组质子，其J值相同。

应用 氢谱核磁共振分析是最广泛应用的一种分析方法，它能够在原子水平上提供药物结构信息量是其他分析方法所不能比拟的，在已发现的利用共振显现象的谱学分析方法中，药物氢谱核磁共振分析具有最高的频率。该技术可用于药物定性定量分析。

定性分析 由化学位移可以推知核所处的化学环境，所以核磁共振波谱就成为药物结构化学分析的一项技术，每一种不同官能团在氢谱中均有相应的化学位移，通过这些化学位移及偶合常数提供的信息，可以推测药物分子中含有的重要官能团及其数目，并能对结构鉴定起指导性作用。如：采用一维及二维核磁共振谱测定方法，结合红外光谱、质谱、热重分析、差示扫描量热法以及X射线粉末衍射等，可对头孢妥仑匹酯进行结构表征，对药物头孢妥仑匹酯的化学结构进行确证。再如，采用核磁共振法，结合成像技术、X射线法、红外光谱法、差示扫描量热法等可对药物乳剂的微观结构进行分析研究。运用^1H-NMR法可测定聚桂醇中脂肪碳链的长度以及聚氧乙烯醚的聚合度。

定量分析 在合适的实验条件下，两个信号的积分面积（或强度）正比于产生这些信号的质子数，因而可以利用这个特性进行药物的含量测定。如：建立核磁共振定量方法可测定聚桂醇的

绝对含量。利用各个峰的积分值来计算聚桂醇中脂肪碳链的长度以及聚氧乙烯的聚合度；以二硝基苯为内标，通过比较 $\delta3.4$ 处样品定量峰与 $\delta8.4$ 处内标峰面积，计算聚桂醇含量。核磁共振法不仅可以用于聚桂醇结构信息的测定，而且可以快速、准确地测定聚桂醇的绝对含量。再如：采用 ^{1}H-NMR 法可建立 D_3-吗啡绝对含量的测定方法。测定时，以对苯二甲酸二甲酯基准试剂为内标，以氘代甲醇为溶剂，采用核磁共振谱仪，在恒温 25℃ 下获取 ^{1}H-NMR 谱，将样品与内标的核磁共振波谱峰面积比对其质量比绘制标准曲线，即可测得样品的含量。

（单伟光　粟晓黎）

tànpǔfǎ hécígòngzhèn yàowù fēnxī jìshù

碳谱法核磁共振药物分析技术

（carbon nuclear magnetic resonance method pharmaceutical analysis technology）　通过测定药物分子 ^{13}C 核磁共振图谱而进行药物分子结构分析研究的技术。碳谱化学位移范围广，去偶峰尖锐，谱峰间不易重合，可以提供有用的信息，立体异构体在碳谱中能够以分离的峰出现，因而有识别度高的特点，适用于结构鉴定工作，其应用领域得到不断扩大，广泛应用于化学、物理、药学、生物学、医学以及石油化工和农业等国民经济的许多领域。

原理　药物碳谱核磁共振的基本原理与 ^{1}H-NMR 相似，应用核磁共振基本原理，并结合 ^{13}C 所处化学环境不同发生共振所需的频率不同，进行药物分子的定性定量分析。其有别于 ^{1}H-NMR 的地方表现在：在常见的碳谱中，峰型呈单峰，除非有其他磁性核如 ^{2}H、^{31}P、^{19}F 的影响；^{13}C 的化学位移分布范围比 ^{1}H 大；由于有较长的 T1 弛豫时间以及 NOE 效应（核磁信号增强效应）的存在，常规 ^{13}C 谱中，峰的强度不能反映碳原子的数量；由于天然丰度和灵敏度的关系，信号采集时间较长。^{13}C 核直接观测对比质子的研究上有一定的优势，但也存在很多难题，其主要问题来源于天然丰度等自然条件差异。^{12}C 核的自旋量子数为 0，不属于磁性核，而作为碳谱观察对象的 ^{13}C 的自然丰富仅为 ^{12}C 的 1.1%，且灵敏度（γ）是 ^{1}H 的 1.6%，所以 ^{13}C-NMR 的总体灵敏度仅为氢谱的 1/5700 左右。

参数　碳谱的重要参数包括：①化学位移。碳谱的化学位移与氢谱相似，是 TMS（四甲基硅烷）为基准物的拉莫频率作为基准，其他各原子信号的相对化学位置，用希腊字母 δ（ppm）为单位表示。碳谱的化学位移范围在 0～220×10^{-6} 左右，是氢谱（约 10×10^{-6}）的近 20 倍。这主要是由于 ^{13}C 外层有 p 电子，有比较大的各向异性，容易受到磁场和化学键的影响，同时对化学环境的变化也比较敏感。②峰面积与积分。在 ^{1}H 谱中峰面积与质子数量成正比，但在 ^{13}C 中不适用，主要原因有两个，一是因为质子对直接相连碳原子的 NOE 增益导致了连接不同氢原子个数的碳产生的峰面积不同；另一原因是因为自旋-晶格弛豫过程，即 T1，不同的碳原子弛豫时间不同。在去氢偶碳谱中，碳原子与其直接相连的或是邻近的质子存在偶极-偶极作用，导致 T1 值变大，从而导致只能检测到部分信号。

种类　常见的一些碳谱的种类包括：①全去偶碳谱，也叫质子完全去偶谱，是测定碳谱中应用最多、最普遍的一种方法。每个磁不等价的碳都出现一个单峰信号。②INEPT（低灵敏核极化转移增强法）谱。调节弛豫时间（Δ）来调节 CH、CH_2、CH_3 信号的强度，从而有效识别 CH、CH_2、CH_3。当 $\Delta=1/4$（J_{CH}）时，CH、CH_2、CH_3 皆为正峰；当 $\Delta=2/4$（J_{CH}）时，只有正的 CH 峰；当 $\Delta=3/4$（J_{CH}）时，CH、CH_3 为正峰，CH_2 为负峰。由以上方法可以区分 CH、CH_2、CH_3 信号，而季碳因为没有极化转移条件，无信号，在与全去偶碳谱对照可以确定季碳信号。③DEPT（无畸变极化转移增强法）谱。是低灵敏核极化转移增强法的一种改进方法，通过改变照射 ^{1}H 的脉冲宽度（θ），测定 ^{13}C-NMR 谱。当 $\theta=45°$ 时，所有的 CH、CH_2、CH_3 皆为正峰；当 $\theta=90°$ 时，仅显示 CH 为正峰；当 $\theta=135°$ 时，所有的 CH、CH_3 皆为正信号；CH_2 为负信号。季碳同样没有信号。无畸变极化转移增强谱是运用较多的一种谱图。④碳连氢测定（APT）谱。也是一种区分伯、仲、叔碳的技术，也可以出现季碳信号。其中 CH、CH_3 为负信号，其余为正信号。在同一张谱中出现全部碳信号，又可以区分碳的类型，因此应用逐渐广泛起来。

应用　药物核磁共振碳谱是一个非常有用的结构解析工具，利用碳原子在结构中所处的不同化学环境所产生的化学位移，能够提供原子核环境信息，可以直接利用碳谱的化学位移与数据库对比来确定已知化合物的结构。如：应用核磁共振（如 ^{1}H-NMR、^{13}C-NMR、HMBC）技术可对多索茶碱及其未知杂质进行结构分析；运用一维和二维的 NMR 波谱对头孢妥仑匹酯的 ^{1}H-NMR 和 ^{13}C-NMR 信号进行全归属和详细的解释，结合红外光谱、质谱、热重分析、差示扫描量热法以及X射线粉末衍射方法对头孢妥仑匹酯进行结构确证。再如：测定雷贝拉唑钠的核磁共振图谱，对 ^{1}H-NMR、^{13}C-NMR谱的特征谱峰进行归属，研究部分质子、碳原子信号随时间变化的规律，可获得雷贝拉唑钠的结构；通过对雷贝拉唑钠及其在氘代溶液中形成的产物的质谱数据的分析，获得其的碎片裂解规律，实验结果对具有相似结构的质子泵药物的钠盐的结构分析有借鉴意义。由于核磁共振碳谱数据信号并无积分面积，仅提供强度，且其强度因碳原子类型不同而产生差异，因而较少用作定量分析。

（单伟光　栗晓黎）

èrwéipǔfǎ hécígòngzhèn yàowù fēnxī jìshù

二维谱法核磁共振药物分析技术

二维谱法核磁共振药物分析技术（two-dimensional nuclear magnetic resonance method pharmaceutical analysis technology）　使用两个独立脉冲序列照射样品从而得到不同官能团之间相互关系的一类核磁共振定性分析技术。由两个彼此独立时间域函数经两次傅里叶变换得到两个频率域函数的核磁共振谱。20世纪80年代以前，核磁共振主要采用一维谱图，即只有一个频率坐标，而第二个坐标为信号强度。20世纪80年代以后，二维核磁共振谱发展成熟被常规使用，即两个坐标均为频率坐标，而信号强度出现在第三位空间。

原理　自由感应衰减（free induction decay，FID）信号通过傅里叶变换，将时间信号转换为频率信号谱，从而可得到谱线强度与频率的关系，这是一维谱。而在二维谱中存在两个时间变量，经过两次傅里叶变换得到相互垂直的两个独立频率轴，即得到二维谱。常见的二维谱表现形式有堆积图和等高线图两种。在一维图谱中，主要的信息是化合物中含有何种类型官能团，而二维图谱则是把这些官能团信息联系起来，给出化合物的骨架结构信息。

图谱分类　常见二维核磁有同核化学位移相关谱、异核化学位移相关谱两类。

同核化学位移相关谱　常见的是 ^{1}H与 ^{1}H之间的化学位移相关谱，考察同种类型的原子的化学位移相关性，在垂直的两个独立频率轴上显示的是相同类型的一维谱。包括氢同核化学位移相关谱（^{1}H-^{1}H COSY）、碳同核化学位移相关谱（^{13}C-^{13}C COSY）、双量子相干谱（DQF-COSY）、核欧沃豪斯效应谱（NOESY）等常见核磁共振谱。

^{1}H-^{1}H COSY谱　反映的是同一个偶合体系中质子之间的偶合相关性，是可以确定质子化学位移以及质子之间偶合关系和连接顺序的相关谱。谱上有两种峰，对角峰（diagonal peak）和交叉峰（cross peak）。对角峰在谱中显示为对角线形状，不表示相关性；交叉峰显示具不同质子之间的偶合。交叉峰又分为两类：一类交叉峰紧靠对角线，是对角峰中同种核的组成部分；另一类远离对角线，是具有相同偶合常数的不同核的相关峰。在对角线两侧，交叉峰有两组，并以对角线对称。这两组对角峰和交叉峰可以组成一个正方形，由此来推测这两组核之间有偶合关系，因而也叫相关峰，显示了具有相同偶合常数的不同核之间的偶合。^{1}H-^{1}H COSY谱主要反映的是 ^{3}J 偶合关系，但有时也出现远程偶合关系的相关峰，而当 ^{3}J 数值小时，也可能看不到相应的交叉峰。

NOESY谱　二维NOE的简称，核欧沃豪斯效应谱（nuclear overhauser effect spectroscopy，NOESY）。NOESY谱表示的是质子的NOE关系，F_1、F_2 两个轴均为质子的化学位移值。它能在一张谱图中同时给出所有质子间的NOE信息。其谱图外观与 ^{1}H-^{1}H COSY谱相似，差别是交叉峰不表示偶合关系，而是NOE关系。利用NOE可以研究分子内部质子之间的空间关系，如确定它们的空间距离，分析和判断化合物的构型构象，是研究有机物立体化学的有力工具。

异核化学位移相关谱　考察不同类型的原子的化学位移相关，在垂直的两个独立频率轴上显示的是不同类型的一维谱。常见 ^{1}H与 ^{13}C之间的化学位移相关谱。主要应用于检测 ^{1}H与异核的相关性，相关谱有异核多量子相关谱（HMQC）、异核单量子相关谱（HSQC）、异核多键相关谱（HMBC）。HMQC谱检测分子结构中 ^{1}H与异核的多量子相干性（^{1}H detected heteronuclear multiple quantum coherence，HMQC）。HSQC是检测 ^{1}H与异核单量子相干性（^{1}H detected heteronuclear single quantum coherence，HSQC）。HMQC和HSQC类似，可把 ^{1}H核与其直接相连的 ^{13}C关联起来。其中 F_1 域为 ^{13}C化学位移，F_2 域为 ^{1}H的化学位移。谱中的交叉峰表示 ^{13}C与 ^{1}H的相关性。HMBC谱　检测 ^{1}H与异核的多键相关谱（^{1}H detected heteronuclear multiple correlation，HMBC）。它把 ^{1}H核和远程偶合的 ^{13}C关联起来。它可以高灵敏地检测 ^{13}C和 ^{1}H的远程偶合（$^{2}J_{CH}$、$^{3}J_{CH}$），通过2~3个键的质子与季碳的偶合也有相关峰，从中可以得到有关碳链骨架的连接信息、有关季碳的结构信息，及因杂原子存在而被切断的偶合系统之间的结构信息。

应用 二维核磁共振分析技术对于有机化合物，特别是溶液中结构复杂的生物大分子揭示分子结构极为有用，因而其广泛应用于有机化学、药物合成、天然产物化学、生物学以及农药、化工等多个领域。

在药物分析中，二维谱核磁共振分析技术为结构鉴定提供了有效直观的分析方法，通过合适的二维谱解析，能将分子中不同官能团进行连接，配合其他分析方法能够准确地给出药物分子的结构式及其空间结构。特别是对于未知结构的判断，起到了极其重要的作用。如：采用二维核磁共振技术可对秀珍菇子实体多糖中的未知糖组分进行分析鉴定。秀珍菇子实体经热水提取分离纯化得到纯多糖，再经三氟乙酸水解后用硼氢化钠还原，乙酰化后以单糖标准品为对照，样品用气相色谱分离后，进一步采用核磁共振方法^{13}C-NMR DEPT-135 和 2D-NMR（^{1}H-^{1}H COSY 谱、TOCSY 谱、HMQC 谱、HMBC 谱和 NOESY 谱）分析糖组分，可检测出葡萄糖、甘露糖、岩藻糖等、甲基己糖、甲基-半乳糖等。又如：采用二维核磁共振 2D-NMR（^{1}H-^{1}H COSY、TOCSY、HMQC、HMBC 和 NOESY 谱）方法，可以分析鉴定松木层孔菌子实体杂多糖中的单糖组分。再如：采用一维及二维核磁共振谱可对头孢妥仑匹酯结构进行分析，并可获得 H-6 与 H-7 的立体构型以及双键的构型，结合质谱技术可对官能团的振动形式和质谱的主要碎片离子的裂解方式进行分析，确定原料药的晶型。

（单伟光　马列峰　粟晓黎）

fúpǔfǎ hécígòngzhèn yàowù fēnxī jìshù

氟谱法核磁共振药物分析技术（fluorine nuclear magnetic resonance method pharmaceutical analysis technology） 通过核磁共振仪针对氟（^{19}F）的共振图谱测定来进行含氟药物分子的定性定量分析研究的技术。氟核磁共振谱（^{19}F-NMR）在生理病理研究中起着重要作用，该方法首先应用于检测药物 5-氟尿嘧啶（5-FU）在小鼠肝脏和植入肿瘤的代谢产物，之后 1987 年用于患者的 5-FU 代谢进行临床研究，奠定了在生命系统生理或病理条件下药物临床代谢研究的基础。

原理 氟的天然同位素只有^{19}F，即天然丰度为 100%，自旋量子数 I 为 1/2，其磁矩为 2.6273，在相等核数目，相同的场条件下，其相对灵敏度为质子的 83.4%，在相同核磁共振谱仪条件下，^{19}F-NMR 频率为^{1}H-NMR 的 94.077%。因此^{19}F 是一种研究 NMR 的理想核，也是^{19}F-NMR 和氢谱同时发展起来的重要原因。运用核磁共振技术可以对含氟药物进行结构解析。

特点 早期的^{19}F-NMR 使用三氟乙酸（CF_3COOH）作为外标参比物，后来则使用一氟三氯甲烷（$CFCl_3$）作为^{19}F 的标志参比化合物（$\delta=0\times10^{-6}$，而 CF_3COOH 在-78.5×10^{-6}）。$CFCl_3$ 惰性、易挥发，且使^{19}F 的单峰基本在正的范围内，这是其作为参比物的优点。氟核磁共振分析化学位移范围宽，有机氟化合物的化学位移范围为 δ400，如果包括无机氟化合物，其范围可以达到 δ1000 以上。因此，与氢谱或碳谱相比，其共振峰重叠更少，更容易分辨，大多数^{19}F 的化学位移和偶合常数是与^{1}H 同一时期发表的。

^{19}F-NMR 化学位移对取代基效应、构型、构象、溶剂等因素较为敏感。如 HF 从低压气体转变为纯液体时，由于氢键形成，其去屏蔽左右导致 δ 增加。^{19}F-NMR 化学位移范围宽也说明了这一点。因此，相比氢谱与碳谱，^{19}F-NMR 可以反映出化合物结构上更细微的差别，适合用作研究异构体、构型、构象和电子效应的手段。

介质对^{19}F-NMR 影响明显，利用这个特点，可以通过^{19}F-NMR 观察分子状态的细微变化，如可以根据十二烷基硫酸钠的^{19}F-NMR 化学位移变化测定三氟溴氯乙烷在十二烷基硫酸钠分子链上不同位置的聚集情况。

溶剂引起的变动可以达到 δ10，易产生氢键作用的溶剂影响更大，因此在测定化学位移是的残币标准最好选择在测定条件下分子形状和性能类似的化合物，基于上述原因，多用 $CFCl_3$ 为参比物。利用溶剂作用也可以进行相应的研究，如利用每种对映体在差向异构体重溶剂化时所表现出的 δ_R 和 δ_S 位移差异，可以精确测定手性化合物的光线纯度。

在非极性溶剂中，随着浓度改变，一般有机氟化合物的化学位移变化不大。而在极性溶剂中，浓度的变化对^{19}F-NMR 化学位移的影响要比^{1}H-NMR 大，其最主要是由于氢键的相互作用导致。

^{19}F、^{13}C 和^{1}H 核间偶合的共振峰的裂分都符合 $n+1$ 规则，不同的偶合虽然增加了有机氟化合物图谱分析的难度，但也有利于^{1}H 和^{19}F-NMR 谱的解析，如可反映

不同的构型和构象，计算不同的构型和构象异构体比例等。

在多氟化合物中，^{19}F-^{19}F 偶合是引起^{19}F-NMR 共振裂分的主要原因，在饱和氟烃中，$^3J_{FF}<1$，$^4J_{FF}$ 在 1～20 之间，$^5J_{FF}<40$；在氟烯中，$^2J_{FF}<60$，$^3J_{FF}$ 为 20～130；在芳香环上，$^3J_{FF}$ 为 10～120，$^4J_{FF}$ 为 1～15，$^5J_{FF}$ 为 2～20。

应用 ^{19}F-NMR 由于其化学位移范围广，受其他原子及溶剂影响所产生的化学位移变化大，因而比^1H-NMR 更容易表现出结构特异性，通过与已知化合物数据库的比对，可以得到含氟化合物的结构。在药物分析中，^{19}F-NMR 不仅用于化合物的结构鉴定，也是药物定量分析的重要手段，测定样品与已知浓度标准品的^{19}F-NMR 谱，通过信号面积正比于质子数的关系即可换算出待测样品的浓度。

氟在实际天然产物化合物中极少存在，^{19}F-NMR 主要来研究合成的含氟药物。药物代谢研究也用到^{19}F-NMR。例如抗肿瘤药物 5-氟尿嘧啶、抗生素三氟甲基青霉素 V、抗炎镇痛药氟比洛芬、镇静安眠药氟奋乃静、抗精神药三氟拉嗪、麻醉剂氟烷、甲氧氟烷和安氟醚等含氟药物的检测。有关 5-氟尿嘧啶在分离细胞、体液、切除组织、灌流器官以及人体中的代谢、药理学、药效学和代谢动力学研究最为经典。

如：采用^{19}F 核磁共振定量法可测定酒石酸吉米格列汀倍半水合物含量。方法是以 4-溴-2-氟乙酰苯胺为内标，以氘代二甲基亚砜（DMSO）为溶剂，测定^{19}F 核磁共振谱，通过比较吉米格列汀样品定量峰与内标物质响应峰面积，即可计算酒石酸吉米格列汀倍半水合物的含量。又如：采用^{19}F 核磁共振定量法（^{19}F-qNMR 法）测定五氟利多的绝对含量。方法是以 4-氟肉桂酸为内标，以二甲基亚砜为溶剂，在恒温 25℃ 下获取^{19}F 核磁共振谱，以五氟利多的峰（δ-117.4）及 4-氟肉桂酸（δ-110.9）峰作为定量峰，将样品与内标的 NMR 峰面积比对其质量比绘制标准曲线，可测得五氟利多的绝对含量。

（单伟光　马列峰　粟晓黎）

yàowù zhìpǔ fēnxī jìshù

药物质谱分析技术（mass spectrometry method pharmaceutical analysis technology）

应用质谱学的原理和方法对药物进行分子质量及结构关系等定性定量分析的技术。质谱法（mass spectrometry method，MS），是利用电场和磁场把运动的带电荷的药物分子、分子碎片、原子按其质荷比分离并进行检测的技术，带电荷的分子、分子碎片、原子等统称为离子，包括分子离子、同位素离子、碎片离子、重排离子、多电荷离子、亚稳离子、负离子和离子-分子相互作用产生的离子。药物质谱分析技术检测限可达 10^{-15}～10^{-12}mol 数量级，既可提供药物的分子质量和结构信息，又可通过采用内标法或外标法对药物进行定量测定。是药物分析的常用技术。

早期的质谱分析技术主要用于同位素分析和无机元素分析。20 世纪 40 年代以后，质谱分析开始用于有机化合物的分析；80 年代，随着软电离技术如电喷雾离子化、基质辅助激光解吸离子化等技术的发展，传统的、主要用于小分子物质研究的质谱技术进入生命科学领域，使其用于蛋白质和核酸等生物大分子的分析成为可能。

原理 质谱法分析药物是在电场和磁场的作用下，把运动的带电荷的药物分子、分子碎片、原子离子化，然后按其质荷比进行分离。质荷比指分子离子或碎片离子的质量与其所带电荷数量的比值。用 m/z 表示，m 为离子的质量，z 为离子的电荷数。带电荷的离子再采用适宜的仪器进行检测，经数据处理得到质谱图。通过对质谱图的解析可对药物进行分析。

装置 质谱仪主要由进样系统、离子源、质量分析器、检测器、计算机系统等组成。在由泵维持的 10^{-6}～10^{-3}Pa 真空状态下，在离子源的作用下，药物分子产生不同荷质比（m/z）的离子，经加速电场的作用，形成离子束后进入质量分析器，以不同质荷比的分子离子或碎片离子进行分离，再由检测器检测，最终由计算机系统记录、处理并储存数据。

进样系统　进样方式的选择取决于样品的性质、纯度及所采用的离子化方式。由于药物质谱分析中的离子的产生和经过必须处于真空状态，因此样品的导入不得影响质谱仪的真空度。可选择直接进样，也可选择与分离技术联用，经分离后的各种待测成分通过适当的接口导入质谱仪分析，包括气相色谱-质谱联用（GC-MS）、液相色谱-质谱联用（LC-MS）、超临界流体色谱-质谱联用（SFC-MS）、毛细管电泳-质谱联用（CE-MS）等。

离子化方式　药物质谱分析过程中可以选择不同的离子化方式使待测药物分子生成气态离子，进一步进行质谱分析。离子化方式选择由待测药物的性质及拟获取的质量信息类型决定。有机药物质谱分析技术的离子化方式包括电子轰击离子化（EI）、化学离子化（CI）、快原子轰击（FAB）或快离子轰击离子化（LSIMS）、基质辅助激光解吸离子化（MALDI）、电喷雾离子化（ESI）、大气压化学离子化（APCI）等。其中软电离技术如基质辅助激光解吸离子化（MALDI）、电喷雾离子化（ESI）等亦适合于生物药物质谱分析。无机药物质谱分析中样品蒸发电离的方式常用火花源（SS）、辉光放电电离离子源（GD）、二次电离离子源（SI）、电感耦合等离子体电离离子源（ICP）等。

质量分析器　在高真空状态下，药物分子产生不同荷质比（m/z）的离子，经加速电场的作用，形成离子束后进入质量分析器，按质荷比分离。质量范围、分辨率是质量分析器的两个主要性能指标。质量范围指质谱仪所能测定的质荷比的范围，分辨率表示质谱仪对相邻的、质量差异很小的两种离子的分辨能力。常用的质量分析器有扇形磁场分析器（包括单聚焦和双聚焦扇形磁场分析器）、飞行时间分析器（TOF）、四极杆分析器、离子阱分析器（IT-MS）和傅里叶变换分析器（FT-MS）。来自质量分析器的离子束经检测器转化为电信号、放大，再由数据处理系统储存并显示为质谱图。

离子检测系统　质谱分析仪器中，离子源内生成的离子，经过质量分析器的分离后，由离子检测系统，按离子质荷比大小接受和检测。一般要求质谱仪的检测系统，具有稳定性好，响应速度快，增益高，检测的离子范围宽等特性。质谱的检测器有不同类型，适宜不同的质谱仪器以及被分析样品的需要。如静电聚焦式电子倍增器，是质谱仪器中应用最广的离子检测器。

应用　质谱图可以提供的物质的化学结构等信息，药物质谱分析通过测定待测药物离子的质荷比和相对丰度，可以实现对供试品的定性和定量分析。

定性分析　通过待测药物的分子质量和结构的信息可以进行药物质谱定性分析。通过高分辨质谱仪（分辨率>10^4）或使用参照化合物峰匹配测定，可以获得待测药物的分子组成和分子质量信息；通过测定碎片离子的质量及其相对丰度，获取裂解特征，可以推测或确证待测药物的分子结构。药物质谱分析技术在未知药物的结构解析、药物微量元素分析、复杂混合物中待测药物的鉴定、碎片裂解途径的阐明以及低浓度生物样品的定量分析等方面具有很大优势。

定量分析　通过测定某一特定离子或多个离子的丰度，并与已知标准物质的响应相比较可以进行药物的高专属性定量分析。外标法和内标法是质谱常用的定量分析方法。内标法具有更高的准确度，所用的内标化合物可以是待测药物的结构类似物或稳定同位素标记物。药物质谱定量分析常采用选择离子检测（SIM）和选择反应检测（SRM）等扫描方式。与全扫描技术相比较，选择离子检测的方法用于定量分析更具优势。应用选择离子检测技术检测选定质荷比离子的离子流，因而提高了分析灵敏度。选择反应检测的方法适于选择第一级质量分析器中的某前体离子，测定该离子在第二级质量分析器中特定产物离子的强度，有利于快速、灵敏地定量分析药物复杂组分中的微量待测化合物。药物质谱分析技术在低浓度生物样品的定量分析等方面具有优势。

质谱分析技术广泛用于有机药物、无机药物以及生物药物的分析。①用于有机药物结构和成分分析。由于其与各种色谱分离技术的成熟联用，成为复杂混合物成分分析最有效工具，在有机药物杂质分析、药物代谢动力学和体内药物分析等方面有广泛应用（见有机药物质谱分析技术）。②质谱分析技术可用于药物中含有的无机元素和同位素的定性、定量分析。按样品蒸发电离方式的不同可分为：火花源质谱法、辉光放电质谱法、二次离子质谱法、电感耦合等离子体质谱法等（见无机药物质谱分析技术）。③质谱技术用于生物药物分析，主要借助软电离技术分析解决了生物药物分析的两个问题：精确测量生物药物分子量并提供结构信息，如蛋白质分子量测定，氨基酸序列分析，寡核苷酸序列分析，多糖和寡糖结构分析等；对存在于生命复杂体系中的微量或痕量小分子生物活性物质进行定性或定量分析（见生物药物质谱分析技术）。

药物质谱分析技术检测灵敏度高，也是用于确定药物分子量和分子式的方法。既可提供多维结构信息又可用于与多种色谱分离系统联用，分析速度快、效率高，在药物分析领域应用广泛。

（杭太俊　粟晓黎）

wújī yàowù zhìpǔ fēnxī jìshù

无机药物质谱分析技术

（inorganic drug mass spectrum analysis technology）　利用质谱学原理和方法对药物所含无机元素进行定性、定量分析的技术。又称无机质谱，属于药物质谱分析技术中的一个重要领域。主要用于无机元素微量分析和同位素分析等方面。与有机质谱法相似，无机质谱法同样需要将样品离子化，经质量分离和检测得到质谱图。不同的只是样品离子化的方式与有机质谱法有很大差别，无机质谱仪是以电感耦合高频放电或其他的方式使被测物质离子化，具有速度快等优点。

方法分类 根据离子源和质量分析器的不同，以及离子化方式的不同，无机质谱仪包括较多类型。

火花源质谱法（spark source mass spectrometry，SSMS） 利用真空火花放电使样品电离，是早期样品痕量元素分析的主要质谱方法，但随着辉光放电的使用和电感耦合等离子体质谱的大量引进，火花源质谱逐渐被代替。

辉光放电质谱法（glow discharge mass spectrometry，GDMS）早已经成为公认的一种最为有效的固态痕量直接分析法。辉光放电是在 13.3322Pa~133.322Pa 压力下的一种气体放电现象。辉光放电质谱仪工作时，阴极的样品原子在惰性气体氩正电离子（Ar^+）的撞击下，从阴极剥蚀下来，进入负辉区发生电离。电离后离子经收集聚焦进入质量分析器进行分析。

二次电离质谱法（secondary ion mass spectrometry，SIMS）对固体物质表面或薄层进行单元素和多元素痕量分析的质谱方法。它的工作原理是当固体表面被足够高能量的一次离子［如氩（Ar^+）、铯（Cs^+）、镓（Ga^+）等离子束］轰击时，根据离子能量、质量和样品特性，一次离子注入被分析物质，把动能传递给固体原子。通过层叠碰撞，被植入一次离子的部分能量返回到固体表面，引起中性粒子和带正、负电荷的二次离子溅射。质量分析器可对二次离子进一步分析。

电感耦合等离子体质谱法（inductively coupled plasma mass spectrometry，ICP-MS） 21 世纪初发展比较快的一种新型分析方法，它是痕量和超痕量成分多元素快速测定很有效的分析方法。样品溶液经过雾化在高温的等离子体炬中解析和电离，再对电离后离子进行进一步分析。

激光电离质谱法（laser ionization mass spectrometry，LIMS） 使用特定的激光器产生的脉冲激光束，通常激光束的波长为 0.26μm。被聚焦的激光束轰击处于高真空环境中的被分析样品的某一特定部位，引发该部位样品的蒸发、原子化后电离，进入质量分析器检测。共振电离质谱法（resonance ionization mass spectrometry，RIMS）是激光质谱的特殊形式，利用了激光波长范围窄，光子能量发射小的特性，通过光子的共振有选择地使气体样品中的待测原子电离为离子，而其他元素原子不被激发电离。它具有选择性高，灵敏度高而准确性较差的特点。

加速质谱法（accelerator mass spectrometry，AMS） 加速器质谱法是基于粒子加速器技术与核探测技术的联合，于 20 世纪 70 年代末发展起来的一种新的质谱分析方法，主要用于分析自然界长寿命、微含量的宇宙射线成因核素。其基本工作原理是：由被分析物质构成的样品靶，在一次离子束的轰击下生成带负电的原子或分子离子，负离子在穿过位于加速器中部的薄膜或填充气体的剥离区时，受库仑力的作用，电子被剥离变成正离子，分子离子被瓦解。带正电的原子离子被逐渐加速成具有一定能量的离子束。经过磁分析器按质荷比的顺序分离，再接收器进行测量。

应用 无机质谱主要用于无机元素的分析，广泛用于地质学、矿物学、地球化学、核工业、材料科学、环境科学、医学卫生、食品化学、石油化工等领域以及空间技术和公安工作等特种分析方面。但随着各种新仪器及其新应用的不断发展，无机质谱已开始向有机生命科学领域延伸，并与有机质谱、生物质谱结合解决有机生命科学领域的一些问题。例如在二次离子质谱基础上发展的静态二次离子质谱，采用大束斑、低密度的离子束，入射离子远少于样品表层粒子，表层粒子基本不受损，可提供药物表面化学状态的信息，适用于有机样品表面的无机物分析。电感耦合等离子体质谱被引进到药物研究分析中，可应用于含金属或卤素的有机药物及其代谢产物定量分析、体内铂类抗癌药物的微量分析、药物重金属及砷盐等一般杂质的检查以及中药质量评价和控制。此外，二次离子质谱和加速器质谱也可被用于同位素示踪，药物定位等方面。对同位素药物或同位素标记的药物进行定性检测或含量测定，也可使用同位素药物质谱分析技术，该技术仍属于无机药物质谱分析技术范畴。

（杭太俊 粟晓黎）

tóngwèisù yàowù zhìpǔ fēnxī jìshù

同位素药物质谱分析技术

（isotope drug mass spectrometry analysis technology） 利用质谱学的原理和方法，对同位素药物或同位素标记的药物等相关组分，进行定性检测或含量测定的分析技术。又称同位素质谱法，属于无机药物质谱分析技术领域的技术。同位素系指具有相同质子数，但质量数不同的核素。

仪器 同位素质谱仪包括稳定同位素质谱仪（isotope ratio mass spectrometer，IRMS）、热电离质谱仪（thermal ionization mass spectrometry，TIMS）、电感耦合等离子体质谱仪（inductively coupled plasma mass spectrometry，ICP-MS）、静态真空质谱仪（static vacuum mass spectrometer，SVMS）、加速器质谱仪（accelerator mass spectrometer，AMS）、离子微探针质谱（ion microprobe mass spectrometer）或二次离子质谱（secondary ion mass spectroscopy）等。其中，最常见的同位素质谱为热电离质谱和电感耦合等离子体质谱。前者灵敏度和精确度良好，但不适合大量样品的快速检测；后者虽然精确度较差有时干扰大，但分析速度快，适用于快速测定。

应用 药物分析中常采用稳定同位素标记质谱技术对药物进行定性和定量分析。稳定同位素标记法（stable isotope labels，SIL）包括利用非放射性的稳定同位素示踪剂示踪法和利用天然同位素在自然状态经历过程中产生同位素丰度变异达到示踪目标的自然示踪法。因此，利用质谱对不同质荷比（m/z）离子的区分和检测能力，可建立基于同位素标记作为内标的同位素稀释质谱法（isotope dilution mass spectrometry，IDMS）和基于同位素标记技术的相对定量分析方法对目标药物进行定量分析。前者是通过向分析体系中直接加入稳定同位素（^{15}N，^{13}C，^{2}H，^{34}S 和 ^{18}O 等）标记的目标化合物，作为内标，然后比较目标药物与内标的质谱响应来实现目标药物的绝对定量；后者是通过对药物及对照品分别予以轻质同位素和重质同位素进行标记，然后比较不同标记形式的目标药物在两组样本中的质谱响应差异来实现相对定量。其中以待测药物的稳定同位素标记作为内标最理想。

电感耦合等离子体质谱应用相对较多。如采用电感耦合等离子体质谱法可快速测定人血白蛋白中铝残留量、明胶空心胶囊中遮光剂二氧化钛的含量，可分析矿物药青礞石中的硅（Si）、铁（Fe）、镁（Mg）、铝（Al）、钙（Ca）、钾（K）、钠（Na）等无机元素，还可定量分析中药全株丹参中52种元素，包括钾（K）、钠（Na）、钙（Ca）、镁（Mg）、铁（Fe）、锰（Mn）、铜（Cu）、锌（Zn）、硼（B）、钡（Ba）、镧（La）、铈（Ce）、钕（Nd）、钇（Y）等。

同位素药物即含有一种或几种同位素的药物。在元素周期表上，同位素处于同一位置，化学行为几乎相同，但由于原子核所含的中子数不同，使得具有相同质子数的原子质量不同，因此同位素药物间的质谱行为和物理性质有所差异。同位素药物可分为两大类：放射性同位素（radioactive isotope）药物和稳定同位素（stable isotope）药物。放射性同位素药物不稳定，会不间断地、自发地放射出一种或几种粒子或 γ 射线，转变为另一种同位素；稳定同位素药物无放射性。在同位素药物质谱分析中，测定对象一般为稳定同位素药物。根据同位素药物质荷比不同、质谱行为不同可在图谱上将同位素分离，通过对同位素峰的丰度或丰度比进行测定，可实现对同位素药物的定性或定量分析。

（杭太俊 栗晓黎）

yǒujī yàowù zhìpǔ fēnxī jìshù

有机药物质谱分析技术（organic drug mass spectrometry analysis technology） 应用质谱学原理和方法针对有机药物的特性对其进行结构鉴别、定性检查及含量测定的分析技术。简称有机质谱技术，属于药物质谱分析技术中的一个重要领域。有机质谱技术起步晚于无机质谱技术，但发展迅速并成为质谱学研究的主要分支。有机质谱与核磁共振波谱、红外吸收光谱、紫外吸收光谱被公认为是有机化合物结构鉴定的四大工具。它提供了有机化合物最直观的特征信息，即分子量与官能团碎片结构信息。色谱分离技术与质谱的联用，更大地拓宽了质谱用于有机药物的定性和定量分析。

原理 有机药物质谱分析技术将有机药物分子转化为带电的离子后，在高真空系统中，经加速电场的作用，形成离子束后进入质量分析器，以不同质荷比进行分离，根据质荷比和相对丰度可对有机药物进行定性和定量分析。

有机药物质谱分析的离子化方式包括电子轰击离子化（electron impact ionization，EI）、化学离子化（chemical ionization，CI）、快原子轰击（fast atom bombardment，FAB）或快离子轰击离子化（fast ion bombardment ionization）、基质辅助激光解吸离子化（matrix-assisted laser desorption ionization，MALDI）、电喷雾离子化（electrospray ionization，ESI）、大气压化学离子化（atmospheric pressure chemical ionization，APCI）等。其中，电子轰击离子化属于硬电离方式，适用于热稳定的、易挥发药物的离子化，是气

相色谱-质谱联用最常用的离子化方式。与电子轰击离子化质谱相比，化学离子化质谱分析中碎片离子较少，适宜于采用电子轰击离子化无法得到分子质量信息的有机药物分析。快原子轰击或快离子轰击离子化非常适合于各种极性的、热不稳定药物的分子质量测定及结构表征，广泛应用于肽、抗生素、核苷酸、脂质、有机金属药物及表面活性剂的分析，分子量可高达10 000道尔顿。

基质辅助激光解吸离子化主要用于分子量在100 000道尔顿以上的生物大分子分析，适宜与飞行时间分析器结合使用。电喷雾离子化更适合于热不稳定的样品和在溶液中易电离的极性药物。因此，易形成多电荷离子的化合物和生物大分子（如蛋白质、多肽等）可以采用电喷雾离子源。大气压化学离子化与化学离子化的原理相同，但离子化在大气压下进行，常用于分析分子量小于1500的小分子或弱极性有机药物（如甾醇类和类胡萝卜素等），主要产生的是 $(M+H)^+$ 或 $(M-H)^-$ 离子，很少有碎片离子。

联用技术 有机药物质谱对纯度较高的有机药物有很强的鉴定能力，但对药物组成复杂的样品分析比较困难，因而需采用色谱技术先使复杂样品得到很好的分离，然后再进行质谱分析。色谱与质谱二者结合起来，可用于复杂样品中微量有机药物成分的结构分析。在色谱与质谱的联用技术中，色谱可以看作是质谱仪的进样系统，而质谱可以看作是色谱的检测器。有机药物分析常用的两种色谱-质谱联用药物分析技术为气相色谱-质谱联用药物分析技术和液相色谱-质谱联用药物分析技术。

气相色谱-质谱联用（GC-MS）药物分析技术 该技术适于具有挥发性、热稳定性的有机药物的分析，即采用气相色谱法先将有机药物从其他杂质或基质中分离出来，再采用质谱法对该有机药物进行结构、含量检测等分析。毛细管气相色谱技术可以和质谱仪的离子源直接相连，因而是有机药物气质联用分析的常用方法。常用的电离方式为电子轰击离子化或者电子轰击离子化和化学离子化间断进行，检测器常用四极质量分析器，该检测器具有扫描速度快、易与色谱匹配等优点。

液相色谱-质谱联用（LC-MS）药物分析技术 对于非挥发性、热不稳定、极性大的有机药物，不能用气相色谱-质谱联用药物分析技术进行分析，而LC-MS可以弥补其不足。即采用液相色谱将有机药物从其他杂质或基质中分离出来，再采用质谱法对该有机药物进行分子量检测、结构分析、含量检测等分析。LC-MS联用分析药物，需要解决去除流动相的问题，采用喷雾离子化的技术，既可解决去溶剂的问题，也能使分析样品生成气相离子便于质谱分析。

应用 由于有机质谱技术的离子化和离子质量分离方式的多样性，及其与色谱分离系统的联用，有机药物质谱分析已成为复杂混合物成分分析的有效工具，适用于有机药物的专属、准确和灵敏的定性和定量分析，并在有机药物杂质分析、中药成分分析和体内药物分析等药物分析领域有广泛应用。

分子结构鉴定 有机药物质谱分析技术可以对复杂样品中微量有机药物组分进行分子结构鉴定。通常是通过高分辨质谱仪（分辨率>10^4）或使用参照化合物峰匹配测定，获得待测物的分子组成和分子质量信息，通过测定碎片离子的质量及其相对丰度，获取裂解特征，依此可以推测或确证待测化合物的分子结构。

新药先导化合物分析 在新药研发中，有机质谱分析技术，可以作为挑选最佳药性和最具存活性的候选药物手段，即可用于新药先导化合物的发现和优化。在药物筛选过程中，需要对化合物库中的成分进行结构表征。由于化合物库往往含有几百至几千个成分，因此对分析技术提出了很高的要求。有机药物质谱及其色谱联用技术具有高效率、高灵敏度、高选择性、能够提供药物结构信息的特点，已成为组合化学和天然产物化合物库成分表征的常用分析手段。

中药成分分析 中药成分复杂，且多属于有机化合物，同类组分各成分之间化学结构相似，对分析技术的要求较高。可采用有机质谱分析技术，先通过色谱将中药的有效成分加以分离，再用质谱进行定性分析及相对含量测定。如：采用气相色谱-质谱联用技术可对水蒸气蒸馏法提取的白芍和赤芍挥发油进行分析鉴定。白芍挥发油可鉴定出55种成分，赤芍挥发油可鉴定出68种成分，通过面积归一化法可对全部成分进行含量分析。检出白芍挥发油主要成分为棕榈酸、亚油酸和桃金娘醛等，棕榈酸含量最高可达54%；赤芍挥发油主要成分为丹皮酚、棕榈酸、亚油酸和水杨醛等，丹皮酚含量最高可达39%。再如，采用气相色谱-质谱联用技术结合化学计量学方法对肾茶挥发油进行定性分析，可鉴定出32

个成分。

体内药物分析　借助有机药物质谱分析技术可以分析有机药物在体内数量和质量的变化，以获得各种药物在体内的代谢动力学参数、代谢途径等信息。高分离度的高效液相色谱与高选择性（可以检测特定的碎片离子）、高灵敏度（检测限可达到 ng/ml～pg/ml）的串联质谱结合，可对复杂样品进行实时分析。同时，使用高效液相色谱-质谱-质谱联用（HPLC-MS-MS）可克服背景干扰，通过 MS-MS 的选择反应检测模式（select reaction mode，SRM）或多反应检测模式（multiple reaction mode，MRM），提高信噪比，对复杂药物的分析检测仍可达到很高的灵敏度。如采用 LC-MS-MS 分析方法可检测比格（Beagle）犬血浆中紫杉醇浓度，研究注射用紫杉醇脂质体的药动学特性。又如采用超高液相色谱-质谱-质谱（UPLC-MS-MS）法可测定人血浆中雷沙吉兰及其代谢物氨基茚满的浓度，可用于大批临床样品的分析。

（杭太俊　粟晓黎）

shēngwù yàowù zhìpǔ fēnxī jìshù

生物药物质谱分析技术（biological drug mass spectrometry analysis technology）　运用质谱学原理和方法测量生物大分子药物的分子量并提供分子结构信息的技术。又称生物质谱分析技术，属于药物质谱分析技术中的一个重要分支，适用于生物药物分析研究。生物药物一般为蛋白质、核苷酸和糖类等不易挥发的生物大分子物质，生物质谱技术具有高灵敏度和高质量检测范围的特性，可以使分子量高达几十万道尔顿的蛋白质、多肽、核酸等气化并形成带电离子，通过测定其质荷比进行定性和定量分析。

原理　生物质谱分析的原理是使试样中的成分在离子化器中发生电离，生成不同荷质比的带正电荷离子，经加速电场的作用，形成离子束，进入质量分析器。在质量分析器中，再利用电场或磁场使不同质荷比的离子在空间上或时间上分离，或是透过过滤的方式，将它们分别聚焦到侦测器而得到质谱图，从而获得质量与浓度或分压相关的图谱。

分类　常见的生物质谱分析技术有电喷雾电离质谱（electrospray ionization mass spectrometry，ESI-MS）、基质辅助激光解吸电离质谱（matrix assisted laser desorption ionization mass spectrometry，MALDI-MS）、快原子轰击质谱（fast atom bombardment mass spectrometry，FABMS）。

电喷雾电离质谱　电喷雾电离是在让生物药物样品分离的毛细管的出口处施加一高电压，所产生的高电场使从毛细管流出的样品液体迅速雾化，形成带电雾滴，随着溶剂的蒸发，电场增强，通过离子蒸发等机制，产生单电荷或多电荷的气态离子，进入质量分析器。电喷雾电离的特点是产生多电荷离子而不是碎片离子，所形成的多电荷离子使质荷比（m/z）降低到多数质量分析仪器都可以检测的范围，因而大大扩展了分子量的分析范围，可以直接用来确定多肽与蛋白质的分子质量。

基质辅助激光解吸电离质谱　基质辅助激光解吸电离的基本原理是将被分析药物分散在基质分子中并形成晶体，当用激光照射晶体时，由于基质分子经辐射所吸收的能量，导致能量蓄积并迅速产热，从而使基质晶体升华，致使基质和分析物膨胀并进入气相。基质辅助激光解吸电离所产生的质谱图多为单电荷离子，因而质谱图中的离子与多肽和蛋白质的质量有一一对应关系。基质辅助激光解吸电离可与连接不同类型的质量分析器联用，特别是飞行时间质谱。理论上，飞行时间质谱所测离子质量无上限，这决定了它特别适用于生物大分子分子质量的测定。另外，采用飞行时间质量分析器可同时获得高灵敏度、高分辨率和高速度。

快原子轰击质谱　基本原理是用快速惰性原子射击存在于底物中的样品，使样品离子溅出进入分析器，这种软电离技术适于极性强、热不稳定的化合物的分析，特别适用于多肽和蛋白质等的分析研究。快原子轰击质谱只能提供有关离子的精确质量，从而可以确定样品的元素组成和分子式。而快原子轰击质谱-质谱串联技术的应用可以提供样品较为详细的分子结构信息，从而使其在生物药物分析中迅速发展起来。

生物质谱分析技术通过引入电喷雾电离、基质辅助激光解吸电离以及快原子轰击等软电离技术，使质谱的测定范围显著提高，具有灵敏度高、选择性强、准确性好、分析速度快、易于大规模和高通量操作等优点，已用于蛋白、核酸类、糖类等生物大分子药物以及小分子生物活性药物的测定，以及蛋白组学等分析和研究。且生物质谱技术易与色谱联用，适用于复杂体系中痕量药物等相关物质的鉴定或结构测定。

应用　以生物质谱在蛋白质药物分析研究中的应用为例：由于蛋白质药物在制备和储存过程

中受化学、物理因素及微量蛋白酶等作用可能产生一些结构的细微变化，如二硫键错配、氨基酸残基氧化、脱酰胺、异构化、蛋白降解和聚合等。这些变异体一般含量较低，且与目标产品的性质非常接近，因此给药物分析和质量控制带来了巨大的挑战。蛋白质及多肽药物分析的方法与传统小分子化学药物分析相比，需要更高灵敏度、高准确度的现代仪器分析手段，建立针对特殊蛋白质及多肽药物的结构确证及质量控制相关的分析方法，而生物质谱的各种技术可以满足这些要求。其中涉及蛋白质药物结构鉴定和翻译后修饰分析的包括蛋白质分子量测定、肽质量指纹图谱分析、氨基酸覆盖率测定、蛋白质N端序列分析、二硫键定位分析、糖基化修饰分析。

蛋白质分子量测定　电喷雾四极杆飞行时间质谱法和基质辅助激光解吸附飞行时间质谱法是进行蛋白质分子量测定的两种基本方法，因其使用的两种生物质谱软电离技术，可使蛋白质分子产生多电荷离子直接用来确定其分子质量。

肽质量指纹图谱分析（peptide mass fingerprint analysis，PMF）　将还原烷基化的纯蛋白质用蛋白酶进行酶切，产生肽段混合物，对这些肽段做一级质谱分析，得到的质谱图即为肽质量指纹图谱。将测得的肽段质量数与理论值对比，并根据质谱的采集参数以及样品特性设置参数，检索数据库，可以完成肽质量指纹图谱的深入分析，获得蛋白质药物的相关定性信息。

氨基酸覆盖率测定　氨基酸覆盖率是蛋白质药物结构确证和质量控制的指标之一，以液相色谱技术或电泳技术作为蛋白质分离工具，通过生物质谱技术对肽段进行PMF测定，再将质谱图进行数据库检索或人工分析，即可得出肽段匹配和序列覆盖的鉴定结果。

蛋白质N端序列分析　传统的氨基酸序列分析方法埃德曼（Edman）降解法对样品纯度有很高的要求，而且操作比较繁琐。随着质谱技术的发展，串联质谱技术已广泛用于多肽或蛋白质的序列分析。应用纳升液质联用系统（nano LC-LTQ）能够对蛋白质的酶切肽段进行氨基酸序列测定，方法适用于天然获得或生物工程制备的多肽或蛋白质。方法是将还原烷基化后的样品用适合的蛋白酶进行酶切，首先对产生的肽段进行色谱预分离，然后进行质谱检测。根据测得的肽段质量数及其碎片离子的质量数，用相应的软件进行N端序列分析和数据库检索，通过分析结果确定蛋白质的氨基酸序列；

二硫键定位分析　应用MALDI-TOF/TOF质谱仪可对蛋白质分子中含两对及两对以下的二硫键位置进行分析。该技术的应用中可以不还原二硫键直接用适合的蛋白酶对蛋白质分子进行酶切，使其产生含二硫键的肽段，对此肽段做二级串联质谱分析，将测得的肽段质量数及碎片离子的质量数与理论值对照，可以确定二硫键的位置。

糖基化修饰分析　对于蛋白质分子糖基化修饰的分析是蛋白质药物分析的重要内容，方法是可先进行糖蛋白的整体分析，包括肽图和糖肽的分析；然后将糖结构由蛋白质上释放出来，进行寡糖分析或分解成单糖进行分析。

（杭太俊　粟晓黎）

sèpǔfǎ yàowù fēnxī jìshù

色谱法药物分析技术（chromatography method pharmaceutical analysis technology）　应用色谱学原理及方法对药物进行定性定量分析的技术。色谱学是研究物质组分分离和分析的学科。色谱法源自古老的发现，早在古罗马时期人们就知道，将一滴含有混合色素的染料溶液滴在一块布或者一片纸上，可以慢慢地观察到一个个不同颜色的同心圆，并可以用这个方法来分析染料与选择色素。1903年俄国植物学家茨维特（Tswett）发表论文，认识到这种层析现象在分离分析方面有重大价值，3年后他将其命名为色谱法（chromatography）。该方法是各种药物分离分析技术中效率较高和应用最广的技术，广泛用于药物的鉴别、检查及含量测定等项目。

原理　依据药物中不同的组分在固定相和流动相中分配与迁移行为的差异而实现分离和检测。其过程可以简述为：使被分离的药物各组分在两相间反复进行分配，其中一相静止不动，称为固定相，另一相是携带被分离组分流过固定相的流体，称为流动相。被分离组分与流动相和固定相都可以发生作用，但被分离的各组分的结构和性质不同，决定了它们与流动相和固定相之间作用力的不同，导致各组分在两相间的分配系数有差异。在固定相上溶解、吸着或吸附力大，即分配系数大的组分迁移速度慢，反之组分迁移速度快。各组分随流动相向前移动，并经过反复多次分配，各组分运动的速度不同，从而实现彼此的分离。这一过程见图。

分类　可以根据流动相和固定相的不同、固定相在分离系统

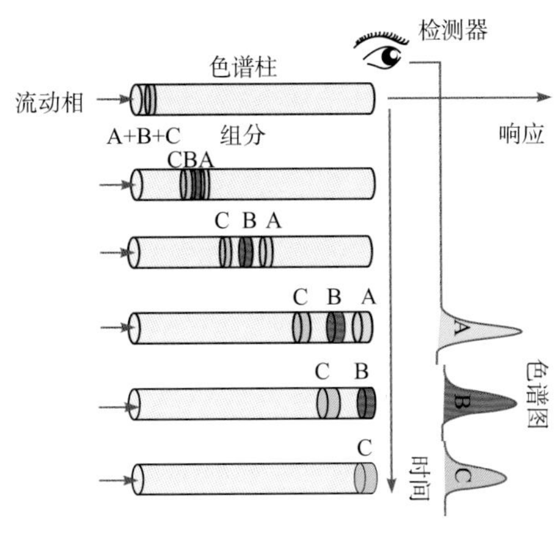

图 色谱法分析技术原理示意

称为平面色谱法。平面色谱法根据所用支撑材料不同可分为纸色谱法、薄层色谱法和电泳法。纸色谱法以纸为支撑载体，以纸纤维吸附的水分或其他物质为固定相；薄层色谱法将特定的吸附剂材料均匀地铺在平板上形成薄层板固定相。平面色谱法中，样品点在固定相平面的一端，用混合液体作为流动相进行展开，使药物样品中的不同组分向另一端迁移并实现分离与检测。电泳法为一类电色谱法，是利用药物组分分子的特定官能团在特定的pH值环境下产生电离基团，带上正电荷或负电荷，在电场作用下向相反电荷的电极泳动，从而使各组分得到分离的方法。

型、阴离子型或混合离子型离子交换树脂，流动相为水、缓冲液或含有机溶剂的缓冲溶液。分子排阻色谱法又称凝胶色谱法，是利用被分离物质分子大小的不同导致在填料上渗透程度不同使组分分离；常用的填料有分子筛、葡聚糖凝胶、微孔聚合物、微孔硅胶或玻璃珠等，根据固定相和供试品的性质选用水或有机溶剂作为流动相。亲和色谱法是利用被分离物质与配体结合特异性的不同使组分分离；常用的配体有金属螯合物、活性染料、多肽等。

中使用的方式以及分离的原理进行分类。

根据流动相和固定相的不同分类 在色谱法中，流动相可以是气体、液体或超临界流体，固定相可以是固体或液体。以流动相的状态分类，用气体作为流动相的色谱法称为气相色谱法，用液体作为流动相的色谱法称为液相色谱法，以超临界流体作为流动相的色谱法称为超临界流体色谱法。按固定相的状态不同，气相色谱法又可分为气-固色谱法和气-液色谱法；液相色谱法又分为液-固色谱法和液-液色谱法。

根据固定相在分离系统中使用的方式分类 可分为柱色谱法、平面色谱法。将固定相装填于柱型管内，并用液体或气体将药物样品从一端向另一端推动的方法称为柱色谱法。柱色谱法所使用的装有固定相的柱型管称为色谱柱；色谱柱可分为填充柱和毛细管柱，柱型管中被固定相完全填充满的色谱柱称为填充柱，开口毛细管中仅内壁键合或涂布有固定相的色谱柱称为毛细管柱。

将固定相平铺于一定规格的平板支撑材料上，用液体将药物样品从一端向另一端推动的方法

根据分离的原理分类 可分为：吸附色谱法、分配色谱法、离子交换色谱法、排阻色谱法与亲和色谱法等。吸附色谱法是利用被分离物质在吸附剂上吸附能力的不同，用溶剂或气体洗脱使组分分离；常用的吸附剂有氧化铝、硅胶、聚酰胺等有吸附活性的物质。分配色谱法是利用被分离物质在液态或气态两相中分配系数的不同使组分分离，其中一相被涂布或键合在固体载体上，称为固定相，另一相为液体或气体，称为流动相；常用的载体有硅胶、硅藻土、硅镁型吸附剂与纤维素粉等。离子交换色谱法是利用被分离物质在离子交换树脂上交换能力的不同使组分分离；常用的树脂有不同强度的阳离子

检测 经过色谱分离后的药物和其他共存物质，再通过合适的检视方法进行识别才可达到定性定量分析的目的。检视方法包括肉眼识别和仪器检测。肉眼识别，通常适于纸色谱和薄层色谱的定性判断。在药物色谱分析中对有颜色的成分人眼易于识别，但对一些无色的药物则需要借助一些辅助方法来识别。根据物质性质不同，可以通过喷加显色剂使被检测的药物及其他成分显色；还可以通过借助特定波长照射，使被检测药物产生人眼可见的颜色或光斑，这样就可定性检视出药物或杂质。仪器检测，适用所有的色谱法，是将色谱分离得到的药物及其他物质，通过仪器识别并与信号处理系统连接，进行图式化和数字化处理，所描出的信号图谱称为色谱图，对图谱进行数学处理得出的一系列数值称为色谱数据。色谱图和色谱数据为色谱检测结果分析的依据。常用的检测方法有紫外-可见光谱检测、荧光光谱检测、示差检测、蒸发光散射检测、质谱检测等。

应用 由于色谱法具有分离效率高，分析速度快，灵敏度高，样品用量少，应用范围广，选择

性好，易于自动化等优势，因而在药物分析及研发中应用广泛，包括原料药、中间体、制剂和生物体液中化合物的定性和定量，涉及的待测物包括手性或非手性药物、过程杂质、残留溶媒、附加剂（如防腐剂）、分解产物、从容器和密闭包装或制造过程中带入的杂质、植物药中的农药和代谢物等。在药物制备工艺研究、中间体控制、质控检验、稳定性、药物间相互作用、药动学研究及药效分析等过程分析中也发挥了十分重要的作用。

色谱方法的种类多适用范围广，根据待测药物及相关物质的性质特点，基本都能够选择到适合的色谱法对其进行定性定量分析。常用的色谱定性分析方法包括：保留时间定性法，相对保留时间定性法，相对保留值定性法，相对保留指数定性法。常用的色谱定量分析方法包括：面积归一化法定量，内标法定量，外标法定量，标准加入法定量等。

色谱法也存在一定的局限性：第一，色谱法本身不能直接给出定性结果，需要用已知标准物质或将数据与标准数据对比或与其他方法如质谱等光谱方法联用，才能获得较可靠的定性结果；第二，定量测定时，需要用标准物质对检测信号进行校正；第三，对于光学异构体不易实现分离。

（杭太俊　李晓东　粟晓黎）

zhǐsèpǔfǎ yàowù fēnxī jìshù

纸色谱法药物分析技术（paper chromatography method pharmaceutical analysis technology）　使用纸为分离载体的色谱法药物分析技术。该技术基于分配色谱原理，固定相为纸纤维上吸附的水或纸吸存的其他物质（如缓冲液，甲酰胺等），采用不与水相溶的有机溶剂为流动相进行展开。

原理　纸色谱法分析原理主要涉及分配、吸附和离子交换等机制，但分配机制起主要作用。依据极性相似相溶机制，其中重要的影响因素为样品中各物质分配系数不同，造成扩散速度不同从而达到分离的目的。具体操作是通过将药物试样点在纸条的一端，然后在密闭容器的槽中用适宜溶剂进行展开，如图1所示。当组分移动一定距离后，各组分移动距离不同，最后形成互相分离的斑点。将纸取出，待溶剂挥发后，用显色剂或其他适宜方法确定斑点位置，确认各组分的比移值（R_f 值）（图2）：

$$比移值=\frac{原点中心至斑点中心的距离}{原点中心至展开剂前沿的距离}$$

根据组分移动距离及颜色（或荧光），在相同实验条件下与对照品进行对比以实现定性鉴别。

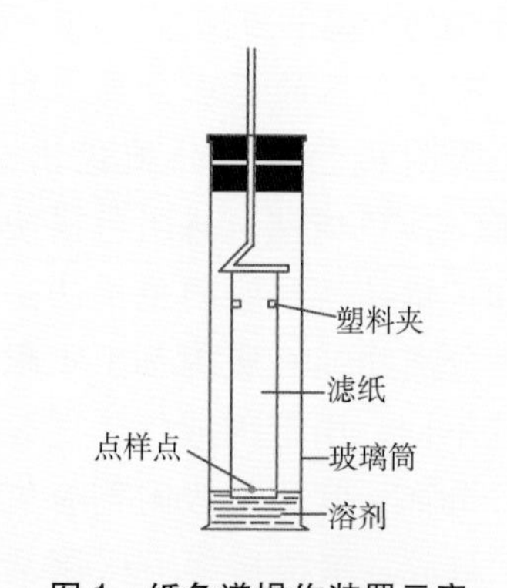

图1　纸色谱操作装置示意

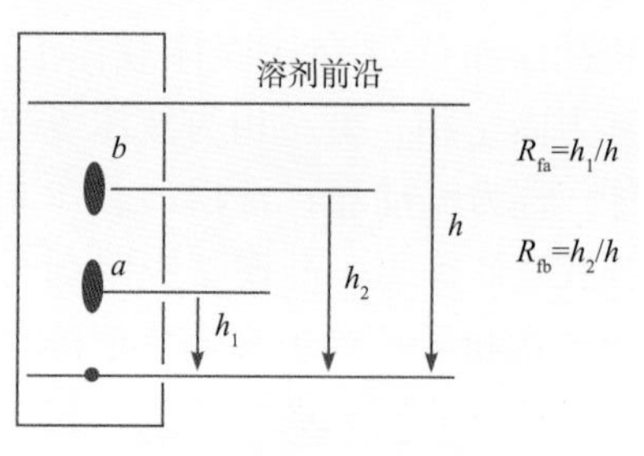

图2　比移值计算示意

在一定条件下，纸色谱中物质在某一固定溶剂中分配系数是一定的，因此，R_f 也是一定的，这是用纸色谱进行定性分析的基础。进行纯度判定或含量测定时，需取一定量的样品，按相关规定进行展开后，检视其所显杂质斑点的个数或呈色（或荧光）的强度。具体可用斑点扫描仪或将组分点取下，以溶剂溶出组分，用适宜方法（如光度法、比色法等）进行定量。

装置　纸层析技术装置简单，最主要是层析缸，也称展开室。试验用品包括层析纸、展开剂等。此外还有与之配套的点样器、检视仪。

展开室　纸色谱展开室通常为圆形或长方形玻璃缸，缸上具有密闭磨口玻璃盖。色谱滤纸长约25cm，宽度则按需要而定，点样基线距底边约2.5cm。

纸载体　纸色谱法使用的分离载体是试验用滤纸，滤纸应不含水或有机溶剂能溶解的杂质，具有一定的强度，无机械折痕和损伤。滤纸对溶剂的渗透速度适当，太快时易引起斑点拖尾，太慢则耗费时间太长。纸质应均一，不与所用显色剂起作用，否则会影响实验结果的重复性，特别是定量实验中这点更是重要。

点样　待测样品溶解于适当的溶剂中制成一定浓度的溶液，用具支架的微量注射器或定量毛细管吸取溶液，点于点样基线上，溶液宜分次点加，每次点加后，待其自然干燥、低温烘干或经温热气流吹干。点样位置应正确并尽量集中，试样点的直径一般应小于5mm，试样点间距离约为1.5~2.0cm，样点通常应为圆形。

展开方式　纸色谱法展开的方式一般有垂直型和水平型两种。

垂直型纸色谱法即将滤纸条垂直放置，使展开剂借助毛细管效应或重力作用向上或向下移动，包括上行法和下行法。下行法是将点样后的色谱滤纸上端放在溶剂槽内并用玻棒压住，使色谱纸通过槽侧玻璃支持棒自然下垂，点样基线在支持棒下数厘米处。展开前，展开室内用各品种项下规定的溶剂的蒸气使之饱和，然后添加展开剂使浸没溶剂槽内的滤纸，展开剂即按毛细管及重力作用沿滤纸下行移动展开，待展开至规定的距离后，取出滤纸，标明展开剂前沿位置，待展开剂挥散后按规定方法检出色谱斑点。上行法的点样方法同下行法，展开室内加入展开剂适量，放置待展开剂蒸气饱和后，再将色谱滤纸浸入展开剂约 0.5cm，展开剂即按毛细管作用沿色谱滤纸上升，一般展开至约 15cm 后，取出晾干，按规定方法检视。展开可以向一个方向进行，即单向展开；也可进行双向展开，即先向一个方向展开，取出，待展开剂完全挥发后，将滤纸转动 90°，再用原展开剂或另一种展开剂进行展开；亦可多次展开、连续展开或径向展开等。水平型纸色谱法即为径向纸色谱法，也称之为圆形纸色谱法，即将圆形滤纸水平放置，使展开剂由中心向四周扩散。

检视　经过纸层析分离后的组分，可依据其理化性质选择相应的检视方法。一般在紫外光或可见光下检视可直接观察到组分斑点，也可以在荧光灯下检视观察。对于不能直接在特定光照中检视的组分，可借助显色试剂显色后进行定性定量检测。

应用　纸色谱法药物分析技术在药物分析中应用广泛，通常多用于天然产物多成分分析，如叶绿素的色素成分检验，氨基酸的鉴定及测定，天然植物精油成分检验及一些特定细胞筛查等实验等。

（李晓东　粟晓黎）

zhùsèpǔfǎ yàowù fēnxī jìshù

柱色谱法药物分析技术（column chromatography method pharmaceutical analysis technology）

以层析柱为分离载体对药物组分进行分离检测的技术。又称柱层析法。即将固定相预装于惰性的玻璃、塑料或金属管中，采用液体流动相，样品沿竖直方向由上而下移动而达到分离的色谱分析实验技术。

原理　柱色谱法药物分析技术主要用于多组分样品的分离，有时也起到浓缩富集及样品制备的作用。柱色谱法根据组分在固定相中的作用原理不同，可分为吸附柱色谱法和分配柱色谱法。色谱柱一般为内径均匀、下端（带或不带活塞）缩口的硬质玻璃管（也可以为金属管），色谱柱下端口或活塞上部铺垫适量棉花或玻璃纤维，管内装入吸附剂。吸附剂的颗粒应尽可能大小均匀，以保证良好的分离效果。

操作　柱色谱吸附剂装填要求紧密，无断层、无缝隙；在装柱、洗脱过程中，始终保持有溶剂覆盖吸附剂。吸附柱色谱法一般在色谱柱中填入表面积很大经过活化的多孔性或粉状固体作为吸附剂。装柱则通常采用干法及湿法两种不同的装柱方式。干法装柱是将色谱柱中先加入溶剂，打开出液口使溶剂慢慢流出，将干吸附剂一次加入色谱柱，振动管壁使其均匀下沉，然后沿管壁缓缓加入洗脱剂，使其均匀地润湿下沉，在管内形成松紧适度的吸附层。操作过程中应保持有充分的洗脱剂留在吸附层的上面；湿法装柱是将吸附剂与洗脱剂混合，搅拌除去空气泡，慢慢加入色谱柱中，待填装吸附剂所用洗脱剂从色谱柱自然流下，至液面和柱表面相平时，即加样品溶液。样品应溶于开始洗脱时使用的洗脱剂中，再沿管壁缓缓加入，注意勿使吸附剂翻起。或者将样品溶于适当的溶剂中，与少量吸附剂混匀，再使溶剂挥发去尽使呈松散状，加在已制备好的色谱柱上面。如样品在常用溶剂中不溶，可将其与适量的吸附剂在乳钵中研磨混匀后加入。当使用洗脱剂洗脱时，由于不同化合物吸附能力不同，往下洗脱的速度也不同，便形成了不同层次，即不同组分在柱中自上而下按对吸附剂的亲和力大小分别形成若干样品组分带，如果被分离各组分有颜色，可以根据色谱柱中出现的色层收集洗脱液收集。如果各组分无色，先依等分收集法收集，然后用薄层色谱法或光谱法逐一鉴定，再将相同组分的收集液合并在一起。操作过程中应保持有充分的洗脱剂留在吸附层的上面。吸附柱色谱法可以用来分离大多数有机化合物，尤其适合于复杂天然产物的分离。分离容量从几毫克到百毫克级，适用于分离和精制较大量的样品。分配柱色谱法和吸附柱色谱法操作基本一致。装柱前，先将固定液溶于适当溶剂中，加入适宜载体，混合均匀，待溶剂完全挥干后移入色谱柱中并压紧；样品可溶于固定液，混以少量载体，加在预制好的色谱柱上端。洗脱剂需先加固定液混合使之饱和，以避免洗脱过程中固定液的流失。

应用　柱色谱法在药物分析中主要用于分离分析并纯化天然

产物、无机及有机药物化合物，尤其适于复杂的天然产物的分离制备，在标准物质制备中应用较多。如银杏叶提取物柱层析洗脱制备黄酮成分，可以用于生产药物或标准物质。利用中压柱色谱分离内酯类化合物，可以一次性从川芎的乙醇提取物中分离得到 2 个单体化合物，洋川芎内酯 A 和 Z-藁本内酯，其纯度均达到 95%。

（李晓东）

báocéng sèpǔfǎ yàowù fēnxī jìshù

薄层色谱法药物分析技术

（thin-layer chromatography method pharmaceutical analysis technology） 以平铺的固定相薄层为药物组分分离载体的检测分析技术。又称薄层层析（thin-layer chromatography，TLC）法。将适宜的固定相涂布于玻璃板、塑料或铝基片上，形成一均匀薄层，然后将样品点样并使用展开剂展开，由比移值（R_f）与适宜的对照物按同法所得的色谱图的比移值（R_f）进行对比，用以进行药品的鉴别、杂质检查或含量测定的一种实验分析技术。薄层色谱法药物分析技术是一种快速分离和定性分析药物组成的方法，也可用于跟踪反应进程。

原理 薄层色谱法是将被分析的药物溶液点样于薄层板的一端，然后置于底部有展开剂的层析缸内，密闭静置，将药物组分分离后，用检视仪检测结果。展开剂为适于药物组分分离的流动相。由于流动相的毛细作用缓慢地将样品中的不同组分由下而上爬升至板的顶端，依据样品中各组分与固定相的作用力不同，在流动相中溶解度也不同，导致各组分的上升速度有差异而最终在板上形成上下不一的斑点，从而达到分离样品各组分的目的。经过分离的不同组分，所得色谱图与适宜的对照物按同法所得的色谱图进行对比，实现药物的鉴别、杂质检查或含量测定。

固定相 薄层色谱法所涉及固定相类型包括硅胶薄层板、键合硅胶板、微晶纤维素薄层板、聚酰胺薄层板、氧化铝薄层板等。固定相中可加入黏合剂、荧光剂。硅胶薄层板常用的有硅胶 G、硅胶 H、硅胶 GF254，其中 G、H 表示含或不含石膏黏合剂，F254 为在紫外光 254nm 波长下显绿色背景的荧光剂。按固定相粒径大小分为普通薄层板（10～40μm）和高效薄层板（5～10μm）。实验室自制薄层板时，则要求玻板应光滑、平整，洗净后不附水珠。市售薄层板临用前一般应在 110℃ 活化 30min。聚酰胺薄膜不需活化。铝基片薄层板可根据需要剪裁，但须注意剪裁后的薄层板底边的硅胶层不得有破损。

点样展开 薄层色谱法点样应在洁净干燥的环境下，可采用普通毛细管、微量注射器或手动、半自动、全自动点样器材。点样一般为圆点状或窄细的条带状。圆点状直径一般不大于 3mm，条带状宽度一般为 5～10mm。点间距离可视斑点扩散情况以相邻斑点互不干扰为宜，一般不少于 8mm。将点好供试品的薄层板放入展开缸中，浸入展开剂的深度为距原点 5mm 为宜，密闭。其展开容器一般可用适合薄层板大小的专用平底或双槽展开缸，展开时须能密闭。一般上行展开 8～15cm，待展开剂前沿达到规定的展距，取出薄层板，晾干，待检。

检视 薄层色谱法结果分析可采用喷雾显色、浸润显色或蒸气熏蒸显色，也可以使用检视装置，如装有可见光、254nm 及 365nm 紫外光光源及相应的滤光片的暗箱，其图像一般可采用摄像设备拍摄，以光学照片或电子图像的形式保存。比移值（R_f）是薄层色谱药物定性分析中最重要的判定指标，是指从基线至展开斑点中心的距离与从基线至展开剂前沿的距离的比值。比移值是定性检查的主要指标，其范围一般应在 0.2～0.8 为宜。当建立薄层色谱分析方法时，需要进行系统适用性试验，即用供试品和对照品对实验条件进行试验和调整，确认样品溶液中被测物质能被检出的最低浓度或量及样品与标准物质色谱中的斑点均分离度。

薄层色谱法定量分析，经常使用薄层扫描仪完成测试操作，即用一定波长的光对薄层板上有吸收的斑点，或经激发后能发射出荧光的斑点，进行扫描，将扫描得到的谱图和积分数据用于物质定性或定量的分析。

应用 在实际测定过程中，薄层色谱分析方法在实际药物分析过程中主要完成以下工作：①通过对比供试品溶液与对照溶液斑点的一致性来实现定性鉴别。②限度检查为通过定量配制一定浓度的对照品溶液，并与供试品溶液的相应斑点比较，进行供试品溶液色谱相关组分含量的限度检查。③通过薄层色谱扫描的手段，制备一定浓度的对照标准溶液，并按规定的色谱条件点样、展开、扫描测定。或将待测色谱斑点刮下经洗脱后，再用适宜的方法测定，从而实现相关组分的定量分析。

薄层色谱法是一种快速分离的特别有效的色谱分离方法，在天然药物、中药材、中成药、脂肪酸、类固醇、氨基酸、核苷酸、生物碱等药物分析中应用广泛。

（李晓东　栗晓黎）

qìxiàng sèpǔfǎ yàowù fēnxī jìshù

气相色谱法药物分析技术（gas chromatography method pharmaceutical analysis technology）　采用气体为流动相，通过流经装有固定相的色谱柱对药物组分进行分离测定的分析技术。又称气相色谱法（gas chromatography，GC），属于柱色谱方法的一种，常用与易挥发药物或杂质等相关组分的检测。

原理　待测样品经气化后，被载气带入色谱柱进行分离，不同的样品因为具有不同的物理和化学性质，与特定的柱填充物（固定相）有着不同的相互作用而被流动相（载气）以不同的速率运动，不同的组分在不同的时间（保留时间）从柱的末端流出，然后进入检测器产生相应的信号，用数据处理系统记录色谱信号。采用固体吸附剂作固定相的叫气-固色谱；采用涂有固定液的单体作固定相的叫气-液色谱。在实际工作中，气相色谱法是以气-液色谱为主。

仪器装置　气相色谱仪一般由载气源、进样系统、色谱柱、柱温箱、检测器及数据处理系统组成（图）。

色谱柱　气相色谱法对样品的分离是在色谱柱中完成的，根据色谱柱内径的大小可分为填充柱气相色谱法和毛细管气相色谱法。填充柱是指将固定相填充在内径为2~4mm的金属管和玻璃柱内的色谱柱，柱长为2~4m，内装吸附剂、高分子多孔小球或涂渍固定液的载体，粒径为0.125~0.25mm。常用载体为经酸洗并硅烷化处理的硅藻土或高分子多孔小球，常用固定液有甲基聚硅氧烷、聚乙二醇等。毛细管柱的材质为玻璃或熔融石英，其内径一般为0.1~0.53mm，柱长为5~100m，固定相经涂布或交联在毛细管内壁上，毛细管中心为空心。固定液膜厚为0.1~5μm，常用的固定液有甲基聚硅氧烷、不同比例组成的苯基甲基聚硅氧烷、聚乙二醇等。新填充柱和毛细管柱在使用前需老化处理，以除去残留溶剂及易流失的物质。色谱柱如果长期未用，使用前应老化处理，使基线稳定。色谱柱的温度由柱温箱控制，其控温精度直接影响色谱分析结果的重现性，柱温箱控温精度一般应为±1℃，温度波动小于0.1℃/h，柱温箱温度控制系统应具备恒温及程序升温功能。

载气源　气相色谱载气的作用是以一定的流速载带气体样品或经气化后的样品进入色谱柱进行分离，再将被分离后的各组分载入检测器进行检测，最后流出色谱系统。载气只是起载带而基本不参与分离作用，可由高压钢瓶或高纯度气体发生器常用提供，并经适当的减压装置达到合适的入口压力。载气的选择及净化应根据样品的性质和检测器种类而决定，典型载气有氢、氦、氮、氩气及空气等。

进样系统　气相色谱进样系统的作用是将样品气化并转移至色谱柱中，而且使进样速度尽可能快，进样带尽可能窄。主要的进样方式包括手动进样、自动进样或顶空进样。填充柱进样一般采用隔膜进样口，毛细管色谱进样一般选用具有分流及尾吹功能的进样口。分流的功能是为了防止毛细管超载，尾吹的目的是从柱尾向检测器吹气使组分一流出即被送到检测器，防止色谱峰展宽。气化室的温度应高于柱温30~50℃，柱径越细，进样量应越少。顶空进样法是一种基于封闭热力学平衡系统中，对液体或固体顶部蒸汽相中有机挥发性组分进行测定的方法。该法适用于固体和液体供试品中挥发性组分的间接分离和测定，通过将固态或液态的供试品制成供试液后，置于密闭样品瓶中，在恒温控制的加热室中加热至供试品中挥发性组分在液态和气态达到平衡后，由进样器自动吸取一定体积的顶空气注入色谱柱中，从而提高了分析效率，大大减少了样品基质的干扰。在化学药物及中药制剂残留溶剂分析中，顶空进样法发

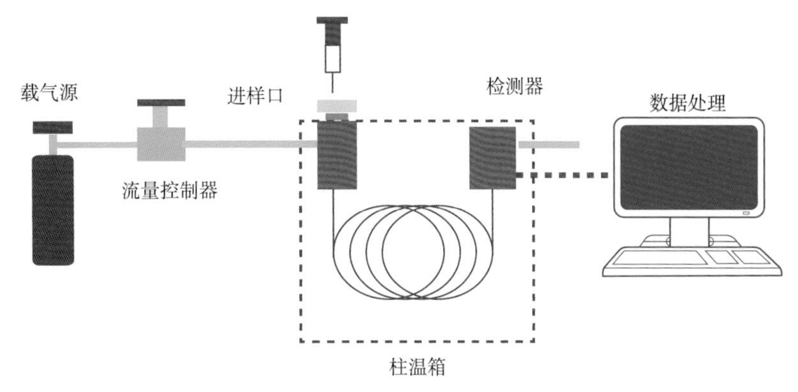

图　气相色谱仪结构示意

挥了重要的作用。

检测器　气相色谱法中可以使用的检测器有很多种，常用的包括热导检测器、火焰离子化检测器、质谱检测器、氮磷检测器、火焰光度检测器、电子捕获检测器等。热导检测器从本质上来说是通用性的，对待测成分为非破坏性，可以用于检测除了载气之外的任何物质。火焰离子化检测器采用氢气作为燃气，空气作为助燃气，其检测器温度一般应高于柱温，主要对碳氢化合物响应灵敏。质谱检测器为通用型检测器，能给出供试品某个成分相应的结构信息，可用于结构确证及复杂基质定性定量分析。氮磷检测器对含氮、磷元素的化合物灵敏度高。火焰光度检测器对含磷、硫元素的化合物灵敏度高。电子捕获检测器适于含卤素的化合物。

气相色谱仪在某些特殊情况下，还可以与核磁共振波谱仪、红外光谱仪及电感耦合等离子体质谱仪相连接，构建特殊辅助检测器的联用系统，解决结构确认及定量分析方面遇到的问题。气相色谱法的数据处理系统20世纪多采用记录仪和积分仪，21世纪逐步多以计算机工作站进行数据采集及处理。

应用　气相色谱法药物分析技术的特点是分析效率、灵敏度及选择性方面都非常高，分析速度快，广泛应用于气体及挥发性物质或可转化为易挥发性物质的液体和固体样品的定性定量分析，在药物原料及中间体分析、药物制剂分析、中药成分分析、药物代谢研究及毒物分析领域中不可缺少。通过比较与对照品保留时间的一致性可以实现药物的定性分析，而定量分析一般采用内标法、外标法、面积归一化法及标准溶液加入法。

（李晓东）

yèxiàng sèpǔfǎ yàowù fēnxī jìshù

液相色谱法药物分析技术

(liquid chromatography method pharmaceutical analysis technology)　以液体流动相为推动对药物组分进行分离检测的色谱技术。液相色谱法（liquid chromatography，LC）是对以液体为流动相的一类色谱方法的总称。在药物分析检测中常用的是高效液相色谱法，即采用输液泵将液体流动相输入装有填充剂的色谱分离柱中，将被检测药物样品液注入色谱柱中，使其组分随流动相移动而分离流出，进而采用适宜的检测器进行测定。

分类　液相色谱从不同的角度可以有不同的分类，《分析化学手册》2000年版第六分册，按固定相的形态分类、按作用原理分类、按物理特征分类。按固定相的形态可分为液-液色谱、液-固色谱；按作用原理可分为液-液分配色谱、液-固吸附色谱、凝胶排阻色谱、离子交换色谱、亲和色谱、电泳；按物理特征可分为平面色谱、纸色谱、薄层色谱、空心柱色谱、填充柱色谱、高压液相色谱。随着技术的不断改进创新，后来又出现了按照固定相的规格、流动相的驱动力、分析效能、分析周期效率的不同的分类。总体上，可分为常压液相色谱法和高效液相色谱法。

常压液相色谱法　固定相一般以硅胶、凝胶、聚酯等填料，流动相在常压输送，色谱柱效率低，分离周期长，在线监测能力弱。根据固定相的不同，液相色谱分为液-固色谱、液-液色谱和键合相色谱，其中应用最广的是以硅胶为填料的液-固色谱和以微硅胶为基质的键合相色谱。根据固定相的形式，液相色谱可以分为柱色谱、纸色谱及薄层色谱；按吸附力可分为吸附色谱、分配色谱、离子交换色谱和分子排阻色谱、凝胶渗透色谱。液相色谱的分离机制是基于混合物中各组分对两相亲和力的差别。

高效液相色谱法　在液相柱色谱系统中加上高压液流系统，使流动相在高压下快速流动，以提高分离效果，称之为高效液相色谱法（high performance liquid chromatography，HPLC）。高效液相色谱法是在经典液相色谱法的基础上发展起来的实用、快速、高效及高灵敏度的分离分析方法，两者在固定相性质、性状及颗粒度，输液设备种类及检测手段等方面具有较大的差异。

装置　液相色谱仪器由储液罐、输液单元、进样系统、色谱柱、检测器、积分仪或数据处理系统组成。常规不锈钢色谱柱内径一般为2.0~6.0mm，填充剂的颗粒度一般小于10μm。采用可以施加压力的输液单元，就成为高效液相色谱，高效液相色谱可适小粒径的填充剂，且输液单元、进样、色谱柱等系统需要耐超高压。储液罐为存储流动相的容器，其结构材料对洗脱液应为化学惰性。流动相进入高压输液泵之前应预先脱气，以免因柱后压力下降使溶解在流动相中的空气自动脱出形成气泡从而影响检测器正常工作。高压输液泵将洗脱液在高压下连续送入色谱柱系统，从而实现分离过程的实现，要求流速稳定、流量精度高、输出压力高、耐酸碱及缓冲液腐蚀及易清洗维护等。为改善复杂样品的分离度，缩短分析时间、改善峰形及提高灵敏度，高压输液单元应具备梯度洗脱功能，梯度洗脱可分为低压梯度洗脱（常压下溶剂按程序混合）和高压梯度洗脱（溶剂加压后进入混合室混合）。

进样系统　将样品导入色谱柱的装置，包括取样的进样两种功能，要求具有死体积小且具有良好的重复性，主要采用自动进样器进样和六通阀手动进样。

色谱柱　高效液相色谱仪的核心，根据色谱柱性质的不同，可分为反相色谱柱、正相色谱柱、离子交换色谱柱、手性分离色谱柱等。反相色谱柱是以键合非极性基团的载体为填充剂填充而成的色谱柱。常见的载体有硅胶、聚合物复合硅胶和聚合物等；常用的填充剂有十八烷基硅烷键合硅胶、辛基硅烷键合硅胶和苯基键合硅胶等。正相色谱柱：用硅胶填充剂或键合极性基团的硅胶填充而成的色谱柱。常见的填充剂有硅胶、氨基键合硅胶和氰基键合硅胶等。氨基键合硅胶和氰基键合硅胶也可用作反相色谱。离子交换色谱柱：用离子交换填充剂填充而成的色谱柱。有阳离子交换色谱柱和阴离子交换色谱柱。手性分离色谱柱是用手性填充剂填充而成的色谱柱。色谱柱的内径与长度，填充剂的形状、粒径与粒径分布、孔径、表面积、键合基团的表面覆盖度、载体表面基团残留量，填充的致密与均匀程度等均影响色谱柱的性能，应根据被分离物质的性质来选择合适的色谱柱。柱温箱可以控制色谱柱温度，从而会影响分离效果。一般情况下，可在室温完成高效液相色谱分析操作，但应注意不同时期室温的变化情况，为改善分离效果可适当提高色谱柱的温度。反相色谱系统的流动相常用甲醇-水、乙腈-水系统，可使用缓冲盐流动相体系进行方法的开发及建立，但应尽可能使用低浓度缓冲盐。正相色谱系统的流动相常用两种或两种以上的有机溶剂，如二氯甲烷和正己烷等。

检测器　高效液相色谱仪的检测器用于检测色谱柱分离后组分浓度的变化情况，并由记录仪、积分仪或者计算机工作站绘出谱图进行定性及定量分析。常用的检测器为紫外-可见分光检测器（UV-Vis）及二极管阵列检测器（DAD），其他常见的检测器有荧光检测器（FD）、蒸发光散射检测器（ELSD）、示差折光检测器（RID）、电化学检测器（ECD）和质谱（MSD）检测器等。其中紫外-可见分光检测器、荧光检测器、电化学检测器为选择性检测器，其响应值不仅与被测物质的量有关，还与其结构有关；蒸发光散射检测器和示差折光检测器为通用检测器，对所有物质均有响应，结构相似的化合物在蒸发光散射检测器的响应值仅与被测物质的量有关。紫外-可见分光检测器、荧光检测器、电化学检测器和示差折光检测器的响应值与被测物质的量在一定范围内呈线性关系，但蒸发光散射检测器的响应值与被测物质的量通常呈指数关系。

应用　液相色谱法药物分析技术，尤其是高效液相色谱法药物分析技术，以其分离性能高、分析速度快、灵敏度高、重复性好及适用范围广的特点，在医药、生化、环境、食品、农业及无机分析等领域得到广泛应用，在药品的含量测定、有关物质检查、杂质限度检查和鉴别等质量控制更是不可缺少的分析技术。

此外，高效液相色谱分析方法的建立，需进行系统适用性试验。通常包括理论板数、分离度、灵敏度、拖尾因子和重复性等五个参数。定量测定则可采用内标法、外标法、加校正因子的主成分自身对照法、不加校正因子的主成分自身对照法及、面积归一化法等。

（李晓东　粟晓黎）

xīfù sèpǔfǎ yàowù fēnxī jìshù

吸附色谱法药物分析技术

（adsorption chromatography method pharmaceutical analysis technology）　利用同一吸附剂对样品中不同成分吸附能力差异的原理实现对药物多组分进行分离分析的实验技术。

原理　吸附色谱的色谱过程是流动相分子与物质分子竞争固定相吸附中心的过程，即吸附-解吸附-再吸附-反复多次洗脱-被测组分分配系数不同-差速迁移-实现分离。吸附按物质状态可分为：固-液吸附与固-气吸附，但一般指固-液吸附，即以固体吸附剂为固定相，液体为流动相；按吸附手段可分为：物理吸附、半化学吸附、化学吸附。吸附色谱法按操作形式还可分为薄层色谱法及柱色谱法。

分配系数是决定吸附色谱分离效果的关键指标，对于计算待分离物质组分的保留时间有很重要的意义。分配系数是指在一定温度下，处于平衡状态时，组分在流动相中的浓度和固定相中浓度的比值。分配系数越高，即表明固定相的吸附能力越强，被分离组分在固定相中浓度越高，即该组分后流出；同理，分配系数越低，即表明固定相吸附能力越弱，被分离组分在固定相中浓度越低，即组分先流出。

分配系数表达式为：

$$K_a=[X_a]/[X_m]$$

式中［X_a］表示被吸附于固定相活性中心的组分的含量，［X_m］表示存在于流动相中的组分的含量。分配系数与组分的性质、吸附剂的活性、流动相的性质及分离温度等参数相关。

要素特点 吸附色谱技术的三要素包括样品、吸附剂和洗脱溶剂。吸附剂（即固定相）应颗粒均匀，具有较大的比表面积，不溶于所使用的流动相溶剂，不与被分离组分发生化学反应。吸附剂的吸附力强弱，由能否有效地接受或供给电子，或提供和接受活泼氢来决定。被吸附物的化学结构如与吸附剂有相似的电子特性，吸附就更牢固。常用吸附剂有活性炭、氧化铝、硅胶、聚酰胺、硅藻土、氧化镁、碳酸钙、纤维素及淀粉等，其中最常用的是硅胶、氧化铝、聚酰胺及活性炭。吸附剂在使用前须先用加热脱水等方法活化。硅胶吸附剂内部由硅氧交联形成的多孔结构，表面存在大量的硅醇基，与极性化合物或不饱和化合物通过氢键作用形成吸附中心，适合酸性或中性物质的分离，其游离硅醇基含量及含水量是影响分离效能的关键因素。氧化铝具有较强的吸附性，可分离植物中的碱性成分。聚酰胺吸附剂中的酰胺基与待分离组分中的特征官能团（羰基、羧基、芳香硝基等）形成氢键吸附，可黄酮。酚、醌、有机酸类化合物。活性炭为非极性吸附剂，吸附能力强，可用于水溶性组分的分离。大多数吸附剂遇水即钝化，因此吸附色谱大多用于能溶于有机溶剂的有机化合物的分离，较少用于无机化合物。

洗脱溶剂（即流动相）的极性越大，其解吸附（洗脱或展开）能力越强，反之越弱。常见溶剂洗脱能力的强弱顺序如下：醋酸>水>甲醇>乙醇>丙酮>乙酸乙酯>醚>氯仿>苯>四氯化碳和己烷。为了能得到较好的分离效果，常用两种或数种不同强度的溶剂按一定比例混合，得到合适洗脱能力的溶剂系统，以获得最佳分离效果。

吸附色谱法中吸附剂和洗脱剂的选择还要考虑被分离物质的性质。对于极性吸附剂而言，被分离成分极性大，吸附牢，难以洗脱；被分离成分极性小，吸附弱，容易洗脱。洗脱剂则基于相似相溶原理，与组分之间的作用主要考虑偶极作用、氢键作用、色散作用及介电作用。

应用 吸附色谱分析技术主要包括吸附柱色谱及吸附薄层色谱两种，由于其吸附剂选择范围较广，在各种药物的成分分析、中成药鉴别及质量标准研究、纯度检测、稳定性考察、药物代谢分析、药物合成工艺监测及生化样品分析等方面用途广泛。

（李晓东）

fēnpèi sèpǔfǎ yàowù fēnxī jìshù

分配色谱法药物分析技术

（partition chromatography method pharmaceutical analysis technology） 利用样品中各组分在流动相与固定相中分配系数的不同，实现多组分离的色谱分析实验技术。属于*液相色谱法药物分析技术*。分配色谱是基于色谱分离原理的一类技术总称。

原理 通过涂布、键合、吸附等手段将固定液均匀地分布于惰性物质（载体）的表面作为固定相，使用另一种液体为流动相，分配色谱过程是各组分子在固定相和流动相之间不断达到溶解平衡的过程，其实现分离的本质是相关组分在流动相及固定液之间的溶解度差异。

分配系数 分配色谱分配系数表达如下：

$$K=C_s/C_m$$

式中 C_s 代表组分分子在固定相液体中的溶解度，C_m 代表组分分子在流动相中的溶解度。分配系数与组分的性质、固定相的性质、流动相的性质及分离温度等参数相关。分配系数较大的组分可在固定相内充分扩散分配，故在此相停留时间较长，而在流动相中的停留时间必然缩短。

理论塔板数（n） 评价分配色谱分离效能的重要指标，单位柱长内塔板数越多，分离柱效越高。在规定的色谱条件下，注入样品溶液或内标物质溶液，记录色谱图，量出样品主成分色谱峰或内标物质色谱峰的保留时间 t_R 和峰宽（W）或半高峰宽（$W_{h/2}$），由

$$n=16(t_R/W)^2 \quad 或$$
$$n=5.54(t_R/W_{h/2})^2$$

可计算出色谱柱的理论板数，t_R、W、$W_{h/2}$ 也可用时间或长度单位表示。分离度（R）是评价样品组分与被分离物质之间的分离程度，是衡量色谱系统分离效能的关键指标。可以通过测定待测物质与已知杂质的分离度，也可以通过测定待测物质与某一指标性成分（内标物）的分离度来考察色谱柱的柱效。

分类 根据分配色谱固定液的处理方式不同，可将分配色谱分为液-液柱分配色谱法及键合柱分配色谱。根据固定相极性与流动相极性差异，键合柱分配色谱

又分为正相分配色谱和反相分配色谱。

液-液柱分配色谱　将固定液被机械地涂敷在惰性材料载体上构成固定相，由于流动相为液体，这种情况不可避免会造成固定液的流失，为了减少流失，选择流动相的极性应与固定液极性相差较大。

键合柱分配色谱　通过化学反应将各种不同有机官能团键合到硅胶载体表面游离的硅醇基上，从而代替机械涂敷的液体固定相。这样不仅可以避免固定液的流失，而且又可以得到各种性能的固定相，大大提高了分离的选择性。主要键合的有机基团主要有疏水基团（如不同长度的 C8、C18 及芳烃等）和亲水基团（如氨丙基、氰乙基及二醇基等）。

正相分配色谱　以极性物质为固定相，以非极性溶剂作为流动相的分配色谱，其流动相的极性小于固定相的极性，适合分离极性化合物，极性弱的组分先流出色谱柱。

反相分配色谱　以非极性物质为固定相，以极性溶剂作为流动相的分配色谱，其流动相的极性大于固定相的极性，适合分离弱极性、非极性、芳烃及同系物等，极性大的组分先流出色谱柱，极性小的后流出色谱柱。

应用　分配色谱中最具有代表性的是正相分配色谱及反相分配色谱，相关分析方法及技术，在食品、天然产物、化学、中药、生化药及抗生素等药物分析及质量控制中应用广泛。需要注意的是，在分配色谱分析中，需要根据待分析物的极性选择做固定相的溶剂，其极性与待分析物质极性匹配。各种可做固定相的化合物功能基团极性顺序为：酸 > 水 > 醇 > 胺 > 酰胺 > 醛 > 酮 > 酯 > 醚>烷烃。另外，由于流动相的种类较多，如水、不同 pH 值的溶液、缓冲溶液和不同极性的溶剂均可用作流动相，应选择与固定液不互溶，极性相差较大，且对样品组分的溶解度足够大，又相对小于固定液对组分的溶解度的溶剂做流动相。

（李晓东　粟晓黎）

lízǐ sèpǔfǎ yàowù fēnxī jìshù

离子色谱法药物分析技术

（ion chromatography method pharmaceutical analysis technology）　基于药物中离子性化合物与色谱固定相表面离子性功能基团之间的电荷相互作用来实现离子性物质分离和分析的液相色谱分析技术。

装置　离子色谱仪由洗脱液传输系统、进样系统、分离系统、检测系统和数据处理系统（色谱工作站，用于仪器控制和数据处理）5 个部分组成（图）。注入离子色谱系统的样品通过洗脱液传输系统（高压输液泵）传输所需洗脱液进入到分离系统（离子色谱柱）进行待测物和基体组分的分离，再进入检测系统（必要时需先经过抑制器或衍生反应系统）。最后由数据采集系统（色谱工作站）获得色谱峰信号，并通过必要的数据处理得到检测结果。

离子色谱分离主要依赖于色谱柱的性能差异。分离阴离子化合物常采用强碱溶液（如氢氧化钠、氢氧化钾溶液）、碳酸盐缓冲液、有机酸等作为洗脱液；分离阳离子化合物常采用甲烷磺酸、盐酸和硝酸溶液等作为洗脱液。离子色谱常使用可离子化的强酸或强碱，因此泵及管路系统必须是耐高压且耐酸碱腐蚀的聚醚醚酮材料，这也是离子色谱仪区别于液相色谱仪的典型特征。

对于基质简单的澄清水溶液一般通过稀释和经 0.45μm 滤膜过滤后直接进样分析。对于基质复杂的样品，可通过固相萃取、氧弹燃烧、管式炉燃烧、水蒸气蒸馏等方法消除基体影响后再进样分析。

离子色谱分离柱的填料由基质和功能团两部分组成。基质具有一定的刚性，能承受一定的压力，作为功能团的载体，对分离不起明显作用。功能团是可离解的无机基团，与流动相接触，在固定相的表面形成带电荷的离子交换位置，与流动相中的离子发生离子交换，在离子交换反应中，

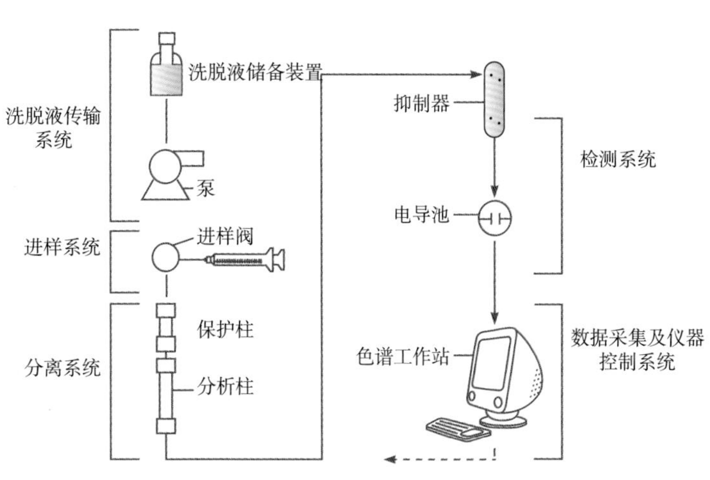

图　离子色谱仪结构示意

离子交换剂的本体结构不发生明显变化，仅由其离子交换功能团的离子与外界同性电荷的离子发生等量的离子交换。作为填料的基质可分为有机聚合物基质和无机（硅胶、氧化铝）基质两大类。有机聚合物离子交换树脂应用较广，在很宽的 pH 值范围（一般 pH 0～14）稳定，可用强碱或强酸作淋洗液。苯乙烯-二乙烯基苯共聚物（PS-DVB）和乙基乙烯基苯-二乙烯基苯共聚物（EVB-DVB）是最常见的阴阳离子交换基质材料。阴离子功能基主要是烷基季铵基或烷醇季铵基；阳离子功能基主要是磺酸、羧酸、羧酸-膦酸和羧酸-膦酸-冠醚等。离子对和离子排阻色谱在离子型和高极化分子的分析中也起着重要的补充作用。离子对色谱柱一般为非极性的 C18、C8 硅胶柱或者聚合物反相柱。而离子排阻色谱柱固定相是具有较高交换容量的全磺化交联聚苯乙烯阳离子交换树脂。

检测方法 离子色谱常用的检测方法可以归为两类，即电化学法和光学法。

电化学法 包括电导和安培检测器，电导检测器是离子色谱的主要检测器，通过测量流经电导池的电解溶液的电导来达到测定的目的，主要用于测定无机阴、阳离子（$pK_a<7$ 或 $pK_b<7$）、有机酸和有机胺等。安培检测法是电导检测器的有效补充，主要测定电化学活性物质在外加电压作用下在工作电极表面发生氧化或者还原反应时所产生电流变化的检测器。主要常见有直流安培检测和脉冲安培检测两种模式。直流安培检测器用于检测在外加恒电压下能够在工作电极上产生氧化或还原反应的化合物，如亚硝酸等；而脉冲安培和积分脉冲安培检测器则主要用于测量糖类、氨基糖苷类抗生素等在反应过程中可能污染电极表面的有机化合物，施加不同的电位清洁再生电极表面，保证长期稳定性。

光学法 主要包括紫外-可见光检测器和原子光谱检测器等。前者对直接在紫外-可见区有光学响应的离子有较好的选择性，可应用于高基体中某些痕量组分的分析。典型的有光学响应的离子如碘离子、硝酸盐和硫氰酸盐等。此外，紫外-可见光检测器还可以用于经衍生反应后具有光学响应的物质的检测，如可对过渡金属、稀土元素等进行检测。与离子色谱联用的光学检测器还有原子光谱类检测器，包括原子吸收光谱检测器、原子发射光谱检测器以及原子荧光光谱检测器等。

应用 离子色谱法主要常用于无机阴离子、无机阳离子、有机酸和有机胺的定性和定量分析。离子色谱的应用领域逐渐往生化方向发展，如糖类、氨基糖苷类、氨基酸、糖蛋白、核酸等物质也均可采用离子色谱法进行分离分析。

离子色谱常见的定量分析方法有四种，内标法、外标法、面积归一化法和标准加入法。这几种方法与高效液相色谱法相同，其中最常用为外标法。

（李晓东）

lízǐ jiāohuàn sèpǔfǎ yàowù fēnxī jìshù

离子交换色谱法药物分析技术

离子交换色谱法药物分析技术（ion exchange chromatography method pharmaceutical analysis technology） 利用待分离样品中离子型或可离子化组分与离子交换剂之间离子交换能力的差异来实现分离的色谱分析技术。离子色谱常见分离方式主要有 3 种，分别为离子交换、离子对和离子排阻，其中离子交换是离子色谱的主要分离方式。离子交换色谱法是基于流动相中溶质离子（样品离子）和固定相表面离子交换基团之间的离子交换过程的色谱方法。

原理 离子交换色谱的固定相为离子交换剂，其结构中存在许多可以电离的活性中心，流动相为缓冲液。当流动相携带样品组分电离生成的离子通过固定相时，样品组分离子与离子交换剂上可交换的电离活性中心进行可逆变换，根据组分离子对固定相亲合力不同，并随着流动相的运动而运动而实现分离（图）。离子交换色谱的平衡常数以 *K* 表示，又叫作选择系数，是衡量样品离子对离子交换剂亲和力大小的量度。平衡常数 *K* 值越大，表示组分的离子与离子交换树脂的相互作用越强。由于不同的物质在溶剂中离解后，对离子交换中心具有不同的亲和力，因此具有

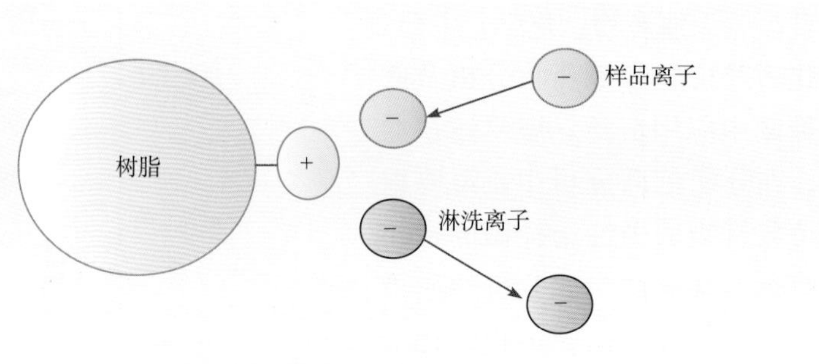

图 离子交换色谱法原理示意

不同的平衡常数。亲和力大的，在柱中的停留时间长，具有高的保留值。单位质量的离子交换剂所能与其他离子发生的交换的量称为交换容量，交换容量越大，负载能力越大，保留时间也越长，离子交换剂的交换容量与固定相的有效离子交换基团数目直接相关。

试剂及条件 离子交换剂通常是一种不溶性高分子化合物，如树脂、纤维素、葡聚糖、醇脂糖等，其分子中含有可解离的基团，这些基团在水溶液中能与溶液中的其他阳离子或阴离子起交换作用。离子交换树脂是具有网状结构的复杂的有机高分子聚合物，典型的离子交换树脂是由苯乙烯和二乙烯基苯的交联共聚物，其中苯乙烯聚合而成为长的链状分子，二乙烯苯把各链状分子联成立体型的网状体。离子交换树脂的网状骨架结构稳定，不溶于酸、碱和一般溶剂。在网状结构的骨架上有许多可被交换的活性基团。根据活性基团的不同，离子交换树脂可分为阳离子型交换树脂和阴离子型交换树脂两大类。阳离子交换树脂带有负电荷基团（如磺酸基和羧酸基，R^-），用于分离阳离子（如质子化的碱 BH^+）。阴离子交换树脂带有正电荷基团（如季铵基或叔铵基，R^+），用于分离阴离子（如酸根 A^-）。离子交换过程中，样品离子与流动相中淋洗离子共同竞争固定相上的离子交换位点，通过库仑作用力而被保留，同时被保留的样品离子又被流动相中的淋洗离子置换，并从色谱柱上洗脱。样品中离子与固定相交换位点间库仑作用力不同，因而被保留的程度也不同。样品电荷离子以 BH^+ 和 A^- 表示，流动相中的淋洗离子以 M^+ 或 N^- 表示，则离子交换的保留方式如下方程所示：

阳离子交换剂：$BH^+ + R^-M^+ = BH^+R^- + M^+$

阴离子交换剂：$A^- + R^+N^- = A^-R^+ + N^-$

阳离子交换树脂又可分为强酸性阳离子交换树脂和弱酸性阳离子交换树脂。强酸性阳离子交换树脂应用较广泛，弱酸性阳离子交换树脂的 H^+ 不易电离，所以在酸性溶液中不能应用，但它的选择性较高而且易于洗脱；阴离子交换树脂也分为强碱性和弱碱性树脂，强碱性阴离子交换树脂离解性很强，在不同 pH 值下都能正常工作，用 NaOH 再生。弱碱性阴离子交换树脂多数情况下是将溶液中的整个其他酸分子吸附，只能在中性或酸性条件（如 pH 1 ~ 9）下工作，用 Na_2CO_3、$NH_3 \cdot H_2O$ 进行再生。阴离子交换树脂的化学稳定性及耐热性能都不如阳离子交换树脂稳定。

离子交换色谱的流动相最常使用水缓冲溶液，有时也使用有机溶剂如甲醇，或乙醇同水缓冲溶液混合使用，以提供特殊的选择性，并改善样品的溶解度。样品组分的保留时间受流动相的 pH 值、离子强度及有机改良剂的影响，且兼具离子交换剂吸附色谱双重机制的影响。离子交换色谱所用的缓冲液，通常用钠或钾的柠檬酸盐、磷酸盐、甲酸盐与其相应的酸混合成酸性缓冲液，或氢氧化钠混合成碱性缓冲液等。

应用 凡在溶液中能够电离并形成稳定阳离子和阴离子的物质通常都可以用离子交换色谱法进行分离。不仅适用于无机离子混合物的分离，亦可用于有机物的分离，例如氨基酸、核酸、蛋白质等生物大分子等。

（李晓东）

fēnzǐ páizǔ sèpǔfǎ yàowù fēnxī jìshù

分子排阻色谱法药物分析技术（exclusion chromatography method pharmaceutical analysis technology） 利用药物待测成分与共存物分子尺寸大小的差异对其进行分离测定的液相色谱法药物分析技术。由于分子排阻色谱法是根据被分析物分子体积尺寸大小而进行分离的，亦称为尺寸排阻色谱法及体积排阻色谱法（size exclusion chromatography，SEC）；由于该方法使用的填充固定相通常为凝胶，故又称凝胶色谱法（gel permeation chromatography，GPC）。凝胶色谱又可分为凝胶渗透色谱和凝胶过滤色谱。凝胶渗透色谱所使用的填料通常为疏水性，在有机溶剂体系中使用，分离油溶性高分子物质，适用于高聚物（如聚乙烯、聚丙烯、聚苯乙烯、聚氯乙烯、聚甲基丙烯酸甲酯）的分子量测定。凝胶过滤色谱所使用的填料通常为亲水性，一般以水作为淋洗液，常用于分析水溶性大分子化合物，适用于分析水溶液中的多肽、蛋白质、生物酶、寡聚或多聚核苷酸及多糖等生物分子。

原理 分子排阻色谱法的分离原理为凝胶等填料的分子筛作用机制，样品组分与固定相无相互化学作用。排阻色谱柱多以亲水硅胶、凝胶或经过修饰的凝胶如葡聚糖凝胶（sephadex）和琼脂糖凝胶（sepharose）等为填充剂，这些填充剂表面分布着不同孔径尺寸的孔，药物分子进入色谱柱后，它们中的不同组分按其分子大小进入相应的孔内，大于所有孔径的分子不能进入填充剂颗粒内部，在色谱过程中不被保留，最早被流动相洗脱至柱外，表现为保留时间较短；小于所有孔径的分子能自由进入填充剂表面的所有孔径，在色谱柱中滞留时间较长，表现为保留时间较长；其余分子则按分子大小依次被洗脱。凝胶渗透色谱常采用交联共聚苯乙烯-二乙烯基苯多孔微球等填料，颗粒多为 10μm 球形微球，可在高压及高速条件下使用；传统凝胶过滤色谱使用软质凝胶，如葡聚糖凝胶、聚丙烯酰胺凝胶等，由于不能经受压力，一般用于常压普通色谱分析，分离速度慢。

分子排阻色谱法所需的进样器和检测器同高效液相色谱法，液相色谱泵一般分常压、中压和高压。在药物分析中，尤其是分子量或分子量分布测定中，通常采用高压泵提高分离效力，即高效分子排阻色谱法（HPSEC），且应选用与供试品分子大小相适应的色谱柱填充剂。

使用的流动相通常为水溶液或缓冲液，溶液的 pH 值不宜超出填充剂的耐受力，一般 pH 值在 2~8 范围。流动相中可加入适量的有机溶剂，但不宜过浓，一般不应超过 30%，流速不宜过快，一般为 0.5~1.0ml/min。流动相的选择主要应考虑：对样品的溶解能力；尽可能选择低黏度液体以减少样品的扩散；所选用溶剂应能使凝胶浸润；与所使用的检测器匹配。

色谱柱的理论板数（n）、分离度、重复性、拖尾因子等指标的测定方法，在一般情况下，同高效液相色谱法项下方法，但在高分子杂质检查时，某些高效分子排阻色谱法的系统适用性试验包括药物分子的单体与其二聚体不能达到基线分离时，实现大于 2 的分离度。

应用 分子排阻色谱法分析技术，可快速提供药品按分子大小组成的全面情况，并可提供样品中各组分的近似分子量，尤其适用于蛋白质和多肽药物的检测分析；也适用于生物大分子聚合物如多糖、多聚核苷酸和胶原蛋白等分子量与分子量分布的测定，可作为控制生物大分子类药品质量的关键指标；亦可用于药品中大分子杂质的测定。

（李晓东）

èrwéi yèxiàng sèpǔfǎ yàowù fēnxī jìshù

二维液相色谱法药物分析技术（drug two-dimensional liquid chromatography method pharmaceutical analysis technology）

利用分离机制不同且相互独立的两支液相色谱柱串联而成的分离系统对药物进行鉴别、检查或含量测定的技术。二维液相色谱（2-dimensional liquid chromatography，2D-LC）的第 1 支柱子称为一维色谱柱，第 2 支柱子称为二维色谱柱。样品经一维色谱柱初步分离后，部分或全部馏分进入二维色谱柱进行再次分离分析。馏分是指由流动相从色谱柱中洗脱出来的样品溶液。与一维液相色谱相比，二维液相色谱的分离能力、峰容量、分辨率和灵敏度更高，已成为复杂体系分离分析的良好方法。是色谱法药物分析技术中重要的一种分析方法。

原理 二维色谱分析主要基于吉汀斯（Giddings）理论，即在各维色谱分离模式完全不相关的条件下，多维色谱的总分辨率等于各维分辨率平方和的平方根，总的峰容量等于各维峰容量的乘积。因而二维液相色谱的分辨率和峰容量有了较大的提高，在一维分离系统中不能完全分离的组分，可能在二维系统中得到更好的分离。

建立二维液相色谱系统，可根据不同的分离目的及药物的性质，选用不同的分离机制的液相色谱，组合不同的二维色谱模式。不同分离机制的液相色谱包括分子排阻色谱（size exclusion chromatography，SEC）、正相液相色谱（normal phase high performance liquid chromatography，NPLC）、反相液相色谱（reversed-phase high performance liquid chromatography，RPLC）、离子交换色谱（ion exchange chromatography，IEC）、亲和色谱（affinity chromatography，AC）等；可组成分子排阻与高效液相组合的二维色谱、正相液相与反相液相组合的二维色谱、反相液相与反相液相组合的二维色谱、离子交换与高效液相组合的二维色谱、亲和色谱与高效液相等不同模式的二维液相色谱系统。

通过不同的分离机制，药物样品中的各组分因分子大小、极性、电荷数目、分子间作用力等因素不同而得到分离。选择性的改变固定相、流动相、温度、pH 值等条件也能进一步改善分离效果。二维液相色谱系统构建时，需考虑体系中第一维流动相与第二维固定相的兼容性，以避免流动相不互溶或缓冲盐析出等因素的影响。

分类 二维液相色谱系统按第一维馏分是否全部转移到第二维色谱中，分为中心切割（heart-cutting）和全二维模式；按切割组分是否直接进入第二维中，分为离线（off-line）和在线（on-line）两种模式。

中心切割模式二维液相色谱 只将第一维分离得到的部分需要再分离的馏分切割进入第二维中做进一步分离分析，是解决一维分离中峰重叠的有效方法。

全二维液相色谱　将第一维的馏分全部或以相同的比例依次切割进入第二维进行分离分析，该方法更加适合复杂药物样品的分析和对未知组分进行分离分析。

离线模式二维色谱　依次收集第一维的馏分，随后再分别进入第二维进行后续分离。离线模式操作简单，每一维分离条件可独立优化，收集的第一维馏分可进行浓缩等处理，然后再进入第二维进行后续分离。

在线模式二维色谱　只是将第一维馏分中需要再分离的部分直接切入第二维进行分离，或是利用多通道切换阀交替收集第一维的馏分，并按一定的频率进入第二维进行分离与分析。在线模式具有分辨率高、无样品损失、快速、易于实现自动化等优点。

应用　二维液相色谱被广泛应用于复杂药物体系的分离分析，尤其适宜样品的预处理和样品的分离提纯。

天然药物的分离　天然药物的成分复杂，预处理繁琐、操作困难，二维液相色谱可以简化预处理过程，提高峰容量和选择性，可用于生物碱类、苷类、香豆素类、黄酮类、萜类、有机酸类等复杂中药成分测定及指纹图谱研究。

体内药物的分离　体内药物研究中，血浆及尿液中的药物一般含量低，内源性物质多，直接进样分析困难。二维液相色谱集净化和浓集为一体，既能缩短分析时间，又能避免不稳定药物成分因为暴露时间长引起分解或沉淀，消除液液萃取可能造成的损失从而增加回收率。并且允许大量样品直接进样，可以使微量成分富集，获得较好的检测限。在常规体内药物分析与含量测定方面有很好的应用。

手性药物的分离　生物样品中具有手性特点的药物的对映体的分离被称为拆分，需要使用具有手性特性的色谱柱才可进行拆分。受到内源性物质及代谢产物的影响，使用单一手性色谱柱拆分分离效能常常不足，并容易造成手性柱的损伤。将手性拆分柱串联在常规分析柱之后构成二维液相色谱系统，可以通过常规分析色谱去除有影响的物质，进而采用中心切割的方法，利用二维的手性色谱柱进行手性药物对映体的拆分，可使生物样本中手性药物得到良好分离。

与质谱联用的分离　二维液相色谱还可与质谱联用。复杂样品经过二维液相色谱的分离，样品组分纯度较高，能满足质谱对高纯度样品的要求。两者联用是优势互补。二维液相色谱系统高效能的分离能力，与质谱的高选择性、快速结构分析能力相结合，可以准确获得样品中各组分的结构信息和含量信息，适用于微量复杂药物及相关物质的定性定量分析。

（杭太俊）

chāogāoxiào yèxiàng sèpǔfǎ yàowù fēnxī jìshù

超高效液相色谱法药物分析技术（ultra-high performance liquid chromatography method pharmaceutical analysis technology）　采用小颗粒填料色谱柱和超高压体系的液相色谱对药物进行鉴别、检查或含量测定的分析技术。超高效液相色谱（ultra high performance liquid chromatography，UPLC）采用超高压体系和细粒径耐超高压的新型固定相，小粒径（约 2μm）填充剂的色谱柱可获得高达每米 2 万理论塔板数的超高柱效，提升了液相色谱的分析速度，使其灵敏度和分离度等性能有了进一步提高。是一种新型的色谱法药物分析技术。

原理　超高效液相色谱与传统的高效液相色谱分离原理相同，以范德姆特（Van Deemter）方程为理论基础，考虑理论塔板高度（H）与流动相流速（u）及填料颗粒度（d_p）的关系，方程可作如下简化：

$$H=Ad_p+B/u+C\,d_p^2u$$

式中 A 代表涡流扩散相系数，B 代表纵向扩散相系数，C 代表传质阻抗相系数。从方程可知：降低填料微粒的颗粒度大小，既可提高色谱柱效，还可提高分析速度。小于 2μm 的填料颗粒度可以比具有较大填料颗粒度在更加宽广的流量范围内得到更高的色谱柱效，可以在不损失分离度的前提下，提高流速以及样品的分析速度。

较高的流速会受到色谱柱填料耐压性及仪器耐压的限制。超高效液相色谱采用杂化颗粒技术合成粒径为 1.7μm 的新型全多孔球形固定相，并运用新设计的装填技术和筛板，具备耐高压性质。另外，超高效液相色谱在技术上还实现了其他关键环节系统性的优化创新和组合，例如创新的超高压液相色谱泵、自动进样器、高速检测器的使用以及系统管路和连接环节的优化等，提高了仪器的耐压性，使小粒径填料所提供的优越性得到更好发挥。

特点　①更高的分离度。根据色谱分离的分离度方程，分离度（R）与柱效（n）的平方根成正比。随着填料颗粒度的降低，柱效值增加，分离度值也增加。

因此采用 1.7μm 颗粒，柱长可缩短至常规 5μm 颗粒色谱柱长的 1/3，其提供的柱效较 5μm 颗粒提高了 3 倍，分离度提高了 70%。②更快的分析速度。填料颗粒度减小，柱长可按比例缩短而不改变柱效，柱长缩短可加快分离速度，同时填料颗粒度越小，最佳流速也越大，能进一步提高分离速度。③更高的灵敏度。小颗粒填料可获得更高的柱效、更窄的色谱峰，峰高也随之变高，灵敏度增加。

应用 在含有复杂组分样品的分离分析中，采用常规高效液相色谱存在分离分析耗时长，短时间内难以实现多化合物分离的缺陷，改用超高效液相色谱则能够明显地提高分析通量和色谱分辨率，获得更好的分离分析效果。

中药分析 天然药物往往含有结构、性质十分相似的多成分。中成药制剂是由多味中药按比例混合并经若干化学或物理反应步骤后制成，同样具有成分复杂的特点。超高效液相色谱具有高分离度和高灵敏度，能够对复杂样品中的多种成分进行定性和定量分析，有助于进一步研究天然药物和中成药制剂的化学成分。

生物样品分析 生物样品通常具有取样量少、待测药物浓度低及内源性杂质多等特点，因此要求检测方法必须具备灵敏、精确、可靠的特征。超高液相所采用的小粒径填料，不仅具有高效和高速的优势，与质谱联用的流速（0.3ml/min）匹配度好、检测灵敏度也有明显改善，两者联用，适用于生物样品中微量药物的测定。

药物代谢研究 超高效液相色谱能够实现复杂体系中样本的分离，在药物代谢研究时，可使代谢物获得较好的分离，与质谱联用，能够减小检测时在离子源处因相互竞争的代谢物间的离子抑制作用，因此可检出更低浓度的代谢产物，对代谢物结构鉴定效率更高。

痕量分析 超高效液相色谱在药物痕量分析中具有优势。常用高效液相-质谱联用技术，虽具有高灵敏度、高选择性，能测低浓度样品等优点，但也存在分离分析过程耗时过长，难以短时间内进行多类化合物样本分离工作的缺陷，改用超高效液相-质谱联用技术则能够明显地提高分析通量和色谱分辨率，获得更好的分离效果和效率。

（杭太俊）

chāolínjiè liútǐ sèpǔfǎ yàowù fēnxī jìshù

超临界流体色谱法药物分析技术

超临界流体色谱法药物分析技术（supercritical-fluid chromatography method pharmaceutical analysis technology） 以超临界流体作为色谱流动相对药物进行定性定量测定分析的技术。超临界流体色谱（supercritical fluid chromatography，SFC）是一种新型的色谱法药物分析技术，兼有气相色谱和高效液相色谱的特点，并能够分析气相色谱不适应的高沸点、低挥发性样品，又比高效液相色谱有更快的分析速度，是气相色谱和高效液相色谱的重要补充方法。超临界流体色谱主要采用超临界状态的二氧化碳为流动相，是一种低碳环保的分离分析技术，拥有良好的应用前景。

超临界流体色谱技术早在 20 世纪 60 年代已开始应用，但是由于流动相改变有限，分离选择性不丰富，而发展缓慢；直到 20 世纪 80 年代开发成功了空心毛细管柱式超临界流体色谱，才使其再度兴起并逐渐发展和完善起来。超临界流体色谱按其所用色谱柱类型可分为填充柱超临界流体色谱（pSFC）和毛细管超临界流体色谱（cSFC）。

原理 物质一般有三种状态，即气态、液态和固态。物质由气态变为液态的最高温度叫作临界温度，与此温度相对应的物质的蒸汽压称为临界压力。在临界温度和临界压力以上、但接近于临界温度和临界压力的物质既不是液体，也不是气体，而被称为超临界流体（supercritical fluid，SCF）。超临界流体色谱分析，即使用超临界流体作为流动相，以固体吸附剂为固定相，或以键合到载体（或毛细管壁）上的高聚物为固定相，利用药物样品中的各组分在两相中分配系数不同将各组分分离，并进行定性定量检测分析。

特点 以超临界流体作为色谱系统的流动相具有独特的优点：①密度与液体相近，具有较强的溶解能力，且临界温度通常较低，适用于分离难挥发和热稳定性较差的物质。②黏度低于液体，类似于气体，因此可使分离过程中阻力减小，可采用细长分离柱以增加柱效。③扩散系数在气体和液体之间，传质速度快，分离速度快。④可通过改变流动相的压力和温度，改变超临界流体的密度、溶解能力、黏度和扩散系数，进一步改善色分离的效能。⑤可用作流动相的超临界流体物质较多，比高效液相色谱流动相选择范围宽。⑥既可使用气相色谱的检测器，也可使用高效液相色谱的检测器。⑦超临界色谱法的流动相无毒，可低温、常温蒸发，冷凝也易控制，耗能极少。⑧超临界流体具有体系的黏度低、扩散和传质速率高等特点，在提高手性分离效率、缩短离时间方面显示了优越性。

超临界流体色谱的流动相，曾用过氨、二氧化硫、氧化氮及氯氟烃类等物质，但应用最广泛的是超临界二氧化碳（CO_2）。这是因为 CO_2 临界温度（31.08℃）接近室温，临界压力（7.38 MPa）不太高，可使色谱系统在接近室温和不太高的压力条件下进行操作。另外，CO_2 还具有无毒，不燃，无化学腐蚀性等优点。

应用 超临界流体色谱技术用于药物分析时，具有分析速度快，选择性好，分离效率高，样品处理简单等优点，并适用于分析热稳定性差、易热解、极性大、易氧化和难挥发的药物，可以作为气相色谱和高效液相色谱在该领域的重要补充技术，特别适宜以上特性的高分子或天然产物的实验室或工业规模的制备。如在中药及天然产物领域中的分析中，对于热不稳定的天然脂类、甾类化合物、多元不饱和脂肪酸及其酯、天然色素、氨基酸、糖类等药物，气相色谱的高温会使它们有效成分分解，并受气相色谱容量限制，气相色谱几乎不可能用于天然产物的制备。高效液相色谱制备时，所使用的有机溶剂或缓冲溶液，有可能引起天然产物的结构和活性变化，并且溶剂的去除也较困难。超临界流体临界温度较低，且样品无需汽化，因而可以分析热不稳定化合物。超临界流体色谱中作为流动相主成分的 CO_2，可在完成分离后自然挥发除去，很容易实现所物质的纯化制备。但超临界流体色谱在药物分析其他领域中的应用与高效液相色谱相比仍然处于劣势。

（杭太俊）

gāoxiào nìliú sèpǔfǎ yàowù fēnxī jìshù

高效逆流色谱法药物分析技术（high-efficient counter current chromatography method pharmaceutical analysis technology） 采用单向流体动力平衡的色谱法对药物进行定性定量测定分析的技术。是色谱法药物分析技术中重要的一种分析方法。高速逆流色谱（high speed counter current chromatography，HSCCC），是一种连续高效的液-液分配色谱分离技术。待测药物样品中的各组分在动态平衡且互不相溶的两相液体中因分配系数不同而实现分离，然后通过适宜的检测器检视，并做出定性定量的结果判定。该法无固体载体，可以避免分离样品与固体载体表面可能因产生反应而变性和不可逆吸附，具有样品无损失无污染，高效快速，适用于大制备量分离等优点。

原理 高速逆流色谱建立在单向流体动力平衡的理论基础上（图），并基于不同溶剂对物质的溶解能力不同的液-液分配原理，是一种高速自动化的多级萃取技术。单向流体动力平衡体系中，两种互不混溶的溶剂相，在转动螺旋管中单向地分布，利用螺旋管的高速行星式运动产生的二维力场，保留两相中其中一相的静止作为固定相，而不断输入另外一相作为流动相。不对称离心力又可使互不相溶的两相不断反复混合与分离，药物样品输入该装置中，即可实现待测组分的分离和检测分析。

装置 利用恒流泵连续输入流动相，使两相溶剂反复进行着

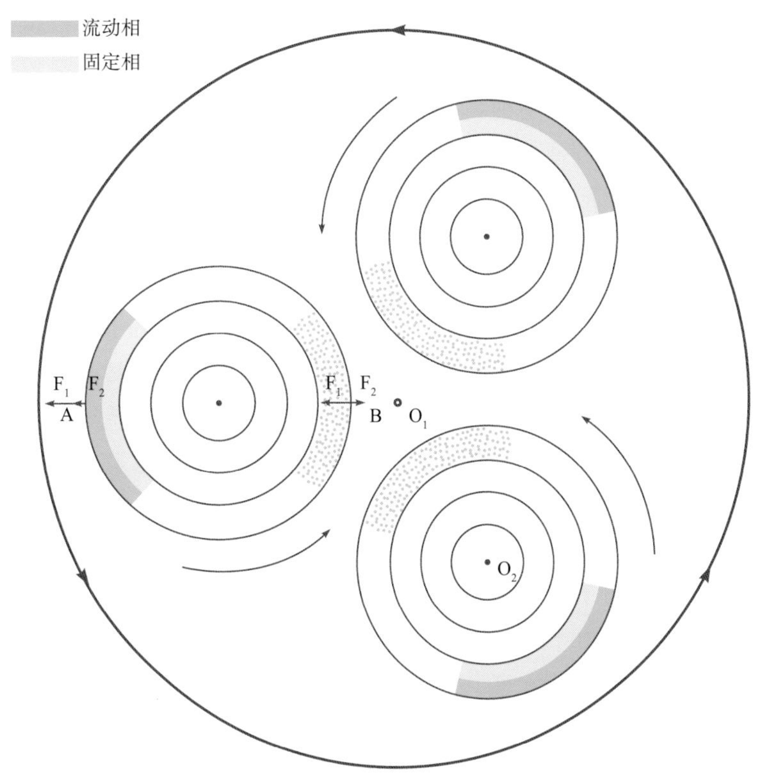

图 高速逆流色谱工作示意

注：O_1 为公转轴；O_2 为自转轴；F_1 为公转时产生的离心力；F_2 为自转时产生的离心力；A. F_1 与 F_2 方向一致，固定相、流动相分层；B. F_1 与 F_2 方向相反，固定相、流动相混合。以1000转/分的速率进行旋转，在二维力场的作用下分离管柱内每小时可实现上万级的萃取过程，从而产生高效的分离

混合和静置的分配过程。药物样品随流动相进入色谱柱，在两相之间反复分配，相当于实现着反复多次的高速萃取。经过一段时间后，药物样品各组分就会按分配系数的大小次序被依次分离和洗脱出来；与高效液相色谱相似，主要采用紫外检测器进行分析监测。样品中各组分的分离效果与所选择的两相溶剂系统、洗脱方式、流动相的流速、仪器的旋转的方向和转速、样品浓度和进样方式以及柱温等都有密切关系。

特点 高速逆流色谱技术从理论上讲，其溶剂系统的组成及配比可以是无限多样，因而，可以适用于任何极性范围内样品的分离，尤其在分离天然化合物方面具有优势。由于色谱柱中固定相为液体，无固体载体，可以避免样品组分与固体载体表面产生的反应变性或吸附损失，分析回收率高。该分析技术对待测样品的预处理要求低，对一般的粗提物即可进行制备分离或分析。对多数表面活性及酸碱性不强的样品，可多次进样并能保持分离效果稳定。能实现梯度洗脱和反相洗脱，亦能进行重复进样，特别适用于制备性分离，可获得纯度高的产品，且制备量大。

应用 高速逆流色谱已被广泛应用于生物工程、医药有机合成、环境分析、食品、地质、材料等领域。①用于天然药物的分析和制备分离。由于固定相不需要载体，物质的分离依据其在两相中分配系数的不同而实现，避免了因不可逆吸附引起的天然药物活性成分损失、失活、变性等；同时因可采用不同理化特性的溶剂体系和多样性的操作条件，具有较强的适应性，为从复杂的天然产物粗制品中提取不同特性的有效成分提供了有利条件。②用于抗生素的分析和制备分离，进样量范围大，一次可进样1mg~5g，一般用疏水性体系分离抗生素；用于多种抗生素中有关物质的分离纯化，如肽类、大环内酯类、四环素类、蒽环类、放线菌素类、多烯类、核苷类、糖类和β-内酰胺类等。美国食品药品管理局（Food and Drug Administration，FDA）及世界卫生组织都规定了用高速逆流色谱作为抗生素成分的分离检定手段。③高效、高收率分离纯化生物大分子药物的重要手段。在生物大分子的分离纯化中，如用有机溶剂，通常会使生物大分子、细胞的结构及性质发生不可逆变化。高速逆流色谱采用双水相体系（含水量高达70%~90%），分析条件温和、表面张力低、回收率高，同时具有较高的分辨率和稳定性，特别适用于蛋白质、核酸及细胞粒子类药物的提取纯化及检测分析。

（杭太俊）

qīnhé sèpǔfǎ yàowù fēnxī jìshù

亲和色谱法药物分析技术

(affinity chromatography method pharmaceutical analysis technology) 利用与药物有特异性亲和作用的固定相对药物组分进行选择性分离的分析技术。亲和色谱又称亲和层析。是色谱法药物分析技术中重要的一种分析方法。常见的药物与亲和活性固定相间的特异性作用包括酶与底物或抑制剂、抗原与抗体，激素与受体、外源凝集素与多糖类及核酸的碱基对等之间的专一的相互作用，选择性强。亲和色谱技术利用了以上这些相互特异性作用，既适用于药物的分离分析，又适用于药物活性的筛选研究。亲和色谱法作为液相色谱法的一个分支，在20世纪60年代以后获得迅速发展；70年代末期，由于新型高效固定相基体的采用，又发展了高效亲和色谱技术。

分类 从亲和色谱法的分离原理可将其分为：免疫亲和色谱、药物生物模拟亲和色谱和药物细胞膜色谱。

免疫亲和色谱 以单克隆抗体为配基，利用抗原和抗体的免疫反应具有的特异性和高效性分离抗原性药物。抗原通常是一些具有生物活性的蛋白质，因此，在分离纯化生物大分子蛋白质药物时，可得到高得率和高纯度的产物，但其配体在通常的亲和色谱条件下不稳定，容易降解。

生物模拟亲和色谱 以染料、氨基酸类、金属螯合物及巯基化合物为配基，制备容易，稳定性好，不流失，尤其适用于大规模重组蛋白质药物的生产，并能一步得到高纯度蛋白质产品；该法中配基与蛋白质或核酸的结合机制更为明确，通过设计合适的吸附与洗脱条件，可进行多元组分分离。

细胞膜色谱 以细胞膜为配基，是一种新型亲和色谱技术，其色谱保留参数（容量因子）与药物的药理作用密切相关，具有操作方便、稳定可靠、高效灵敏的优点。

原理 药物通过范德华力、疏水力、空间和静电相互作用，与固定相特异、可逆地结合，将目标药物从复杂样品组分中分离出来。药物亲和色谱分析技术固定相包括基质、间隔臂、配基三个部分，通常在基质表面先键合间隔臂，再连接配基。固载化的配基只能和与其具有特异性亲和活性的药物作用而被保留，其余不被保留的组分则被洗脱出色谱柱。是否能够成功应用该技术，还要取决于所选配基是否能与特定药物具有相互作用，并要使基质对这种作用的干扰足够小。因此，选择合适的基质和配基是有效使用该方法的关键点。

流程及装置 药物亲和色谱分析的基本过程是：①配基固相化。将与需要纯化的药物有专一结合作用的物质连接在水不溶性基质上，制成亲和吸附剂后装柱。②亲和吸附。将含有需要纯化药物的混合物通过亲和柱，其被选择性地吸附在柱上，其他组分则被洗脱流出色谱柱。③解吸附。使用能够使被亲和保留的组分解吸附的缓冲溶液流动相通过亲和柱，把吸附在亲和柱上的欲纯化药物洗脱出来。④组分检测。被洗脱出来的待测组分可在线检测，也可收集处理后再分析，并获得定性定量的结果。

应用及特点 药物亲和色谱分析技术利用生物大分子与固定相之间的特异性吸附产生分离，具有选择性强、纯化效率高等优点。因此，在分离纯化不同分子量的生物分子方面具有特有优势，主要用于生物大分子药物的分离和纯化、富集浓缩、去除干扰物质。是分离纯化蛋白药物等生物大分子最重要的方法之一，如结合蛋白、酶、抑制剂、抗原、抗体、激素、激素受体、糖蛋白、核酸及多糖类等；也可以用于分离细胞、细胞器、病毒等。

亲和色谱分析法在药物分析中的应用还包括：生物大分子药物制剂的质量控制，药物与蛋白的结合常数测定、结合位点分析，中药复杂体系有效成分的分离和筛选、多种中药活性成分在动物体内与血清蛋白作用的竞争过程研究，药用植物活性成分的粗筛选、临床用药监测分析等。

药物亲和色谱分析技术发展的关键是寻找优良性能的基质与配基，并研究其保留机制。亲和色谱还可以与其他分离技术联用而成为特殊的分离技术。如将它与膜分离技术联用可得到亲和膜分离，将电泳与亲和色谱技术结合形成的电泳亲和色谱技术。将抗体与基质辅助激光解析飞行时间质谱的探头偶联，捕获待测药物再进行质谱分析，即称为探针亲和质谱。

（杭太俊）

miǎnyì qīnhé sèpǔfǎ yàowù fēnxī jìshù

免疫亲和色谱法药物分析技术（immunoaffinity chromatography method pharmaceutical analysis technology） 以抗体或者与抗体相关的材料作为固定相，将免疫反应和色谱技术结合起来对药物进行分离、分析的技术。免疫亲和色谱又称为免疫亲和层析。是亲和色谱法药物分析技术中的一种重要方法。只有特定的抗原物质才能与固定相上的抗体发生免疫反应而被结合，其余物质则先流出色谱柱，再用缓冲溶液将此结合物解离出来，实现差速分离。免疫反应的高亲和力、高专一性和可逆性是实现分离的基础。

分析过程 先将待测药物的特异性抗体固定在基质上，制成免疫亲和基质并填入色谱柱管中。然后将含有待测目标药物的样品粗提液输入免疫亲和色谱柱，这时粗提液中对抗体有特殊亲和力的待测目标药物就会结合到抗体上。应用洗脱液淋洗去除非目标分析物，然后再采用具有解除结合能力的洗脱液将结合在抗体上的目标物洗脱下来，从而使被测物被选择性地提取和浓集出来。被洗脱后的目标物可利用在线方法直接测定，也可用非在线的方法间接测定。非在线的方法是将免疫亲和色谱柱上洗脱下来的待测物通过其他分析方法进行定性和定量分析，可根据需要与其他分析方法组合，测定方法一般采用紫外-可见吸收光谱法和荧光光谱法等，不需特别的仪器设备。在线方法可实现操作的自动化，但与其他方法联用时需解决接口问题，例如可通过柱切换技术实现与常用的高效液相色谱检测器联用，进行定量检测分析。

影响因素 采用免疫亲和色谱法分析药物时，作为固定相的抗体的制备是最为关键的一个因素。通常刺激机体产生抗体的抗原分子量较大，所以分子量较小的药物一般为半抗原，本身不具备抗原性，但如果将其先与大分子物质如蛋白质载体结合，也能免疫产生抗体。如果将抗原或半抗原的载体直接注入动物体内，则将产生多克隆抗体，这种抗体能与多种抗原发生免疫反应，因此特异性不高。单克隆抗体的出现，克服了多克隆抗体的不足，反应特异性显著提高。

基质的选择也十分重要。针对各种类型的药物分子，可以选择不同的基质，以便有效提高分离和净化效率。适宜的基质对于活化剂的选择、抗体的偶联、抗原抗体相互作用及无关杂质的去除，都有着重要的作用。还有一个关键因素是基质的活化与抗体的偶联。活化与偶联反应条件要求温和、简单，尽可能降低对抗体的活性和基质结构的破坏。基质活化通常在骨架上引入强亲电基团，然后与抗体上亲核基团如—NH_2、—OH、—SH 等发生取代反应，使抗体连接于基质上。

特点 药物亲和色谱分析的特点主要有：①特异性。当确定了固定相种类后，只有特定的抗原才能发生免疫反应而被保留，因此，制备高纯度的抗体（如单克隆抗体）以及具有多个活性位点的抗体可以提高结合抗原时的选择性。②高效性。纯化、浓集效率高，能大大提高低浓度样品组分的纯化率，使后续分析的灵敏度增加，并且能缩短分析时间，提高分析效率。③成本低。使用后的色谱柱，在一定缓冲液冲洗后可再生重复使用，大大节约了资源，降低了成本。这些特性使该技术主要在生物大分子药物分析领域中占据越来越重要的地位。

应用 免疫亲和色谱技术在药物分析中的应用主要有：①生物样本的分析。由于生物样本成分复杂，待测物浓度较低，而且大多取样量很少，用该方法可高效纯化、浓缩待测物，再以合适的检测器实现定性和定量分析。如对抗体、激素、多肽、酶、重组蛋白、受体类药物以及病毒、亚细胞化合物等分析。②蛋白质类药物的纯化。运用该技术既能将蛋白质从复杂且含量大的杂质中分离，又能根据蛋白质的生物活性，将有活性和无活性的蛋白质分开，具有高效、高收率、浓缩效应的优点。③中药成分检测。免疫亲和色谱的专一结合作用，使其在中药有效成分的富集与检测分析中也有较好的应用。

（杭太俊）

shēngwù mónǐ qīnhé sèpǔfǎ yàowù fēnxī jìshù

生物模拟亲和色谱法药物分析技术

生物模拟亲和色谱法药物分析技术（biomimetic affinity chromatography method pharmaceutical analysis technology） 利用与生物亲和配基相似活性的人工合成小分子化合物作为固定相配基的一种亲和色谱法药物分析技术。又称拟生物亲和色谱法、仿生配基亲和色谱法。即用人工合成具有特异性识别结合功能的配基固定在基质上，形成生物模拟亲和固定相，对目标药物进行分离检测。

原理 基本原理同亲和色谱法药物分析技术相同，不同的是采用生物模拟配基（又称仿生配基）作为固定相，该配基可通过模拟生物分子结构或特定部位而合成，即通过目标明确的大量实验，筛选出性能优良的小分子作为目标药物的亲和配基。其分子量较小，但因含特定的结构单元而与目标药物有特殊的亲和活性。

特点 传统的亲和色谱法使用生物亲和配基作为固定相，但这种配基存在来源困难、容易失活等缺陷。这是因为生物亲和配基多采用高纯度的单克隆抗体或其他生物来源的分子，如凝集素、辅酶等，其来源困难，制备复杂，价格昂贵；生物亲和配基的理化性质不稳定，容易失去活性，对运输、保存及操作条件的要求苛刻。而生物模拟亲和色谱法的配基比天然生物分子性质更稳定，且价格便宜，特异性及重复性更好，应用范围更广。

分类及应用 药物生物模拟亲和色谱分析技术的分类有固定化金属离子配基亲和色谱、染料配基亲和色谱、分子印迹聚合物配基亲和色谱、核酸适配子配基亲和色谱、多肽亲和色谱等。

固定化金属离子配基亲和色谱 利用蛋白质中组氨酸的咪唑基团、半胱氨酸的巯基及色氨酸的吲哚基团等与色谱柱上的金属离子形成螯合物，对蛋白质进行分离的方法。与其他分离蛋白质的技术相比，该技术具有配体稳定、吸附量大、洗脱条件温和等优点。20世纪90年代拉里·里格斯（Larry Riggs）等设计了一种利用多级色谱分离蛋白质的方案，其中所用的亲和色谱柱为金属离子配基亲和色谱柱，此后，该技术迅速发展，先后发展了以硅胶、壳聚糖、聚乙烯、聚砜等为载体的固定相，主要应用于蛋白质的识别和分离纯化；也可以用于蛋白质的毛细管电泳分离分析或与质谱等联用进行蛋白质的鉴定。

染料配基亲和色谱 染料与大分子之间具有类似于生物分子与生物配基的亲和作用，因此可用染料配基亲和色谱柱分离大分子化合物。染料配基来源广泛，价格低廉，与蛋白结合量大，结构稳定，不易降解，生物专一性高，适用范围广，因此该技术发展迅速，已在蛋白质等生物大分子的大规模分离纯化、高丰度蛋白质去除及低含量蛋白质浓缩等方面广泛应用。其中最普遍用的活性染料为三嗪染料。

分子印迹聚合物配基亲和色谱 人工合成对某一特定分子（称为模板分子或印迹分子）具有互补的空间结构和功能基的聚合物，可与待分离混合物中的模板分子产生吸附作用而产生分离。该配基具有高选择性和高强度（即耐热、耐有机溶剂、耐酸碱）的优点，与天然抗体相比制备简单，而且模板分子可回收重复使用的特点，可应用于氨基酸、糖类及其衍生物和手性药物的分离，混合物中模板分子的高效率分离纯化等方面。

核酸适配子配基亲和色谱 以核酸适配子配基作为固定相分离化合物的技术。核酸适配子指从大容量的随机寡核苷酸库中筛

选出对靶分子结合具有高特异性和高结合性的一组寡核苷酸。核酸适配子配基结合力强，易人工合成，易与某些标记分子、药物结合，稳定性好，并且适用范围广，能分离包括氨基酸及其衍生物、抗生素等有机小分子，也能分离蛋白质、多肽、多糖等生物大分子，还能分离细胞、病毒等。该技术已在基础研究、临床诊断与治疗以及新药研发等诸多领域应用。

多肽亲和色谱　多肽具有类似于蛋白质的结构，而具有比蛋白更好的可得性和耐受性。因此，基于多肽亲和固定相的亲和色谱具有成本低、耐用性好的特性，适用于手性药物的分离识别，和生物大分子活性物质的分离分析。

（杭太俊）

xìbāomó sèpǔfǎ yàowù fēnxī jìshù

细胞膜色谱法药物分析技术

（cell membrance chromatography method pharmaceutical analysis technology）　将细胞膜固定在基质上，制备成细胞膜受体固定相，利用药物与细胞膜及其受体的特异性亲和作用，对药物进行分离分析的技术。属于一种具有生物活性的亲和色谱法药物分析技术。细胞膜受体指细胞表面的一种或一类分子，它们能专一性地识别药物并结合生成活性复合物，细胞膜色谱法药物分析技术就是将这样的体内过程动态模拟到色谱柱内以实现对药物的检测分析。

原理　药物细胞膜色谱分析的原理是基于药物与细胞受体的亲和作用。细胞膜受体能专一识别并结合生物活性物质（称为配体），生成的复合物能激活一系列物理化学变化，药物与细胞膜受体的作用在一定程度上可以模拟药物对人体的作用。药物细胞膜色谱分析系统将药物的体内活性过程动态模拟到色谱柱内，药物通过色谱柱时，与细胞膜发生亲和、吸附、锚定等作用，然后用生物兼容的磷酸盐缓冲溶液为主的适宜流动相洗脱，由于不同药物分子与细胞膜之间的作用强度存在差异，因而会在不同的时间被解吸附，这样就实现了差速分离。再选用合适的检测器对洗脱出来的各种组分进行识别，并转化为可记录的信号，就可实现针对药物活性的特性识别分析。

特点　细胞膜色谱法具有以下特点：①保留了细胞膜的整体性和膜受体的立体结构及活性。②能动态模拟药物的体内过程，无需放射标记。③不需人工合成细胞膜，色谱柱可反复使用。④具有色谱分离和细胞膜活性二重特性，色谱分离和活性筛选可同步完成。⑤药物不需预先提取分离，可在色谱柱上直接完成筛选和分析。

但该技术也存在一些缺陷：①膜受体密度小，不能完全模拟体内复杂环境的影响。②膜受体易失活，稳定性差，色谱柱寿命较短。③药物可能与多种受体蛋白结合，或发生一些非特异性结合，干扰分离。④固定相的制备、流动相组成等要求严苛，对流动相难以进行灵活地调整。

应用　细胞膜色谱法已被用于研究药物与受体的相互作用和衡量药物与受体之间的亲和力。细胞膜色谱参数如容量因子 k、不对称因子 As 等，与药物作用直接相关，对研究药物作用机制、药物与受体亲和作用及新药筛选等具有重要参考价值。在药物分析中的应用包括如下几个方面：①利用药物与受体的亲和力，对药物进行定性和定量分析，对结合状态的药物进行色谱分离、活性检查，以及活性药物鉴定。②对复杂体系的中药提取物进行活性成分分离和筛选。采用细胞膜色谱技术以分子药理为依据，可直接在模型上检测中药活性成分，可对中药有效部位定性和定量分析。③将细胞膜色谱与质谱联用，可提高从复杂体系中识别目标成分的特异性、敏感性和选择性，采用柱切换等技术进行在线分析，可实现药物自动化高效筛选，在药物先导物的发现、活性药物快速检测等方面均有应用价值。除此之外，由于该方法简便易行，且色谱柱可反复应用，能使受体研究和药物筛选效率提高，适宜药物及先导物的高通量筛选。

注意事项　作为一种新兴的高效生物亲和色谱技术，细胞膜色谱有着很好的发展前景，但在其推广和应用方面仍面临一些问题：①由于各种药物的活性成分在生物体内的作用靶点不同，应用时需选用多种多样的活性细胞膜作为固定相材料；且由于色谱柱寿命短，使其制备困难，而且难以商品化，需要有一定条件的实验室自己制备。②色谱条件的选择，需从保证分离度和生物活性两方面考虑。③在生物体内的靶组织上起效应作用的活性成分不一定是药物的原形，也可能是经体内代谢后的代谢产物，用该技术筛选活性成分，不仅要使用其原材料，且要考虑使用其体内代谢物。④采用硅胶作为基质的色谱柱，要保证细胞膜对硅胶包裹完全，否则硅胶的吸附性会干扰药物与细胞膜及膜受体的相互作用，影响分离的特异性和有效性。⑤特异性保留得到活性成分的量一般较少，无法满足分子结构鉴定及药理活性验证所需的样品量。⑥对于弥散分布或量太少的组织（如一些神经核团，内分泌组织）尚无法建立常规分析模型，这就需要进行细胞原代培养或细胞株传代培养，以获得足量的细胞。⑦需研究更多类型表达单一受体亚型的细胞膜色谱柱，才能为研究药物与受体亚型的选择性作用，筛选受体亚型药物，提供新型特异的技术条件。

（杭太俊）

níngjiāo shèntòu sèpǔfǎ yàowù fēnxī jìshù

凝胶渗透色谱法药物分析技术（gel permeation chromatography method pharmaceutical analysis technology） 利用不同物质在凝胶色谱柱上所表现的分子量依赖性不同而对药物进行鉴别、检查、含量测定的色谱分析技术。凝胶渗透色谱（gel permeation chromatography，GPC）又称为尺寸排阻色谱。用该技术分析药物时，被分析的各组分随分子量由大到小依次从色谱柱中被洗脱流出。可以分离分子量从 $400\sim10^7$ 的分子，因此不仅可用于小分子药物的分离和鉴定，更重要的是可以用于高分子物质的检测和分子量分布的测定，以及用来分析化学性质相同而分子体积不同的高分子同系物。

20 世纪 60 年代出现了液相色谱中的凝胶渗透色谱技术，到 21 世纪初，凝胶渗透色谱的理论、实验技术和仪器性能等方面均有了较大的发展。其应用范围逐步从生物化学、高分子化学、无机化学向其他领域渗透，在药物分子量及分子量分布检测中发挥重要作用。

原理 凝胶渗透色谱法的分离原理为凝胶色谱柱的分子筛机制。色谱柱多以亲水硅胶、凝胶或修饰凝胶如葡聚糖凝胶和聚丙烯酰胺凝胶等填充剂作为固定相，采用低黏度、与样品折光指数相差大的有机溶液作为流动相（又称淋洗液）。固定相填充剂中含有大量液体（一般是水）的柔软而富于弹性的物质，表面分布着不同尺寸的孔径。当不同大小的样品分子被流动相携带进入色谱柱后，它们中的不同组分按其分子大小进入相应的孔径内。大于所有孔径的分子不能进入填充剂颗粒内部，在色谱过程中不被保留，最早被流动相洗脱至柱外，表现为保留时间较短；小于所有孔径的分子能自由进入填充剂表面的所有孔径，在色谱柱中滞留时间较长，表现为保留时间最长；其余分子也按分子大小不同，进入不同孔径的固定相中，并依次被洗脱下来。体积不同的分子被依次分离，表现为保留时间不同。

装置 凝胶渗透色谱法药物分析技术的主要装置包括：流动相输液泵、色谱柱、检测器，记录仪器（图）。进行药物的分子量的测定时，由输液泵连续向色谱柱输入流动相，流动相也称为淋洗液；随着淋洗液的不断洗涤，被分离的高分子组分陆续从色谱柱中被洗脱出来，并被输入检测器；浓度检测器对洗脱液中高分子组分的浓度随时间变化不断做出响应，并转化成数据信号而被记录下来，最后得到一张完整的凝胶渗透色谱法淋洗曲线，即色谱图。该色谱图表示出对样品依高分子体积大小进行分离的结果，同时用标准品（标样）对照分析，即可实现药物的定性定量分析。

特点 凝胶渗透色谱单纯依据待测物质的分子量和体积大小进行分离，具有如下特点：①实验所需时间可以预先知道。②整个淋洗均用单一淋洗剂作为流动相，不必使用梯度淋洗。③试样在柱中仅发生体积排阻作用，无其他效应，因而稀释少，容易检测。④试样能溶解就能测定，色谱条件优化简单。⑤由于凝胶渗透色谱不引起试样性质的改变，组分的保留时间可准确提供它们的分子尺寸信息。

应用 在药物分析中主要用于大分子药物的质量控制：①用于生物大分子聚合物如蛋白质、多糖、多聚核苷酸和胶原蛋白类药物的分子量与分子量分布测定的标准方法。②用于分子量高的（大于 2000）化合物的分离，如中药、海洋药物中的大分子有效成分的提取和纯化，但其不适于分离分子量相似或分子大小仅差 10%的样品。③用于多糖药物的

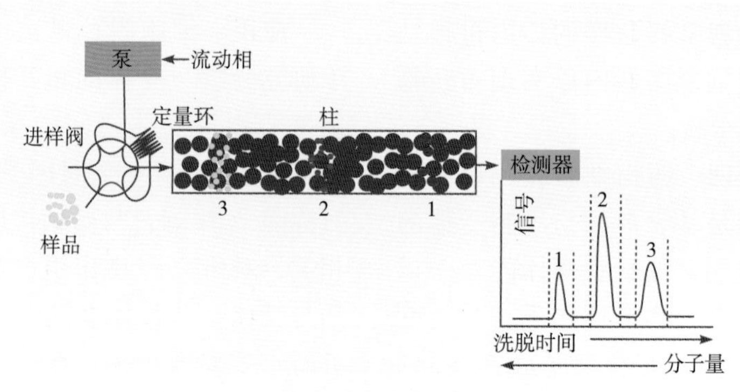

图 凝胶渗透色谱法装置示意

分子量测定。多糖的理化性质和生理活性与分子量有很大关系，所以在多糖类药物的质量检测上分子量是一个重要指标。如《中国药典》将分子量及分布列入多糖药物的质量标准，《英国药典》和《欧洲药典》收载了凝胶渗透色谱法并用于低分子肝素等药品的质量控制。④用于药物中高分子杂质的测定，如中药注射剂及β-内酰胺抗生素中，高分子杂质的限量控制。

（杭太俊）

diànyǒngfǎ yàowù fēnxī jìshù

电泳法药物分析技术（electrophoresis method pharmaceutical analysis technology） 利用药物分子在适宜的酸碱度溶液中可电离成带正或负电荷的离子而向相反的电极移动的特性进行药物定性定量分析的技术。

发展简史 电泳现象是19世纪初俄国学者斐迪南·弗雷德里克·罗伊斯（Ferdinand Frederic Reuss）发现，但直到1937年，瑞典学者蒂塞利乌斯（Arne Wilhelm Kaurin Tiselius）才建立了移动界面电泳法，并成功地将血清蛋白分成白蛋白、α_1-球蛋白、α_2-球蛋白、β-球蛋白和γ-球蛋白5种组分。蒂塞利乌斯也由于在电泳技术方面做出的开拓性贡献而获得了1948年诺贝尔化学奖。随后发展起来的用固体（或凝胶）作支持介质的区带电泳，减少了扩散和对流，具有分辨率高、设备简单的优点，是电泳中应用最广的一类方法。

原理 电泳法药物分析技术是利用药物组分分子的特定官能团（如氨基或羧基）在某个特定的pH值下带上正电荷或负电荷，即产生电离基团，从而药物组分分子在溶液中形成电荷颗粒，在电场作用下，向带相反电荷的电极泳动，因其电荷离子多少、分子量大小、介质性质不同而有不同的速度，从而使各组分得到分离（图）。

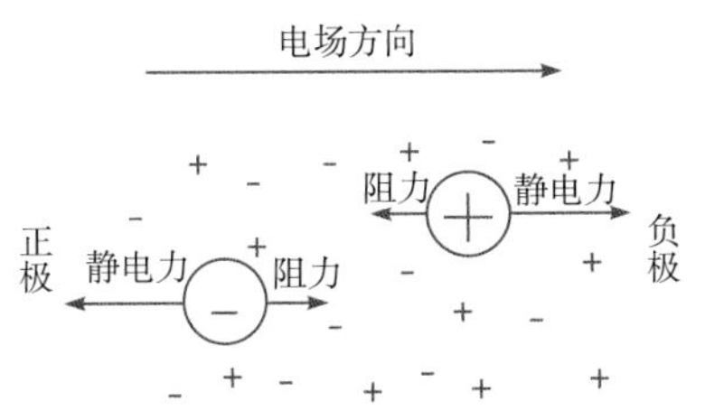

图 电泳法原理示意

电泳时，带电粒子的电泳迁移率又称淌度（u），即在单位电场强度时的泳动速度，可按下式计算：

$$u = \frac{\nu}{E} = \frac{q}{6\pi r\eta}$$

式中 ν 为粒子泳动速度，E 为电场强度，q 为粒子所带的净电荷，r 为粒子半径，η 为介质黏度。由上式可以看出，球形粒子的淌度，与所带电荷成正比，与其半径及介质黏度成反比。但实际上这样的理想状况是很难达到的，干扰的因素很多。总体来说，影响电泳迁移率的因素可以分为以下三类：①与粒子本身特性有关的因素，如电荷符号和大小、粒子的大小和形状、解离趋势、水化程度、两性性质等。②环境因素，如缓冲液浓度、离子强度、pH值、介电性质、化学性质、温度、黏度等。在有支持介质的情况下，影响因素还包括支持介质的吸附作用、不均一性、离子交换能力、虹吸作用、电渗现象、热和蒸发作用等。③所加电场的特性，如强度和纯度。电泳法分离后，可利用成分的染色、紫外吸收、放射性测定、生物活性测定等检测方法进行检测，记录其电泳图谱，根据对电泳图谱的解读进而对药物成分进行定性定量分析。

分类 按照分离原理不同，电泳可分为移动界面电泳、区带电泳、等速电泳、等电聚焦电泳等。①移动界面电泳又称自由界面电泳，电泳时蛋白质溶液与缓冲液之间形成界面，电泳后根据生成不同的界面达到分离，其移动速率可通过界面的移动测定。移动界面电泳不受支持物的影响，可用于大分子蛋白质迁移率测定和纯度鉴定，但其局限性是只能用于测定高分子量和低扩散的物质，且界面的测定采用光学法检测，灵敏度低，此法已少用。②区带电泳是用固体或凝胶作为支持介质，混合物中各组分经电泳后出现不同迁移率的区带而达到分离。区带电泳减少了扩散和对流，除扩散小的大分子物质外，也可用于小分子物质的分离。按照支持介质不同，区带电泳又可分为纸电泳、醋酸纤维素薄膜电泳、琼脂糖凝胶电泳、聚丙烯酰胺凝胶电泳等。③等速电泳是在样品中加有领先离子（其迁移率比所有被分离离子大）和终末离子（其迁移率比所有被分离离子小），电泳后被分离的各离子区带按迁移率大小依序排列在领先离子与终末离子区带之间，可用于多种离子同时分析。④等电聚焦电泳由多种具有不同等电点的载体两性电解质在电场中自动形成pH梯度，被分离物质各自移动到其等电点位置而聚焦成很窄的区带，分辨率极高。

按照支持物不同，电泳又可分为平板电泳、毛细管电泳、平面微结构毛细管电泳、毛细管电色谱等。在平板支持物上利用电泳原理进行的药物定性定量分析称为药物平板电泳分析，其最大局限在于难以克服由高电压引起焦耳热导致的区带展宽。药物毛细管电泳分析是利用毛细管电泳技术进行药物定性定量分析，由于毛细管散热效率高，电泳时可使用高达30kV高电压，因此，分析速度快、分离时间短、分辨率高。药物平面微结构毛细管电泳分析是在常规毛细管电泳原理和技术基础上，利用微加工技术在适宜基质材料上加工出各种微细结构，如通道和其他功能单元，实现进样、反应、分离和检测于一体的药物分析技术，是现代仪器分析向微型化、集成化、一体化、自动化发展的前沿领域。药物毛细管电色谱分析是利用毛细管电色谱进行药物定性定量分析，其兼具电泳和色谱双重机制。

应用 由于电泳时粒子的淌度与所带电荷成正比，与其半径及介质黏度成反比。因此，通过比较待测药物和标准品的迁移距离或迁移时间，可实现药物的鉴别。电泳法定量分析与液相色谱技术定量分析方法类似，可采用标准曲线法、内标法、外标法、面积归一化法等进行定量分析。纸电泳、薄膜电泳、凝胶电泳等可通过洗脱法直接测定各区带的含量，亦可通过扫描法测定峰面积来进行定量分析。毛细管电泳的进样精度较高效液相色谱法低，定量分析时用内标法为宜。

电泳法设备简单、操作方便，具有高分辨率及选择性的特点，已成为药物分析常用技术。《美国药典》自1985年版起、《英国药典》自1975年版起已收载电泳法，《中国药典》自1990年版起收载电泳法。2015年版《中国药典》将6种电泳技术（纸电泳法、醋酸纤维素薄膜电泳法、琼脂糖凝胶电泳法、聚丙烯酰胺凝胶电泳法、十二烷基硫酸钠-聚丙烯酰胺凝胶电泳法、等电聚焦电泳法）在通则中规定下来，并对毛细管电泳法作了详细的说明。此外，凝胶电泳与免疫学方法相结合的免疫电泳法，也收载于《中国药典》三部通则中，用于抗原、抗体的定性及纯度测定。电泳法已成为某些蛋白、多糖、疫苗、血清等药物鉴别、纯度检测、含量测定和分子量测定的法定方法，如乌司他丁溶液分子量检查、肝素钠乳膏鉴别、伤寒Vi多糖疫苗多糖含量测定、抗狂犬病血清纯度检定等，其在中药成分、小分子化学药物、多肽、核酸、氨基酸等药物的定性定量分析以及手性药物分析等方面亦有广泛应用。

（李绍平　陈肖家）

píngbǎn diànyǒngfǎ yàowù fēnxī jìshù

平板电泳法药物分析技术

（flat-bed electrophoresis method pharmaceutical analysis technology）在平板支持物上利用电泳原理对药物进行定性定量分析的技术。又称药物平板电泳分析技术，属于电泳法药物分析技术的一种。平板电泳为常用的电泳方式。平板电泳具有操作简便、分辨率高、可多个通道同时分析等优点，主要用于蛋白质类、核酸类药物的鉴别、纯度检查、含量和等电点测定等。平板电泳法药物分析即在平板支持物上，将药物分子处于其能够电离的溶液环境中，使其电离成带正电荷或负电荷的离子，在平板支持物的两端施以正和负电极利用电场作用，使带电荷的药物离子向其相反的电极移动，再通过检测一定时间点目标离子移动的位置和数量，对药物进行定性和定量分析。

发展简史 从20世纪30年代后期，不同支持介质的平板电泳相继出现。1959年，美国宾夕法尼亚大学雷蒙德（Samuel Raymond）和刘易斯（Lewis Weintrau）建立了具有高分辨率的聚丙烯凝胶电泳（polyacrylamide gel electrophoresis，PAGE）法，后又发展为测定蛋白质分子量和等电点的十二烷基硫酸钠-聚丙烯酰胺凝胶电泳（sodium dodecyl sulfonate-polyacrylamide gel electrophoresis，SDS-PAGE）法和等电聚焦电泳法。1975年，美国科罗拉多大学博尔德分校帕特里克（Patrick H. O'Farrell）结合等点聚焦电泳和十二烷基硫酸钠-聚丙烯酰胺凝胶电泳，创建了平板电泳中分辨率最高和信息量最多的二维聚丙烯凝胶电泳法。

分类及应用 根据支持介质的不同，药物平板电泳分析技术主要分为药物纸电泳分析技术、药物醋酸纤维素薄膜电泳分析技术、药物琼脂糖凝胶电泳分析技术、药物聚丙烯酰胺凝胶电泳分析技术、药物十二烷基硫酸钠-聚丙烯酰胺凝胶电泳分析技术、药物等电聚焦电泳分析技术，其形式主要为水平式和垂直式平板电泳。①药物纸电泳分析技术。是以滤纸为支持介质，操作简单，可用于核苷酸和氨基酸的分离、鉴别，但分辨率较低。②药物醋酸纤维素薄膜电泳分析技术。以醋酸纤维素薄膜为支持介质，分离速度快，样品用量少，可用于人血白蛋白、人血丙种球蛋白等纯度检测。③药物琼脂糖凝胶电泳分析技术。以琼脂糖凝胶为支持介质，可通过控制琼脂糖浓度调节凝胶孔径，该法分辨率高、重复性好、介质无紫外吸收，主要用于人血白蛋白、人免疫球蛋白等的鉴别，抗蝮蛇毒血清、抗炭疽血清、白喉抗毒素等纯度检查，以及中药材蕲蛇、乌梢蛇、灵芝等的 DNA 分子鉴定。④药物聚丙烯凝胶电泳分析技术。以聚丙烯酰胺凝胶为支持介质，可通过控制凝胶浓度和交联度调节凝胶孔径，该法分辨率高、重复性好、无紫外吸收、无电内渗作用、机械性能好，主要用于干扰素、链激酶等纯度检查，以及中药多糖分析，如冬虫夏草、灵芝等多糖鉴别。⑤药物十二烷基硫酸钠-聚丙烯酰胺凝胶电泳分析技术。是基于药物聚丙烯酰胺凝胶电泳分析技术的基础上在支持介质中添加了阴离子表面活性剂十二烷基硫酸钠（SDS），该活性剂能打断蛋白质的氢键和疏水键，并按一定的比例和蛋白质分子结合成复合物，使蛋白质带负电荷的量远远超过其本身原有的电荷，掩盖了各种蛋白分子间天然的电荷差异。因此，各种蛋白质的十二烷基硫酸钠复合物在电泳时的迁移率，不再受原有电荷和分子形状的影响，只是分子量的函数。该法测定蛋白质的分子量具有快速、准确、重复性好等特点，主要用于干扰素、尿激酶中高、低分子尿激酶等的分子量及尿激酶各组分百分含量测定，以及中药材（当归、蝎子、地龙等）蛋白质鉴别。⑥药物等电聚焦电泳分析技术。以聚丙烯酰胺凝胶或琼脂糖凝胶为支持介质，再在凝胶中加入两性电解质形成 pH 梯度，根据两性物质等电点的不同而对物质进行分离。该法分辨率高，操作简单，主要用于干扰素、重组人促红素等的等电点测定。

《中国药典》2015 年版第四部收载的平板电泳方法有纸电泳法、醋酸纤维素薄膜电泳法、琼脂糖凝胶电泳法、聚丙烯酰胺凝胶电泳法、十二烷基磺酸钠-聚丙烯酰胺凝胶电泳法和等电聚焦电泳法。

（李绍平　吴定涛）

máoxìguǎn diànyǒng yàowù fēnxī jìshù

毛细管电泳药物分析技术（capillary electrophoresis method pharmaceutical analysis technology）　以弹性石英毛细管为分离通道，利用高压直流电场为驱动力，依据样品中各组分的淌度和分配行为差异而进行的药物定性定量分析。属电泳法药物分析技术的一种。毛细管电泳，也称为高效毛细管电泳（HPCE）。药物分子在充满适宜酸碱度缓冲溶液的毛细管中电离成带正或负电荷的离子，在高压直流电场的驱动下向相反的电极移动，根据药物电荷移动的速度和数量可对药物进行定性定量的分析。

发展简史　1967 年瑞典学者耶滕（Hjerten）报道用小内径管在高电场强度下进行自由溶液的区带电泳。1981 年，乔根森（Jorgenson）和卢卡斯（Luckas）采用 75μm 内径石英毛细管，以电迁移进样，荧光检测，在 30kV 电压下进行电泳，获得了高达 4×10^5/m 理论塔板数。毛细管电泳具有高效、快速、样品和溶剂消耗少、分离模式多、适宜分析的样品对象广、自动化程度高等优点，被广泛应用于药学分析等领域。

原理方法　在毛细管电泳中，同时存在着电泳现象和电渗现象。当熔融石英毛细管内充满 pH>3 的缓冲液时，其内壁表面的硅羟基电离成硅氧负离子，与其接触的溶液则带正电荷。在外加电场作用下，带正电荷的溶液整体地向阴极迁移，形成电渗流（electroosmotic flow，EOF）。粒子在毛细管内缓冲溶液中的迁移速度等于电泳速度和电渗速度的矢量和。多数情况下，电渗流从阳极流向阴极，电渗流速度大于电泳速度，正离子的电泳方向和电渗相同，因此最先流出；中性分子电泳速度为零，随电渗而行；负离子电泳方向和电渗相反，在中性粒子之后流出，各种粒子因迁移速度不同而实现分离。

仪器装置　毛细管电泳系统（图）通常主要包括一个高压电源、两个缓冲液槽和一根弹性石英毛细管。其中高压电源的两极通过导线和两个铂电极相连，一个铂电极和毛细管的进口端插入

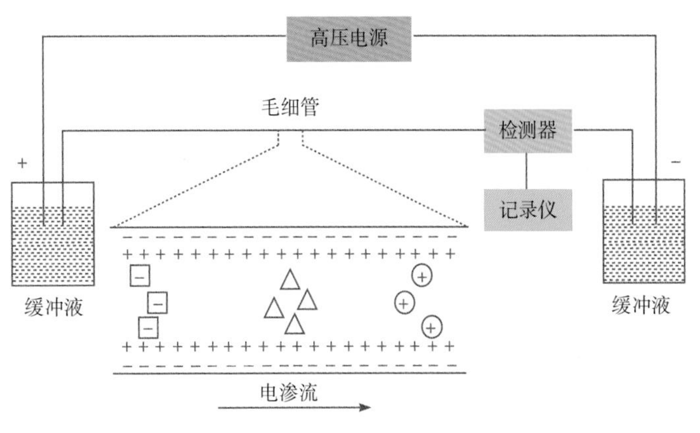

图　毛细管区带电泳示意

一个缓冲液槽，另一个铂电极和毛细管的出口端插入另一个缓冲液槽。分离时，通过高压电源施加的高压直流电场为驱动力，以毛细管为分离通道对样品进行分离。此外，毛细管上设有检测窗，检测窗上配有检测器，检测器连接到记录仪记录数据。

分离模式及应用特点 毛细管电泳有多种分离模式：①毛细管区带电泳是通过缓冲液基于可电离物质的不同质荷比在电场中实现分离。作为毛细管电泳最基本、应用最普遍的一种模式，毛细管区带电泳适用于可电离型药物的分析，但无法分离中性物质。②胶束电动毛细管色谱是在缓冲液中加入离子型表面活性剂形成胶束作为准固定相（其作用类似于液相色谱固定相，但不固定在毛细管中），利用药物等溶质分子在水相和胶束相间分配的差异进行分离，不仅能分离离子型物质，也能分离电中性物质。类似地，还有以微乳作为准固定相的微乳电动毛细管色谱。③毛细管等速电泳。采用前导电解质和尾随电解质，构成不连续缓冲体系，使溶质按电泳淌度差异得以分离，常用于分离离子型物质如有机酸，也可作为一种富集技术与毛细管区带电泳配合使用，还可应用较大内径毛细管进行微量制备。④毛细管等电聚焦。将样品和两性电解质混合进样，两个电极槽中分别加入酸液和碱液，施加高电压后，在毛细管内建立了 pH 梯度，溶质在毛细管中迁移至各自的等电点，形成聚焦的区带，而后用压力或改变检测器末端电极槽储液的 pH 值使溶质通过检测器，适用于具兼性离子的药物（蛋白质、肽类）分析。⑤毛细管凝胶电泳。用凝胶作支持介质，依据大分子物质的分子量大小进行分离，主要用于测定蛋白质、核酸等生物大分子。⑥亲和毛细管电泳。在缓冲液或毛细管内加入亲和作用试剂进行分离，可用于分离混合物中能与固定化蛋白特异结合的组分。⑦除单根毛细管电泳外，还有利用一根以上毛细管进行分离的阵列毛细管电泳和平面微结构毛细管电泳。药物分析中，毛细管区带电泳和胶束电动毛细管色谱的应用最为广泛。

在药物分析中，毛细管电泳常用于生物大分子药物分析、有效成分测定、手性药物拆分和体内药物分析等。《中国药典》从2000年起在附录/通则中收载毛细管电泳法，用于抑肽酶、佐米曲普坦、盐酸头孢吡肟等品种的相关物质检查，以及分析测定重组单克隆抗体产品分子大小异构体。

（李绍平　陈肖家）

píngmiàn wēijiégòu máoxìguǎn diànyǒngfǎ yàowù fēnxī jìshù

平面微结构毛细管电泳法药物分析技术（planar microstructures capillary electrophoresis method pharmaceutical analysis technology） 在常规毛细管电泳原理和技术基础上，利用微加工技术在适宜基质材料上加工出各种微细结构实现进样、反应、分离和检测于一体的药物分析技术。又称药物芯片毛细管电泳分析（chip capillary electrophoresis in pharmaceutical analysis）技术或药物集成毛细管电泳分析（integrated capillary electrophoresis in pharmaceutical analysis，ICE）技术，属于毛细管电泳药物分析技术。

发展简史 1990 年出现了微型化全分析系统（miniaturized total analysis systems，μTAS）概念，1992 年报道了基于平面微结构的芯片毛细管电泳（图）。此后，随着人们对平面微结构毛细管电泳分离检测原理认识的深入、各类计算机图形设计软件的开发与普及，以及微加工技术的快速发展，平面微结构毛细管电泳的设计与制造已经取得了长足进展，成为药物微流控芯片分析技术的一个重要分支。从单通道平面微结构毛细管电泳到多通道阵列平面微结构毛细管电泳，再到复杂的二维平面微结构毛细管电泳，各种形式的平面微结构毛细管电泳相继出现，极大地提高了平面微结构毛细管电泳的分离和检测能力。

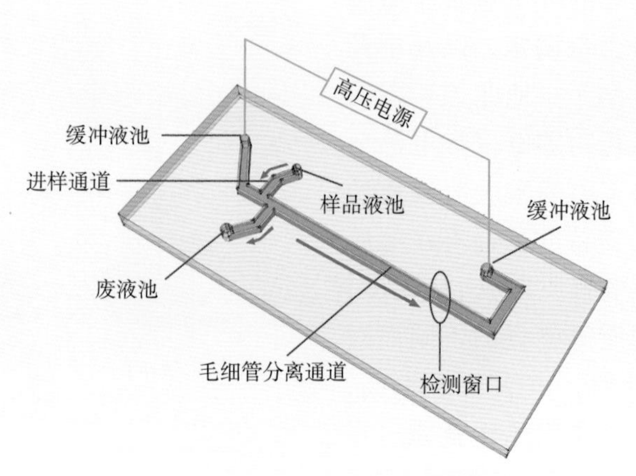

图　单通道平面微结构毛细管电泳示意

分类 与毛细管电泳相似，药物平面微结构毛细管电泳可在微米级通道上灵活采用不同电泳模式，包括毛细管区带电泳（capillary zone electrophoresis，CZE）、毛细管凝胶电泳（capillary gel electrophoresis，CGE）、毛细管等电聚焦电泳（capillary isoelectric focusing，CIEF）、毛细管等速电泳（capillary isotachophoresis，CITP）、胶束电动毛细管色谱（micellar electrokinetic capillary chromatography，MECC）和毛细管电色谱（capillary electrochromatography，CEC）等。

特点 与常规毛细管电泳相比，由于加工出微细结构，如通道和其他功能单元，使平面微结构毛细管电泳呈现出多功能化的快速、高效和低耗微型特点：①分离时间短。传统毛细管电泳分离时间一般10~30min，而平面微结构毛细管电泳分离时间只需要100s左右。②分离效率高，与传统毛细管电泳相似，平面微结构毛细管电泳的柱效远高于高效液相色谱，其理论塔板数可达几十甚至上百万/米。③试剂消耗少，分析费用低。单次进样为10~100皮升（pl），所需分离缓冲液为纳升（nl）级。④自动化程度高，仪器体积小，便于集成、携带，更适用于需要现场采样的药物分析工作。平面微结构毛细管电泳在蛋白、多肽、DNA等生物大分子以及有机小分子药物分析检测中已得到广泛应用，如药物作用靶点寻找、中药有效成分筛选、药理药效研究、违禁药物检测等。

应用 利用平面微结构毛细管电泳，如在1min内可实现加替沙星注射液中加替沙星的快速测定；微流控芯片毛细管电泳柱后衍生激光诱导荧光检测法，可测定板蓝根药材中主要游离氨基酸；采用4-氯-7-硝基苯-2-氧-1,3-二唑（7-chloro-4-nitrobenzo-2-oax-1,3-diazole）作为衍生化试剂，在微结构芯片上，应用胶束毛细管电动色谱可实现尿液中麻黄碱和伪麻黄碱的分离检测。该技术使用的微流控芯片体积小巧、结构简单，能实现高速检测分析，因此有望成为生物样品快速检测技术的研发方向。

（李绍平 邓 勇）

máoxìguǎn diànsèpǔfǎ yàowù fēnxī jìshù

毛细管电色谱法药物分析技术

毛细管电色谱法药物分析技术（capillary electrochromatography method pharmaceutical analysis technology） 利用毛细管电色谱进行药物定性定量分析的技术。属于电泳法药物分析技术的一种。毛细管电色谱，也称为毛细管电动力色谱，是以内含色谱固定相的毛细管为分离柱，以电渗流或电渗流结合压力流驱动流动相，使样品中各组分依据其在固定相和流动相之间的分配系数和自身电泳淌度的差异而得到分离，是一种高效微分离分析技术。毛细管电色谱是毛细管电泳和高效液相色谱的有机结合，兼具二者的分离机制和优势，既可分离带电物质，也可分离中性成分。

发展简史 毛细管电色谱的发展可以追溯到20世纪50年代，莫尔德（Mould）和辛格（Synge）应用电驱动在超滤膜实现了淀粉相关多糖的分离。1974年，比勒陀利乌斯（Pretorius）等将电场引入高效液相色谱中，以电渗流作为流动相驱动力进行色谱分离，但由于采用的柱直径较大，未能充分体现毛细管电色谱的优越性，因而在当时未受到重视。1981年，乔根森（Jorgenson）和卢卡奇（Lukacs）在170μm内径毛细管中填充了10μm粒径的十八烷基硅烷键合硅胶（octadecylsily，ODS），在电场作用下成功分离了9-甲基蒽和芘，获得了31 000/m理论塔板数的柱效，展示了毛细管电色谱的巨大潜力。从此，毛细管电色谱开始受到越来越多的关注。

原理 毛细管电色谱（图）主要采用电渗流作为流动相的驱动力，其扁平的塞状流型消除了压力驱动的液相色谱中抛物线流型的径向扩散对柱效的影响，因而在毛细管中没有流速梯度，大大减少了色谱过程中的峰展宽，同时因不受柱内反压的限制，可使用粒径更小的填料和更长的毛细管柱，从而大大提高分离柱效和分辨率。此外，毛细管电色谱

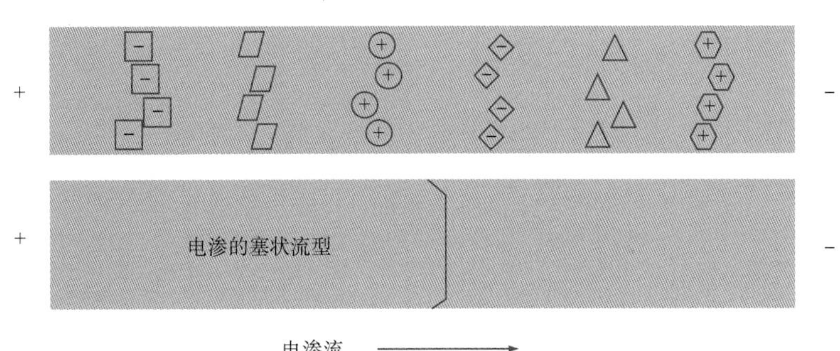

图 毛细管电色谱示意

可以采用已有的各种液相色谱固定相，大大提高了分离的选择性。

分类 按固定相制备技术不同，毛细管电色谱可分为直接在毛细管内装填固定相的填充毛细管电色谱，在毛细管内壁涂布、键合上固定相的开管毛细管电色谱和用有机或无机聚合方法在毛细管内原位聚合或固化制成连续床固定相的整体柱毛细管电色谱。按分离过程中驱动力的不同，毛细管电色谱又可分为仅以电渗流为驱动力的毛细管电色谱和电渗流结合压力流驱动的加压毛细管电色谱。后者将液相色谱中的压力流引入毛细管电色谱系统，不仅可减少电流通过毛细管中流动相时易产生的气泡、干柱等问题，而且可实现定量阀进样和梯度洗脱，加快分析速度。但流体力学所引起的抛物线流型会使柱效有所损失，一般操作过程中所使用的压力都比较低。

应用 毛细管电色谱的定性定量分析与电泳法类似，如可通过比较待测药物和标准品的迁移时间实现药物的鉴别，采用标准曲线法、内标法、外标法、面积归一化法等进行定量分析。由于毛细管电色谱具有高效、快速、高选择性、高分辨率、溶剂和样品消耗量极小等特点，在生物大分子分析（如分离细胞色素 C 酶解肽段、分析结构相似的昆虫抑卵多肽等）、化学药物及手性药物分析（如分析甲氧苄啶及其杂质，拆分萘普生、布洛芬、普萘洛尔、万古霉素等）、中药及复杂成分分析（如测定白芷中的香豆素类成分、淫羊藿中的黄酮类成分，建立红花、川芎、银杏叶的指纹图谱等）等方面均有应用。《中国药典》2015 年版在通则中收载了毛细管电色谱法，但在药品质量标准中尚无应用。

（李绍平 陈肖家）

fēnzǐ yìnjìfǎ yàowù fēnxī jìshù

分子印迹法药物分析技术（molecular imprinting method pharmaceutical analysis technology）

利用酶与底物作用或抗原与抗体作用的理论建立的药物检测分析技术。以药物或其类似物分子为模板分子，制备获得在空间结构和结合位点上与之匹配的分子印迹聚合物，并用于该药物分析的技术。交联剂是一种能在线型分子间起架桥作用，使多个线型分子相互键合交联成网状结构的物质，可将具有特定功能基团的分子聚合形成聚合物的小分子，即分子印迹聚合物（molecular imprinted polymers，MIPs），可特异性地互补于模板分子，因而对模板分子具有选择性。

原理 分子印迹技术的原理主要基于酶与底物作用的“锁与钥匙模型”以及“抗原-抗体”理论。分子印迹聚合物对药物分子的识别与结合类似于酶-底物复合物、抗体-抗原结合物、激素-受体系统等天然分子识别性能，故被称为“塑料抗体（plastic antibody）”。分子印迹聚合物制备过程（图）：①混合模板分子与功能单体分子使其形成某种可逆配合物。②加入交联剂将其固定或“冻结”得到分子印迹聚合物。③脱除分子印迹聚合物中的模板分子，形成与模板分子在空间和结合位点上相匹配的具有多重作用位点的空穴，这样的空穴对模板分子具有专一识别作用。

分子印迹聚合物与模板分子之间的结合作用主要依靠功能单体与模板分子间的共价键作用、非共价作用和金属配位作用。

共价作用型 印迹分子借助共价键作用与单体结合，在交联剂存在下可在聚合物中获得精确

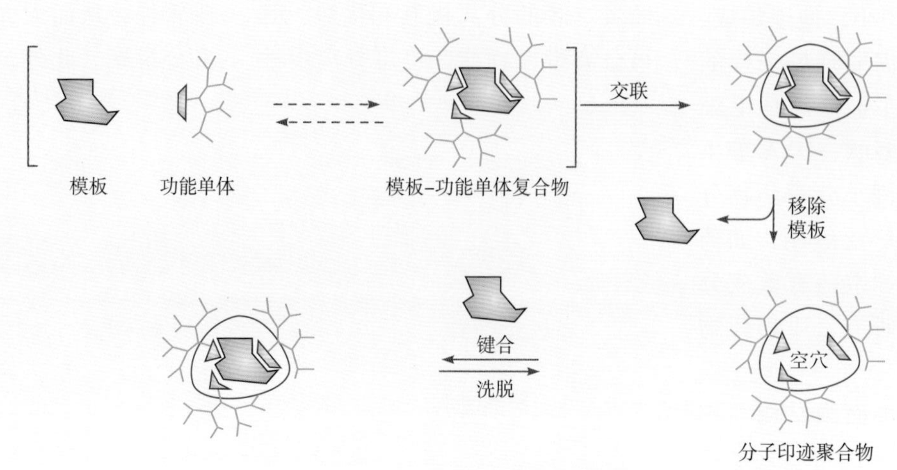

图 分子印迹聚合物制备示意

固定的结合位点。该聚合物对模板分子的选择性较好，以共价作用制备的分子印迹聚合物主要应用于糖类及其衍生物、甘油酸及其衍生物、氨基酸及其衍生物、扁桃酸、芳香酮、多醛、铁转移蛋白、联辅酶及甾醇类物质的特异性识别。

非共价作用型　非共价型的分子印迹应用范围十分广泛，印迹分子与功能单体之间预先自组装排列，以非共价键形成多重作用点，如离子键、氢键、静电力、疏水力、偶极力等。其特点是能快速地与模板分子结合、脱去，但专一性稍差，可通过选择多重作用点提高药物模板分子与分子印迹聚合物的相互作用力，提高分子印迹聚合物的选择性。非共价分子印迹聚合物已被应用于多种药物如维生素、氨基酸衍生物、多肽、肾上腺素功能药物阻抑剂、茶碱、二氮杂苯、核苷酸碱基、苄胺等分离。

配位作用型　在生理环境中药物分子或相似物与金属离子的结合具有高度专一性，并具有温和结合和断裂的特点，这种配位作用在生物识别体系中有重要作用。制备配位型分子印迹聚合物时，印迹分子与单体通过配位键结合形成固定的相互作用，其强度可通过实验条件控制。在交联剂作用下形成的分子印迹聚合物虽然没有太多的结合位点，但对模板分子的识别能力较强。如诺氟沙星-锌（Ⅱ）印迹聚合物可在有结构相似物氧氟沙星、酮洛芬存在时选择性地结合诺氟沙星。

特点　分子印迹技术的特点有：①构效预定性。分子印迹聚合物利用其特异的识别功能可分离混合物，因此可以根据不同的目的制备不同的分子印迹聚合物，以满足各种不同的需要。②特异识别性。即分子印迹聚合物是按照模板分子定做的，具有与模板分子的立体结构和官能团相符的孔穴，可专一地识别模板分子，因此可以从混合物中特异性地富集模板分子。③广泛适用性。分子印迹聚合物有与天然生物分子识别系统如酶与底物、抗原与抗体、受体与激素相比拟的选择性。此外，分子印迹聚合物易于合成，对酸、碱、有机溶剂、温度和压力均有良好的耐受性，具有一定的机械和化学强度，表现出高度的稳定性和长使用寿命。

应用　分子印迹技术在药物分析中应用主要有样品前处理、手性分离和模拟抗体测定，在药物分析领域如样品前处理、手性药物分离等方面有良好应用前景。

固相萃取　以分子印迹聚合物作为固相萃取填料，建立的分子印迹固相萃取（MISPE），实现了复杂基质样品中目标物的分离和富集，在药物分析样品前处理过程中已逐渐显现其独特的优势。如对饲料中磺胺类药物、食品中四环素类、水中双酚类和牛奶中氯霉素和环丙沙星等痕量组分的净化和富集。与其他萃取过程相比，分子印迹固相萃取具有溶剂用量少、萃取效率高、选择性强的优点。分子印迹固相萃取技术还被应用于萃取分离中药中特定结构的药效组分，如从天然产物和中药材中分离提取活性成分柚皮素、非瑟酮和槲皮素等。

手性药物分离　将分子印迹聚合物与色谱固定相技术结合进行手性药物的拆分，是分子印迹材料最有价值的应用。截至2016年底，已经成功实现了氨基酸衍生物、糖苷衍生物、苯二氮䓬类、普萘洛尔、萘普生、麻黄碱等对映体的手性拆分。

模拟抗体的药物测定　由于分子印迹聚合物与目标化合物之间的结合能力以及反应性与某些药物的抗体相类似，因此可模拟抗体进行药物识别。以茶碱和地西泮分别为模板合成的分子印迹聚合物，结合放射性标记配体，可定量测定血清样品中茶碱和地西泮的含量。此外，以抗原决定簇分子印迹聚合物作为色谱固定相，可在亲水特异性相识别催产素。

（李绍平　龙泽荣）

yàowù fēnxī liányòng jìshù

药物分析联用技术（pharmaceutical analysis coupling technologies）　将不同原理的分析方法通过特定的接口技术联接形成组合式分析系统并应用于药物检测分析的技术。

色谱联用技术　联用技术中以色谱联用技术最为常见，色谱联用技术在药物成分分析、杂质分析、代谢产物分析和天然活性化合物发现等方面的应用已成为药物分析研究的热点。联用技术中的色谱方法主要包括高效液相色谱、气相色谱、毛细管电泳和毛细管电色谱等，这些色谱方法依据不同原理可实现药物分离分析。对于组分较简单的样品，往往一种分离模式就可以达到分离目的，但对于某些组分复杂的样品，必须采用色谱-色谱联用药物分析技术才能得到更好的分离。色谱-色谱联用通常是由一根预分离柱（预柱）和一根主分析柱（主柱）串联组成，两柱之间通过接口联接，接口的作用通常是将预柱中未分开的、需要下一级色谱继续分离的一段组分转移到主柱上进行第二次分离，第二级仍未分离开的组分可以继续通过接口转移到第三级色谱柱上进行分离。理论上，可以通过接口将任意级色谱联接起来，直到所有欲分离组分都分离开。但实际上，一般只要选用两个合适的色谱联用就可以满足对绝大多数药物样品的分离要求。因此，一般的色谱-色谱联用都是二级色谱，也称为二维色谱。原则上，只要有匹配的接口，任何模式和类型的色谱都可以联用，但通常根据流动相差异，将二维色谱分成流动相类型相同和流动相类型不同两类。流动相类型相同的二维色谱有气相色谱-气相色谱联用、液相色谱-液相色谱联用、超临界流体色谱-超临界流体色谱联用等，流动相类型不同的二维色谱有液相色谱-气相色谱联用、液相色谱-超临界流体色谱联用、液相色谱-毛细管电泳联用等。对于流动相相同的二维色谱，操作和接口的要求都比较容易；而流动相不同的二维色谱，因第一级色谱的流动相不能直接进入第二级色谱，操作和接口的要求均较高，至少要处理好两级色谱流动相的有效、合理分离。接口是二维色谱的核心，接口的设计决定了二维联用系统的实际分离效能。第二维的分离速度和分离效率是决定二维色谱实际分离效能的重要因素之一，更快速、更高效的第二维分离始终是二维色谱的追求目标。阀切换（见色谱柱切换药物分析技术）是二维色谱接口技术的关键。

色谱分离与各种定性定量分析技术联用 药物分析联用技术的重要内容。由于对复杂体系分析信息量的要求日益增高，各种联用均得到较大发展，如色谱与红外光谱联用（见色谱-红外光谱联用药物分析技术）、色谱与质谱联用（见色谱-质谱联用药物分析技术）、色谱与原子光谱联用（见色谱-原子光谱联用药物分析技术）、色谱与紫外光谱或核磁共振波谱联用等，其中最引人注目的是色谱与质谱联用，如液相色谱-电感耦合等离子体质谱联用药物分析技术、气相色谱-质谱联用药物分析技术、毛细管电泳-质谱联用药物分析技术、超临界流体色谱-质谱联用药物分析技术等。色谱-原子光谱联用药物分析技术，包括色谱-原子吸收光谱联用药物分析技术、色谱-原子发射光谱联用药物分析技术、色谱-原子荧光光谱联用药物分析技术。

发展趋势 为满足药物发现的需要，特别是提高从天然产物中筛选活性化合物的效率，药物色谱-生物检测联用分析技术将是药物分析技术重要的发展方向之一，可用于评价药物活性或毒性。药物色谱-生物检测联用分析技术是研究复杂混合物体系中药物活性成分的有效方法，该方法使分析样品经色谱（如高效液相色谱、毛细管电泳等）分离后，首先进入色谱检测器如紫外检测器，得到样品化学特征色谱图，同时流出物与生物检测试剂相互作用，通过直接化学反应（如自由基清除）或酶抑制作用降低生物反应体系中特定检测组分量，从而在色谱图中形成一个倒峰，以达到辨识复杂混合物体系中活性药物的目的。如利用高效液相色谱分离和自由基消除反应，可以鉴定中药当归油和普洱茶中的主要抗氧化活性成分，也可通过对酶促反应产物的影响，筛选中药 α-葡萄糖苷酶、黄嘌呤氧化酶和乙酰胆碱酯酶抑制剂。

（李绍平 赵 静）

sèpǔ-sèpǔ liányòng yàowù fēnxī jìshù

色谱-色谱联用药物分析技术

（chromatography-chromatography pharmaceutical analysis coupling technology） 把不同类型的色谱通过适当接口联接用于药物分析的技术。又称药物多维色谱分析技术，属药物分析联用技术的一种。药物色谱-色谱联用分析技术多用于成分较为复杂、使用单个色谱柱无法完全分离或是含有一些有损色谱柱的组分需在色谱前进行预分离的药物样品的分析。可联用的色谱类型有液相色谱、气相色谱等或同类型不同分离模式的色谱，如正相色谱、反相色谱等。药物二维色谱分析技术是最常用的一种药物色谱-色谱联用分析技术。

装置原理 在多维色谱中，药物样品经第一级色谱分离后的组分，由接口转移到第二级色谱继续分离，再进入下一级色谱，随后进入检测器进行检测，最后一级色谱后的检测器可选用破坏性检测器；如需在前面各级色谱后连接检测器，选择非破坏性检测器较佳，例如紫外-可见光检测器等。这样一级色谱分离后的组分可直接由接口转移到下级色谱（图1a）。如果一级色谱后选用破坏性检测器，如蒸发光散射检测器等，则需采用分流办法，使一级色谱分离后组分，一部分进入检测器，另一部分由接口转移到二级色谱继续分离（图1b）。二维色谱根据接口作用，可分为普通二维色谱（C+C）和全二维色谱（C×C），普通二维色谱的接口作用仅限于将一级色谱分离后的某一段组分简单地转移到第二级色谱中继续分离，而全二维色谱接口的作用不是简单地传递组分，而是先将第一级色谱分离后的组

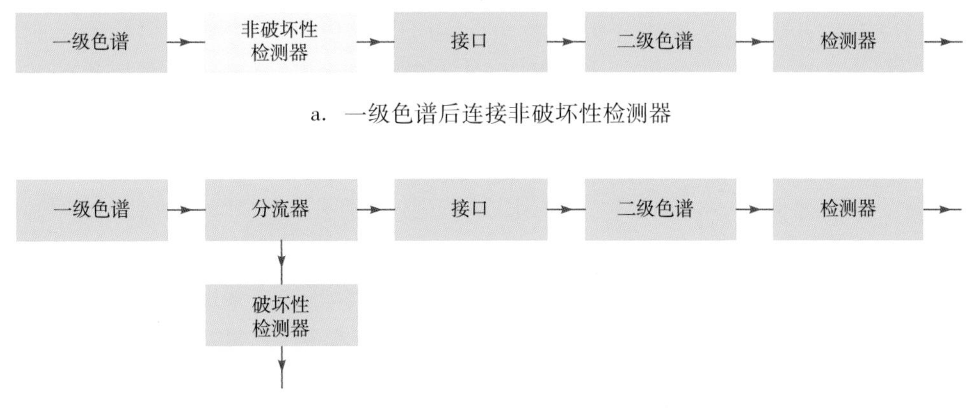

a. 一级色谱后连接非破坏性检测器

b. 一级色谱后连接破坏性检测器

图 药物二维色谱分析技术原理示意

分捕获、聚集，再释放传递到第二级色谱上进行分离。按两级色谱流动相的异同，二维色谱也可分为两类：一类为两级色谱采用同类流动相的二维色谱，例如气相色谱-气相色谱联用（GC-GC）、液相色谱-液相色谱联用（LC-LC）等；另一类是两级色谱采用不同类流动相的二维色谱，例如液相色谱-气相色谱联用（LC-GC）、超临界流体色谱-气相色谱联用（SFC-GC）、液相色谱-毛细管电泳联用（LC-CE）等。

应用 二维色谱比一维色谱有更高的分辨率和峰容量，因此在复杂药物样品分析中有着广阔应用前景。二维气相色谱尤其是气相色谱-气相色谱全二维联用模式已实现了仪器商品化，在含复杂挥发性成分的药物分析中有着广泛应用，如可用于广藿香、莪术、鱼腥草、连翘、羌活等药材中挥发油类成分分离和分析；又如将其与飞行时间质谱再联用，可分析含有曲马多、地西泮、奥氮平、地昔帕明等78种司法鉴定相关药物的混合溶液，多数药物分离效果较好。

二维液相色谱非常适合复杂非挥发性药物成分的分析，如用于银杏、金银花、复方葛根芩连汤等药物样品分析。若将一维色谱分离的全部馏分连续的、直接的通过八通或十通阀注入二维分离系统中，从而使每个馏分都经过两种不同的方法分离，即全二维色谱分离模式。利用全二维液相色谱与质谱再联用分离分析体系，从银杏叶提取物中可检测到至少41个组分。固相萃取作为药物分析前处理手段与液相色谱联用是液相色谱-液相色谱联用的另一种方式，包括离线和在线两种模式，适用于含有一些有损色谱柱的组分，需在色谱前进行预分离的药物样品的分析。固相萃取-液相色谱离线联用方式简单、方便，但在线方式可以全自动化并且避免了样品在处理过程的损失和污染，具有较高的分析效率、准确性和精确性。应用固相萃取-高效液相色谱联用能够准确测定藿香正气水中两种成分厚朴酚与和厚朴酚的含量。而液相色谱-气相色谱联用则结合了两种不同分离机制的色谱技术，适合复杂药物体系分离与分析，但操作和接口均较为复杂。采用离线正相色谱-气相色谱联用（NPLC-GC）并结合多种质谱技术，已从金银花挥发油中分离、鉴定了近200个化合物。

（李绍平 陈凌霄）

sèpǔ-hóngwài guāngpǔ liányòng yàowù fēnxī jìshù

色谱-红外光谱联用药物分析技术

色谱-红外光谱联用药物分析技术（chromatography-infrared spectrometry pharmaceutical analysis coupling technology） 将色谱分离和红外光谱检测技术联用进行药物定性分析的技术。属药物分析联用技术的一种。包括气相色谱、液相色谱、薄层色谱、超临界流体色谱等与红外光谱的联用。

原理及特点 色谱法具有较高分离效率，已成为药物分离和分析的有力工具。但是在定性分析方面，尤其是在没有标准品的情况下，色谱法只能根据保留行为进行定性分析，缺乏可靠性。红外光谱能够提供丰富的分子结构信息，是一种理想的定性分析工具。但红外光谱法原则上只能用于纯化合物分析，对复杂组分的药物分析较为困难。因此，色谱与红外光谱联用，能够取长补短，在复杂组分药物定性分析中具有较高的实用价值。与常用的色谱-质谱联用药物分析技术相比，色谱-红外光谱联用药物分析技术能够提供一些难得的药物立体结构信息（如异构体结构信息），并且在分析过程中不会破坏样品，因此，在药物分析中有其独到的优势。由于早期色散型红外光谱扫描速度慢、灵敏度低等原因，色谱与红外光谱的联用发展较慢且多采用离线方式，即先将色谱分离的组分逐一收集，再进行红外光谱检测，该方法虽实现了两者的联用，但操作费时费力且易引入较大误差。傅里叶变换红外光谱仪（fourier transform infrared spectroscopy，FTIR）出现后，色谱与红外光谱联用有了较快发展。与传统红外光谱仪相比，傅里叶变换红外光谱仪扫描速度快、灵敏度高，跨越了色谱与红外光谱联用的最大障碍。随着计算机的引入，色谱与傅里叶变换红外光谱联用最终实现了在线检测，再无需收集组分，简化了操作过程，使得检测结果更准确。

仪器装置 药物色谱-红外光谱联用系统主要有：①色谱，对药物样品进行分离。②联机接口，药物样品经色谱分离后于此处检测。③红外光谱仪，调制红外干涉光。④检测器，用于检测药物样品与红外光作用后的干涉信号。具体过程为：药物经色谱分离后的组分按保留时间顺序通过接口，同时，由红外光谱仪上发出的红外光汇聚接口，与分离后的各组分作用，产生的干涉信号被检测器检测（图）。计算机数据系统存储采集到的干涉图信息，得到组分的红外光谱图，再通过谱库检索可得到各组分的分子结构信息。

分类 根据联用色谱技术的不同，药物色谱-红外光谱联用分析技术可分为：气相色谱-红外光谱联用分析技术（GC-FTIR），液相色谱-红外光谱联用分析技术（LC-FTIR），薄层色谱-红外光谱联用分析技术（TLC-FTIR）和超临界流体色谱-红外光谱联用分析技术（SFC-FTIR）等，其中气相色谱-傅里叶变换红外光谱联用分析技术（GC-FTIR）较为常用，已应用于药用挥发油成分的定性分析，如薄荷油、砂仁、香紫苏、单叶蔓荆子、木贼、丁香罗勒油等挥发性成分的分析鉴定。在药物残留溶剂检测方面，针对人用药品注册技术要求国际协调会（ICH）规定的60种常用有机溶剂，已建立了相应的标准气态红外光谱图库，并成功地从盐酸头孢他美酯残留溶剂中检测鉴别出异丙醇。另外还可以对血浆中7种巴比妥类药物进行分离与鉴定。

应用 受气相色谱的限制，气相色谱-红外光谱联用分析技术仅可对易于挥发且受热不发生分解的样品进行分离与分析。液相色谱-红外光谱联用分析技术不受样品热稳定性和挥发度的影响，可以弥补前者的不足。但由于大多数流动相有红外吸收会干扰样品检测，因此在药物分析中的实际应用还有很大限制，有待接口技术的发展。薄层色谱-红外光谱联用分析技术主要包括对药物样品斑点进行直接检测的原位测量法和溶剂洗脱转移法。溶剂洗脱转移法将分离后的药物样品从薄层色谱上洗脱、转移至红外透过介质后再检测，能够克服原位测量法中薄层板的干扰，但操作相对繁琐。已应用于咖啡因、非那西汀和那可汀的混合物分析。此外，超临界流体色谱-傅里叶变换红外光谱联用分析技术已应用于苯巴比妥、甲喹酮、司可巴比妥、氯普噻吨和盐酸氯丙嗪等催眠药物混合物的分离与鉴定。

（李绍平　陈凌霄）

sèpǔ-zhìpǔ liányòng yàowù fēnxī jìshù

色谱-质谱联用药物分析技术

（chromatography-mass spectrometry pharmaceutical analysis coupling technology） 利用色谱分离和质谱检测的联用模式进行药物定性定量分析的技术。属药物分析联用技术的一种。药物色谱-质谱联用分析技术是将常规情况下可分别独立使用的色谱和质谱系统，通过特殊的接口进行联接，以进行药物分离和定性定量检测分析。色谱-质谱联用分析技术具有分离度好、灵敏度高、专属性强等特点，在药物成分定性定量分析、结构鉴定，特别是痕量成分检测，复杂样品分析中具有不可替代的作用，是一种常用的药物分析联用技术。

原理及作用 药物色谱-质谱联用分析技术融合了色谱分离和质谱定性分析的优势，一方面，

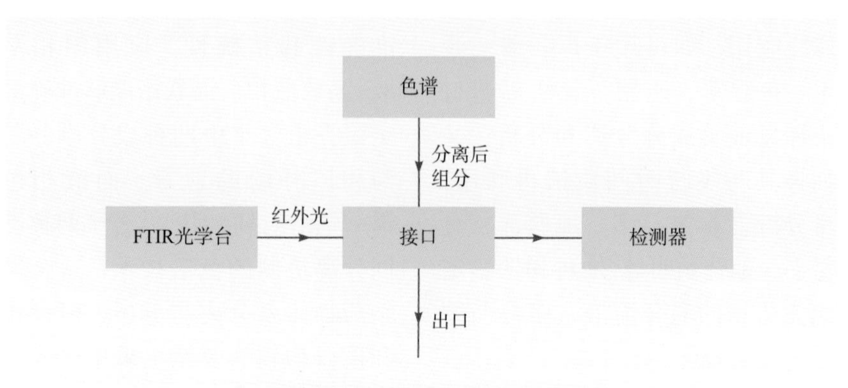

图　药物色谱-红外光谱联用技术示意

质谱将色谱作为进样系统，利用色谱柱对药物中的挥发性或非挥发性成分进行分离，再经接口引入质谱系统，简化了样品制备转移过程，加快了分析速度，减少了样品对质谱仪器的污染，提高了对复杂混合样品的分离、定性、定量能力。另一方面，质谱成为色谱的一款通用型检测器，具有广泛的适用性，而质谱的多种扫描方式和质量分析技术，还可对目标化合物进行专一性检测，有效排除基质和杂质的干扰。此外，色谱只能获得分离组分的保留时间、色谱峰强度，质谱又只能获得化合物的质荷比、离子强度，两者联用可有效组合信息，实现信息增维，提高了检测的专属性和定性分析的准确性。

分类 常用联用分析技术主要包括气相色谱-质谱联用药物分析技术、液相色谱-质谱联用（LC-MS）药物分析技术、液相色谱-电感耦合等离子体质谱联用药物分析技术、毛细管电泳-质谱联用药物分析技术、超临界流体色谱-质谱联用药物分析技术。

液相色谱法-质谱联用，简称液质联用，是利用高效液相色谱分离和质谱检测进行药物定性定量分析的技术。该技术研究始于20世纪70年代，但直到90年代才出现了被广泛接受的商品接口及成套仪器。液质联用的关键是真空匹配和接口技术，后者多采用大气压电离即在常压下进行离子化，主要包括电喷雾离子化和大气压化学离子化。电喷雾离子化是一种软电离方式，具有离子化效率高、多种离子化模式供选择、可以分析热不稳定化合物等特点，适用于中等极性到强极性的化合物分子，特别是在溶液中能预先形成离子的化合物和可以获得多个质子的大分子（如蛋白质）。大气压化学离子化也是软电离方式，尤其适于非极性或中等极性的小分子分析，但不适合可带多个电荷的大分子分析。

应用及特点 药物色谱-质谱联用分析技术在药物分析领域有着日益广泛的应用，是复杂药物组分定性定量分析的强有力工具，已用于对化学合成药物、抗生素、肽和蛋白质、中药、天然药物等成分和杂质的结构鉴定、成分含量测定以及代谢物研究等。

影响液质联用的离子化方式的因素包括色谱流动相组成、流速等。应用时需要注意：①尽可能使用较高比例有机溶剂。②在样品溶液和流动相中加入一定比例的有机酸或碱，促使离子在溶液中的预形成。③难挥发盐组成的缓冲液不易使用，尤其是在较高浓度下更不能使用。④流动相流速越大，离子化效率越低，而一定内径的色谱柱又要求适当的流速保证分离效率，因此，流速的选择只能是色谱分离效果和电喷雾离子化效率兼顾，必要时可采用柱后分流，但会降低样品利用率，影响检测灵敏度。

（李绍平　赵　静）

yèxiàng sèpǔ-diàngǎn ǒuhé děnglízǐtǐ zhìpǔ liányòng yàowù fēnxī jìshù

液相色谱-电感耦合等离子体质谱联用药物分析技术（liquid chromatography-inductively coupled plasma mass spectrometry pharmaceutical analysis coupling technology） 利用液相色谱分离和电感耦合等离子体质谱检测联用模式的药物元素定性定量分析技术。常以高效液相色谱与电感耦合等离子体质谱联用，即高效液相色谱-电感耦合等离子体质谱联用（high performance liquid chromatography-inductively coupled plasma mass spectrometry, HPLC-ICP-MS），属液相色谱-质谱联用药物分析技术一种。与原子光谱相比，电感耦合等离子体质谱（ICP-MS）具有动态范围宽、检出限低、能同时分析多种元素、可进行同位素分析等优点；与其他无机质谱相比，可在大气压下进样，便于与液相色谱联用。因此，液相色谱-电感耦合等离子体质谱联用已成为痕量和超痕量元素形态分析的常用方法。

装置及原理 药物液相色谱-电感耦合等离子体质谱联用分析系统主要由液相色谱、接口、电感耦合等离子体质谱和数据分析部分组成（图）。根据不同药物组分的分析需要，不同分离原理的液相色谱如排阻色谱、离子色谱和分配色谱等均可与电感耦合等离子体质谱联用。由于电感耦合等离子体质谱分析中的样品进样是液体形态，且液相色谱流速与电感耦合等离子体质谱进样速度兼容，使得液相色谱与电感耦合等离子质谱联用接口比较简单，雾化器包括气动雾化器和低流速雾化器（超声雾化器和直接进样雾化器）常用于液相色谱与电感耦合等离子体质谱联用仪器的接口。除接口外，液相色谱流动相组成也是影响联用的重要因素，不合适的流动相组成可引起等离子体不稳定甚至熄灭。一般地，改善等离子体稳定性，甲醇作为流动相要优于乙腈，等度洗脱优于梯度洗脱，流动相中的盐浓度要尽可能低，以避免系统堵塞。

应用 液相色谱-电感耦合等离子体质谱联用分析可应用于：①药物元素形态分析。如使用离子交换色谱-电感耦合等离子体质谱联用（ion exchange chromatogra-

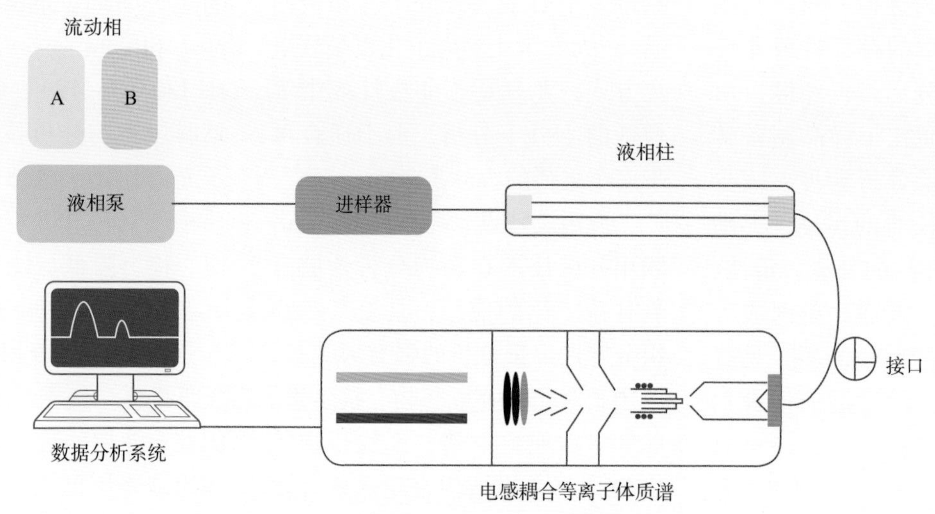

图　液相色谱-电感耦合等离子体质谱联用分析装置示意

phy-inductively coupled plasma-mass spectrometry, IEC-ICP-MS）研究血清中小分子硒的形态；离子色谱-电感耦合等离子体质谱联用（ion chromatography-inductively coupled plasma-mass spectrometry, IC-ICP-MS）、高效液相色谱-电感耦合等离子体质谱联用研究尿液中砷、碘、硒和钼等元素的形态；使用高效液相色谱-电感耦合等离子体质谱联用测定吡啶甲酸铬中的三价铬（Cr^{3+}）和六价铬（Cr^{6+}）；毛细管电泳-电感耦合等离子体质谱联用（capillary electrophoresis-inductively coupled plasma-mass spectrometry, CE-ICP-MS）用于维生素 B_{12}（钴胺素）及其类似物维生素 $B_{12}A$（羟钴胺）、辅酶 B_{12}（腺苷钴胺）和甲钴胺等的定量分析。②药物及其代谢物定量分析。如使用体积排阻色谱-电感耦合等离子体质谱联用（size exclusion chromatography-inductively coupled plasma-mass spectrometry, SEC-ICP-MS）研究抗肿瘤药物顺铂与牛血清白蛋白的反应动力学；高效液相色谱-电感耦合等离子体质谱联用研究有机锡化合物与人血浆蛋白结合以及通过溴-79 和溴-81 对老鼠尿液中 4-溴代苯胺及其代谢物分析和定量研究；快速蛋白液相色谱-电感耦合等离子体质谱联用（fast protein liquid chromatography-inductively coupled plasma-mass spectrometry, FPLC-ICP-MS）用于研究铋抗溃疡药与白蛋白的相互作用。③中药材中金属元素定性和定量分析，使用体积排阻色谱-电感耦合等离子体质谱联用分析甘蓝中不同形态的硒；高效液相色谱-电感耦合等离子体质谱联用分离检测西洋参水提取液中有机态和无机态的镁、铁、锌等元素。④药物杂质分析。如离子色谱-电感耦合等离子体质谱联用检测中枢兴奋药甲基苯丙胺中钠、钯、氯、硝酸根等杂质；高效液相色谱-电感耦合等离子体质谱联用通过对硫元素分析检测西咪替丁中 17 种有机物杂质。

（李绍平　梁　峰）

qìxiàng sèpǔ-zhìpǔ liányòng yàowù fēnxī jìshù

气相色谱-质谱联用药物分析技术

气相色谱-质谱联用药物分析技术（gas chromatography-mass spectrometry pharmaceutical analysis coupling technology）　将气相色谱的分离功能与质谱的检测功能通过特定的接口装置串联起来用于药物定性定量分析的技术。又称药物气相色谱-质谱联用分析技术，属色谱-质谱联用药物分析技术中的一种。气相色谱-质谱联用分析技术简称气质联用（GC-MS）。该技术结合了气相色谱和质谱的优势，具有分析速度快、分离能力强、灵敏度高和定性准确度好等优点，在药物组分定性定量分析，特别是药物痕量成分、溶剂残留、农药残留等方面检测具有不可替代的作用，是一种常用的药物分析联用技术。

仪器及原理　气相色谱-质谱联用由气相色谱仪、接口、质谱仪和数据处理系统组成（图）。气相色谱及质谱作为成熟的分析检测技术，两者联用的优势在于质谱为气相色谱提供了除保留时间外更可靠的质谱信息作为定性参数，而气相色谱则为质谱提供了良好的分离手段使获得的质谱信息更加准确。气相色谱质谱联用的质谱仪包括单重四极杆质谱、三重四极杆质谱、离子阱质谱以及飞行时间质谱（time-of-flight mass spectrometry, TOFMS）等。单重四极杆质谱通过高频和直流

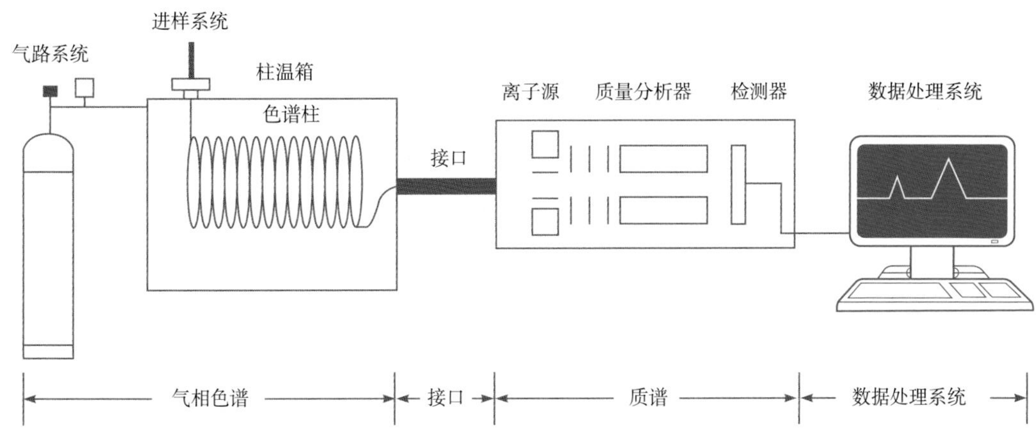

图 气相色谱-质谱联用系统结构示意

电场使特定质荷比的离子以稳定轨道穿过四极场，而质量较大或较小的离子由于轨道不稳定打到四极杆上，从而达到质量分析的目的。三重四极杆质谱通过串联的3个四级杆来完成质量分析。其中第一个四极杆根据设定的质荷比范围扫描和选择所需的离子；第二个四极杆，也称碰撞池，用于聚集和传送离子；第三个四极杆用于分析在碰撞池中产生的碎片离子。离子阱质谱通过由一对环形电极和两个呈双曲面形的端盖电极组成的离子阱将离子储存在阱里，然后改变电场按不同质荷比将离子推出阱外进行检测。飞行时间质谱通过一个离子漂移管，使由离子源产生的离子加速后进入漂移管，并以恒定速度飞向离子接收器。离子质量越大，到达接收器所用时间越长，离子质量越小，到达接收器所用时间越短，根据这一原理，可以把不同质量的离子按质荷比的大小进行分离。气相色谱-质谱联用中质谱检测部分最常用的离子源为电子轰击离子源（electron impact, EI），是一种硬电离技术，能得到较多的药物中特定分子的碎片离子。采用典型的70电子伏特（eV）离子化可与许多标准化方法机构开发的标准质谱库匹配从而方便地对药物中的未知化合物进行定性分析。常用的质谱扫描方式有两种：全扫描和选择离子监测扫描（selected ion monitoring, SIM）。全扫描模式下，设定范围内的所有离子均会被扫描，能提供详细的碎片信息，常用于药物中未知化合物定性分析。而选择离子监测扫描模式仅扫描设定质荷比的离子，扫描速度快，可显著提高检测灵敏度，同时又可避免其他非目标物质干扰，常用于定量分析药物中的目标化合物。

应用 气相色谱-质谱联用在药物分析领域有广泛的应用，主要包括：①药物中有害残留物检测，农药残留的检测是气质联用应用最为广泛的方面。气相色谱-质谱联用和气相色谱-质谱-质谱联用已用于人参中168种农药残留的检测；顶空气相-选择离子监测质谱已被开发用于固体药物制剂中50种残留溶剂的检测。②药物成分分析，气相色谱-质谱联用已用于当归、姜黄、莪术、香附、广藿香等中药挥发性成分的定性定量分析；非挥发性成分可经衍生化反应形成可挥发的产物后再用气相色谱-质谱联用分析，如冬虫夏草中脂肪酸、甾醇和糖类化合物和沙苑子中氨基酸等可经衍生化为挥发性产物后进行气相色谱-质谱联用分析。③药物代谢产物分析，气相色谱-质谱联用已用于中药麻黄汤中麻黄碱及伪麻黄碱血药浓度监测，并可应用于血液中美沙酮、可卡因、蒂巴因、海洛因等药物及毒物的定性定量分析。

（李绍平 吕广萍）

máoxìguǎn diànyǒng-zhìpǔ liányòng yàowù fēnxī jìshù

毛细管电泳-质谱联用药物分析技术

毛细管电泳-质谱联用药物分析技术（capillary electrophoresis-mass spectrometry pharmaceutical analysis coupling technology） 将毛细管电泳分离功能与质谱检测功能通过特定的接口装置串联用于药物定性定量分析的技术。属于色谱-质谱联用药物分析技术。

原理 毛细管电泳虽然具有分离效率高、分析速度快、样品和溶剂消耗少、分离模式多等优点。但在定性分析方面，尤其是在没有标准品的情况下，毛细管电泳只能根据迁移时间进行定性分析，缺乏可靠性。质谱既能够提供丰富的分子结构信息，其信号强度又在一定范围内与其量具有相关性，是单体药物理想的定性定量分析工具。但药物往往处于多组分或与其他基质共存的复杂体系中，质谱对复杂组分的药物分析又较为困难。因此，毛细管电泳与质谱联用，能够取长补短，成为复杂组分药物分析尤其是生物大分子如核酸、蛋白质等分析的有力工具。

分离模式　毛细管电泳常用的分离模式，如毛细管区带电泳、胶束电动毛细管色谱、毛细管电色谱等都可与质谱联用，但需要采用挥发性缓冲盐或部分填充技术，以避免降低被分析药物的离子化效率和污染质谱离子源，其中毛细管区带电泳是与质谱联用最广泛的分离模式。在质谱方面，几乎各种不同类型的质谱仪如单重四极杆质谱、三重四极杆质谱、离子阱质谱、飞行时间质谱、傅里叶变换-离子回旋共振质谱等，均可与毛细管电泳联用，其中以三重四极杆质谱和离子阱质谱与毛细管电泳的联用最为常见。

接口技术　实现毛细管电泳-质谱联用的关键，接口主要有三种类型：鞘液接口、无鞘液接口和液体连接接口。鞘液接口（图）是最常见也是最早实现商品化的毛细管电泳-质谱联用接口，它是在电泳毛细管末端外套有同轴的不锈钢套管，从内到外分别通有鞘液和鞘气，鞘液与毛细管电泳的溶液在尖端混合，同时被鞘气雾化。其优点在于能够提高样品流速使得喷雾更加稳定，有利于形成稳定的电流回路。但是鞘液的引入会稀释样品，使检测灵敏度下降，即产生稀释效应。无鞘液接口是将毛细管末端做成锥形并在其上涂渍一层导电材料，如金、银、铜、镍等，以形成稳定的电流回路。无鞘液接口不存在稀释效应，但金属涂层容易被腐蚀而造成接口的持久性差。液体连接接口则是将毛细管末端通过一个可补偿缓冲液的T形管与喷雾器相连，但因为两管衔接处有一间距，可导致谱带展宽和分离效能降低。

应用　毛细管电泳-质谱联用常用于蛋白质、多肽、核酸等生物大分子药物的分离检测和结构功能分析，如内源性促红细胞生成素和重组促红细胞生成素分离及其糖基化构型分析，以及小分子药物和代谢产物分析、鉴定等。

（李绍平　陈肖家）

chāolínjiè liútǐ sèpǔ-zhìpǔ liányòng yàowù fēnxī jìshù

超临界流体色谱-质谱联用药物分析技术（supercritical-fluid chromatography-mass spectrometry pharmaceutical analysis coupling technology）　将超临界流体色谱分离功能和质谱检测功能通过特定的接口装置串联起来进行药物定性定量分析的技术。也称超临界流体色谱-质谱联用法（supercritical-fluid chromatography-mass spectrometry，SFC-MS）。

原理特点　超临界流体色谱-质谱联用技术的原理由超临界色谱和质谱两部分组成，系统装置见图，属于色谱-质谱联用药物分析技术，其关键部分还包括接口技术。超临界流体色谱是以超临界流体作为流动相，兼具液体的强溶解能力和近于气体的较大扩散系数，具有传质阻力小，传质速度快的特点，可获得尖锐色谱峰。与气相色谱相比，超临界流体色谱适合对热不稳定和不具挥发性的药物成分分析。与液相色谱相比，超临界流体色谱分离效率高、分析速度快、柱平衡时间短、流动相体系简单。由于超临界流体色谱-质谱联用技术能够弥补液相色谱-质谱联用技术和气相色谱-质谱联用技术在分析方面的一些不足，在药物分析方面具有良好的应用前景。

接口技术　接口技术在实现超临界流体色谱与质谱联用时具有重要的作用，超临界流体从色谱柱流出后通过一定的接口装置导入质谱仪实现药物的分析。超临界流体色谱流动相在出口端即变为气态，无需考虑溶剂气化，易与质谱连接。但超临界流体色谱-质谱联用接口需注意载液的流速变化，需要控制色谱柱后流体流出压力以得到稳定的色谱信号。为此，通常采用调压器控制超临界流体色谱出口压力，流动相再

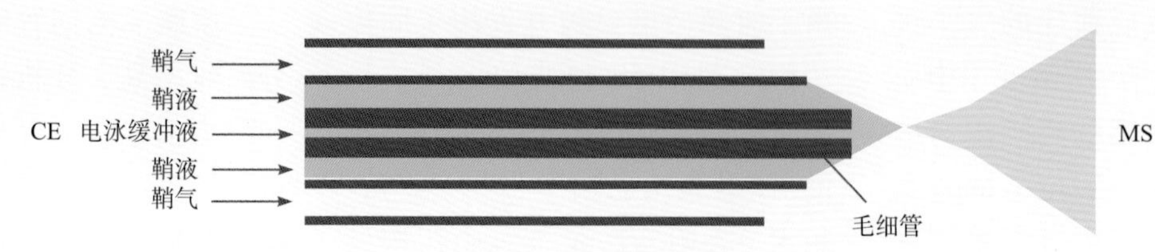

图　毛细管电泳-质谱联用鞘液接口示意

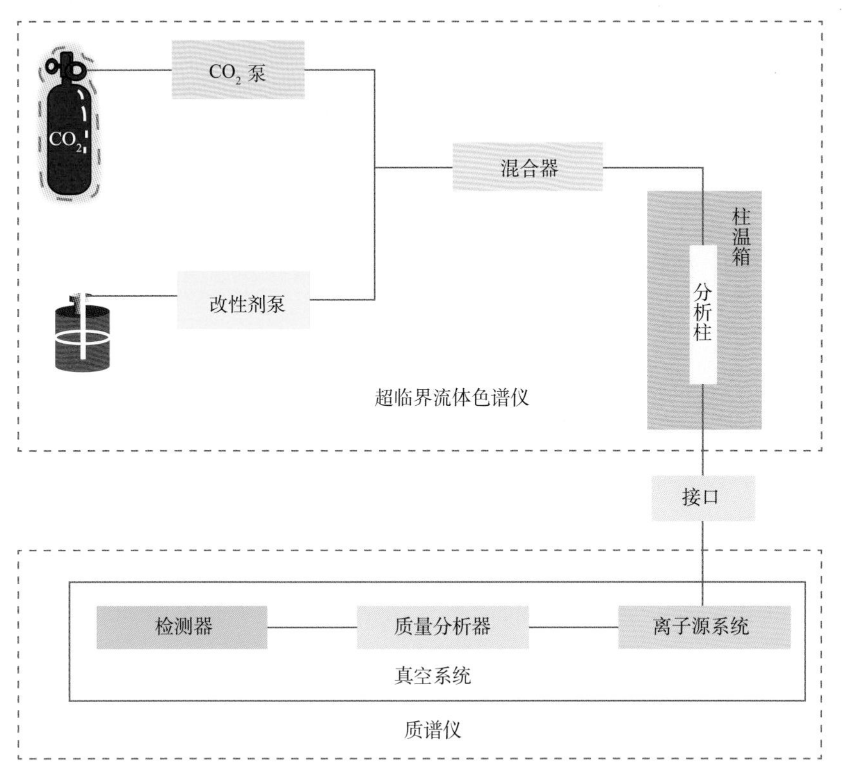

图　药物超临界流体色谱-质谱联用分析系统示意

经分流或者不分流直接进入质谱离子源装置。超临界流体色谱-质谱联用运用的接口技术包括直接的流体导入接口、传动带接口、热喷雾接口和粒子束接口。流体导入接口是将SFC的流动相沿着进样杆流动，然后通过一个直径为3~5μm的针孔，使流体射入质谱的化学电离离子源中，该接口技术简单、造价低廉，但灵敏度低、喷射过程喷口易堵塞。传送带式接口则是将SFC的流动相经闪蒸解离后，不停地由传送带送入质谱的电子轰击、化学电离、液体二次离子化或快速原子轰击离子源，该接口技术易获得较好质谱谱图，但离子化效率低、传送带不易清理干净，产生的记忆效应易干扰试样分析。热喷雾接口是一种软电离方法，SFC的流动相以每分钟1~2ml流速通过一毛细管，通过控制毛细管温度使其接近出口处时蒸发成细小的喷射流喷出，微小液滴还保留有残余的正负电荷，并与待测物形成带有电解质或溶剂特征的加合离子而进入质谱离子源，该接口技术不改变硬件便可与电子轰击和化学电离离子源模式质谱仪相连，但是灵敏度低、离子碎片强度比不能代表碎片的质量比。在粒子束接口中，SFC的流动相及待测分子在常压下借助气动雾化产生气溶胶，此气溶胶扩展进加热的去流动相室，经另一附加气流中的小粒子将在动量分离器中将待测分子从流动相分离，而后经一根加热的转移管进入质谱离子源（主要为电子轰击或化学电离离子源）。这种接口技术优点是可以得到化合物电子轰击质谱，即能提供被分析物的结构信息，可进行谱库检索，这对于未知化合物分析很重要，缺点是使用高速氦气使溶剂雾化，成本太高。

质谱离子化方式主要采用大气压化学离子化、大气压光离子化或电喷雾离子化。色谱流出物通过一个位于柱子和离子源之间的加热限流器转变为气态，进入质谱仪分析。但由于电喷雾离子化在较高流速时质谱信号呈现明显漂移，大气压光离子化重现性较差等，大气压化学离子化是超临界流体色谱-质谱联用技术较理想离子方式。

应用　超临界流体色谱-质谱联用技术具有分析速度快、分离度高、柱平衡快及手性改进剂选择范围广等优点，常作为手性药物拆分、药物代谢物分析的手段。手性药物对映体在体内的药理活性、代谢动力学过程及毒性等常存在显著差异，但化学性质非常相似，是药物分析的难点。应用超临界流体色谱-质谱联用技术能够在3min内同时测定手性药物普萘洛尔和吲哚洛尔，与常规液相色谱-质谱联用技术相比，具有分析时间短、进样量少的优点。分析手性药物*R/S*-华法林，时间较液相色谱-质谱联用技术缩短一半，分离度却提高一倍。该联用技术还用于安非他命、美沙酮、曲马多、抗凝血剂以及心血管药物等手性药物分析。应用于分析15种雌激素代谢物仅需10min，可在1min之内完成氯氮平、昂丹司琼、甲苯磺丁脲、扑米酮的分析。还可用于保泰松及其代谢物、美索巴莫和抗肿瘤药物阿糖孢苷的分析。

（李绍平　陈显强）

sèpǔ-yuánzǐ guāngpǔ liányòng yàowù fēnxī jìshù

色谱-原子光谱联用药物分析技术（chromatography-atomic spectrometry pharmaceutical analysis coupling technology）　将色谱分离功能与原子光谱检测功能

通过特定接口装置串联并进行药物元素价态和形态的定性定量分析的技术。属于药物分析联用技术。

原理及应用 药物原子光谱是由药物原子中的电子在能量变化时所发射或吸收的一系列波长的光所组成的光谱，其中药物原子吸收光源中部分波长的光即形成吸收光谱，而发射光子时则形成发射光谱。每一种原子的光谱都不同，故可用于元素定性定量分析。常用的原子光谱分析有：原子吸收光谱，可利用特定物质基态原子蒸气对特征辐射的吸收进行元素定量分析；原子发射光谱则可利用受激发气态原子或离子所发射的特征光谱来测定待测药物中元素组成和含量；而原子荧光光谱是通过待测元素的原子蒸气在辐射能激发下发出的荧光发射强度进行元素的定性定量分析。原子光谱只能测定元素总量。由于药物分子中含有的同一元素不同价态和不同的存在形态对人体健康影响有着很大差别，因此，在药物元素分析时不仅要了解其总量，也应该测定它们的价态和存在形态。形态分析就是测定药物样品中构成元素总量的单独物理化学形式的浓度，但由于原子光谱分析无法测定元素存在的形态，常需结合其他分离技术。药物色谱与原子光谱联用分析技术结合了色谱的高分离效率和原子光谱的专一性和高灵敏度的优点，克服了单一原子光谱无法提供元素形态信息的不足，提高了原子光谱分析的选择性、扩大了应用范围。与化学分离相比，色谱分离速度快、自动化程度高。与原子光谱仪联用的色谱有气相色谱、液相色谱、超临界流体色谱等，可根据所分析药物性质选择不同色谱法与原子光谱联用。

接口 色谱与原子光谱联用时，需将色谱仪和原子光谱仪通过接口相联接。接口即是将色谱流出物传递到原子光谱仪以便进行分析的装置，理想的接口应能够在不降低色谱分离性能的前提下将色谱分离的组分尽可能多地送入原子光谱的原子化器内，同时不降低原子化器的原子化效率。随着色谱种类不同和原子光谱使用的原子化器不同，接口的形式也有所不同。气相色谱-原子光谱联用时，由于气相色谱以载气作为流动相，而原子光谱仪的被测组分在一定情况下也成气态，因此通常只需将气相色谱柱的一端插入原子光谱管内即可完成连接，随后气相色谱分离后的组分通过这种简单的接口装置直接导入原子光谱的原子化器。超临界流体色谱-原子光谱联用时，虽然超临界流体色谱在出口端可形成气流，但因色谱系统操作压力高，在与原子光谱联用时通常在接口处增加一个用于减压的节流或分流装置。液相色谱-原子光谱联用时，由于液相色谱分离出来的组分尚处于液体状态，则需要加装雾化装置，将溶液状态的药物雾化后再进入原子化器进行检测。按照原子光谱类型的不同，药物色谱-原子光谱联用分析技术主要有色谱-原子吸收光谱联用药物分析技术、色谱-原子发射光谱药物联用分析技术和色谱-原子荧光光谱药物联用分析技术。3 种原子光谱方法的特点比较见表。

（李绍平　梁　峰）

sèpǔ-yuánzǐ xīshōu guāngpǔ liányòng yàowù fēnxī jìshù

色谱-原子吸收光谱联用药物分析技术

（chromatography-atomic absorption spectrometry pharmaceutical analysis coupling technology） 将色谱的分离功能和原子吸收光谱法的检测功能，通过特定的接口装置相联接，并用于药物的定性定量分析的技术。属于色谱-原子光谱联用药物分析技术。色谱-原子吸收光谱联用可分析药物中不同形态的微量或痕量元素，具有高灵敏度，低检出限等特点。

分类 应用色谱-原子吸收光谱联用分析药物时，药物通过色谱分离系统再经接口进入原子吸收光谱系统被原子化后而检测，系统装置见图。根据分析需要，色谱法可以选用液相色谱、气相色谱和毛细管电泳等。原子吸收光谱法可分为火焰原子吸收光谱

表　色谱-原子光谱联用技术中不同原子光谱方法比较

	色谱-原子吸收光谱	色谱-原子发射光谱	色谱-原子荧光光谱
光谱类型	吸收	发射	发射
谱线数目	较少	较多	少
检测限	较低	较低	低
精密度	一般	较好	较好
准确度	一般	较好	较好
样品消耗量	较多	较多	较少
元素测定能力	单一	多元素	多元素
操作性	较简单	较简单	较复杂
设备费用	较低	较低	较高

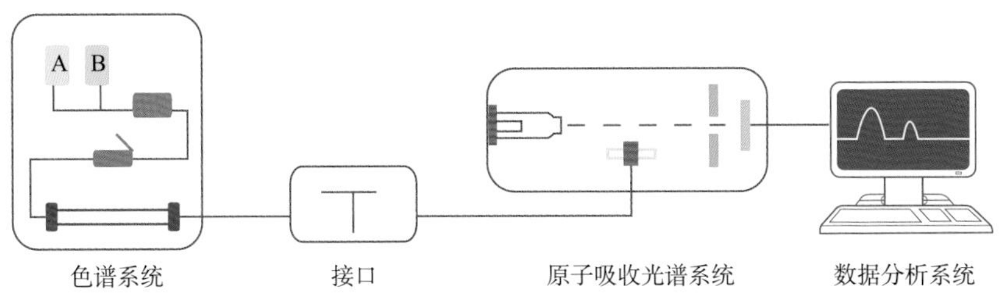

图 色谱-原子吸收光谱装置示意

(flame atomic absorption spectrometry, FAAS) 法和电热原子吸收光谱 (electrothermalatomic absorption spectrometry, ETAAS) 法。火焰原子吸收光谱是使用空气-乙炔或者一氧化二氮（笑气）-乙炔燃烧产生的火焰将元素原子化的原子吸收光谱。电热原子吸收光谱是以电加热和程序升温方式使元素在石墨炉或者石英炉中原子化的原子吸收光谱。不同色谱与原子吸收光谱联用需配合不同接口以确保系统的稳定性和灵敏度等。色谱还可以通过氢化物或者冷蒸汽发生器与原子吸收光谱联用，以提高某些元素分析的灵敏度。

气相色谱-原子吸收光谱联用 根据原子化方式的不同，气相色谱-原子吸收光谱联用又分为：气相色谱-火焰原子吸收光谱联用、气相色谱-电热石英管炉原子吸收光谱联用和气相色谱-电热石墨炉原子吸收光谱联用。联接气相色谱柱和原子吸收光谱原子化器的管路需要加热，以防止被分析药物在管路中冷凝下来。

液相色谱-原子吸收光谱联用 液相色谱-原子吸收光谱联用可分为液相色谱-火焰原子吸收光谱联用和液相色谱-电热原子吸收光谱联用。液相色谱系统可通过低扩散的蛇形管等类型接口与火焰原子吸收光谱系统直接联用，但液相色谱系统与电热原子吸收光谱系统联用则需要克服液相色谱的连续性与电热原子吸收光谱分析采样的不连续性，因此，液相色谱与电热原子吸收光谱不能直接联接，需要通过接口联接。利用热喷雾或超声喷雾技术使液相色谱流出物迅速雾化后，再导入电热原子吸收光谱的原子化器，可实现在线联用。

毛细管电泳-原子吸收光谱联用 毛细管电泳可通过热喷雾接口与火焰加热石英炉原子吸收光谱和电热原子吸收光谱联用。

应用 药物色谱-原子吸收光谱联用分析技术可用于：①药物中元素的形态分析，即药物中元素的一种或者多种化学形式（如价态，存在形式等）的定性和定量分析。如使用离子交换色谱-氢化物原子吸收光谱对尿液和血清样本中的无机砷，一甲基砷酸、二甲基砷酸的分析；又如气相色谱-石英炉原子吸收光谱分析尿液样品中的氯化甲基汞和二甲基汞的含量。②含金属的药物分析，使用液相色谱-原子吸收光谱对含汞药物的检测、维生素 B_{12} 及其类似物分析。

（李绍平　梁　峰）

sèpǔ-yuánzǐ fāshè guāngpǔ liányòng yàowù fēnxī jìshù

色谱-原子发射光谱联用药物分析技术

色谱-原子发射光谱联用药物分析技术 (chromatography-atomic emission spectrometry pharmaceutical analysis coupling technology) 将色谱分离功能和原子发射光谱检测功能通过专门的接口装置联接用于药物定性定量分析的技术。属于*色谱-原子光谱联用药物分析技术*。

原理 药物原子发射光谱法分析是根据处于激发态的待测药物元素原子回到基态时发射的特征谱线对待测药物元素进行定性分析，利用发射强度与待测药物元素原子的浓度关系可以实现药物元素的定量分析。药物色谱-原子发射光谱联用分析技术的主要目的是解决样品中微量元素形态及含量的分析测定问题，即利用不同分离机理的色谱技术对样品中不同形态的元素进行分离，然后通过特定“接口”将色谱分离后的流出物引入原子发射光谱检测器，以测定这些元素的种类和含量（图）。根据分离原理的不同，常用的联用方法主要包括气相色谱-原子发射光谱法、液相色谱-原子发射光谱法、毛细管电泳-原子发射光谱法等。

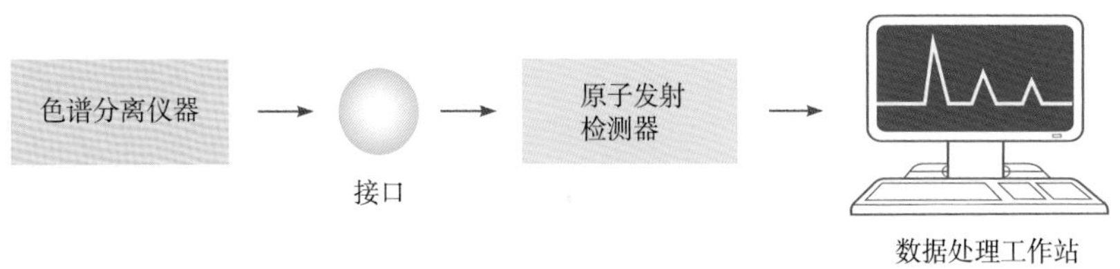

图 药物色谱-原子发射光谱联用分析示意

接口 不同类型的色谱种类和原子发射光谱联用的原子化器不同，接口的类型也不同。气相色谱中，流动相和待测组分都为气体，因此，可以在一定温度条件下将气相色谱分离后的组分与载气一同直接导入原子发射光谱的原子化器进行原子化，直接进行测定。液相色谱的流动相为液体，通常在进入原子化器之前需要将其雾化，或者为了提高某些元素检出限，使用氢化物发生器产生氢化物后再进入原子化器。液相色谱-等离子体原子发射光谱则可选择常规气动雾化器接口、无雾室气动雾化器接口、热喷雾化器接口、氢化物化学发生气化接口等。

应用 药物色谱-原子发射光谱联用分析检测灵敏度高，对某些元素的检测灵敏度与质谱相似。选择性好，既可以对药物中各元素进行单独测定，也能对多种元素进行同时测定，而原子吸收光谱则只能做单元素检测。与原子荧光光谱检测相比，虽然原子发射光谱对某些元素的检出限不高，但其测定的元素范围更广。药物色谱-原子发射光谱联用技术已经应用于中药材三七、银杏叶、银杏果以及艾纳香中 Ca、Mg、Zn、Cu 等元素的形态及含量分析。

药物色谱-原子发射光谱联用分析技术是药物中元素分析常用的手段之一。其主要局限性在于原子发射光谱体现的是原子及其离子的性质，与原子或离子来源的分子结构状态无关。因此，药物色谱-原子发射光谱联用分析技术如与色谱-质谱联用药物分析技术、色谱-红外光谱药物联用分析技术等配合使用，则可更全面地对元素存在形式进行定性分析。

（李绍平　邓　勇）

sèpǔ-yuánzǐ yíngguāng guāngpǔ liányòng yàowù fēnxī jìshù

色谱-原子荧光光谱联用药物分析技术

色谱-原子荧光光谱联用药物分析技术（chromatography-atomic fluorescence spectroscopy pharmaceutical analysis coupling technology） 将色谱分离功能和原子荧光光谱检测功能通过特定的接口技术联接用于药物的定性和定量分析技术。属于色谱-原子光谱联用药物分析技术。

原理 原子荧光光谱分析是在原子发射光谱分析、原子吸收光谱分析和荧光分析方法基础上发展出来的，是介于原子发射光谱和原子吸收光谱之间的一种光谱分析技术。原子荧光分共振荧光、非共振荧光和敏化荧光，其中共振荧光强度大，分析中应用最多。原子荧光分析的激发方式与原子发射光谱的热激发方式不同，待测样品先在原子化器中实现原子化，然后再经激发光束照射被激发，属于冷激发。通常依据原子荧光光谱特征进行药物元素定性分析，而依据原子荧光强度对试样中药物元素进行定量分析。原子荧光光谱分析法能进行多元素同时测定，与色谱技术联用，可以分析元素的不同价态及形态，更准确地反映元素存在的形式和含量。

接口 常与原子荧光光谱分析联用的色谱有气相色谱、液相色谱和毛细管电泳等，色谱分离后组分通过“接口”送到原子荧光光谱仪进行检测。药物中微量元素的不同形态通常是以难挥发化合物形式存在，因此，色谱-原子荧光光谱联用方式主要为液相色谱-原子荧光光谱联用和毛细管电泳-原子荧光光谱联用，其接口类型有超声雾化干燥接口、挥发性物种发生（VSG）接口和在线消解-挥发性物种发生接口，其中以氢化物发生为挥发性物种发生接口较为常用（图）。

应用 药物色谱-原子荧光光谱联用在药物分析中主要用于药品中不同价态和形态的微量元素分析测定。其特点：①检出限低、灵敏度高，特别是对镉（Cd）和锌（Zn）的检出限比其他分析方法低 1~2 个数量级，已发现有二十多种元素的原子荧光光谱分析检出限优于原子吸收光谱和原子发射光谱分析方法。②线性范围宽，特别是采用激光作为激发光

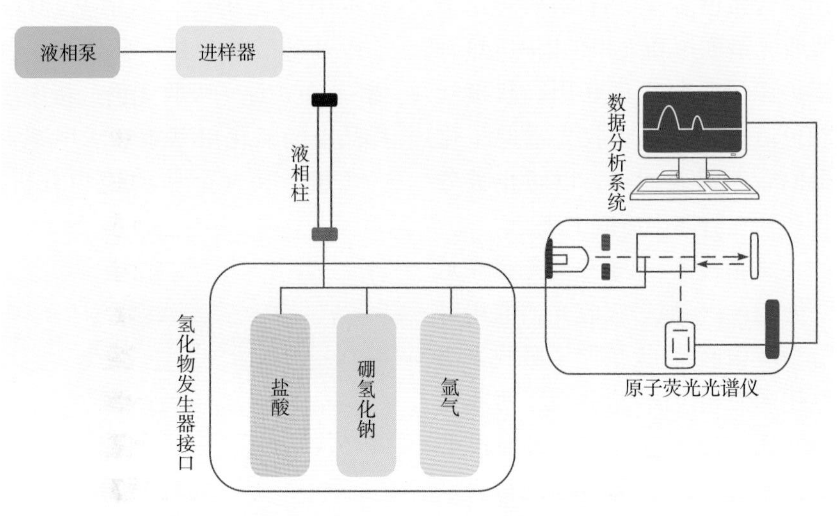

图　药物色谱-原子荧光光谱联用分析示意

源时，可覆盖高达 3～5 个数量级。但在测定复杂基质样品时可发生荧光淬灭效应，光散射等也会干扰元素分析。因此，色谱-原子荧光光谱联用药物分析技术的应用不及色谱-原子吸收光谱联用药物分析技术和色谱-原子发射光谱联用药物分析技术广泛。高效液相色谱-原子荧光光谱联用法和离子色谱-原子荧光光谱联用法已分别用于桂皮、凤尾草中砷（As^{3+}、二甲基砷酸、一甲基砷酸、As^{5+}）和当归中锑化合物（Sb^{3+}和Sb^{5+}）的形态及含量分析。

（李绍平　邓　勇）

sèpǔzhù qiēhuàn yàowù fēnxī jìshù

色谱柱切换药物分析技术

（chromatographic column switching pharmaceutical analysis technology）使用切换阀改变流动相流向，使其在色谱柱与色谱柱之间、色谱柱与进样器或检测器之间变换连接，并应用于药物定性定量分析的技术。又称柱切换药物分析技术。柱切换技术起源于 20 世纪 70 年代，是药物分析联用技术的重要组成部分，尤其在多维色谱和在线固相萃取方面具有优势，常用于二维色谱、药物样品净化、药物成分富集、在线衍生化、样品组分切割等。

样品净化　药物样品净化是通过对药物样品进行离线或在线预处理，保留目标分析组分或除去可能干扰检测的杂质，从而提高检测的准确度和灵敏度的过程。常采用预柱法或涡流扩散色谱柱切换法。

对于复杂的药物样品，如果直接进样进行色谱分析很难获得较好的分离度，而且可能会导致色谱柱的污染损害，因此采用预柱法进行纯化，常见的装置如双柱双泵柱切换系统（图）：进样后切换阀 1 和 6、2 和 3、4 和 5 接通，样品溶液注入柱切换中的一级柱（预柱），应用适当溶剂，使待分析组分保留在预柱上，不保留的组分随流动相排出除去杂质（净化），随后切换阀 1 和 2、3 和 4、5 和 6 接通，应用适当的溶剂将预柱上净化后的样品全部或部分冲洗进入二级柱（分析柱）中再进行分离分析。

涡流色谱　一种利用大粒径填料使流动相在高流速下产生涡流状态，从而对药物样品进行净化与富集的技术。在涡流色谱中，大粒径填料让流动相在高速流动下产生涡流状态，从而使药物溶质分子从流动相到固定相的传质过程加快。在该情况下大分子的基质如蛋白质等还未扩散进入填料颗粒内部就已经被洗脱出来，而小分子的待测物被保留在涡流色谱柱上，从而达到样品的净化和富集目的。在涡流色谱柱切换法中，单个或多个涡流色谱柱通过切换阀与分析柱相连，可实现生物样品的在线净化和分析的目的。与传统生物样品处理方法相比，涡流色谱柱切换法能够在线处理生物样品，速度快、选择性好，灵敏度高，易于实现自动化，能满足高通量分析的需要，在体内药物的分析中的应用日趋广泛。

固相微萃取　在固相萃取的基础上发展起来的用于吸附和浓缩待测物中目标物质的样品制备方法。管内固相微萃取是一种通过在气相色谱毛细管内壁涂覆一层聚合物材料作为萃取纤维的技术，待测样品被流动相注入预柱中随即进行萃取，通过柱切换技术将萃取后的待分析物带入下一级分析柱中进行分析。与传统的固相萃取相比，毛细管柱内径小、方便易得，固定相涂层薄、选择范围广、不易流失，样品组分扩散快、平衡时间短，易于实现与气相色谱的在线联用。采用柱切换技术，通过在线固相萃取-高效液相色谱联用可将北美刺人参和

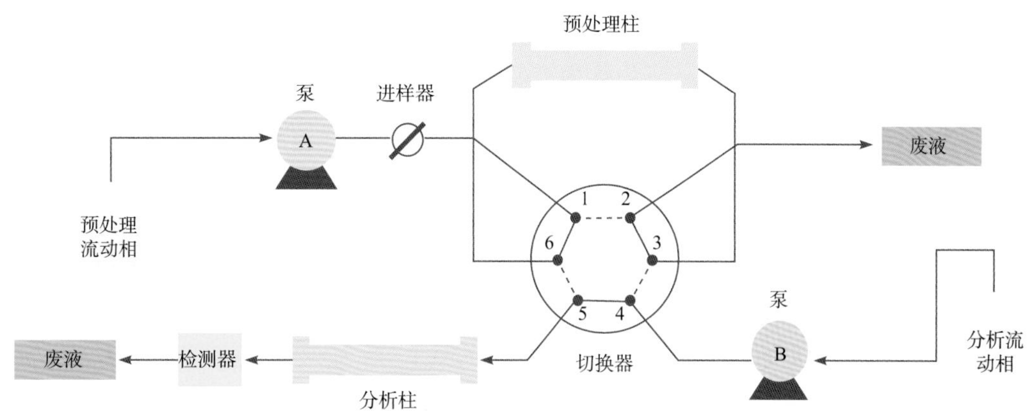

图　药物柱切换系统示意

东北刺人参提取物净化后进行炔醇类成分定性定量分析。

成分富集 药物成分富集是指采用分析技术提高待测药物样品中目标分析物的浓度，从而提高检测的准确度和灵敏度的过程。当样品中待测药物成分含量较低时，为提高检测的准确度和灵敏度，可使用色谱柱切换法对样品中的待测微量成分进行在线富集后再分析检测。对于生物样品分析，常通过柱切换技术将限进性填料柱与高效液相色谱联用，当通过大体积进样或多次进样后，限进柱不仅除去生物样品中的蛋白质，还能富集样品中的分析物，被富集的分析物再被洗脱至分析柱中进行分离分析。如采用柱切换技术与高效液相色谱联用分析测定鱼腥草中含量低的三种黄酮类化合物含量。

在线衍生化 药物样品在线衍生化是指在通过迅速地在线进行衍生反应，将药物样品中的某些组分转化为容易分离或检测的物质。被检测药物的衍生化法常用于提高这些组分检测的灵敏度，但传统衍生化方法是先将样品离线衍生化，再注入色谱系统分析，操作费时费力，精密度差。采用色谱柱切换可以实现在线衍生化，其中一级柱起到阻挡样品及衍生化试剂的作用，相当于在预柱内即进行衍生化反应，同时避免衍生化试剂对分析柱的伤害。待反应完成后，利用适宜流动相通过柱切换使衍生化产物进入分析柱内进行分析，以得到较好的精密度。

组分切割 药物样品组分切割通常是指将前级色谱柱分离出的药物样品中的某一段目标组分切割出来，再转移到第二级色谱柱上继续进行分离和分析。对于复杂药物样品，很难在一根色谱柱上同时对不同性质的成分进行分析，可用柱切换方法对样品进行在线分割，把未能分离的组分送入下级不同填料的色谱柱再进行分离实现全成分分析。通过阀切换，将三七中的核苷类和皂苷类成分分别导入不同的分析柱中，可对三七中两类不同组分进行分析检测。多柱色谱还可以灵芝中的大、小分子和高、低极性成分进行全成分分析。

（李绍平　谢　静）

wēitòuxī cǎiyàng-máoxìguǎn sèpǔ zàixiàn yàowù fēnxī jìshù

微透析采样-毛细管色谱在线药物分析技术（on-line microdialysis sampling-capillary chromatography pharmaceutical analysis technology）

将透析微量采样技术与毛细管色谱技术通过特定的在线进样装置联接实现药物定性定量分析的技术。微透析采样结合毛细管色谱分析能实现在线监测药物体内变化过程，是体内药物分析研究的重要分析手段。属于药物分析联用技术。

原理 微透析取样是利用透析原理进行生物活体微量采样的技术，具有连续动态取样、组织损伤小等优点，在生物活体取样方面具有显著优势。毛细管色谱分离技术具有灵敏度高、进样体积小、流速低和试剂消耗少的优点，非常适用于微透析采样后在线分析。常用的毛细管色谱有毛细管液相色谱、毛细管电泳和毛细管电色谱。

装置 微透析采样-毛细管色谱在线分析系统由微量注射泵、探针、灌流液、在线进样器、毛细管色谱分离检测装置及数据处理系统组成，其中微透析探针是微透析在线取样系统的核心。微透析采样时，透过半透膜形式的探针，在生物活体目标组织处收集相应截留分子量的细胞外液，再以灌流液的形式输入毛细管色谱系统，以实现实时取样，在线分析检测的目的（图）。

在线进样装置是连接微透析采样系统与毛细管色谱系统，实现动态、连续、自动在线分析的关键，是微透析采样技术与毛细管分离技术联用的接口技术。毛细管液相通过在线进样阀的切换来实现连续进样过程。而对于毛细管电泳色谱，流体门控接口是常用的微透析取样与毛细管系统联用的在线进样装置，由泵、门

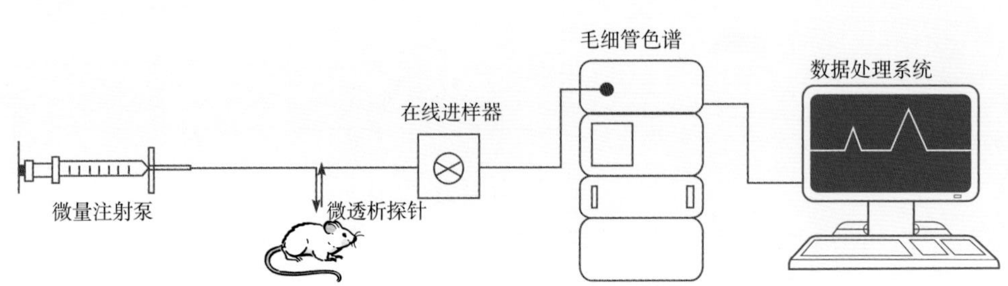

图　药物微透析采样-毛细管色谱在线分析系统结构示意

控阀、接口通道依次相连组成。当电泳分离进行时，门控阀打开由泵带动电泳缓冲液在接口通道中流动，以防收集的透析液进入毛细管。当进样时，门控阀关闭，电泳缓冲液不再泵入通道，同时施加进样电压使收集的透析液进入到毛细管电泳分析系统，实现药物的检测分析。

应用 通过确定透析探针的回收率，药物微透析采样-毛细管色谱在线分析可对药物进行定量测定。确定透析探针的回收率方法有零净通量法（no-net-flux-method）、动态零净通量法（dynamic no-net-flux method）、低灌注流速法（low-flow-rate method）及反透析法（retrodialysis）等。

微透析采样-毛细管色谱在线分析在体内药物分析方面具有独特的优势，利用微透析采样的连续性和毛细管色谱在线分析的实时性，可以有效地观察生物活体内药物浓度的分布及动态变化，为体内药物代谢及药动学研究提供有效的手段，具有广阔的应用前景。应用微透析采样-毛细管液相色谱-紫外检测可在线监测氟康唑在大鼠体内的分布情况，微透析采样-毛细管电泳-激光诱导荧光检测也用于在线监测大鼠注射咖啡因后脑内多巴胺的变化。

（李绍平 吕广萍）

wēixínghuà fēnxī píngtái yàowù fēnxī jìshù

微型化分析平台药物分析技术（miniaturization platform pharmaceutical analysis technology）

将全分析型的实验室集成到尽可能小的操作平台上，在低样品量、低试剂消耗的状态下快速高效地完成生物、物理和化学等反应步骤的分析技术。又称微流控芯片药物分析技术。具有分析快速、信息量巨大、样品与试剂消耗少等特性；同时也体现了分析设备微型化、集成化与便携化的发展趋势。

20 世纪 90 年代科学界出现了将实验室缩小，甚至将它们集成在一块邮票大的硅晶片上的构思，进入 21 世纪以来，微型化技术尤其是微流控取得了很大的成就，药物分析学也随着新技术的发展经历了巨大变化。药物合成研究领域利用组合化学结合计算机辅助技术的模式，大大加速了候选药物的合成速度，使得合成化合物的数目急剧增加，这就给活性药物的筛选速度提出了更高的要求；此外由于中药本身蕴含的庞大天然化合物库，活性成分的筛选速度与规模也成了制约药物研究的瓶颈。这种对高通量药物筛选和快速检测的需求，推动了微型化分析技术的发展。随着计算机技术、微电子加工工艺的快速发展，将常规的实验装置、实验技术、实验操作过程微型化的药物分析平台应运而生。建立微型化药物分析平台正是应对药物分析技术高灵敏、高通量、高专属和高自动化发展趋势的有效策略。实验室微型化和自动化的分析检测技术，允许大量实验并行运行，进一步加速了药物分析、筛选和药物发现等工作效率。微型化的优势在于可以降低制造成本、易于运输以及可以缩小所需要的实验空间。这些微型化设备使进行高密集度的实验变成可能并且集成了复杂分析方法中的多个步骤，可使野外实验室的操作变得简单。

微型化药物分析平台是一个跨学科的新领域，涉及的学科有分析化学、微电子机械系统（MEMS）、计算机科学与技术、生物学和医学等。它在药物分析检测与高通量筛选中的发展方向主要有三个方面：一是微型化药物全分析系统，以微/纳流控芯片技术为主；二是微孔板药物分析技术；三是微阵列药物分析技术。

微型化药物全分析系统（micro total analysis systems，μ-TAS）又称为“芯片实验室”，是 21 世纪非常重要的科学技术之一，在药物的筛选中具有重大应用前景。

微流控芯片药物分析技术 微全分析系统领域中研究最早，应用最广泛的部分。微流控系统可分为基于电渗流为驱动力和基于微泵为驱动力的两大类，前者即为芯片电泳。微全分析系统及微流控芯片技术在 21 世纪初的 20 年间得到了快速发展，主要得益于芯片电泳在药物筛选、DNA 序列分析等方面的成功应用。

微流控色谱技术是以稳定性和重现性更好的色谱代替电泳作为分离主体。它具有试样消耗少、快速、效率高等优点，易于实现色谱系统的集成化、微型化和自动化。芯片色谱柱的开发和应用上，驱动控制和集成还是发展芯片色谱技术的瓶颈，特别是耐高压微型泵阀的加工需要得到更多的投入。此外，还有多维多模式的色谱分离系统，以及如何实现与其他系统的联用，也面临着更多的技术挑战。

纳流控色谱技术 随着微流控和纳米科技的发展，催生的一个新的领域。芯片通道尺度从微米进入纳米，使得人们可以在几个纳米内监测流体和分子的行为。由于纳流控芯片对加工技术提出了更高的要求，因此其应用将取决于微加工技术的发展。

微流控技术在药物分析领域的应用如：对药物进行活性筛选、对药物进行有效性检测、对核酸蛋白质和细胞进行分析检测等。但是仍面临一些亟待解决的问题，例如微通道中泡沫和死体积对药物分离检测的影响；与高灵敏检测器的联用问题；芯片的集成化和商品化程度不高。随着以上问题的解决，微流控技术在药物分析领域的应用将会有突破性发展。

微孔板技术 该技术在药物分析和药物研发中越来越受欢迎。在高通量筛选中较常见的筛选方式是以微孔板作为反应载体，将样品和生物活性分子均匀分布，形成混合状态的均相筛选法。微孔板技术的发展主要表现在板孔的增加，酶和受体等生物活性测定。这些检测系统每天可产生高达 10 000 个数据点，满足了高通量的要求。

微阵列技术 微阵列技术是将微孔板技术进一步微型化。微阵列芯片技术与基于微珠体的固相组合合成技术相结合，适用于高通量药物分析。随着以荧光标记检测为基础等技术发展，微阵列技术可以在一次实验中同时分析数千种不同的样品。

微检测器 组成微型化分析平台的各个部件称为微单元，检测器是微单元中的重要组成部分。药物微型化分析系统向着仪器高度集成化，集成的单元部件越来越多，集成的规模也越来越大，微型化、检测技术和驱动源多元化的方向发展。常用的检测技术有快速荧光法药物分析技术、时间分辨荧光法药物分析技术、荧光共振能量转移法药物分析技术、时间分辨荧光共振能量转移法药物分析技术、荧光偏振法药物分析技术。

微分析系统的检测器不断发展变化，最初常用的检测器是荧光和电化学检测器。随着固态电子器件的发展，一些传统的检测方法也进入这一领域，如采用半导体微波源的微波诱导等离子体原子发射光谱（microwave induced plasma atomic emission spectrometry，MIPAES）检测、不需标记的新型光电检测技术表面等离子体共振（surface plasmon resonance，SPR）检测、快速阻抗谱（fast impedance spectroscope，FIS）检测、近红外（near infrared ray，NIR）检测、时间分辨荧光（time resolved fluorescence，TRF）检测。同时，随着制造系统的材料越来越多样化，微全分析系统的制造成本也将会进一步大幅下降，有望出现一次性使用的芯片，实现分析实验室的“个人化、家庭化”。

微型化药物分析平台通过微加工技术和微电子技术，在固体芯片表面构建的微型生物化学分析系统，具有高通量（或超高通量）、并行性、低消耗、微型化、自动化的特点，主要用于组合化学候选药物、中药复杂成分的筛选与研究开发。随着微型化药物分析平台集成化和自动化技术的进一步发展，将在药物分析领域产生更广泛的应用。

（杭太俊）

yàowù wēixínghuà quánfēnxī xìtǒng

药物微型化全分析系统（drug miniaturization comprehensive analysis system）

把生物和化学等实验过程的样品制备、生物与化学反应、分离检测等基本操作单位，集成或基本集成于一块几平方厘米的芯片上并用于药物检测分析的一种技术。又称芯片实验室（lab-on-a-chip）技术，简称微全分析系统。

微全分析系统在 20 世纪 90 年代被提出的，其目的是通过化学分析设备的微型化与集成化，把分析实验室的功能转移到便携的分析设备中，如各类芯片，实现分析实验室的“个人化”“家用化”。为此，微全分析系统也被通俗地称为“芯片实验室”，但并非所有微全分析系统均以芯片形式存在。最完整形式的芯片实验室可以完成样本的预处理、分离、稀释、混合、生化反应、检测、产品提取全程实验。

分类 药物微型化全分析系统依据芯片结构及工作机制，包括微阵列芯片（microarray chip）和微流控芯片（microfluidic chip）两种技术。微流控芯片按技术内容又可以分为三大类：微流控芯片药物分析技术、微流控色谱药物分析技术、纳流控色谱药物分析技术。

微阵列芯片药物分析技术 也称生物芯片，主要以生物技术为基础，以亲和结合技术为核心，以芯片表面固定一系列可寻址的识别分子阵列为结构特征。它使用方便，测定快速，但一般是一次性使用，并有很强的专用性。

微流控芯片药物分析技术 主要以分析化学和分析生物化学为基础，以微机电加工技术为依托，以微管道网络为结构特征，是 21 世纪 10 年代微全分析系统研究的重点，是药物微型化全分析系统应用最广的技术。它是以微流控技术为基础，主要将芯片毛细管电泳作为分离部分的主体的芯片实验室技术。利用微流控芯片技术微型化、集成化的特点，将一些反应器及通道微型化，同时实现了样品的前处理和分离。

微流控色谱药物分析技术 基于微流控芯片的色谱分析技术。与电泳相比，色谱具有更好的稳定性和重现性，是药物分析中应用最为广泛的分离技术。微流控

色谱技术实现了色谱系统的集成化、微型化和自动化。其中基于电色谱的分析模式取得了较快的发展。

纳流控色谱药物分析技术 与微流控芯片相比，其加工技术要求更高，芯片通道尺度达到纳米。当通道尺寸由微米减少至纳米尺度时，不仅试样消耗量进一步下降，其尺度与生物大分子如蛋白质双电层厚度相当，因此分析性能也产生了显著变化。此外，纳流控色谱分析技术以稳定性和重现性更好的色谱系统作为分离主体。

特点 微全分析系统的特点是集成性。该技术的一个重要发展的趋势是：集成的单元部件越来越多，且集成的规模也越来越大。所涉及的部件包括：与进样及样品处理有关的透析、膜、固相萃取、净化微小部件；用于流体控制的微阀（包括主动阀和被动阀），微泵（包括机械泵和非机械泵）；微混合器，微反应器；微通道，微检测器等。由于高度集成和微型化，所以该系统同时具备了分析速度快、通量高、能耗低、物耗少、污染小的特点。

微型化药物全分析系统的这些固有特性，使每个分析样品所消耗的试剂仅几微升至几十微升，被分析的物质的体积只需纳升级或皮升级，所以这种分析相对更廉价和便捷。尤其适用于珍贵的生物试样的分析。微全分析系统充分体现了分析设备微型化、集成化、便携化与自动化的发展趋势，同时在使用操作上打破了传统实验所需要的各种束缚，如专门的实验环境、实验装置、经过培训的专业操作人员，实现了操作的简单易行。

应用 微型化药物全分析系统已在药物分析、生命科学、药物研究等领域广泛应用。

合成药物的分析与筛选是微全分析系统重要的应用，由于其微型化的反应及在线测定的特点，使筛选过程大大加速，费用大大降低。生物样本分析是微全分析系统的另一重要应用领域，主要用于单核苷酸多样性检测，RNA、蛋白质分析检测，DNA 测序，后基因时代的蛋白质测序等。临床检验是微流控芯片技术的应用方向，将拥有广泛的市场。

此外，微型全分析系统还用于药物化学合成反应研究、化学和生物试剂、环境污染的监测；监控微秒级的化学和生物化学反应动力学等。

发展趋势 药物微型化全分析系统将向着仪器高度集成化（即集成的单元部件越来越多，且集成的规模也越来越大）、微型化、检测技术和驱动源多元化的方向发展。例如微全分析系统的检测器发展变化，最初常用的检测器是荧光和电化学检测器。

随着固态电子器件的发展，一些传统的检测方法也进入这一领域，例如采用半导体微波源的微波诱导等离子体原子发射光谱（microwave induced plasma atomic emission spectrometry，MIPAES）检测、不需标记的新型光电检测技术表面等离子体共振（surface plasmon resonance，SPR）检测、快速阻抗谱（fast impedance spectroscope，FIS）检测、近红外（near infrared ray，NIR）检测、时间分辨荧光（time resolved fluorescence，TRF）检测等。同时，随着制造系统的材料呈现出越来越多样化，微全分析系统制造的成本也将会进一步大幅下降，有希望出现一次性使用的芯片，实现分析实验室的“个人化、家庭化”。

（杭太俊）

wēiliúkòng xīnpiànfǎ yàowù fēnxī jìshù

微流控芯片法药物分析技术

（microfluidic chip method pharmaceutical analysis technology）

运用微流控原理设计的药物分析技术。即将试样制备、进样、反应、分离、检测的所有步骤集成到方寸大小的芯片上，实现药物分析系统整体微型化、自动化、便携化的技术。是一种药物微型化全分析系统。

原理 微流控芯片是以在微米尺度空间对流体进行操控为主要特征的技术，具有将生物、化学等实验室的基本功能微缩到一个几平方厘米芯片上的能力，因而也被称为芯片实验室。该分析技术在毛细管电泳基础上发展起来，借助微电子工业和半导体制造业工艺中的一些精细加工技术，在硅片、玻片和塑料等表面经过必要的化学处理后，加工出微细（微米尺寸）通道网络，制作成一块几平方厘米的芯片，即在芯片上加工出微米级的微型通道网络和各项功能单元，并能操纵纳升、皮升体积的微量流体，使药物分析的整个实验过程可微缩到该芯片上进行。微流控芯片涵盖了毛细管电泳的基本功能，但它所具有的高通量和大规模集成的特点，使之不仅能以极小的样品获得极大的信息量，更可能超越单一毛细管电泳的分析功能，是微全分析系统发展的热点领域。

装置 构成微流控芯片分析技术的部件称为微单元，主要有前处理及分离微单元和微检测器。

微单元 前处理及分离微单元主要包括：与进样及样品处理有关的透析膜、固相萃取、净化等微型装置；用于流体控制的微阀（包括主动阀和被动阀）、微泵（包括机械泵和非机械泵）；微混合器、微反应器、微通道和微检测器等，这些部件要求至少在一个维度上为微米级尺寸。与宏观尺寸的实验装置相比，微米级的结构显著增大了流体环境的面积或体积比例，使其分析性能大大超过宏观条件下的分析装置。

微检测器　微流控芯片系统对检测器有一些特殊的要求，如可以微型化、集成化，且灵敏度高、响应速度快等。常用的检测手段是激光诱导荧光、电化学、质谱、紫外、化学发光、免疫检测等。其中，激光诱导荧光检测器的检出限低，可以达到单分子检测，并且主要研究对象如核酸、蛋白质、氨基酸等生化样品自身具有荧光，或者可以通过衍生产生荧光。因此，激光诱导荧光检测是应用最为广泛的检测器之一。

特点　①试样和试剂的用量极微少，可降至数微升水平，降低成本并减少环境污染。②分析速度快，能在数秒内完成对样品的分析。③可采用多通道，可平行处理大量样品。④分析功能齐全，微流控芯片的体积小，适宜各类现场分析需求。

应用　在药物分析中，微流控芯片的研究热点主要集中在代谢物分析，中药材分析，化学合成药物分析，手性药物分析，氨基酸、蛋白质和DNA测定，药物高通量筛选分析等方面。代谢物的基底复杂，常受体液中的细胞、蛋白质、无机离子、脂质等物质的影响；中药材中化学成分复杂，含生物碱类、有机酸类、黄酮类、苷类、鞣质等多种物质；化学合成药物及制剂含有多种赋形剂、附加剂等；这些都使得药物有效成分的测定受到很多因素的影响，需要从分离制备开始繁琐而费时的试验工作流程，且试剂耗费大。而微流控芯片技术有处理样品简单、分析速度快、环境污染小等优点，适合药物代谢、中药成分、药物活性等分析。而且，微流控芯片技术可以在很短的时间内完成成千上万个药物和生物靶标的鉴定，形成了基于分子水平的药物分析的技术体系。

（杭太俊）

wēiliúkòng sèpǔfǎ yàowù fēnxī jìshù

微流控色谱法药物分析技术

（microfluidic chromatography methodpharmaceutical analysis technology）　将色谱仪器各部件微型化，并采用微型的连接器进行组装，以操控微流量来分析药物的技术。又称微流控芯片色谱系统。该技术将样品准备、进样、色谱分离、检测等整体分析过程微缩，实现了药物分析的微型化、自动化、集成化和便携化。是一种药物微型化全分析系统。

微流控色谱分析技术的原理与普通色谱原理相同，不同的是整套分析系统的微型化。该技术将填充固定相的芯片微通道作为微型色谱柱，采用与几十微米（μm）内径相匹配的检测装置进行柱上检测，各功能部件装置通过最小内径管道连接。微流控色谱分析的分离模式可分为：基于电场的电渗流驱动和基于微流泵的流体动力驱动两种液相色谱。

其特点有三个：①分离模式差异小。在普通色谱分离系统中，电渗流驱动流动相的流动为平流型，而流体动力驱动下的流动相的流动为抛物线型，两种模式的色谱图形有较大的差异。当将色谱分离系统微型化时，由于扩散层长度缩短，扩散速度加快，可使抛物线流型中由于堵塞造成的色谱图扭曲变形的部分趋于均衡，且可减少色谱峰的峰展宽度。因此，在微流控色谱系统中，两种分离模式的产生的差异较小。②最佳流速影响小。在普通色谱分离过程中，评价色谱分离效能的参数为理论塔板数。根据范德姆特（Van Deemter）方程，在最佳流速处，可以获得最佳分离效果，高于或低于最佳流速都会降低分离效果。而在微流控色谱系统中，由于微型化分离系统分离效能高、维数低，扩散距离短，传质阻抗项变化较缓，因此允许线速度高于最佳流速，不受最佳流速限制，可明显缩短分析时间。③稳定性好重现性高。微流控芯片的色谱系统除了拥有微型化分析试样消耗少、分析快速等优点外，由于驱动力可准确控制，还具有更高的稳定性与重现性，增强了分析检验的可靠性及可行性，且易于实现色谱系统的集成化、微型化和自动化。

微流控色谱技术在药物分析中的应用，主要借助多维多模式的色谱分离的原理，开发微型色谱并应用于药物的检测分析。药物微流控色谱分析技术已经成功地应用于药物异构体分析，小分子药物如抗生素、儿茶酚胺类、嘧啶类等分析，高复杂性多肽类药物的快速分离检测，疾病诊断治疗中的标志物检测分析，磷酸化和糖基化蛋白的鉴定等蛋白组样品的分离分析。

（杭太俊）

nàliúkòng sèpǔfǎ yàowù fēnxī jìshù

纳流控色谱法药物分析技术

（nanochannel chromatography method pharmaceutical analysis technology）　将微型化的色谱仪器与纳流控技术结合并操纵纳升

级流体用于分析药物的技术。属于药物微型化全分析系统。纳升级流体即纳流动，其特征是尺度在1~100nm范围内的流动。纳流控的发展起源于20世纪末，比微流控的发展滞后约10年，已成为当代科学发展的一个重要分支。与微流控色谱相比，纳流控色谱试样消耗更少，分析速度更快。

在纳流控色谱系统中，色谱柱进一步微型化，流体通道的内径至少一维达到纳米级别。区别于普通色谱体系和微米尺度体系，在典型的纳米尺度的系统中，流体的物理特征长度系数如德拜长度和流体内物质的动力学半径，都与纳通道的尺寸接近。同时在对液体流动的描述上，连续模型失效，液体边界的黏度变得不可忽略，形成抛物线流体，即纳流动模型。样品在这种特殊的纳流动中基于流体力学得到分离。流体力学分离是指依靠样品分子在通道内抛物线流体轮廓下表现出立体空间分布差异，而出现不同的迁移速度而被分离，如生物大分子、高分子聚合物以及微粒的分离分析。

装置 纳流控色谱中，超微量样品进样与泵阀驱动控制是制约分离效果的主要因素。在芯片分析中常用的进样动力有电动力驱动和流体动力驱动进样两种。电动力驱动是指利用高压电源在分离通道两端施加电压产生电渗流驱动流动相定向迁移，是最简单也是最常用的驱动方法。流体动力驱动主要是使用外置泵，通过管路将其与芯片连接，为流动相提供驱动力。但对于纳流控色谱而言，由于正相色谱中使用弱极性的有机溶剂作为流动相，电动力驱动很难应用其中；而用外置泵阀驱动控制则使系统结构复杂，微型化难度提高，并且高精度的泵价格昂贵，泵阀与芯片接口处产生的死体积也不易消除。因此在各类纳流控色谱类型应用中，剪切力驱动表现了较大的发展前景。剪切力驱动通过通道壁的相对移动来实现，利用通道壁和附近流体的摩擦力作用以及流体内部的黏滞力来驱动流体定向移动。相对于电动力驱动分离，剪切力驱动色谱依靠机械运动，受通道表面性质影响小，稳定且重现性高。与外置泵相比，微泵微阀集成在芯片上减少了死体积，微型化与集成化水平提高。

特点 纳流控与微流控相比具有很多的不同点：①面积与体积之比大大增加。在纳米尺度系统中流体的体积与表面积的相对重要性发生了巨大的变化，纳米通道的表面性能起着关键的作用。②固体表面的绝对粗糙度在纳米尺度通道中影响更加明显。宏观尺度下可以忽略的粗糙度对纳米尺度通道的流体流动产生比较大的影响。③纳米尺度流动不是简单的尺寸缩小问题，与宏观现象相比纳米尺度流动必然会呈现出较大的差异，密度均一性的假设已经失效，连续介质假设也不再适用。

应用 纳流控技术涉及生物、化学、物理、工程、材料等各个领域，在药物分析中主要适用于生物大分子药物、高分子聚合物以及微粒的分离和分析。基于纳通道的晶体管、二极管效应，通过调控纳米管道的表面电荷来操纵带电微粒在纳米管道内的流动来分离药物。纳米通道中的离子与半导体中的电荷载体有很大的相似性，因而通过调控纳米通道表面的电荷密度可实现对纳米通道中不同种类药物离子的调控，通过类似于半导体二极管的整流实现对药物的分离效果。另外，还有基于纳流控技术的样品富集方法。传统的样品富集方法有样品堆积、固相提取等，基于纳通道的特殊性质，与微流控技术结合，可实现对每种离子的选择性富集。纳流控技术易于集成化、微型化、自动化，有广阔的应用前景。

（杭太俊）

nàliúkòng xīnpiànfǎ yàowù fēnxī jìshù

纳流控芯片法药物分析技术

（nanofluidics chip method pharmaceutical analysis technology）

将药物试样制备、进样、反应、分离、检测的所有步骤集成到方寸大小的芯片上，且芯片通道至少一维是纳米尺度的微量流体的分析技术。相比于微流控芯片，通道尺度从微米级进入纳米级，通道的表面性能和系统的分析性能发生了巨大的变化，具有许多独特的优点，已成为化学和生物分析的一个重要研究平台。属于纳流控色谱法药物分析技术。

原理 纳流控芯片分析技术的基本原理同毛细管电泳，不同的是由于电泳通道的纳米级微型化，使得流体动力学效应发生了许多变化。由于纳流控通道的尺寸效应、比表面积效应，以及管道内外的特殊的物理化学性质，纳流控并不是宏观器件的简单缩小。例如通道中流体的基础特性就与在常规器件中有着显著不同。在纳米尺度的通道中形成的是1~100nm范围的纳流动。在100nm~100μm尺度下的液体流控现象仍旧可以用连续流理论进行描述，但这个环境下，表面作用力和电动影响已经非常显著，惯性力不再重要。当流体通道的内径进一步降低到100nm以下成为纳流控体系时，此时液体不再是连续流，而是单个分子的组合。在这个尺度下，面积体积比非常高、无滑移、边界条件不再成立，本构关系受到边界的更大影响，固体表面的绝对粗糙度在纳米尺度通道中影响更加明显。宏观尺度下可以忽略的粗糙度，对纳米尺度通道的流体流动则产生比较大的影响。同时纳米尺度也带来了很大的流体阻力和通道内的高压力损失，降低了单独使用纳米结构来进行生化分析和其他应用的可能性。所以纳流控分析系统大多采用纳米与微米通道相连接的方式集成，使用微米通道将样品引入纳米通道，进行反应、分离和检测。

特点 与微流控芯片相比，纳流控芯片优点突出：①随着通道尺度从微米缩小为纳米，通道表面性能发生巨大的变化，如通道内流体阻力增大、双电层部分重叠、黏度增加、介电常数下降、电渗流降低等。②纳流控通道的尺度与生物大分子如DNA、蛋白质大小相近，对它们的分析专属性更高。③从微流控进入纳流控分析，样品与试剂的消耗量进一步下降，更有利于昂贵且难以获得的微量试样的分析。

应用 纳流控芯片分析技术已经广泛应用于药物的快速、低消耗的分析，以及新药的高通量筛选。当通道尺寸由微米减少至纳米尺度时，其尺度与生物大分子如蛋白质、双电层厚度相当，因此分析性能也将产生显著的变化。利用双电层的部分重叠，可进行试样的预富集，用于分离检测低浓度的药物。另外，纳流控尺度与生物大分子相当，可将纳流控芯片用于生物大分子的单分子检测、控制和分离分析。

（杭太俊）

wēikǒngbǎnfǎ yàowù fēnxī jìshù

微孔板法药物分析技术（microwell plate method pharmaceutical analysis technology）

利用微孔板为反应和信号检测的主要载体，将能与样品反应产生检测信号的生物活性物质均匀分布其中形成均相混合体系并用于药物检测分析的技术。是一种微型化分析平台药物分析技术。该技术具有高通量、低成本、高重复性的特点，在分子生物学、细胞生物学、医学检验、生物化学、微生物学、营养与食品安全、药物检测、先导化合物的筛选及天然活性药物筛选中广泛使用。

原理 微孔板是一块有多个孔的板，每个孔可以作为一个微型试管，将样品和能与其反应产生检测信号的生物活性物质分布在其中，通过样品与生物活性物质产生的信号（图），如光反应，进行检测，应用于药物定性、定量分析、生物检定等方面。

微孔板药物分析技术常采用光学分析、色谱分析、热分析、电化学分析、质谱、核磁共振等检测技术。其中，光学检测技术具有无需分离即可实现原位检测、筛选通量高、检测成本低、检测仪器成熟等突出优势，在微孔板药物分析中应用最广泛。检测模式包括：紫外-可见吸光、生物发光共振能量转移、荧光共振能量转移、时间分辨荧光、时间分辨荧光共振能量转移等。紫外-可见吸光检测简单易行、应用广泛，为首选方法；化学发光法具有极高的灵敏度和高通量，为常用的高通量筛选检测技术；荧光法灵敏度较高，适用于多标记测量。

特点 以微孔板为基础的高通量药物定性、定量等分析具有灵敏度高，重现性好，检测迅速等特点。因此，在药物分析检测方法中，可以作为昂贵、费时的色谱分析方法的替代选择，每天可产生高达上万个数据点。微孔板已经由最初的96孔发展为密度更高和体积更小的检测分析平台。384、864、1536、3456和9600孔板的出现大大减少了化合物和试剂的用量，缩短了分析时间，大幅度提高了筛选通量。例如，1536孔板仅需1～10μl的样品量，筛选化合物的数量是标准的96孔板的16倍。

应用 药物微孔板分析技术

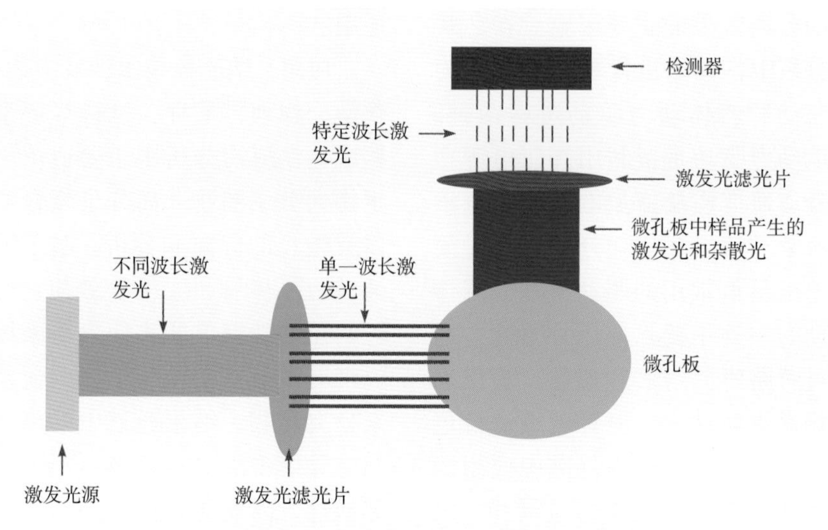

图 用荧光检测的微孔板药物分析技术原理示意

的应用有：核酸、蛋白质的定量测定，报告基因检测；钙离子通道，Ca^{2+} 流分析；支原体检测，细胞毒性分析，细胞增殖、凋亡分析，药物代谢；激酶分析；梅毒、人类免疫缺陷病毒、乙肝病毒等病毒诊断；酶学动力学曲线绘制；食品安全指标测定；量子点的应用；先导化合物及天然活性物质的筛选。

随着微孔板技术、检测技术、液体处理和自动化技术等方面的发展，微孔板技术已能实现均相体系的多方法检测，非均相体系的多位点检测，为药物分析在生命科学和高通量筛选领域提供了简单、快速、低成本的分析方法。

（杭太俊）

wēizhènlièfǎ yàowù fēnxī jìshù

微阵列法药物分析技术（microarray method pharmaceutical analysis technology） 将生命科学中不连续的分析过程集成于芯片表面的微型化生物分析系统，以实现对基因、蛋白质等生物活性组分的快速、高通量检测的技术。是一种微型化分析平台药物分析技术。该技术由生物芯片技术发展而来，根据固相基质材料不同分为有硅晶芯片、玻璃芯片、塑料薄膜芯片、尼龙膜芯片等。常见的微阵列技术有DNA微阵列技术和蛋白质微阵列技术。

DNA微阵列技术 DNA微阵列是指固定在固体基片上的特定排列方式的大量探针DNA序列的基因芯片。这些探针DNA是通过聚合酶链式反应（PCR）扩增细菌质粒上插入的基因组片段或通过引物从cDNA文库中扩增得到，这些大小和序列不同的片段经纯化后，由微阵列器或机器人点样于尼龙膜或硅晶芯片材料上，制备成DNA微阵列。样本DNA与包含成千上万个基因的DNA微阵列进行杂交、延伸反应，随后将未互补结合反应的片段洗去，再对芯片进行激光共聚焦扫描，测定微阵列上各点的杂交荧光强度，并通过特定的数据处理分析软件，将两种不同的荧光信号强度转化成不同基因丰度，最后推算出待测样品中各种基因的信息，即为DNA微阵列技术。常见的DNA微阵列技术及其应用见表。

蛋白质微阵列技术 蛋白质微阵列技术是在DNA微阵列的基础上发展起来，可分为两种：分析型微阵列和功能型微阵列。

分析型微阵列 将不同类型的配体，包括抗体、抗原、核酸、肽、有机小分子、糖类分子或者一些具有高度亲和力的特异性识别分子，固定在修饰化的固相基质表面上，另将目标蛋白存在于溶液中，用于微阵列分析。这类微阵列主要用于监测药物靶标蛋白质的含量、表达水平，蛋白质在细胞核组织中的分布，诊断标志物的分析，蛋白质表达谱（定量）的分析等。

功能型微阵列 将大量纯化蛋白或是整个蛋白质组固定在一个固定表面上，与分析型微阵列不同，功能型蛋白质微阵列具有分析大范围生物学活性的功能，包括蛋白质-蛋白质、蛋白质-脂类、蛋白质-核酸及酶-底物之间的相互作用，以及用于药物和药物靶分子的研究。使用蛋白质微阵列不仅可以高通量的分析和鉴定蛋白质在特定状态下的表达情况和蛋白质的功能，还可以进行高通量的药物筛选及诊断，为蛋白质组学的发展提供了新的研究策略与技术方法。

与DNA微阵列相比，蛋白质微阵列在制备、应用过程及结果检测方面仍有很多不足，有待进一步完善。

（杭太俊）

kuàisù yíngguāngfǎ yàowù fēnxī jìshù

快速荧光法药物分析技术（fast fluorescence method pharmaceutical analysis technology） 利用物质的荧光特性对待测物进行快速定性、定量分析的技术。快速荧光技术，是相对于延迟荧光的概念。快速荧光药物分析技术具有选择性高、灵敏度高、检测限低、线性范围宽及信息量丰富等优点。

原理 处于基态的物质分子吸收激发光后变为激发态，处于激发态的分子不稳定，在返回基态的过程中将一部分能量又以光的形式放出，从而了产生荧光。利用物质产生荧光的波长和强度

表 常见DNA微阵列类型及其应用

微阵列类型	应用	靶点	探针	使用的技术
基因表达	基因表达	mRNA	寡核苷酸/cDNA	qRT/PCR，RNA印迹法
比较基因组杂交	比较基因组杂交拷贝数变异	DNA	寡核苷酸/cDNA/Pac，Yac，Bac	细胞遗传染色体分析
单核苷酸多态性	单核苷酸多态性基因分型	DNA	寡核苷酸	测序技术
	单核苷酸多态性	扩增子	寡核苷酸	测序技术
	单核苷酸多态性	寡核苷酸	扩增子	测序技术

可对其进行定性定量分析。在定性分析方面，不同的物质有不同的激发光谱和发射光谱，因此可以用荧光进行物质的鉴别，与吸收光谱法相比，荧光法具有更高的准确性。在定量分析方面，利用在较低浓度下荧光强度与样品浓度成正比这一关系，可以定量分析样品中荧光组分的含量，常用于测定氨基酸、蛋白质、核酸的含量。该方法灵敏度高，样品用量少，检测速度快。

分类 快速荧光分析包括直接测定的方法和采用间接测定的方法。

直接测定的方法 快速荧光分析中最简单的方法，只要分析物质本身具有荧光性质，便可以直接通过测量其荧光强度以测定其浓度。许多有机芳族化合物和生物物质具有内在的荧光性质，往往可以直接进行荧光测定。但若有其他干扰物质存在时，则须预先采用掩蔽或分离的办法消除干扰。

间接测定的方法 对于有些物质，它们或者本身不发荧光，或者因荧光量子产率很低而无法进行直接测定，便只能采用间接测定的方法。间接测定的方法有很多种，可以按照待分析物的具体情况加以适当的选择。①荧光衍生化法，即将不具荧光或荧光很弱的物质，与合适的试剂生成有特异荧光的衍生物。如氨基糖苷类药物在2-巯基乙醇存在下，氨基与邻苯二甲醛反应生成强荧光性吲哚取代衍生物体系后进行快速荧光分析。②荧光淬灭法，若分析物本身虽无荧光性质，但却能使某种荧光化合物的荧光淬灭，由于荧光淬灭的程度与分析物的浓度有着定量的关系，则通过测量荧光化合物荧光强度的下降程度，便可间接测定该分析物质。③敏化荧光法，利用表面活性剂（如十二烷基磺酸钠）的胶束溶液能使荧光物质增溶、增敏及增稳的特点，将弱荧光、荧光不稳定及溶解度小的物质溶解在表面活性剂的胶束溶液后再测定荧光，以提高灵敏性和稳定性，可用于痕量分析。

应用 快速荧光药物分析技术是重要且用途广泛的光谱分析手段，主要用于微量或痕量物质的定性和定量测定，尤其常用在氨基糖苷类药物，如庆大霉素、小诺米星、阿米卡星、卡那霉素等检测，在中药有效成分检测中的应用也越来越多。同时，快速荧光分析技术研究也不断朝着高效、痕量、微型化和自动化方向发展，提高了荧光分析法的灵敏度、选择性和特异性，应用范围已扩大至药物的微阵列检测。

（杭太俊）

shíjiān fēnbiàn yíngguāngfǎ yàowù fēnxī jìshù

时间分辨荧光法药物分析技术

时间分辨荧光法药物分析技术（time-resolved fluorescence method pharmaceutical analysis technology） 以具有荧光特性的镧系元素为示踪物标记待测药物并根据荧光强度测定反应体系中药物浓度的技术。又称时间分辨荧光免疫分析（time-resolved fluorescence imm analysis，TRFIA）技术，是一种非放射性微量分析技术。

原理 利用了镧系元素及其螯合物具有独特荧光的特性，以其为示踪物标记抗体、抗原、激素、多肽、蛋白质、核酸探针及生物细胞等，代替了传统的荧光物质、酶、同位素、化学发光物质，并用时间分辨技术测定荧光，分析检测免疫反应产物中的荧光强度，根据产物荧光强度和相对荧光强度的比值，测定反应体系中被分析药物等相关物质的浓度。

特点 时间分辨荧光分析技术的特点较多：①分析动态范围宽，可达4~5个数量级。②标记物制备简单，稳定性好，有效使用时间长，不受半衰期影响。③标记蛋白质时反应条件温和，蛋白质活性受损少。④测量快速，易于自动化。

此外，时间分辨荧光分析技术的许多优点是来自镧系元素螯合物的固有特性：①激发光与发射光之间的斯托克斯（Stokes）位移大，易利用干涉滤光片进行波长分辨，前者的散射光对后者的干扰可以基本排除。②激发光谱带较宽，可以增加激发能，提高灵敏度。③发射光谱带很窄，50%发射谱带约为10nm，可以利用通带滤光片，只允许峰值波长±5nm谱段通过供测量，在如此窄的谱段内，非特异荧光很少，可有效降低本底荧光，且能量损失不大。④镧系离子螯合物的荧光寿命很长，约1ms，在时间分辨荧光仪上测量时，脉冲光源激发后，可适当延迟一段时间，待其他短半衰期（1~10ns）的非特异荧光完全衰变后再测量，不仅极大地降低了本底荧光，而且实现了时间分辨，灵敏度更大的提高。⑤镧系离子由激发态跃迁到基态时发射荧光，在测量时间内可反复激发镧系离子，提高了标记比活性。

应用 时间分辨荧光分析技术是公认的灵敏度较高的检测方法之一，被广泛用于蛋白质定量分析、酶活性的检测、基因分析、蛋白质相互作用研究等生命科学领域，同时在临床检测和食品安全方面也有应用。时间分辨荧光分析技术优点突出，发展迅速，已有多种商品化的试剂推出，且有检验试剂盒被研发推出。随着生物技术的发展和对微量检测要求的提高，具有多种优点的时间分辨荧光检测技术将在更多领域得到应用。

发展趋势 随着对传统时间分辨荧光技术的改进，一些新的技术不断出现：①酶放大的时间分辨荧光免疫分析法，本方法以碱性磷酸酶催化底物5-氟水杨酸磷酸酯（FSA），使其与稀土离子（Tb^{3+}）作用生成FSA-Tb^{3+}-EDTA三元复合物。结合后的Tb^{3+}在紫外光激发下可发出很强的荧光信号。②链霉亲和素-生物素（SA-biotion）系统的时间分辨荧光免疫分析法，由于链霉亲和素（SA）不带糖基、等电点低，在检测中具有比亲和素（AV）低的背景而大大提高了检测的灵敏性。③多标记技术的研究，其利用不同镧系离子间的荧光波长和荧光衰变时间的差异，引入了两种或两种以上的镧系离子标记物，通过时间分辨荧光测量，同时检测样品中的多种物质。④与其他技术的联用，时间分辨荧光技术可以和聚合酶链式反应，激光技术和流体注射技术等联用。

（杭太俊）

yíngguāng gòngzhèn néngliàng zhuǎnyífǎ yàowù fēnxī jìshù

荧光共振能量转移法药物分析技术（fluorescence resonance energy transfer method pharmaceutical analysis technology） 在待测体系中引入适当的供体-受体荧光分子对，利用不同试验条件下供体、受体分子的荧光强度不同，通过检测荧光强度来进行药物检测分析的技术。

荧光共振能量转移（fluorescence resonance energy transfer，FRET）是指两个距离在10nm范围以内的荧光分子间产生的一种非辐射能量转移现象。当供体荧光分子吸收一定频率的光子后，通过供体-受体分子间偶极相互作用将能量转移给邻近的受体荧光分子，表现为供体荧光强度降低而受体荧光强度增强或淬灭，同时也伴随着荧光寿命的相应缩短或延长。能量转移的效率与供体的发射光谱与受体的吸收光谱的重叠程度、供体与受体分子之间的跃迁偶极相对取向、供体与受体之间的距离等因素有关。常用供、受体分子包括有机荧光染料、荧光蛋白、化学发光物质及量子点。由于量子点具有激发光谱宽、发射光谱窄而对称及光稳定性好等诸多优良的光学性质，所以在药物分析中被经常使用。

荧光共振能量转移药物分析技术具有灵敏度高、专属性强、检测范围宽、重现性好等特点，并能避免散射光的影响，因此比常规荧光法和共振光散射法具有更强的抗干扰能力，在痕量分析方面很有优势。此外，用荧光共振能量转移技术进行定量分析时，无需预先对检品进行分离纯化，可直接对复杂体系中目标物的实时动态荧光强度进行分析，也可同时对单供体多受体体系中的多种目标物进行检测，故该法对于细胞内或跨膜转运中相关物质浓度的测定具有明显优势。

荧光共振能量转移药物分析技术主要应用于药物的定量分析。该技术是基于当样品中被分析物的浓度不同时，供、受体荧光强度会随之变化的原理，采用数学方法对浓度和荧光强度的关系进行线性分析，建立一定范围内的拟合模型，从而通过测定荧光强度换算出被分析物的浓度。荧光共振能量转移技术在药物分析中的应用包括：①测定小分子药物的含量，如可用于测定维生素、三聚氰胺、克伦特罗等的含量。②测定蛋白质的含量，可检测出蛋白质在分子水平上发生的微小变化，如蛋白质结构与功能分析等。③测定核酸的含量，可进行直接检测和多元检测，并可实现体内的核酸检测。④免疫分析及细胞器结构功能检测。⑤代谢组学相关复杂体系研究及机体的药物代谢整体分析研究。

（杭太俊）

shíjiān fēnbiàn yíngguāng gòngzhèn néngliàng zhuǎnyífǎ yàowù fēnxī jìshù

时间分辨荧光共振能量转移法药物分析技术（time-resolved fluorescence resonance energy transfer method pharmaceutical analysis technology） 将时间分辨荧光技术和荧光共振能量转移技术相结合并用于药物检测的分析技术。时间分辨荧光共振能量转移分析技术是运用激发态寿命很长的镧系元素螯合物作为荧光标记的能量供体，当镧系元素螯合物供体与受体分子之间距离小于10nm，且供体发射光谱与受体激发光谱有重叠时，就会发生荧光共振能量转移，使电子激发能在能量供体和能量受体对之间传递。大多数荧光物质的荧光寿命都非常短，一般为几毫秒，而来自分析组分、光散射、生物样品或化合物的干扰也是一些短暂的荧光。为了避免这些短暂荧光的干扰，利用较长荧光寿命的镧系元素螯合物作为荧光能量供体，受体经过别藻蓝蛋白（allophycocyanin）或荧光素修饰，通过荧光共振能量转移，供体较长的荧光寿命在能量转移时可以使受体也具有较长的荧光寿命。因此，能量转移时受体发射光消失时间与供体发射光消失时间成正比，而与供受体间的距离成反比。这种方法延长了荧光检测时间，而由于背景荧光的激发态寿命很短，可以选取生物样品自发荧光已经熄灭而长荧光寿命分子团还在发射的时间段进行检测，通过时间分辨的测量方式可以消除背景荧光，使得标记物和背景很容易就能区分开，降低了短暂荧光引起的背景干扰。同时，利用镧系元素螯合物的斯托克斯（Stokes）位移较大的特点，可以解决荧光共振能量转移供受体荧光的相互干扰的问题，因此建立时间分辨荧光共振能量转移的分析方法达到了优势互补的目的。

基于时间分辨荧光共振能量转移技术的分析方法具有操作简便、线性范围宽、高时间分辨率、高灵敏度、低假阳性率、易于自动化、适用于复杂体系等优点，广泛应用于药物的分析检测，属于快速高效的分析手段。此外，时间分辨荧光共振能量转移分析技术可明显降低背景噪声、提高信噪比，适于高通量、高灵敏度检测需要。

时间分辨荧光共振能量转移技术在药物分析检测中有广泛的应用，不仅可以应用于小分子化合物如生物素、甲状腺素等的定量分析，同样也可用于分析大分子化合物，如核酸的突变检测、同源性分析、核酸的定量分析、蛋白质结构及功能分析以及均相免疫分析等。同时，时间分辨荧光共振能量转移技术可以作为微阵列药物分析技术的检测手段，应用于药物的高通量筛选。可以测定得到在固定波长的荧光强度-时间曲线和在固定时间的荧光发射光谱，适于动态的生物体系的检测。

（杭太俊）

yíngguāng piānzhènfǎ yàowù fēnxī jìshù

荧光偏振法药物分析技术（fluorescence polarization method pharmaceutical analysis technology） 偏振光激发荧光分子使其发射偏振光，通过测定受激后产生的荧光偏振光强度进行药物分析的技术。正逐渐发展成为高通量筛选目标化合物的方法，且已用于微型化药物分析平台。

原理 荧光偏振法是荧光分子和偏振技术相结合的分析方法，其原理是当荧光素分子受平面偏振光激发时，如果分子在受激发时期保持静止，发射光将位于同样的偏振平面；如果在受激发时期，分子旋转或翻转偏离这一平面，发射光将位于与激发光不同的偏振面。当用垂直的偏振光激发荧光素，可以在垂直的和水平的偏振平面检测发射光光强。发射光从垂直平面偏向水平平面的程度与荧光素标记的分子的迁移率有关，偏振程度并不取决于发射光的绝对强度或是荧光基团的浓度，而是由分子大小决定的。若荧光分子很小，当有偏振光照射到每个快速旋转或翻转的分子时，小分子各自发射出荧光，方向随机，发射光相对于激发光平面将去偏振化，荧光偏振值低；反之，若荧光分子大则荧光偏振值高。荧光偏振分析是利用荧光偏振的原理，通过检测荧光素标记的小分子与其他分子相互作用前后分子量的变化，计算水平方向及垂直方向的荧光偏振值作相关分析。

分类 荧光偏振检测法可分为三类：①一个带有荧光基团的小分子结合到一大分子上，生成一个更大的带有荧光基团的复合物，从而获得荧光偏振信号。如蛋白质-DNAP、抗原-抗体、DNA-DNA、DNA-RNA、蛋白质-蛋白质间的相互作用及受体-配体的特异性结合。②将一个相对较大的荧光大分子（带荧光基团的大分子）剪切成一个较小的荧光分子，从而引起荧光偏振信号的消减，如核酸酶、解旋酶和蛋白酶活性检测法。③易化（间接）检测法，即荧光分子与抗体偶联使荧光偏振信号增强或削减，如蛋白酪氨酸激酶及蛋白酪氨酸磷酸酯酶。

特点 荧光偏振法检测相比于其他方法具有明显的优势，但也具有一定的局限性，主要受荧光素的寿命限制，如果荧光素的荧光寿命太短，则在此荧光寿命内标记荧光素的荧光基团可能没有足够的时间达到旋转松弛时间，导致标记物的起始极化值太高而在一些实验的应用中受到限制。荧光偏振技术灵敏度高，检测限低，可以检查到皮摩尔级的样品量。且作为一种均相检测方法，反应试剂简单，反应速度快，能快速达到平衡，易于自动化。

应用 荧光偏振的测定可以提供与荧光分子在激发态寿命期间的旋转运动动力学相关的信息，因此可以应用于研究分子间相互作用。荧光偏振技术允许在低至皮摩尔级的范围内进行分析，是一种经济、高效的高通量筛选目标化合物的方法，适用于微阵列等微型化药物分析平台的快速、高通量分析检测。

荧光偏振药物分析技术的另一个重要应用是将其与免疫分析相结合，形成荧光偏振免疫分析法。它利用荧光偏振原理，依据荧光标记抗原和其抗原抗体结合物之间荧光偏振程度的差异，用竞争性方法直接测定溶液中小分子物质如药物、激素在样本中的含量。以药物检测为例，以荧光素标记的药物和含待测药物的样本为抗原，与一定量的抗体进行竞争性结合。荧光标记的药物在环境中旋转时，偏振荧光的强度与其受激发时分子转动的速度成反比。大分子物质旋转慢，发出的偏振荧光强；小分子物质旋转快，其偏振荧光弱（去偏振化现象）。因此，在竞争性结合过程中，若样本中待测药物越多，与抗体结合的标志抗原就越少，抗原抗体复合物体积越大，旋转速率越慢，从而激发的荧光偏振光度也就越少。当知道了已知浓度的标记抗原与荧光偏振光性的关系后就可以测量未知浓度的物质。利用这一原理，用标记药物的浓度与对应的荧光偏振值做工作曲线，便可进行定量分析。

（杭太俊）

huàxué fāguāng chéngxiàngfǎ yàowù fēnxī jìshù

化学发光成像法药物分析技术（chemiluminescence imaging method pharmaceutical analysis technology） 依据化学检测体系中待测药物浓度与体系中化学反应所产生辐射光强度在一定条件下呈线性定量关系的原理，通过对体系辐射光强度的检测确定待测药物含量的一种痕量分析技术。化学发光成像法为一种高灵敏的微量及痕量分析法，结合了化学发光分析与成像技术的优势，以图像的形式记录发光信号，也适宜应用于微型化药物分析平台。

化学发光成像分析（CLI）是分子发光光谱分析法中的一类，它与其他发光分析的本质区别是体系发光（光辐射）所吸收的能量来源不同。化学检测体系产生化学发光，必须具有一个产生可检信号的光辐射反应和一个可一次提供导致发光现象足够能量的单独反应步骤的化学反应。

对化学发光反应产生的超微弱信号的检测是化学发光成像定量分析的基础，化学发光分析中使用的检测器有光电倍增管、光子计数装置及电荷耦合装置等。现代的化学发光成像仪器主要以带有冷却元件的超灵敏电荷耦合装置摄像机作为检测器。利用化学发光成像系统可对微孔板、微阵列及微型化装置中发生的化学发光反应直接成像并进行定性及定量分析，完成复杂药物的多种组分的同时定量检测。

化学发光成像法结合了化学发光分析与成像技术的优势，以图像的形式记录发光信号，具有操作简单、试剂耗费少，由于不需要外来光源，从而减少或消除瑞利散射和拉曼散射，避免了背景光和杂散光的干扰，降低了噪声的影响，大大提高了信噪比，因此药物化学发光成像法具有很高的灵敏度，是一种高样品通量的微量及痕量分析法。同时，该方法具有仪器设备简单、线性响应范围宽和易于实现自动化等显著优点。特别适合于药物高通量筛选、生物样本药物分析及临床用药分析等。

化学发光成像药物分析技术的应用主要分为多组分物质的同时分析和对样品中目标分析物的局部定位分析两大类。

利用多组分物质同时测定技术既可以同时检测许多样品中的同一种被分析物，也可测定特定样品中的多种被分析物。按不同分析应用模式可分为：微孔板、微阵列及微型化分析装置中的定量检测。这一类应用主要体现在对微孔板、微阵列及微型化的分析装置中多份样品或同一样品中多种被测物的高通量检测。

对样品中的目标分析物的局部定位成像分析可用于特定目标分子的空间分布、宏观或微观样品化学或生物化学过程的评价等。作为化学发光成像分析的这类方法的具体应用，将化学发光显微成像技术与免疫组织化学、原位杂交技术、酶催化的反应等结合，可用于细胞及组织中的抗原、抗体、基因序列及酶或代谢物的定位检测等。

（杭太俊）

yàowù fēnxī qiánchǔlǐ jìshù

药物分析前处理技术（sample preparation pharmaceutical analysis technologies） 在对药物进行定量和定性分析前，对样品中的待测组分进行提取、分离、富集、浓缩，使被测组分转变成可被检测的形式的技术。在药物检测分析工作中，由于待测组分受其共存组分的干扰，或受测定方法本身灵敏度等适宜性限制，绝大多数不能够直接检测，如药物制剂、生物制品、中药等组分复杂的样品，均需进行样品的前处理。另外，许多分析方法在应用于药物检测时，要求事先对药物试样进行检测适应性处理，即在进行分析测定前对试样进行物理或者化学的前处理，将待测组分从药物样品中分离提取出来，以排除其他组分对待测组分的干扰。同时还要将待测组分稀释或浓缩或转变成分析测定所要求的状态，使待测组分的量及存在形式适应所选用分析方法的要求。

目的 样品前处理的目的包括，①浓缩痕量的被测组分，以达到方法适宜的检测范围。②去除或减少样品中的基质与其他干扰物质。③通过衍生化以及其他反应，使被测物转化成为检测灵敏度更高的物质或转化为与样品中干扰组分能够分离的物质，以适应方法的选择性。④浓缩样品的质量与体积，便于运输与保存，提高样品的稳定性。⑤保护分析仪器以及测试系统，以免影响仪器的性能以及延长使用寿命。

分类 有多种分类方法，根据前处理的目的，药物分析前处理应用的技术包括*药物提取富集技术*和*药物衍生化技术*。按照样品的形态，药物分析前处理技术包括固体、液体和气体样品的前处理技术。

固体基质样品的分析前处理技术 对于固体基质的样品，传统药物提取技术有索氏提取、回流提取、水蒸气蒸馏等。一般来说，这些技术操作费时、溶剂耗用量大。现代药物提取技术如超声波提取、超临界流体萃取、微波辅助提取和加压溶剂提取等，具有简便、高效、重现好，自动化程度高等特点。①超声波提取是利用超声波具有的空化效应、机械效应和热效应，加速胞内物质的释放、扩散和溶解，以提高提取生物成分的效率。是替代传统剪切工艺方法的样品处理技术，具有提取效率高、提取时间短、提取温度低、适用性广，操作简单易行等特点。②微波辅助提取是利用电磁场的作用促使固体或半固体基质中的成分与基体有效分离，以提高萃取效率的技术。微波是指频率在300兆赫至300千兆赫的电磁波。微波提取的特点是，加热均匀、易于控制、对提取物具有选择性、处理批量大、萃取效率高。③加压溶剂提取是利用提高压力使得常规溶剂对固体或半固体样品进行的萃取可在溶剂沸点以上温度进行的一种样品前处理技术。加压溶剂提取具有自动化程度高、萃取时间短、萃取效率高、重现性好等优点。另外，在固相萃取技术的基础上发展出来的固相微萃取是一种通过一支涂有固相微萃取涂层的石英纤维所组成的微型装置进行采样、萃取、浓缩和进样的无溶剂样品微萃取技术。固相微萃取具有操作简单、避免使用有机溶剂、富集效果好、回收率高等优点。

液体基质的样品分析前处理技术 对于液体基质的样品，可应用药物液-液提取技术、药物膜提取技术、药物微透析提取技术、药物固相提取技术和药物固相微萃取技术等。

其他样品分析前处理技术 由于药物存在的形式不同、待测药物浓度低、生物基体组分复杂等特点，对其药物进行分析的样品前处理更是十分重要，往往需要通过去除蛋白质、缀合物水解、预分离纯化浓集和衍生化等处理过程才能对其药物进行分析。

按照待测药物样品的分类或来源，可以将其分为化学药样品前处理、中药及其制剂的前处理和生物样品分析前处理。

化学药样品前处理 化学原料药是指由化学合成、半合成和生物合成所制备的各种用来作为药用的固体、半固体和液体化合物。由于某些药物的结构特征或杂质在药物中存在的状态或受药物结构的影响无法直接分析，需要根据待测药物或杂质的理化性质、存在特点及选用的分析方法的特点进行预处理。方法有直接测定法、经水解后测定法和有机破坏法，有机破坏法一般包括湿法破坏、干法破坏及氧瓶燃烧法。直接测定法指的是多数药物的结构中具有可检测的官能团（如羟基、氨或氨基、酚羟基、芳环及其他共轭结构、金属盐等），可使用适当溶剂（如水、乙醇、冰醋酸等）溶解后直接测定。经水解后测定法指的是通过强碱、强酸或加入还原剂将药物水解后生成能用一些方法进行定量测定的方法。例如，将含有卤素的有机药物溶于乙醇中，加氢氧化钠溶液后，加热回流使其水解，将有机结合的卤素经水解作用转变为无机的卤素离子，然后选用间接银量法进行测定。有机破坏法是指含金属有机药物及有机卤素药物结构中的金属原子、卤素与碳原子结合牢固者，用上述方法难以将有机结合的金属原子及卤素转变为无机的金属化合物及卤素化合物，此时必须采用有机破坏的方法将药物分子破坏，是有机结合状态的金属及卤素转变为可测定的无机化合物，方可选用合适的分析方法进行测定。化学原料药的有机破坏方法与生物样品的有机破坏方法类似。

中药及其制剂的前处理 由于中成药多为多种中药组成的复方制剂，化学成分极为复杂，并且中成药剂型繁多、工艺各异，辅料、原料中内源性组分都会对分析方法产生干扰。除上述化学药物前处理方法可以用于中药及其制剂外，尚需要增加从中药及其制剂中提出待测成分的步骤。所以，对中药尤其是复方中药设计合理的样品提取净化步骤更为重要，往往是建立中药质量控制方法的最困难的工作。用于中药分析的分离纯化方法，按其作用机制可分为液-液提取法、液-固提取法、色谱法等。适宜化学原料药、中药及其制剂的前处理技术具有共性，主要是提取富集技

术和衍生化技术。而对于生物检材样品，由于被检测药物与共存物的特性复杂需采用特殊的前处理技术。

生物样品分析前处理　药物分析中的生物样品是指能够反映用药部位药物浓度的细胞及亚细胞组分体液、组织和器官，如血液、尿液、唾液、乳汁、精液、脑脊液、泪液、胆汁、胃液、胰液、淋巴液、头发、肝、肾、心、肺及肠道、脑组织、细胞、微粒体等，其中最常用的生物样品是血液、尿液和微粒体。生物样品的前处理方法包括有机破坏法、脱蛋白质法、提取法、结合物水解法、匀浆法、酶水解法、离心法等（见生物样品分析前处理技术）。

选用及其评价　样品前处理方法需根据样品和药物的具体情况及其分析方法加以选用，没有一种样品的前处理方法能完全适合不同的样品或不同的待测药物。即使同一种待测药物，由于样品的种类与环境条件不同，可能要采用的前处理方法也不同。所以对于不同样品中的分析对象要进行具体分析，确定最佳方案。如药物分析中的衍生化试验，需根据药物的结构性质，和检测方法的原理，以及技术设备的适应性，综合考虑设计试验方案。

评价样品前处理方法选择是否合理需考虑：①能最大限度地去除影响测定的干扰物。这是衡量前处理方法是否有效的指标，且方法简单、快速。②待测药物的回收率高。回收率低通常伴随着测定结果的重复性差，不但影响到方法的灵敏度和准确度，而且最终使低浓度的样本无法测定。③操作简便、省时。前处理方法的步骤越多，多次转移引起的样本损失就越大，最终的误差也越大。④成本低廉。尽量避免使用昂贵的仪器与试剂。对于高效、快速、简便、可靠而且自动化程度很高的样本前处理技术，可用于高通量样品的处理。⑤不影响人体健康及环境。应尽量少用或不用污染环境或影响人体健康的试剂，即使不可避免，也要回收循环利用，将其危害降至最小。⑥应用范围尽可能广泛。尽量适合各种分析测试方法，甚至联机操作，便于过程自动化。

（余露山　曾　苏）

yàowù tíqǔ fùjí jìshù

药物提取富集技术（drug extraction and enrichment technology）　根据药物和共存物的化学、物理、生物等特性的差异，将药物与共存物分离，并浓集使其达到适宜检测浓度的技术。是一种药物分析前处理技术。药物分析的样品，除少数经纯化的药物原料外，绝大多数被检测的药物是与其他物质共存的，即药物处在一个复杂的环境中。如药物制剂检测中，被检测药物与辅料等其他物质共存；中药检测中，被检测成分与其他干扰成分共存；再如体内药物测定及药物代谢分析中，药物与人或动物体内物质共存。这些共存物均视为杂质，应在检测前除去。但在实际操作中，除去检测样品中含有的大量非检测杂质不具有可操作性，往往是从样品中将低浓度的被测药物提取出来，然后浓缩富集药物，富集即浓缩，浓缩通常是采用适宜的方法将提取液的溶剂再回收，使待测组分的浓度增加，以达到可以被检出的范围，即使其浓度在所用分析技术的检测范围之内，这一过程就称为药物提取富集。提取富集除可满足定性定量分析的要求，还可以除掉对仪器寿命有损的成分。因而，提取、富集是药物分析中一个十分重要的去除干扰的前处理步骤。

在对药物进行分析时，提取和富集的好坏直接影响到分析结果的正确性，药物提取富集技术在进行药物分离和检测预处理中有着十分重要的意义。根据提取富集机制的不同，将常用的药物提取富集技术分为药物液-液提取技术、药物液-固提取技术、药物离子对提取技术、药物固相微萃取技术、药物膜提取技术、药物超临界流体提取技术、药物微透析提取技术等。其中药物液-液提取技术和药物液-固提取技术是传统、经典的提取富集技术，而药物固相微提取技术、药物膜提取技术、药物超临界流体提取技术及药物微透析提取技术等是新型的提取富集技术。这些技术的选择应建立在分析要求的基础上，需要对分离产物的破坏降到最小，目标药物的浓度、纯度要满足检测或进一步分析的要求，还需最大化的减少误差并提高效率。

在药物提取富集技术中，除了上述提到的几种方法外，还有化学衍生化法、大孔树脂方法、在线毛细管电泳法、分子印迹技术等，也有一些技术的结合，如固相提取技术与超临界流体提取技术的结合、分子印迹技术与固相提取技术的结合。这些技术都丰富了药物提取富集的手段。实验者可以根据分析的目的、药物的理化性质、富集技术的优势等进行样品的预处理方法的选择。

（凌笑梅　刘　一）

yàowù yè-yè tíqǔ jìshù

药物液-液提取技术（drug liquid-liquid extraction technology）　利用被测药物成分与样品中其他组分在互不相容的两种溶剂

中分配系数的差异而实现药物提取分离的技术。又称溶剂萃取分离法或液-液萃取分离法。药物液-液提取技术是一种传统的提取富集方法。由于多数药物是亲脂性的，在适当溶剂中的溶解度大于水相中的溶解度，而样品中含有的大多数杂质是极性的水溶性物质，因而用有机溶剂提取药物即可除去大部分杂质。从大量的样品中提取的药物溶液，再经浓缩富集后可作为分析用的供试品溶液。

原理 药物的结构不同、性质不同、在不同的溶剂中具有不同的溶解度，利用物质的这一性质差异，在含有被分离组分的水溶液中，加入与水不相混溶的有机溶剂，振荡，使其达到溶解平衡，一些组分进入有机相中，另一些组分仍留在水相，从而达到分离的目的。

药物液-液提取中，有机溶剂的选择和优化是提高药物成分萃取效力的重要步骤。对所选用的有机溶剂，要求对被测组分的溶解度大，沸点低、易于挥散浓集；与水不相混溶，无毒或低毒、化学稳定、不易乳化等。调节水相的 pH 值或加入无机盐有助于提高有机物的提取效率。另外，调节有机相和水相的比例也能得到好的提取效率，一般有机相与水相体积比为 1∶2 或 2∶1。

特点 药物液-液提取技术是最常用的样品处理方法，其原因在于：操作容易掌握、经济实用；可将被测组分自大量共存物质中选择性的萃取出来；可将萃取液挥发，使被测组分浓集，以增加分析方法的灵敏度；可一次性进行多个样品的萃取；适宜被测组分群的分析。本方法的缺点是步骤多，耗时多，需要样品量较大；易产生乳化现象，引起药物的损失导致较低的回收率；有机溶剂用量大，且具有挥发性，对人体和环保不利。

应用 药物液-液提取技术的优点在于它的选择性，这取决于所选择的有机溶剂。在使用非专属性的光谱法分析时，这是一个很大的优点。例如，如果一个亲脂性药物的代谢程度很大，它的代谢物与母体化合物具有同样的发色团，这些代谢物将极大地干扰测试。但如果采用亲脂性溶剂进行提取，根据相似相溶的原理，该药物能被选择性地提取，而将相对极性大的代谢物留在生物体液中。如果是色谱法，则可利用亲水性溶剂提取药物和代谢物，从而达到分离并共同测定的目的。

（凌笑梅　刘　一）

yàowù yè-gù tíqǔ jìshù

药物液-固提取技术（drug liquid-solid extraction technology） 利用被测药物成分与样品中其他组分在固相和液相吸附、分配或离子交换等作用的不同而实现样品分离纯化的技术。又称药物固相提取技术（technology of drug solid-phase extraction），也称液固-萃取分离法或固相萃取技术。是一种药物提取富集技术。

药物液-固提取技术是 20 世纪 70 年代发展起来的样品分离技术，也可认为是规模缩小的柱色谱法，该方法是应用液相色谱法的原理处理样品。随着液相色谱法色谱柱填充物的种类与数目迅速扩大，药物样品的液-固提取前处理技术也得到了很好的发展。

原理 将不同填料作为固定相装入微型小柱，当含有药物的样品溶液通过时，由于受到“吸附”或“分配”或“离子交换”或其他亲和力作用，药物和杂质均被保留在固定相上，用适当溶剂洗除杂质，再用适当溶剂洗脱药物。其保留或洗脱的机制取决于药物与固定相表面的活性基团，以及药物与溶剂之间的分子间作用力。有两种洗脱方式，一种是药物比杂质与固定相之间的亲和力更强，因而被保留，再用一种对药物亲和力更强的溶剂洗脱；另一种是杂质较药物与固定相之间亲和力更强，则用适当溶剂直接洗脱药物。通常使用的为前一种模式。

特点 与药物液-液提取技术相比较，药物液-固提取技术具有以下优点：该技术较少引入杂质；提取效率高，适用于少量样品分析；消除了液-液提取法易乳化的缺陷；柱为可弃型，废弃物易从实验室移走；在最后洗脱中多采用以水为主的溶剂系统，安全环保；处理样品速度快、可在室温下操作，尤其适用于处理挥发性及对热不稳定药物样品。

常用于液-固提取填充柱的载体大致分为两类：一类为亲水性的硅藻土类。它可以将样品全部吸附在载体颗粒表面，形成一个薄层，然后采用一种与水不相混溶的有机溶剂洗脱柱体，即可实现药物分离。另一类常采用疏水性的活性炭、聚苯乙烯或 C18 化学键合硅胶等。它们可从样品中吸附亲脂性药物，然后用有机溶剂分离药物。

应用 药物液-固提取技术是药物前处理的重要技术之一，已被广泛地应用于临床医学、新药开发、生命科学等众多领域。固相萃取技术发展侧重于开发具有更高选择性和更大通用性的萃取剂，选择性较高的萃取剂如免疫萃取吸附剂和分子印记吸附剂，可以满足蛋白质、多肽、DNA 等生物大分子或某些特定分析物的处理要求；通用性更大的萃取剂如混合型吸附剂，具有广泛的 pH 值和极性范围，适用于各种组分的萃取。此外，由于液相色谱-质谱/质谱等新技术在生命科学中的广泛使用，在线预处理的需求越来越大，固相萃取技术可以满足这样的需求，在线液-固提取相关的自动化技术设备有望在药物样品的预处理领域发挥更加重要的作用。

（凌笑梅　刘　一）

yàowù lízǐduì tíqǔ jìshù

药物离子对提取技术（drug ion pair extraction technology） 针对呈离子状态的待测药物，加入反离子使其形成离子对，再用有机溶剂将药物提取分离出来的技术。又称离子对提取法。是一种药物提取富集技术。反离子即与药物离子呈相反电荷的离子。一些水溶性很强的药物，不能用一般的有机溶剂萃取法将它们从样品中分离出来，而采用该技术可有效提取出待测药物。

一些酸性或碱性的有机药物在液体中呈解离状态，变成亲水性极强的带电荷离子，即使控制 pH 值也不能抑制它们的解离。对于这样呈解离状态的药物，当添加与药物离子呈相反电荷的反离子物质时，即可成为具有一定脂溶性的离子对，此时用有机溶剂可将其从水相中提取分离出来。

通常，提取常数（E_{QX}）是所形成离子对的浓度与被测药物及反离子浓度的比值。其中，离子对的浓度与被测药物浓度的比值又叫作分配系数（D_Q），表示药物在有机相和水相中的摩尔浓度比值，其值越大，表示提取到有机相中的药物量越多。D_Q 值的大小是由提取常数（E_{QX}）和水相中反离子浓度决定的。此外，还与反离子及提取溶剂的种类有关，选择合适的离子对试剂可提高 E_{QX} 值，有利于离子对的提取。

欲提高药物提取入有机相的量，须选择对离子对溶解度大的有机溶剂。在测定碱性药物时，一般用烷基磺酸类（$—RSO_3H$）作为反离子，例如戊烷磺酸、己烷磺酸、庚烷磺酸、辛烷磺酸、月桂磺酸等；在测定酸性药物时，一般用烷基季铵类化合物（$R_4N^+X^-$）作为反离子，例如四丁基铵盐、四乙基铵盐、四辛基铵盐等。常用的提取溶剂为氯仿、二氯甲烷等。

体液中呈阴离子状态的药物及代谢物主要有磺酸类、羧酸类等，它们是酸性较强的一类化合物，可与烷基季铵盐反离子物质形成离子对，再用有机溶剂提取出来。体液中能解离成阳离子的药物主要是有机胺类，尤其是季胺类药物，其碱性很强，不能通过控制 pH 值来抑制其解离，可与烷基磺酸类反离子物质形成离子对，然后用有机溶剂提取。如尿液中水溶性大的葡萄糖醛酸苷和硫酸酯结合物，在较大的 pH 值范围内处于解离状态，不能用常规的溶剂萃取法将它们萃取出来。对这类极性强的水溶性组分，可以利用离子对技术，加入烷基季铵类化合物作为反离子，使其形成脂溶性的离子对，用有机溶剂提取分离。

（凌笑梅　刘　一）

yàowù gùxiàng wēicuìqǔ jìshù

药物固相微萃取技术（drug solid phase micro-extraction technology） 采用涂有固定相的熔融石英纤维来吸附、富集样品中待测药物的技术。该技术是以药物液-固提取技术为基础发展起来的一种新型前处理方法，其利用了药物液-固提取技术吸附的几何效应，同时克服了药物液-固提取技术需要柱填充物和使用有机溶剂进行解吸的缺点。该技术在处理复杂样品时完全不同于传统的溶剂提取操作步骤，是集萃取、浓缩、解吸、进样于一体的样品前处理方法。

该技术包括吸附和解吸两步。吸附过程中待测物在样品及石英纤维萃取头外涂渍的固定相液膜中平衡分配，遵循相似相溶原理。这一步主要是物理吸附过程，可快速达到平衡。如果使用液态聚合物涂层，当单组分单相体系达到平衡时，涂层上吸附的待测物的量与样品中待测物浓度线性相关。解吸过程随药物固相微萃取技术后续分离手段的不同而不同。对于气相色谱，萃取纤维插入进样口后进行热解吸，而对于液相色谱，则是通过溶剂进行洗脱。

药物固相微萃取技术无需有机溶剂、简单方便、测试快、费用低，集采集、萃取、浓缩、进样于一体，能够与气相或液相色谱仪联用，使样品处理技术及分析操作简单省时。固相微萃取的涂层材料主要类型：聚二甲基硅氧烷（polydimethylsiloxane，PDMS）聚合物涂层；乙烯基苯（divinyl-ben-zene，DVB）、聚乙二醇（carbowax，CAR）、树脂溶胶-凝胶涂层、离子液体涂层等。

较常见的药物固相微萃取技术有直接取样法和顶空取样法，在上述两种基本萃取方法的基础上，还发展了管内固相微萃取法。①直接取样法是将萃取纤维直接插入液体样品中或暴露于空气中，待测药物直接从样品中转移到涂层上，适于分析气体样品和洁净水样中的有机药物。②顶空取样法是将萃取纤维置于液体或固体样品的顶空部分进行取样，可用于气/液平衡时气相浓度大于液相浓度的易挥发性有机药物的测定，特别适合药品中残留溶剂的测定。③管内固相微萃取法是将固定相涂布于毛细管的内壁上进行萃取，取代外面涂有固定相的萃取头，这一方法与高效液相色谱法在线联用，可直接进行样品分离分析，适用于气相色谱不能测定的热不稳定物质的分析。

固相微萃取技术是一种极具吸引力的萃取分离技术，但技术本身仍有许多方面需要改进和发展。例如，随着分析样品的扩大，更需要具有选择性甚至专一性的固相涂层萃取头，使其具有特殊的萃取功能。因此，开发高选择性、高效固相涂层材料是固相微萃取技术研究的重要方向。此外，由于固相微萃取技术最初主要与气相色谱联用，后来扩展到与高效液相色谱和毛细管电泳联用，但方法只限于挥发性、半挥发性有机化合物和极性有机化合物的分析。该技术若能直接与原子吸收、光谱分析、电化学分析等分析仪器紧密结合，其应用可延伸至更宽的范围。因此，对装置进行改进也是该技术极具前景的发展方向。

（凌笑梅　刘　一）

yàowù mótíqǔ jìshù

药物膜提取技术（drug membrane extraction technology）　以液膜为分离介质，以浓度差、电位差、压力差等为推动力的液-液萃取与反萃取结合的分离富集技术。又称药物液膜萃取技术。是一种药物提取富集技术。液膜分离技术是20世纪60年代发展起来的一种新萃取技术，是一种快速、高效和节能的新型膜分离方法。液膜是用来分隔与其互不相溶液体的一个中间介质相，它是被分隔的两种液体之间的“传递桥梁”。由于中介相是与被分隔的两相互不相溶的液体，所以称为液膜。液膜按构型和操作方式可分为乳状液膜和支撑液膜，乳状液膜是通过乳化制备的，而支撑液膜是在多孔固体膜材料中固定了有机溶剂。

分类　根据驱动力的不同，可将膜分离过程分为：①浓度梯度，导致分子迁移。②电位梯度，导致电荷迁移。③压力梯度，导致气体或液体迁移。通常情况下几种驱动力同时存在，只不过一种驱动力占主导作用。

原理　药物膜提取技术包括有孔膜萃取和无孔膜萃取两大类。有孔膜萃取的分离原理主要是分子排阻作用和膜的排斥作用，小分子能通过膜孔，大分子则不能；离子交换膜（ion-exchange membranes）是将药物分子中的正电荷或负电荷基团共价键合到聚合物膜材上，分离原理不仅取决于分子大小，还取决于离子化合物与膜的排斥作用。无孔膜萃取，可将样品分子萃取入膜中，只有那些易于从供给相中萃取入膜层，并且易于从膜层进入接收相的药物分子才可能透过膜，从而达到其富集作用。

特点　膜提取技术不仅可以实现样品分离，而且具有很高的选择性；有机溶剂用量小，可以对待测药物实现富集；而且可以与色谱系统在线联用，易于实现自动化。与传统的溶剂萃取相比，膜提取技术有以下三个特征：①传质推动力大，所需分离级数小。在液膜分离过程中，萃取与反萃取是同时进行，一步完成的。②试剂消耗量少。萃取剂在膜的一侧与溶质络合，在膜的另一侧将溶质释放，自身可再生，并可循环使用。因此膜相的萃取剂浓度并不需要很高，还可以用一些较为昂贵的萃取剂。萃取剂在膜内流动，在传递的过程中不断的负载、再生，不仅萃取剂的浓度降低，同时也降低了液膜体系中膜相与液料相的体积比，使液膜过程中试剂夹带损失减少，试剂的消耗量比萃取过程中大为减少。③溶质可以逆浓度梯度迁移。液膜技术可以使溶质从低浓度侧通过液膜向高浓度侧转移，实现了溶质的迁移分离和浓度富集同时进行。

应用　日本学者池田（Ikeda）等曾采用液膜分离技术去除血浆中的蛋白，获得腹膜液样品中的头孢唑兰。平模结构的液膜分离装置，其离心力与液膜平面垂直，会在液膜表面产生浓差极化现象影响分离效果。中国学者孙婷等研制出一种精确定量血液中药物浓度的微型离心液膜分离装置，该装置还可用于临床上游离血药浓度的监测。液膜分离技术具有良好的选择性和定向性，分离效率很高。因此，它涉及气体分离、金属分离浓缩、烃类分离、氨基酸及蛋白质等诸多研究领域，特别是在生物化工、生物制药等领域，液膜法取得了显著的成绩，其应用前景宽广。

（凌笑梅　刘　一）

yàowù chāolínjiè liútǐ tíqǔ jìshù

药物超临界流体提取技术（drug supercritical fluid extraction technology）　用超临界流体作为溶剂，把药物成分从混合物中分离出来的技术。又叫超临界流体萃取技术，或超临界萃取技术。是一种药物提取富集技术。

原理　任何一种物质都会随着环境温度和压力的变化，而形成气液固三种相态，即气相、液相、固相，三相成平衡态共存的点叫三相点，液、气两相界面消失的状态点叫超临界点，在临界点时的温度和压力称为临界温度和临界压力。超临界流体（supercritical fluid，SCF）是指温度和压力均高于临界点的流体。处于超临界状态的物质，气液两相性质非常相近，故称之为超临界流体。超临界流体具有黏度低、表面张力小、溶解能力强的特点，具有很高的萃取效率。不同的物质的临界点压力和温度各不相同。

药物超临界流体萃取分离技术，是运用超临界流体兼顾气体扩散性和液体溶解能力的特性，并利用压力和温度对超临界流体溶解能力的影响而设计的药物分析前处理技术。在超临界状态下，将超临界流体与待分离的物质接触，使其有选择性地把极性大小、沸点高低和分子量大小的成分依次萃取出来。当然，对应各压力范围所得到的萃取物不是单一的，但可以控制条件得到最佳比例的混合成分，然后借助减压、升温的方法使超临界流体变成普通气体，被萃取物质则完全或基本析出，从而达到分离提纯的目的。

特点 由于超临界流体的特殊性质，使超临界流体提取技术在药物样品预处理时具有下列优点：①不易乳化，回收率高。一方面超临界流体的黏度小，不易形成乳化现象；另一方面超临界流体的表面张力小，扩散系数适中，容易进入基质内部，提取回收率高。适合脑、肾、肝等机体组织的组织匀浆中药物的提取处理。②分析速度快，适于批量处理。对于一般生物样本的处理多采用动态萃取，用时一般为5～20min。萃取后不需像液-液萃取那样吹干，也不需要像固相萃取那样洗脱，只要调节温度或压力使超临界流体呈气体状态挥发就可以得到被萃取物，节约了大量的时间。③适用范围广。超临界流体可以通过在临界点附近调节温度和压力，大幅度地调节流体的密度，增加溶解度；也可以通过加入少量的改性剂调节流体的极性，以适应不同的萃取对象。因此，可以使超临界流体对大多数物质都有较好的萃取能力。④易于联用。可以和多数分析测定仪器实现在线联用，能直接测定全部提取物，从而提高了分析灵敏度。该技术还可以和其他萃取技术联用，弥补了该技术对水性基质萃取较为困难的缺点。⑤安全环保。减少了有毒性有机溶剂的使用，该技术使用的大多为无毒害的气体，如NH_3、NO和CO_2等，减少了对环境的污染。

应用 超临界流体提取技术在体内药物分析中的应用越来越广泛。大多数关于超临界流体提取技术的文献都集中在对固体或半固体样本的处理，研究工作几乎涉及所有的组织和脏器的样本。一般来说，超临界流体提取技术并不适用于水性样本，因为对于最为常用的超临界流体CO_2会溶解少量的水，增加极性。这样在萃取时可同时萃取一些中等极性的物质。超临界流体萃取技术也是一种理想的现代中药提取技术，主要应用于植物中挥发性成分，如生物碱、木脂素、香豆素、醌类、黄酮类、皂苷类、甚至多糖类的提取。

超临界流体提取技术作为快捷安全、易于实现自动化的新型样品预处理技术，具有良好发展前景。开发比超临界CO_2溶解力更强、更适用于极性化合物的溶剂，以及将其与色谱联用并对其稳定性、可靠性方面进一步研究，将会使体内样品预处理手段更加完善有力。

（凌笑梅　刘　一）

yàowù wēitòuxī tíqǔ jìshù

药物微透析提取技术（drug microdialysis extraction technology） 以灌流取样和透析技术为基础的在体动态连续的药物提取富集技术。简称微透析技术。这种技术起源于20世纪70年代膜透析理论的建立。由于微透析探针很细，可以在不破坏生物体内环境的情况下，直接插到生物活体内采样并进行原位测定且不影响生物体的生命，所以该技术可以用来研究生物体在活动时体液组织中药物成分的变化。

原理 药物微透析提取检测可以对生物体细胞液的内源性或外源性物质进行连续取样和分析。将由膜制成的微透析探针植于需要取样的部位，用与细胞间液非常接近的生理溶液慢速度（0.5～5μl/min）灌注探针，由于膜内外待测药物组分的浓度差而使得膜外的体内待测组分进入膜内，并被灌注液带到体外，进入检测仪器（如毛细管电泳仪，微柱高效液相色谱仪等）进行分析。保持取样条件恒定，灌注液的组成和流速恒定，则微透析的回收率保持一定。

微透析系统的关键部件是微透析探针，它是由膜、导管及套管等部分组成，探针的长度一般在0.5～10mm，膜材料常用纤维素膜、聚丙烯膜和碳酸酯膜，这些膜不具有化学选择性，小分子进出膜完全由膜孔大小所决定。

特点 微透析技术是将探针植入透析部位（如脑、体液、组织等)，小分子物质在浓度梯度的作用下穿过透析膜，进入透析液，而透析液不断被移走从而保持了浓度梯度。该技术具有以下几个方面的显著特点：①时间分辨性，可连续跟踪体内多种药物浓度随时间的变化。②空间分辨性，取样无需匀浆过程，可真实代表取样位点目标药物的浓度，同时在体内不同部位插入探针可研究目标药物的体内分布。③提取不含蛋白质等大分子物质的游离态小分子化合物，对药物研究具有重要意义。④样品因不含蛋白质、酶等大分子物质，可不经预处理直接用于测定。

虽然微透析技术有以上的众多优点，但它的不足也是易见的：该技术对待测药物的回收率通常较低；因采集样本量极少，对检测手段的要求极高；由于必须采集足够的透析样品，使得透析结果不能反映机体相关物质的瞬时变化；市售微透析产品价格昂贵，应用普及性不高。

应用 微透析技术除可以用于色谱分析的采样和样品制备外，还可用于生物传感器法、免疫化学分析法、化学发光法、流动注射法等其他分析方法的采样和样品制备。微透析技术在药学领域最早主要用于研究药物在中枢神经系统的分布，大量文献反映了微透析探针埋入其他各种不同组织应用的可行性。后来药物微透析提取技术在药物代谢和药动学研究中的应用越来越多。应用该技术研究药物分布，无需处死动物和制备组织匀浆，可完整提供每只动物的药物浓度-时间资料，改善统计精密度，并可减少实验动物数。研究药物代谢，不破坏机体完整性，可维持实际生理条件，消除了传统药物代谢研究中因组织均匀化破坏细胞造成对代谢研究结果的影响，并可获得有关药物代谢中间过程的信息。该技术研究药动学无需采血即可从同一动物收集大量样本而不损失体液量，避免了传统研究方法中因采血后血容量减少所造成对药物分布及消除的影响，其时间分辨性可使药动学资料更准确。微透析技术除用于动物模型研究外，在人体的研究特别是临床应用方面正以较快速度发展。利用组织微透析直接测定靶组织中药物浓度，为给药方案个体化提供了一种更有价值的方法。

微透析探针回收率的测定直接影响着微透析研究中定量的准确性，因此回收率的准确测定尤为关键。随着回收率影响因素的进一步研究，提高微透析回收率方法的不断发展和完善，微透析实验结果的准确性和可重复性也将随之提高，微透析技术将会在更多领域中得到应用。

（凌笑梅　刘　一）

shēngwù yàngpǐn fēnxī qiánchǔlǐ jìshù

生物样品分析前处理技术（biological sample preparation preprocess technology） 在药物分析中为测定体内药物及其代谢物，针对生物性样品所采用的分离、净化、浓集、衍生化等技术。又称生物样品分析预处理技术。在药物吸收、分布、代谢、排泄研究中，或在药动学、药物生物利用度和生物等效性、临床血药浓度监测研究时，对血、尿、组织、细胞等生物样品，需经过预处理才能进行药物的检测。

由于药物分析的对象和特点及药物在体内的存在形式、生物转化状况不同，在进行药物及其代谢物的监测时，除少数方法可以对采集的样品直接进行分析外，大多检测方法需要对样品进行必要的预处理。样品预处理须在不破坏待测定成分的前提下，用适当的方法分离纯化或浓缩待测药物。对生物样品进行前处理，可以减少干扰、提高检测灵敏度和特异性、降低样品对仪器的污染和损害。因此生物样品分析前处理是药物分析中极为重要的环节，也是检测分析中最困难、最繁琐的工作。

方法选择 生物样品很难以固定单一的程序和方式进行预处理，须结合样品实际情况和检测原理来设计预处理方案。即生物样品的预处理方法的选择需要综合考虑多种因素，包括药物的理化性质、药物的测定目的和浓度范围、样本类型、药物可能存在的生物转化途径，和所采用的检测方法的特性等。①理化性质不同，预处理不同。药物的理化性质是样品前处理方案选择与实施的重要方面。待测药物及其代谢物的理化性质，包括药物的酸碱度（p*K*a 值）、分子的亲脂性、挥发性溶解性等，都影响到药物的提取分离条件的选择；药物的极性、稳定性、官能团性质和光谱特性影响到其色谱测定条件的优化和选择。②测定目的不同，预处理要求不同。例如急性中毒试验，应在尽可能短时间内获得其浓度，对样品的制备可以粗略些。但对于测定药物及其代谢物，则要求同时分析两者或将代谢物从结合物中释放出来，并在不同 pH 值介质中分离得到酸性、中性、碱性代谢物。③浓度不同，方法不同。生物样品中药物的浓度不同，采用的预处理方法可能不同，浓度大的样品对前处理要求稍低，浓度越低则样品前处理要求越高。④来源不同，方法不同。不同生物样本处理方法各异。例如血浆、血清、全血、组织匀浆、细胞、微粒体等样品含有大量蛋白质，需要去除蛋白质后提取药物。尿液中药物大多以结合物状态存在，常需水解后提取药物。⑤检测方法不同，预处理不同。生物性样品前处理的方法以及药物分离纯化的程度，取决于测定要求和所采用的测定方法。测定方法的耐受污染程度和抗干扰能力越强、专属性越好、灵敏度越高，则对前处理的要求越低。

过程和方法 生物样品前处理包括采集（见生物样品采集技术）、制备（见生物样品制备技术）、储存（见生物样品储存技术）等几个不同的过程。由于药物在体内的存在形式不同、生物介质组成繁杂、理化性质各异等原因，需要不同的预处理方法来尽可能地去除生物样品中的杂质。常用的生物样品预处理方法包括有机破坏法（见有机破坏法生物样品预处理技术）、脱蛋白质法（见生物样品脱蛋白预处理技术）、提取法（见提取法生物样品预处理技术）、结合物水解法（见结合物水解法生物样品预处理技术）、匀浆法（见匀浆法生物样品预处理技术）、离心法（见离心法生物样品预处理技术）等。

（余露山 曾 苏）

shēngwù yàngpǐn cǎijí jìshù

生物样品采集技术（biological sample collection technology）

为保证测定结果能真实反映生物体用药后的实际情况对具有代表性的适宜生物样本的取样收集的技术。属于生物样品分析前处理技术范畴。这些生物样品主要用于分离提取测定其中的药物及其代谢物等。

样品种类及选取原则 体内药物分析采用的生物样品包括血液、尿液、唾液、脏器组织、毛发、胆汁、乳汁、粪便、精液、脑脊液、泪液、胃液、胰液、淋巴液等，其中常用的是血液和尿液。体外药物代谢分析中，则采用细胞、肝匀浆 9000g 离心后的上清液（S9）、胞质、微粒体等。采集生物样品须考虑：具体的药物或代谢产物检测分析目的与要求；能够反映待测药物及其代谢物浓度与药物效应之间的关系；样品易于获得，便于处理，适于分析。

采集样品的对象取决于检测分析的目的。药物在体内达到稳定状态时，血液中药物浓度与药物在作用靶点的浓度紧密相关，能反映药物在体内的状况，因此，血样是体内药物分析中最常用的生物样品。血样主要用于药物代谢动力学、生物利用度和生物等效性、临床治疗药物浓度监测等研究，大都测定原形药物和/或代谢物的总量。一些药物在血样中不易被检出，但可以代谢物的形式在尿液中被检测出来。尿药测定主要用于研究药物代谢物、药物质量平衡及药物的肾清除率等。在动物实验中，研究药物体内吸收、分布状态以及由于中毒死亡欲鉴定药物种类、测定药物浓度、明确中毒器官时，常采用肝、胃、肾、肺、脑、肌肉等器官组织作为生物样品。毛发作为生物样品可用来检测滥用药物及测定微量元素的含量。特殊情况下，也采用唾液、乳汁、精液、泪液等组织样品用于分析。

生物样本中成分复杂多样，容易发生腐败、滋生细菌，采集后须尽快处理，或以适当的方式储存，以防止样品腐坏而影响分析结果的准确可靠。

血样采集 血样的采集通常采用静脉采血的方法，根据血中药物浓度和分析方法的灵敏度，尽可能减少采血量。动物实验时，采血量不宜超过动物总血量的十分之一。静脉取血时，通常直接将注射器针头插入静脉血管内抽取，抽取的血液转移至存储容器时，应取下针头后轻轻推出，切忌用力压出，否则血液中的细胞会破裂使血浆或血清含有血红蛋白素，干扰药物检测。也可以毛细管或留置针采血。血样采集属于损伤性采样方式，采样量受到一定限制，尤其是间隔时间较短的多次抽血，会使受试者不适应。

尿样采集 尿液是机体的排泄物，除了水和无机盐，还包括机体的内源性代谢物，药物原形及各类药物代谢物。尿液收集属于非损伤性采样方式，收集比较方便，量可以较大，也容易得到受试者的配合。然而尿量容易受食物种类、饮水多少、排汗等情况影响，尿药浓度变化较大。

一般情况下，采集的尿是自然尿，由于尿量和尿药浓度变化较大，一般测定一定时间内排入尿中的药物总量，即测定在规定的时间内采集的尿液总体积和平均尿药浓度。如采集 24h 内的尿液时，一般在上午 8 点让患者排尿并弃去，立即服药，之后排出的尿液全部储存于干净的容器中，直到次日上午 8 点，再让患者排尿，并入容器中。采集一定时间段尿液时，常用涂蜡的一次性纸杯或用玻璃杯作为容器，收集的尿样用量筒准确量好体积后倒入储存容器，并做好记录。一般将尿液用水稀释一定倍数后或经提取后进行药物检测。

尿液中药物浓度的改变不能直接反映血药浓度，与血药浓度的相关性差。受试者的肾功能正常与否直接影响药物排泄，因此肾功能不全者不宜采用尿样。婴儿的排尿时间难掌握，配合性也差，尿液不易采集。

组织样品采集 在一些特殊情况下，需要采集肝、胃、肾、肺、脑、肌肉等器官及其他组织进行药物检测。如在药物的动物实验及临床前药物安全性等试验时，需了解药物在脏器的贮存情况，以及药物的吸收、分布、代谢、排泄等体内过程。在动物实验中采集脏器组织时，一般先进行解剖，除去皮毛及附着在脏器组织上的结缔组织或脂肪组织，尽量完整地剪下整个脏器组织，进行称重和分装。必要时先对脏器组织进行灌流至从脏器流出的液体为无色，尽可能减少血液中药物对脏器组织中药物分布和含量的影响。

对于毛发、唾液、乳汁、精液、泪液等组织样品，其采集方法相对安全、简单、易操作，适宜人体用药监测分析。

（余露山　曾　苏）

shēngwù yàngpǐn zhìbèi jìshù

生物样品制备技术（biological sample preparation technology）

生物样本采集后，根据样本的种类及其性质和研究目的选用合适的方法制备成便于分离提取的形态的技术。是一种生物样品分析前处理技术。

药物分析中涉及的生物样品包括血液、尿液、唾液、毛发、胆汁、乳汁、粪便、精液、脑脊液、泪液、胃液、胰液、淋巴液、组织样本、细胞样本等，其中常用的是血液、尿液、唾液、头发、乳汁、组织样本、细胞样本等，其制备的方法技术各不相同。

血液样本制备 血液样本包括血浆、血清和全血。测定血液中药物浓度，通常指的是测定血浆或血清中的药物浓度，在特殊情况下使用全血。在药物分析中，血浆样本和血清样本较常用，且选用最多的是血浆。血浆中的药物浓度与药物在作用部位（靶器官）的浓度密切相关，可以间接反映药物在体内作用部位的浓度情况。血浆或血清的成分与组织液接近，血浆中药物直接与组织液接触并达到平衡。而全血中含有大量血细胞，药物在血细胞中的分布被认为是“储库”作用。药物需从血细胞进入血浆后，才能与组织液接触并达到平衡。因此，测定血浆或血清中的药物浓度比全血更能反映药物在作用部位的浓度变化。

血浆样品制备　血浆是血液的液体成分，血细胞悬浮于其中。在体内药物分析试验中，血浆样品的制备方法是，将采集的血液置于含有抗凝剂的试管中，混合均匀后，在每分钟 3 千转（3000 r/min）下离心 5~10min 使与血细胞分离，取淡黄色上层清液即为血浆，其体积约占全血体积的 50%~60%。常用的抗凝剂有肝素、乙二胺四乙酸（ethylene diamine tetraacetic acid，EDTA）盐、草酸钠、枸橼酸钠等。肝素为天然的抗凝血物质，其成分为酸性黏多糖，一般不会干扰药物的测定。其他三种抗凝剂能结合血液中 Ca^{2+} 产生抗凝血效果，它们可能会引起被测组分的改变或干扰药物的测定。血浆样本的制备具有分离速度快、制取量大等特点，是最常用的血液样本。但是如果血浆中含有的抗凝剂影响药物浓度的测定时，则不宜使用血浆样本。

血清样品制备　血清，指血液凝固后，在血浆中除去纤维蛋白原分离出的淡黄色透明液体或指纤维蛋白已被除去的血浆。在体内药物检测前，血清样品的制备方法是，将采集的血液置于不加抗凝剂的试管中，放置 30~60min 使血液凝结，在 3000r/min 的速度下离心 5~10min，取淡黄色上清液即为血清。血液的自然凝结过程在常温下较慢，可放置于 37℃ 水浴，加速其凝结过程。血清一般可占全血体积的 20%~40%。此外，全血析出血清耗时较长，对于不稳定需要快速测定的药物不宜用采用。尽管血清经过凝血过程，但血清中与药物结合相关的蛋白如白蛋白、球蛋白的含量及其他成分与血浆基本相同。血浆中含有纤维蛋白，而药物一般不会与纤维蛋白结合。因此血药浓度的测定中，血浆和血清可任意选用，且测定药物浓度的分析方法也可以互相通用。

全血样品制备　将采集的血液置于含有抗凝剂的试管中，混合均匀，不经离心操作，保持血浆和血细胞的混合状态。全血样本放置或解冻后，可见分为上、下两层，上层为血浆，下层为血细胞，轻摇即可混匀。与血浆或血清相比，全血中含有很多血细胞，包括红细胞、白细胞、血小板等。在特殊情况下，如需要专门测定药物在血细胞内、血细胞外的浓度，或药物在血浆和血细胞中的分布因患者不同而异时，宜采用全血测定。

尿液样本的制备 尿液样本一般需测定一定时间内排入尿中的药物总量，因此尿液样本在收集后需测定在规定时间内排出的尿液体积并做好记录。收集的尿液可能含有一些沉淀物，需经沉淀或离心方法去除，再取足够量的尿液保存。

唾液样本的制备 唾液经采集后，应立即测量其除去泡沫部分的体积。放置后唾液可分为上、中、下三层，上层为泡沫部分、中间为透明部分及下层的乳白色沉淀。待分层后，将唾液在2000～3000r/min下离心10～15min，以除去黏蛋白和沉淀物，取上清液作为药物浓度测定的样本。

头发样本的制备 采集的头发样本，需进行切割、洗涤、均匀等处理。一般先将头发切成1～3cm长的片段，再用二氯甲烷、丙酮、水或甲醇等洗涤，目的是洗去头发中残留的汗液、皮脂、头皮屑、尘垢以及洗发剂、发胶等残留物。由于头发暴露于环境中，含有的污染物质较多，洗涤是头发样本制备的关键步骤，常采用有机溶剂-水-有机溶剂的顺序洗涤。头发样本在每步的洗涤溶剂中，应浸泡搅拌数分钟。洗涤过程难免会引起被测物的损失，尤其是使用有机溶剂、热水、超声等洗涤方法。头发样本洗涤、干燥后，再剪成2～3mm的片段，或研磨成粉末处理。

乳汁样本的制备 原乳汁采集后，在3000r/min离心15～30min，乳汁可分为三层：最上层为黄白色脂肪，中间层为浅白色浑浊的脱脂乳，下层为白细胞或其他沉淀。在脱脂乳层中，含有酪蛋白和0.2%以下的脂肪。

组织样本制备 组织样本在测定前首先需匀浆化处理，即将组织制成均匀的匀浆溶液，再用适当的方法提取药物。匀浆化操作指称取一定量的组织样本，按比例加入匀浆介质（水或缓冲液），采用手工或机械的方法匀浆。

肝匀浆9000g离心后的上清液（即S9）和微粒体的制备 S9和微粒体是在组织匀浆的基础上，进一步离心分离得到的亚细胞组分，是体外药物代谢研究最常用的实验材料。肝脏是药物代谢最主要的器官，采用肝S9和肝微粒体进行体外代谢研究也最为广泛。为了使药物代谢酶的失活减小到最低程度，操作过程应尽可能保持低温。

组织S9的制备 取下肝脏组织置于冰上，用手术剪剪碎，称重，加入4倍重量的0.25mol/L的冰冷蔗糖溶液，用手动或机械方法制成每100ml含20g（20% w/v）的匀浆。匀浆过程必须保持低温，且避免产生过多的气泡。将匀浆液在4℃，9000g下离心15min，去除未破碎的细胞，吸取上清液即为S9，-80℃保存。

微粒体的制备 首先制备匀浆9000g离心后的上清液，再经两步操作可得到微粒体。第一步为匀浆9000g离心后的上清液在4℃，19 000g下离心20min，去除细胞膜碎片、细胞核和线粒体，吸取上清液。第二步为，将上清液继续在4℃，100 000g下超速离心60min，弃上清，得到的沉淀即为微粒体。将沉淀用0.1mol/L的三羟甲基氨基甲烷（Tris）缓冲液（pH7.4）重新均匀混悬，即为微粒体混悬液。除Tris缓冲液，也可以用其他的缓冲液比如磷酸盐缓冲液混悬微粒体。

在不具备超速离心机的情况下，也可选择钙沉淀法制备微粒体。该方法的操作步骤为：向S9中按比例加入氯化钙溶液（每1ml上清液加入0.1ml浓度为88mmol/L的氯化钙溶液，使氯化钙的终浓度为8mmol/L），在冰浴中放置5min，再在4℃，27 000g下离心15min，弃上清液得到微粒体沉淀。其原理为内质网碎片（微粒体）在钙离子的作用下会聚集成团，因而可以在较低的离心速度下得到含有微粒体的沉淀。

转基因细胞S9的制备 随着基因克隆技术的日益发展，利用转基因细胞制备S9来进行药物代谢研究也越来越多。细胞S9的制备方法：取长满细胞的培养瓶或培养皿，倾去培养基，用冰冷的磷酸盐缓冲液（phosphate buffered saline，PBS）清洗后置于冰上。加入1ml预冷的0.15mol/L氯化钾溶液，用刮刀小心刮下贴壁的细胞。如果细胞量不够，还可将含有细胞的氯化钾溶液加入另一长满细胞的培养瓶或培养皿中，继续刮下贴壁的细胞，直到溶液中含有足够量的细胞。用超声细胞破碎仪法破碎细胞，超声时间一般不超过5s，间隔时间应大于或等于超声时间，重复10次左右即可。样品需放置在冰浴中超声，尽量避免产生气泡。在4℃，9000g下离心20min。取上清液即为S9，-80℃保存。

细胞样本制备技术 药物体外细胞摄取或积聚实验，需要测定细胞内药物或代谢产物，因此需要裂解细胞释放药物。裂解后的溶液需要进一步处理并检测其中药物或代谢物，因此裂解细胞的方法应不影响样本后期处理和化合物的检测。常用于药物分析的细胞裂解方法主要有3种，分别为十二烷基硫酸钠裂解法、氢氧化钠裂解法和超声细胞破碎仪裂解法。

十二烷基硫酸钠裂解法 收集的细胞或做完积聚实验的细胞，快速用冰冷的磷酸盐缓冲液冲洗3遍，吸干水分，加入一定体积的十二烷基硫酸钠溶液（常用浓度为0.1%），放置15min左右，反复吹打混匀。

氢氧化钠裂解法 细胞冲洗步骤同上，裂解时加入一定体积的氢氧化钠溶液（常用浓度为0.2mol/L或0.5mol/L），放置15min左右，再用盐酸中和，反复吹打混匀。十二烷基硫酸钠和氢氧化钠裂解细胞时，吹打过程中会产生很多气泡。将样品放置一段时间气泡就会变少，或者将样品转移至离心管中，稍加离心去除气泡。

超声细胞破碎仪裂解法 利用超声波振荡器发射的15~25千赫的超声波探头处理细胞悬浮液裂解细胞。超声过程中产热量大，样品需放置在冰浴中超声，超声时间一般不超过5s，间隔时间应大于或等于超声时间，根据样品需要，重复3~8次即可。

（余露山 曾 苏）

shēngwù yàngpǐn chǔcún jìshù

生物样品储存技术（biological sample storage technology）

对生物样品进行检测前为维持样品中待测药物稳定的储存方法和技术。属于一种生物样品分析前处理技术。由于生物样品中含有各种酶、离子、细菌等，这些物质的存在使样品处于不断变化之中。而生物样品检测的目的却是了解各种生物样品取样时的药物状态。理论上，生物样品应当在采集之后立即分析。但是在客观情况下往往做不到。如需要在一定时间范围内中收集较多的样品，实验项目多周期长，需要在不同实验室转移样品等。为了保证测定结果能够准确反映样品采集时的药物状态，在生物样品被分析之前，需要应用储存技术采取适当措施，以保持样品中待测药物状态的稳定。常用的储存技术有冷冻、干燥、提取、加入稳定剂、调节pH值等。

冷冻储存 生物样品采集后若在能短期内进行分析，可放置于冰箱4℃冷藏；如果需要放置数日或更长的时间，需将样品冷冻储存，冷冻温度一般为-80~-20℃。然而，即使这样也不能完全保证样品不发生任何变化，只能延缓变化。在某些情况下若收集的样品来不及处理，可先将其置于冰浴中，再进行冷冻储存。冷冻的样品测定时，通常需通过解冻转化为液体形态。在样品解冻后应当尽可能一次性测定完毕，反复冷冻和解冻，可能导致样品中待测药物浓度的明显下降。因此，样品冷冻之前，应当根据测定方法需要的样品量，将采集的样品分装为一次测定所需样品量，每次测定时按需解冻，减少样品在冷冻和解冻不稳定因素中的暴露次数，保证样品中待测药物的稳定性。

如选用血浆、血清作为样品时，全血采集完成后，应尽快从中离心分离出血浆、血清，一般最迟不超过2h，分离后再进行冰冻保存。若全血未被预先分离直接冰冻，会引起细胞破裂，干扰血浆或血清的分离。同时，溶血亦会影响药物浓度的变化及产生未预期的干扰物质。尿液主要由水、尿素及盐类组成，适于细菌生长，所以需要在收集后立即测定。如果需要收集24h或更长时间的尿样或不能立即测定时，则应将采集的尿样置于4℃冰箱保存；若在室温保存，应当在采样后立即加入防腐剂；若需放置较长时间的则需冷冻储存。

干燥储存 将采集的生物样品点样在采样卡片上储存。在点样之前，可以通过化学试剂对卡片进行预处理，使其具有变性蛋白、抑制细菌或微生物生长、抗氧化等功能。点样之后，样品自然干燥或经过人工干燥。通常来说，采血量越大，干燥所需要的时间越长。潮湿是威胁干燥储存样品稳定性的重要因素，因为生物样品受潮后，易于细菌的生长，使不稳定的待测药物降解。为了避免干燥样品受到湿气的影响，可将采样卡片放置于含有干燥剂的封口袋子里，同时，在储存袋内置入湿度指示剂。这种包装的样品通常可在室温下储存数周至数年。如发现药物不稳定，可进一步置于低温环境中，避光储存。

提取储存 如已对生物样品采取了多种处理措施，样品中药物的稳定性依然不能满足要求。可以将样品提取干燥后储存。在生物样品提取之前，需建立并验证生物样品处理与分析方法。遵循已建立的生物样品前处理方法，将采集的样品预先提取、干燥，得到待测药物残渣，冷冻储存于-80℃冰箱。由于去除了生物样品中共存的酶、金属离子、水分及细菌等各种影响稳定性的因素，此种储存方式使生物样品中的待测药物能获得更长的稳定的储存时间。

加稳定剂储存 生物样品中的药物可能与样品中活性酶发生反应，或被空气氧化，或被微生物污染。因此，有的样品储存前需加入稳定剂，如酶抑制剂、抗氧化剂等。如血浆酯酶等在离开机体后仍具有活性，可继续与药物作用，使一些含有酯键等不稳定结构的药物发生降解反应。因此，需立即加入酶抑制剂，如氟化钠（NaF）、四氢尿苷或三氯醋酸等，或加入有机溶剂，也可置于液氮中，以抑制酶的活性。一些具有邻苯二酚、巯基结构的药物，易被空气氧化降解，需在避光环境中采集，并于采集后立即加入维生素 C 等抗氧化剂。

调 pH 值储存 尿样等生物样品易长菌，不易保存。应在采样后立即加入防腐剂，或加无机酸、碱，通过隔绝氧气、改变样品酸碱性，改变生物样品的 pH 值，以抑制细菌生长。如样品需较长时间放置，应当于 -80 ~ -20℃冷冻储存。常用的防腐剂有甲苯、二甲苯、氯仿、醋酸、浓盐酸等，一般每 100ml 尿中加入 1ml 甲苯即可，或在尿液中加入少许氯仿，摇匀，使瓶底留有少量氯仿。应注意，所加的防腐剂不应与被测药物发生化学反应或干扰测定，这需要预先通过实验验证。

（余露山　曾　苏）

yǒujī pòhuàifǎ shēngwù yàngpǐn yùchǔlǐ jìshù

有机破坏法生物样品预处理技术

（organic destruction method in biological sample pretreatment technology） 在分析和测定生物样品中的微量元素时，选择合适的方法使样品中绝大部分有机物分子结构破坏而分解逸散，但待测物质则不受损失的预处理方法。有机破坏法可分为湿法破坏法、干法破坏法和氧瓶燃烧法。

湿法破坏法 在加热条件下，用强氧化剂如硝酸、硫酸、高氯酸或高锰酸钾等分解有机物。适用于药物中氮、硫、磷及氯化钠等测定前的样品处理。亦可用于样品中金属元素测定前的破坏处理。操作的主要过程是：将供试品放在凯氏烧瓶中，加入适当强酸或酸性氧化剂及适当催化剂后加热煮沸，有机药物被氧化分解成二氧化碳和水，然后用适当方法测定。破坏时应在通风橱内进行。由于所用试剂不同，可分为硝酸-硫酸法、硝酸-高氯酸法、硫酸-硫酸盐法、硫酸-过氧化氢法、硫酸-高锰酸钾法、硝酸-硫酸-高氯酸法。使用时需注意：①处理样品时，需控制火力防止暴沸。②所用仪器，一般为硅玻璃或硼玻璃制成的凯氏烧瓶，所用试剂及蒸馏水均不应含有被测金属离子或干扰测定的其他金属离子。③由于整个操作过程所用酸量数倍于样品，所以必须按相同条件进行空白试验校正。

干法破坏法 将有机物灼烧灰化以达分解的目的。适用于湿法破坏不易破坏完全或某些不宜用硫酸进行破坏的有机药物分析。操作的主要过程是：将适量供试品置于瓷、镍或铂坩埚中，加无水碳酸钠、轻质氧化镁或氢氧化钙等混合均匀，先小火加热，使供试品完全炭化，然后置于高温炉中灼烧，使其完全灰化。使用时需注意：①如果干法破坏时加入碳酸钠或氢氧化钙，则需要多加适量的酸。②是否灰化完全，直接影响测定结果准确性。③本法破坏后，若所得灰分不易溶解，切勿弃去，应重复操作。

氧瓶燃烧法 将有机物在氧气中燃烧，燃烧产物被吸入吸收液后，采用适宜的分析方法来检查或测定。适用于含卤素或含硫、磷、硒等其他元素的有机药物。操作的主要过程是：在燃烧瓶内加入规定的吸收液，并将瓶口用水湿润；小心急速通氧气约 1min，使瓶内空气排尽；立即用表面皿覆盖瓶口，备用；点燃包有供试品的滤纸尾部，迅速放入燃烧瓶中，按紧瓶塞，用水少量封闭瓶口，燃烧完毕充分振摇，使生成的烟雾完全吸入吸收液中，放置 15min，用少量水冲洗瓶塞和铂丝，合并洗液及吸收液。用同法另做空白试验。然后按规定的方法进行鉴别、检测或含量测定。吸收液应根据被测物质的种类及所用分析方法来选择。用于卤素、硫、硒等的鉴别、检查以及含量测定的吸收液多数是水或水与氢氧化钠的混合液，少数是水-氢氧化钠-浓过氧化氢混合液或硝酸溶液。使用时需注意：①氧气要充足，确保燃烧完全。②燃烧产生的烟雾应完全被吸收液吸收。③操作前应将燃烧瓶洗涤干净，不得残留有机溶剂。④注意防爆。

（余露山　曾　苏）

shēngwù yàngpǐn tuōdànbái yùchǔlǐ jìshù

生物样品脱蛋白预处理技术

（deproteinization method in biological sample pretreatment technology） 在测定血液及组织匀浆等样品中的药物前应用物理学、化学、生物学原理和方法将样品中的蛋白质除去的技术。属于一种生物样品分析前处理技术。其目的是：使结合型药物游离出来，以测定药物的总浓度；减少乳化，保护分析检测仪器；得到较“干净”的样品，减少对测定的干扰。脱蛋白的方法主要有溶剂解法、中性盐析法、沉淀法、加热法、酶解法、超滤法、平衡透析法等。

溶剂解法 加入与水相混溶的有机溶剂，溶剂与蛋白质争夺水化膜而使蛋白质脱水析出；并使水的介电常数下降，蛋白质分子间的静电引力增加而聚集。常用的水溶性有机溶剂有：乙腈、甲醇、乙醇、丙酮、四氢呋喃等。通常需用 1~3 倍体积的有机溶剂能使 90% 以上的蛋白质沉淀。该法操作简单快速，适合于脂溶性小、极性大的药物从蛋白结合状态游离出来。但由于与水混溶，不能解决样品的分离净化问题，干扰成分相对较多，同时稀释了样品，降低了灵敏度。

中性盐析法 中性盐可改变溶液的离子强度，抑制蛋白质解离，使蛋白质表面电荷减少；同时，中性盐的亲水性比蛋白质强，可与蛋白质争夺胶粒争夺水化膜，使蛋白质失去胶体性质而沉淀。常用的中性盐有硫酸铵、硫酸钠、镁盐、枸橼酸盐和磷酸盐等。

沉淀法 酸类或重金属盐类能与蛋白质形成不溶性盐而沉淀。酸类为阴离子型沉淀剂。当 pH 值低于蛋白质的等电点时，蛋白质以阳离子状态存在。酸根与带正电荷的蛋白质形成不溶性盐而析出。常用的酸有：10%三氯乙酸、6%高氯酸、5%偏磷酸和钨酸等。重金属为阳离子型沉淀剂。当 pH 值高于蛋白质的等电点时，金属阳离子可与蛋白质分子中带负电荷的羧基生成不溶性盐而沉淀析出。

加热法 当待测药物热稳定性好时，可采用加热方法使热变性蛋白沉淀。加热温度依待测药物的热稳定性而定。

酶解法 应用蛋白水解酶，可在温和条件下高效率地水解生物蛋白，将与蛋白结合的药物游离出来。常用的酶有枯草杆菌蛋白酶、胰蛋白酶、胃蛋白酶等。该法适用于在测定酸不稳定及蛋白结合强的药物，可避免药物在强酸下水解或高温时降解，改善蛋白结合率高的药物的回收率，并避免乳化的生成。

超滤法 以多孔性半透膜-超滤膜作为分离介质。血液中游离药物的测定可采用分子量截留值在 50 000 左右的超滤膜，用高速离心法或加压过滤法将游离型药物与分子量大的血浆蛋白分离，从离心液或超滤液中得到游离型药物。该法具有对有效成分破坏性小、能量消耗少等优点。

平衡透析法 渗透过程中半透膜两侧的溶质水势之差和压强之差相等的现象。通过将蛋白质溶液与缓冲液分隔开建立在两者之间的一种平衡状态。但该法费时，溶质透过膜的程度与被测物的性质、温度有关，滤膜需经常更新，而且滤膜对于脂溶性较大药物的物理吸附作用往往较大。因此，该法不常用于除去蛋白质的常规分析，主要应用于药物在生物样品中蛋白结合率的研究。

（余露山　曾　苏）

tíqǔfǎ shēngwù yàngpǐn yùchǔlǐ jìshù

提取法生物样品预处理技术

（extraction method in biological sample pretreatment technology） 采用合适溶剂在一定条件下从生物介质中分离出待测药物及其代谢物使样品得到浓集的一种分离、纯化和富集的方法。属于生物样品分析前处理技术。生物样品经除去蛋白质、有机破坏等处理后，需进一步从样品中提取纯化药物，常用的提取方法包括液-液提取法、离子对提取法、液-固提取法等。

液-液提取法 即溶剂萃取，利用被测药物与杂质在不相溶的两种溶剂中的分配系数不同而进行的分离技术。多数药物在合适的有机溶剂中的溶解度大于其在水相中的溶解度，而大多数内源性物质（如激素、神经递质、氨、胆红素等）都易溶于水，因此选择合适的有机溶剂进行提取可以除去大部分内源性干扰物质。如采用高效液相色谱-质谱联用法测定犬血浆中石杉碱甲的浓度。

离子对提取法 用有机溶剂提取强极性药物的方法。由于一些酸性或碱性的药物在生物介质（如血浆、尿液，组织匀浆等）中呈解离状态，亲水性极强，即使调节 pH 值也不能抑制它们的电离，因此不能被有机溶剂从生物介质中提取出来。而添加与药物离子呈相反电荷的反离子物质时，即可形成具有一定脂溶性的离子对，用有机溶剂就可将其从生物介质中提取分离。常用的提取溶剂为氯仿、二氯甲烷等。如采用离子对萃取和高效液相色谱-电化学检测法测定血浆中儿茶酚胺（包括肾上腺素、去甲肾上腺素和多巴胺）。

液-固提取法 主要是指固相提取：将含药物的样品溶液通过一个填充合适固定相的小柱，药物或杂质被吸附在固定相上。利用药物与杂质对固相小柱亲和力的不同，用适当的溶剂冲洗、洗脱，使药物得到纯化。固相提取技术在生物样品的分析中得到了越来越广泛的应用。如采用固相萃取和高效液相色谱法测定人尿液中甲苯磺丁脲和代谢产物的研究。

随着药物分析技术的不断进步，提取法生物样品预处理技术得到迅速发展，出现了许多新方法，如固相微提取技术、湍流色谱技术、膜提取技术等。固相微提取技术是在固相萃取技术上发展起来一种集采样、萃取、浓缩和进样于一体的无溶剂样品微萃取新技术。与固相萃取技术相比，固相微萃取操作更简单、携带更方便，操作费用也更加低廉；另外克服了固相萃取回收率低、吸附剂孔道易堵塞的缺点。湍流色谱技术是利用大粒径色谱填料使流动相在高流速下产生涡流状态，从而对生物样品进行净化和富集，已经发展成为一种直接进样、快速净化和分离生物样品的前处理技术。膜提取技术（包括超滤膜、微孔滤膜、半透膜、反渗透膜等）可以在原生物体系环境下实现物质分离，可高效浓缩富集药物，去除干扰物质。

根据生物样品性质的不同应该采用不同的提取方法：①亲脂性强的药物，可用有机溶剂提取、大孔吸附树脂吸附及亲水型填料固相提取等方法。②亲水性较强且具有酸碱性、可电离的药物，可采用离子交换柱和形成离子对等方法。③亲水性较强但不能电离的药物则不太容易被提取，可去除蛋白基质后直接进样分析。

（余露山　曾　苏）

jiéhéwù shuǐjiěfǎ shēngwù yàngpǐn yùchǔlǐ jìshù

结合物水解法生物样品预处理技术（conjugate hydrolysis method in biological sample pretreatment technology）　对生物样品中结合物进行水解使其转化为原形药物以便于进行检测分析的技术方法。属于生物样品分析前处理技术。药物进入体内以多种形式存在，包括了原形药物和代谢物等。比如，一些含羟基、羧基、氨基或巯基等的药物，在体内经代谢后可能会形成葡萄糖醛酸苷或硫酸酯结合物。这些结合物一般极性较大，亲水性强，不易提取富集，同时这些代谢产物标准品的获得往往较为困难。因此，为了测定生物样品中药物及其代谢物的总量，常常通过水解的方法将这些结合物转化为原形药物进行检测。结合物水解的方法主要有酸水解、溶剂解、酶水解等。

酸水解（acid hydrolysis），在生物样品中加入适量无机酸进行水解。多选用盐酸，通常不用氧化性强的硫酸和硝酸。酸水解时，体系中盐酸的浓度，水解反应的时间和温度因结合物而异。易于水解的结合物选择温和的水解条件，不易水解的化合物则选择剧烈的条件，但是需要考虑原形药物本身的稳定性。水解之后样品成酸性，必要时加入碱性化合物调节 pH 值后再进行进一步的生物样品处理。该方法的优点为简单、快速、方便且经济。缺点为专属性差；一些药物对酸不稳定，酸水解会破坏药物本身结构。

溶剂解（solvent hydrolysis），当加入提取溶剂时，某些药物结合物可以在提取的过程中分解形成游离被测药物。如甾体硫酸酯，当加入适量乙酸乙酯，并加入硫酸调节 pH 值后，可以发生水解得到游离的甾体。溶剂解的优点是反应条件温和。缺点是应用对象有限。溶剂解时，加入溶剂的种类、体积、反应体系的 pH 值需要根据待测药物进行优化。

酶水解（enzyme hydrolysis），在生物样品中加入水解酶，特异性水解待测药物，酶水解可以在温和条件下水解，避免被测药物分解，可克服酸水解的不足。

（余露山　曾　苏）

méishuǐjiěfǎ shēngwù yàngpǐn yùchǔlǐ jìshù

酶水解法生物样品预处理技术（enzyme hydrolysis method in biological sample pretreatment technology）　生物样品在分析前，通过加入酶去水解药物结合物或蛋白质，使药物从结合物或蛋白中释放出来，并能够应用于后续的测定与分析的处理方法。属于生物样品分析前处理技术中的一种较为温和并高效的处理技术方法。生物样品之所以需要采用酶水解法进行前处理，是因为一些药物在生物样品中常呈现结合状态。比如，一些含羟基、羧基、氨基和巯基的药物，可与内源性物质葡萄糖醛酸形成葡萄糖醛酸苷结合物；一些含酚羟基、芳胺及醇类药物可与内源性物质硫酸形成硫酸酯结合物。由于结合物较原型药物或活性化合物具有较大的极性差异，不易被有机溶剂所提取。为了测定生物样品中中药物的总量，需要将结合物中的药物完全水解并释放出来，从而满足测定的需要。

另外，在分析某些遇酸、遇热不稳定或与蛋白质，特别是血浆蛋白结合牢固的药物时，常常需用到酶水解方法进行样品的前处理。例如蛋白水解酶中的枯草菌素可使动植物组织快速酶解，并能使药物快速地从动植物组织中释放出来。枯草菌素是一种细菌性碱性蛋白分解酶，可在较宽的 pH 值范围（pH7.0~11.0）内使蛋白质的肽键降解，在 50~60℃活力最强。

酶水解（enzyme hydrolysis）是在生物样品中加入 β-葡萄糖醛酸酶、芳基硫酸酯酶等水解酶，特异性水解药物的葡萄糖醛酸苷和硫酸酯结合物等。因生物样品中这两种结合物往往共同存在，当仅需测定总的原形药物浓度时，常同时用这两种酶进行水解。酶水解的优点是专属性强；水解条件温和，不会引起被测药物分解，弥补了酸水解的不足。缺点是成本高；水解时间较长；可能引入黏液蛋白等杂质，阻塞色谱柱；有时水解不完全。

酶水解法生物样品预处理的主要优势是可避免某些药物在酸及高温下降解，一些对与蛋白质结合牢的药物（如保泰松、苯妥英钠）可显著改善其提取效率；可用有机溶剂直接提取酶解液而无乳化现象发生，当采用高效液相色谱法等检测时，无需再进行过多的净化处理操作。该方法的主要缺点是不适用于在碱性下易水解的药物，除此之外，在加入酶试剂过程中带入的黏液蛋白可能导致乳化现象的发生，采用液相色谱等分离手段进行生物样品分离分析时，色谱柱顶部容易发生阻塞的现象。

（余露山　曾　苏）

yúnjiāngfǎ shēngwù yàngpǐn yùchǔlǐ jìshù

匀浆法生物样品预处理技术

（homogenization method in biological sample pretreatment technology）　采用物理方法使含有药物的生物组织样品变成匀浆状态以利于药物的提出与测定的试验技术。也称生物样本匀浆预处理。属于一种生物样品分析前处理技术。在新药研究中，往往需要分析药物在动物脏器组织中的分布情况，以便为药物的体内过程和药物作用靶器官研究提供信息；在另外一些特殊事件中，也需要测试动物组织中药物或毒物的量，如过量服用药物引起的中毒死亡案件调查等。这些情况下常需要采集肝、肾、肺等组织样本进行药物检测。这些组织样品在测定之前，首先需要均匀化制成水基质匀浆溶液，然后再用适当方法提出药物后进行检测。生物样品匀浆是指研磨得很细并经过充分混匀的生物组织悬浊液。

过程　生物样品匀浆化处理一般包括以下操作过程：①选择最少2~5mg需测试的组织样品快速切下，加入适量水或其他合适的溶剂，洗去多余的血和表面的污染物，用滤纸将水分吸干，称重后放入容器中。②量取预冷的等渗蔗糖或氯化钾溶液等匀浆介质于盛放组织的容器中，或加入适宜的有机溶剂，或用酸碱调整溶液酸碱度，迅速将组织剪碎并选用适宜的方法进行匀浆处理，使被测药物溶解在匀浆液中。③将制备好的匀浆置于离心机中进行离心操作，上清液作为供药物检测分析用样品液。

方式　匀浆方式有多种：①匀浆管匀浆，即将剪碎的组织倒入玻璃匀浆管中，匀浆管下端插入盛有冰水混合物的器皿中，将捣杆垂直插入套管中，人工上下转动研磨使组织匀浆化。②机器匀浆，即用组织捣碎机以一定转速上下研磨制备，或用内切式组织匀浆机制成组织匀浆。③超声粉碎，即用超声波细胞破碎仪进行破碎。④冻融匀浆，该方法适用于培养或分离的细胞样品的匀浆化处理。即在细胞样品中加适量的低渗液或双蒸水放低温冰箱中结冰，融化，再结冰，再融化，反复3次左右即可得到匀浆样品。但该方法对部分酶的活力有一定的影响。以上方法匀浆完成后，可取少量组织匀浆做涂片，在显微镜下观察细胞是否磨破。若细胞没有被磨破，可以适当延长匀浆时间或增加冻融次数。一般皮肤、肌肉组织等需要延长匀浆时间。

样品的匀浆化是生物组织药物检测预处理的第一步，方法原理虽简单，但对操作要求较高，需要经过专业培训才可掌握。否则会因操作不当使被测药物或毒物的回收率低、检测结果误差大。

（余露山　曾　苏）

líxīnfǎ shēngwù yàngpǐn yùchǔlǐ jìshù

离心法生物样品预处理技术

（centrifugation method biological sample pretreatment technology）　利用离心机产生的离心力分离游离型药物和与蛋白质结合型药物以及其他生物基质的方法。常用的一种生物样品分析前处理技术。它主要包括两种方法：差速离心法和平衡密度梯度离心法，后者也称等密度梯度离心法。

差速离心法　交替使用低速和高速离心，利用不同强度的离心力使具有不同质量的游离型药物与蛋白质和结合型药物分离的方法。这种方法的特点是操作简单，但分离纯度不高。在这种方法中，通过对血浆等样品在一定速度下一定时间的离心后，就可得到两个部分：沉淀和上清液。通常在第一次离心时把大部分不需要的大粒子沉降去掉。这时所需的药物、蛋白等大分子物质大部分仍留在上清液中。然后将收集到的上清液以更高速度离心，这时可把所需的蛋白结合型药物沉淀下来。离心的时间要选择得当，使大部分游离型药物仍留在上清液中。如果需要对蛋白结合型药物进行纯化，还可以对于得到的沉淀和上清液进行进一步的离心，直到达到所需要的分离目的为止。

密度梯度离心法　将血浆等样品加在惰性梯度介质（常用的为浓氯化铯溶液，还可采用氯化铷、溴化铯等溶液）中进行离心沉降或沉降平衡，在一定的离心力下生物样品中蛋白结合型药物和游离型药物被分配到梯度中某些特定位置上，形成不同区带。其原理是不同的颗粒之间存在沉降系数差时，在一定的离心力作用下，颗粒各自以一定速度沉降，在密度梯度不同区域上形成区带。该方法的优点：①分离效果好，可一次获得较纯蛋白结合型药物颗粒。②适应范围广，既能像差速离心法一样分离沉降系数差的颗粒，又能分离有一定浮力且密度差的颗粒。③药物分子不会挤压变形，能保持活性，并防止已形成的区带产生对流而引起混合。④可以同时使样品中几个或全部组分分离，可以一次分离多种药物，具有很好的分辨率。而该方法的缺点是：离心时间较长；需要制备惰性梯度介质溶液；操作难不易掌握。

应用 离心法生物样品前处理主要应用于游离型药物和与蛋白质结合型药物的分离，该方法的特点是对药物的吸收较少，因其主要受药物沉积作用影响，故在分离后可进行如血浆中药物蛋白结合率的测定等后续工作。此外，该方法也可用于将药物中蛋白杂质沉淀后的杂质分离，以及通过不同的离心力获得不同亚细胞器，之后用于亚细胞器中药物浓度测定等。

（余露山）

yóulíxíng yàowù fēnxī yàngpǐn qiánchǔlǐ jìshù

游离型药物分析样品前处理技术

（free drug analysis sample preparation technology） 应用透析、超滤、离心等方法对体内游离型药物进行分离、净化、浓集、衍生化等分析前处理的技术。又叫游离型药物分析样品预处理技术。是一种药物提取富集技术。游离型药物指在人体或动物体内未与蛋白质等内源性物质结合，仍处于原状态的药物。游离型药物是发挥药效作用的关键。由于游离型药物与结合型药物在血液中始终处于动态平衡状态，要想准确测定其中的游离药物浓度，又不影响原有的平衡状态，通常是比较困难的。要想准确测定游离型药物浓度，就要对生物样品进行预处理。

药物的药理作用强度与血药浓度密切相关，血药浓度通常是指血清或血浆中药物的总浓度，是游离型药物浓度和结合型药物浓度之和。但实际上，在血液中只有未与蛋白质结合的游离药物才可以从血液自由地透过细胞膜，达到病灶部位发挥药效作用。药物与蛋白结合能减慢药物从循环血液中的消失，起到体内药物存储库的作用。药物与血浆蛋白结合是非特异性的，血浆蛋白能和多种药物结合，大多数酸性药物与血浆白蛋白结合，碱性药物除与白蛋白结合外，还与α_1-酸性糖蛋白有相当大的亲和力，药物之间亲和力大小表现为结合率大小，结合率高的可置换结合率低的药物，如有两个药物竞争血浆蛋白的同一个结合位点，将导致结合率低的药物在血液中游离药物浓度升高，药效增加，产生意外毒性，血浆蛋白结合率高的药物，即使有高的血药浓度但可以发挥作用的游离药物浓度并不高，药理作用就不一定强。由此严格地说，药物的药理作用强度与血液中游离药物浓度密切相关。

多数情况下测定血药浓度，均未将游离型药物与结合型药物分离，而是把与血浆蛋白结合的药物从血浆蛋白上解脱下来，测得的是血液中药物的总浓度。但是在一些特殊情况下，游离型药物浓度的测定是非常重要的。如某些药物的血浆蛋白结合率存在个体差异，如奎尼丁的血浆蛋白结合率范围为50%～90%，不同个体间游离浓度差可达10倍。一些病理因素也可改变药物的血浆蛋白结合率，如肝硬化患者奎尼丁的游离药物浓度几乎增加3倍。肾病患者，苯妥英钠、水杨酸、氯贝丁酯等药物的血浆蛋白结合率明显下降，游离型药物浓度增加。可见，游离药物浓度测定的临床价值明显优于总浓度测定，有助于个体化给药剂量的调整。

临床上常进行游离药物测定的包括，某些抗癫痫药、抗抑郁药和心血管药物等。因此，有关游离血药浓度检测的方法学研究，是体内药物检测分析的攻关方向。游离药物浓度测定方法有平衡透析法、超滤法、超速离心法和凝胶过滤法等。平衡透析法属标准方法，但耗时长，透析液的加入会破坏药物的蛋白结合平衡，而且还会引起血浆pH值的改变，这就会导致药物在血浆中的结合情况发生变化，进而游离药物浓度与真实值存在偏差。超滤法相对操作简单、快速、便宜，但因属非特异性结合，准确度不如前者。超速离心法的优点是克服了膜吸附效应等与透析膜有关的缺点，但该方法使用的仪器较贵，沉降、反向扩散及黏度等物理现象影响游离药物浓度准确定量，因而限制了它的应用。凝胶过滤法省时快速，可适用于高分子量的药物。

随着药动学及临床药理学的迅猛发展，又产生了一些新的测定方法，如微透析法、高效亲和色谱法、高效前沿分析等，这些新方法也将在游离药物预处理研究中有很广阔的发展前景。

（凌笑梅　刘　一）

pínghéng tòuxīfǎ qiánchǔlǐ jìshù

平衡透析法前处理技术

（equilibrium dialysis method preparation technology） 基于药物结合的平衡原理，采用半透膜将游离药物与结合药物进行分离的技术。该方法是测量药物血浆蛋白结合率及游离药物浓度最常用的方法，且经常被认为是所有测量方法的“黄金准则”。

半透膜是一种只允许离子和

小分子自由通过，而生物大分子如蛋白质等不能自由通过的膜结构。把半透膜做成袋状，袋中加入含有药物的血液、尿液等生物样品，并扎住袋口，此后浸入缓冲溶液（如磷酸盐缓冲液）中。放置达平衡后，袋外缓冲液中的药物浓度即为游离药物浓度；或将两个小容积的玻璃槽（或不锈钢槽）用半透膜隔开，一侧加入样品，另一侧加入缓冲溶液进行透析。当透析达平衡时，半透膜两侧的药物游离浓度相同。此时，采用适宜的检测方法，测定缓冲溶液一侧的药物浓度，并经换算即可以得到生物样品中的药物游离浓度。

该法具有简单、经济、受实验因素干扰小等优点，是研究药物血浆蛋白结合率的经典方法。但该法也存在一些缺点：①透析平衡时间较长。②血浆和缓冲液的pH值以及离子强度必须严格控制。③非特异性的透析设备表面对药物有吸附效应。④所需样品量较多，样品收集耗时长。对于临床患者，难以得到较多的血样，因此其使用受到一定的限制。

由于透析法中达平衡时间一般较长，因此在采用平衡透析法测量药物血浆蛋白结合率的实验设计中，需要考虑药物在37℃下的稳定性，以及在透析过程中药物是否会在样品中沉降等问题。通过平衡透析法可以研究蛋白质与药物小分子的结合位点数、结合平衡常数、作用力情况等，但是仅利用平衡透析法不能说明它们之间的具体结合部位、相互作用后蛋白质的结构变化及相互作用时的能量变化等问题，因此还需要结合光谱技术和热力学分析等方法。通过平衡透析法与多种技术的综合运用，不仅可以从宏观角度，而且还可以从微观的角度全方位的对药物小分子与蛋白质的结合进行分析，使用多个参数同时表征作用过程。

（凌笑梅　刘　一）

chāolǜfǎ qiánchǔlǐ jìshù

超滤法前处理技术（ultrafiltration method preparation technology）　以多孔性半透膜-超滤膜作为分离介质分离不同分子量的药物和杂质的膜分离技术。常作为一种*游离型药物分析样品前处理技术*被应用。在超滤法中超滤膜是超滤技术的关键，超滤膜是一种具有不对称结构的多孔膜，膜的正面有一层起分离作用的较为紧密的薄层，称为有效层，其厚度只占总厚度的几百分之一，其余部分则是孔径较大的多孔支撑层。一般来说，超滤膜的孔径在1～50nm之间，操作压力为0.1～0.5MPa。

原理　由于超滤膜上存在极小的筛孔，能将大于孔径的物质阻留在膜前面而让溶剂和小分子溶质通过。利用超滤膜的这种特性，可以分离不同分子量的药物和杂质。较普遍采用的是切向流过滤的方式，即让含有药物的样品液沿着与膜平行的方向流动，小于超滤膜孔径的小分子药物透过滤膜，被膜截留的大分子杂质物质或微粒则沿膜面流过。这种流向可以冲走容易凝集在膜面的微粒和大分子物质，有效地防止膜面的浓度极化现象。超滤膜的分离效果，与滤膜的分子量截留值相关。分子量截留值指在常温和规定的压力差下，超滤膜对某一已知分子量物质的截留率不少于90%时，把该物质的分子量值作为该膜的截留分子量。

特点　与通常的分离方法相比，超滤法不需要加热，不需要添加化学试剂，操作条件温和，没有相态变化，破坏有效成分的可能性小，能量消耗少，操作流程短等。该方法简便、快捷，从样本处理到测定结束耗时仅1～1.5h，且结果稳定、可靠，已成为游离型药物分析前处理的首选方法。同时由于所需样品量极少，尤其适合临床患者血样分析。

但此方法存在着主要缺点是存在非特异性结合，即药物与超滤膜（含有醋酸纤维素）及整体塑料装置的非特异性结合不可忽略。此外，此法还存在其他弊端：分离过程中结合平衡不稳定；对高蛋白结合率药物的游离浓度难以准确检测；结合药物在透过滤膜时会出现泄漏；超滤装置对药物具有吸附性。

应用及发展　药物超滤法前处理技术主要用于测定蛋白质-药物结合率，也常用于测定游离药物浓度。将血样放在超滤器中半透膜的一侧，然后离心分离过滤，测定超滤液中的药物浓度，即为游离药物浓度。需视被检测药物与共存干扰物质的不同分子量大小，选择适宜的超滤膜。如血液中游离药物的测定可采用分子量截留值在5万左右的超滤膜，用加压（$2kg/cm^2$）过滤法或用高速离心法将血浆或血清中游离型药物与分子量大的血浆蛋白以及与药物结合的血浆蛋白分离，从超滤液或离心液中得到的是游离型药物，然后可直接或经浓缩后测定其浓度。

通过提前将超滤膜使用5%的吐温80（针对疏水性和酸性药物）或5%的苯扎氯铵（针对碱性药物）进行处理，可以降低超滤膜对于药物的非特异性结合。另一种降低药物非特异性结合的方法是将整个超滤装置浸于预饱和的二甲硅油（经典的硅烷化试剂）悬浮液中进行硅烷化，在使用前用重蒸馏水淋洗。使用硅烷化后的玻璃器皿代替塑料管也是一种选择。不论是否对超滤膜进行前处理以降低非特异性结合，进行超滤法时都应使用非特异性结合对照组的结果修饰实验组的结果。

（凌笑梅　刘　一）

yàowù yǎnshēnghuà fēnxī jìshù

药物衍生化分析技术（derivatization techniques in pharmaceutical analysis）　通过化学反应将样品中难于分析检测的目标药物定量转化成另一易于分析检测的化合物的技术。属于药物分析前处理技术。通过对衍生化合物的分析检测可对目标药物进行定性和定量分析。易于分析检测通常是指以下三个方面：①改变了待测药物的色谱保留特性，改善了药物与其他共存物的分离度，分析检测不受干扰，如光学异构体药物衍生化后能够提高分离度。②改变了待测药物的检测特性，增加了药物对检测器的响应，如紫外标记、荧光标记、电化学标记等。③使不稳定药物生成稳定的衍生化物，改善待测物的稳定性，例如—SH 基团易氧化，酰化后能增强药物稳定性等。

试验方案　药物分析中的衍生化试验方案主要依研究的目的来设计，同时需根据药物的结构性质和检测方法的原理，以及技术设备的适应性，综合考虑设计试验方案。如当待测药物无紫外吸收不容易被紫外检测设备识别时，可以将其与具有生色团的衍生化试剂反应，生成具有紫外光吸收的药物衍生物质。再如，当应用气相色谱法测定药物时，应用化学衍生化反应可增加被测药物成分的挥发性提高检测灵敏度。在高效液相色谱法对药物进行检测时，应用化学衍生化技术进行前处理有助于色谱的分离或检测。对药物进行化学衍生化处理，其目的除了提高样品检测的灵敏度、改善样品中各种成分的分离度外，有时还需要达到易于进行结构鉴定的目的，如将药物衍生化后进行质谱、红外或核磁共振分析等。

试验要求　药物分析工作中进行药物化学衍生反应应该满足以下要求：①反应条件温和，反应迅速，可定量进行。②对样品中的某个组分只生成一种衍生物，反应副产物及过量的衍生试剂不干扰被测样品的分离和检测。③化学衍生试剂方便易得，通用性好。

应用衍生化技术对药物进行分析时，需要注意几点：①衍生化试剂必须过量且稳定，以免反应不完全，检测不准确。②药物衍生产物和衍生副产物具有良好的分离度，或仅被检测药物衍生物对检测器具有特定信号。③衍生反应快速完全，尤其是色谱分析中的柱后衍生化更需要高效率的反应。

分类　药物衍生化技术从化学反应机制和衍生化试剂的类别，可以分为药物硅烷衍生化技术、药物酰化衍生化技术、药物烷基化衍生技术、药物荧光衍生化技术、药物紫外衍生化技术、药物电化学衍生化技术、药物手性衍生化技术等。常用的衍生化试剂有烷基化试剂、硅烷化试剂、酰化试剂、荧光衍生化试剂、紫外衍生化试剂、电化学衍生化试剂、苯甲酰氯衍生化试剂、羟基衍生化试剂、手性衍生化试剂、氨基衍生化试剂。此外，还有一些其他的用于气相色谱和液相色谱的柱前衍生化试剂。

应用　衍生化技术在药物色谱分析中的应用较为广泛。例如，在气相色谱分析中，为了使一些极性大、沸点高或热稳定性差的被分析药物能以气相色谱进行分析，采用烷基化试剂、硅烷化试剂、酰化试剂等进行衍生化，将一些活泼氢进行替换，生成的衍生化产物相对于原形药物在极性、沸点和稳定性上都更有利于气相色谱分析。在高效液相色谱分析中，药物衍生化主要是为了提高其检测灵敏度，改善药物的色谱行为等。常采用紫外标记、荧光标记、电化学标记，以及手性试剂将那些本来不适合采用高效液相色谱法分析的药物通过衍生化使其能适应分析。在液-质联用分析中，药物衍生化法可间接增加被分析药物的离子化效率，同时增大分子量，改善色谱行为。此外，在生物样品的分析中，由于生物样品中药物的含有量很低达不到最低检测线，此时衍生化技术在生物体液中药物定量检测的灵敏度提高方面可发挥关键作用。有时为了使一些极性大或稳定性差的药物或代谢产物能被有效提取分离且适合分析测定，常通过衍生化的方法使其转换为极性更小、稳定性更大的衍生物。

（余露山　曾　苏）

yàowù guīwán yǎnshēnghuà jìshù

药物硅烷衍生化技术（silylation derivatization techniques in pharmaceutical analysis）　对化学结构中含有活泼氢的药物用硅烷基取代活泼氢的技术。属于药物衍生化分析技术。活泼氢通常指羟基、羧基和氨基等基团上的氢。硅烷衍生化后的药物具有更好的挥发性，利于药物的气相色谱分析。

原理　一些具有高沸点或高

熔点的药物，难以采用气相色谱直接进行分析，而这些药物通常具有羟基、羧基和氨基等基团，通过硅烷化试剂（即硅烷保护剂）取代这些活泼氢，生成新的硅烷化化合物则具有了较低的沸点或熔点。待测药物与硅烷化试剂定量反应，生成极性减弱、被测能力增强、热稳定性提高、更容易挥发的衍生物。

被衍生化药物的各极性官能团接受硅烷基的能力依次为：醇（伯>仲>叔）>酚>羧酸>胺（一级胺>二级胺）>酰胺。

试剂分类 按照试剂具有的取代基团，可以分为甲硅烷试剂、三甲基硅烷化试剂。甲硅烷化试剂主要有二甲硅烷化衍生物（DMS）、特丁基二甲硅烷基衍生物（TBDMS）、N-甲基-N-二甲硅烷基三氟乙酰胺（MTBSTFA）等，适用于类固醇类药物的衍生化。三甲基硅烷系列（TMS）是较为常用的硅烷化试剂，所生成的衍生物对热稳定，色谱系统对其吸附性小。三甲基硅烷化试剂主要有，双（三甲基硅烷基）乙酰胺（BSA）、双（三甲基硅烷基）三氟乙酰胺（BSTFA）、N-甲基三甲基硅基三氟乙酰胺（MSTFA）、三甲基氯硅烷（TMCS）等，适用于一些含羧酸类、苯二氮䓬类药物的衍生化。对硅烷化试剂的要求是反应条件温和、选择性高、快速定量完成；形成的衍生物挥发性高、稳定性高，易于气相色谱分离；试剂易得、毒性小。

应用 药物硅烷化衍生技术主要用于药物气相色谱分析及药物合成。如利用衍生化试剂BSTFA+1%TMCS对血液及唾液中海洛因进行衍生化，检出限可达1ng/ml；由6-氨基青霉烷酸合成氨苄西林时，利用三甲基氯硅烷保护羧酸上的活泼氢后水解脱去硅烷基。不仅一般药物的硅烷化衍生物可以直接进行气相色谱分析，而且不挥发性的或是在200~300℃热不稳定的药物经过硅烷化后也可以成功地进行气相色谱分析。

（余露山　曾　苏）

yàowù xiānhuà yǎnshēnghuà jìshù

药物酰化衍生化技术（acylated derivatization techniques in pharmaceutical analysis） 对化学结构中含有极性基团的药物进行酰基化结构改造的技术。属于药物衍生化分析技术。经酰化衍生化会降低该类药物的极性、提高其稳定性，使之更容易在气相色谱中被检测。

含R—OH、R—SH、R—NH_2、R_1—NH—R_2等极性基团的药物与含有羰基的酰化衍生化试剂反应，可以生成含有酰胺或酰基的衍生化产物，即为酰化。酰化衍生化的通式为：

$$R_1{-}X + R_2{-}\overset{\displaystyle O}{\overset{\|}{C}}{-}Y \longrightarrow R_2{-}\overset{\displaystyle O}{\overset{\|}{C}}{-}X{-}R_1$$

式中X为—OH、—SH、—NH_2、—NH—R_2等；Y表示—Cl、—OCOR等。酰化衍生化试剂主要有酰氯、酸酐、活性酰胺、氯甲酸酯等。酰氯的酰化速度最快，酸酐次之。长链酰化衍生物挥发性较低，而多氟代酰化不会因延长碳链而致挥发性下降。常用的多氟代酰化试剂有三氟乙酸酐（TFAA）、五氟丙酸酐（PFPA）和七氟丁酸酐（HFBA）、五氟苯甲酰氯（PFBC）等。

药物酰化衍生化技术运用较多的有药物的乙酰化、三氟乙酰化、五氟丙酰化、七氟丁酰化。药物的乙酰化方法是一种非常简便和经济的药物酰化衍生化技术。使用含氟酰化试剂以后会引入电负性很强的氟，因此，在检测该类酰化衍生化药物时可获得较高的灵敏度。使用七氟丁酸酐衍生化一些分子量较小如苯丙胺类或麻黄碱类药物时生成的衍生化产物分子量适中，适宜于气质联用仪检测。五氟丙酸酐与药物反应生成的衍生化产物，其电子轰击质谱图特性非常适于质谱检测，具有2~3个特征明显的主要碎片，而且分子量增大，也能避免许多来自基质的干扰。

此外，N-酰基咪唑类衍生化试剂的酰化能力与酸酐相当，而且其衍生化产物在酸性条件下较为稳定，因此适用于衍生化产物在酸性条件下不稳定药物的衍生化。氯甲酸酯类可用于酚类和胺类药物的酰化。

药物酰化衍生化技术受溶剂的影响较大，在用酰氯作为酰化试剂进行衍生化时通常要加入一些有机碱，用于中和反应生成的盐酸，以助衍生化反应的顺利进行。为避免酰化衍生物的水解，在含有水的介质中进行酰化衍生化时要使用过量的衍生化试剂。酰化衍生化反应过后还需除去过量试剂，否则过量试剂可能会对检测系统（如色谱柱和质谱）产生干扰，影响药物的检测。

（余露山　曾　苏）

yàowù wánjīhuà yǎnshēng jìshù

药物烷基化衍生技术（alkylated derivatization techniques in pharmaceutical analysis） 使药物活性基团上的活性氢原子与衍生化试剂中的烷基发生交换反应的技术。属于药物衍生化分析技术。制备药物烷基化衍生物，可增加被测药物的挥发性、降低极性，利于分离，改善气相色谱中不出峰或色谱峰拖尾等现象。药物烷基化衍生法技术在气相色谱法中被广泛使用。

烷基化试剂中的活性基团可与含有羟基、羧基、巯基、氨基等基团的药物反应生成烷基化衍生物（图）。

常用的烷基化试剂有重氮甲烷、五氟苄基溴、N-甲基-N-亚硝基对甲苯磺酰胺、N,N-二甲基甲酰胺二缩甲醛、三甲基苯基氢氧化铵等。

常用烷基化方法有：①重氮烷烃烷基化。常用重氮甲烷作为衍生化试剂。重氮甲烷与化合物的衍生条件温和、反应迅速、高效且无副产物。但其毒性较大，不易贮存，制备时有发生爆炸的危险。三甲硅基重氮甲烷（TMS-DM）是一种在安全性上优于重氮甲烷的试剂，但TMSDM的衍生速率及衍生化产率均低于重氮甲烷，且易形成三甲基硅的副产物。重氮烷烃烷基化常应用于羧酸、磺酸、酚等含—OH和含—NH—药物的烷基化。例如抗皮肤角化异常药维A酸的甲酯化。②烷基卤化物烷化。烷基卤化物试剂主要是一些低分子量的脂肪卤化物，如 CH_3—、C_2H_5—、n—C_3H_7—、i—C_3H_7—、苄基和取代苄基溴化物等，其中以五氟苄基溴的应用最多。烷基衍生物可通过在有机介质中反应、相转移催化反应及固相提取衍生等途径来制备。其中，相转移催化反应又称“提取烷基化”。酸性化合物以阴离子形式进入非质子化的有机相中，裸露的阴离子对烷基化试剂反应性强，易快速、高效地生成衍生物。该法常以碘甲烷、季铵盐为衍生化和相转移试剂，样品的纯化与衍生化可一步完成，是利尿剂衍生化常用的方法。例如吲达帕胺的甲基化反应。③季铵盐热解烷化。该法直接将分析物与试剂的甲醇溶液混合注入气相色谱的进样口，通过热解产生烷基化衍生物。季铵盐热解烷化的衍生效率高，但腐蚀性强，可能会损坏色谱柱。例如镇静催眠药苯巴比妥与烷基化试剂三甲基苯基氢氧化铵（TMPAH）的反应。

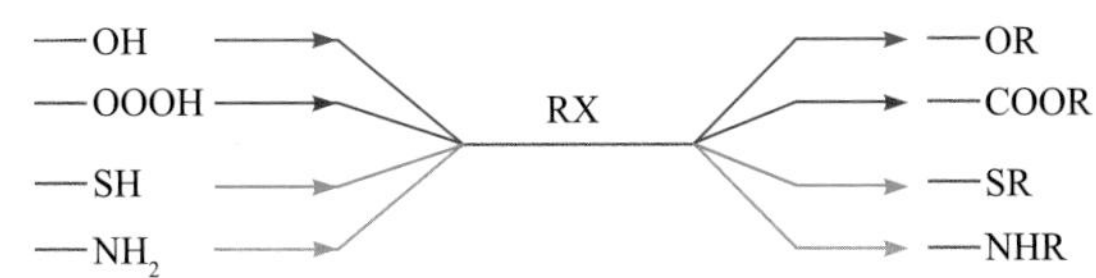

图　烷基化衍生反应

R：衍生化试剂中非活性基团部分；X：衍生化试剂中活性基团部分

（余露山　曾　苏）

yàowù zǐwài yǎnshēnghuà jìshù

药物紫外衍生化技术（ultraviolet rays derivatization techniques in pharmaceutical analysis）　用化学反应方法在药物分子中增加紫外吸收基团的结构改造技术。是一种药物衍生化分析技术。药物分析中常利用药物的紫外吸收特性进行分析，但大量氨基酸类、羧酸类、脂肪酸类及醇类等药物却因在紫外可见光谱区无吸收而不能用紫外检测。将这些待测药物进行衍生化，引入对紫外吸收有响应的结构，可提高检测的选择性和灵敏度，同时可以改善色谱行为，有利于复杂样品中药物的定性和定量分析。

在紫外区吸收弱或无紫外吸收的待测药物与带有紫外吸收基团的衍生化试剂反应，使之生成具有紫外吸收特征的衍生物，通过分析衍生物而间接测定待测药物。如对硝基苯甲酰氯可以与一些含羟基的没有紫外吸收的化合物反应生成强紫外吸收的对硝基苯甲酸酯衍生物。

紫外衍生化法主要用于高效液相色谱法，也用于紫外分光光度法；若衍生物在可见光区有吸收，也可用于比色法。

紫外衍生化实验要求：①反应迅速，产率高，重复性好，反应条件温和，易于操作。②反应的选择性高，反应具专一性，产物对紫外光具强吸收。③反应副产物及过量的衍生化试剂不干扰目标化合物的分离与测定。④衍生化试剂方便易得，毒性小，通用性好。

紫外衍生化试剂可以产生紫外吸收，含有 C ═C、C ═O、N ═N、C ═S 等生色团。当分子结构中的—NH_2、—OH、—OR、—SH、—Cl、—Br、—I 等助色基团与生色团相连，可使该生色团吸收强度增强，吸收峰向长波长方向移动。紫外衍生化试剂依据待测药物类型主要分为：①胺类药物衍生化试剂，包括酰氯类衍生化试剂（如苯甲酰氯类）、卤代烃衍生化试剂（如2,4-二硝基氟苯）和N-琥珀酰亚胺对硝基苯乙酸脂等。②氨基酸类药物衍生化试剂，包括异硫氰酸苯酯和茚三酮等。③含羟基药物衍生化试剂，包括对甲氧基苯甲酰氯和3,5-二硝基甲酰氯等酰氯类试剂。④羧酸类药物衍生化试剂，包括对氧基苯甲酰溴、对硝基苯甲酰溴等含酰溴基的化合物。⑤含羰基药物的衍生化试剂，包括2,4-二硝基苯肼和对硝基苄基羟胺等。

（余露山　曾　苏）

yàowù yíngguāng yǎnshēnghuà jìshù

药物荧光衍生化技术（fluorescence derivatization techniques in pharmaceutical analysis） 应用化学反应的原理使被检测药物分子中接连上荧光生色基团的衍生化结构改造技术。是一种药物衍生化分析技术。在药物分析工作中，对于无紫外-可见光吸收或检测灵敏度不够的药物，如脂肪酸、氨基酸、胺类、生物碱、甾体类药物等，可先与荧光衍生化试剂发生定量反应，生成具有强荧光的衍生物，进而采用荧光检测器或荧光分光光度计检测衍生物间接测定待测药物。荧光检测具有高灵敏度高选择性的特点，比紫外检测的灵敏度要高十到一千倍。如伯胺和仲胺类药物与丹磺酰氯反应生成具有强荧光的衍生化产物（图）。

图 荧光衍生化反应示意

荧光衍生化试剂一般按照待测药物具有的功能基团分类，可以分为胺、醇、酚、羰基、羧酸类药物的衍生化试剂。胺类荧光衍生化试剂主要有荧光胺、邻苯二甲醛、丹酰氯、氯化硝基苯骈氧二氮茂、芴代甲氧基酰氯、荧光素异硫氰酸酯、4-氯-7-硝基-2, 1, 3-苯骈噁二唑、16-氨喹啉基琥珀酰亚胺碳酸酯等。荧光胺可同伯胺及大多数氨基酸反应，且反应速度很快，生成的衍生物是具有强荧光强度的吡咯啉酮，而试剂本身则迅速水解为无荧光吸收的产物。因此荧光胺是较为理想的柱前衍生化试剂。邻苯二甲醛，常用于伯胺类及 α-氨基酸类药物的荧光法分析，反应中常加入硫醇作为催化剂。丹酰氯是应用最广的荧光衍生化试剂，可以与伯胺、仲胺和酚羟基类药物反应。醇和酚类药物的荧光衍生化试剂常用的有丹酰氯、氯甲酸芴甲酯、1-乙氧基-4-（二氯-三嗪）萘等。羰基类荧光衍生化试剂有5-二甲基氨基萘-1-磺酰肼，氨基类有氨基甲基芘等。羧酸类的荧光衍生试剂有 4-溴甲基-7-甲氧基香豆素、7-N-哌嗪-4-二甲氨基苯骈呋喃重氮、4-氨甲基-6, 7-二甲基香豆素等。

荧光衍生化试剂的选择需要满足一些条件：反应条件温和、选择性高、快速定量完成；形成的稳定衍生物具有强荧光、能被有机溶剂提取、易于色谱分离；试剂易得、毒性小。

（余露山 曾 苏）

yàowù diànhuàxué yǎnshēnghuà jìshù

药物电化学衍生化技术（electrochemical derivatization techniques in pharmaceutical analysis） 应用化学反应的原理将药物与电化学试剂反应，生成具有电化学活性的衍生物并能在电化学检测器上被检测的技术。是一种药物衍生化分析技术。在药物分析工作中，对具有电化学特性的药物可直接通过电化学检测器进行检测；对本身无电化学活性的药物，则可通过衍生化处理生成具有电化学活性的产物，再用电化学检测器检测。在电化学检测器上，电化学活性组分与电极材料之间存在一定的电位差，可在电极表面发生电极反应，这种电极反应强度与药物的浓度存在定量的比例关系，利用这种关系，可以通过测量电化学反应的强度来计算药物的浓度。

电极反应方程为：

$$\text{R（还原型）}\xrightarrow{\text{电极表面}}\text{O（氧化型）}+ne^-$$

电极表面的电子转移会产生电流，电流大小符合法拉第定律：

$$Q=nFN$$

式中 Q 为电极反应所需电量；n 为转移的电子数；F 为法拉第常数；N 为电化学活性组分的摩尔数。

法拉第定律对时间 t 微分，得到：

$$i=nF\frac{dN}{dt}$$

电流 i 与转移的电子数成正比，也与电化学活性药物组分的浓度 dN/dt 成正比，因此，电化学活性的衍生物可用于电化学检测。如谷氨酸与邻苯二醛反应可以制备得到具有电化学活性结构的化合物。

药物电化学衍生化分析技术一般以检测器类别分为两大类，电化学检测器分为电导检测器和伏安检测器。前者主要检测离子化合物，如有无机阴、阳离子的药物等；后者又分为极谱、安培和库仑检测器，主要用于检测具有氧化还原性质的化合物，如含有氨基、硝基的药物等。电化学衍生试剂主要分为两类：①氧化型衍生化试剂。具有芳氨基、酚羟基的化合物，如苯胺和苯酚类衍生物。②还原型衍生化试剂，即具有硝基的化合物。由于硝基的吸电子作用，具有硝基的化合物可以与一系列具有羟基、羧基、氨基或羰基的化合物反应，生成具有电化学活性的衍生物。带硝基的电化学衍生试剂见表。

电化学衍生化法技术能用于多种药物的检测，如人体血浆中的罗红霉素、大鼠肝组织中的去甲肾上腺素、鸡蛋中的磺胺类药物等，尤其在分析低浓度、无电化学活性的药物时，电化学衍生化法技术在高效液相色谱法与电化学检测器联用，提高了方法的灵敏度和选择性。例如，多数氨基酸没有电化学活性，在测定大鼠脑内重要的神经递质——谷氨酸时，与邻苯二醛和亚硫酸盐反应，生成的衍生物具有电化学活性。此外，在临床、生化、医药等领域，尤其在分析无电化学活性的低浓度样品时，该技术具有不可替代的优势。

药物电化学衍生化分析的优点有：灵敏度高，可检测至 10^{-15}mol/L；选择性好，只对具有电化学活性的物质有响应；响应速度快，电子转移可快速进行；死体积小，可小至 1μl 甚至 1nl。

（余露山　曾　苏）

yàowù shǒuxìng yǎnshēnghuà jìshù

药物手性衍生化技术（chiral derivatization techniques in pharmaceutical analysis）　应用化学反应的原理使手性药物一对对映体生成两个非对映异构体，从而能在非手性色谱中使对映体获得分离的技术。也是一种药物衍生化分析技术。

原理　当药物分子中的一个碳原子上接有 4 个不同基团时，这个碳原子被称为手性碳原子或称不对称碳原子，相应的药物称为手性药物。当分子中含有 n 个构造上不同的手性碳原子时，可产生 2^{n-1} 个对映异构体。手性碳原子连接的 4 个基团按照从大到小的排列顺序有顺时针和逆时针两种方式，使一对对映体成为互为实物与镜像或左右手的关系而不能完全重叠，它们的分子式相同，在非手性环境下理化性质相同，但旋光方向相反、数值相同，常规方法无法实现对映体间的分离。采用一种手性衍生化试剂可以使一对对映体转变为非镜像关系的非对映体（图），非对映体间不仅旋光的方向不同，旋光的数值也不同，与固定相之间的键合力如偶极-偶极、电荷转移、氢键、疏水性等均不相同，而且很多理化性质也不同，从而可以采用色谱法等加以分离和分析，因此，手性衍生化是一种间接的手性药物分离技术。

特点及条件　手性衍生化法需要高光学纯度的手性衍生化试剂，反应往往较繁琐费时。衍生化试剂及其衍生化反应需要满足一定的条件：①手性试剂及其反应产物具有化学稳定性。手性试剂具有紫外或荧光敏感结构且光学纯度高（>99.9%）。②反应条件温和、操作简便、用于含量测定时需要定量完成（90%~100%）。③手性药物对映体的化学结构中应具有易于衍生化的基团。

影响非对映体分离的因素主要有：非对映体分子的手性结构、手性中心所连接的基团和色谱系统的分离效率（包括溶质分子与

表　带硝基的电化学衍生试剂及其可反应的化合物

试剂结构式	简称	可反应的化合物
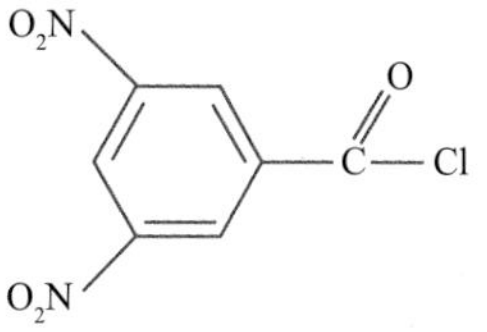 3,5-二硝基苯甲酰氯（O_2N、O_2N 取代苯环，$-C(=O)-Cl$）	DNDC	ROH，R_2NH 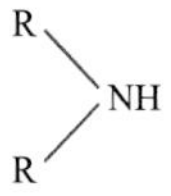
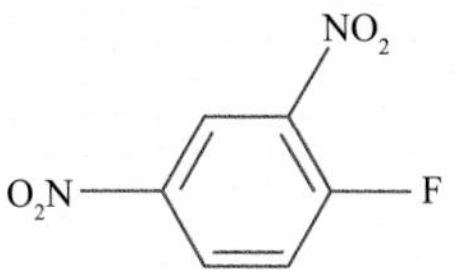 2,4-二硝基氟苯（NO_2、O_2N 取代苯环，$-F$）	DNFB	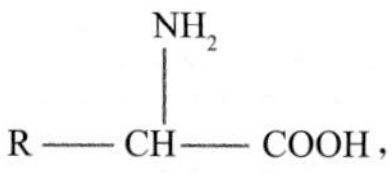 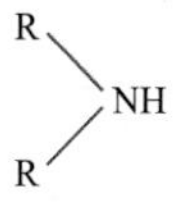 $R-CH(NH_2)-COOH$，R_2NH
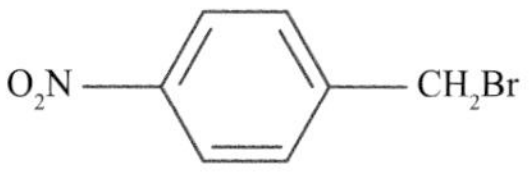 $O_2N-C_6H_4-CH_2Br$	PNBB	RCOOH
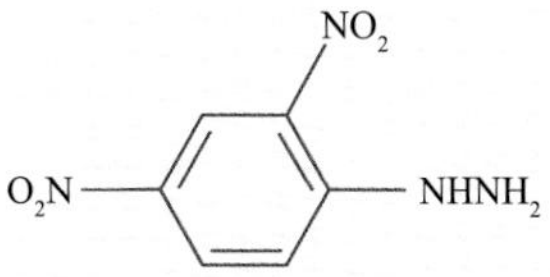 2,4-二硝基苯肼（NO_2、O_2N 取代苯环，$-NHNH_2$）	DNPH	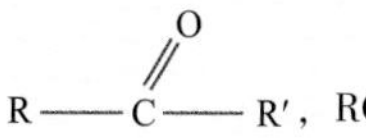 $R-C(=O)-R'$，RCHO

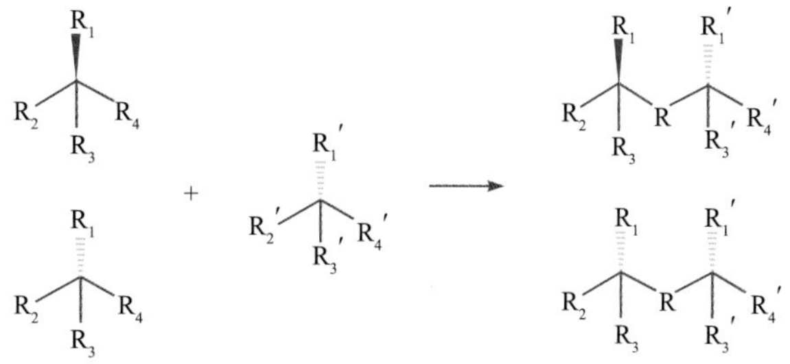

图　手性衍生化反应

固定相和流动相之间的结合力，如氢键、偶极-偶极、电荷转移和疏水性等)。反应产物间的构型差异越大，分离就越容易。通常认为生成的两个非对映异构体中，新引进的手性中心与原分子中的手性中心的距离越近，具有能形成氢键的极性基团，发生能稳定构型的分子内反应，手性中心区域有环系统或刚性结构等因素，都可以增加两者的分离度。

试剂种类和应用 按照衍生化试剂的功能基团，常用的手性衍生化试剂主要有：①羧酸衍生物类。主要包括酰氯与磺酰氯类、羧酸类和氯甲酸酯类，主要用于分离胺、N-氨基酸和羟基醇类药物。常用的试剂包括氯甲酸薄荷醇酯和1-(9-芴基)乙基氯甲酸酯(FLEC)等。②胺类。常见的手性胺试剂一般都具有苯环、萘或蒽结构，这样在起到发挥手性分离作用的同时，还能提高检测方法灵敏度。主要用于羧酸类、N-保护氨基酸。醇类药物和芳基丙酸类非甾体抗炎药、羟基丙三醇、类萜酸等手性药物的衍生化。③异硫氰酸酯和异氰酸酯类。可以与胺反应生成脲，与醇反应生成氨基甲酸酯类，反应通常在二氯甲烷、甲苯和氯仿中进行。该类衍生化试剂以苯乙基异氰酸酯(PEIC)、萘乙基异氰酸酯(NEIC)和脱氢枞酸基异氰酸酯较为常见。异硫酸酯类常用的试剂有2,3,4,6-四-O-乙酰基-β-D-吡喃葡糖糖异硫氰酸酯(GITC)和2,3,4-三-O-乙酰基-α-D-吡喃阿拉伯糖异硫氰酸酯(AITC)等。这类试剂比异氰酸酯更稳定，通常在三乙胺存在下，于乙腈、二氯甲烷和二甲基甲酰胺溶液中反应。广泛用于氨基酸及其衍生物、儿茶酚胺类、苯丙胺类、麻黄碱类、醇类、肾上腺素拮抗剂等药物的分离分析。④光学活性氨基酸类。光学纯氨基酸及其衍生物是最早采用的手性色谱试剂，在高效液相色谱法中广泛用于胺、羧酸及醇类药物，尤其是氨基酸类化合物的手性分离。⑤邻苯二醛和手性硫醇。这类试剂由邻苯二醛和各种手性硫醇组成，可用于分离氨基酸、氨基醇、胺和硫醇，衍生物通常具有强烈荧光。

（余露山 曾 苏）

yàowù shēngwù jiǎncè jìshù

药物生物检测技术

（bioassays techniques in pharmaceutical analysis） 利用药物对生物体所起的药理作用或毒理作用及其他反应来检定药品的有效性、安全性和研究药物量效关系的技术。它是以生物学的方法和药物的药理作用为基础，以生物统计为工具，运用特定的实验设计与对比检定的方法或其他方法来进行各种反应、试验和检查，包含有药物活性生物测定技术和药物毒性分析技术两大类，最终来评价药品的有效性、安全性的一门综合性实验技术。

药品生物检测技术的创立和发展经历了动物单位到对比检定、通用标准品诞生三个阶段的发展过程。对比检定已成为药典中测定许多药品效价的常规经典方法。生物测定常用效价单位的大小来表示药物效力的强弱或活性物质的含量，对比试验用的标准品都有法定的效价含义，生物标准物质分为国际生物标准品与国家生物标准品两类。药品生物检测技术与药理学、微生物学、生物学、药学、医学、生物统计学等学科都有十分密切的关系。

生物检测是人们在医药学研究中，认识事物本质的重要方法之一，可以量化生物反应；深层次的揭示药物的疗效与毒性；探索药物作用机制；更好地为许多领域的基础研究和应用研究服务。就整个检定方法来说，生物检定是在医药研究过程中必须采取的手段，且对于一些尚无替代的理化检验方法的品种也是最可靠的手段。

生物检测技术的应用除涉及药品有效性检测外，如效价测定，如抗生素微生物效价检定，以及胰岛素、硫酸鱼精蛋白、缩宫素、尿促卵泡素、黄体生成素、升压素等效价测定，均属于生物检定法。在药品安全性检查中应用更多，包括无菌试验、热原试验、细菌内毒素测定、异常毒性检查，急性全身毒性试验、过敏物质检测、刺激性试验、溶血试验、降压物质测定、微生物限度试验等。

（袁 军 王觉晓）

yàowù huóxìng shēngwù cèdìng jìshù

药物活性生物测定技术

（bioactivity techniques in pharmaceutical analysis） 利用生物体对药物作用的反应来测定药物活性的生物实验技术方法。生物体包括整体组织、离体组织、微生物、细胞等，主要被运用于测定某些采用一般理化方法无法测定效价的药品的生物活性。属于药物生物检测技术。检测的项目包括抗微生物试验、抗病毒试验、抗癌试验、抗有丝分裂试验、抗糖尿病试验、利尿活性试验、抗蠕虫活性试验、抗炎试验、免疫修饰试验、抗癫痫试验、镇痛效力试验、抗溃疡试验、放射标记生物活性试验、抗呕吐试验、酶活性检测、细胞基础受体功能试验等。

原理 利用药物的剂量和药理作用在一定范围内存在量-效关系，即剂量增大药理作用随着增强，将剂量和药理作用经过适当数学转换后，量-效关系可以转化为以药理作用强度或其函数为纵坐标、剂量或其函数为横坐标的直线关系，在一定条件下比较供试品和相当的标准品或对照品所产生的特定反应，通过等反应剂量间比例的运算，测得供试品的效价。

特点 生物测定技术其固有的特点：①生物差异性大，由于不同种类的动物对药物敏感性有量的差异，致使其在不同种类的动物身上半衰期不同，半数致死量也不同。即使在同一类动物中重复同一实验，多次给予相同剂量的统一药物，各次结果也会有所不同，生物差异总是存在的。②实验误差大，其实验结果一般不及理化检验结果准确，实验误差通常在10%～20%之间，甚至更大。③实验周期长，经济性差，生物测定与理化实验相比实验过程繁琐，试剂耗材消耗多，并且由于生物差异性的存在，造成了实验结果误差大，结果的统计和计算比较复杂。

类型 生物活性测定反应类型一般有量反应（包括为时反应）和质反应两种。量反应中，当一定剂量的药物作用于生物体时，所引起的反应是可以计量大小的，即可以用数字来表示药物与生物体反应的程度，比如器官长度的伸缩、血压的高低、器官重量的增减、抑菌圈直径的大小、凝血时间的长短等。在质反应中，当一定剂量的药物注入动物体内后，观察某一反应或反应的某一程度出现与否（只出现正、负反应两种情况，而无程度之别，如惊厥或不惊厥），所引起的反应只有质的变化，即此类反应只可定性而不能用定量的方法表示个体的反应程度。

生物测定是利用药物不同剂量引起生物体反应程度的变化进行药物效价测定的，对剂量和反应之间关系的掌握对计算效价至关重要。许多药物在很宽的剂量范围内剂量和反应之间存在着一定的规律性，并可用一定的数学公式表示。通常以剂量为横坐标、反应为纵坐标，在方格纸上画点连线，由所成的剂量-反应线形状推断剂量或反应是何种函数转换关系，直至剂量-反应线在一定范围内成直线。其斜率越大，表明反应对剂量变化越敏感，实验结果越精密可靠。

为得到直线型的剂量-反应关系图，通常采用三种函数转换方式：①对数剂量与反应成直线关系。在一定剂量范围内，很多量反应与剂量的关系是一条先锐后钝的曲线，此时将剂量转换为对数剂量，与引起的反应程度间可得出直线关系，这是因为这个范围内按等幅变化的反应往往与等倍增长的剂量呈直线关系，属于这一类的有子宫增重法、抗生素效价测定法等。②对数剂量与对数反应呈直线关系。大部分“时”反应中，剂量-反应曲线为先钝后锐的曲线，将剂量和反应均转换为对数后，曲线转化为直线，例如肝素家兔全血法等。③将反应值转换为平方根或立方根，或者转换为倒数等方式也可使剂量-反应曲线转换为直线，例如促皮质素小鼠胸腺法等。

（袁　军　曾　实）

kàngwēishēngwù shìyàn

抗微生物试验（anti-microbial assays） 应用微生物学、统计学原理和方法测定药物对微生物生长、繁殖的抑制能力的试验。属药物活性生物测定技术之一。最低抑菌浓度（minimum inhibitory concentration，MIC）是药物抗微生物活性定量测定的重要指标，即指能够发挥抑菌作用的最低药物浓度。

抗微生物试验测定最低抑菌浓度常用的方法有纸片扩散法、稀释法和E试验三类，稀释法又分为肉汤稀释法和琼脂稀释法。

扩散法药敏试验 又称纸片扩散法（K-B法）、琼脂扩散法药敏试验，药敏纸片直径一般为6mm，质量应符合试验要求。将用于测试的相应菌液稀释到规定浓度，涂布于琼脂平板，待平板上的水分被琼脂完全吸收后再贴纸片。取纸片贴在琼脂平板表面，贴上后不可再拿起，贴好纸片后将平板按规定条件培养后测量抑菌圈，可得出测试菌株对药物的敏感性。典型的纸片试验结果如图1。

根据同样的琼脂扩散原理，将纸片替换成牛津杯（内径6mm、外径8mm、高10mm的圆形金属小管，管的两端要光滑，也可用玻璃管、瓷管）或直接打孔，然后加入药物溶液进行试验，也会出现类似的抑菌圈。

稀释法药敏试验 包括肉汤稀释法和琼脂稀释法。肉汤稀释法的药物贮存液浓度不应低于1000μg/ml（如1280μg/ml）或10倍于最高测定浓度，溶解度低的抗菌药物可稍低于上述浓度。稀

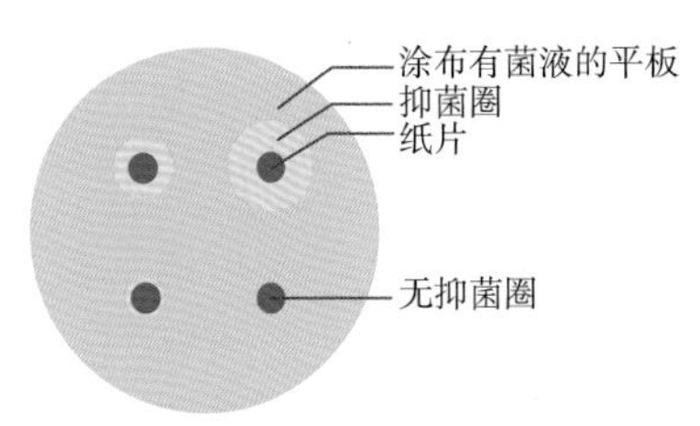

图1　典型的纸片试验结果

释试验步骤一般：置培养箱中于37℃或其他规定温度培养一定时间后，以肉眼观察，药物最低浓度管无菌生长者，即为药品对受试菌的最低抑菌浓度。也可采用微量反应板进行微量肉汤稀释，并用酶标仪在波长600nm处测定吸光度，通过与阴性和阳性对照进行比较得出最低抑菌浓度。

琼脂稀释法是将不同浓度药物分别加入琼脂培养基中，混匀后倾倒制备平板，以多点接种器吸取制备好的菌液接种于琼脂平板表面，接种后按规定条件培养，观察结果。能抑制微生物生长的平板所对应的最低药物浓度即为MIC。如果出现有2个以上菌落生长于含药浓度高于终点水平的琼脂平板上，或低浓度药物琼脂平板上不长而高浓度药物琼脂平板上生长现象，则要检查培养物纯度，或进行重复试验。琼脂稀释法的原理与肉汤稀释法类似，但是需要预制大量的琼脂平板，工作量较大。

浓度梯度琼脂扩散试验 即E试验，其原理基本同扩散法，浓度呈连续梯度的抗菌药物从塑料试条中向琼脂中扩散，在试条周围抑菌浓度范围内受试菌的生长被抑制，从而形成透明的抑菌圈。E试验综合了稀释法和扩散法的原理和特点，同时还弥补了二者的一些不足，可以像稀释法一样直接定量测出抗菌药物对受试菌的最低抑菌浓度。培养基、菌液制备和接种同纸片扩散法。贴E试验条时刻度面朝上，不得贴反，一旦接触琼脂后不得再移动。培养条件同纸片扩散法。围绕试条可形成一个椭圆形的抑菌圈，在抑菌圈和试条的横切相交处试条上的读数刻度即是测定抗菌药物对受试菌的最低抑菌浓度（图2）。

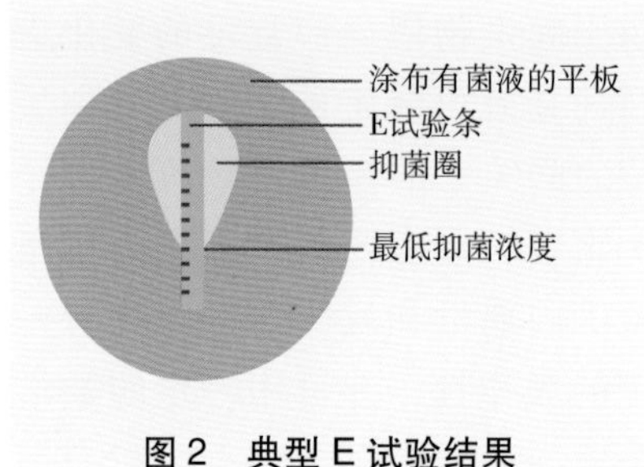

图2 典型E试验结果

（袁 军 秦 力）

kàngbìngdú shìyàn

抗病毒试验（anti-viral assays）

通过药物抑制病毒复制酶的作用，测试其在感染细胞或动物体内抑制病毒复制或繁殖的能力的试验。是评价抗病毒药物活性的试验技术，属于药物活性生物测定技术。抗病毒试验常用的方法有细胞病变法、染料吸收法两类；染料吸收法包括MTT染色法、中性红染色法和蚀斑减少法。

细胞病变法 以致细胞病变效应（cytopathic effect，CPE）为指标，对药物抑制病毒增殖的效果进行测定与评价的方法。致细胞病变效应是指病毒在宿主细胞内大量增殖，导致细胞病变甚至死亡的现象。即在体外组织细胞培养时，溶细胞病毒在易感细胞内大量复制增殖导致细胞死亡，或使细胞出现变圆、脱落、聚集等现象。一般以加号表示细胞病变程度，细胞病变<25%为+，细胞病变25%～50%为++，细胞病变50%～75%为+++，细胞病变>75%为++++。

染料吸收法 利用在药物作用下被病毒感染细胞与未被病毒感染细胞对染色反应的差异来进行的抗病毒检测试验。染料吸收法依据细胞染料的不同分为MTT染色法、中性红染色法和蚀斑减少法等。

四甲基偶氮唑盐（MTT）染色法 利用MTT能够对活细胞染色的原理测试药物的抗病毒能力的试验。MTT可被活细胞线粒体中的琥珀酸脱氢酶还原成紫色不溶性结晶颗粒并沉积在细胞内或细胞周围，而死细胞则无此功能，用二甲基亚砜（DMSO）或酸化异丙醇能溶解细胞中的紫色不溶性结晶物，测定波长570nm处的吸光度值，可间接反映活细胞数量。在一定细胞数范围内，MTT结晶物形成量与细胞数成正比。MTT法与CPE法比较，能以波长570nm处的吸光度值变化反映药物对病毒的抑制程度，实验结果便于统计学处理。

中性红染色法 利用中性红对活细胞染色来对药物的抗病毒效力进行测试的方法。弱阳离子染料中性红能够被活细胞吸收，并与胞质中的阴离子结合而滞留于活细胞中，并不被细胞洗涤液洗脱，渗入活细胞的中性红量与活细胞数量成正比。将药物作用于被病毒感染的细胞，经过培养后用中性红染色，可测定活细胞的数量。中性红摄取率直接影响波长570nm处的吸光度值并反映活细胞的数量，与细胞增殖的程度成正比，再按改良寇氏法计算50%抑制浓度（half maximal inhibitory concentration，IC_{50}），50%抑制浓度即凋亡细胞与全部细胞数之比等于50%时所对应的药物浓度，可反映药物对病毒的抑制程度。

蚀斑减少法 通过计算添加药物的培养基上形成的蚀斑减少率，来测试药物的抗病毒活性。蚀斑指未被染色的空斑，其形成过程是，将病毒接种于单层培养细胞，数天后固定细胞并染色，

因病毒感染而导致病变的细胞不被染色，形成蚀斑即空斑。利用蚀斑的形成，以接种病毒后，在未添加试验药物的培养基上形成的蚀斑数为100%对照。药物处理后，蚀斑数减少，表示病毒复制受到抑制，子代病毒颗粒产生减少，理论上一个蚀斑代表一个有感染性病毒颗粒，因此蚀斑降低法是一种定量测定法。通常用于对照的蚀斑数为50~100个，超过该范围，药物的感受性即降低，且会影响实验结果。蚀斑降低法定量准确，结果可靠，用一系列药物浓度，可得到剂量反应曲线，适用于不同药物抑制强度的比较。

（袁　军　秦　力）

kàng'ái shìyàn

抗癌试验（anti-cancer assays）

对药物是否具有抗癌活性和效力大小的测试分析。属于药物活性生物测定技术。包括探索受试药物的抗癌作用机制、作用强度以及对不同类型肿瘤的敏感性等，为药物安全性评价以及临床用药给药方案等提供科学依据。药物的抗癌试验是运用生物测定技术来测试药物的活性，通常分为体外筛选和体内试验两大类。

体外抗肿瘤试验　主要用于筛选候选药物，初步了解受试物的作用机制、敏感肿瘤类型和作用强度，为随后进行的体内试验提供参考依据。方法为在体外培养的人不同类型肿瘤细胞系中加入不同浓度的受试物，采用磺酰罗丹明染色法（SRB法）、四氮唑盐还原法（MTT法）、集落形成法、锥虫蓝染色法等方法进行检测，计算受试物的半数抑制浓度（IC_{50}），并与阳性对照药进行比较，预测受试物的作用强度和对不同类型肿瘤细胞的敏感性。一般选用12种人癌细胞系进行试验。试验时需设阳性和阴性对照组并要做重复试验。

体内抗肿瘤试验　体内试验用于进一步考察受试物对特定类型肿瘤细胞的杀伤或抑制作用，探索受试物产生药效作用的给药剂量、途径、频率和周期等。体内试验通常采用动物肿瘤移植模型和人癌异体移植模型。由于动物肿瘤移植模型与临床疗效之间的相关性不强，仅可用于候选化合物的初步筛选。通常情况下，以人癌异体移植模型试验结果来评价药物的有效性。人癌异体移植模型试验通常在无胸腺鼠或联合免疫缺陷小鼠体内移植人癌细胞系，观察受试物对肿瘤生长的抑制作用。肿瘤移植部位主要在皮下，也包括原位和腹腔等。通常待移植肿瘤生长至少达$100mm^3$后，再将动物随机分组给药。一般包括高、中、低3个剂量的给药组、阳性对照组和阴性对照组。每组至少6只动物。检测指标使用测量瘤径的方法，动态观察受试物的抗肿瘤效应。肿瘤直径的测量次数根据移植瘤的生长情况而定，一般为每周2~3次。在试验中还应观测与药物安全性有关的指标，如动物体重增长和死亡率，将治疗组的数据与阳性对照组进行比较。针对人癌异体移植瘤模型，常采用相对肿瘤增殖率［T/C（%），T为实验组动物肿瘤的平均体积；C为对照组动物肿瘤的平均体积］作为试验评价指标。一般评价标准是：T/C（%）>40%为无效；T/C（%）≤40%，并经统计学处理$P<0.05$为有效。

（袁　军　荣祖元）

kàngyǒusīfēnliè shìyàn

抗有丝分裂试验（antimitotic assays）

评价物理因素或生化试剂对细胞正常有丝分裂功能造成何种程度影响的试验。属于药物活性生物测定技术。

有丝分裂（mitosis）又称间接分裂，是真核细胞分裂产生体细胞的过程，其特点是有纺锤体染色体出现。有丝分裂的重要参与者是微管，它也是细胞骨架的主要组成部分。微管具有聚合和解聚的动力学特性，它在细胞分裂前期聚合成为纺锤体，而纺锤体在有丝分裂中牵引染色体向两极移动进入两个子细胞中，向两个子细胞平均分配染色体后完成细胞增殖，这种分裂方式普遍见于高等动植物。药物抗有丝分裂实验是在有药物参与的情况下，使用物理因素或生化试剂进行体外细胞试验，评价在药物的作用下这些理化因素是否能将细胞阻滞在有丝分裂期的不同阶段而直接或间接地杀伤靶细胞。

抗有丝分裂试验通常是检测分裂中的细胞数量或者细胞群体发生的变化来判断药物是否具有抗有丝分裂的作用。细胞增殖检测主要分为五类。

DNA合成检测　应用较多的细胞增殖标记物为5-溴脱氧尿嘧啶核苷。当细胞处于DNA合成期，就会有5-溴脱氧尿嘧啶核苷掺入新合成的DNA中，在胞核的DNA中长期存留，掺入DNA的5-溴脱氧尿嘧啶核苷可通过抗5-溴脱氧尿嘧啶核苷单克隆抗体在组织切片或细胞玻片上显示出来。利用这种特性可检测细胞的有丝分裂是否正常。

代谢活性检测　在细胞增殖过程中脱氢酶的活性会增加，因此其底物四唑盐或阿尔玛蓝在代谢活跃的细胞环境中会逐渐减少，形成能够改变培养基颜色的甲臜染料，可以通过分光光度计和酶标仪来读取含染料培养基的吸光度，从而衡量细胞的代谢活性，检测细胞增殖的情况。

活细胞数量 细胞计数法是用来计数细胞悬液中细胞数量的一种方法，一般利用计数板（血细胞计数板）进行即可用于分离（散）细胞培养接种前计数所制备的细胞悬液中的细胞数量，也可用于对培养物的细胞数量进行计数。细胞直接计数法操作繁琐费时，所需细胞量较多，故不推荐使用。

增殖标记检测 有些抗原只存在于增殖细胞中，而非增殖细胞缺乏这些抗原，因此可以通过特异性的单抗来对细胞增殖进行检测，包括增殖细胞核抗原、拓扑异构酶ⅡB，以及磷酸化组蛋白H3等。

ATP检测 利用荧光素酶及其底物荧光素的ATP检测以生物发光为基础，能够提供非常灵敏的结果。如果有ATP存在荧光素酶就会发光，而且其发光强度与ATP浓度成正比，用能读取发光信号的光度计和酶标仪都可以方便的进行检测。

（袁　军　曾　实）

kàngtángniàobìng shìyàn

抗糖尿病试验（anti-diabetes activity assays）

评价药物对糖尿病模型动物的症状减轻或指标降低影响的试验。属于药物活性生物测定技术。糖尿病一种多病因的代谢疾病，由于胰岛素绝对或者相对不足而引起，以高血糖为特征，伴有脂肪、蛋白质等代谢紊乱。该试验属实验动物药物有效性试验，试验时，首先要建立具有典型糖尿病症状指标的糖尿病动物模型，然后给予该模型动物糖尿病治疗药物，再观测症状减轻情况及各项指标下降数据，并与阳性或阴性对照组进行比较，依此对药物的抗糖尿病药效做出评价。

动物模型 在药物抗糖尿病有效性试验中，关键是动物模型的建立和使用。常用的糖尿病动物模型有实验性糖尿病动物模型、自发性糖尿病模型、转基因糖尿病模型。

实验性糖尿病动物模型 用各种方法损伤胰脏或者胰岛β细胞导致胰岛素缺乏，或者用各种拮抗剂抗胰岛素的作用，结果均可引起实验性糖尿病或者实验性高血糖。包括：①胰腺切除性糖尿病模型，即切除大鼠或犬的75%~90%的胰脏，造成急性全胰岛素缺乏，引起高血糖。②化学性糖尿病模型，即给动物注射四氧嘧啶、链脲佐菌素等化学试剂，选择性破坏胰岛B细胞，引起不同程度的糖尿病；此外还有免疫性和病毒性等动物糖尿病模型。

自发性糖尿病模型 动物未经任何人工处置，在自然的情况下发生糖尿病的模型，该模型多数采用具有自发糖尿病倾向的近交系纯种动物，一类为缺乏胰岛素，起病快、症状明显，并伴有酮症酸中毒，即Ⅰ型糖尿病，如BB大鼠、NOD小鼠等；一类为Ⅱ型糖尿病发病原因尚不清楚，临床症状主要为代谢失调、胰岛素抵抗及胰岛素相对不足。有嗜沙肥鼠、中国地鼠、GK大鼠。

转基因糖尿病模型 包括MKR小鼠模型、MODY3模型等。

诱发并发症 糖尿病动物的并发症在糖尿病程后期都会发生，尤以肾病多见。但在糖尿病动物群体中，并发症出现的早晚及轻重程度，差异很大。因此试验中常利用特定条件诱发某种并发症进行药物抗糖尿病药效评价。常用的有：①糖尿病神经病变，以链脲佐菌素诱发大鼠高血糖，继而并发神经病变。②糖性白内障，SD大鼠，用30%~50%半乳糖饲料喂养，用眼科裂隙灯观察晶体浑浊度，试验结束测定晶体的半乳糖醇、谷胱甘肽、肌醇等指标。③糖尿病肾病模型，可采用化学物质诱发糖尿病早期肾病及高糖饲料诱发SHR/R-cp大鼠肾病。

（袁　军　荣祖元）

lìniào huóxìng shìyàn

利尿活性试验（diuretic activity assays）

药物促进尿液生成效果的评价试验。即检测药物通过不同作用机制和作用部位影响肾脏尿液生成促进电解质和水的排出的试验。属于药物活性生物测定技术。利尿活性试验分为体内试验和性体外试验两大类。

利尿活性体内试验 利尿活性体内试验又分为两种方式，代谢笼试验法和直接收集法。

利尿活性代谢笼试验法 用代谢笼收集小动物尿液数小时，如大鼠及小鼠。试验环境如气温及湿度对结果影响较大，需要控制，且用大鼠和小鼠的方法也有所不同。①大鼠代谢笼利尿活性试验法：选取尿量稳定的雄性大鼠，于试验前18h禁食不禁水，仿阿斯顿（Aston）利尿筛选法，用药前按体重灌注去离子水，使实验动物体内水平衡。收集2h尿液，凡尿量超过40%水负荷者，可继续进行正式试验。对照组大鼠灌以1%盐水，试验组灌注含有药物的等量盐水。每只代谢笼放置大鼠1~3只，每小时收集尿液1次，连续观察5~6h。统计比较每组动物一定时间内的尿量，或其中含有的钠、钾、氯离子量。②小鼠代谢笼利尿活性试验法：小鼠禁食1夜，每鼠腹腔注入生理盐水作为水负荷，药物采用皮下注射，对照组用等量生理盐水代替药液。以滤纸收集尿液，滤纸增重表示尿量，滤纸上的尿液可用无离子水洗出进行钠、钾等离子定量分析。小鼠法法简便易行，但不及大鼠代谢笼法精确。进行利尿活性试验前的动物筛选主要采用 Aston 和 Kau 两种方法。Aston 适用于大样本、单指标、周期短的试验。Kau 适合小样本、多指标（尿量、尿渗透压、尿 Na^+、尿 K^+4 个指标）、试验周期长（3 周）的大鼠利尿筛选方法，且要求纯系实验动物。此外还有一种适合中药利尿活性试验的家兔筛选方法。

利尿活性直接收集法 直接从输尿管或膀胱收集尿液的方法。该法适用于较大的动物，如猫、狗或兔等。该试验可在较短的时间内完成，受外界的影响也较小。常用麻醉犬或猫的输尿管集尿试验法，取犬或猫，静脉麻醉后用温水灌胃作为水负荷，或自股静脉插管，恒速静脉滴任氏液，使尿量保持稳定。然后从输尿管插入导管固定，进行输尿管集尿。该试验是在麻醉下进行的，麻醉药可能对尿液形成有一定影响。若要避免这种影响，可预先将动物的输尿管移植并开口于腹壁或行膀胱造瘘术，待 2 周后切口愈合，将其固定于特制的站架上，在清醒的状态下进行尿液收集。但是这种试验相对较复杂，较少采用。

利尿活性体外试验 利尿活性体外试验主要有两种：碳酸酐酶体外活性抑制测定法和肾细胞膜片钳法。

酶活性抑制法 即碳酸酐酶（carbonic anhydrase，CA）体外活性抑制测定法。碳酸酐酶可催化可逆的 CO_2 发生水化或羟基化反应形成 H_2CO_3，H_2CO_3 在非酶作用下分解为 HCO_3^- 和 H^+。因此，抑制碳酸酐酶的活性大小可以作为评价利尿作用的一个指标。

肾细胞膜片钳法 膜片钳技术可以用于培养的肾细胞、急性分离的肾细胞或用于分离的灌注的肾小管细胞。在离体灌注的肾小管中，由于膜片钳技术是一种能够记录膜结构中单一的离子通道蛋白质的开放和关闭的技术，即是测量单通道离子电流和电导的技术，所以可求得抑制离子通道的药物浓度反应曲线。

（袁　军　王红平）

kàngrúchóng huóxìng shìyàn

抗蠕虫活性试验（anthelmintic activity assays） 药物驱除或杀灭体内寄生蠕虫效力的测试试验。属于*药物活性生物测定技术*。广义上的蠕虫，包括线形动物、扁形动物及棘头动物。从对人体的寄生关系看，以线虫、吸虫和绦虫为主，其次是棘头虫。常见的蠕虫病有日本血吸虫病、并殖吸虫病、华支睾吸虫病、姜片虫病、丝虫病、钩虫病、蛔虫病、蛲虫病、旋毛虫病、肠绦虫病、囊尾蚴病、棘球蚴病、蠕虫蚴移行症。

分类 抗蠕虫活性试验分体内和体外试验。

抗蠕虫活性体内试验 首先将虫源直接接种或通过媒介接种于实验动物体内，选择适当的时间段进行药物治疗，治疗过程中及结束后进行检查和评价。虫源，可来源于自然感染的动物、患者或人工诱发感染的阳性动物，采集其感染性幼虫、原头节或虫卵接种动物。实验动物常用大鼠、小鼠、兔、狗、猫、猴、猪、鸡等。抗丝虫活性需先使螨或蚊等传播媒介感染虫源，再由感染后的虫媒接种于实验动物（棉鼠、沙鼠）。抗蠕虫活性药物筛选可分为初筛和复筛，初筛为定性评价，确定药物有无活性及作用强度，寻找最大耐受量、推测有效剂量，一般观察指标为：实验动物体内、粪便或分泌物中有无虫体、虫卵及大概数量，虫体外观形态、活力等并进行分级评定。复筛为定量试验，需定量感染、确定有效剂量、并设立（不用药的和/或已知有效类型药的）对照组。一般观察指标有虫数、虫卵数，计算减虫率、减卵率或者治愈率、虫卵转阴率、驱虫有效率等，抗包虫活性试验采用的观察指标为平均囊重，可用囊重抑制率评价药效。此外，还应根据蠕虫在宿主体内不同的发育阶段和寄生部位有针对性地选择治疗时间和剂量，如旋毛虫的成虫和幼虫寄生在同一宿主体内，但成虫寄生于小肠，幼虫寄生于横纹肌，故应在动物感染后的不同阶段进行治疗，以期观察药物对肠道内脱囊期幼虫、肠道内成虫期、移行期幼虫和成囊期幼虫的疗效。

抗蠕虫活性体外试验 采集幼虫或成虫，在无菌条件下选择适宜的培养液，在培养瓶或培养皿中 37℃ 恒温培养，待培养的虫稳定后将受试药物加入培养液中，进行观察评价。旋毛虫幼虫可采用 24 孔板，置于含 5% CO_2、95% 相对湿度的 37℃ 孵箱培养。体外试验有一定局限性，不宜用于筛选药物，主要用于了解药物对虫体的直接作用。

方法 试验中常用的检查方法：肉眼、解剖镜或显微镜下直接观察虫体、虫卵等，取血液或腹腔液等涂片、固定、染色观察，刮取组织压片观察，取虫体进行组织化学染色观察，取相关脏器或组织作组织病理学观察，等。此外，扫描电镜和投射电镜的应用可更加清楚地观察虫体表面结构和虫体内超微结构。基因组学、蛋白质组学等新技术的应用也有助于更快更多的发现抗蠕虫活性的新靶点。

（袁　军　王红平）

kàngyán shìyàn

抗炎试验（anti-inflammatory assays）　对药物治疗炎症的效力进行的测试的一种方法。属于药物活性生物测定技术。即用某些化学致炎物质、感染性因子和物理刺激方法，在动物体内局部或全身造成炎症病理模型，再给予动物抗炎药物，观察和检测炎症减轻或指标下降情况，并与阳性或阴性对照组进行比较，依此评价药物的抗炎活性。炎症表现为红、肿、热、痛和功能障碍，是临床常见症状之一，过程极为复杂，要复制理想的炎症模型较为困难。在评价药物抗炎活性效力和筛选抗炎药物中，根据炎症发病原因将抗炎试验方法分为三大类：非特异性炎症模型试验、感染性炎症模型试验和免疫性炎症模型试验。

非特异性炎症模型试验　非特异性炎症反应通常分为3个不同时期的病理表现阶段，分别是以局部血管扩张及毛细血管通透性增加为特征的急性炎症阶段；以白细胞及巨噬细胞浸润为特征的亚急性阶段；以组织变性和纤维化为特征的慢性增殖阶段。

急性和亚急性非特异性炎症模型试验　通过急性和亚急性非特异性炎症模型来测试药物的抗炎活性。试验模型包括小鼠耳肿胀、大鼠足肿胀、大鼠胸膜炎、大鼠气囊滑膜炎、尿酸盐诱导的滑膜炎、紫外线诱导的豚鼠红斑、毛细血管通透性增高模型、大鼠肠系膜小静脉白细胞粘连抑制模型、家兔急性结膜炎和家兔实验性中耳炎等数十种模型。其中小鼠耳肿胀和大鼠足肿胀最为常用，操作简单，适合抗炎药物常规筛选，但大鼠足肿胀不适合对5-羟色胺有拮抗作用的受试药物，因大鼠足跖部有丰富的易释放的5-羟色胺，该类药物可获得片面的抗炎阳性结果；尿酸盐诱导的滑膜炎、紫外线诱导的豚鼠红斑和家兔急性结膜炎模型，均采用积分法评价，具有一定的主观性；大鼠气囊滑膜炎模型的病理变化与人类急性关节腔滑膜炎相似，相对大鼠胸膜炎具有更多优点。

慢性非特异性炎症模型试验　通过慢性非特异性炎症模型来测试药物的抗炎活性。本法系应用巴豆油、棉球、海绵、玻璃棒、纸片等埋入/注入动物局部皮下，产生与临床某些炎症后期病理变化相似的肉芽增生，可作为筛选抑制炎症增殖期药物的模型。包括大鼠巴豆油气囊法、棉球植入法、海绵植入法、玻璃棒肉芽肿法和纸片法。

感染性炎症模型试验　通过感染炎症模型来测试药物抗炎活性的试验。感染性炎症主要由细菌感染、病毒感染以及支原体等感染造成，多见有各种常见细菌和流行性感冒病毒导致的肺炎，建立模型时实验动物可选用大鼠或小鼠。感染性炎症模型包括细菌脂多糖诱导的子宫内膜细胞炎症模型、以耐甲氧西林金黄色葡萄球菌建立的小鼠急性细菌性鼻及鼻窦炎模型、大肠杆菌所致大鼠腹膜炎模型、大鼠生殖道炎症动物模型及大肠杆菌内毒素所致家兔全身炎症模型。

免疫性炎症模型试验　通过免疫性炎症模型来测试药物的抗炎活性。这类的抗炎试验也分成许多类型，主要区别是免疫性炎症的模型不同。

免疫性关节炎模型　包括佐剂型关节炎模型、Ⅱ型胶原诱导的关节炎、抗原性关节炎、链球菌细胞壁诱导的关节炎、降植烷诱导的关节炎、胶原抗体诱导的关节炎、6-磷酸葡萄糖异构酶诱导的关节炎、软骨寡聚基质蛋白诱导的关节炎、蛋白多糖诱导的关节炎、IB2重组体诱导的关节炎和与关节炎细胞因子及其受体相关的其他小鼠模型等数十种模型。其中佐剂型关节炎模型、Ⅱ型胶原诱导的关节炎、抗原性关节炎和链球菌细胞壁诱导的关节炎是传统应用最为广泛的4种模型，由非特异性的免疫偏差、定向软骨自身免疫和大量外源性或传染性的物质3种触发因子诱发，链球菌细胞壁诱导的关节炎对非甾体类抗炎药、环磷酰胺、甲氨蝶呤和糖皮质激素有反应，但对金制剂和青霉胺的反应差。降植烷诱导的关节炎模型表现出对称性炎症、慢性反复发作及进行性加重、细胞浸润、软骨和骨破坏等特点，在血清中促炎细胞因子和自身抗体（如类风湿因子）的表达方面，与人类风湿关节炎非常相似，是研究人类风湿关节炎理想的动物模型之一。

骨关节炎模型　骨关节炎是以关节软骨退变、关节缘骨质增生为主要改变的疾病，分继发性和原发性，故骨关节炎动物模型分为两大类：一类为诱发模型，即通过各种操作方法如关节制动、手术、关节内注射物质等诱导骨关节炎产生，包括犬十字韧带横切模型、Hulth模型、选择性切断臀肌法、关节刻痕模型、木瓜凝乳蛋白酶诱导的软骨降解模型和破坏关节血液循环模型等；另一类为自发模型，即未经过任何有意识的人工处置，在自然情况下所发生的，或者由于基因突变的异常表现通过遗传育种保留下来的骨关节炎动物模型，如C57黑鼠、STR/ort小鼠等；除以上两类模型外，还有一种模拟骨关节炎模型的方法，即关节软骨细胞体外培养。

其他免疫性炎症模型 包括实验性自身免疫性甲状腺炎模型、柯萨奇病毒 B_3 诱导心肌炎模型、实验性变态反应性脑脊髓炎模型、自身免疫性眼色素层炎模型、鼠免疫性胸膜炎和大鼠免疫性气囊滑膜炎。

总之，诱发性炎症反应的实验动物模型方法很多，各有其优缺点，在进行抗炎药物的活性试验检测时，须根据具体需要选择上述模型中病理机制相符合的模型，并可进行适当的改良。

（袁 军 赵 璐）

miǎnyì xiūshì shìyàn

免疫修饰试验（immunomodulating assays） 应用免疫修饰原理和技术对药物的有效性进行测试与评价。属于一种*药物活性生物测定技术*。免疫修饰指利用免疫修饰剂对目标蛋白进行修饰，达到调节体液免疫与细胞免疫的平衡，促进早期特异性抗体的产生，提高抗体滴度和延缓抗体在体内的分解，调节抗原引起的免疫反应类型，诱生抗体的类别和亚类，刺激各种细胞因子的产生，增强黏膜免疫，抗肿瘤和肿瘤治疗等作用的一种非药理学免疫调节技术。体外免疫修饰试验基本方法包括，细胞培养，分离纯化目的细胞，置于特定条件下培养；使用生物相容聚合物包裹细胞，向细胞悬浮液中加入不同浓度的生物相容性的聚合物溶液，反应一定时间后，用缓冲液清洗细胞，然后继续培养；观察细胞性状变化。比较免疫修饰后的细胞与空白对照组细胞的体外生物学活性及免疫学特性的区别。

免疫修饰按其作用特点可以分为免疫调节、免疫增强、变免疫抑制等类型。①免疫调节泛指调节、增强和恢复机体免疫功能。免疫调节剂机制是激活单核巨噬细胞和自然杀伤细胞；促进T淋巴细胞增殖分化；改变T细胞亚群的比例、促进且影响其他免疫活性细胞的增殖、分化和免疫球蛋白的产生；促进B淋巴细胞增殖、分化和免疫球蛋白的产生；保护或重建因化疗和放疗损伤的骨髓造血干细胞等。免疫调节剂主要分为重组细胞因子及其他免疫系统产物、生物制剂、化学合成制剂、单克隆抗体及其交联物、过继免疫细胞、中草药及中药制剂、褪黑素、乳铁蛋白、防卫素、一氧化氮等类型。②免疫增强是先于抗原或与抗原同时注射免疫佐剂于动物体内，能非特异性地改变或增强机体对该抗原的特异性免疫应答。免疫佐剂又称非特异性免疫增生剂，其本身不具抗原性，但同抗原一起或预先注射到机体内能增强免疫原性或改变免疫反应类型，其免疫调节机制与机体的免疫应答过程相一致：首先激活抗原提呈细胞，进行外来抗原的摄取、处理和提呈，然后进一步活化T细胞和B细胞，通过细胞因子网络的精细调节，进行细胞免疫应答和抗体反应。免疫佐剂包括矿物质佐剂、乳化的水/油佐剂和植物油佐剂以及Ribi型油/水佐剂（一种佐剂含分枝杆菌细胞壁骨架、单磷酰脂A和角鲨烷）、脂肪族含氮碱类佐剂、非离子编组聚合物表面活性剂、含脂类物质、惰性载体和生物降解聚合微球、细菌成分衍生物、宿主内源物质、中草药、化学药品、疫苗保护与免疫增强复合剂等，可将以上类型的佐剂联合使用以增强佐剂作用。免疫佐剂种类很多，可以分为有无机佐剂、有机佐剂、合成佐剂、油剂4类。无机佐剂有氢氧化铝、明矾等；有机佐剂有微生物及其产物，如分枝杆菌（结核杆菌、卡介苗）、短小杆菌、百日咳杆菌、内毒素、细菌提取物（胞壁酰二肽）等；合成佐剂有人工合成的双链多聚核苷酸（双链多聚腺苷酸、尿苷酸）、左旋咪唑、异丙肌苷等；油剂有费氏佐剂、花生油乳化佐剂、矿物油、植物油等。其中，弗氏佐剂在动物实验中最常用。③免疫抑制是指使用免疫抑制剂特异性或非特异性抑制机体免疫功能。它可用于自身免疫病及变态反应性疾病的防治，特别是在组织器官移植时，对于控制免疫排斥反应的发生效果显著；与此同时，免疫抑制也会带来一定的副作用，影响其使用价值，应用时要慎重。免疫抑制剂主要包括微生物制剂、化学合成制剂、生物制剂及可逆性抗代谢药等类型。

（袁 军 林 涛 唐建蓉）

kàngdiānxián shìyàn

抗癫痫试验（anti-epilepsy assays） 利用抗癫痫药物对诱发的癫痫疾病模型的癫痫样放电的抑制作用对药物抗癫痫效果的评价试验。是一种以实验动物为研究对象的*药物活性生物测定技术*。试验中，首先用动物建立癫痫疾病模型，观察症状及测定的定大脑异常高频放电情况；然后按设计用药方案给予模型动物抗癫痫药物；再观察症状及测定模型动物大脑异常高频放电情况；将用药前与用药后的观测结果进行比较，并与阳性或阴性对照组进行比较，依此对药物的抗癫痫活性进行评价。癫痫是一种以大脑局部病灶突发性的异常高频放电并向周围组织扩散为特征的大脑功能障碍，同时可伴随短暂的运动、感觉、意识及自主神经功能异常。一般使用脑电波仪器对癫痫模型动物脑部异常放电进行检测，根据脑电图的变化可以比较用药前后的差异，并结合肢体异常行为的改善判定药物的抗癫痫药效。抗癫痫试验的关键在于试验模型的建立和选择。癫痫的疾病模型可大致分为体外模型和在体模型。

体外模型 体外模型包括用谷氨酸、海人酸（kainic acid，KA）处理的神经元模型和用含有低 Mg^{2+}、低 Ca^{2+}、高 K^{+} 的人工脑脊液处理的脑片模型。该类模型操作相对简单，不存在血脑屏障，易于给药及改变药物浓度，能够快捷、有效的研究抗癫痫药物对诱发的癫痫样放电作用的抑制效果，便于进行抗癫痫药物的筛选，缺点就是不易得到有关吸收、代谢、排泄等药效学和药动学反应的总体资料。包括神经元模型和脑片模型两种。

神经元模型 较为成熟的有谷氨酸兴奋性模型、海人酸模型等。前者引发癫痫样放电可能与兴奋 N-甲基-D-天冬氨酸受体（NMDA 受体），引起 Ca^{2+} 的内流，特别是提高了 Ca^{2+} 浓度密切相关。后者可能兴奋 α-氨基-3-羟基-5-甲基-4-异噁唑丙酸（AMPA）受体和海人酸受体，引起细胞外的 Ca^{2+} 内流；或者激动钙蛋白酶和胱天蛋白酶，导致神经元的凋亡和坏死，同时诱发癫痫样放电的发生。

脑片模型 海马脑片常作为癫痫离体模型的基础，用低 Mg^{2+} 的人工脑脊液灌注内嗅区和海马切片，可显示三种癫痫样放电：①海马出现重复短时相放电。②内嗅区痫样发作放电。③内嗅区迟发性重复放电。且该异常放电能被临床有效的抗癫痫药阻断，如海马重复短时相放电可被高剂量的丙戊酸钠和乙琥胺所抑制。低 Ca^{2+}、高 K^{+} 的人工脑脊液处理的脑片和用 4-氨基吡啶灌注的脑片（包括海马和新皮层），同样也能诱发癫痫样异常放电。

体内模型 包括急性癫痫模型、慢性癫痫模型、遗传性癫痫模型和癫痫抵抗性模型四类。

急性癫痫模型 急性癫痫模型又称为痫性发作模型，常为单次处理即可诱发癫痫的一次急性发作模型。包括最大电休克模型和戊四氮癫痫模型等。最大电休克模型常用于模拟人类的强直阵挛癫痫大发作，而戊四氮癫痫模型则模拟人类的肌阵挛癫痫全身发作。在过去的几十年里这两种模型一直作为初次筛选抗癫痫药物的金标准，抗癫痫药物苯妥英和乙琥胺就是由此发现的。但随着研究的不断深入，发现这些急性癫痫模型不能模仿人类癫痫发生发展的整个过程，更不能模拟难治性癫痫、药物抵抗性癫痫的病理生理改变过程，鉴于此，人们开始把目光转移到慢性癫痫发作的模型上。

慢性癫痫模型 根据给予刺激的强度和引起的病情严重程度的不同，又可将慢性癫痫模型分为点燃模型、持续性癫痫模型、自发性癫痫模型。

点燃模型（kindling model） 通过反复的电和化学刺激丘脑、海马等区域，从而在脑电图上表现为进行性癫痫样活动，在行为学上表现为癫痫样发作的模型。点燃模型又可细分为两类：电点燃模型和化学点燃模型。前者是在杏仁核、海马区埋植入电极，并反复给予一定强度的阈下刺激从而达到点燃的效果；而后者则是通过系统或者脑室内反复注射具有兴奋性毒性的谷氨酸类似物海人酸或者亚惊厥剂量的戊四氮癫痫模型，又或是腹腔大剂量注射青霉素，从而导致癫痫的发生和发展。

持续性癫痫模型 在点燃模型的基础上进行改进，得到诱发癫痫持续状态的癫痫动物模型，如：持续地给予动物丘脑、海马高强度电刺激，或者腹腔内反复注射致剂量的胆碱能受体激动剂毛果芸香碱、谷氨酸受体激动剂海人酸都能够引起癫痫持续状态的发生。

自发性癫痫模型 大脑的局限甚至广泛性损伤可能作为癫痫发作的病灶，从而引发慢性癫痫的自发性发作。如海人酸和毛果芸香碱可引起慢性癫痫的自发性发作，与脑内神经病理性损伤，如与海马硬化症相关。

遗传性癫痫模型 包括遗传癫痫易感大鼠和 DBA/2 鼠、蒙古沙土鼠和蹒跚小鼠等。

癫痫抵抗性模型 临床上有部分癫痫患者的癫痫症状难以控制甚至表现出对药物的抵抗性，为此开发难治性癫痫和药物抵抗性模型则成为癫痫研究的难点和热点。前面提及的点燃模型能够增强癫痫发作的易感性，同时能引起丘脑、海马等边缘系统的结构和电生理的改变，模拟人类的颞叶性癫痫发作，因此可也作为癫痫抵抗性模型。除此以外还有拉莫三嗪抵抗性小鼠模型、6Hz

部分精神运动癫痫发作模型、颞叶持续性癫痫模型等抵抗性模型。

癫痫的实验模型很多，据其发作情况、发作类型、制备方法可有多种分类方法，但尚无一种模型能完美模拟人类的各种类型癫痫，试验时需根据需要选择并对其适当改良。

（袁　军　赵　璐）

zhèntòng xiàolì shìyàn

镇痛效力试验（analgesic assays）　测定镇痛药物效价的试验。即对药物治疗疼痛效力的测试试验，属于一种*药物活性生物测定技术*。疼痛是与实际或潜在的组织损伤相关联的不愉快的感觉和情感体验，是机体受到伤害性刺激后产生的一种保护性反应。镇痛即减轻或消除疼痛感觉的药效作用。药物镇痛试验即通过建立相应的疼痛试验模型观测药物的镇痛作用，测定镇痛药物的效价，为药物有效性生物检测技术的范畴。疼痛试验模型主要有三类，即整体动物疼痛模型、动物体局部疼痛模型、离体组织器官模型。在做药物镇痛效力试验时，可根据药物作用特点，选择合适的试验模型。

整体动物疼痛模型镇痛试验　即动物疼痛模型试验，以实验动物整体为测试对象，观测镇痛药物的药效作用。常用的动物疼痛模型的镇痛试验有化学刺激法、热刺激法、电刺激法、机械刺激法。

化学刺激法　利用刺激性化学物质接触动物皮肤、黏膜或注入体内引起疼痛，观测药物镇痛效果。包括：①扭体法。对小鼠腹腔注入刺激物，以发生的扭体次数或反应的动物数为疼痛定量指标，该法较敏感、简单、重复性好，但特异性差。②钾离子皮下透入法。采用直流电钾离子测痛仪皮下透入 K^+ 引起疼痛，常用兔前肢或大鼠尾尖作为刺激部位。该法操作简单，输入电流强度与痛觉反应成正比。③缓激肽是最强的痛介质，动脉内逆行注入后产生假情感反应，作为疼痛指标。试验时给予经化学刺激至疼痛的动物镇痛药物，观测用药前后的变化，即可以测得药物的镇痛效力。

热刺激法　利用一定强度的温热刺激动物躯体某一部位产生痛反应，以刺激开始至出现反应的潜伏期作为测痛指标，观测药物镇痛效果。①光热法，采用小型聚光灯通过透镜聚焦照射大、小鼠尾巴或兔鼻致痛，以鼠甩尾或兔甩头潜伏期为痛反应指标。②小鼠热板法，使用 50～55℃ 的金属板，以小鼠舔后足或跳跃反应的潜伏期为痛阈指标。③小鼠热水缩尾法，采用 45～55℃ 恒温水浴，以小鼠尾缩出水面的潜伏期为测痛指标。热刺激法仪器装置简单、反应灵敏、指标明确，对组织损伤小，可反复利用动物。镇痛效力试验时，给予经热刺激至疼痛的动物镇痛药物，观测用药前后的变化，即可测得药物的镇痛效力。

电刺激法　用一定参数的电流或电压通过皮肤或经电极导入组织兴奋 C 纤维产生传入放电引起疼痛反应，观测药物镇痛效果。包括大鼠牙髓刺激法、电刺激大鼠甩尾法、电刺激内脏大神经的慢性测痛法。其优点是对弱效或强效药物的镇痛效应都能测定，缺点是机体组织的阻抗易变而不易控制，且灵敏度不高，受鼠龄、雌雄、品系等影响。电刺激内脏大神经的痛反应稳定，适于研究内脏痛的慢性实验模型。镇痛效力试验时，给予经电刺激至疼痛的动物镇痛药物，观测用药前后的变化，即可以测得药物的镇痛效力。

机械刺激法　通过机械刺激引起动物疼痛，观测药物镇痛效果。包括小鼠尾根部加压法、大鼠尾尖部压痛法和后肢加压法等。该法装置简单、重复性好，药物 ED_{50}、ED_{95} 可按热刺激相同统计方法计算。镇痛效力试验时，给予经机械刺激至疼痛的动物镇痛药物，观测用药前后的变化，即可测得药物的镇痛效力。

其他如慢性疼痛模型，可用于镇痛机制的研究，包括大鼠关节炎痛模型、神经源性疼痛模型、癌痛模型、内脏痛模型等。

动物体局部疼痛模型镇痛试验　在动物体局部部位造成疼痛病灶，并给药，观测药物镇痛作用的效力，该模型也是研究药物作用部位的常用方法，因此也被称为药物作用部位分析试验。药物作用部位分析方法的基本方法：①微量给药使某部位达到有效浓度而产生疼痛，而其他部位则浓度太低而无效。②阻断或改变血流使药物不能进入某一部位或只能达到某一部位。③切断部位之间解剖学联系。④造成对称肢体痛阈差别，根据差别与部位的关系分析药物作用部位，可为分析药物作用机制提供线索，还可为临床选择合适的给药途径提供理论根据。镇痛效力试验时，给予局部至疼痛的动物镇痛药物，观测用药前后的变化，即可测得药物的镇痛效力。

离体组织器官模型镇痛试验　利用离体组织器官的采用生物测定技术对镇痛药物进行的有效性分析的方法。是一种离体生物测定方法，是研究阿片类镇痛药的常用方法，不仅可以测定药物对离体组织器官的效价，或通过效价检测药物浓度，而且在药物和受体作用机制研究中也是必不可少的手段，常用的方法有离体豚鼠回肠检定法和输精管检定法。镇痛效力试验时，将离体组织或器官置于含有镇痛药物的介质溶液中，观测用药前后的变化，即可测得药物的镇痛效力。

（袁　军　黄　明）

kàngkuìyáng shìyàn

抗溃疡试验（anti-ulcer activity assays）　对药物治疗溃疡的有效性进行评价的试验。属于药物活性生物测定技术。试验时，首先是建立溃疡病变动物模型，然后给有溃疡病变的模型动物用药，观测用药前后溃疡愈合的差异，并与对照组进行比较，对药物的抗溃疡活性进行评价。药物抗溃疡试验重点内容是溃疡造模，其中消化性溃疡造模难度较大。因其发病与黏膜局部损伤和保护机制之间的平衡失调有关，损伤因素（胃酸、胃蛋白酶和幽门螺旋菌）增强或保护因素（黏液/HCO_3^-屏障和黏膜修复）减弱，均可引起消化性溃疡。由于慢性胃病动物实验模型制备较难，并与人类疾病有差距，常用应激性溃疡模型，即用化学性、物理性刺激以及通过应激状态诱发。

应激性溃疡模型建立方法　①使用阿司匹林、醋酸、盐酸等灌胃已禁食24h的雄性大鼠，一般4h后即可。②水浸拘束法，将大鼠固定后浸于20℃水槽中，液面保持在胸骨剑突水平，通常水浸3h，胃黏膜出现损伤；7～8h可见多发性、出血性溃疡点；至20h，胃黏膜病变严重。该法诱发应激性溃疡的成功率接近100%，重复性好，方法简单，结果可靠，是研究抗溃疡药物的常用实验模型。③烫伤应激法，将大鼠浸于80℃热水中造成约50%的烫伤，1h后可见出血性溃疡。④幽门结扎法，将大鼠全麻后，无菌手法结扎幽门，术后动物单笼饲养，禁食、禁水19h后进行试验观察。本法造模与动物的禁食情况与结扎后时间长短有关，诱发成功率85%～100%。常与水浸法配套使用，并可收集胃液进行胃酸及胃蛋白酶活性分析。⑤组胺法，用雌性白化豚鼠，全麻后无菌操作，结扎幽门，动物清醒后皮下注射磷酸组胺水溶液，1h后即可进行试验观察。⑥用吲哚美辛法、利舍平法及乙醇法，可制备小鼠急性胃炎和胃溃疡模型。此法病变出现时间较晚，持续时间长，乙醇造模易致动物死亡。

抗溃疡观察指标　溃疡模型建立后，按设计的方案给药，然后按一定时间规律观测药物的抗溃疡效力。①以肉眼、放大镜或显微镜观察胃黏膜出血、溃疡灶的数量、大小及其部位，测量溃疡的长径并求和，作为溃疡指数进行比较。②病变程度评分法：局部充血发红为1分，点状出血或糜烂各为1分，线状糜烂1个为3分；总计后作为指数进行统计分析。③分级法：溃疡面积小、数量<4个列为1级，4～8个小溃疡为2级，9～16个小溃疡或其中兼有数个较大者为3级，大面积融合的溃疡或>16个小溃疡或溃疡即将穿孔者为4级。④黏膜血流、黏膜代谢、组织学检查。

此外，抗慢性胃、十二指肠溃疡模型试验，采用醋酸浸渍法、热烙法和半胱氨酸法造模。抗溃疡性结肠炎模型试验还含慢性非特异性和急性溃疡性结肠炎模型。

（袁　军　黄　明　唐建蓉）

fàngshè biāojì shēngwù huóxìng shìyàn

放射标记生物活性试验（radio-labelling bioactivity assays）　在体外试验条件下，以放射性核素标记的配体为示踪剂，以特异性结合反应为基础，以放射性测量为定量依据测定微量生物活性物质的检测技术。属于一种药物活性生物测定技术。它具有灵敏度高、特异性强、精密度和准确度高及应用广泛等特点，可以用于样品中蛋白质、多肽、甾体类激素和其他一些具有生物活性的小分子物质的浓度检测和效价测定。

主要包括放射免疫分析法（radioimmunoassay，RIA）、免疫放射分析法（immunoradiometric assay，IRMA）、竞争性蛋白结合分析法（competitive protein binding assay，CPBA）和放射受体分析法（radio receptor assay，RRA）。其中，美国化学家耶洛（Yalow）和贝尔森（Berson）于1959年创建的放射免疫分析法最具代表性、应用最广泛。

放射免疫分析法是在体外条件下，由足量的非标记抗原（Ag）和定量的标记抗原（Ag^*）对限量的特异性抗体（Ab）的竞争抑制结合反应。可表示为：

$$Ag+Ab \rightleftharpoons Ag\cdot Ab$$
$$Ag^* \rightleftharpoons Ag^*\cdot Ab$$

Ag^*与Ag由于免疫化学性质一致，共同竞争性与Ab结合，当Ag^*和Ab的量保持恒定，Ag^*与Ag之和大于Ab时，则Ag^*-Ab复合物的形成受Ag含量的制约，二者之间存在竞争抑制的函数关系，即随着Ag浓度的增加，Ag^*-Ab复合物就减少，因为Ag^*对Ab的结合被Ag竞争性抑制。根据这一函数关系的标准曲线，可求出被测抗原的含量。试验大致分为两个步骤：第一，标准曲线的绘制。用一系列浓度递增的标准品（Ag^*），在严格相同的条件下同 Ag^* 竞争与 Ab 结合反应，以 Ag^* 的剂量为横坐标，Ag^* · Ab 结合率（$B\%$）为纵坐标制得刻度曲线。第二，样本测定。同等条件下，待测样本可获得一定的 $B\%$，由此可从标准曲线上求得待测物（Ag^*）的含量。

免疫放射分析法也是以抗原抗体的免疫反应为基础，不同的是放射性核素标记的是抗体，即以过量标记抗体直接与待测抗原结合，为非竞争性结合反应。待反应平衡后，分离出多余的游离抗体，测其放射性，将待测抗原的结合率与标准抗原的标准曲线进行比较，即得所测样品的含量。常用试验方法有抗体夹心法、标记第三抗体法、双标记抗体法。该方法主要限于蛋白质和多肽抗原，很多小分子半抗原和短肽不能应用。

竞争性蛋白结合分析法不需要抗体，用血浆或其他生物组织中存在的特异结合蛋白质作为结合剂对某些药物进行微量分析。

放射受体分析法是基于受体与配体的特异性结合的分析方法，其竞争结合原理与放射免疫分析相似。通常先将配体与一定量的受体反应，然后加入一定量的标记配体，反应平衡后，离心分离去除未结合的部分，测定结合部分放射性，根据标准曲线从结合率推算样品中待测配体的量。

（袁　军　林　涛）

kàng'ǒutù shìyàn

抗呕吐试验（anti-vomiting assays）　对动物使用各类致呕方法使其产生类似人类的呕吐反应，用以测定抗呕吐类药物效果的一系列生物活性试验。即指观测药物治疗呕吐效力的试验，属于药物活性生物测定技术。

模型　经典抗呕吐动物模型中，使用较多的抗呕吐试验的模型动物包括大鼠、雪貂、水貂等，其致呕吐机制方法不同。①大鼠模型。大鼠无胆囊，没有呕吐反射，但其遭受前庭刺激后出现异嗜高岭土的行为可作为呕吐行为的一个指标，且应用较为广泛。②雪貂、水貂模型。具有与人类相似的呕吐反应。以呕吐潜伏期、干呕、呕吐次数为观察指标。呕吐潜伏期指给予动物致呕剂开始到动物开始呕吐的这段时间，干呕是指胃内容物没有吐出但有呕吐的动作与声音，胃内容物吐出即为呕吐。呕吐可分为呕吐前、呕吐、呕吐后三个阶段，呕吐前动物会伴有流涎、下颚抖动、退缩等一系列类似人类呕吐前的恶心动作，呕吐时动物头伸向前方，张口、耸肩、腹部收缩，有时可以听到呕吐的声音，呕吐后即恢复到呕吐前相。经典致呕剂包括顺铂、硫酸铜、阿扑吗啡等；致呕方法包括旋转法。

方法　抗呕吐试验一般有以下流程。

适应饲养　试验前要对动物进行适应性饲养，使用大鼠做模型动物时需要预先进行适应性饲养，给大鼠食用的高岭土饲料是高岭土与1%阿拉伯树胶加蒸馏水调和而成，其形状与大鼠正常饲料类似。试验前，将正常饲料和高岭土饲料定量后，同时喂食给大鼠，并每天定时将两种饲料取出，观察表面有无咬痕以及称重，直到大鼠不再啃食高岭土为止，开始进入正式试验。

给药　动物分组给药，将实验动物随机分为五组：模型对照组、服用已知抗呕吐药阳性对照组、服用目标抗呕吐药低剂量组、服用目标抗呕吐药中剂量组、服用目标抗呕吐药高剂量组。分别使用生理盐水、已知抗呕吐药及低、中、高剂量的目标抗呕吐药。

致呕吐　使用致呕剂或致呕方法处理动物，给药处理半小时后，对各组动物使用致呕剂或致呕方法进行致呕。

观察反应　观察实验动物呕吐反应，观察大鼠的异嗜高岭土的行为计算每只大鼠的正常饲料和高岭土饲料使用量，并称量动物体重。观察雪貂或水貂的致呕率、呕吐潜伏期长度、干呕次数和呕吐次数。

结果判定　比较各试验组大鼠异嗜高岭土的行为，对照组异嗜高岭土的行为较高，阳性对照组较低，目标药物按剂量对异嗜高岭土的行为应有不同程度的抑制作用。

比较各组雪貂和水貂的呕吐情况，对照组呕吐潜伏期较短，干呕和呕吐次数较多，阳性对照组呕吐潜伏期较长，干呕和呕吐次数较少，目标药物按剂量对呕吐情况应有不同的抑制作用。

（袁　军　林　涛　唐建蓉）

méihuóxìng jiǎncè

酶活性检测（enzyme activity assays）　运用酶促反应的原理，通过测定反应速度等对酶类药物的活性进行测试评价。可用单位时间内、单位体积中底物的减少量或产物的增加量来表示活性。属于药物活性生物测定技术。

酶作为生物体内的一种具有催化活性的蛋白质，参与了生物体内几乎所有的反应，作为生物体内的催化剂，催化效率即酶的活性，是酶的一个重要指标。酶活性的大小可用在一定条件下，催化某一化学反应的速度来表示。酶催化反应速度合越大，酶活性越高，反之活性越低。在一般的酶促反应体系中，底物往往是过量的，测定初速度时，底物减少量占总量的极少部分，不易准确检测，而催化产物则是从无到有，采用灵敏的测定方法就可准确测定活性，因此多以测定产物的增量来表示酶促反应速度。酶活性检测常用的方法有终点法和动力学方法两类。

终点法 又称为平衡法，通过测定酶反应开始至反应达到平衡时产物或底物浓度总变化量来求出酶活力的方法。测定完成一定量底物反应所需的时间，如α-淀粉酶的活性测定：淀粉溶液与碘试液反应呈现蓝色，当该溶液中加入淀粉酶后，由于淀粉酶的作用淀粉被分解，淀粉与碘生成的蓝色，随着淀粉的水解逐渐消失，而呈现出碘的红棕色；碘与淀粉生成的蓝色消失的时间，可表示淀粉酶活性的大小；碘对淀粉颜色反应消失花的时间越短，表示酶的活性越高。

动力学方法 又称为速率法或连续反应法。在酶反应过程中，用仪器监测某一反应产物或底物浓度随时间的变化所发生的改变，通过计算求出酶反应初速度。按照检测原理的不同又可分类不同的方法。

比色法 如果酶反应的产物可与特定的化学试剂反应而生成稳定的有色溶液，且生成颜色的深浅与产物的浓度在一定的范围内有线性关系则可用此法。如蛋白酶的活性测定：蛋白酶可水解酪蛋白，产生的酪氨酸可与福林试剂反应生成稳定的蓝色化合物，在一定的浓度范围内，所生成蓝色化合物颜色的深浅与酪氨酸的量之间有线性关系，可用于定量测定。

量气法 主要用于有气体产生的酶促反应。如氨基酸脱羧酶、脲酶的活性测定，产生的二氧化碳量可用特制的仪器如瓦氏呼吸仪测定，根据气体量变化和时间的关系，即可求得酶反应的速度。

滴定法 即酸碱滴定法，如果酶促反应的产物之一是自由的酸性物质可用此法。如脂肪酶催化脂肪水解，脂肪酸的增加量则代表脂肪酶的活性。

分光光度法 利用底物和产物光吸收性质的不同，可直接测定反应混合物中底物的减少量或产物的增加量。几乎所有的氧化还原酶都可使用该法测定。如还原型烟酰胺腺嘌呤二核苷酸（$NADH_2$）和还原型烟酰胺腺嘌呤二核苷酸磷酸（$NADPH_2$）在340nm有吸收，而烟酰胺腺嘌呤二核苷酸（NAD）和烟酰胺腺嘌呤二核苷酸磷酸（NADP）在该波长下无吸收，脱氢酶类可用该法测定。该法测定迅速简便，自动扫描分光光度计的使用对酶活性的快速准确的测定提供极大的方便。

放射测量法 酶活性测定中较常用的一种方法。一般用放射性同位素标记底物，在反应进行到一定程度时，分离带放射性同位素标记的产物并进行测定，就可测知反应进行的速度。常用的同位素有^{3}H，^{14}C，^{32}P，^{35}S，^{131}I等。如脲酶，将底物尿素用^{14}C标记，产生的带放射性的CO_2气体可用标准计数法进行测定。

酶偶联分析 某些酶本身没有合适的测定方法，但可偶联另一个酶反应进行测定。其基本方法为：应用某一高度专一性的工具酶使被测的酶反应能继续进行到某一可直接连续且简便准确测定阶段的方法。如：被测E_1反应的产物B是某一脱氢酶（E_2）的底物，向反应体系中加入足量的脱氢酶和NAD^+或$NADPH^+$，使反应由A经B继续进行到C，然后测定NADH或NADPH的特征吸收光谱的变化，即可间接地测定E_1的活性大小。如已糖激酶的活性测定即应用这一方法。需要注意的是，使用该法要求指示酶必须很纯，且具有高度的专一性，以免干扰反应而给测定带来麻烦。

（袁　军　秦　力　唐建蓉）

xìbāo jīchǔ shòutǐ gōngnéng shìyàn

细胞基础受体功能试验（cell-based receptor functional assays） 利用理化、生物学的试验方法及技术来研究药物的细胞基础受体并分析与其相关作用。属于*药物活性生物测定技术*，药物有效性分析中生物技术方法范畴。细胞基础受体（cell-based receptor）是指细胞膜或细胞内的蛋白质，可特异性识别并结合胞外信号分子，进而激活胞内一系列生化反应，使细胞对外界刺激产生相应的效应。根据受体在靶细胞上存在的位置或分布分为细胞膜受体和胞内受体。对于受体的研究可以阐明药物、激素及神经递质的作用机制和生物信号转导机制，为药物设计、靶点的选择和用药方案的确定提供理论依据。

已知的绝大部分细胞受体的化学本质都是蛋白质，研究受体功能的方法基本上就是研究蛋白质相互作用的方法，主要基于经典的放射配体结合原理、蛋白质组学和生物化学原理，以及免疫学技术和分子生物学方法等。常用的方法或技术有以下几种。

放射配体结合法 用放射性核素标记的配体与相应的受体进

行特异性结合反应，从而研究细胞受体的数量和亲和力。试验方法流程是：制备细胞受体样品，加入放射性配体孵育，使受体和配体充分结合形成复合物，终止反应，用过滤或离心的方法除去未被结合的标记物，测定结合物的放射性。

亲和标记法 常用的分离细胞表面受体的方法，其原理是：将细胞与超量标记的激素（配体）混合，以饱和所有特异受体的激素结合位点。洗去多余的激素，然后加入能够与受体和配体结合的共价交联剂将激素与受体进行共价交联。

免疫共沉淀法 用抗体将相应特定分子沉淀的同时，与该分子特异性结合的其他分子也会被带着一起沉淀出来的技术，这种技术常用于验证蛋白质之间相互特异性结合。

酵母双杂交技术 在单细胞真核生物酵母在体内利用“诱饵蛋白”捕获“猎物蛋白”，二者在细胞内相互作用后形成转录激活复合物从而启动报告基因表达。此外，融合蛋白沉降技术与免疫荧光技术也广泛适用于蛋白质相互作用的研究。

pull-down 技术 拉下实验，又叫作蛋白质体外结合实验，是一种在试管中检测蛋白质之间相互作用的方法，是利用谷胱甘肽（GST）琼脂糖球珠的亲和性，从非相互作用蛋白的溶液中纯化相互作用蛋白，常采用原核表达纯化技术，适用于体外研究蛋白质在溶液中的相互作用。

荧光共振能量转移技术 可以对蛋白之间的相互作用进行动态监测。两个携带不同荧光基团的受体供体在互相间距离足够近时会发生激发态能量非放射性 地由荧光供体向荧光受体转移，根据荧光转移来检测供体的荧光淬灭和受体荧光活化的关系。

细胞受体结合法 细胞受体与配体结合引发的信号传导可以活化多种激酶，因而对这些激酶活性的测定对受体功能的研究具有重要意义，常见激酶活性的测定有蛋白酪氨酸激酶、蛋白酶激酶、三磷酸肌醇激酶等，均有商品化试剂盒。

（袁　军　陈　婕　唐建蓉）

yàowù dúxìng fēnxī jìshù

药物毒性分析技术（drug toxicity testing techniques） 在药物安全性评价及毒性作用机制研究过程中所采用的实验方法和技术手段。属于药物生物检测技术。其中，临床前药物安全性评价阶段的毒理学研究主要是为满足安全和药物管理的要求进行药物安全性和作用靶器官研究。其主要依据人用药品注册技术要求国际协调会议（International Conference on Harmonization，ICH）和经济合作与发展组织（Organization for Economic Co-operation and Development，OECD）指导原则，针对不同种类药物采用不同的技术策略，采用最新的技术包括清醒动物的安全性药理研究和新的模型动物（微型猪、钱虫、斑马鱼等）。上市后药物毒理学研究则是针对药物在临床使用中发现的毒性问题进行毒理机制研究或特殊给药途径的再评价。这种机制研究采用的主要技术涉及分子生物学技术、转基因技术和毒理组学技术（毒理基因组学、毒理蛋白质组学和代谢组学技术）等。药物毒性测定技术是伴随着药物研发而建立，新药研发的成功必须依靠药物毒性测定技术提供科学数据。

分子生物学、细胞生物学、系统生物学等前沿学科及相关技术的飞速发展赋予了药物毒理学新的契机，使之经历了研究思路、方法、技术和理念的巨大转变，从而真正实现了其从器官、组织水平向分子甚至基因水平的飞跃。新技术、新方法的大量涌现为药物毒理学的发展提供了强有力的技术支持，如包括基因芯片、蛋白芯片、组织芯片、细胞芯片等生物芯片技术，转基因和基因敲除技术，实时定量聚合酶链式反应技术，蛋白质组学技术，代谢组学技术，干细胞培养技术等，这些新技术已经在毒理学研究中得到成功应用。药物毒性分析技术主要包括药物急性毒性分析技术、药物长期毒性试验技术、药物致癌试验技术、药物生殖毒性试验技术、药物遗传毒性试验技术等。

要求 药物毒性分析推荐使用的技术标准：①动物种属选择合理，观察动物的指标与人类的观察指标具有较好的相关性。②实验容易实施、花费少、实验周期短。③研究数据能够充分满足药品监管机构要求。④在其他实验室容易复制。⑤数据能够预测人类安全性和毒性。⑥试验具有广泛的应用共识性。⑦试验具有低的假阳性和假阴性结果。

发展趋势 药物毒性测定技术发展趋势：①动物实验研究向“3R”方向发展，即用更优化的方法代替原来的方法，减少整体动物数量，用体外试验代替整体试验。②用转基因动物或基因敲除动物代替常规动物，使动物实验模型更接近临床疾病模型，或进行中毒机制研究。③基因芯片技术的应用更有利于靶部位和作用机制研究。④高通量筛选技术用于毒理学研究，有利于在新药研发早期就将毒性大的化合物淘汰，参与早期新药研发，也可指导先导化合物的合成。⑤各种组学技术（如毒理基因组学、毒理蛋白质组学和药物代谢组学等）的发展和应用为药物毒理学的发展提供了新的方法和手段，为药物分子毒理学、药物基因毒理学研究和毒性机制研究提供了有力武器。

（范玉明　耿兴超　粟晓黎）

yàowù jíxìng dúxìng fēnxī jìshù

药物急性毒性分析技术（drug acute toxicity testing techniques）

通过实验动物1次或24h内多次给予受试药物后观测一定时间内所产生的毒性反应的实验技术。是一种药物毒性分析技术。拟用于人体的药物通常需要进行动物急性毒性试验。药物急性毒性试验一般在药物毒理研究的早期阶段进行，对阐明药物的毒性作用和了解其毒性靶器官具有重要意义。急性毒性试验所获得的信息对长期毒性试验剂量的设计和某些药物Ⅰ期临床试验起始剂量的选择具有重要参考价值，并能提供一些与人类药物过量急性中毒相关的信息。

内容　主要包括受试药物、实验动物、给药途径、给药剂量、试验指标、病理学检查几个方面的内容。

受试药物　急性毒性试验的受试药物应采用制备工艺稳定、符合临床试验用质量标准规定的样品，并注明受试物的名称、来源、批号、含量（或规格）、保存条件及配制方法等，并附有研制单位的自检报告。

实验动物　①种属：不同种属的动物各有其特点，对同一药物的反应会有所不同。急性毒性试验应采用至少两种哺乳动物。一般选用一种啮齿类动物加一种非啮齿类动物进行急性毒性试验。②性别：通常采用两种性别的动物进行试验，雌雄各半。③年龄：通常采用健康成年动物进行试验。如果受试物拟用于儿童或可能用于儿童，必要时采用幼年动物进行试验。④动物数：对于所用的动物数，应根据动物的种属和研究目的来确定。动物数应符合试验方法及其结果分析评价的需要。应在获得尽量多信息的前提下，使用尽量少的动物数。⑤体重：动物初始体重不应超过或低于平均体重的20%。

给药途径　给药途径不同，受试物的吸收速度、吸收率和暴露量会有所不同，因此需要采用不同给药途径进行急性毒性试验。另外，通过对不同途径给药所得结果进行比较，可以获得一些初步的生物利用度信息。通常，给药途径需至少包括临床拟用途径和一种能使原形药物较完全进入循环的途径（如静脉注射）。如果临床拟用途径为静脉给药，则仅此一种途径即可。经口给药前动物一般应进行一段时间（通常1夜）的禁食，不禁水。因为胃内容物会影响受试物的给药容量，而啮齿类动物禁食时间的长短会影响到药物代谢酶的活性和受试物肠道内吸收，从而影响毒性的暴露。

给药剂量水平　急性毒性试验的重点在于观察动物出现的毒性反应。可选择适当的方法进行急性毒性研究，对于非啮齿类动物给予出现明显毒性的剂量即可，给药剂量没有必要达到致死水平。总体上，给药剂量应从未见毒性剂量到出现严重毒性（危及生命的）剂量，同时设空白和/或溶媒（辅料）对照组。不同动物和给药途径下的最大给药容量可参考相关文献及实际情况来确定。

观察时间及指标　给药后，一般连续观察至少14天，观察的间隔和频率应适当，以便能观察到毒性反应出现的时间及其恢复时间、动物死亡时间等。观察的指标包括一般指标（如动物外观、行为、对刺激的反应、分泌物、排泄物等）、动物死亡情况（死亡时间、濒死前反应等）、动物体重变化（给药前、试验结束处死动物前各称重1次，观察期间可多次称重）等。记录所有的死亡情况、出现的症状，以及症状起始的时间、严重程度、持续时间等。

病理学检查　所有的实验动物均应进行大体解剖，包括试验过程中因濒死而处死的动物、死亡的动物以及试验结束时仍存活的动物。任何组织器官出现体积、颜色、质地等改变时，均应记录并进行组织病理学检查。

根据各种反应在不同剂量下出现的时间、发生率、剂量-反应关系、不同种属动物及实验室的历史背景数据、病理学检查的结果以及同类药物的特点，判断所出现的反应与药物作用的相关性。总结受试物的安全范围、出现毒性的严重程度及可恢复性；根据毒性可能涉及的部位，综合大体解剖和组织病理学检查的结果，初步判断毒性作用靶器官。

方法　常用急性毒性试验方法有近似致死剂量法、阶梯法、固定剂量法、最大给药剂量法、金字塔法（爬坡试验法）、半数致死量法等（见药物急性毒性试验）。急性毒性试验的结果可作为后续毒理研究剂量选择的参考，也可提示一些后续毒性研究需要重点观察的指标。急性毒性试验还可用于早期候选化合物的筛选，或者与简单的重复给药毒性试验同时运用。应注意的是，只有获得了基于暴露途径和临床适应证的生物利用度和系统暴露的资料，才能为急性毒性研究提供有价值的信息。此外，根据不同途径给药时动物的反应情况，初步判断受试物的生物利用度，为剂型开发提供参考。

（范玉明　刘轶博　栗晓黎）

yàowù chángqī dúxìng shìyàn jìshù

药物长期毒性试验技术（drug chronic toxicity testing techniques）　观测实验动物连续多日接触较大剂量药物所引起的中毒效应的相关技术。是一种药物毒性分析技术。药物长期毒性试验是药物非临床安全性评价的核心内容，它与急性毒性、遗传毒性、生殖毒性以及致癌性试验等毒理学试验研究有着密切的联系，是药物从实验室研究进入临床试验的重要环节。

内容　药物长期毒性试验的技术方法涉及受试药物制备及分析、实验动物质量选择、给药剂量设计、给药途径方法、观测指标以及毒动学测定等几个方面。

对受试物　药物长期毒性试验对受试药物的技术要求按药物类别不同有所差异。①化学药及生物制品类受试物应制备工艺稳定、符合临床试验用质量标准规定。受试物应标明名称、来源、批号、理化性质、含量、纯度、稳定性、保存条件和配制方法，并附有研制单位的质检报告。所用辅料、溶媒应是药用规格，应标明批号、规格和生产厂家，并符合实验要求。②中药类受试物应制备工艺稳定、符合临床试验用质量标准规定。一般用中试样品，并注明受试物的名称、来源、批号、含量、保存条件及配制方法等。如不采用中试样品，应有充分的理由。如果由于给药容积或给药方法限制，可采用原料药进行试验。试验中所用溶剂或赋形剂应标明批号、规格、生产厂家。并使用药用规格。

实验动物　①动物选择。动物种属或品系的选择，一般化学药物的长期毒性试验采用两种实验动物，一种为啮齿类，另一种为非啮齿类。理想的动物应具有以下特点：对受试物的生物转化与人体相近；对受试物敏感；已有大量历史对照数据。②动物的质量控制。长期毒性试验一般选择正常、健康、和未孕的动物，动物体重应在平均体重的20%之内。动物质量应符合国家有关规定的等级要求，并具有动物合格证。③动物的性别和数量。一般情况下，长期毒性试验中每个试验组应使用相等数量的雌、雄动物。每组动物的数量应能够满足试验结果的分析和评价的需要，一般大鼠为雌、雄各10~30只，比格（Beagle）犬或猴为雌、雄各3~6只，一般应选择雌雄两性动物，单性别用药可仅选择单一性别动物进行试验。④动物的饲养管理。饲料应写明供应单位，若自己配的应提供配方及成分含量的检测报告；各种实验动物均应在符合《药物非临床研究质量管理规范》要求的动物房内饲养。动物室内温度、湿度、光照和通风条件应写清楚；笼养大鼠每笼不宜超过5只，雌雄分开，有条件时单笼饲养，试验前至少适应观察1周。犬宜单笼饲养，定量喂食，比格犬试验前至少驯养2周，标准饲料喂养。猴在试验前需驯养1个月，标准饲料喂养。动物长期毒性试验时，动物的饲养应在取得动物实验合格证的动物房内进行。

剂量设计　①根据急性毒性半数致死量（LD_{50}值）设计。大鼠高、中、低三个剂量分别用1/10LD_{50}、1/50LD_{50}、1/100LD_{50}，犬则应用更小的剂量，一般可相应的用大鼠的一半剂量。②根据最大耐受量（MTD）推算。根据大鼠急性毒性的最大无症状剂量（MTD）、1/3MTD和1/10MTD分别为高、中、低三个剂量为大鼠长毒的剂量；犬和猴可以考虑用大鼠剂量的一半左右。或者用大鼠的高剂量为最大剂量依次降低几个组给犬单次口服，测定犬单次口服的MTD，然后也以MTD、1/3MTD和1/10MTD为高、中、低三个剂量进行试验。③代谢体型大小（metabolic body size，MBS）推算。主要根据药动学结果，了解最大有效浓度和半衰期来设计高、中、低三个剂量，一般以最大有效浓度的剂量为低剂量组，中、高剂量分别往上增加若干倍。半衰期可考虑给药间隔时间的长短。④拟用临床剂量推算。根据同类型药物或国外资料的药物临床剂量，结合急性毒性，预测新药可能用的临床剂量。⑤用等效剂量推算。从一种已知动物的有效剂量或毒性剂量或可能用于人的剂量反推到动物的剂量，通过等效剂量折算表进行。对于已试用于临床或国际上已用于临床而本国尚未上市（要注意人种差异）的药品，缺乏实验动物资料时，可以用此法。抗肿瘤药及明显作用于机体代谢系统的药等可以用体表面积等效剂量折算，其他一般均按g/kg体重等效剂量折算。

给药方法　①给药途径，原则上应与临床给药途径一致，口服、注射、外用等。若与临床用药途径不同需要说明原因。②给药频率，原则上长期毒性试验中动物应每天给药，给药期限超过3个月的药物每周至少应给药6天。特殊类型的受试物由于其毒性特点和临床给药方案等原因，应根据具体药物的特点设计给药频率。③给药期限，长期毒性试验的给药期限通常与拟定的临床疗程、临床适应证和用药人群有关。给药期限为1个月的长期毒性试验通常可支持临床疗程不超过2周的药物进行临床试验和生产。

指标确定 ①常规指标监测，如血液学、血生化、血凝、尿液，脏器系数等指标。②特异性检测指标，如免疫毒性学试验指标检测和神经毒性指标检测。③恢复期观察。长期毒性试验应在给药结束后对部分动物进行恢复期观察，以了解毒性反应的可逆程度和可能出现的延迟性毒性反应。应根据受试物的代谢动力学特点、靶器官或靶组织的毒性反应和恢复情况确定恢复期的长短。

毒物代谢分析 毒物代谢动力学系指结合长期毒性试验进行的考察药物系统暴露的代谢动力学研究。毒代动力学可以描述实验动物的系统暴露和剂量、时间以及毒理学结果之间的关系。毒代动力学研究的主要目的在于解释长期毒性试验的结果。

结果分析 试验结果分析和试验评价：①试验结果分析，包括理解试验数据的意义、正确判断毒性反应和动物毒性反应对于临床试验的意义。②试验评价，包括自我评价和综合评价。

（范玉明 吴 宇 粟晓黎）

yàowù zhì'ái shìyàn jìshù

药物致癌试验技术（drug carcinogenicity testing techniques）

评价药物及其代谢物是否具有诱发癌症作用的试验技术。属于药物毒性分析技术。药物致癌试验根据试验周期可以分为长期致癌试验和短期快速致癌试验，且各类试验的技术方法各有不同。

长期致癌试验 多于哺乳动物中进行，一般多用大鼠、小鼠等啮齿动物，如条件许可，尚可于狗和猴等一种非啮齿动物中进行。用完整哺乳动物进行的长期致癌试验结果可靠，但试验过程较长，不能在较短时间内得出结论。动物长期致癌试验技术主要包括以下几个方面内容。

实验动物选择 ①物种和品系，选择与人类代谢特征尽可能相似的啮齿类动物进行研究。同时注意选择较敏感、自发肿瘤率低、生命力强和寿命比较长的品系。②性别，同等数量的雌雄两种性别动物。③年龄，使用刚离乳的动物，以保证有足够长的给药时间及动物对致癌作用的敏感性。幼年动物有解毒酶和免疫系统尚未完善，对致癌作用比较敏感。④动物数量，如使用啮齿类动物，每组至少雌、雄各50只动物，并希望在出现第一例肿瘤时，每组还有不少于25只动物。肿瘤自发率越高，则要求试验组肿瘤发生率超过自发肿瘤率越高。

剂量选择 致癌试验一般设3个试验组。最高剂量可根据人用药品注册技术要求国际协调会议提出的6项标准，即最大耐受剂量、25倍药物浓度-时间曲线下面积（AUC）比值（啮齿类动物：人）、剂量限制性药效学作用、吸收饱和度、最大可行剂量和限制剂量进行选择。中、低剂量的选择应考虑药动学的线性和代谢途径的饱和，人体接触量和治疗剂量，啮齿类动物的药效学反应，正常啮齿类动物生理学的改变，作用机制资料和潜在的阈值效应，短期试验中观察到的毒性进展的不可预测性等。低剂量应不产生任何毒性效应，但低剂量应高于人的用药剂量，一般不低于高剂量的10%。同时应设置阴性（溶剂或赋形剂）对照组，必要时可设阳性对照组，阳性致癌物最好与受试物的结构相近。

给药途径 亦称染毒途径。动物的给药途径应尽可能地与拟用临床途径一致。如能证明不同给药途径下代谢及暴露量相近，可采用单一给药途径进行试验。主要途径有经口、经皮和吸入3种，应根据受试物的理化性质和接触方式选择确定。经口给药是将受试药物给予实验动物的常用途径，一般将受试物掺入饲料或饮水中，连续给予实验动物（5~7次/周），掺入的浓度一般不超过5%。若掺入后的适口性不良，可用灌胃法。经皮给药涂覆受试物的面积一般不少于动物体表面积的10%，每天涂抹一次，每周3~7次。吸入给药每天给药4h，每周5~7天。

试验期限 致癌试验需要设计合理的试验期限。如果使用啮齿类动物，一般情况下，试验期限小鼠和仓鼠应为18个月，大鼠24个月。对于某些生命期较长或自发肿瘤率低的动物品系，小鼠和仓鼠可持续24个月，大鼠可持续30个月。低剂量组或对照组存活的动物数只有25%时，可以结束试验。一个合格的阴性对照试验应符合下列标准：①因组织自溶、同类自食或管理问题所造成的动物损失在任何一组都不能高于10%。②小鼠和仓鼠在18个月、大鼠在24个月时应存活的动物数不能少于50%。

结果分析 ①观察：每天观察受试动物1次，主要观察其外表、活动、摄食情况等。在试验最初3个月每周称体重1次，以后每2周称体重1次。动物自然死亡或处死后必须及时进行病理学检查，包括肉眼和组织切片检查。组织切片检查应包括已出现肿瘤或可疑肿瘤的器官和肉眼检查有明显病变的器官，应注意观察癌前病变。通过病理学检查确定肿瘤的性质和靶器官。②结果分析：统计各种肿瘤的数量（包括良性和恶性肿瘤）及任何少见的肿瘤、患肿瘤的动物数、每只动物的肿瘤数及肿瘤潜伏期，并计算肿瘤的发生率。

判定标准　致癌试验阳性的判定标准为世界卫生组织提出的标准。世界卫生组织（1969年）提出机体可以对致癌物有下列1种或多种反应：①对于对照组也出现的1种或数种肿瘤，试验组肿瘤发生率增加。②试验组发生对照组没有的肿瘤类型。③试验组肿瘤发生早于对照组。④与对照组比较，试验组每个动物的平均肿瘤数增加。在进行试验的两个物种两种性别动物中，有1种结果为阳性，即认为该受试物有致癌性。两个物种两种性别动物实验结果均为阴性时，认为未观察到致癌作用。如果仅观察到良性肿瘤，而并无恶化的证据，则将此受试物鉴定为致癌物是不适宜的，此仅提示在该试验条件下需进一步研究。

短期致癌试验　主要技术有哺乳动物短期致癌试验、短期快速筛检试验方法等。

哺乳动物短期致癌试验分析　在哺乳动物致癌试验中，发现受试化学物对某些特定组织的致瘤作用比其他组织更为敏感，据此建立了比常规动物致癌试验时间更短、更敏感的哺乳动物短期致癌试验，又称有限体内致癌试验（limited carcinogenicity test）。较受重视的短期致癌试验技术有4种。①小鼠皮肤肿瘤诱发试验：于小鼠皮肤局部连续涂抹受试物，以观察皮肤乳头瘤和癌的发生，一般20周可结束试验，较敏感的小鼠为SENCAR小鼠。此试验也可设计为检测受试物的引发活性或促长活性。典型引发剂为致癌性多环芳烃，典型的促长剂为佛波醇脂（TPA）。②小鼠肺肿瘤诱发试验：染毒途径常用腹腔注射，也可灌胃或吸入，一般30周可结束试验，观察肺肿瘤的发生。较敏感的小鼠为A系小鼠。此试验也可设计为检测受试物的引发活性或促长活性。典型的引发剂为乌拉坦，典型的促长剂为二丁基羟基甲苯（BHT）。③大鼠肝转化灶诱发试验：对大鼠进行肝大部切除术后，给以受试物。一般可在8～14周结束试验，观察肝转化灶生成。肝转化灶是癌前病变，有γ-谷氨酰转肽酶（γ-GT）活性升高、G6p酶（G6Pase）和ATP酶（ATPase）活性降低，以及铁摄取能力降低。转化灶可用组织化学或免疫化学方法鉴定。此试验也可设计为检测受试物的引发活性和促长活性。典型的引发剂为二乙基亚硝胺（DEN），促长剂为苯巴比妥（PB）。④雌性大鼠乳腺癌诱发试验：一般可用SD大鼠或Wistar大鼠，染毒后观察乳腺癌的发生，试验周期为6个月。

以上4种试验任一种试验得到阳性结果的意义与啮齿类长期动物致癌试验相似，但阴性结果并不排除受试物的致癌性。

短期快速致癌筛检试验　较常用的短期快速致癌筛检试验方法主要有致突变试验法、哺乳动物细胞体外转化试验、DNA修复合成试验等。①致突变试验法：在许多致突变试验方法中艾姆斯法最为常用，其理论根据为体细胞突变是致癌作用的基础。根据艾姆斯法试验结果，证实至少有80%的已知致癌物具有致突变作用，但也有不致突变的致癌物（如石棉纤维）和不致癌的致突变物。由于本法简便、灵敏，结果较为可靠，是较普遍使用的一种致癌物快速筛检法。②哺乳动物细胞体外转化试验：将哺乳动物细胞株于体外与受试物接触，如受试物有致癌作用，可使正常细胞在形态与生理特性方面发生变化并与癌细胞相似。此种过程称为转化，已发生转化的细胞称为转化细胞。细胞转化并非形成肿瘤，但表示受试物可能具有致癌作用，并可用于致癌物的筛检。③DNA修复合成试验：也是常用的致突变试验方法，主要有程序外DNA合成试验。程序外DNA合成，即非程序DNA合成（unscheduled DNA synthesis，UDS），指DNA受损后发生在正常复制合成期（S期）以外DNA的修复合成，也称为DNA修复合成。见药物致癌试验。

（范玉明　路艳丽　粟晓黎）

yàowù shēngzhí dúxìng shìyàn jìshù

药物生殖毒性试验技术

（drug reproductive toxicity testing techniques）　通过体内、体外试验反映受试药物对哺乳动物生殖发育过程的影响，预测其可能产生的对亲代生殖功能、子代胚胎-胎儿发育、出生后发育的不良影响的技术方法。即药物生殖毒性试验的一系列技术手段与评价方。属药物毒性分析技术。药物生殖毒性试验技术包括体外替代试验方法技术、体内生殖毒性试验技术。前者是用人工培养的细胞、胚胎进行试验观测，一般是药物研发期的早期安全性试验工作；后者是用动物来进行试验观测，一般是在体外试验初步证明基本无生殖毒性的药物，再进行体内试验。

体内生殖毒性试验技术 生殖毒性试验的目的是揭示一种或多种活性物质对哺乳动物生殖功能的任何影响。为测定出给药所致的速发和迟发效应，其观察应持续一个完整的生命周期，即从某一代的受孕到其下一代受孕间的时间周期。为方便试验，可将生命周期的这一完整过程分成以下几个阶段：A. 从交配前到受孕（成年雄性和雌性生殖功能、配子的发育和成熟、交配行为、受精）。B. 从受孕到着床（成年雌性生殖功能、着床前发育、着床）。C. 从着床到硬腭闭合（成年雌性生殖功能、胚胎发育、主要器官形成）。D. 从硬腭闭合到妊娠终止（成年雌性生殖功能、胎仔发育和生长、器官发育和生长）。E. 从出生到断奶（成年雌性生殖功能、幼仔对宫外生活的适应性、断奶前发育和生长）。F. 从断奶到性成熟（断奶后发育和生长、独立生活的适应能力、达到性成熟的情况）。

生育力与早期胚胎发育毒性试验（Ⅰ段） 着眼于化学物质对动物受孕能力和生殖功能的影响，评价内容包括配子成熟度、交配行为、生育力、胚胎着床前阶段和着床等。对雌雄动物由交配前到交配期直至胚胎着床给药，以评价受试物对动物生殖的毒性或干扰作用。对于雌性动物，须对动情周期、受精卵输卵管转运、着床及胚胎着床前发育的影响进行检查。对于雄性动物，须观察睾丸、附睾、前列腺等生殖器官组织学等指标。

胚胎-胎仔发育毒性试验（Ⅱ段） 着眼于胚胎毒性，妊娠动物自胚胎着床至硬腭闭合给药，评价药物对妊娠动物、胚胎及胎仔发育的影响。评价内容包括妊娠动物较非妊娠雌性动物增强的毒性、胚胎胎仔死亡、生长改变和结构变化等。

围产期毒性试验（Ⅲ段） 侧重围生期及生后发育情况，全面检测化学物质对性腺功能、发情周期、交配行为、受孕、妊娠过程、分娩、授乳以及幼仔断乳后的生长发育可能产生的影响。评价内容包括：①妊娠动物较非妊娠雌性动物增强的毒性。②出生前和出生后子代死亡情况。③生长发育的改变。④子代的功能缺陷，包括F1代的行为、性成熟和生殖功能。

常用动物 药物生殖发育毒性评价中最常用的种属是大鼠和家兔，由于与人类的种属差异较大，21世纪初，有学者提出将与人类更为接近的非人灵长类动物引入生殖发育毒性评价中。在毒理学研究中应用的非人灵长类动物品系主要有食蟹猴、恒河猴和绒猴。

体外替代试验技术 体外方法较多，主要有胚胎干细胞试验、哺乳动物全胚胎培养等。

细胞体外培养技术 培养处于分化阶段的细胞，如神经管细胞、胚胎肢体实质细胞、胚原癌细胞等，观察化学物质对细胞分化、增殖的影响。原代分离卵巢颗粒细胞、黄体细胞体外培养评价雌性生殖毒性，体外腔前卵泡培养评价化合物对卵泡体外毒性作用，以替代传统Ⅰ段生殖毒性研究中雌性生殖毒性评价的部分。原代培养精原细胞、睾丸支持细胞，以及精原细胞-睾丸支持细胞共培养，建立睾丸支持细胞细胞系，以替代传统生殖毒性中雄性生殖毒性评价方法。胚胎干细胞检测方法是21世纪初发展起来的一种体外胚胎毒性检测方法，针对某一特定组织或器官的毒性反应进行研究，有时难以发现药物其他方面的毒性。此方法可以全面地反映药物作用后引起的生物体内各个组织的生理变化，全面反映药物不良反应的情况，具有对药物作用反应迅速、敏感性高等优点。

啮齿类动物全胚培养技术 将啮齿类动物早期器官发生期的胚胎（小鼠8.5天、大鼠9.5天）移植到体外进行培养的技术。观察化学物质对全胚胎生长发育的影响，包括对脏壁卵黄囊结构和功能的影响。公认的9.5日龄大鼠胚胎是最适合体外培养的试验对象，纽（New）等建立的方法被定为啮齿类动物全胚培养技术的基本模型。大鼠胚胎植入发生在孕6~7天，着床后9.5日龄大鼠全胚胎培养观察的是9.5日龄胚胎发育致11.5日龄的过程，即器官发生期。此时期覆盖了大量化学物致畸敏感器官的初始发生过程，可以直观的反应化学物对以上组织、器官的发育毒性作用。

器官体外培养技术 将胚胎或胎儿的器官进行体外培养，观察化学物质对器官发育的影响。可进行体外培养的器官有肢芽、腭突、腭、骨、肾、睾丸和卵巢等，以胚胎肢芽培养为最多。该法利用处在发育期正在分化的胚胎，脑细胞经高密度培养后形成细胞集落，来观察细胞的生长发育，探索外源性化学物质的致畸作用，研究化学物质的致畸机制。啮齿类动物孕13天的胚胎中脑细

胞处在神经细饱分化前期，经体外培养后可随神经细胞的增殖分化而形成细胞集落和神经细胞典型的神经突起，在此期间，细胞对化学毒物的作用敏感，毒物可抑制细胞分化和增殖，从而使细胞集落及细胞数目减少。该试验周期短、费用低、重现性好，便于不同实验室间的比较，是一种实用的短期体外试验系统。

其他体外生殖毒性试验技术 ①早期胚胎培养法。培养哺乳动物的植入前胚胎，以测试有毒物质的胚胎毒性。FETAX 实验指囊胚中期 Xenopus 胚体体外培养 96h 后，评价受试物对胚体存活力、生长情况及形态特征的影响。②鸡胚培养法。即对不同日龄的鸡胚染毒、以观察药物对鸡胚发育的影响。③两栖动物非洲爪蟾胚胎培养法。通过培养两栖动物非洲爪蟾的胚胎，观测化学物质对胚胎的毒性作用。④人类胚体胎盘间叶细胞实验。人类胚体胎盘间叶细胞系在培养液中连续培养 3 天后进行细胞计数。⑤果蝇实验。从果蝇卵刚排出到成虫破卵而出的整个阶段观察幼虫的生长情况，观察成虫的结构缺陷。⑥水螅实验。水螅细胞聚集形成一个“假胚体”从而再生。将其剂量发硬关系与成年水螅对比。

（范玉明　郭　隽　粟晓黎）

yàowù yíchuán dúxìng shìyàn jìshù

药物遗传毒性试验技术（drug genetic toxicity testing techniques）

检测某种药物是否能引起生物遗传物质损伤的一组方法技术。是药物遗传毒性试验的一组专门技术，属于药物毒性分析技术。生物遗传物质的损伤主要表现为致突变性，即染色体畸变、基因突变或 DNA 损伤，因此药物遗传毒性分析技术根据检测的遗传学终点分为三类：检测染色体畸变的技术、检测基因突变的技术、检测 DNA 损伤的技术。

检测染色体变化的技术 染色体畸变或突变表现为染色体结构改变或染色体数目改变，检测染色体和染色体组畸变的技术主要有微核试验、染色体畸变试验。

微核试验技术 一种检测染色体或有丝分裂器损伤的遗传毒性试验技术方法。微核是细胞分裂后期仍留在子细胞的胞质中的染色体或其片段。传统的体内微核试验是检测化学物质染色体损伤的基本方法。微核试验方法主要有：①体外微核试验。常用细胞有中国仓鼠肺细胞（CHL）、中国仓鼠卵巢细胞（CHO）及中国仓鼠成纤维细胞（V79）等，还可用 L5178Y 小鼠淋巴瘤细胞和人的类成淋巴细胞 TK6 进行试验，也有用叙利亚仓鼠胚胎（SHE）细胞和 BALB/c3T3 细胞进行试验。②周围血微核试验。优点是可重复采样，自身对照，减少实验动物数。③胞质分裂阻滞法微核试验。该方法排除了细胞分裂的影响，又可观察到多种遗传学终点。微核试验除较大的染色体断裂或整条染色体丢失外，还可检测诱变物对细胞周期的影响。

染色体畸变试验技术 检测化学物质影响染色体数量和结构的一种遗传毒性试验。在化学物质安全性评价中常选体外 CHL 细胞染色体畸变、精原细胞染色体畸变试验等检测化学物质对染色体的影响。

检测基因突变的技术 基因突变表现为一个或几个 DNA 碱基对发生改变、损伤及其他遗传学改变，其检测技术主要包括埃姆斯（Ames）试验技术、tk 基因突变试验技术、转基因小鼠基因突变试验技术。

细菌回复突变试验技术 又称埃姆斯（Ames）试验、鼠伤寒沙门菌回复突变试验，该技术是检测化学物质基因突变的常用方法。常规 Ames 试验选用 4 个组氨酸营养缺陷型鼠伤寒沙门菌株（TA98、TA100、TA1535、TA1537/TA97/TA97a）及 1 个色氨酸营养缺陷型大肠杆菌菌株［WP2 uvrA 或 WP2 uvrA（pKM101）］进行测试。根据受试物是否能诱发以上两种菌分别在缺乏所需氨基酸的培养基上出现细胞生长增多的情况，来判断其致突变性。

tk 基因突变试验技术 一种哺乳动物体细胞基因正向突变试验技术，试验采用的靶细胞系主要有小鼠淋巴瘤细胞 L5178Y 以及人类淋巴母细胞 TK6 和 WTK1 等，其基因型均为 tk+/-，可检出包括点突变、大的缺失、重组、染色体异倍性和其他较大范围基因组改变在内的多种遗传改变。

转基因小鼠基因突变试验技术 转基因小鼠基因突变试验技术可在整体状态下检测基因突变，比较不同组织的突变率，确定靶器官，对诱发的遗传改变作精确分析等。如转基因小鼠突变测试系统、该试验技术需要使用突变检测的转基因动物，如 MutaTM 小鼠、Big-BlueTM 小鼠和 Xenomouse 小鼠等，并分别采用大肠杆菌乳糖操纵子的 LacZ 和/或 LacI 作为诱变的靶基因。

检测 DNA 损伤的技术 DNA 损伤是复制过程中发生的 DNA 核苷酸序列永久性改变并导致遗传特征改变的现象。损伤表现为替换、删除、插入等。检测 DNA 原始损伤常用单细胞凝胶电泳技术（single cell gel eletrophoresis, SCGE），该技术是在单细胞水平上检测真核细胞 DNA 损伤与修复，可快速检测单细胞 DNA 断裂与交联。因该细胞电泳形状颇似彗星，又称彗星试验（comet assay）。SCGE 法可以检测到大量的 DNA 断裂，并可提供有关 DNA 修复能力的信息。

遗传毒性分析技术起源于 20 世纪 70 年代，主要通过对药物诱变性的筛选试验预测药物的致癌性。药物遗传毒性分析技术随着分子生物学领域的快速发展，也在不断优化和创新。文献报道的已建立的遗传毒性短期检测法已超过 200 种，但是经过验证有合适的灵敏度和特异度的方法仅有十几种，包括体内和体外检测方法。由于一种遗传毒性检测方法通常只能反映一个或两个遗传学终点，没有一种检测方法能涵盖所有的遗传学终点，故往往需要用一组试验配套进行综合评价。其他常用技术有药物细菌回复突变试验技术、药物哺乳动物体内微核试验技术、药物致染色体畸变试验技术和药物小鼠淋巴瘤细胞试验技术等。

（范玉明　文海若）

yàowù xìjūn huífù tūbiàn shìyàn jìshù

药物细菌回复突变试验技术

（drug bacterial reverse mutation test testing techniques）　利用鼠伤寒沙门菌或大肠杆菌的突变株进行试验，以检测突变株从组氨酸或色氨酸（大肠杆菌）需求型回复突变为原型的情况，以此判断药物致突变能力的试验技术。属于药物遗传毒性试验技术之一。常用的细菌突变试验有两个：一个是污染物致突变性检测试验，由美国加利福尼亚大学布鲁斯·埃姆斯（Bruce Ames）教授建立并不断完善发展的沙门菌回复突变试验，因此又称 Ames 试验；另一个是应用色氨酸需求性变异株大肠杆菌，检测药物遗传基因突变的试验。

内容　包括的内容较多，如菌株的选择、代谢活化系统的制备、剂量与组别的设置、对照组的设置、溶剂的选择、试验过程等。

菌株的选择　选用组氨酸营养缺陷型鼠伤寒沙门菌，或色氨酸营养缺陷型埃希大肠杆菌，需至少包含下述 5 种菌株组合：①鼠伤寒沙门菌 TA98。②鼠伤寒沙门菌 TA100。③鼠伤寒沙门菌 TA1535。④鼠伤寒沙门菌 TA1537 或 TA97 或 TA97a。⑤鼠伤寒沙门菌 TA102 或大肠埃希杆菌 WP2 uvrA 或 WP2 uvrA（pKM101）。

导致染色体交联的物质还可通过以染色体为检测终点的试验来检出。所用菌株需经组氨酸/色氨酸需求、结晶紫敏感性、紫外线敏感性、氨苄西林抗性等特性鉴定，阴性对照值、阳性对照值（诱变剂敏感性）测定，且结果符合要求。

制备代谢活化系统　最广泛应用的大鼠肝微粒体酶的诱导剂是多氯联苯（PCB 混合物），选择健康雄性大鼠体重 200g 左右，一次腹腔注射诱导剂，剂量为 500mg/kg。诱导剂溶于玉米油中，浓度为 200 mg/ml。苯巴比妥钠和 β-萘黄酮结合也可作为诱导剂。

剂量与组别设置　每组分别设立阴性（空白或溶媒对照）及阳性对照组，阳性对照物应为已知的菌株特异性致突变剂。此外每组应至少设置 5 个不同浓度给药剂量组，最高浓度取决于受试物毒性或溶解度，中和低浓度采用倍比稀释法。

对照组的设置　阴性对照通常为溶剂对照；阳性对照各菌株常用阳性剂不同。

溶剂选择　如果受试物为水溶性，可用灭菌蒸馏水作为溶剂；如为脂溶性，应选择对试验菌株毒性低且无致突变性的有机溶剂，常用的有二甲基亚砜（DMSO）、丙酮、95%乙醇。一般操作中，为了减少误差和溶剂的影响，常按每皿使用剂量用同一溶剂配成不同的浓度，固定加入量为 100μl。

试验过程　可采用平板掺入法或预培养法。①平板掺入法。在灭菌试管中依次加入供试品溶液或对照品溶液，PBS（无 S9 条件下）或 S9 混合液（有 S9 条件下）及培养 10h 后的新鲜菌液及顶层琼脂培养基（含 0.6%琼脂、0.5% NaCl、0.5mM 生物素和 0.05mM L-组氨酸）。充分混匀后铺入预先准备好的最低葡萄糖琼脂培养基平板（V-B 培养基 E），每个浓度至少平行三皿。②预培养法。在灭菌试管中依次加入供试品溶液或对照品溶液，PBS（无 S9 条件下）或 S9 混合液（有 S9 条件下）及培养 10h 后的新鲜菌液，将该混合液在 37℃ 培养 20min。加入顶层琼脂培养基（含 0.6% 琼脂、0.5% NaCl、0.5mM 生物素和 0.05mM L-组氨酸），充分混匀后铺入预先准备好的最低葡萄糖琼脂培养基平板（V-B 培养基 E），每个浓度至少平行三皿。平板固化后置 37℃ 培养 48~72h 后观察结果。同时准备 3 个灭菌试管，分别加入最高剂量供试品溶液、S9 和 S9 混合液，与顶层琼脂培养基混匀后铺入最低葡萄糖琼脂培养基平板，置 37℃培养 48h 以上，观察有无杂菌生长。观察时在实体显微镜下观察背景菌苔生长情况，确定是否有供试品抑菌作用及程度。借助半自动菌落计数器计数每块试

验平板上的回变菌落数。

结果评价标准 因为评价受试物致突变性所用的程序是半定量方法，所以在决定阳性反应时，所用标准具有主观因素，所以要以历史数据库为基础，数据应用下列标准评价：①菌株 TA1535 和 TA1537，如果溶剂对照组值在该试验室正常范围之内，受试物产生阳性反应，并且在 3 个以上浓度出现剂量反应关系，回复突变菌落数最高的增加超过溶剂对照组值 3 倍以上时，该受试物被认为有致突变作用。②菌株 TA98、TA100 和 WP2uvrA，如果溶剂对照组值在该试验室的正常范围之内，受试物产生阳性反应、并且在 3 个以上浓度出现剂量反应关系，回复突变菌落数最高的增加超过溶剂对照组值两倍以上时，该受试物被认为有致突变作用。③TA1535 和 TA100 来源于母体菌株 G46，而 T1538 及 TA98 来源于同样母体菌株 D3052，具有同样检测范围，试验可以选择其中 1 种。

应用 埃姆斯（Ames）试验是应用最普遍的检测基因突变的体外试验。该方法试验周期短、简便、敏感、经济，此外还可以检出混合物和多种污染物的综合效应。因此已成为国际公认的化学诱变剂常规检测的首选试验之一，用于致突变化合物的初筛。除环境污染源外，埃姆斯试验应用领域十分广泛，常见于检测食品添加剂、化妆品、化学品、药品、医疗器械等物质的致突变性，并由此推断其致癌性。埃姆斯试验还可用于对抗突变物进行初筛，在抗癌药物的研发中发挥作用。

埃姆斯试验的敏感性及特异性较高。用埃姆斯试验对已知 300 种致癌物进行检测，其中 90% 显示有致突变性；而 108 种非致癌物中有 13% 显示为阳性。根据截至 2007 年 6 月收录的 1485 种化学物致突变和致癌试验结果分析，大鼠试验检测出的致癌物中埃姆斯试验检出率为 69.0%，埃姆斯试验检出的致突变物中大鼠致癌试验的检出率为 69.4%。恒河猴试验检测出的致癌物中埃姆斯试验检出率为 87.5%，埃姆斯试验检出的致突变物中恒河猴致癌试验的检出率为 38.9%。因此埃姆斯致突变试验和大鼠致癌试验有较好的一致性，埃姆斯试验检出的致突变物在恒河猴致癌试验中阴性结果较高。

对传统埃姆斯试验方法进行改良，建立了基于液态微孔板的埃姆斯 Ⅱ（埃姆斯波动试验）。该方法在微孔板中完成受试物与菌株的孵育，再利用显色指示剂溴甲酚紫，通过培养基 pH 值的改变反应菌株生长情况。截至 2015 年底埃姆斯Ⅱ处于国际验证阶段，多项验证结果显示与传统方法比较，结果一致性及可重复性均较高。

（范玉明　文海若）

yàowù bǔrǔ dòngwù tǐnèi wēihé shìyàn jìshù

药物哺乳动物体内微核试验技术（drug in vivo mammalian erythrocyte micronucleus testing techniques） 通过观测细胞非整倍体染色体丢失或染色体断片形成的一种药物遗传毒性检测试验方法。是药物遗传毒性试验技术之一。微核试验是一种公认的较为简便的遗传毒性检测试验，简称微核试验。其理论基础是，药物作用于正在复制的细胞，使其出现染色体断裂或纺锤装置功能异常，从而导致有丝分裂染色体分布紊乱，在细胞分裂后期这些染色体碎片或整条染色体遗留在细胞质中，形成微核（micronucleus，MN）。

原理 骨髓红系组细胞经过数次分裂后，逐渐失去细胞核（脱核）成为成熟红细胞。红细胞脱核后早期，血红蛋白的主要成分球蛋白的合成代谢旺盛，胞质中存在大量 RNA，从而形成嗜多染红细胞（polychromatic erythrocyte，PCE）。当球蛋白合成完毕后，RNA 完全分解，红细胞逐渐成熟形成正染红细胞（normochromatic erythrocyte，NCE）。致突变物作用于红系祖细胞分裂晚期最终阶段可造成染色体异常。细胞分裂后期，因染色体异常而无法附着于端粒的染色体断片不能随纺锤丝牵引向细胞两极移动，而是残留于细胞中央赤道板附近。如致突变物为纺锤体毒剂，可出现一条或多条染色体残留。细胞分裂终期，向两极移动的染色体由核膜包绕形成新的细胞核，残留于细胞质的染色体断片在胞质中形成细小的微核。此后细胞质分裂形成两个子细胞，完成细胞分裂的过程。一段时间后幼稚红细胞经过脱核形成无核的红细胞，然而胞质中的微核无法通过脱核排出，仍然残留在细胞质中，该细胞即携带微核的嗜多染红细胞（MNPCE）。PCE 成熟后变成 NCE 并进入外周血循环，通过检测微核的形成和数量，即可判断药物的致癌作用。

内容 哺乳动物骨髓和外周血微核试验需要有严密的方案设计，包括实验动物、剂量与组别设置、给药方案、采样时间、镜检等。

实验动物　骨髓微核试验通常采用大鼠和小鼠，外周血微核检测一般采用小鼠，且是雄性健康性成熟动物。如性别间代谢存在明显差异则采用两种性别动物。动物体重差异范围应在各性别平均体重20%以内。

剂量与组别设置　平行设立阴性（空白或溶媒对照）及阳性对照组，阳性对照物为已知阳性致突变剂，如环磷酰胺。此外至少设置3个给药剂量组，根据有关毒性试验或预试验结果确定高剂量，且高剂量应产生一定骨髓毒性（PCE占红细胞总数比例降低）。低毒性药物的给药剂量根据给药时间长短有所不同。

给药方案　可采用单次给药或重复给药方式。受试物给药途径尽可能与临床拟用途径相同，阴性对照物必须与受试物给药途径一致，阳性对照物的给药途径可不同于受试物。

采样时间　如单次给药，需设至少2个采样点。骨髓采样时间在给药后24~48h内；外周血采样时间在给药后36~72h内。第一个采样点至少包括3个剂量组，第二个采样点可仅包括高剂量组。如重复给药，可每天只采样1次。骨髓采样时间在末次给药后18~24h，外周血采样时间在末次给药后36~48h。

镜检　骨髓抽取后进行涂片制备，玻片用吉姆萨染色。筛选玻片进行镜检。每只动物计数1000个嗜多染红细胞（PCES），计算微核化的细胞微核率，即在计数视野中总PCES出现微核细胞的百分数，同时记录其他骨髓细胞类型的数量，以分析细胞毒性作用。

结果评价　在这个试验中仅计数嗜多染红细胞的微核，成熟红细胞和在视野中的其他细胞被记录但不被计数，有核细胞的损失是细胞毒性的指标。在确定一个受试物的微核阳性时，被认为的阳性反应是染色体断裂作用和受试物的相对活性，断裂染色体和引起染色体不分离的药物制剂，以及产生染色体结构和数量改变的事件，均可能产生微核。在这个研究中产生的数据采用双尾t检验分析，个体动物结果在分析中作为数据点，在对照组中的微核率与每个剂量水平的一组数据比较，雄性和雌性动物数据结合，除非表明有性别差异时，性别间才单独计算。在数据分析时，给药组的微核率增加超过阴性对照组微核率具有显著性差异时（$P<0.01$），受试药物被认为是微核试验阳性，即该药物具有致癌风险。

结果判定时还需要注意：结果需描述各剂量组毒性程度，内容包括动物临床症状，体重变化。如受试物诱发的微核率出现剂量依赖性升高，或某一剂量组在某一测试点出现可重复性升高则判定为阳性结果。结果判定时首先考虑试验结果的生物学意义，统计学意义不是阳性反应的唯一标准。如出现可疑阳性结果需考虑改变试验条件开展重复试验。

应用　微核可以由染色体诱裂剂导致的染色体无着丝粒片段构成，也可由非整倍体诱发剂所导致的细胞分裂后期纺锤体牵引时分离落后的染色体形成，通过鉴别微核的起源是了解遗传毒性物质作用方式的重要环节。用微核试验来评价药物、放射线、有毒物质等对人体细胞潜在遗传学损伤是直观而有效的，在遗传毒理、医学、食品、药物、环境等诸多方面得到了广泛的应用。体内微核试验的优点包括可检测任何核型，试验可信度高，背景清楚，不需加入被检测化合物以外的化学物质（如秋水仙素，放射性标志物等），可检出纺锤体毒剂，经济、简便、快速等。微核试验主要局限在于无法判定染色体异常种类，以及可出现伪微核和假阳性结果。

（范玉明　文海若）

yàowù zhì rǎnsètǐ jībiàn shìyàn jìshù

药物致染色体畸变试验技术

（drug in vitro mammalian chromosomal aberration testing techniques）　通过观测细胞染色体的变化来检测药物的致突变性质的试验。是药物体外哺乳动物细胞染色体畸变试验技术，属药物遗传毒性试验技术之一。每种生物的染色体数目与结构是相对恒定的，但在自然条件或人工因素的影响下，染色体可能发生数目与结构的变化，从而导致生物的变异。染色体畸变包括染色体结构和数目的改变，其中染色体结构改变包括染色体断裂、倒位、易位和重复等；染色体数目的异常则包括整倍性改变和非整倍性改变。用于检测染色体畸变的试验体系包括哺乳动物体内（in vivo）和体外（in vitro）系统。

内容　体外培养的哺乳动物细胞，可用于诱变剂诱发染色体结构畸变的检测。常规染色体结构畸变分析需要细胞具有稳定的易于分辨的核型、较短的繁殖周期、较少且大的染色体，细胞染毒通常在较为敏感的S期，染色体畸变的观察在染毒后第一个分裂期进行。该试验技术包括对大量细胞数据进行采集，如染色单体和染色体断裂、缺失、交换和内复制等。染色体裂隙也需要进行记录。

细胞　所有体外培养的哺乳动物细胞均可用于诱变剂诱发染色体结构畸变的检测。可采用哺乳动物细胞，如中国仓鼠肺成纤维细胞 CHL/V79、中国仓鼠卵巢细胞 CHO、小鼠淋巴瘤细胞 L5178Y，或人外周血细胞开展。其中中国仓鼠卵巢细胞（CHO）和中国仓鼠肺成纤维细胞（CHL）为最常用的细胞株。人类外周血淋巴细胞也是常用的染色体畸变分析系统。

代谢活化系统　一般采用诱导剂，如 Aroclor 1254 或苯巴比妥和 β-萘黄酮联合诱导处理后的哺乳动物肝脏微粒体酶（S9），进行体外代谢活化试验。S9 在介质中的终浓度一般为 1%~10%（V/V）。

剂量与组别设置　设短时（3~6h）处理组，分别在有 S9 和无 S9 平行条件下进行测试；同时设无 S9 持续（24h）处理组。每组分别设立阴性（空白或溶媒对照）及阳性对照组，阳性对照物应为已知阳性致突变剂（如非 S9 活化条件下采用丝裂霉素 C，S9 活化条件下采用环磷酰胺等）。此外每组应至少设置 3 个不同浓度给药剂量组，最高浓度取决于受试物毒性或溶解度，中和低浓度采用倍比稀释法。每组平行 2 个皿。

受试物与细胞作用一段时间后，在约 1.5 个细胞周期时收获细胞。若出现显著细胞生长延迟，则需增加在无 S9 条件下连续处理 48h 试验组。某些受试物与细胞接触时间可需要大于 1.5 个细胞周期。

镜检观察　收获细胞前 2~4h 加秋水仙素。细胞收获后，离心 1000r/min × 5min。用预温的 0.075mol/L KCl 溶液 37℃低渗处理细胞 30~60min；甲醇：冰醋酸（3∶1）固定，离心 1000r/min×5min，弃上清液，重复固定 2~3 次。滴片制备染色体标本（2~3 张/皿），标本玻片盲号编制。吉姆萨（Giemsa；1 份 Giemsa 原液与 9 份 pH6.8 磷酸缓冲液混合）染色 20~30min，蒸馏水或自来水冲洗玻片，自然风干待镜检观察。

观察时先在油镜下分析短时处理组的各组染色体标本，若结果为阴性，则进一步观察无 S9 条件下连续处理 24h 的各组染色体标本。每一剂量组镜检观察，最少分析 200 个（100 个/皿）中期分裂象细胞，记录染色体结构畸变的细胞数及畸变类型；如发现染色体数目异常，则需同时观察记录染色体数目变化的情况。根据以上结果，求算染色体畸变细胞出现的百分率。

结果判定　结果以染色体结构畸变细胞的百分率表示，采用 χ^2 检验对组间百分率进行统计学分析，并对各剂量组细胞毒性和沉淀情况加以说明。若供试品诱发的染色体畸变率出现浓度依赖性增加或可重复性增加，则判定为阳性结果。多倍体数目的增加提示受试物可能抑制有丝分裂或诱导染色体数目畸变。染色体内复制细胞数增多提示受试物可能会影响细胞周期。

应用　染色体畸变可揭示染色体结构改变的规律和机制，用作检测环境中的诱变和致癌物质的指标。许多化学物能诱发染色体畸变，但这些化学物所造成的 DNA 损伤只有在通过 DNA 复制阶段后，才转变为染色体畸变而显示出来。如果在细胞周期的其他阶段接触化学物，则所引起的损伤由于在进入细胞分裂之前已得到修复，也就无法再检出染色体畸变。与染色体畸变分析方法相比较，姊妹染色单体互换频率的测定更为精确，已被广泛地应用于监测环境中的诱变剂和致癌剂。

（范玉明　文海若）

yàowù xiǎoshǔ línbāliú xìbāo shìyàn jìshù

药物小鼠淋巴瘤细胞试验技术（drug mouse lymphoma testing techniques）　利用小鼠淋巴瘤细胞系基因评价药物诱导正向突变能力的试验技术。又称小鼠淋巴瘤 L5178TK 基因正向突变试验技术，简称 tk 试验或 MLA 试验。该技术为检测遗传毒性试验组合中的试验技术之一，能用于检测基因的点突变、缺失、移位、重组等，也能检测诱导染色体结构和数量损伤的化学药物；此外，在进一步机制研究中，可用于评价染色体断裂剂和非整倍体诱导剂引起细胞遗传学性质的变化，被认为是可以替代体外染色体分析的一种试验。

原理　MLA 试验技术是以抗药性的出现作为观察突变指标。小鼠淋巴瘤 L5178Y3.7.3c-tk +/- 细胞 11 号染色体上存在杂合胸苷激酶（tk）基因，tk 基因产物为胸苷激酶催化胸苷的磷酸化反应，生成胸苷单磷酸，进一步生成 DNA 复制所必需的胸苷三磷酸。如果在培养基中存在三氟胸苷等嘧啶类似物，则产生异常的胸苷单磷酸，导致细胞死亡。如在培养基中加入被检药物，该药物如果能诱导细胞对三氟胸苷发生抗药性突变，则该细胞存活，说明 tk 基因发生了突变。

方法　小鼠淋巴瘤细胞突变试验方法是微孔法。

细胞　通常采用小鼠淋巴瘤 L5178Y3.7.3c-tk +/- 细胞，需定期检查核型及有无支原体污染，必要时进行自发突变细胞的清除。细胞的增殖周期为 10h 左右。细胞在培养过程中其细胞密度不宜超过（1.2~1.5）×10^6/ml。

代谢活化系统　一般采用诱

导剂，如 Aroclor 1254 或苯巴比妥和β-萘黄酮联合诱导处理后的哺乳动物肝脏微粒体酶（S9），进行体外代谢活化试验。S9 在介质中的终浓度一般为 1%~10%（V/V）。

剂量与组别设置　设短时 3~4h 处理组，分别在有 S9 和无 S9 平行条件下进行测试；同时设无 S9 持续 24h 处理组。每组分别设立阴性（空白或溶媒对照）及阳性对照组，阳性对照物应为已知阳性致突变剂。溶媒选用优先顺序依次为：R-0 培养基、生理盐水、蒸馏水、DMSO，其中 DMSO 的使用终浓度不超过 1%。供试品最高剂量的限度为 5mg/ml 或 10mmol/L。

此外每组应至少设置 4（平行处理）~8（单处理）个不同浓度给药剂量组，最高浓度取决于受试药物毒性或溶解度，中和低浓度采用倍比稀释法。最高剂量一般选用 80%~90% 细胞毒性的剂量，个别时可达 90%以上的毒性剂量，初筛细胞毒性时组间距可为 2~4 倍，细筛时组间距应在 2~1.25 倍之间。而正式试验其组间距应为 1.25~2 倍。

操作步骤　试验用培养基以 RPMI1640 为基础，其他成分按一定比例配制。通常采用 96 孔板微孔法进行试验。将对数增殖期细胞用 R0 稀释后与受试药物作用一段时间。除去受试药物，将细胞重悬于 R10 培养基制作 PE0 平板，将细胞在培养液中重悬进行突变表达，L5178Y 细胞的突变表达期为 2 天。表达期间每天进行细胞密度计算。表达结束后将细胞重悬于 R20 培养基，并制作 PE2 平板和 TFT 拮抗测试平板。细胞集落观察可用肉眼、显微镜和适当的工具进行。污染孔数将其从总数中去掉。PE 板仅区分是否有集落；TFT 拮抗集落观察要区分大集落（LC）与小集落（SC）以及 2 种集落（LC/SC）都含有的孔。区分集落的标准为：①大集落：大小超过 Well 直径的 1/4，成薄层分布。②小集落：小于 Well 直径的 1/4，成块状，质地致密。集落大小基本上按直径大小来判断，用大小难判断时考虑形态的差异来判断。若无分类必要，可不必区分。

如出现阳性结果，则至少有一个受试药物浓度组（一般为高浓度组）和阴性、阳性对照组需要分别记录含有大、小集落的孔数；如为阴性结果，仅阴性和阳性对照组需分别记录含大、小集落的孔数。计算细胞毒性指标及突变频率，包括细胞集落形成率、相对悬浮细胞增长率、细胞总相对增长率、突变频率。

结果判定　当溶媒对照的 PE0、PE2、MF 应在一定范围内，以及阳性对照的 MF 增加显著，试验结果方可接受。其范围通常为：溶媒 MF 值在 $(60\sim180)\times10^{-6}$，MF 不得超过基础均值的 3 倍，PE0 在 60%~140%，PE2 在 70%~130%。阳性对照与溶媒对照之差至少要大于溶媒对照基础值的一半以上。

结果应描述各浓度组细胞毒性大小和沉淀情况。如一个或多个浓度组出现浓度依赖性和/或可重复性的突变率增加，则判定为阳性结果。如出现可疑阳性结果需考虑改变剂量间距或代谢活化条件开展重复试验。如代谢活化条件下为阴性结果，可依据具体问题具体分析的原则考虑是否需要重复试验。结果判定时，首先考虑试验结果的生物学意义，统计学意义不是作出阳性结论的唯一标准。

方法被接受标准　只有满足下列所有标准的试验，对于试验结果的评价才可能被接受。活化和非活化试验同时进行，但是每个试验是独立的试验，具有自己的阳性和阴性对照组，包括：①阴性对照组的平均绝对克隆效率（即平均溶剂对照和未处理对照组）是 100%±30%，试验变异可能导致人为低克隆形成率，范围在 50%~70%，在这个范围之内克隆形成率的试验是有条件接受的，依靠该研究人员的科学判断；在 50%以下克隆形成率的所有试验是不能被接受的。②平均阴性对照悬浮生长因子不少于 8 个，最佳值是 25，对于试验培养处理之后，在两天之内的每一天，其细胞数 5 倍生长。③背景突变率（平均溶剂和未处理阴性对照组），对于活化和非活化试验同时单独计算；在每个试验应用同样细胞群。在两种条件下，应用不同细胞贮备进行试验的背景突变率的正常范围是 $(20\sim120)\times10^{-6}$，在背景突变率范围之外的试验无效，此外应该考虑该试验室的历史数据。④在每个试验中设立阳性对照品，以确定所用检测致突变程序的可信性。MMS 诱导突变频率的正常范围（在没有活化条件下）为 $(200\sim800)\times10^{-6}$。对于 MCA 4.0μl/ml 时（活化条件下）正常范围是 $(200\sim1000)\times10^{-6}$。在没有阳性对照物存在下，符合上述描述的评价标准，如果受试药物清楚地表明突变作用，那么该试验被认为是可以接受的。⑤对于没有致突变作用或很小致突变作用的受试药物，一定应用使细胞相对 生长减少到平均溶剂对照组的 10%~20% 的受试药物浓度试验，或在已知评价标准的最大应用浓度试验。

⑥在 2 天生长期结束时少于 3.0×10^{-6} 细胞的试验处理，不能形成用于突变分析的克隆。⑦仅在相对克隆率是 10%或较大或存活克隆总数超过 20%时，试验突变频率被认为是可以接受用于评价。⑧对于突变和存活克隆计数正常来源于 3 个平皿突变频率；考虑到污染的损失，一个可被接受的突变频率可以从 2 个平皿的最小数计算。

评价标准 一般被认为是致突变阳性物质的条件是至少高于背景突变频率 2 倍。背景突变频率一般是指溶剂对照的平均突变频率。评价某受试药物诱变性，只满足在一个试验浓度范围之内的试验结果判定阴/阳性还不充分，应该在活化和非活化条件下，取得下列试验结果才能达到这个目的，包括：①观察到剂量相关和毒性相关的突变频率增加，希望至少在 3 个剂量获得这种关系，以及在突变作用出现时，产生毒性。②当受试药物仅在小剂量使突变率增加，增加受试药物浓度或毒性不再进一步增加突变率时，这种结果不能被接受。如果受试药物在较低浓度或较低毒性其突变率大时，重复试验以证明其突变作用。③如果在最高剂量附近的单一剂量观察到至少高于 4 倍的背景突变率，该受试药物被认为具有诱变作用，在最高剂量附近的单一剂量，突变率有较小的增加时，需要重复试验进行确证。④当受试药物的毒性反应与浓度之间相关性差时，要让受试药物与细胞充分相互作用，以诱导细胞遗传改变。此外，当受试药物在引起可观察到的毒性反应浓度，引起突变率增加时，如果该突变作用与剂量的增加有关，应该建立受试药物浓度与细胞毒性（百分相对生长）的关系，仅在受试药物浓度与毒性存在正相关时，该试验结果是可以接受的；如果受试药物具有降低细胞毒性的作用，而其致突变率明显增加时，该试验结果不能被接受。

在试验中，仅在受试药物应用浓度增加到出现细胞毒性时，即引起 10%～20%相对对照组悬浮生长的浓度范围，没有发现突变率增加时，该受试药物被评价为非致突变作用。如果受试药物没有毒性，也没有溶解度限制，受试药物最大应用浓度应为 5mg/ml（或 5μl/ml），如果重复试验没有证明早期改变，那么受试药物被评价为非诱变剂。

（范玉明　文海若）

yàowù dàixièzǔxué fēnxī jìshù

药物代谢组学分析技术（metabonomics pharmaceutical analysis technology） 研究生物体系在药物的影响下代谢路径及代谢产物变化的技术。代谢组学是系统生物学研究的重要组成部分，是继基因组学和蛋白质组学之后的一门新兴学科，主要研究生物体系的细胞、组织或生物个体中的内源性小分子代谢物质，在受到外部环境刺激后，代谢物在生物体内的变化情况。药物代谢组学是以组群指标分析为基础，定量研究生物体液、组织、细胞内分子量小于 1000 的所有小分子代谢产物受到药物刺激后其代谢水平的整体变化情况，以阐明药物的作用，包括有效性及毒性。

代谢组学的研究过程一般包括代谢组数据采集实验方案、样品采集极预处理、多变量数据采集分析、标志物识别和代谢途径分析判断等步骤。首先采集生物样品（如尿液、血液、组织、细胞和培养液等），对其进行生物反应灭活、预处理。再运用分析仪器检测样品中所有代谢物，分析其种类、含量、状态，从而得到原始的大量的反映生物样品信息的实验数据，而后使用多变量数据分析方法对获得的多维复杂数据进行降维和信息挖掘，从这些复杂大量的信息中筛选出最主要最能反映代谢物变化的主要成分，再通过模式识别将其与标准的代谢物谱进行比对，或是根据代谢物谱在时程上的变化来寻找生物标志物，研究相关代谢物变化涉及的代谢途径和变化规律，以阐述生物体对相应刺激的响应机制。同时由于不同分析手段各有其特点，在不同应用领域使用的分析方法也是有所不同的。代谢组学的实验流程主要有前期实验方案设计、样品前处理，分离检测、数据处理与分析、阐释相关生物学意义五个阶段。

分类 根据药物代谢组学分析程序，药物代谢组学分析技术主要包括样品前处理技术、分离检测技术、数据处理技术及生物学释义三大部分。

样品前处理技术　药物代谢组学分析的对象往往是生物样品，有动物、微生物以及人源样本，如尿液、血浆、细胞、组织等，在前处理时需要根据样本基质不同采用不同的前处理方法。药物代谢组学分析的样品前处理，需要最大限度地将样本中的杂质（如一些蛋白质、糖类、脂肪等）除去，并能较为完整的保留样品中的整体代谢产物或特异性的目标代谢产物。处理尿液、血浆、细胞、组织有多种提取方法：①液-液萃取法。用液-液分配原理提出代谢产物排除干扰杂质，一般用于处理尿液、血浆样品的前处理。②超声破碎提取法。多用于细胞、组织的前处理。③固相萃取法。采用固相萃取色谱柱，分离代谢产物和干扰杂质，对样品进行前处理。该方法能更好地降低基质效应，提高检测灵敏度，是研究代谢组学较为理想的前处理方法。④沉淀蛋白法。通过添加蛋白沉淀试剂去除样品中的杂质蛋白。

分离检测技术　常用色谱、质谱、核磁共振三种技术，且以联用技术应用最多。

液相色谱与质谱联用技术　代谢组学的研究试验样本大多为人体尿液、血浆、细胞、组织等。由于这些样本中的代谢物大都能较好地进行电离，因而适宜采用液相色谱与质谱联用技术。其优点是具有较高的灵敏度和选择性，适用于痕量代谢物检测分析。缺点是样品需要离子化、需要标准品及独立的数据库、需要适当的样品前处理、较气相色谱-质谱联用技术成本高、具有基质效应。

其中色谱的功能是分离代谢组分，可选用多种色谱分离柱，样品的分析范围广泛；可进行定性和定量分析。根据色谱柱的柱效不同又分为高效液相色谱-质谱联用技术和超高效液相色谱-质谱联用技术。在代谢组学样品分析过程中，常转换使用不同填料的色谱柱，以满足全面分析样本中的各类代谢物的差异需要，并可以发现潜在的生物标志物。

质谱的功能是检测代谢物。质谱根据电离原理不同可分为电喷雾离子源和大气压化学电离源两种质谱。液相-电喷雾离子源质谱联用技术可同时分析挥发性和非挥发性代谢产物，适用于离子型以及极性代谢物的分析检测，能分析分子量较大的化合物（分子量大于1000）。液相-大气压化学电离源质谱联用技术相对于电喷雾离子源质谱基质效应小，且受流动相缓冲盐影响较小，主要分析非极性以及小分子的化合物。在代谢组学的研究过程中，如同时使用不同的电离源，可以获得更全面的代谢产物分析结果。质谱根据质量分析器工作原理的不同，主要可分为三重四极杆质谱、飞行时间质谱、傅里叶变换离子回旋共振质谱，以及离子阱质谱。液相-三重四极杆质谱联用技术常用于分析已知特定的代谢产物在体内代谢的含量变化。液相-飞行时间质谱联用技术、液相-傅里叶变换离子回旋共振质谱联用技术、液相-离子阱质谱联用技术主要用于代谢组学研究中的定性分析。

气相-质谱联用技术　在代谢组学分析中气相-质谱联用技术可用于小分子热稳定代谢物的分析。其优点是：灵敏度和选择性较高、成本较低，可重复进样、可进行定性和定量分析。缺点是：只适用于分析易挥发且热稳定的代谢物，或需要预先衍生化处理；需要标准品以及独立的数据库。

气相色谱-质谱联用技术　在代谢组学研究中多用于靶向性物质的分析，亦可作为非靶向性代谢组学液相色谱-质谱联用技术的一种补充方法。气相色谱-质谱联用技术有三种电离方法：电子轰击电离、正化学电离、负化学电离。电子轰击电离具有非选择性电离的特点，只要样品气化都能够离子化，离子化效率高且碎片较为丰富，碎片离子能够提供分子结构的一些重要的官能团信息。正化学电离产生的碎片较少，但能产生准分子离子，适于代谢物等分子量的测定。负化学电离适于带电负性基团的化合物如含卤素的一些化合物的分析。

代谢组学常用的气相-质谱联用技术的质量分析器有四极杆质量分析器、离子肼质量分析器、飞行时间质量分析器等。此外，全二维气相色谱更适合分析代谢组学样品中复杂的成分，具有分辨率高、峰容量大、灵敏度高、分析时间短等特点。因此，其与飞行时间质谱串联使用，既能精确的分离样品中的代谢物，又能很好地对代谢物的分子量进行精准测定。

核磁共振技术（nuclear magnetic resonance，NMR）　NMR也是常用的代谢组学分析技术。其优点是：能够对样品实现无创性、无偏向的检测，对样品不具有破坏性，可满足高通量、快速检测分析需要，对样品前处理的要求较低甚至可直接进样，能较为全面地对样本进行分析，可对完整的组织、器官以及个体样本进行分析。^{1}H-NMR对含氢化合物均有响应，能完成样品中大多数化合物的检测，满足代谢组学中的对尽可能多的化合物进行检测的分析目标。缺点是：灵敏度相对较低、选择性较差、代谢产物的分析范围有限、难以进行定量分析。

在代谢组学发展的早期，NMR技术被广泛应用在毒性代谢组学的研究中，且可对复杂样品如尿液、血液等进行非破坏性分析。但一般的NMR仪器检测灵敏度不高，只能对样品中含量较高的代谢物进行定性分析，很难同时测定生物体系中共存的浓度相差较大的代谢产物。为提高NMR检测灵敏度，科学家又研发出了高分辨核磁共振技术、多维核磁共振技术和液相色谱-核磁共振联用技术等。魔角旋转核磁共振技术是20世纪90年代初发展起来的一种新型的核磁共振技术，在代谢组学的研究中，魔角旋转核磁共振波谱技术已被成功地应用到生物组织相关研究中。生物组织在核磁共振实验中会由于磁化率不均匀、分子运动受限等因素而引起谱线增宽。这些因素利用固体核磁共振中的魔角旋转技术方法可以消除。

数据处理及生物学释义分析

药物代谢组学分析往往采用多方法同时测定，这样能更加全面的分析样品的代谢物组成变化，有利于找到更多的潜在的生物标志物，但同时会增加更多的数据信息量。代谢组学研究获得的是海量数据，需要借助专门的数理统计和生物信息学软件对数据进行适当的整理分析才能得出相应的结论。常用的软件可大致分为两类：一类是开放性软件，包括矩阵实验软件 MATLAB（matrix laboratory）、统计分析软件 SAS（statistics analysis system）、神州数码 XCMS 等；另一类是分析仪器自带软件。数据处理方法包括无监督模式识别方法和有监督模式识别方法，其中无监督模式识别方法主要包括主成分分析（principal component analysis, PCA）、分层聚类分析（hierarchical cluster analysis, HCA）等；有监督识别模式方法主要包括偏最小二乘判别分析（partial least squares-discriminant analysis, PLS-DA）、正交信号校正技术偏最小二乘分析（orthogonal signal correction partial least squares, OPLS）、正交信号校正技术偏最小二乘判别分析（orthogonal signal correction partial least squares-discriminant analysis, OPLS-DA）、随机森林分析（random forests, RF）等。

代谢组学数据统计分析的主要是简化数据结构，达到判别分类的目的，为寻找代谢差异物提供数据依据。另外，也可以通过建立数据处理模型，分析代谢差异物的代谢调控关系。

发展现状 尽管代谢组学领域里已经有了许多成果，但还有很多问题亟待解决。首先，各种分析技术都有其局限性，每一种技术均不能全面地分析样品内代谢物的组成成分，还不能完全掌握代谢途径的变化趋势，因此需要突破这种局限性。其次，在数据前处理时，在降低背景化学噪声、变异校准、峰匹配的过程中会出现一些系统性的误差。此外，在数据分析过程中，分析模型还具有不确定性，尚不能完全精准的分析各类数据，这需要将来建立更为精确的数据分析模型，才可能发现更多的生物标志物来解决更多的问题。

（粟晓黎）

jìsuànjī fǔzhù yàowù fēnxī jìshù

计算机辅助药物分析技术（computer-assisted pharmaceutical analysis technology） 将计算机功能与药物分析测试相结合，获取海量分析数据并对数据进行分析处理的技术。计算机辅助药物分析是以计算机化学为基础，通过计算机的模拟、计算和预算，将药物分析、统计学、数学相结合，设计或选择最优分离测定条件，并通过分析化学测量数据获取大量信息的一种方法技术。通过化学计量学优化，可最大限度地提高色谱的分离能力，改善其精密度和重复性；通过科学实验设计和数学模型预测分析，可以达到减少实验次数、缩短实验周期、提高实验效率的目的。如因子分析、正交设计、中心组成设计等实验设计方法和以单纯形法为代表的系统优化方法。

方法应用 随着计算机辅助分析的发展，系统的优化方法如单纯形法、遗传算法、人工神经网络等研究逐步增多，新的信号处理方法也开始被用于各种复杂情况下的定量分析，如在色谱方法不能有效分离样本的情况下，通过计算机辅助技术可以实现定量分析。基于计算机信息处理技术的海量计算，化学计量学在药物分析光谱、色谱条件优化中的应用取得了较大的成功。药物分析研究各个领域计算机辅助设计应用较为多见。采用光谱法、色谱法、X 射线衍射法、分子生物学技术构建中药指纹图谱库，然后与计算机图谱解析和识别技术结合起来，可对样品进行鉴别。计算机图谱解析和识别包括模糊信息分析、人工神经网络、灰色关联聚类等方法。

在药物成分提取分离以及生产工艺筛选研究中，计算机辅助技术的应用越来越多。均匀设计是药物研究常用方法，其实验次数少、实验点具有代表性，适用于多因素、多水平的实验研究，但因其数据处理复杂，往往需用计算机进行回归分析并给出回归方程，以达到选择最佳条件的目的。例如中药大黄提取工艺的优化研究，黄芩提取工艺均匀设计法优化，中药复方的全方药物筛选及处方优化，中药复方方解研究等。

在高通量药物筛选以及生物活性物质分析研究中，计算机辅助技术是不可缺少的部分。以中药的性味归经为特征，运用计算机辅助技术，以模糊数学中聚类分析方法将数据自动采集和处理于一体，以药物作用靶点为主要对象，设计细胞和分子水平的筛选模型，通过样品与靶点结合表现，判断化合物的生物活性，从而实现药物大规模、快速、微量的筛选。这种高通量筛选研究方法，可实现对复杂体系中各种成分的大规模生物活性筛选研究，并获取海量数据，这不仅可在分子水平、细胞水平阐明药物的作用及其作用机制，还在提高药物资源开发的精准性，发现新型药物或药物先导化合物等方面具有重要价值。

分类 对于复杂体系进行计算机辅助药物分析，根据数据处理方法的不同，可以分为药物分析信息学技术和模式识别药物分析技术。药物分析信息学技术是采用适当的化学计量学和统计学方法，对分析仪器提供的信息进行变换、解析、挖掘、分类等处理，以实现对复杂体系定性定量分析的目的。模式识别药物分析技术是计算机对一批模式进行处理和分析，找出内在规律，对未知样品进行判别、归类的过程。

常用的化学计量学数据处理方法有，主成分分析法、因子分析法、聚类分析法、遗传算法、人工神经网络计算法、模式识别法和数据库技术等。

主成分分析（principal component analysis，PCA），是一种将多个变量通过线性变换以选出较少个数重要变量（称之为主成分）的降维方法；因子分析（factor analysis）是一种从研究指标内部的依赖关系出发将信息重叠，从而把具有错综复杂关系的变量归结为少数几个不相关的综合因子的降维方法；聚类分析（cluster analysis）是一种在相似的基础上收集数据来分类的分析方法；遗传算法（genetic algorithm）是模仿自然界生物进化机制发展起来的一种随机全局搜索和优化的方法；人工神经网络（artificial neural network，ANN）是通过模仿生物神经网络的结构和功能建立数学模型的一种计算方法；模式识别（pattern recognition）是一种通过对表征事物或现象的各种形式的信息进行处理和分析，从而对事物或现象进行描述、辨认、分类和解释的方法；数据库技术（database technology）是一种通过计算机辅助管理数据，从而研究如何高效地获取和处理数据的方法。不同的方法各具优势，可以有针对性地进行选择。

（段更利）

yàowù fēnxī xìnxīxué jìshù

药物分析信息学技术（informatics in pharmaceutical analysis technology） 将智能计算与药物仪器分析相结合的技术。即采用计算机信息处理技术，以药物复杂体系为研究对象，采用适当的化学计量学和统计学方法，对分析仪器提供的信息进行变换、解析、挖掘、分类等处理，以实现对复杂体系药物定性定量分析的目的。药物分析信息学技术，揭示分析化学信息的实质与内在联系，实现分析化学信息的获得、挖掘、变换与共享，从而促进药学分析学科的发展。是一种计算机辅助药物分析技术。

科学的发展与进步，使得药学学科的发展已经逐步进入与精准医学相适应的时代。复杂体系的分析已成为现代药物分析研究的热点和难点，如药效组学、代谢组学等体系，因其组成复杂、未知成分多、组分性质差异大、含量悬殊等，采用传统的先分离后分析的模式已无法满足其分析的需要。在这种情况下，必须充分运用现代分析手段满足多重分析的需要，也只有通过计算机技术才能满足大量信息数据的有效采集与分析。由此药物分析信息学应运而生，并成为药物分析学科的前沿科学。

组成 药物分析信息学技术主要包括对药物信息的获得和数据分析两大部分。

信息获得 通过光谱、色谱等技术对经过前处理的药物样品进行测定，获得药物分析相关数据信息。得到的信息可以表达为数值、图像、波形等，如用薄层色谱方法测定药物样品得到薄层图谱，用高效液相色谱方法测定得到高效液相图谱，用紫外光谱分析方法得到紫外光图谱，用红外光谱测定方法得到的红外光谱图，以及相关数值。

信息分析 通过对所获得海量数值、图像、波形信息进行量化解析、计算处理，进行预期分析推断，得出相应结论。

数据处理方法 检测技术所获得的大量图谱信息包含了海量的数据，只有运用合理的数学模型和方法，对这些数据信息进行梳理、整合、计算、比较等处理，才能得出科学的判定。数据信息又分为一维数据、二维数据。处理方法也有多种。

一维数据分析法 光谱数据，即在每个检测波长/波数处可得到一个响应值，这样的数据又称矢量型数据，为一维数据。紫外、红外、荧光等光谱法，是药物分析常见的分析方法，得到一维图谱数据，可以通过不同的数据处理方法得出定性定量分析结果。一维数据常用的数据处理方法主要由4种。①偏最小二乘法：是最经典的一位数据处理方法，被用于近红外光谱仪的药物定量分析研究。但只适用于组成已知的

白色体系，且要求含量和信号响应值符合线性关系。②混合线性分析法：结合多种多元校正方法，所得结果优于偏最小二乘法。由于其只需要已知待测组分的纯色谱峰及其在校正谱中的浓度，还被用于某些含未知干扰组分的灰色体系的分析。③正交投影回归法：可指示出复杂体系中未知干扰组分存在与否及存在区间，可应用于混合体系的分析。④数学探针法：通过对复杂混合物体系的光谱进行“原位”数学修饰，“创造”背景干扰的最大吸收点，从而可以“创造”出背景干扰被消除的条件。数学探针法的原理：在合适的波长位置，向待测混合体系的光谱中添加“数学探针”，可随意改变和调动可能的背景干扰，从而使干扰在指定位置成峰，产生极大值；然后通过求导消除干扰，并求出待测组分的含量。数学探针法是复杂体系快速分析的新途径。

二维数据分析法 色谱联用已经被广泛应用于复杂体系的分析，如气相色谱-质谱、高效液相色谱-二极管阵列检测等。联用色谱兼具色谱良好的分离特性和光谱灵敏的定性功能，可从色谱、光谱两个角度提供与物质性质密切相关的大量信息。通过色谱联用技术所得的数据称二维数据，包括色谱数据和光谱数据，这样的数据又称矩阵型数据。二维数据常见的数据处理方法主要有3种。①直观推导式演进特征投影法：该法结合了渐进因子分析、固定尺寸移动窗口渐进因子分析等多种化学计量学方法，同时又包含演进特征投影图、特征结构跟踪分析等，具有从原始数据的背景扣除到重叠峰分辨的所有步骤。主要步骤包括：背景的监测和扣除、组分数的确定、确定组分的选择性区域和零浓度区域、纯组分光谱色谱的满轶分辨、分辨结果确证及定量分析。可用于多个复杂体系的定性定量分析。②主成分分析：对已认证药材的二维色谱数据进行主成分分析分解，然后利用获得的载荷矩阵来构建待测药材的指纹图谱，结果表明新构建的指纹图谱可以包含有关中药体系的多波长的信息。③断层扫描分析法：是一种全新的色谱-光谱二维数据信息处理手段。对断层扫描得到的结果进行分析、整合，即可最终获得有关复杂体系的定性定量信息。定性分析方面，对每个保留时间点的光谱（断层）进行褶合变换，并与对照品建立的标准区域进行比较，由此可以实现未知色谱峰的定性鉴别、纯度检验、重叠色谱峰中选择性区域的确定等；定量分析方面，断层扫描分析法可分别选取色谱-光谱二维数据中的单组分光谱“断层”（纯色谱峰）、双组分、多组分光谱“断层”（重叠色谱峰），然后采用相应的方法进行定量分析。

应用与发展 药物分析信息学技术已被成功应用于药物分析领域。①药物分析信息学技术可用于中药材鉴定。如将光谱法与化学计量学手段相结合，对中药材的化学组分进行研究，可从整体上反映其化学成分的异同，也可用于中药材的优劣及真伪鉴别。②药物分析信息学技术可用于药物复杂体系分析。如药物代谢组学分析。这是以组群指标分析为基础、以高通量检测和数据处理为手段、以信息建模与系统整合为目标的药物分析，是运用系统生物学原理的一个药物分支技术。核磁共振光谱或液质联用或气质联用已成为代谢组学研究中主要的测量手段，对这些技术所测得数据，进行处理分析，可以揭示药物代谢机制、药物作用整体性差异以及关键性生物标志物等。

药物分析信息学技术作为新的、综合性学科和技术，已成为现代药物分析学科的重要内容。有助于解决生命科学等学科面临的复杂混合物体系定性、定量分析的难题，促进药物分析学科为精准医学发展做出更大的贡献。

（段更利）

móshì shíbié yàowù fēnxī jìshù

模式识别药物分析技术（pattern recognition in pharmaceutical analysis technology） 将模式识别的多变量数值分析与药物检测方法相结合对药物进行定性定量分析的技术。属于一种*计算机辅助药物分析技术*。模式识别又称图形识别，是指对表征事物或现象的各种形式的信息进行处理和分析，对事物或现象进行描述、辨认、分类和解释的过程。它是信息科学和人工智能的重要组成部分，是研究用机器代替人的描述、判别、识别功能，实现对客观事物分类及描述的数学方法。模式识别最早出现在20世纪20年代，于60年代末被引入化学医药领域。

方法及原理 模式识别由两个主要过程实现。一是模式过程，即计算机对标准模式进行处理，对之进行分析，找出内在规律，建立判别规则。这里的“模式”指某种事物的标准形式或可以照着做的标准样式。二是识别过程，即是计算机依据标准模式，对未知样品进行判别、归类。整个识别过程包括数据获得、预处理、特征抽取、分类及分类器设计四个步骤。

数据获得　药物分析过程中获得的原始信息是多种多样的，可能是数值，也可能是图像、波形，例如薄层色谱、高效液相色谱、紫外光谱、红外光谱等谱图等。图像、波形均需数量化，使其变成矩阵后，才能用计算机进行处理。

特征抽取　在不明显减少有用信息的前提下，将高维空间的模式压缩到低维空间，以便有效地设计分类函数。这样有助于各类模式更进一步被集群，且减少运算，为准确判别创造条件。用于特征抽取的方法很多，有集群法、最小熵法、最大离散度法及离散卡-洛（Karhunen-Loeve，K-L）变换展开变换等方法。集群法和最小熵法是在已知类别的前提下进行特征压缩，最大离散度法则适合于二类样本情况。而离散卡-洛变换则是在不要求类别的情况下，对原始数据经坐标轴的旋转变换，达到特征压缩的目的。

聚类分析　在对原始事物共有几类都不甚了解的情况下，按客观事物内在规律将样本自行分类的方法。进行聚类分析的统计量很多，如距离系数、相关系数、联合系数、概率相似等，其中应用最多的是距离系数。在距离系数中，有欧氏距离、绝对值距离、切比雪夫距离、兰氏距离、马氏距离等。聚类分析的常用方法有：①聚合法。先将各样本分别看成一类，然后将距离最近的两个样本合并为一类，使类的数目减少，接着再将距离最近的类合并，如此反复进行多次，直至所有样本都合并为一类为止。②分解法。先将所有样本看成一类，然后将它们按一定规则分开，一直分到所需的类为止。③图形法。通过画最大树或编网来聚类。④动态聚类法。先选择若干样本点为聚类中心，再按某种聚类准则（如最小距离原则）使各样本向各个中心聚集，从而得到初始分类，然后判断初始分类是否合理，若不合理则加以修正，直到合理为止。⑤模糊聚类法。用模糊数学的原理将样本的归属按隶属度大小分类。

模式分类器设计　模式分类器的设计即指建立判别函数。可应用的判别方法有很多，如贝叶斯（Bayes）判别、线性学习机、k-最近邻法（kNN）等。其中贝叶斯判别应用最广，原理和过程：若有 k 组已知样品，判别函数变量数为 m，假设样品均为各自独立的随机向量且符合正态分布，则可求出各组 m 个变量的联合分布密度函数 f_K（x_1，x_2，……x_m），现有样本（x_1，x_2，……x_m），设其来自各组的可能性相同，由贝叶斯公式，得知它来自 k 组的概率 P_K，称为第 k 组的先验概率。将样品属于各组的概率求出，依据样品属于哪一组概率最大将样品归于该组。

应用与发展　作为化学计量学重要组成部分的模式识别技术在药物分析领域有着广泛的应用前景，如以化学药品的多组分的同时定性定量的测定，药动学分析、药效学分析、药物毒理学分析，药物的相互作用分析、天然药物农药存留分析、中药指纹图谱数据信息处理等。模式识别技术是这些数据处理的重要工具。模式识别在药物分析领域的应用还处于发展起步阶段，尚需进一步的开发和研究。模式识别技术的不断完善将成为未来精准医疗中药物多因素多变量分析提供更多的便利。

（段更利）

tǒngjì móshì shíbié yàowù fēnxī jìshù

统计模式识别药物分析技术

（statistical pattern recognition in pharmaceutical analysis technology）　将统计模式识别分类方法用于药物分析的技术。统计模式识别是对模式的统计分类方法，又称决策理论识别方法，该方法把模式看成是用某个随机向量实现的集合。当用特征向量来表示一些在形状上稍有差异的图谱等模式时，同这些特征向量对应的特征空间中的点便不同一，而是分布在特征空间的某个区域中。这个区域就可以用来表示该随机向量实现的集合。如在特征空间中规定某种距离度量，从直观上看，两点之间的距离越小，它们所对应的模式就越相似。不同类的两个模式之间的距离要大于同一类的两个模式之间的距离，同一类的两点间连接线上各点所对应的模式应属于同一类。属于模式识别药物分析技术领域的内容。

统计模式识别药物分析是指传统意义上的主成分分析，直接用于多维药物分析信息的线性降维，是特征提取与空间降维的常规方法，它抽提出的特征变量是原始变量的线性组合，即只考虑了其一阶矩和二阶矩信息，没有考虑到高阶统计量，因此无法提取非线性特征信息，特征模式表达形式较有限。主成分药物分析是将多个变量通过线性变换以选出较少个数重要变量的一种多元统计分析方法。在实际药物分析中，为了全面分析问题，往往提出很多与此有关的变量/因素，因为每个变量都在不同程度上反映某些信息。信息的大小通常用离差平方和或方差来衡量。

统计模式识别药物分析是对多元药物分析的数据进行降维的

一种主要方法，它处理的目的是有效消除多药物分析信息共存中的重叠部分，提取出主要成分的分析方法。统计模式识别药物分析经常被用于药物代谢组学研究数据的分析。算法是根据原数据协方差矩阵的结构，寻找新的原变量线性组合后得到的主成分，使沿着主成分的方向，原数据的方差最大。代谢组学数据的聚类分析通常在统计模式识别药物分析得到的得分图中进行，生物标志物的寻找通常根据统计模式识别药物分析得到的投影图中各变量对主成分贡献的大小来判断。统计模式识别药物分析就是根据在初选的特征量间可能存在的相关性，找到一种空间变换方式，要求它们之间相正交，并能最大限度地保留原样品集所含的原始信息，通过对原特征经标准化后的变量进行线性组合，形成若干个新的特征矢量的药物分析方法。该模型特征是通过数学迭代的方法对数据进行最佳拟合，寻找一条线性方程，使每个样本点在该线性方程上的垂直投影点的总方差最大，这个线性方程就是第一主成分的得分，以此类推，还可以提取第二、第三主成分。在药物分析的广泛领域，利用统计模式识别药物分析，对化学药品的多组分同时定性定量的测定，药动学、药效学分析，药物毒理学分析、药物的相互作用等方向，更多的是传统中药分析过程中得到的复杂的数据信息，尤其是中药指纹图谱数据信息的处理，越来越离不开统计化学模式识别技术，是这些数据重要的处理工具。统计模式识别药物分析也将不断改善，将为药物分析提供更多的便利。

（段更利）

yàopǐn fēnxī biāozhǔn

药品分析标准（standard for pharmaceutical analysis） 为保证药品安全、有效和质量可控而制定的用于控制药品质量的技术要求。经审批确定的药品质量标准具有法定效力。药品在生产、流通、使用的全过程的质量都必须符合相应的药品分析标准。

药品分析标准包括文字标准和实物标准。文字标准按照颁布的主体可分为中国的药品标准和国外的药品标准，中国的药品标准又分为国家药品标准、地方药品标准和企业药品标准三类。国外药品标准主要为各国药典，除中国药典外，较有影响的国外药品标准主要包括《美国药典》《英国药典》《欧洲药典》《日本药局方》《国际药典》，在中国正发挥越来越重要的作用。另外，由于药品的辅料和包装材料也直接影响到药品的质量，因此药品标准还包括药用辅料质量标准和药品包装材料标准。药品实物标准为文字标准中需要使用到的标准物质即药物分析标准物质，对检定药品的质量控制和质量保证起着重要作用。

在药品标准的具体内容中需对药品的外观、纯度、物理化学性质、安全性试验和含量等明确规定，还需注明药品的功能主治、规格和制剂类型。采用一个药品标准检验时，应逐项按照标准规定进行试验操作，严格执行标准中的各项要求，只有药品符合标准中的所有检验项目的规定时，才能表明该药品质量良好。一个好的药品质量标准采用的检验方法是准确性、精确性、稳定性均好的，能真实反应药品质量，还要能区分不同企业生产的药品质量，体现不同的生产工艺的优劣。

药品分析标准的水平代表着一个国家药品行业发展的水平，它不仅是保障用药安全的重要依据，还是医药经济发展水平的指针和产品质量竞争重要的技术壁垒。药品分析标准应不断吸收和推广先进的科学技术和成果，将科学经济的技术方法应用于药品分析标准，进而提升药品质量控制水平。

（姜　红　鲍　实）

guójiā yàopǐn biāozhǔn

国家药品标准（national drug standards） 国家为保证药品质量所制定的质量指标、检验方法以及生产工艺等技术要求。国家药品标准是国家保障药品质量、维护公众健康的重要技术法规。各国均有自己的国家药品标准，如中国有《中国药典》、英国有《英国药典》、美国有《美国药典》（含国家处方集）、日本有《日本药局方》等。此外，《欧洲药典》是多国共同执行的药典。国家药品标准体现了本国药品分析技术的水平，能反映本国药品质量情况。是药品分析标准中最具权威的标准。

分类 中国的国家药品标准包括《中华人民共和国药典》、部颁药品标准、局颁药品标准和药品注册标准。各类标准反映了国家药品监管的发展变化，由于国家药品监管部门职能的转移变更，在不同的时期制定的标准归为了不同的标准类型。

特点 国家药品标准制定遵循“质量可控、准确灵敏、简便适用”的原则，在制定药品标准时充分考虑药品在来源、生产、流通、贮藏及使用等各个环节影响药品质量的因素，有针对性的设定检测项目，采用适宜的分析方法，制定合理的限度要求。良好的药品质量标准应将目标性、科学性与合理性有机结合。

制定与修订 在制定国家药品标准时，以能保证药品安全、有效、质量可控为出发点，采用成熟先进的技术方法，同时还应从本国医药产业和检测技术水平的实际出发，充分考虑标准的可行性和经济合理性。国家标准的制修订程序、体例格式、文字术语、计量单位、数字符号以及通用检测方法等均有严格的规范性要求。中国国家标准的制定程序主要有起草、复核、审核、公示等步骤。①起草。按照《药品标准工作技术规范》的要求，密切联系药品生产工艺实际情况，分析判定影响药品质量的风险因素，研究起草国家药品标准的草案。②复核。对起草的国家药品标准草案进行复核，重点关注项目设置的完整性；项目增、修订的必要性；限度的合理性；方法的可操作性，并根据复核结果对草案中各项内容提出同意或修订的意见。③审核。国家药典委员会组织对药品标准草案进行技术审核，可由品种负责人技术审核，或专业委员会审核。标准草案的审核工作结束后，国家药典委员会根据专业委员会出具的技术审核意见和结论，拟定药品标准征求意见稿。④公示。国家药品标准征求意见稿应在国家药典委员会官方网站上对外公示，公示期为3个月，然后将各种意见和建议归纳整理，涉及技术要求的及时发送标准起草单位复核，不涉及技术要求的，给出综合意见。

使用 药典标准、局颁标准、部颁标准均属于成册收载的国家药品标准，其标准设置的形式基本相同：化学药标准包括性状、鉴别、检查、含量测定、类别、规格、贮藏、制剂等的内容；中药标准包括药材来源、性状、鉴别、炮制、检查、含量测定、性味与归经等。这三种国家药品标准属于强制执行的标准，达到国家药品标准的规定代表着符合药品质量的最低要求，是药品质量控制时使用最多的标准。

（姜　红　鲍　实）

Zhōnghuá Rénmín Gònghéguó Yàodiǎn

《中华人民共和国药典》

（*Chinese Pharmacopoeia*） 中国政府为保证人民用药安全有效、质量可控而制定的技术规范。简称《中国药典》。属于国家药品标准。具有先进性、科学性和规范性。截至2015年，《中国药典》已发行10版，分别是1953年版、1963年版、1977年版、1985年版，1990年版，1995年版，2000年版，2005年版，2010年版和2015年版。从1985年版开始，固定为每5年修订1版。随着《中国药典》内容的扩充，其编制体例不断调整优化，2005年版《中国药典》将生物制品规程并入药典成为第三部，到2015年版，已形成一部收载中药，二部收载化学药品，三部收载生物制品，四部收载药用辅料及通则的标准体系。作为国家药品标准体系的核心，《中国药典》立足于中国医药工业的实际情况，紧跟国际药品标准发展趋势，对中国药品监管、质量控制、工艺控制、产品研发具有引领和导向作用。

结构 《中国药典》由凡例、通则及正文各论组成。凡例是对《中国药典》正文、通则中关于药品检验共性问题的统一规定。为正确使用《中国药典》，首先应阅读凡例。药典通则涵盖了通用性要求、检验方法、指导原则及试剂和标准物质等药品标准的共性要求。凡例和通则不仅是《中国药典》的重要组成部分，对《中国药典》以外的其他标准也具有同等效力。通过以凡例为统领、通则为同类药品基本准则、各论为具体品种基本要求，形成了《中国药典》的严谨体例。

检验项目 《中国药典》中的检验项目主要包括鉴别、检查和含量测定三类。其中，鉴别项目用来判断药品的真伪；检查项目用来控制药品中杂质的含量，制剂还需符合剂型的相关要求；含量测定用来确定主要有效成分的含量。检验项目的具体内容根据药品在来源、生产、流通及使用等各环节的影响因素制订。早期《中国药典》标准受当时技术手段限制，检验项目较少，无法描述和评价药品质量的全貌。随着现代仪器分析技术的发展，新的检验方法不断涌现。如2015年版《中国药典》通则中已收录检验方法240个，其中共性检验方法117个，中药检验方法16个，生物制品检验方法107个。正文品种的检验项目也随之增多，内涵更为丰富。以叶酸片为例：1963年版《中国药典》首次收载该品种，但标准无鉴别项目，仅有检查与含量测定。检查项为硬度、崩解时限和重量差异。2015年版《中国药典》收载的叶酸片标准包含鉴别、检查与含量测定。其中鉴别包含两项，分别反映其化学及光谱学性质。检查项下设有关物质、含量均匀度及溶出度，有关物质检查杂质含量，含量均匀度检查主成分含量的均一性，溶出度检查可预测药物在体内的释放情况，与疗效有一定相关性。可见，该品种检验项目在质与量上都有提升。为全面提升药品质量，不仅要完善终产品的检验项目设置，还需强化药品的全过程质量控制。如加强药品生产源头和工艺过程控制，规范药品的研发、生产、质控环境，提高药用辅料和包材质量等。为此，2015年版《中国药典》新增了“药包材通用要求”等15个指导原则，增修订了“生物制品生产检定用菌毒种管理”等18个通则及总论。

检验方法 历版《中国药典》除保留常规检测方法，还会推广应用成熟的新技术，为建立严格全面的质量标准、提高药品安全性和有效性奠定基础。1953年版《中国药典》采用传统的理化分析方法作为所有品种的质量控制手段，技术单一。20世纪后半叶，各种仪器分析方法相继出现并发展成熟，逐渐被引入《中国药典》。1963年版《中国药典》首次应用了紫外分光光度法和显微鉴别法。1977年版《中国药典》首次应用了红外分光光度法和薄层色谱法。1985年版《中国药典》首次应用了气相色谱法和高效液相色谱法。之后，现代仪器分析方法应用不断扩展，2010年版《中国药典》中，高效液相色谱法已成为药品质量控制的主流方法。多数品种已综合应用光谱法、色谱法及传统理化分析方法进行全方位的质量控制，不仅能反映药品的化学纯度，也可以描述其内在质量，即反映其疗效优劣。2015年版《中国药典》进一步完善了检测方法，新增27个检测方法通则，包括拉曼光谱法、超临界流体色谱法等。其中，拉曼光谱法具有简便、快速、准确的特点，测量时无需破坏样品，适合现场化的药品快速检验。各种色谱、光谱和质谱联用技术，在具体品种中的应用范围也进一步扩展。如将液相色谱-质谱联用技术应用于中药材农药残留、黄曲霉素和真菌毒素的测定。具有民族特色的中药，通过借鉴化学药的质量控制模式，综合应用显微鉴别、薄层色谱法和高效液相色谱法等技术，逐步建立了科学的质量标准体系，一些技术手段在国际上已处于领先地位。如中药材的DNA条形码分子鉴定技术，是利用基因组中一段公认的标准短序列来进行物种鉴定的分子生物学诊断技术，破解了多来源药材、易混药材、动物药等的鉴别难题。2015年版《中国药典》已收录了贝母、蛇类等药材的DNA分子鉴定。

收载品种 《中国药典》收载的品种众多、类别齐全。2015年版《中国药典》收载品种共计5608种，基本覆盖临床急重症常用品种、国家基本药物品种、医保目录品种及注射剂、疫苗等高风险品种。类别包括中药材、中药饮片及提取物、中成药、化学原料药、抗生素、生化药品、放射性药品、生物制品及药用辅料等。各品种均经过医学和药学的严格遴选，基本原则是临床常用、疗效肯定、工艺成熟、标准完善。除保留上版部分品种外，每版药典均会更新收载品种，包括新增、修订与不收载。修订品种主要是根据执行中遇到的问题及标准研究情况对已有标准进行完善与提高。不予收载的品种多为标准不完善、多年不生产、临床不良反应多的品种。通过历版药典收载的品种情况，可以了解不同时期中国医药工业发展特点和实际生产水平。

（姜 红 蔡丹宁）

shēngwù zhìpǐn guīchéng

生物制品规程（requirements for biological products） 2005年7月1日前中国所生产的生物制品在生产、供应、使用和监管共同遵守的法定技术要求。随后所生产的生物制品执行《中华人民共和国药典》2005年版三部标准。

沿革与使用 1952年，卫生部批准颁布了第一部生物制品国家法定标准《生物制品规程》（1952年版），随后卫生部又批准颁布了《生物制品制造及检定规程》（1959年版），《生物制品规程》（1979年版），《中国生物制品规程》（1990年版、1995年版）；2000年1月，国家药品监督管理局批准颁布《中国生物制品规程》（2000年版，2002年增补本）。2002年10月，第八届药典委员决定将《中国生物制品规程》并入药典并设为《中华人民共和国药典》三部。在《中华人民共和国药典》2005年版正式实施后，生物制品制造和检定的国家标准即执行《中华人民共和国药典》三部，《生物制品规程》中与《中华人民共和国药典》所收载同制品的相关标准自动废止。《生物制品规程》收载但《中华人民共和国药典》未收载的品种，一部分是由于多年不再生产、临床上已经被取代的生物制品以及划归医疗器械管理的体外诊断制品，这些品种药典委员会已公示拟停止使用；另一部分是由于质量标准水平较低，需进一步提高，暂时未收入《中华人民共和国药典》，这些品种的制造与检定的国家标准暂时仍执行《中国生物制品规程》。

内容 《中国生物制品规程》2000年版分为正式规程、暂行规程及2002年增补本共三部内容。正式规程由通则、制品的制造及检定规程及附录三部分组成。通则把与生物制品有关的共性问题加以规定，2000年版共收载了14个生物制品通则规程。全面统一规范了生物制品命名、分批、包装、贮存及运输等各项规程；明确规定了生产用菌毒种和细胞株的种子批系统（原始种子批、主种子批及工作种子批）三级管理；规定了与生物制品安全性有关的质量检定的共性问题，如无菌、热原、细菌内毒素、异常毒性与病毒外源因子的试验规程。2000年版共收载了137个制品的制造及检定规程，其中预防类制品（如细菌类疫苗、病毒类疫苗等）规程36个，治疗类制品（如抗毒素、血液制品等）规程39个，诊断制品规程62个。制品的制造及检定规程中包括定义、组成及用途，制造，检定，保存、运输及有效期，使用说明5个部分。定义、组成及用途中定义了制品的来源、有效成分、添加的主要辅料及制品的用途。制造中规定了生物制品生产用起始材料的质量控制要求，生产过程及生产工艺的质量监督控制等，如种子批的管理、菌种检定、原液的制备、病毒灭活条件、精制步骤等。检定中收载了原液、半成品及成品的检定要求，一般包括鉴别、检查、安全性检查及效价测定等项目，主要运用生物、化学及物理的技术控制产品的性状、均一性、纯度、有效性及安全性等进行控制。附录中收载了生物制品化学及其他的检定方法，如蛋白质含量测定法、苯酚含量测定、十二烷基硫酸钠-聚丙烯酰胺凝胶电泳等生物制品检验中一些通用的化学及其他方法。暂行规程收载了因有效性的质量控制标准及其检定方法尚需完善或验证的预防、治疗类品种10个，以及因技术水平不高或不成熟的诊断试剂29个；这些制品的规程的质量控制标准须进一步的完善。2002年增补本收载了制品18个，其中包括符合转正要求的暂行版中的体外诊断类制品4个；同时增补了生物制品化学及其他鉴定方法8个，如重组制品鉴别试验、重组制品肽图分析等。

随着国家药品标准提高工作的开展，《生物制品规程》已经逐步被《中华人民共和国药典》取代，但《生物制品规程》在推进中国生物制品标准化，促进生物制品工艺改进和质量提高的过程中发挥了历史性的作用。

（姜　红　郭江红）

bùbān yàopǐn biāozhǔn

部颁药品标准（Drug Standards of Ministry of Health of the People's Republic of China）

1963~1998年间，中华人民共和国卫生部颁布的药品标准。部颁标准由卫生部药典委员会负责制定和修订，卫生部颁布执行，与《中华人民共和国药典》一样，属于国家药品标准，具有法律约束力，为药品生产、供应、使用、监督等部门检验药品质量的法定依据。1998年国家食品药品监督管理局成立后，开展了药品地方标准上升国家标准的工作，颁布了化学药和中药地标升国标标准，统一成册后为局颁标准（见局颁药品标准）。局/部颁标准作为中国药典标准的补充，基本涵盖了上市药品的所有品种。

收载品种　部颁标准收载药品品种主要包括：通过卫生部审批，国内已生产过且疗效肯定，但质量标准仍需进一步提高的品种；国内有多处生产，质量标准尚未统一，暂时未能收入《中国药典》的品种；此外，还包括少数从《中国药典》撤出但标准还具有法律效力的品种。

编号　部颁标准编号为WS（“卫生”的拼音首字母）开头，WS后加注下标，其中WS1、WS2、WS3分别表示化学药品、生物制品和中药。药品标准末尾数字代表标准颁布时间。对于新药转正标准，在药品标准末尾加注年份和字母Z表示该标准已转正及转正时间。标准转正后，原标准即停止使用。国家食品药品监督管理局成立之后，并未废止上述标准号，并在一段时间内沿用了卫生部标准的编号原则。

分类及使用　最早的部颁标准颁布于1963年，收载了当时药典中未收载的药品与制剂174种，其中制剂97种；1986~1998年间，由卫生部颁布的部颁标准包括《卫生部药品标准》抗生素药品第一册、《卫生部药品标准》生化药品第一册、《卫生部药品标准》二部1~6册、《卫生部药品标准》化学药品及制剂第一册、《卫生部药品标准》新药转正标准1~15册、《卫生部药品标准》（藏、蒙、维药分册）、《卫生部药品标准》中药成方制剂保护第一分册、《卫生部药品标准》中药材第一册、《卫生部药品标准》中药成方制剂1~20册。其中，《卫生部药品标准》中药成方制剂1~20册的出版是卫生部针对地方药品标准管理混乱、质量控制水平参差不齐的现状，对全国各省、市、自治区、直辖市的中药成方制剂进行了全面整顿，对近万个地方标准进行再评价，经过医学及药学审查，对其中符合卫生部级标准的品种，逐一进行整理、修订，汇编而成，共收载品种4000余种。中药成方制剂保护品种第一分册收载品种100种。中药材第一册收载品种101种。藏族、蒙古族、维吾尔族药分册共收载民族药740种。化学药品及制剂第一册收载品种201种。二部1~6册共收载品种600余种。抗生素药品第一册收载品种45种。生化药品第一册收载品种39种。现行的部颁标准多为1986~1998年间收载的标准，部颁药品标准总体使用率处于较低水平，呈下降趋势。但在中成药和中药材中的使用率仍相对较高。总体上看，标准不够完善，很多标准中无鉴别及含量测定项，可控性较低，已不能适应中国对中药制剂质量控制的要求，制约了药品质量的提高，尤其是对中药注射剂。随着国家药品标准提高工作的开展，部颁标准的品种大多作为需要提高的品种被研究和提高。部颁药品标准是中国一定历史阶段药品质量控制标准，在当时仍起到了其积极作用。

（姜　红　曹全胜）

júbān yàopǐn biāozhǔn

局颁药品标准（Drug Standards of the China Food and Drug Administration） 1998年中国国家食品药品监督管理局成立后颁布的药品标准。简称局颁标准。局颁标准与部颁标准一样，由国家药典委员会负责制定和修订，国家食品药品监督管理总局颁布执行，与《中华人民共和国药典》一样，属于国家药品标准，具有法律约束力，为药品生产、供应、使用、监督等部门检验药品质量的法定依据。局颁标准作为中国药典标准的补充，基本涵盖了上市药品的所有品种。其制/修订工作与部颁标准相同（见部颁药品标准）。

（姜　红　曹全胜）

zhōngyào yǐnpiàn páozhì guīfàn

中药饮片炮制规范（national processing procedures of prepared slices of Chinese crude drugs） 对中药饮片的炮制加工方法进行规定，对饮片质量进行控制，并拟定饮片的功能与主治、用法与用量等的法定技术标准。属于局颁药品标准的内容，是对中国药品标准体系的重要补充，具有法律约束力。

分类 中药饮片炮制规范根据组织编写的机构不同分为国家、省及地方等不同层级。由国家药品监督管理部门组织编撰、发布的称为《全国中药饮片炮制规范》，由各省（市、自治区）级药品监督管理部门组织编撰、发布的称为《×××省（市、自治区）中药饮片炮制规范》，山东、浙江、甘肃等地称为《×××省中药炮制规范》，陕西为《陕西省中药饮片标准》，青海省为《青海省藏药炮制规范》等。另外，尚有部分地区组织编写了当地的中药饮片炮制规范，如《武汉中药制用规范》等。根据出版年代的不同，多在名称后加附“×××年版”。根据《中华人民共和国药品管理法》规定，中药饮片必须按照国家药品标准进行炮制，国家药品标准没有规定的，必须按照省、自治区、直辖市人民政府药品监督管理部门制定的炮制规范进行炮制。因此从法律角度，中药饮片炮制规范存在国家及省两级法定性技术规范，各地区制定的中药饮片炮制规范仅能作为当地饮片炮制加工的参考。

原则与特点 中国地域辽阔，气候差异大，各地临床用药习惯不尽相同，使得同一品种在不同地区存在不同的炮制方法和规格。卫生部药政管理局于1988年组织编写了《全国中药炮制规范》，收载有500余种中药材的常用炮制工艺，用以规范、统一全国中药饮片的炮制加工，但没有作为标准颁布，不具有法定的约束力。各版《中华人民共和国药典》（简称《中国药典》）中收载有部分品种常用规格的炮制方法和质量控制方法，其特定规格及多数药材品种并未收载，其饮片的炮制和质量未能得到有效控制，同时《中国药典》侧重于通过现代分析技术对饮片质量进行控制，对炮制工艺未能详尽描述，无法体现对饮片炮制加工的全过程控制。

各地为了加强饮片的质量控制，适应各地用药需要并保留地方特色，多数省（市、自治区）级药品监督管理部门均先后组织制、修订了各地的《中药饮片炮制规范》。据统计，上海、北京、湖北、广东等30多个省（市、自治区）均已出版了地方中药饮片炮制规范（图），部分地方正在制修订过程中。地方中药饮片炮制规范多在总结本省炮制加工经验，重点突出本省炮制加工方法及用药习惯的基础上制定而成的，收载品种除包括《中国药典》收载的常用品种外，还收载有各地的习用品种和规格。各地方炮制规范的制定应符合《中国药典》的基本原则和要求，品种收载原则上为有临床应用、疗效肯定、有商品流通的品种。对于无临床应用、无商品流通、临床不良反应多及国家明文规定禁止使用的品种，一般不予收载。新版中药饮片炮制规范一旦颁布实施，同品种的上版标准即同时停止使用。地方标准在使用过程中，如果其收载品种或标准内容与国家药品标准存在重复或有矛盾时，应按

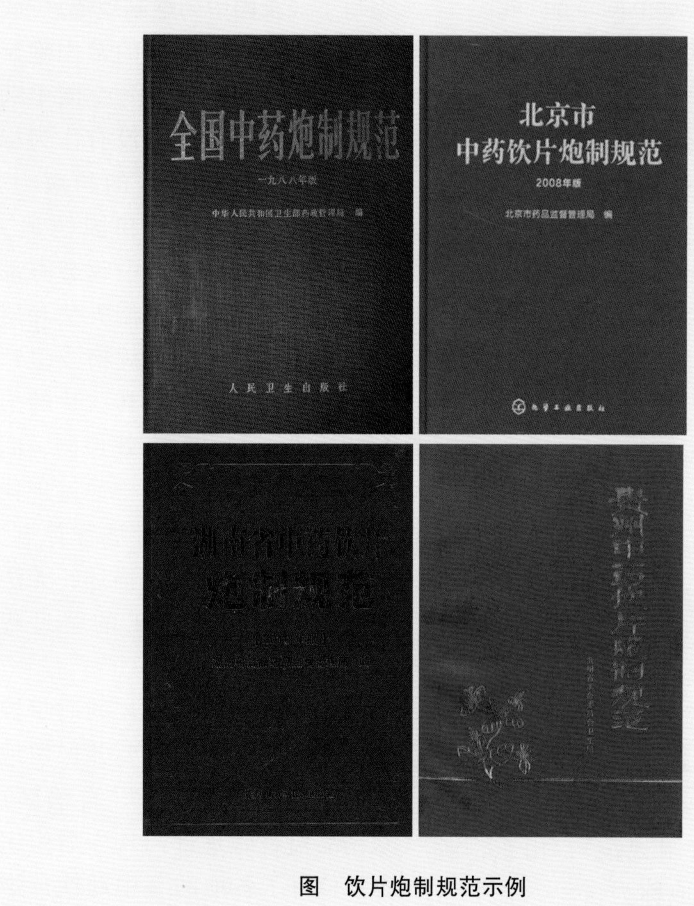

图　饮片炮制规范示例

国家药品标准执行。地方中药饮片炮制规范只适宜在本省（市、自治区）范围内使用。

内容与方法　中药饮片炮制规范收载内容一般多由凡例、正文及附录三部分组成。凡例把与炮制加工和质量检定有关的共性问题加以规定，是解释和正确使用中药饮片炮制规范的基本原则。正文部分重点收载了药材的不同规格饮片的炮制加工方法、质量控制标准、功能与主治、用法与用量、处方应付及注意事项等。附录对炮制规范中的共性要求给予统一规定，包括炮制通则、通用检测方法和辅料等。收载品种的分类有的根据饮片名称首字笔画分类，多数采用药用部位与首字笔画相结合的分类方法，先分为根、茎、叶、花、果、菌类、动物、矿物、其他等类，再在各类中按名称首字笔画排列。各品种项下分别收载来源、炮制方法、性状、鉴别、检查、浸出物、含量测定、性味与归经、功能与主治、用法与用量、贮藏、注意等项目。炮制方法主要对不同规格饮片的炮制方法、工艺过程、辅料用量等进行描述；性状项主要对不同规格饮片外观、切面、断面、质地、气味等进行描述；鉴别项分别采用显微、理化、薄层等方法对饮片真伪进行鉴别，其显微鉴别如因切片、炮制加工处理难以观察组织片的，多采用粉末显微鉴别法；检查项主要对饮片的水分、灰分、重金属及有害元素等安全性指标进行控制；浸出物分别采用水、乙醇等为溶剂，控制饮片可溶性成分总量；含量测定分别采用高效液相色谱法、气相色谱法等对所含成分含量进行测定。中药饮片作为中药制剂的原料或供直接用药，具有药品的属性而区别于中药材，在其标准项下分别收载了不同规格的性味与归经、功能与主治、用法与用量等内容。

（姜　红　康四和）

zhōngyàocái zhìliàng biāozhǔn

中药材质量标准（quality standards of Chinese herbal medicine）

对中药材来源进行鉴定，对其质量进行控制的法定技术标准。属于局颁药品标准的内容。是对中国药品标准体系的重要补充，具有法律约束力。

分类　根据组织编写机构的不同，中药材质量标准分为国家、省两个不同层级。由国家药品监督管理部门组织编撰、发布的为国家级中药材质量标准，主要有国家药典委员会组织编写的《中华人民共和国药典》和卫生部组织编写《卫生部药品标准（中药材 第一册）》（1992 年版），由各省药品监督管理部门组织编撰、发布的为省级中药材质量标准，主要有《×××省（市、自治区）中药材质量标准》或《×××省（市、自治区）中药材标准》。根据出版年代的不同，多在名称后加附×××年版。

收载原则与特点　《中华人民共和国药典》和《卫生部药品标准（中药材 第一册）》（1992 年版）所收载中药材品种主要为来源清楚、使用范围广、商品供应量大、疗效确切的中药材品种。根据临床用药情况和市场流通品种的变化，在《中华人民共和国药典》历版修订过程中，对中药材收载品种均存在部分调整，部分使用量大的品种被收入，有的则被撤除，《卫生部药品标准（中药材 第一册）》由卫生部于 1992

年颁布，收载中药材101个品种，出版后未续出和修订，其中部分品种已收入《中华人民共和国药典》中，其他未收品种质量标准仍为合法有效标准。为了加强各地中药材的质量控制，适应各地用药需要并保留地方特色，多数省（市、自治区）药品监督管理部门均先后组织制、修订了各地的《中药材质量标准》。上海、北京、湖北、广东等30个省（市、自治区）均已出版了地方中药材质量标准，部分地方正在制修订过程中。地方中药材质量标准多在总结本省用药经验的基础上制定而成的，重点突出本省用药习惯，收载品种原则上多为中国药典未收载，在当地有临床应用历史、疗效确切、有商品流通的地方习用中药材品种。对于无临床应用、无商品流通、临床不良反应多及国家明文规定禁止使用的品种，一般不予收载。各地方中药材质量标准的制定应符合《中华人民共和国药典》的基本原则和要求，制定过程中为了适应当地经济发展水平，满足基层使用的需要，标准控制水平一般低于或接近《中华人民共和国药典》控制水平。新版中药材质量标准一旦颁布实施，同品种的上版标准即同时停止使用。地方标准在使用过程中，如果其收载品种或标准内容与国家药品标准存在重复或有矛盾时，应按国家药品标准执行。地方中药材质量标准只适宜在本省（市、自治区）范围内使用。

收载内容与方法 中药材质量标准收载内容一般多由凡例、正文及附录三部分组成。凡例把与正文、附录和质量检定有关的共性问题加以规定，是解释和正确使用中药材质量标准的基本原则。正文部分重点收载了药材的来源、质量控制标准、炮制加工及性味与归经、功能与主治、用法与用量等。附录对中药材检定中的共性要求给予统一规定，包括中药材检定通则、中药材炮制通则、通用检测方法等。收载品种多采用药材名称首字笔画排列。各品种项下分别收载来源、性状、鉴别、检查、浸出物、含量测定、炮制、性味与归经、功能与主治、用法与用量、贮藏等项目。来源主要对药材基源、药用部位、采收及产地加工等进行描述；性状项主要对药材外观、颜色、质地、断面、气味等进行描述；鉴别项分别采用显微、理化、薄层等方法对药材真伪进行鉴别，显微鉴别法具有简便、快捷、准确的特点，具有较强的实用性，多被用以通过观察组织、粉末等显微的方法对组织、细胞和内含物特征进行鉴别；检查项主要对药材的水分、灰分、重金属及有害元素等安全性指标进行控制；浸出物分别采用水、乙醇等为溶剂，控制药材可溶性成分总量；含量测定分别采用高效液相色谱法、气相色谱法等对所含成分含量进行测定；有的地方中药材质量标准中收载有炮制项，主要收载中药材常见的炮制方法和炮制规格的质量控制方法。并在标准项下分别收载不同规格饮片的性味与归经、功能与主治、用法与用量等内容。

（姜　红　康四和）

yīliáo jīgòu zhìjì guīfàn

医疗机构制剂规范（standards for pharmaceutical preparations in medical institutions） 医疗机构对自配制剂质量和质量控制方法所作的技术规定。属于*局颁药品标准*。是医疗机构配制制剂和使用以及药品监督管理部门共同遵循的法定依据。

特点 与国家药品标准相比较，《医疗机构制剂规范》采用的方法更简单，控制项目和限度要求也相对较低，收载的品种在市场上流通，收载的品种以外用制剂等风险低和有特色的医院院内用药为主。《中华人民共和国药典》收载的制剂通则及技术方法指导原则也是《医疗机构制剂规范》必须执行的技术要求。

《医疗机构制剂规范》有国家和省（市）级（地方）两级（图）。国家级行政主管部门在各地《医疗机构制剂规范》基础上，不定期对全国各地《医疗机构制剂规范》中收载的制剂质量标准、疗效情况等进行调研、考察，遴选出使用普遍、质量标准完善、疗效确切的制剂质量标准，编撰成国家级《医疗机构制剂规范》。各省（市）、自治区行政主管部门根据当地医疗机构制剂情况，分别在不同的时间点制定辖区内的《医疗机构制剂规范》。各层级《医疗机构制剂规范》的编写、颁布无时间规定。

收载内容 国家级《医疗机构制剂规范》有多版，1989年出版的《中国医院制剂规范》，1995年出版的《中国医院制剂规范》（西药制剂）。1989年版收载有24个剂型，200个制剂品种；1995年版删去了第一版中的17个品种，增补65个品种，共计收载24种剂型，249个品种，两版均未收载中药制剂。各省级《医疗机构制剂规范》出版时间、收载品种数、剂型等内容各不相同。如湖北省《医疗机构制剂规范》已出版3版，分别为《湖北省医院制剂规范》1987年版和1999年版，由当时行政主管部门湖北省卫生

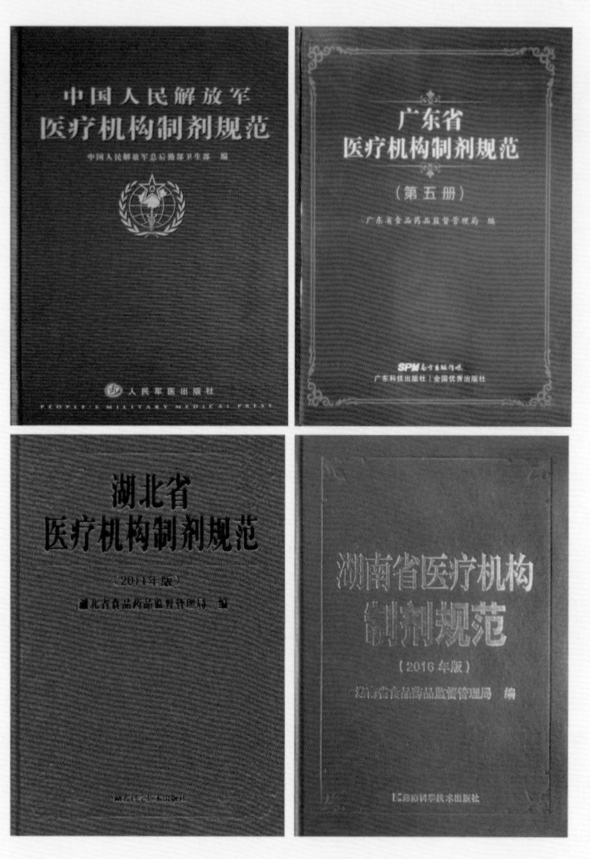

图　医疗机构制剂规范示例

厅编印，2011 年由湖北省食品药品监督管理局编印《湖北省医疗机构制剂规范》2011 年版。

《医疗机构制剂规范》收载的内容一般包括凡例、目录、正文、附录、中文名索引、汉语拼音药名索引、英文名索引。凡例是为正确使用《医疗机构制剂规范》进行制剂质量检定的基本原则，是对《医疗机构制剂规范》正文、附录及与质量检定有关的共性问题的统一规定；正文为收录的各制剂品种的质量标准；附录主要收载各品种所属剂型的通则要求、各种检验方法，以及实验所用试液、指示剂、指示液、滴定液等的配制方法，计算所需的原子量表等。

每个制剂品种质量标准正文包括品种名称、性状、鉴别、检查、含量测定、作用与用途或功能与主治、用法与用量、注意、贮藏等。性状是指制剂本身的外观特性，如颜色、形态、所属剂型，中药一般还收载有气味、味道等；鉴别是对制剂的定性判定，确定所含成分的真伪，一般分为理化鉴别、色谱及光谱鉴别等；检查是对具体品种是否达到所属剂型通则要求的检定。不同剂型有不同的检验项目，如片剂有崩解时限、重量差异、微生物限度等；注射剂有装量差异、可见异物、无菌、热原、过敏等检查；含量测定是对制剂所含成分是否达到制剂要求的含量限度的判定，判定方法分为容量分析、光谱分析、色谱分析等；作用与用途或功能与主治是对制剂作用、功能、主治的描述，指导医生使用；用法与用量是对制剂用法及用量的描述，指导医生和患者使用；注意是对制剂使用过程中注意事项的描述，提醒医生及患者在使用过程中应注意的事项，避免错误使用；贮藏是对制剂贮藏、保管提出要求，避免错误存放造成制剂变质、失效，指导制剂生产、转运、存放。

（姜　红　胡军林）

yàopǐn zhùcè biāozhǔn

药品注册标准（drug registration standards）　中国国家药品监督管理部门批准给药品注册申请人特定药品的标准。生产该药品的药品生产企业必须执行该注册标准。药品注册标准和药典一样，属于国家药品标准。

制定　首先，药品注册标准的项目及其检验方法的设定，需符合《中国药典》的基本要求、国家药品监督管理部门发布的技术指导原则及国家药品标准编写原则，并且不低于《中国药典》的规定。其次，药品注册申请人需要选取有代表性的样品进行过标准的研究工作，如专属性试验、影响因素试验及稳定性考察等。最后，药品注册标准还要经过药品检验单位对申报的药品标准中检验方法的可行性、科学性、设定的项目和指标能否控制药品质量等进行标准复核。药品检验单位进行标准复核时，可以根据药物的研究数据、国内外同类产品的药品标准和国家有关要求，对注册标准、检验项目等提出复核意见。因此，药品注册标准的形成是建立在大量实验数据支撑以及国家药品质量管理部门审评、认证通过的基础上的。它比部颁标准和局颁标准甚至是《中国药典》更为严苛，是经国家药品监督管理部门批准的具有法律效力的文件。

管理　国家食品药品监督管

理局成立之前，药品注册标准由卫生部负责管理。国家食品药品监督管理局成立之后，并未立即废止以往的标准号，在一段时间内还在沿用卫生部的编号原则。从2003年开始，国家食品药品监督管理局逐渐使用新的标准命名原则，新的注册标准号以YB（药品标准）开头，其中YBH、YBS、YBZ分别表示化学药品标准、生物制品标准和中药标准。例如，标准号YBH17322008中，YBH为化学药品标准缩写，1732为流水号，2008为年份。

发展 药品注册的申请人可以来自国内也可以来自境外，因此药品注册标准从来源上可分为：国内药品注册标准和进口药品注册标准。随着药品注册管理办法的数次修改，药品注册的技术门槛也在不断提高，药品注册标准在项目设置、质控限度和研究深度等方面发生了较大变化。以化药注册标准为例，2003年以前的质量标准中可能仅有鉴别和含量测定，安全性和有效性检查项目不全。自2010年药品审评中心要求申请人提供CTD格式的研究资料开始，申请人需对药品的有关物质、残留溶剂和溶出度等重点项目进行深入研究，并在制定限度时严格执行人用药品注册技术要求国际协调会议的相关规定，力求标准能全面地反映产品的质量状况。

药品研究是一个漫长的过程，形成标准仅仅是其质量周期的开始。对仿制药而言，有的申请人完全照搬同品种的国家药品标准或进口药品标准，有的申请人结合自身产品特点，在已有标准的基础上拟定更高的药品标准。因此，同一种药品不同申请人的注册标准往往不同。对于同一品种的若干份注册标准，国家将通过质量标准提高行动计划来统一标准、提高质量，逐步淘汰落后产品。而对创新药来说，注册标准的水平代表了当时国家药品标准水平，更为将来其他企业仿制时设定了技术起点。随着药品研发水平的不断提高，药品质量标准也会不断提升，未来将会形成将以药典标准为主导、注册标准为依托的国家药品标准体系。

（姜　红　刘晨曦）

guónèi yàopǐn zhùcè biāozhǔn

国内药品注册标准（domestic drug registration standards）

中国国家药品监督管理部门批准给国内药品生产企业特定药品的标准。属于药品注册标准的范畴。国内药品注册标准中的项目设置基本按照中国药典的规定执行，限度范围一般不低于中国药典的水平。

分类 中国《药品注册管理办法》的规定，新药的申报流程为：申请人试制一定量的样品，申请用试制样品进行临床试验；申请人通过临床试验后，可提出规模生产的申请并试制较大量的样品，通过国家局审评认证后即获得药品批准文号。因此，按照药品注册的阶段划分，国内药品注册标准可被分为临床研究用药品质量标准和生产用药品质量标准两种。前者的适用范围从“申请人试制一定量的样品”开始，至“通过临床试验”结束；后者的适用范围从“申请人提出规模生产的申请”开始，至“获得药品批准文号”结束。通常情况下，进行临床试验用样品的试制量要小于规模生产的试制量，申请人为保证大规模生产的顺利进行和生产成本的控制，会对生产过程中的某些参数进行调整。因此在“临床标准”转为“生产标准”的过程中，标准的项目设置和限度范围都可以变化。需要强调的是，上述两种标准都是新药注册审批进入到了相应环节时所采用的暂行标准，尽管它们在内容上可能与最终获批的标准完全一致，但不能等同于药品注册标准。

试行标准转正 国家食品药品监督管理局成立后，于1999年颁布了《新药审批办法》，规定“新药经批准后，其质量标准为试行标准”。2002年又颁布《药品注册管理办法》，明确：标准试行期间申请人需对药品质量进行监控。两年试行期结束后，申请人还需向省级药品监管部门递交转正申请。经国家局审查后，符合规定的批准药品试行标准转为正式标准，即为转正标准。2007年颁布的《药品注册管理办法》删去了“试行标准”的内容，意味着国家食品药品监督管理局取消了药品试行标准制度，所有新药标准在国家食品药品监督管理局备案后统一按药品注册标准管理。尽管如此，由于前期积压的待转正标准过多，直至2015年，国家相关部门才基本完成试行标准的转正。

药品注册标准是一种技术法规，一方面它需在相关法律的框架内、经科学严谨的临床试验证明其安全性、有效性，才可获准用于患者（人群）；另一方面它又与国家的药品注册制度密切相关。2013年11月国家食品药品监督管理局公布了“《药品注册管理办法》修正案（草案）征求意见稿”及其起草说明，但截至2016年1月，官方的正式版本仍未发布。无论新的注册管理办法引入或删除哪些与“注册标准”相关的定义，国内药品注册标准都将紧跟进口药品标准的要求，力求水平与国际药品标准接轨。

（姜　红　刘晨曦）

jìnkǒu yàopǐn zhùcè biāozhǔn

进口药品注册标准（import drug registration standards）　进口药品厂家制订的质量标准经中国国家药品监督管理部门授权的口岸药品检验所复核，并由国家药品监督管理部门颁布执行的注册标准。这是中国国家药品监督管理部门根据《中华人民共和国药品管理法》及《药品进口管理办法》有关规定审查批准的注册标准，是进口药品口岸检验的法定标准。

进口药品注册标准由中国药品检定研究机构按统一格式编号，编号格式：JX×××、JZ×××、JS×××、JM×××、JF×××，其中“X”代表化学药品，“Z”代表中药，“S”代表生物制品，“M”代表精神类药品，“F”代表药用辅料；数字的前四位为年份，后四位为序号。经中国国家药品监督管理部门批准的进口药品注册标准由中国药品检定研究机构印发给各口岸药品检验所或各口岸药品检验所从中国药品检定研究机构官方网站下载获取，供进口药品口岸检验使用。

进口药品注册标准由国家授权的口岸药品检验所复核。复核时参考“进口药品注册检验指导原则”和企业申报的药品货架期质量标准，按现行版《中国药典》格式编制。各口岸药品检验所拟定进口药品注册标准初稿后，上报国家药品检定研究机构审定，由国家药品监督管理部门批准后作为正式的进口注册标准执行。

制定　进口药品注册标准是在企业申报的药品货架期质量标准的基础上制定，不得随意减少项目。若该品种已收载于《中国药典》或国际通用药典，制定标准时应与《中国药典》或国际通用药典进行比较；若该品种已在中国上市，则须与其他厂家的相同品种质量标准进行比较，其检验项目和质控指标均不得低于国家药品标准或国际通用药典的要求。

特点　进口药品注册标准是在企业申报的药品货架期标准的基础上制定的，其检测方法、控制项目及控制指标等均与企业产品的生产工艺、质量控制水平等密切相关。如在杂质控制方面，进口药品注册标准一般采用色谱分离技术，对含量在0.1%及以上的杂质以杂质对照品需对杂质进行逐一定性定量控制，这与现行版《美国药典》和《欧洲药典》相似，而高于现行版《中国药典》的技术要求；对于限度检查与含量测定等项目，进口药品注册标准的控制限度一般高于现行版《中国药典》和国际通用药典的要求；分析方法和手段等方面，进口药品注册标准与现行版《中国药典》和国际通用药典相一致，一般采用专属性较强、准确、通用的分析方法进行质量控制，便于该品种在中国进口时口岸检验。

在中国，已上市的进口药品每五年再注册一次，提出再注册申请时，若中国现行国家药品标准或国际通用药典对该品种已有了新的规定，则应该重新修订或增订检验项目。一般对需要修订或增订项目进行单项复核及检验，并对原进口药品注册标准进行审核修订，重新制定进口药品注册标准，报中国国家药品监督管理部门批准执行。

使用　进口药品注册标准为一个企业一个品种对应一个标准，供该品种在中国进口时口岸检验用，不具备通用性。当进口药品注册标准与《中国药典》等国家药品标准同时收载，该品种的口岸检验时只执行进口药品注册标准，但凡例和附录须按现行版《中国药典》的相关规定执行。若进口药品注册标准在检验项目和质控指标方面明显低于现行版《中国药典》等国家药品标准的要求，待该品种再注册时进行提高。

（姜　红　聂小春）

dìfāng yàopǐn biāozhǔn

地方药品标准（local drug standards）　中国省级药品监督管理部门批准颁布的药品标准。也称省级药品标准。地方标准只适合在本省（市、自治区）范围内使用。

地方药品标准主要包括以下几种：1985年以前列入的地方药品标准，基本已废除；省级药品监督管理部门制定颁布的《中药饮片炮制规范》；省级药品监督管理部门制定颁布的《医院制剂规范》；未收载入国家标准的地区性民间习用《中药材标准》；1987年以后由省级药品监督管理部门批准的中药保健药品。1985年以前批准的药品辅料标准。

地方药品标准的起草和编制应符合国家药品标准的基本要求，其标准设置的形式基本相同，分凡例、正文、附录及索引四部分。化学药标准包括处方、制法、性状、鉴别、检查、含量测定、功能与主治、作用与用途、注意、规格、贮藏等内容；中药标准包括药材来源、性状、鉴别、炮制、检查、浸出物、含量测定、性味与归经、功能与主治、用法与用量、贮藏等项目。地方药品标准的制定，主要运用化学、物理化学或生物化学的方法和技术，对已知结构或组成的药物性状、真伪、有效性、均一性、纯度、安全性进行控制，如：鉴别项采用化学、显微、薄层等方法来鉴别药物的真伪，检查项符合制剂通则项下的各项规定控制有效性、均一性、安全性，含量测定采用滴定法和紫外-可见分光光度法等，多为经济简便的方法。

地方药品标准受历史条件和医药工业发展阶段所限，大多标准水平相对较低，存在着检测方法落后、专属性不强、不能准确测定有效成分等问题，药品多为药品管理法实施前的老药，普遍存在基本研究不够充分，组方不合理、疗效不确切、毒副反应大等现象。1985 年《中华人民共和国药品管理法》实施后，国家卫生行政部门开始分期分批清理整顿地方标准。2000 年以后，国家药品监督管理部门加大地方标准再评价和上升为国家标准的力度。2001 年修订的《中华人民共和国药品管理法》，取消地方对药品生产的审批权力，同时也取消了地方药品标准。2002 年底基本完成地方标准整顿工作，对符合有关要求的地方药品标准全部上升为国家药品标准。为了适应各地用药需要和地方特色，保留了《中药材标准》《中药饮片炮制规范》和《医院制剂规范》。

地方药品标准是各省监督管理的法定依据，具有法律约束力。如果地方标准在使用过程中，其收载品种或标准内容与国家药品标准存在重复或有矛盾时，应按国家药品标准执行。地方药品标准作为国家药品标准体系的补充，在指导药品的生产、经营和使用，保证药品质量，维护人民健康起到了积极的作用。

（姜 红 陈宁林）

qǐyè yàopǐn biāozhǔn

企业药品标准（enterprise drug standards） 企业为确保出厂的药品质量，在现行国家药品标准基础上制定的更加严格的质量标准。又称企业内部标准、企业内控标准。与国家标准相比，不具有法律强制性，仅在该企业质量管理体系内有约束力。企业标准一般应高于现行国家标准，是企业技术壁垒和核心竞争力的一个重要指标。

标准制/修定 项目和参数制定应与现有国家标准相当或较优。国家标准中的一些通用规定，比如《中华人民共和国药典》中的凡例、制剂通则、检验方法和指导原则等约定俗成的规定，企业标准应强制遵守。不能因为检验人员、仪器等条件限制而简单删除不能检验的项目，为确保药品在有效期内符合规定，检验参数应在国家标准基础上更严格。

增加检验项目 一个品种的国家标准适用于多个企业生产的产品，检验项目是在综合考虑的基础上制定的，具有普适性。然而不同企业的制剂产品原辅料来源不同，处方工艺、设备参数不同，具有各自特性，故企业可根据自身实际情况，针对性地在内控标准中增加检验项目，使产品质量更可控。

修改限度规定 药品在贮存和流通过程中会发生降解、吸潮、风化、腐败等变化，影响药品质量。企业可根据稳定性考察数据，预测药品在有效期内的变化情况，针对不稳定项目制定更严格的内控限度，确保药品在有效期内能符合国家标准规定。对于一些反映药物纯度、安全、有效的关键参数，在满足法定标准条件下，设置更为严厉的限度，可以突出企业药品质量，反映处方和工艺优劣，提升竞争优势。

改变检验方法 《中华人民共和国药典》规定："本版药典正文收载的所有品种，均应按规定的方法进行检验，如采用其他方法，应将该方法与规定的方法做比较试验，根据试验结果掌握使用，但在仲裁时仍以本版药典规定的方法为准。"因此，允许同一个项目中，国家标准和企业标准采取不同检验方法。检验方法改变的原则是使检验时间更短，检验成本更低，方法更便捷和环保。比如企业在进行生产过程监控的时候，比较重视检验结果的时效性，但采用传统的色谱分析或理化检验测定的时候，需要一定时间，可以改用先进的近红外光谱和拉曼光谱在线监测，达到实时检验效果，满足企业生产需求。

意义 一是确保药品在有效期内能符合国家标准的规定。企业根据产品质量研究结果，以及药品在贮存和运输过程中的变化，制定内控标准，并作为生产和销售的放行依据，使近效期药品仍能满足法定标准的要求。二是保证产品质量，增强核心竞争力。企业不满足于药品质量仅仅符合国家标准，重视产品质量研究，发挥技术优势，制定更完善、全面的内控标准，不仅能保证产品质量处于较高水平，也能增强企业核心竞争力。

法律效力 企业药品标准由企业自行制定、修改、执行，不需要药品监督管理部门审批，仅作为企业内部药品生产、检验的质量控制标准，不作为国家对该药品质量监督检验的依据，也不作为交货验收的强制依据。含有企业技术机密的企业药品标准，对外具有保密性，有权拒绝他人索取。

（姜 红 张小琼）

guówài yàopǐn biāozhǔn

国外药品标准（foreign drug standards） 各个国家及地区对药品质量、规格及检验方法所做的技术规定。是当地药品生产、供应、使用、监督等部门检验药品的法定依据。一般是指其他各国及地区的药典。到21世纪初，除《中华人民共和国药典》以外，世界上已有近40个国家编制了国家药典，另外，还有区域性药典4种（《北欧药典》《欧洲药典》《亚洲药典》及《非洲药典》）和世界卫生组织编制的《国际药典》。为了协调各国之间的药品标准，1990年有美国、日本、欧盟三方的政府药品管理部门和制药行业发起了“人用药品注册技术要求国际协调会（ICH）”，随着ICH在全球的影响力的日益增大，《中国药典》英文版、《美国药典-国家处方集》《英国药典》《欧洲药典》《日本药局方》和《国际药典》在全世界制药行业影响力越来越强。

《美国药典-国家处方集》（*U. S. Pharmacopeia/National Formulary*，USP-NF） 由美国政府所属的美国药典委员会编辑出版。《美国药典》中收载原料药和制剂的质量标准；膳食补充剂的质量标准在《美国药典》中以独立章节收载。国家处方集中收载辅料的质量标准。《美国药典》主要包括凡例、通则与正文品种三部分。《美国药典》正文品种有关物质上的规定中，在详尽的毒理研究基础之上，对各种大于0.1%的杂质均做出了要求；《美国药典》也充分考量了分析方法的可操作性和成本，部分品种在色谱分析上使用了两种或两种以上的分析方法，而不是同一种色谱方法同时用在不同的项目中。如伐昔洛韦片中含量与有关物质均采用冠醚手性色谱柱，而溶出度项下采用C18色谱柱；注射用阿昔洛韦中有关物质采用梯度洗脱，含量测定采用等度洗脱，色谱柱也有所不同。

《欧洲药典》（*European Pharmacopoeia*，EP） 由欧洲药品质量管理局负责出版和发行。《欧洲药典》主要包括凡例、分析方法通论、包装材料及包装、试剂、通则、正文与索引七部分。正文原料药品种中列出了所有可能的杂质结构，但有关物质检查项可以视情况控制部分杂质或者所有已知杂质。《欧洲药典》最大的特点是其各论中只收载原料药质量标准，不收载制剂质量标准（除疫苗、血液制品、放射性药品及天然药物外）。尽管不收载制剂，但所制定的制剂通则与制剂有关的检测方法很全面，每个制剂通则总则中包含三项内容：定义、生产与检查。附录中与制剂有关的专项，根据不同内容和要求分别在三项内容中作出规定。

《英国药典》（*British Pharmacopoeia*，BP） 英国药典委员会编纂的英国国家药品标准。《英国药典》一般包括凡例、通则与正文品种三部分。正文品种按品种字母顺序排列，包括原料药、化学药物制剂、血液制品、免疫制品、放射性药物制剂、糖类物质、顺势疗法制剂、兽用药及制剂和疫苗等。《英国药典》与《欧洲药典》有密切的关系，按照惯例，《欧洲药典》中的全部各论与附录都收载在相应版本的《英国药典》中。这些内容一般不做任何编辑修改，只在必要的情况下，增加《英国药典》相应的用法要求。

《日本药局方》（*Janpanese Pharmacopoeia*，JP） 由日本药局方编委会编纂，日本厚生省颁布执行。《日本药局方》由一部和二部组成，共一册。一部收载有凡例、制剂通则、一般试验方法、医药品各论，一部各论所收载品种主要为化学药品、抗生素、放射性药品以及制剂；二部收载通则、生药总则、制剂总则、一般实验方法、医药品各论。各论收载品种主要为生药、生物制品、调剂用附加剂等。二部还收载药品红外光谱集、一般信息等，索引置于最后。

《国际药典》（*International Pharmacopoeia*，IP） 由世界卫生组织编纂，旨在为所选药品、辅料和剂型的质量标准达成一个全球范围认同的技术要求。其采用的信息是综合了各国实践经验并广泛协商后整理出的。但它对各国无法律约束力，仅作为各国编纂药典时的参考标准。《国际药典》主要收载发展中国家面临的主要疾病所涉及的药物品种的标准，比如抗艾滋、抗结核和抗疟疾等疾病的药物，其收载的正文品种均包括在世界卫生组织基本药物示范目录中。《国际药典》的正文内容和检验方法也有其特点，鉴别试验中大量采用红外光谱法，除原料药鉴别尽可能的采用了红外光谱法，有的制剂也经提取后也采用红外光谱法进行鉴别。为了适应不同地区的不同水平的实验条件，通常在同一个项目中收载两种或两种以上可供选择的方法，如鉴别试验可选择红外光谱鉴别或者同时选择化学鉴别与薄层色谱鉴别，部分品种的有关物质检查中同时收载可供选择的薄层色谱法或高效液相色谱法。

虽然不同国家和地区的药品

标准各有特点，但随着各国药品标准制定工作的广泛沟通、交流与协作，不同国家和地区的药典标准日渐趋同。

（姜　红　郭江红）

yàopǐn bāozhuāng cáiliào biāozhǔn

药品包装材料标准（pharmaceutical packaging materials standards）　对药品包装材料产品质量及安全性进行有效控制的技术文件。属于药品分析标准的内容。药品包装材料简称药包材，其质量的有效监管和控制离不开统一、完善的国家标准体系。

发展简史　中国药包材标准的发展，可以追溯到1970年。当时由于药包材缺乏统一的产品技术标准，药包材质量存在不少问题。原国家医药管理局从1970年开始组织制定产品标准，到1980年的10年间，陆续发布了安瓿、玻璃药瓶、玻璃输液瓶、中药材瓦楞纸等20多个药包材的国家标准和行业标准。为了建立完整的药包材国家标准体系，便于药包材的质量控制和监管，从2001年起，原国家食品药品监督管理局，根据《中华人民共和国药品管理法》中对药包材的有关规定，组织专家，参照国际标准ISO/TC76及国家标准相关技术要求，结合药包材的特性，按照《中国药典》格式，进行编写起草新的药包材国家标准；并且于2002~2006年相继颁布了六辑药包材国家标准《国家食品药品监督管理局直接接触药品的包装材料和容器标准汇编》。

收载品种　《国家食品药品监督管理局直接接触药品的包装材料和容器标准汇编》包括塑料（23个）、复合材料（10个）、玻璃（28个）、金属（9个）、橡胶（11个）、其他（包括陶瓷）（3个）6大类品种，含有84项产品标准和46项方法标准，基本上覆盖了中国制药工业所有剂型所使用的药包材，方法标准涵盖样品处理方法、鉴别试验、物理试验、机械性能试验、化学试验、微生物限度和生物安全试验，基本满足了药包材的质量控制的需求。尤其值得一提的是，在《国家食品药品监督管理局直接接触药品的包装材料和容器标准汇编》国家标准中首次提出了药品包装与药品相容性的概念，并给出了药包材选择的技术指导原则。这六辑标准为药品安全合理选择药包材的原材料和容器提供了基本保证，也为国家对药品包装材料、容器实施注册制度提供了技术支持。

2013年修订后的药包材国家标准包含130个标准，分为七个部分：第一部分为玻璃类药包材标准、第二部分为金属类药包材标准、第三部分为塑料类药包材标准、第四部分为橡胶类药包材标准、第五部分为预灌封类药包材标准、第六部分为其他类药包材标准、第七部分为方法类药包材标准。

标准分类　药包材标准体系除国家标准外，还应包括国家批准的企业注册标准。

国家标准　国家为保证药包材质量、确保药包材的质量及安全性、可控性而制定的质量标准、检验方法等技术要求。药包材国家标准由国家药品监督管理部门组织制定、修订、颁布实施。国家药品监督管理部门设置或者确定的药包材检验机构承担药包材国家标准拟定和修订方案的起草、方法学验证、实验室复核工作。国家药品监督管理部门组织专家进行药包材国家标准的审定工作。

企业注册标准　企业注册标准是由企业制定，在企业申请注册药包材国家标准中没有收载的品种时，企业需参照各国国家药典、国际标准ISO/TC76、其他国家的产品标准、或中华人民共和国国家标准等标准起草该产品的企业标准。该品种在通过药包材的注册审评后，该企业注册标准便具有法律效力，作为企业该品种的生产、销售、使用以及监督抽验时依据的产品标准。因此，企业注册标准也是国家药包材标准体系的一个组成部分，也是对药包材国家标准的补充。

（孙会敏　赵　霞）

yàopǐn bāozhuāng cáiliào duìzhào wùzhì

药品包装材料对照物质（reference substance of pharmaceutical packaging materials）　相对适合在药品包装材料的物理、化学和生物性能测定中使用的，具有确定的某些特性同时保证足够均匀和稳定的物质。药包材对照物质全称药品包装材料对照物质，是药品包装材料标准的重要组成部分，是药包材国家标准的物质基础，主要用于药包材鉴别、物理性能测定、残留物检查以及生物性能测定等，是具有准确量值的测定标准，是实现正确测量的必要条件之一，是测量药包材质量的基准，也是作为校正测试仪器和评价测量方法的物质标准。药包材标准物质包括标准玻璃、标准橡胶塞、标准穿刺器、化学对照品、标准膜以及标准塑料等。

标准玻璃　标准玻璃为已知成分的标准玻璃，适用于《线热膨胀系数测定法》规定的药用玻璃容器线热膨胀系数的测定。

标准玻璃的材质分为钠钙玻璃、低硼硅玻璃、中性硼硅玻璃、高硼硅玻璃，采用膨胀仪精密测定，测量精度为 $0.01\times10^{-6}K^{-1}$，并与已知膨胀系数的国际标准玻璃进行数值校正，计算并赋值。

标准橡胶塞 标准橡胶塞包括注射液用卤化丁基橡胶塞、注射用无菌粉末用卤化丁基橡胶塞、冷冻干燥用卤化丁基橡胶塞以及药用合成聚异戊二烯垫片等，适用于《注射剂用胶塞、垫片穿刺落屑测定法》规定的注射剂（含注射液及注射用无菌粉末）用胶塞、垫片穿刺落屑的测定。

穿刺落屑是指在穿刺试验中，穿刺器刺透胶塞或垫片所产生的，在没有放大工具帮助下观察到的可见落屑粒数。标准胶塞（垫片）采用标准穿刺器产生的落屑粒数应与标定数值一致（±1 粒）。

标准穿刺器 标准穿刺器包括金属穿刺器、塑料穿刺器、注射针等，适用于注射液用卤化丁基橡胶塞、注射用无菌粉末用卤化丁基橡胶塞、冷冻干燥用卤化丁基橡胶塞、药用合成聚异戊二烯垫片、塑料输液容器用聚丙烯组合盖、聚乙烯输液瓶、聚丙烯输液瓶、三层共挤输液用膜（Ⅰ）、袋、五层共挤输液用膜、袋等品种穿刺落屑、穿刺力、自密封性、穿刺器保持性和插入点不渗透性、穿刺器动态保持力、穿刺器静态保持力、注药点密封性、穿刺部位不渗透性等项目的检查。

金属穿刺器 本品应符合《注射剂用胶塞、垫片穿刺落屑测定法》《注射剂用胶塞、垫片穿刺力测定法》的规定，穿刺标准胶塞（垫片）产生的落屑粒数应与标准胶塞（垫片）标定数值一致（±1 粒）。

塑料穿刺器 本品应符合相关标准要求，例如中国《一次性使用输液器 重力输液式》规定的规格。

注射针 本品应符合相关标准要求，如中国《一次性使用无菌注射针》规定：外径 0.8mm，针尖第一斜角面为 12°±2°，穿刺标准胶塞（垫片）产生的落屑粒数应与标定数值一致（±1 粒）。

化学对照品 包括氯乙烯对照品、偏二氯乙烯对照品以及残留溶剂量检查用化学对照品、各种添加剂、降解物（乙醛、苯乙烯等）的化学对照品等。

其中氯乙烯对照品适用于含聚氯乙烯的产品中氯乙烯单体的检测，偏二氯乙烯对照品适用于含偏二氯乙烯复合硬片中偏二氯乙烯单体的测定。残留溶剂量检查用化学对照品主要用于干法复合以及采用印刷工艺的药包材品种，如各种药品包装用复合膜、复合硬片等产品，残留溶剂的检测主要是检查油墨及黏合剂中残留的有机溶剂，如苯、甲苯、乙苯、二甲苯、醋酸乙酯、醋酸丁酯、丁酮等在生产过程中使用或可能使用或禁止使用的溶剂。

添加剂化学对照品 主要是塑料材料中使用的抗氧剂、稳定剂、润滑剂、增塑剂及其降解产物等，作为药包材相容性试验中必备的标准物质，是研究药物与包装材料相互作用不可缺少的物质基础。

降解物的化学对照品 包括乙醛化学对照品、苯乙烯化学对照品等，是评价药包材安全性的标准物质，降解物的多少，可以表征聚合物的分解程度，可以间接地提供材料安全性的证据。

标准膜 水蒸气透过量和气体透过量是药包材阻隔性能的指标。药包材中国国家标准《水蒸气透过量测定法》和《气体透过量测定法》中，标准膜是用于仪器校准的基准物质。标准膜包括不同阻隔性能的一系列对照物质，以及选择性阻隔气体的对照物质。如氧气透过量测试用标准膜包括氧气透过量大于 $1000cm^3/(m^2\cdot24h\cdot0.1MPa)$、大于 $100cm^3/(m^2\cdot24h\cdot0.1MPa)$ 以及大于 $1cm^3/(m^2\cdot24h\cdot0.1MPa)$ 等不同透过量的标准膜。

标准塑料 标准塑料是用于考察生物毒性的对照物质，用于开展有关细胞毒性等生物试验。标准塑料材质有低密度聚乙烯和聚丙烯。

（孙会敏 赵 霞）

yàoyòng fǔliào zhìliàng biāozhǔn

药用辅料质量标准（pharmaceutical excipients standards） 药用辅料质量检测评价的技术文件。是为保证药用辅料质量和安全，综合考虑药用辅料的来源、生产工艺、给药途径、使用剂量等各个环节，而设立的检验方法、质量指标、工艺技术参数等。用于药品生产的辅料必须达到药用辅料质量标准。药用辅料的质量标准包括中国国家药品监督管理部门颁布的《中华人民共和国药典》、中国国家药品监督管理部门颁布的局颁标准、进口注册标准、各省级药品监督管理部门颁布的标准，以及国外药典标准等。

《中华人民共和国药典》中的药用辅料标准由国家药品监督管理部门委托国家药典委员会组织制定和修订，由国家药品监督管理部门批准后正式颁布实施，是中国法定的药用辅料质量国家标准，具有法律效力。通常每 5 年修订 1 次。2015 版《中国药典》收载的药用辅料标准数目有了大幅度的提高（共收载了 270 个药用辅料品种，并增加了药用辅料功能性指标指导原则），与药物制剂通则共同组成《中华人民共和国药典》第四部。

药用辅料生产企业须对产品质量负责，按照国家药品监督管理部门批准的药用辅料标准组织生产。同时，药品制剂生产企业是药品质量责任人。药品制剂生产企业必须对所使用的药用辅料质量严格把关，药用辅料都必须按照药品批准注册时核准的质量标准进行检验，确保符合药用要求的才可用于药物制剂的生产。

（孙会敏　张朝阳）

yàoyòng fǔliào duìzhàopǐn

药用辅料对照品（reference substance of pharmaceutical excipients）　药品质量标准中规定的，作为对照物用于药用辅料鉴别、检查和含量测定等用途的标准物质。药用辅料对照品由药用辅料检验检测权威机构组织制备、标定和供应，其研制研发和使用需要遵循一系列的章程。药用辅料对照品应附有使用说明书、标明批号、用途、使用方法、储存条件等。

根据其用途不同可以将药用辅料对照品分为鉴别用辅料对照品，检查用辅料对照品，含量测定用辅料对照品，校正仪器/系统适用性试验用药用辅料对照品等。

辅料鉴别用对照品　供药用辅料标准或者药品标准中鉴别试验用的对照品。是根据药用辅料的化学结构和理化性质来进行某些化学反应，或通过测定药用辅料理化常数、光谱和色谱特征，从而鉴别或确定药用辅料特定组成的标准物质，鉴别用药用辅料对照品一般无需赋值。

辅料检查用对照品　供药用辅料标准或者药品标准中检查药品、药用辅料中的杂质或有关物质等的标准物质，检查用药用辅料对照品是否赋值应视检测项目而定。

辅料含量测定用对照品　供药用辅料标准或者药品标准中的含量测定用的标准物质，含量测定用辅料对照品具有确定的量值。

校正用对照品　校正仪器/系统适用性试验用药用辅料对照品，是供药用辅料标准或者药品标准中校正检测仪器或系统适用性实验用的标准物质。它是试验结果的准确性的标尺。

（孙会敏　闫中天）

yàowù fēnxī biāozhǔn wùzhì

药物分析标准物质（standard substances for pharmaceutical analysis）　在药物检测分析工作中作为实物标准用于给测定结果赋值的参照物质。一般是具有特定性质、确定了量值的、均匀稳定的物质。标准物质是具有准确量值的测量标准，药物分析标准物质是药物检测分析工作中的一种“量具”。用它可以通过多种方式对药物分析结果给予量化的评估。如可以在检测试验中将已知量值的标准物质与未知量值的被检测药物样品平行操作，通过标准物质所得试验数据，推算出样品中药物的检测结果。还可以用标准物质对检测的装置及仪器进行校准，对测定方法的准确性进行评估，对分析实验室之间的一致性进行评价，对操作人员的技术水平进行考核等。药物分析中需要采用标准物质的情况包括用于鉴别及定量的容量分析、重量分析、红外分光光度分析、紫外可见分光光度分析、色谱定性定量分析等。

特性　药物分析标准物质一般是通过一定程序评估，由特定组织颁布的一种计量标准品，可以供物理、化学和生物学等测试用，可以作为定性鉴别的对照，也可以作为定量分析的标尺。具有准确的特性量值，稳定的理化性质、均匀的分布状态。即准确性、均匀性和稳定性是标准物质量值的特性和基本要求。

准确性　标准物质的准确性，通常指其量值的确定是准确的，是具有可溯源性的。定值经过了严密的测试程序，具有可靠的基准，经过合理的计算评估。且可给出不确定度范围。尤其是有证标准物质，通常证书中会同时给出标准物质的标准值和计量的不确定度。即对标准物质赋值期间的称量、仪器、均匀性、稳定性，以及不同实验室、不同方法等所产生的不确定度来源均进行了合理评估。

均匀性　标准物质的均匀性，通常指其具有相同化学结构的相同组分且具有均匀的物理分布状态，均匀的颗粒度、均匀的密度、均匀的黏稠度。保证各部分的量值及理化性质的均一状态。标准物质的均匀性可以采用不同区域取样检测量值的精密度来衡量，即通过计算其标准偏差来评估。对于有证标准物质，可在标准物质证书中给出均匀性检验的最小取样量。

稳定性　标准物质的稳定性，一般指在研制、储存、使用等环境中，标准物质要具有保持其量值稳定不变的性质。即具有一定的化学稳定性、物理稳定性，保住始终如一的量值传递。如果是用于生物学试验用的标准物质，还应具有生物学稳定性。

分类　标准物质一般按分级、分类管理。一级指国家级标准物质，二级指部门级标准物质。一级标准物质主要用来标定比它低一级的标准物质，或用来检定高准确度的仪器，或用于研究评定标准方法，或用于高准确度要求的检测；二级标准物质或称工作标准物质，一般是为满足单位工作或社会需要而研制的标准物质。药物分析标准物质的确定具有特定的技术要求，其原材料的选择、制备方法、标定方法、标定结果、定值准确性、量值溯源、稳定性，以及分装工艺、包装材料、储存条件等，均需要进行全面技术审核或批准，同时药物分析标准物质的定值也非常严格（见标准物质定值）。药物分析所用的标准物质，按其技术组织和审批机构的不同，可分为国际标准品、国家标准品、分析工作对照品等。①国际标准品即国际标准物质，原指由国际标准化组织、世界卫生组织等国际机构组织研制标定，或其授权研制并按国际标准物质统一原则联合标定的，在全球范围内有效的标准品。也泛指来源于其他国家或地区的标准物质。②国家标准品是指国家标准化管理组织、国家标准物质技术机构研制标定的，或其授权研制并按国家标准物质统一原则联合标定的，作为国家标准物质在全国通用的标准品。③工作对照品是指由行业权威机构研制标定或行业管理机构组织研制的，按照行业标准物质统一原则标定的，在特定业务范围内作为全系统同类检测工作标尺的标准品。药物分析工作对照品，一般是指在药品质量检测系统内的标准物质，通常称为药品标准物质，也称药品检验对照品。

标准物质的分类很多，且不同行业的分类规则和名称也有不同。药物分析领域按标准物质组成或来源分类，又可分为化学标准物质、中药标准物质、生物标准物质等。按标准物质的定值及功能分类，又可分为标准品、对照品、参考品、校准品、质控品，替代对照品等。

药品标准物质的分类与药品质量检验标准的发展有关，一般随着药典等药品质量标准的检验项目和内容而变化。标准物质的品种分类和数量也随质量标准的提高在不断变化。如2014年中国药检系统的药品标准物质已有3000多种。

研制 药品检验用标准物质的研究和制备，即药物标准物质建立，包括确定品种及获取候选物、确定标定方案、分析标定、审核批准和分包装、储存、稳定性研究等过程。各品种的研制不仅需要执行国家药品标准的技术要求，并且要参考借鉴世界卫生组织、美国药典委员会、欧洲药典委员会、英国国家生物制品检定所等技术规范，对药品标准物质的准确性、稳定性、一致性和溯源性进行确认。对应用于中药分析的标准物质，还需要结合中药质量管理的特殊性，研制适宜的对照物质。

品种确定 药品标准物质的建立，首先根据药品质量标准确定需要建立标准物质的品种。药品质量标准是为保证药品质量所制定的技术文件，包括质量指标、检验方法及工艺条件等。药品质量标准按其颁布的机构分类，国家药品标准是指国家级药品管理机构颁布的标准，包括国家食品药品监督管理局颁布的《中华人民共和国药典》、药品注册标准等。此外还有各省的药品标准、企业药品质量标准等。药品标准物质依据其适用的标准分级，国家药品标准收载的一般被称为国家药品标准品。候选药品标准物质的确定，需要考虑其适用性、代表性、可获得性，并要满足需求数量。候选物的性质要和使用的要求相一致。候选物的均匀性、稳定性及待定特性量值范围应适合该标准物质的用途。

标定 对拟作为药品标准物质的候选物进行符合性检验称为标准物质的标定。标定内容包括理化鉴定、结构鉴定、纯度分析、量值确定和稳定性考察等。

结构确定 首先要对药品标准候选物质进行化学结构或组分的确证。如验证已知结构的化合物，则需要测定理化参数及波谱数据，并对比相关文献资料，试验验证各种数据。如无文献记载的新化合物，则需要进行完整的结构检定研究、解析。对于不能用理化分析方法确定结构的标准物质，要选用适当的方法对其组分进行确证。

理化性质 根据标准物质的特性和具体情况进行理化性质的检验，项目包括性状、熔点、比旋度、晶型以及干燥失重、引湿性等。

纯度检查 根据标准物质的使用要求和相适应的方法确定纯度，一般定量标准物质的纯度要求高，要达到98%以上。也可通过控制有关物质的量来保证标准物质的纯度。如对反应中间体、副产物等有关物质进行检测，将其含量控制在很低的限度内。

均匀性检验 凡成批制备并分装成最小包装单元的标准物质，一般为一次试验用的量，必须进行均匀性检验。对于分级分装的候选标准物质，凡由大包装分装成最小包装单元的，也要进行均匀性检验。

定值 符合上述条件要求后

方可进行标准物质的定值。定值的测量方法要选择在理论上和实践中经过验证是准确可靠的方法。有同类国际或国家等上一级标准物质的，一般参照上一级标准物质定值。如果没有上一级标准物质的，则需先研究建立定值测量方法，一般首选其适用的质量标准的方法，同时要建立不同原理的测定方法进行对比验证。同时，要考虑测量过程和样品处理等操作过程所固有的系统误差和随机误差所带入的不确定度。

稳定性监测　标准物质在研制阶段，需要对其进行稳定性研究，确定其适宜的存储条件，适用范围，预测其有效期。标准物质需要在规定的条件下贮存，在规定的适用范围内使用，要在其有效期内保持各项理化性质的稳定。且在此期间要定期进行关键理化性质、特性量值的稳定性监测。药品标准物质的发行机构需要建立符合标准物质管理的质量保障体系，对其负责的药品标准物质留样进行定期检验。如果发现理化性质、量值变化等问题，要及时公示停止该批号标准物质的使用。

分包装　药品标准物质的包装容器或材料一般是药包材，分装、包装条件参照《药品生产质量管理规范》，需要控制分包装环境，包括温度、湿度、光照及与安全性有关的其他条件，且多采用单剂量包装形式，以减少标准物质反复取样的损失或启封后变质，保证检测数据的可靠性。要根据药品标准物质的理化特性确定储存条件。

使用　药品标准物质供执行药品质量标准时使用。药品标准物质所赋量值只在规定的用途中使用有效。如果作为其他目的使用，其适用性由使用者自行确认。药品标准物质单元包装仅限一次使用，反复使用所产生的误差或更大。药品标准物质溶液原则上临用前现配，不推荐保存标准物质溶液，除非使用者自行证明了其适用性。

（粟晓黎　马玲云　马双成）

yàowù guójì biāozhǔnpǐn

药物国际标准品（international standard substances for pharmaceutical analysis）　来源于国际合作组织的、在药物检测分析工作中作为实物标准用于给测定结果赋值的参照物质。而狭义的国际标准物质，是指由国际标准化组织、世界卫生组织等国际机构组织研制标定，或其授权研制并按国际标准物质统一原则联合标定的，在全球范围内有效的标准品。药物检测分析中使用频次较多的国际标准品有国际药典标准物质、欧洲药典标准物质、国际生物标准物质等。

国际药典标准物质　《国际药典》收载的药物检测标准物质，主要是指国际化学对照品（international chemical reference standards，ICRS）。《国际药典》所载录的标准物质，由世界卫生组织依据其对照品指导原则研制的国际一级化学对照物质。供各成员国作为基准标准物质。世界卫生组织对照品指导原则是《世界卫生组织-化学对照品制备、标定及分发指导原则》（*WHO-General Guideline for the Establishment*，*Maintenance & Distribution of Chemical Reference Substances*）也是各成员国研制标准物质的参照原则。

欧洲药典标准物质　《欧洲药典》收载的药物检测用标准物质。欧洲药品质量管理局（European Directorate for the Quality of Medicines & HealthCare，EDQM）是国际化学对照品分发单位，也是《欧洲药典》标准物质的负责单位欧洲药典的药品标准物质，按照用途分为定性用标准物质和定量用标准物质。定性一般是鉴别、系统适用性等试验用标准物质；定量一般是含量测定用、做外标物用等的标准物质，大部分是一级标准物质。2006 年 3 月《欧洲药典》发布导则《5.12（标准物质）》，专用于指导其标准物质的研制。

国际生物标准物质　世界卫生组织组织并授权分发的生物标准物质，是其国际成员国共同认可并使用的标准品。英国国家生物制品检定所（National Institute for Biological Standards and Control，NIBSC）是世界卫生组织国际生物标准物质的主要研制及分发单位。多数生物标准品来自英国国家生物制品检定所，全球有 60 多个国家在使用英国国家生物制品检定所发放的世界卫生组织国际生物标准品。此外，欧洲药品质量管理局也设有生物标准物质研究、制备的机构，主要提供一些英国国家生物制品检定所不制备的理化分析、含量测定用标准物质。但《欧洲药典》收录的生物制品各论中大部分效力、生物学活性测定的标准物质，仍来源于英国国家生物制品检定所制备的世界卫生组织国际生物标准物质。

此外，《中国药典》《美国药典》等收载的药物检测用标准物质。其标准物质的制备、标定、分装和分发等，符合国际标准化组织/标准化委员会（ISO/REMCO）的规定，被认定为有证标准物质的，也可以作为国际标准物质使用。

（马双成　马玲云　粟晓黎）

yàowù guójiā biāozhǔnpǐn

药物国家标准品（national standard substances for pharmaceutical analysis） 国家标准中收载的，可作为药物分析定值依据的，有证书的标准物质。俗称国家级标准品。一般由国家标准化管理组织、国家标准物质技术机构研制标定，或由其授权给具有相应资质的机构研制，并按国家标准物质统一原则联合标定赋值，作为国家标准的实物对照物质，在全国范围内作为最高权威量值标准通用。

国家标准物质根据量值确定的权威性分为一级和二级。一级标准物质一般应用权威的方法定值；或用不同原理的标准方法，或其他被公认的，准确可靠的方法定值。二级标准物质一般用与一级标准物质相比较的方法定值，或参照一级标准物质定值相同的方法定值。

药物检测分析用国家标准品，一般选择有证标准物质。有证标准物质是指，附有国家级标准物质权威机构出具的证书，证书一般标明了标准物质的来源、赋值、溯源、不确定度、应用标准、有效期及注意事项等内容，以指导应用者合理地、正确地使用标准物质。

国家标准物质一般可作为基准标准物质应用于药物分析工作中。基准标准物质（primary reference material，PRM），指具有最权威计量学特性的标准物质，其特性量值是用基准方法确定的，简称基准物质。基准物质一般是由国家计量实验室研制，量值可以溯源到国际单位制；并经国际计量组织的国际比对验证。

药物分析标准物质中，如已有国家标准品，且能满足检验检测工作需要的，可不再研制工作对照品。但在国家标准品不能满足需要时，必需参照国家标准物质研制原则，制定和分发适宜特定检验检定工作需要的对照品。

（粟晓黎）

yàowù fēnxī gōngzuò duìzhàopǐn

药物分析工作对照品（working reference substances for pharmaceutical analysis） 由药品行业管理机构组织或授权研制标定的标准对照物质。这类标准物质归属于二级标准物质，且仅用于特定工作范围，因而也称为工作对照品。由药品行业管理权威机构研制标定或由其组织/授权给具有资质的机构研制并按照药物行业标准物质统一原则标定，在本领域特定业务范围内，作为全系统同类检测工作的参照物。

药物分析工作对照品是药品生产、检验中不可缺少的标尺性物质，因此在药品质量管理的相关文件中，对工作对照品的建立、使用、管理有明确的规定。如2010年修订的《药品生产质量管理规范》第二百二十七条规定：企业如需自制工作标准品或对照品，应当建立工作标准品或对照品的质量标准以及制备、鉴别、检验、批准和贮存的操作规程，每批工作标准品或对照品应当用法定标准品或对照品进行标化，并确定有效期，还应当通过定期标化证明工作标准品或对照品的效价或含量在有效期内保持稳定。标化的过程和结果应当有相应的记录。同样，药品检验机构，在国际标准物质、国家标准物质不足以满足检验检测工作需要时，也需要建立与工作职责相适应的对照物质。

药物分析工作对照品，是药品标准物质的主要组成部分，这类标准物质随应用领域或工作范围的不同，曾被赋予了较多的名称，一般按相关质量标准的分类，可分为化学对照品、中药对照品、生物标准物质、质控品、替代对照品、药用辅料对照品及药包材对照物质等。

（粟晓黎　马玲云　马双成）

huàxué duìzhàopǐn

化学对照品（chemical reference substances） 经鉴定化学结构明确的用于定性鉴别分析和定量检测赋值的标准物质。含有单一成分、组合成分或混合组分，用于化学药、中药、生化药、药用辅料等理化性质测定以及仪器校准的标准物质。

分类 药品检验化学对照品从来源及制备工艺，可以分为化学药品对照品和中药化学对照品两大类。这两类对照品除原料来源不同外，其制备原则、工艺条件、技术指标、应用范围也不同。

化学药品对照品 其原料可以通过化学合成，也常从化学药品生产用原料中筛选，要求纯度高、品质好，并要对其质量指标进行检测，包括理化性质分析、纯度或杂质检测、光谱分析等。如果纯度达不到对照品的要求，由不能找到纯度更好的原料，则需要对原料进行精制处理。即要通过纯化工艺进行再提纯。直至达到标准要求，才能作为对照品原料进入下一步程序。按应用目的不同，化学药品对照品的纯度要求不同，一般定性鉴别用的纯度要求低，定量测定用的纯度要求高。

中药化学对照品 用中药中的化学成分制成的对照品，其原料一般是中药材或其他天然物质。通过专业的提取、分离、纯化等

工序，将中药材中的特定的化学成分取出来，做成供检测试验用的对照物质。由于中药材中这些化学成分的含量低，往往需要消耗很多原料才能提取几克，因此中药化学对照品非常精贵，它的用量也会很少。一般不用于对照品耗费量大的试验。

另外，化学对照品还可以按用途不同分类，可分为定性鉴别用、含量测定用、杂质检查用、测试校准用对照品等。不同用途的对照品，其制备原则、工作流程基本相同，不同的只是纯度要求不同，适用的技术方法不同。

等级 化学对照品按其研制发放的机构分为不同等级。国际组织发放的被称为国际化学对照品，如世界卫生组织研制分发的就是国际对照品。国家药品最高管理或检验机构研制分发的，被称为国家级化学对照品。各级对照品的定值均要采用国际单位制，量值尽可能溯源到国际标准品。没有国际标准品的，可溯源到国家对照品。新建立的对照品，没有上一级标准物质参照值，如中药化学对照品，需要用多种不同原理的方法确定其量值。

用途 定性鉴别方面的应用，如按《中国药典》对三七药材进行检验时，中药化学对照品人参皂苷、三七皂苷等，可作为薄层色谱鉴别试验的标准物质，判断样品是否符合规定。含量测定方面的应用，如在大青叶药材质量检验中，使用中药化学对照品靛玉红作为高效液相色谱法含量测定的标准物质，判断样品是否符合规定。再如，按《中国药典》对青蒿素哌喹片进行质量检验时，需要使用青蒿素对照品、哌喹对照品作为标准物质，检验制剂中有效成分的含量是否符合规定。在杂质检查方面的应用，如在青蒿素的有关物质检查中，使用双氢青蒿素对照品，采用薄层色谱法检验，并规定不得超过一定限量。

化学对照品被视为药品质量标准的组成部分，是按照药品质量标准对原料药及其制剂进行检测，鉴别药物的真伪、考核药品的含量是否符合标准规定的量具。建立化学对照品主要根据药品质量标准的项目内容而定，反之，建立药品质量标准，一般也需要考虑标准品或对照品的可获得性。

（粟晓黎）

zhōngyào duìzhàopǐn

中药对照品（traditional Chinese medicine reference substances） 用于中药质量检验的标准物质。正式发放的中药对照品一般是国家颁布的药品质量标准中收载的标准物质。中药的分析检验与化学药品不同，具有其独有的特点，其标准物质也要适宜各种检测的需要。由于中药为中国特色的传统药物，其标准物质一般是中国自行研制的，除少数化学对照品外，多数没有国际标准品作为量值溯源参考，因此其定名为对照品而是不是标准品，但具有标准物质的功能。

中药对照品根据其制备方法和组成分为三大类：中药化学对照品、中药对照提取物、中药对照药材，各类对照品有其不同的特点。①中药化学对照品，多指从中药中提取分离出来的单一的化学成分。其化学结构明确，纯度高，含量准确。在中药材及成方制剂质量检验时，作为标准物质，用于有效成分或指标成分的定性鉴别和含量测定。②中药对照提取物，指用特定的工艺从中药中提取特定的成分群而制备的标准物质。与单一的化学对照品不同，对照提取物含有多种有效成分或指标性成分，能够体现更丰富的化学成分群组特性。能够用于药材、饮片、提取物、中成药中成分组评价。是鉴别或含量测定用的中药标准物质。③中药对照药材，指用经过基源鉴定的原生药材粉末制备的标准物质。这类标准物质与前两类比较，更具有完整性，即它更多地保留了中药有效成分和指标成分的微生态环境。对照药材在中药原料检测中更具有原始可比性。对照药材可以作为多种检测项目和方法的标准物质。如用于中药材、中药饮片、中成药的薄层色谱法鉴别试验、高效液相色谱法指纹图谱分析等。对照药材是《中国药典》收载的药品标准物质，在中药材种植，中成药生产中，均可发挥不可替代的重要作用。

（粟晓黎）

duìzhào tíqǔwù

对照提取物（extract reference substances） 用特定的工艺提取特定的成分群而制备的标准物质。即经提取制备的、含有多种主要有效成分或指标性成分的，用于药材、提取物、成方制剂等鉴别或含量测定的药品标准物质。包括天然药物中提取的作为对照品用的混合物和从中药材中提取的作为对照品用的混合物。属于药物分析工作对照品中的中药对照品。

制备 对照提取物作为一种混合标准物质，其制备的标准化难度较高，其中原料选择的标准化和提取工艺的标准化是保持对照提取物质量的两个主要关键。对天然原材料的选择的标准化，需要建立相应的对照提取物标化技术文件。因为，原料中目标成分群的组成，各成分含量及比例，均会影响对照物的标准物质特性，其原材料选择是提取物制备前期重要工作。因此需要建立对照提取物的质量检测标准。

对照提取物需要经过一定的提取工艺过程，才能从原材料中将需要的成分群组分离出来，而提取分离工艺步骤、操作规范、试剂标准等，均可能影响对照提取物的成分群组成。因此，必须经过对比研究，制定合理的、统一的、适宜检测分析要求的，标准提取物制备工艺，最大限度地保障该类标准物质的稳定性和可追溯性。

应用 对照提取物的应用主要用于薄层色谱法、液相色谱法、气相色谱法等鉴别，或用于复杂成分群组的总含量测定。根据药物质量标准收载，常用的对照提取物有10多种，分别用于不同的原料或制剂的检验。①银杏叶对照提取物，收载于《中华人民共和国药典》2015年版，用于银杏叶提取物的薄层鉴别项目的对照。②三七总皂苷对照提取物，收载于《中华人民共和国药典》2015年版，用于三七总皂苷的含量测定项目的对照。③人参茎叶皂苷对照提取物，收载于《国家中成药标准汇编》，用于人参茎叶皂苷胶囊的薄层鉴别项目的对照。④金龙胆草对照提取物，收载于《化药地标升国标》第八册，用于金龙胆草浸膏片的薄层鉴别项目的对照。⑤荆芥油对照提取物，收载于《卫生部药品标准中药成方制剂》第9册，用于小儿感冒宁糖浆的薄层鉴别项目的对照。⑥生姜油对照提取物，收载于《卫生部药品标准中药成方制剂》第13册，用于胃疡灵颗粒的薄层鉴别项目的对照。⑦鱼腥草油对照提取物，收载于卫生部药品标准WS-243（Z-034）-96，用于清热化痰口服液的薄层鉴别项目的对照。⑧牡荆油对照提取物，收载于《中国药典》2015年版，用于牡荆油、牡荆油胶丸的薄层鉴别项目的对照。⑨小茴香油对照提取物，收载于《卫生部药品标准中药成方制剂》第17册，用于还少胶囊的薄层鉴别项目的对照。⑩紫苏油对照提取物，收载于卫生部药品标准WS1-3633-98，用于祛暑露的薄层鉴别项目的对照。⑪肉桂油对照提取物，收载于《卫生部药品标准中药成方制剂》第9册，用于万宝油的薄层鉴别项目的对照。⑫薄荷素油对照提取物，收载于《中华人民共和国药典》2015年版，用于薄荷素油的薄层鉴别项目的对照。⑬月见草油对照提取物，收载于局颁标准，用于复方灵芝软胶囊的薄层鉴别项目的对照。⑭薏苡仁对照提取物，收载于《中华人民共和国药典》2015年版，用于薏苡仁的薄层与液相项目的对照。

（粟晓黎　马玲云）

duìzhào yàocái

对照药材（medicinal material reference substances） 经过基源鉴定的原生药材制备的粉末。即作为标准物质使用的中药材。是经基源鉴定和质量检定的原生药材粉末，属中药检验的特殊标准物质。主要用于中药材、中药饮片、中药提取物、中成药的鉴别。多用于薄层色谱鉴别，也可用于液相色谱、气相色谱中的定性比较或定量分析。对照药材是中国药典收载的药品标准物质，在中药材和中成药检验中具有其他物质不可替代的重要作用。对照药材是中药质量标准中规定使用的一类特殊的对照物质，作为天然药物中特定完整的个体，用于药物的检测分析。

特点 相对于化学对照品，对照药材保持了其完整性，可以反映更完整的信息。从原生态药材到对照药材，只是将其粉碎成粉末状态，仅是物理形态的变化，没有经过化学加工处理，其有效成分或特征成分保持不变。这样的标准物质，对于中药材等天然药物原材料的质量检验，应当是最有可比性的对照物质。而且对照药材最大限度地保持了化学成分的原生态环境。

制备 对照药材的制备关键影响因素有两个。第一个环节是原药材的采集和基源鉴定，这是该类标准物质制备中最基础的前期工作，也是关系到标准物质正确与否的关键。因此，要选择道地药材，质量好的药材作为对照物的原料。第二个环节是选择适宜的粉碎条件，制备小样，对原料小样进行质量检测。即对该原料是否可作为对照物质适应进行一系列符合性试验验证，俗称标化。经试验验证符合标准物质技术要求的，可作为对照药材原料。第三个环节是制备大量对照药材，分装、复检、分发。留样考察，监测质量变化。

应用 对照药材主要应用在中药材及其成方制剂的质量检验中，其中薄层鉴别项目中应用最多。①对照药材可以单独作为中药材质量检验的标准物质使用。如按《中国药典》对一枝黄花中药材进行质量检验时，薄层鉴别试验中，就需要使用一枝黄花对照药材，对比样品与对照的一致性。②对照药材还可以与中药化学对照品同时使用。如按《中国药典》对土木香中药材进行质量检验时，需要使用土木香对照药材、土木香内酯和异土木香内酯对照品，进行薄层色谱鉴别试验，以评价样品的质量是否合格。③对照药材也常作为中成药质量检验的标准物质使用。如按《中国药典》对小儿消积止咳口服液进行质量检验时，需要使用槟榔对照药材、连翘对照药材、桔梗对照药材进行薄层鉴别试验，以判断该中成药是否符合规定。

总之，对照药材是一类具有特色的标准物质。起源于中药质量控制研究，在中药原料、制剂质量检测分析中具有不可替代的作用。

（粟晓黎）

shēngwù biāozhǔn wùzhì

生物标准物质（biological standard substances） 用于生物药物特性鉴别、检查，效价、活性、含量等测定的标准物质。常称为生物制品标准物质。

分类 生物标准物质包括生物标准品和生物参考品两大类。

生物标准品 一般指用于定量测定生物药物含量、效价、毒性的标准物质。其量值用国际生物标准品标定，或由研制者参照国际或国家同类标准物质定值。生物标准品其含量以毫克（mg）等重量单位表示，其生物学活性以国际单位（IU）、特定单位（AU）或单位（U）表示。

生物参考品 一般指用于生物药物及相关制品的定性鉴定的参考标准物质，包括用于微生物或其产物的定性鉴定的，或用于疾病诊断生物试剂、生物材料、特异性抗血清的定性检测的，或用于部分制品生物效价测定的标准物质。其量值用国际生物参考品标定，或由研制者参照国际或国家同类参考品定值。这类参考品与标准品的主要区别是，其量不能以国际单位（IU）表示。

制备 生物标准物质需要按照其制备和标定规程制备。标准物质制备的实验室需要符合药品生产质量管理规范和实验室质量管理规范的要求。国家标准物质需由国家级检验检测机构负责。

原料 生物标准物质的原材料要与其应用的制品或范围相适宜，一般要求具有同质性。标准物质原材料需要经过质量检验，符合要求的，才能进入标准物质配制、分装、冻干、熔封等程序。

定值 生物标准物质的定值，一般通过协作标定程序。协作标定即由多家实验室同时进行试验检测，最终给出具有统计学意义的结果。参加协作标定的实验室必须具有相应的资质，各实验室采用统一的设计方案，同一的方法、统一的数据记录和统计处理。活性值用各协作单位的检测结果的均值。

稳定性 生物标准物质的稳定性，在其研制期间需要用加速试验进行考察，在标准物质建立后，需要定期与国际或上一级的标准物质比较，观察其生物学活性的变化，如没有下降，说明其稳定。

储存 生物标准物质的储存需要特殊的环境条件，一般需要低温冷冻条件。环境要有稳定的温度、湿度，甚至对卫生级别也有要求，且要对环境进行监控和记录。要有专人管理，并建立严格的管理制度。

（粟晓黎）

zhìkòngpǐn

质控品（quality control materials） 用于试验质量控制的参照物质。又称参考品，多用于诊断用药品检验。药品是用于疾病预防、诊断、治疗的特殊产品。其中诊断用药品也包括体外诊断试剂，即用于疾病诊断的生物试剂、生物材料或特异性抗血清等。质控品是体外诊断试剂的组成部分，属于随行标准物质之一，一般模拟诊断试剂适用的样本基质配制，或选用试剂适用的样本基质制备。由血清基质组成的质控品又称为质控血清。

质控品是用于体外诊断质量控制的参照标准物质，用于评价或验证诊断试验的测量精密度、测量准确度。疾病诊断一般用是将患者的体液等生物样品，经过处理后用体外诊断试剂检测某生化指标成分，并根据该指标成分的变化来判断是否患有某种疾病。在此过程中需要使用一系列试剂和特定的分析仪器。由于生物样本、试剂和分析仪器均可能存在变化，使得检测系统可能产生分析偏差。因此诊断试验的质量控制是必须解决的难题。质控品的作用就是验证该诊断试剂的检测是否有效。

质控品是体外诊断试剂的随行标准物质，分定值和非定值两类。①定值质控品。使用合适的分析方法或过程分析，给出特定量值并指定参考范围的质控品。质控品的定值一般由诊断试剂产品生产者根据产品适用的指标范围，参照同类产品国家标准或国际标准自行标定赋值，或联合多家同类产品生产者协作标定赋值，并给出指定的参考值范围。但仅用于诊断试剂的质量控制。②非定值质控品。没有指定的参考值范围，但需要标示目标浓度，如低浓度、高浓度、中浓度，且需满足质量控制的系统规则要求。

另外，一些诊断试剂盒中还常有随行校准品。校准品一般为含有已知浓度被测指标成分标准物质的参考样品，可用于检测结果的校正。质控品按照规范程序定值，且可以溯源至国家或国际标准的，也可以成为校准品。校准品多数来源于人样品的混合物如混合血清。但其使用具有专用性，即校准品只适用于特定的诊断试剂，不通用。如果不同方法、仪器、试剂的诊断试剂使用同一个校准品，反而不能保证它们的检验质量。

总之，作为疾病诊断用医药产品的体外诊断试剂，其产品性能评估不仅是在生产完成时，而且在临床应用时也需要随行进行质量控制，包括检测限、线性范围、可报告范围、准确度、回收率、精密度、干扰实验、稳定性等项目，质控品和校准品是保证其应用质量的必备对照物质。

（粟晓黎）

tìdài duìzhàopǐn

替代对照品（substitute reference substances）　一类替代标准物质，用作检测特定化学成分群的代用对照品。替代对照品的出现源于中药等天然药物中特征成分或有效成分对照品的资源稀缺和质量标准中多成分定量分析要求的提高。

替代研究　解决资源稀缺问题是替代研究的目的。理论上中药化学对照品，应该是从被检测中药中提取分离出来的有效成分或特征成分。而这些成分在中药材中的含量是很低的，大部分只有千分之几或万分之几的含量。也就是说，要提取几克的化学对照品，需要消耗一千克或一万克的中药材。而且一般是要用质量上等的，有效成分及特征成分含量高的中药材动植物，才能有较高的收率。中药化学对照品的制备需要耗费一千倍或一万倍的药材资源。为此，需要寻找其他的资源节约型的替代方法解决药物检验检测中的标准物质问题。为此替代研究成为解决这一问题的热点。

随着药品标准的不断修订与检验检测精确度要求的不断提高，对化学对照品的质量要求也越来越高。许多化学杂质对照品和中药化学对照品的制备、纯化成本也越来越高，尤其是植物中含量较低的成分，制备高纯度的中药化学对照品，需要增加更多的纯化工艺流程，而且会损失更多得率更少。传统的化学对照品制备方式已经远远跟不上药品标准发展的步伐，特别是一些稳定性差、毒性强、来源有限、制备成本高的化学对照品，更是供不应求，甚至影响了国家级质量标准的执行。因此寻找能够替代这些特殊对照品的研究，成为了解决药品标准物质问题的一个重要课题。

分类　主要有化学替代对照品、一测多评对照品和定量对照提取物。

化学替代对照品　为避免药材资源的浪费，中药化学对照品多采用传统的非药用部位提取。但随着药材资源开发研究，许多传统的非药用部分，也被发现具有新的药用价值，使得化学对照品的原材料进一步匮乏。尽管一些中药的有效成分或指标成分，并非该中药中独有，在同科同属的动植物中，也含有同样的化学成分，可以用其他动植物提取分离相同化学结构的成分作为化学对照品。但是对自然资源的耗费也是很大的。因此，对于一些结构简单，容易合成的化学成分，可以采用化学合成的方式制备对照品。如芦丁，是多种中药含有的有效成分，其对照品可以采用化学合成制得。同理，由于不同中药含有一些相同的、易得的化学成分，因而可以用同一化学成分作为替代对照品，测定不同的药材及制剂的质量。

一测多评对照品　一测多评是替代研究的内容之一，其方法原理基于对照品替代法，即利用多种有效成分间存在的量值函数关系和比例关系，通过检测1个或2个已获已对照品的成分，来实现多个无对照品的成分的同步测定。即在多指标质量评价时，以药材中有对照品的某一典型组分为内标，建立该组分与其他组分之间的相对校正因子，通过校正因子计算其他组分的含量。如此，通过测定一个对照品成分实现对多个成分的定量分析的方法，被称为一测多评法。一测多评法使用的对照品被称为该方法的替代对照品。

定量对照提取物　单体化学对照品，其合成或提取的工艺均较复杂，且收率有限，具有成本高、环保差的缺点。另外，单体化学成分，纯度越高稳定性越差。尤其是从动植物中提取出来的单一化合物，由于脱离了原生的化学环境，更容易受空气中的氧气等影响发生变化，包装储存条件要求很高。为降低制备成本、保护环境，提高标准物质的稳定性，科技工作者倾向于减少单体中药化学对照品的使用，研究开发定量对照提取物。对照提取物是多种化学成分共存的混合标准物质，相对于单体化学对照物质，保留了部分原有的化学生态环境，可提高其稳定性。定量对照提取物是标示了多个单体成分含量的对照提取物，是不稳定单体成分定量分析及多个组分同时定量检测的最佳替代对照品。

（粟晓黎　马玲云　马双成）

yàopǐn biāozhǔn wùzhì dìngzhí

药品标准物质定值（research and development of pharmaceutical standard substances） 对药品检验用标准物质的特性量赋值的全过程。是对标准物质预期用途有关的一个或多个物理、化学、生物等方面的特性量值的测定。标准物质定值要求具有溯源性、准确性，既要注意参照标准物质，又要注意不确定度范围。标准物质定值还要选定合适的定值方法和模式，常用的有基准测量方法模式、独立多个方法模式、实验室间比对模式。

溯源性 标准物质是一种计量工具，具有保存、复现、传递量值的功能，保证在不同放入时间域空间量值的可比性与一致性。因而标准物质定值测量应考虑溯源性，要保持量值传递。有同类上一级标准物质如国际或国家等标准物质的，一般参照上一级标准物质定值。如果没有上一级标准物质的，则需先研究建立定值测量方法，一般首选其适用的质量标准的方法，同时要建立不同原理的测定方法进行对比验证，或选定性质稳定的物质作为参照，综合考虑为首批标准物质定值。

不确定度 标准物质的定值测量方法要选择在理论上和实践中经过验证是准确可靠的方法。定值测量程序需要更加严格质量保证措施。一般要遵守标准化组织或标准化委员会的准则或指南要求。要对定值测量方法、过程、样品处理等固有系统误差和随机误差有研究，对方法引入的不确定度有评估。标准物质定值应选用测量不确定度较小的方法。还要考虑测量过程和样品处理等操作过程所固有的系统误差和随机误差所带入的不确定度。如溶解、分离等过程中的损失、测量仪器校准、溯源基准物的不确定度等。

基准测量方法模式 该模式给标准物质定值，测量由一个实验室承担，并用基准分析方法给标准物质定值。该模式可以缩小定值的测量不确定度。采用该模式，一般要另选一个非基准方法进行误差检验；并且要有两个或两个以上的分析试验工作者独立地进行操作，并尽可能使用不同的实验装备。基准测量方法是一种具有最高计量学品质的测量方法。基准测量方法被认为是对某物质特定的方法，在（直接）被测量对象与（间接）目标被测量对象之间，建立了已知修正因子的方程式。常用的有重量测定法、滴定测定法、电量（库伦）法、冰点下降法、同位素稀释质谱法。该方法每个操作者测得的原始数据、平均值、标准偏差、测量次数，作为定值结果的数据来源。

独立多方法模式 由彼此独立的多个机构采用多个方法定值的模式。当一个或几个机构掌握有许多各种不同可选用的分析测量方法，并且满足下列条件的，则可以以 2~4 个实验室或方法的测量结果为基础来给标准物质定值。即以各个实验室结果的平均值给标准物质定值。该模式的应用需要满足一定的条件：分析测量方法经完全确认；确认时覆盖了与有证标准物质候选物成分类似的样品成分量值范围；应用这些方法的人员收到过良好的训练；选择所用方法时，考虑了尽量减少不确定度的共同来源；各种方法测量结果的一致性很好。该方法模式不同机构或方法测得的原始数据、平均值、标准偏差、测量次数等，先进行统计学偏差分析，没有显著性差异，则合并总平均值和标准偏差，作为定值结果的依据。

实验室间比对模式 由多家实验室对拟定值的标准物质样本，分别独自开展一个或多个系列的测量活动，所有结果作为标准物质的定值依据。该模式也被称为“循环检验”“合作研究计划”“协作分析研究”等。采用这种模式为标准物质定值时，认定机构必须找到一组有资质的实验室，且有相应的分析测试经验。采用尽可能多的方法，且方法的原理、操作有所不同。在给标准物质定值前，一般需要进行预实验，以考核实验室之间的一致性，以保证定值结果的不确定度在可以接受的范围之内。该方法模式，不同实验室测得的结果先做统计学分析，提出可疑值；然后对每个操作者测得的原始数据、平均值、标准偏差、测量次数等，考察其正态分布情况，在符合正态分布的情况下，将每个实验室得到的平均值，作为单次试验测量值，作为定值结果的依据。

（粟晓黎）

yàowù fēnxī jiǎncè xiàngmù

药物分析检测项目（test items of pharmaceutical analysis） 为判断药物的真伪、纯杂程度，保证药物安全有效、质量可控而设置的检测内容。又称药物质量检验项目、药品检验项目，是药物质量标准的主要内容。内容涵盖包括方法操作、指标限度。

根据药物的理化或生物学等性质结合药物分析技术建立，一般分为药物的性状、鉴别、检查、含量测定四个方面，此外依据药物及包材的特性还需做一些特殊项目。①性状。在一定程度上反映了药物特有的物理性质，依据药物的外观、色泽、气味、溶解度、晶型以及物理常数等综合反应药物的内在质量，是药物质量检验工作中的首项任务，也是最简单最基本的检验项目。当药物的性状发生改变时，提示药物的有效成分可能受到影响。②鉴别。根据药物的组成、结构和理化性质，采用物理、化学或生物学方法对已知药物进行验证，包括一般鉴别检验和专属鉴别检验。一般鉴别检验是根据药物的化学结构或理化性质的特征，通过化学反应来鉴别药物的真伪，通常只能证实是某一类药物，而不能证实是哪一种药物。专属鉴别检验则是在一般鉴别检验的基础上，证实是某一种药物的依据，是利用药物化学结构的差异以及所引起的物理化学特性不同，选用灵敏度较高的理化反应来鉴别药物的真伪。③检查。检查项下包括了反映药物的安全性与有效性的试验方法和限度、均一性与纯度等制备工艺等内容的实验项目，一般分为药物杂质检查、药物制剂分析项目以及药物安全性常规试验。药物在按既定生产工艺进行生产和正常贮藏过程中可能会含有或产生杂质，从而影响药物的纯度，进而有可能影响药物的稳定性和疗效，因此，建立药物杂质检查是保证药物质量和临床用药安全的重要检查依据，同时也为药物生产工艺和流通过程质量管理提供保证。为了保证药物制剂的稳定性、均一性和有效性，各类制剂，除另有规定外，均应按照《中华人民共和国药典》制剂通则项下有关各项检验项目进行测定，不同制剂其检测项目及要求各不相同。药物的安全性常规试验是药物分析检测项目中非常重要的检查项目，是保证临床用药安全、有效的重要指标。常规检查项目在《中华人民共和国药典》通则项下有详细的检测方法。④含量测定。药物分析检测项目中用于药物定量的检验项目。药物含量测定是对化学药物中的主药进行含量测定，是评价药物质量优劣的重要手段。⑤活性测定。对于组成的分子结构未知或者多组分的不均一的生物药物，则要采用可量化生物学反应，评价生物药物的生物活性。⑥特殊项目。药物的性状、药物的鉴别、药物的检查、药物的含量测定是药物分析检测项目的常规检验项目，一般药物及其制剂的质量标准均含有以上检验项目，但随着药物质量标准日益科学严谨，药物分析检测项目也日趋完善，为了全面实现药物质量控制，还需结合药物的类别，依据药物本身的特殊性质以及所用到的药物包装材料的特性，制定一系列检验项目，如生物药物检测项目、药品包装材料检验项目和放射性药物特殊分析项目，进而从整体上保证药物安全有效、质量可控。

针对药物的安全性、有效性和质量可控性设置相适宜的各种检查项目和限度指标，并对检查和测定的方法作明确的规定，构成科学完善的药物分析测试项目，是建立有效可控的药物质量标准的重点内容。

（姜　红　但晓梦）

yàowù xìngzhuàng jiǎnyàn

药物性状检验（tests for description of drugs）　对药物特有的物理性质的观测。包括外观、臭、味、溶解度以及物理常数等的检测。药物性状既是药物内在特性的体现，又是其质量的重要表征，反映了药物特有的物理性质。药物性状检验是药物分析检测项目最直观的一项。药物性状检验依据化学原料药及其制剂、中药材及其制剂外观不同进行分类，可分为原料药性状检查、药材性状检查、制剂外观检查，由于原料药性状检验中已涵盖了各项物理常数检验，在其制剂的性状检验中已不再列出；又根据药物的空间结构及粒径分为药物粒度分布测定、药物多晶型检查。药物外观性状可因生产条件的不同而有差异，或因放置、贮藏等环境因素而产生变化，因此有必要进行药物性状检验。药物性状检验主要有药物的外观、臭和味、溶解度、一般稳定性及物理常数等检查项目。

外观　药物的外观是对药物的色泽和外表的感官描述，检查直观、快速、省时，它包括药物的聚集状态、晶型、色泽等。药物的聚集状态分为固体、半固体、液体、气体；药物的晶型分为结晶型和无定型，其中结晶型又细分为不同的形态，结合不同晶型的药物具有不同的理化特性及光谱学特征，多采用热分析法、熔点法、红外分光光度法等进行鉴别。药物的色泽指药物及其制剂呈现的颜色和光泽。

臭和味　药物的臭和味专指药物本身固有的气、味，具有特有味觉的药物必须加以记述。制剂的外观检查还需列明药物的剂型描述；中药材的性状外观需依靠人体感官去检查药物的质地、厚薄以及形状等。

溶解度　药物的一种物理性质，系在一定温度、压力和溶剂条件下，一定量的饱和溶液中溶质的含量。通常根据药物的性质，结合精制工艺或制备溶液等所需要的常用溶剂进行溶解度考察。常用的溶剂有水、乙醇、乙醚、三氯甲烷、无机酸和碱溶液等。

药物标准性状中溶解度的描述，按溶解度从大到小依次排列，溶解度相似的溶剂按极性从大到小排列，在酸或碱溶液中的溶解度列于最后。药物的晶型不同、所含结晶溶剂的不同、杂质及其含量的不同、成盐状态的异常等情况，都会影响其溶解度行为。因此，通过药物溶解度的测定可从一定程度上反映药物的质量。

根据《中华人民共和国药典》规定，药物溶解性可用“极易溶解、易溶、溶解、略溶、微溶、极微溶解、几乎不溶或不溶”来描述。药物溶解度的检测条件需考虑到温度、溶剂量及观察时间，除另有规定，一般将药物置于(25±2)℃定量溶剂中，每隔5min强力振摇30s，观察30min内药物的溶解情况。

一般稳定性 药物的一般稳定性通常指药物是否具有引湿性、易风化、遇光易变质等特性，一般稳定性反映的性质与药物的包装、贮藏与运输的条件密切相关。凡药物有引湿性、风化、遇光变色等与贮藏条件有关的性质，应重点考察记述。同时应采用合适的分析方法，考察不同条件（如温度、湿度、光照等）下药物的主要质量指标随时间变化的情况，对于不稳定的药物还需补充长期稳定性试验和加速稳定性试验。如硫酸氨基葡萄糖原料药，由于具有极强的引湿性，水分对其有较大影响，高湿条件下吸湿较严重，所以制成胶囊剂，便于贮藏，从而保证药物质量可控、安全有效。

物理常数 表示药物特有的物理性质特征常数，不仅可作鉴别检验也可反映药物的纯净程度和有效性，是反映药品质量的主要指标之一，可根据不同药物的具体情况针对性地进行选定。物理常数的检测方法与原料药性状检查中各项物理常数检测方法与目的一致，在中华人民共和国药典中详细收载了通用物理常数检测方法。

（姜　红　但晓梦）

yuánliàoyào xìngzhuàng jiǎnchá

原料药性状检查（tests for description of active pharmaceutical ingredients） 对原料药特有的物理性质进行的检查。每种原料药的物理性质都有自身的特征，一旦物理性质发生改变，说明其组成成分也可能发生了变化，所以说原料药的性状检查较为直观，可以最快最直接的反映出原料药的质量。是属于药物性状检查内容之一。原料药物的性状检查内容主要包括其外观、臭和味、溶解度等物理常数。如双氢青蒿素原料药，其形状检查描述为：本品为白色或类白色结晶性粉末或无色针状结晶；无臭。本品在丙酮中溶解，在甲醇或乙醇中略溶，在水中几乎不溶。本品的熔点为145~150℃。

药典等标准中收载的物理常数包括：相对密度、馏程、熔点、凝点、比旋度、折光率、黏度、吸收系数、碘值、皂化值、酸值等，检查方法按照质量标准中的规定和要求进行。

外观检查 对原料药的外表感官的检查通常包括原料药的颜色、形态、聚集状态和其嗅觉、味觉、触觉感受等性质；液体原料药还有对澄清度，流动性等性质的检查。

溶解度 反映了一定温度下原料药在不同溶剂中的溶解性能，可供制备溶液参考。其相关描述按溶解性能由大到小分别为：①极易溶解，指溶质1g（ml）能在溶剂不到1ml中溶解。②易溶，指溶质1g（ml）能在溶剂1~不到10ml中溶解。③溶解，系指溶质1g（ml）能在溶剂10~不到30ml中溶解。④略溶，系指溶质1g（ml）能在溶剂30~不到100ml中溶解。⑤微溶，系指溶质1g（ml）能在溶剂100~不到1000ml中溶解。⑥极微溶解，系指溶质1g（ml）能在溶剂1000~不到10 000ml中溶解。⑦几乎不溶或不溶，系指溶质1g（ml）能在溶剂10 000ml中不能完全溶解。

相对密度 在相同的条件下原料药密度与水密度之比。纯物质的相对密度在特定条件下为不变的常数，当纯度不够时，相对密度也会随之变化，因此，测定相对密度可以检查原料药的纯杂程度。

馏程 纯物质一般具有固定的沸点，不纯的物质其沸点往往为一个区间，称为沸点范围或者馏程；通常用于液体原料药的测定。

熔点 原料药按照规定方法测定由固相融化成液相时的温度或一段温度范围。

凝点 原料药在固-液两相共存时的平衡温度。

比旋度 一些原料药具有光学活性，当平面偏振光通过其液体或溶液时能发生旋转，旋转的度数称为旋光度；在一定的波长和温度下，偏振光通过长10cm且每100ml含手性原料药1g的溶液时测得的旋光度即为比旋度，是反映手性原料药特性及其纯度的重要指标。

折光率 光线在空气中进行的速度与在原料药中进行速度的比值。根据折射原理，折光率是光线入射角的正弦与折射角的正弦的比值。通常出现在油类原料药质量标准中。

黏度 液体原料药对流动的抗阻能力，《中华人民共和国药典》中以动力黏度、运动黏度或特性黏数表示。

吸收系数 在一定波长，溶剂和温度等条件下，原料药在规定浓度和单位液层厚度时的吸收度，即吸收系数。

碘值 100g 脂肪油类原料药充分卤化时所需要的碘量（g）。

皂化值 中和并皂化 1g 脂肪油类原料药中含有的游离酸类和酯类所需氢氧化钾的重量（mg）。

酸值 中和 1g 脂肪油类原料药中含有的游离脂肪酸所需的氢氧化钾的重量（mg）。

（姜　红　马　妮）

yàocái xìngzhuàng jiǎnchá

药材性状检查（test for description of Chinese herbal medicines）

对药材特有的外观等物理性质的观测。即针对药材和饮片的形状、大小、色泽、表面、质地、断面（包括折断面或切断面）及气味、味道等特征，进行直接观察和简易测量，做出是否符合标准规定的结论，用以判别药材和饮片真、伪、优、劣的质量检测内容。该项检查具有简单、易行、迅速的特点。属于药物性状检查内容之一。

传统的中药材鉴定中，性状检查最为常用。性状特征虽然是一个比较模糊的信息，但它和药材的来源的“道地性”、分类学、成分化学和临床疗效有着密切的相关性。如对于全草入药或花果实或种子等繁殖器官入药或动物全身入药的药材，性状检查有很大一部分也就是运用分类学方法在对动植物进行基源鉴定，鉴定每一种中药的生物学来源，这是药材鉴别的重要依据。且在开展对性状特征质量评价的研究中，可利用现代高端分析仪器和技术，把性状与生态学、化学成分、药效学研究结合起来进行评价。中药微性状鉴定法又称为半显微性状鉴定法，是用于中药材真伪品种鉴别的一种方法，是一种介于性状和显微鉴别之间的鉴别方法，通过借助放大镜、扫描仪、体视显微镜等仪器观察中药材细微的外观性状以达到鉴别的目的，是性状鉴定法朝着微观领域的延伸。

药材的性状检查一般包括形状、大小、色泽、表面、质地、断面、气味、味道等，鉴定者或观其形或辨其色或尝其味或感其质或兼而有之。形状是指药材和饮片的外形，观察时一般不需要预处理；大小是指药材和饮片的长短、粗细（直径）和厚薄；色泽是指在日光下观察的药材和饮片颜色及光泽度；观察药材或饮片表面特征、质地和断面特征时，供试品一般不作预处理；检查药材或饮片气味时，可直接嗅闻，或在折断、破碎或搓揉时进行；检查药材或饮片味感时，可取少量直接口尝，或加热水浸泡后尝浸出液。有毒药材和饮片如需尝味时，应注意防止中毒；另外药材和饮片外观不得有虫蛀、发霉、其他物质污染等异常现象。如灵芝药材的形状检查描述为：外形呈伞形，菌盖肾形、半圆形或近圆形，直径 10～18cm，厚 1～2cm。皮壳坚硬，黄褐色至红褐色，有光泽，具环状棱纹和辐射状皱纹，边缘薄而平截，常稍内卷。孢子细小，黄褐色。气微香，味苦涩。

由于性状检查主要依靠鉴定者丰富的经验和感觉，不可避免地具有主观因素和局限性。在实际工作中，有时仅凭质量标准性状项下的描述还不足以判断药材或饮片的真伪，需要参考权威性资料加以判别。

（姜　红　徐　玲）

zhìjì wàiguān jiǎnchá

制剂外观检查（test for appearance of preparations）

对药物制剂除去外包装后的形态、颜色、气味等特征进行的考察检验。药物制剂外观不仅要符合药典“制剂通则”相应剂型项下规定，还应符合药典正文各论项下的性状描述。与原料药性状检查针对药物活性成分的物理化学性质不同，制剂外观检查主要反映成品制剂的性状、制备工艺及保藏情况。如双氢青蒿素片剂的形状检查，描述为：本品为白色片。

制剂的外观检查项目包括制剂的颜色、形态、形状、气味等特征考察。颜色与药物所含成分（原料药的性质）、制备工艺（药用辅料的选择）有关，如口服片剂除去糖衣片或缓释片外，多为白色至类白色，注射液多为无色透明。形态是指药物的聚集状态，不同的剂型有着不同的形态，如眼用制剂按照形态可分为眼用液体制剂、眼用半固体制剂和眼用固体制剂。制剂的形状与制剂的用途有关，有些制剂为了便于患者使用和吸收，会制成特定的形状，如栓剂和膜剂等。为了改善或屏蔽药物本身的苦味、异味，制剂中一般会加入具有香甜芳香等气味的矫味剂，不同的矫味剂造成了制剂气味上的差异，如一些口服制剂特别是儿童用药，就需要加入适量甜味剂和芳香剂来解决患者顺应性差的问题。

不同剂型的药品按其质量标准的规定具有特定的外观，在生产、贮存和运输过程中如遇非常状况，常会出现由质量变异而产生外观性状上的变化，这种变化最容易被察觉而引起重视，因此，制剂的外观检查对药品质量初步判断具有重要的意义。如：叶酸片在光照等条件下会缓慢分解成对氨基苯酰谷氨酸，从而使片剂颜色发生改变并产生斑点。维生素C在放置过程中可缓慢发生水解和脱羧反应生成黄褐色的糠醛，其溶液的颜色从无色变成黄色。如当缓释片、控释片和肠溶片制剂出现裂片、松片等现象时，直接导致药品有效成分提前释放，显著影响药物疗效。颗粒剂和散剂拆开外包装后的内容物应为干燥的颗粒状或粉末状，如果内容物出现结块的现象则说明药品吸潮，可能导致药品有效成分发生变化。栓剂作为腔道给药制剂，如果其形态发生融化、变形等现象，便无法正常给药，使药品失去效果。阿司匹林片遇到潮湿空气会缓慢分解成醋酸和水杨酸，检查中如闻到醋酸臭味则表示该药品已变质。

（姜　红　王文晞）

yàowù lìdù fēnbù cèdìng

药物粒度分布测定（test for pharmaceutical particle size） 对原料药和部分药物制剂（如颗粒剂、软膏、粉雾剂等）的粒子大小及其粒度分布进行的检测。是药物性状检验的项目之一。原料药粒度大小可影响到药物的溶解性、引湿性、稳定性等性质。粒度越小，比表面积越大，接触周围介质的面积越大，溶出速率越大。尤其对难溶性药物，减小粒度可能对生物利用度产生积极的作用。但如果粒度范围未得到合理的控制，也可能会造成批次间的质量差异。而对于吸入性粉雾剂、吸入性气雾剂、微囊、微球、脂质体及纳米药物等特殊的药物剂型，粒度大小和分布则直接影响到药物的生物利用度、不良反应、靶向性和缓控释性能等。

粒度分布常用测定方法有显微镜法、筛分法和光散射法。①显微镜法：是一种常用方法，该方法除了可以测定粒径，还可以观察粒子的形态，方法简单直观，所需样品量少。但缺点是操作易受人为因素影响，代表性不强，适用于粒度分布范围较窄的样品。②筛分法：为使用最早的方法，分手动筛分法、机械筛分法与空气喷射筛分法，通常需至少25g样品。机械筛分法由于规定了振动方式和频率，相对于手动筛分法可避免人为误差，这两种方法适用于测定大部分粒径大于75μm的样品。空气喷射筛分法则采用流动的空气流带动颗粒运动，可防止筛孔被粒子所堵塞，适用于粒径小于75μm的样品。③光散射法：单色光束照射到供试品表面及发生散射现象，由于散射光的能量分布与颗粒的大小有关，通过测量散射光的能量分布，依据米氏散射理论和弗朗霍夫近似理论，即可计算出颗粒的粒度分布。采用激光散射粒度分析仪，测量范围可达0.02～3500μm。混悬供试品或不溶于分散介质的供试品，适用于湿法，检测下限通常为20nm；水溶性或无合适分散介质的固态供试品，适用于干法，检测下限通常为200nm。

显微镜法和筛分法可测定粒子大小或限度，而光散射法可测定粒度分布。使用筛分法测试时，应在样品不吸收或丢失水分的条件下进行，除另有规定外，一般控制相对湿度在45%左右为佳。使用光散射法时，注意使用粒度标准物质对仪器进行校正或校验，同时根据样品的溶解性来选择合适的溶剂，制备过程中既要保证颗粒之间的分散，又要使颗粒不进一步破裂或溶解。不同的粒度测定方法的原理不同，适用范围不同，实际应用应选择合适的测定方法，当一种测定方法无法满足质量控制的要求时，可以采用多种测定方法的联合应用。

（姜　红　胡　敏）

yàowù duōjīngxíng jiǎnchá

药物多晶型检查（test for pharmaceutical polymorphs） 对药物是否具有2种或2种以上不同结构晶体的检测。是药物性状检验的项目之一，常用于原料药质量检查。药物分子按不同的排列和构象堆积可形成晶体。而无规则排列、没有一定的晶格常数的形态称为无定形。药物可以是单一晶型物质，也可以是混合晶型物质。多晶型现象在固体药物中普遍存在。同一药物的不同晶型往往具有不同的理化性状，如熔点、颜色、密度、流动性、压缩性、化学稳定性、表观溶解度和溶解速率等。不同晶型药物的生物利用度和体内代谢也会随之受到影响。例如：利福平为抗结核治疗的基本药物，至20世纪70年代起，其多晶型的现象就引起人们的广泛关注。利福平晶型可分为Ⅰ型、Ⅱ型、SV型和无定形4种，主要取决于结晶溶剂。晶型与理化性质和生物利用度密切相关，其中Ⅰ型晶型外观为鲜红色，Ⅱ型为暗红色，Ⅰ型、Ⅱ型均为有效晶型，但Ⅰ型的生物利用度和稳定性优于Ⅱ型。中国制剂主要采用Ⅰ型晶型，国外制剂主要采用Ⅱ型晶型。

用于药物晶型的研究方法包括显微镜法、熔点法、光谱法、X射线衍射法、热分析法等。①显微镜法：光学显微镜、偏光显微镜和电子显微镜可直接观察药物的晶体性状，药品质量标准中对晶型和无定形的区别普遍可采用偏光显微镜法。②熔点法：适用于不同晶型熔点差异较大化合物的鉴别。③光谱法：红外分光光度法、近红外分光光度法和拉曼分光光度法均可用于多晶型药物的测定，其中红外光谱法最为常用。不同晶型药物可能导致红外吸收峰位置的移动、吸收强度的变化、吸收峰数目的增减，从而图谱产生差异。④X射线衍射法：是研究药物晶型的主要手段，又分为单晶衍射法和粉末衍射法。单晶衍射法主要用于分子构型和晶体结构的测定，可获得晶胞参数，确定结晶构型和分子排列，但须获得单晶体。粉末衍射法主要用于结晶物质的鉴别和纯度检查。⑤热分析法：包括热重分析、差热分析和差热扫描量热分析。在程序控温下，通过测量物质的理化性质与温度的关系，对晶型进行鉴别，并对不同晶型的相对含量测定，适合溶剂化物的测定。

（姜　红　胡　敏）

yàowù jiànbié jiǎnyàn

药物鉴别检验（test for pharmaceutical identification）　根据药物的结构特征与理化性质，应用化学、物理化学、显微法、光谱和色谱等方法来判断药物真伪的试验。鉴别试验根据每一种药物化学结构的差异及其所引起的物理化学特性不同，选用某些特有的灵敏反应来证实供试品为某一类药物或某一种药物，从而确定药物的真伪，但不完全代表对该药品化学结构的确证。常用的鉴别方法主要有理化鉴别、显微鉴别（见药物显微鉴别）和结构鉴别。属于药典中规定的药物分析检测项目内容之一。

理化鉴别　理化反应方法鉴别，主要是根据某一类药物的化学结构或理化性质的特征，通过理化反应来鉴别药物的真伪。理化反应鉴别的操作简便，应用广泛。具体可分为呈色反应、沉淀反应、荧光反应、生成气体反应、焰色反应鉴别法几大类。呈色反应鉴别通常在供试品溶液中加入适当试液与之反应，生成易于观测的有色产物。沉淀反应鉴别是指在供试品溶液中加入适当的试剂溶液，在一定的条件下进行反应，生成不同颜色或特殊形状的沉淀。荧光反应鉴别通常指药物本身产生荧光或者与某种试剂、试液反应后产生荧光。生成气体反应的鉴别通常指供试品与试剂或试液反应后，生成有特殊气味的气体，或是生成的气体可使试剂或试纸变色。焰色反应鉴别是指钠、钾、钙、钡盐等燃烧时具有不同颜色的火焰，如钠盐显黄色、钾盐显紫色、钙盐显砖红色、钡盐显黄绿色、锂盐显胭脂红色。

结构鉴别　主要利用能够反应药物结构特征的仪器分析方法对药物进行鉴别，常用的有色谱或光谱法。

色谱鉴别法　利用不同物质在不同色谱条件下，产生各自的特征色谱行为（R_f 值或保留时间）进行的鉴别试验。常用的色谱技术有薄层色谱、高效液相色谱、气相色谱以及质谱鉴别法，通常将样品与对照品（或经确证的已知药品）在相同的条件下进行色谱分离，并进行比较，根据两者保留行为和检测结果是否已知来验证药品的真伪。薄层色谱技术主要应用于多组分药物，如中药及其制剂，复方制剂，该方法具有设备简单，方法专属、灵敏、一次试验可同时鉴别多种成分等优点。高效液相色谱和气相色谱鉴别法一般按供试品含量测定项下色谱条件进行试验。要求供试品和对照品色谱峰的保留时间应一致。含量测定方法为内标法时，要求供试品溶液和对照品溶液色谱图中被测物色谱峰的保留时间与内标物质色谱峰的保留时间比值相一致。质谱法是在高真空状态下将被测物质离子化，按离子的质荷比（m/z）大小分离而实现物质成分和结构分析的方法。质谱是物质的固有特性之一，不同的物质除一些异构体外，均有不同的质谱，因此可利用这一性质对药物进行鉴别。

光谱鉴别法　常用的光谱鉴别法主要包括紫外-可见光谱法、红外（近红外、拉曼）光谱法、核磁共振波谱法、原子吸收分光光度法、X射线粉末衍射法等。紫外-可见光谱法操作简便，快速，应用广泛，但其吸收光谱较为简单，曲线形状变化不大，宜采用在制定溶剂中测定2~3个特定波长处的吸收度，以提高专属性。红外吸收光谱法是有机原料药物最常用的鉴别方法，其专属性强、使用范围广，尤其适合于用其他方法不易区分的同类药物。在用红外光谱进行鉴别试验时，可采用标准图谱对照法或对照品法，《中国药典》采用前者。核磁共振波谱法是通过测定供试品指定基团上的质子峰的化学位移 δ 和偶合常数对药物进行鉴别的方法。原子吸收分光光度法是根据供试溶液在特征谱线处的最大吸收和特征谱线的强度减弱程度而进行的定性、定量分析方法，主要用于金属元素和部分非金属元素的分析。X射线粉末衍射法的主要原理是化合物的晶体无论是单晶还是多晶，都有其特定的X射线衍射图。因此可以通过比较供试品与对照品的X射线粉末衍射图进行鉴别。

（姜　红　谢育媛）

yàowù xiǎnwēi jiànbié

药物显微鉴别（test for pharmaceutical microscopic identification）　用显微镜技术对药物进行鉴别检查并根据组织、细胞或内含物等特征进行相应鉴别。是药物鉴别检验的常用方法，需要进行显微检查的药物包括药材和饮片的切片、粉末、解离组织或表面，以及含有饮片粉末的制剂。中药来源于植物、动物和矿物，其微观结构因种类的不同而有显著差异，这些微观结构的差异可以作为显微鉴别的依据，根据显微镜观察到的药材组织构造、细胞形状及内含物的特征、矿物的光学特性，和用显微化学方法确定细胞壁及细胞内含物的性质或某些品种有效成分在组织中的分布等，用以鉴别药材的真伪与纯度甚至品质。

显微特征研究起步较早，中国的显微鉴别应用始于1951年，是药材和中成药鉴别的重要方法之一。随着各种现代分析仪器和技术手段的发展，电子显微镜、扫描电子显微镜、放射自显影技术和电子计算机在中药显微鉴定中的应用越来越多，并已经使显微鉴定发展到亚显微和分子水平，可以辨别细胞表面的精微特征。

显微鉴别的主要步骤分为取样和制片、观察和记录、比较和判断三个环节。第一步需要将样品制成适于镜检的标本。鉴别时选择具有代表性的供试品，根据观察的对象和目的，制作不同的切片。药材/饮片制片方法分为：横切片制片、纵切片制片、粉末制片、表面制片、解离组织制片、花粉粒与孢子制片、磨片制片。制剂根据不同剂型适当处理后按粉末制片法制片。根据需要可以制成临时制片或永久制片，需要相应试剂和滑走切片机、脱水机、包埋机等设备。用到的试剂有封藏剂、染色剂、解离液等，起到透化细胞、软化组织、保持淀粉粒原形、使特定的成分或细胞组织染色，组织解离等作用，达到便于观察的目的。在药材鉴定研究中，往往需要制成石蜡切片（永久制片），但由于制片技术较复杂，费时太多，不适用于日常检验。显微镜有变倍体视显微镜、透射光生物学显微镜、偏光显微镜，倒置生物学显微镜、扫描电子显微镜等，放大倍数从数十到数千倍。观察中常需要测量细胞及细胞内含物大小，常用的量具是目镜测微尺和载物台测微尺。目镜测微尺是放在显微镜目镜内的一种标尺，是用以直接测量物体用的，载物台测微尺则用于标定目镜测微尺。

有些药材往往具有非常典型的显微特征，如蓼科植物何首乌的薄壁细胞中含有草酸钙簇晶；五茄科植物人参、西洋参、三七等其韧皮部均有树脂道存在；桔梗科植物桔梗、党参、南沙参其韧皮部有乳管道群存在。

显微鉴别具有简便、快速、准确、直观的特点，是中药质量标准的重要组成部分。显微鉴别仅为微观形态观测，需要与其他检验项目相互配合才能实现药品质量的全面控制。

（姜　红　徐　玲）

yàowù zázhì jiǎnchá

药物杂质检查（test for pharmaceutical impurity）　运用分析技术和方法对药物中存在杂质进行的定性鉴别和限量测定。药物杂质通常指与药物共存的无治疗作用，或影响药物纯度，或影响药物的稳定性和疗效，或对人健康有害的非药效组方组分物质。一些普通杂质本身无害，但其含量的多少可反映出药物的纯度水平，超过限量的杂质，可使药物性状、理化性质变化，并影响药物的稳定性。杂质增多也使主药含量或活性降低，有的杂质超过一定量会表现出对人体的毒副作用。因此，药物杂质检查是药物质量控制的重要检测项目之一。

杂质种类　物质杂质按化学类别和特性可分为有机杂质、无机杂质、有机挥发性杂质；按其来源可分为有关物质（包括化学反应的前体、中间体、副产物和降解产物等）、其他杂质和外来物质，或一般杂质和特殊杂质等；按结构关系可分为几何异构体、光学异构体和聚合物等；按其性质还可分为普通杂质和毒性杂质。

杂质限量　药物杂质检查均为限量检查，或称限度检查。杂质限量是指药物中所含杂质的最大容许量，通常用百分之几或百万分之几来表示。确定杂质限度的基本原则是低至合理可行。药品标准中规定的各种杂质检查项，是该药品在按既定工艺生产和正常贮藏过程中可能含有或产生并需要控制的杂质。对危害人体健康、影响药物稳定性的杂质，必须严格控制其限量。杂质检查也是对药物的纯度进行检查。在早期的药品标准中，由于对杂质的认知不够明确，多以通过对纯度控制间接实现杂质控制的；之后，随着对杂质的认知不断明确，不少药物均有了对其杂质的限度进行控制的方法。如在药品标准中已经引入按杂质谱控制理念，即针对药品中每一个杂质，依据药理、毒理学试验结果和生理活性逐一制定其质控限度。

检查方法 常依据待测杂质的性质，选择不同适合的方法。这些方法有：①物理分析法。利用物理性质的差异，如嗅、味及挥发性、颜色、溶解行为、旋光性质等，可检查药物中的特殊杂质。②化学分析法。利用化学性质的差异如酸碱性、氧化还原性、沉淀反应、颜色反应和气体反应等，可检查药品中存在的一般杂质。③光谱分析法。分子光谱法单独用于杂质检查的实例还不多，原子光谱法则广泛用于无机阳离子杂质的限量检查。④色谱分析法及联用技术。高效液相色谱法及其质谱联用技术主要应用有机杂质如有关物质等的检查；气相色谱法及其质谱联用技术主要用于挥发性有机杂质和有机残留溶剂的检查；离子色谱法常用于无机阴离子杂质的检查；分子排阻色谱法可用于聚合物杂质的检查；手性色谱法和高效毛细管电泳法可用于立体异构体杂质的检测。

检查内容 药物的杂质检查一般根据杂质的理化性质不同选择其适宜的方法，且在药品标准中归属于不同的项目。常见的药物杂质检查项目主要包括药物炽灼残渣检查、药物重金属检查、药物砷盐检查、药物水分检查、药物易炭化物检查、药物残留溶剂检查、药物可见异物检查、药物不溶性微粒检查、药物溶液颜色检查、药物溶液澄清度检查、药物干燥失重检查、药物有关物质检查，以及特殊类别药物杂质检查，如抗生素过敏物质分析等。此外，生物药物的杂质检查具有更细的分类和复杂的特点，如药物外源病毒因子检查、药物残余宿主蛋白检测等在国内外药典中均有收载。

（王　玉）

yàowù chìzhuó cánzhā jiǎnchá

药物炽灼残渣检查（test for pharmaceutical ignited residue）

药物在强酸环境中经加热炭化、再以高温炽灼灰化至恒重后的无机物残留量的测定。炽灼残渣检查主要基于重量法，即通过精密称定重量来获知残渣的量，并依此来计算和判断药物及杂质的含量。由于在炽灼过程中需要加入硫酸，遗留的残渣多以硫酸盐的形式存在，所以也称其为硫酸盐灰分测定。在各国药典和药品质量标准中，炽灼残渣检查是控制原料药质量的一项重要检测项目。

对于分子中不含金属元素的药物，在高温炽灼时能够被完全炭化灰化，炽灼遗留的残渣即为药物生产过程中所带进的无机盐与重金属杂质，对于这类药物，炽灼残渣检测项目主要用于杂质的限量检查。对于分子中本身含有金属元素的药物，高温炽灼后遗留的残渣中会含有大量该金属元素的硫酸盐和生产过程中所引进的无机盐与重金属杂质，对于这类药物，炽灼残渣检测项目不仅是杂质的限量检查，更在一定程度上反映该类药物的含量，也能够反映药物生产过程是否存在异常。

流程 药物炽灼残渣检查主要操作过程包括取样、炭化、灰化、降温、称重、计算等。

取样　药物炽灼残渣检查中样品的取样量也有讲究，需要根据炽灼残渣限量和称量的误差来决定：取样量过大会增加操作难度，增加炭化和灰化的时间，或者增加样品的损失，影响结果的可靠性；取样量少，炽灼残渣量少，称量误差相对较大，也会影响检查结果。因此，在药品标准中需要规定样品的取样量，一般为1~2g。

炭化　药物炭化处理所使用的硫酸是强酸，具有很强的腐蚀性，能够使药物中大多数有机组分炭化；药物炭化过程一般需要加热处理才能使炭化完全，这是一种非常强烈的化学反应过程，但又必须缓缓加热，以避免样品燃烧和骤然升温使样品膨胀逸出，或样品飞溅而影响检查结果，或造成操作人员损伤。而且必须炭化完全并除尽硫酸后方可炽灼灰化。药物炭化是炽灼残渣检查的关键过程，操作需要在分析实验室的特定通风橱里进行，且操作人员需要掌握强酸使用等专门知识和经过专业的培训。

灰化　灰化过程实际是一个燃烧的过程，是将已炭化的药物碳组分，再放入500~600℃或700~800℃的环境中缓慢燃烧，国际药典如《英国药典》规定的灰化温度与《中国药典》略有差异；这种为定量分析而定制的燃烧过程是需要严格控制的，需要在专门的设备中完成并且有温度等条件的监控。药物灰化常用的设备称为马福炉。

称量　炽灼残渣检查主要通过精密称定重量来获知残渣的量，并依此来计算和判断药物及杂质的含量，因此需要精准度足够高的精密天平，而且需要无干扰的称量环境。称量过程是影响结果准确性的重要环节，容易受许多因素的影响。经炽灼灰化的样品坩埚从高温炉中取出时的温度、先后次序、在干燥器内放冷时间，以及称量顺序等，均会影响结果的重复性。因此，除环境控制外，对人员的操作也有标准规定。

注意事项 用于药物灰化处理的坩埚需由特殊材质制成，不能对检测形成新的污染和干扰。如通常情况下可使用瓷坩埚，当需要检测的药物分子中含有碱金属或氟元素时则必须使用铂坩埚；根据一些药物需在更高温度炽灼的特殊要求，也有使用二氧化硅坩埚或石英坩埚的。另外，注意需要要设空白实验。

（王 玉 李忠红）

yàowù zhòngjīnshǔ jiǎnchá

药物重金属检查（test for heavy metals in drugs） 采用化学显色反应或仪器分析技术等方法对药品中重金属进行的检测。又称重金属限量检测，是药物杂质检查的重要检测项目。重金属有金、银、铜、铅、镉、铬和汞等45种；它们在体内有积蓄性，排出体外的半衰期较长；超过限度的重金属会对人体产生不良影响：不同重金属作用于人体不同系统或部位，而呈现不同程度的毒性，其中汞、镉、铅、铬等对人体有明显毒害。因此有必要对药物中的重金属进行检测和限量来控制，并确保其限度符合规定。

在原料药、辅料、药物制剂和中药中均存在一定量的重金属盐。化学药物中的重金属主要由生产过程中使用的试剂、制药用水、催化剂等引入，或受生产设备的污染而引入。中药中的重金属的来源：一是以治疗为目的的矿物药中内源性重金属，二是由于药材种植环境、贮存、运输、炮制加工及制剂生产过程等引入的外源性重金属污染。

方法 可用于检查药品的重金属的方法有很多，经典的重金属检查法是一种简便的化学比色法，主要用于检查在一定条件下，能与硫化氢或硫代乙酰胺试液或硫化钠试液作用显色的金属。由于药物生产中遇到铅的机会较多，而铅盐又易于积蓄中毒，所以检查时常以铅为重金属的指标，以铅的限量来表示重金属限度是否达标。

药典方法 各国药典均收载经典方法用于重金属限度的检查。根据实验条件不同又分为四个方法，分别适用于不同品种的药物：①第一法为最常用的方法。在酸性溶液中，样品中的重金属离子与硫代乙酰胺试液发生颜色反应；同法制备含标准铅溶液的对照管、监控管，将三者所显颜色目视比较，判断重金属的限度。此法适用于溶于水、稀酸或有机溶剂如乙醇的药品。②第二法是将药物经酸液破坏、灼烧，将所剩残渣经处理后在酸性溶液中显色来检查重金属限度。此法适用于难溶或不溶于水、稀酸或乙醇的药品，或因自身有颜色，或因其能与重金属结合，而不适宜选用第一法的药品。③第三法是在碱性条件下，用硫化钠试液作为显色剂的检查方法，主要适用于溶解于碱而不溶于酸，或在酸性溶液中会生成沉淀的药物。④第四法为采用微孔滤膜过滤，使重金属硫化物沉淀富集，通过比较色斑来检查重金属的限度。此法适用于重金属限量较低，采用目视比色法难于观察的药物。

发展现状 随着对重金属危害性的认识和对药品安全性的要求不断提高，对重金属不再仅限于检测其总限量，而是结合生产工艺可能引入的重金属及其形态和它们对人体危害程度，针对性地进行检测，检测的重金属种类不断增多，适应于不同重金属元素的检测方法也不断出现。原子吸收分光光度法、电感耦合等离子体原子发射光谱法、电感耦合等离子体质谱法及其与色谱联用技术等，在重金属检测及其形态研究中的应用越来越广泛。例如，美国药典在通则列出药品中应控制的元素种类及其限量，在通则规定电感耦合等离子体原子发射光谱法和电感耦合等离子体质谱法是测定这些元素必选方法。

（王 玉 梅雪艳）

yàowù shēnyán jiǎnchá

药物砷盐检查（test for arsenic in drugs） 对药品中存在的砷元素进行的限量检测。砷是有毒的元素，在药物中以砷盐形式存在，除中药中的含砷的矿物药（如雄黄等）外，其他药物中的砷主要由生产过程中使用的无机试剂引入；或中药材受地质环境污染，或在药材加工炮制与中成药生产过程中引入，均属于杂质。因砷毒性大，又容易被引入药物中，须对其检查并严格控制其限量。是对药物杂质检查的一项重要检测项目。

古蔡（Gutzeit）氏法 也称砷斑检测法。是利用金属锌与酸作用产生新生态的氢，与药品中的微量亚砷酸盐反应生成具挥发性的砷化氢，遇溴化汞试纸产生黄色至棕色的砷斑，与同条件下一定量标准砷溶液所产生的砷斑比较，以判定砷盐的限量。砷盐检查结果的准确与否，与供试品的前处理方法密切相关，常用的前处理为酸、碱破坏法。用古蔡氏法检查含锑药物中砷时，锑盐在干扰砷斑的检出，可改用白田道夫（Betterdorff）法。该法基于氯化亚锡在盐酸中将砷盐还原成棕褐色的胶态砷，与一定量标准砷溶液用同法处理后的颜色比较，以检查砷含量。

二乙基二硫代氨基甲酸银

（silver-diethyldithiocarbamate，Ag-DDC）法　利用金属锌与酸作用产生新生态氢，与微量砷盐反应生成具挥发性的砷化氢，还原二乙基二硫代氨基甲酸银，产生红色胶态银，与同条件下一定量标准砷溶液所产生的红色胶态银，用目视比色法或分光光度法测定吸光度，进行比较，以判定砷盐的限量或含量。但是，Ag-DDC 检测波长《中国药典》为 510nm，《美国药典》为 535～540nm。制备标准砷溶液使用的对照品为三氧化二砷，属剧毒试剂，在采购、贮藏、使用等过程中，必须严格按照有关毒物的安全管理规定执行。

药典收载　各国药典中收载的方法略有不同。《中国药典》收载的砷盐检查法是古蔡氏法和二乙基二硫代氨基甲酸银法，两法并列，可根据供试品的特性选用。《美国药典》（USP38，2015 年）、《日本药典》（JP15，2010 年）均采用 Ag-DDC 法，而《欧洲药典》（EP8.0，2010）和《英国药典》（BP2015，2015）采用古蔡氏法和次磷酸法。

砷的限量《中国药典》以百万分之几表示，国外药典以 ppm 表示，没有本质的区别。不同的是，日本药典以 As_2O_3 作为限量参照值，美国药典和中国药典则以 As 作为限量参照值。

发展现状　不同价态、形态的砷具有不同的物理、化学性质和毒性，对人体生理活动产生不同的影响，进行砷的价态和化学形态分析具有重要意义。除药典收载的方法外，各种现代分析技术如原子吸收光谱法、原子荧光法、电感耦合等离子体原子发射光谱法（ICP-AES）、电感耦合等离子体质谱法（ICP-MS）和高效液相色谱-电感耦合等离子质谱法（HPLC-ICP-MS）法已越来越多地用于砷的测定及其形价态的研究。

（王　玉）

yàowù shuǐfèn jiǎnchá

药物水分检查（test for water in drugs）

利用水的化学和物理性质采用药物分析的技术方法对药物中所含的水分进行的限度测定。是药物杂质检查的重要检测项目。药物中所含的水分，对药物的理化性质、疗效和稳定性等都可能产生影响。因而多数药品质量标准中都设有水分检查项目，以对药物中的水分进行检查并控制其限度。药物中所含的水分，根据水分子与药物分子之间结合的紧密程度，可大致分为结合水和吸附水两类，但二者之间并没有严格的界限，结合水和吸附水可以受一些因素的影响相互转变。但在水分测定中不同的方法对二者的测定效果会不同。

水分的分析方法很多，药典收载的经典方法主要有费休氏法、烘干法、减压干燥法、甲苯法和气相色谱法 5 种方法；除经典方法外，其他一些新的方法也可用于药品水分的检查，如热重分析法、差示扫描量热法、单晶 X 射线衍射法等。其中作为药品质量检测最为常用的是费休氏法、烘干法、减压干燥法和甲苯法。

费休氏法　根据碘和二氧化硫在碱化剂和醇类溶剂中与水起定量反应的原理而设计的水分测定方法。测定时先将样品在规定的醇类溶剂中溶解后滴定，通常情况下样品中所有水分均释放到溶剂中，所以测定结果包括吸附水和结合水两部分。

烘干法和减压干燥法　烘干法是利用药物中的水分受热会被蒸发的性质设计的减重测定方法。减压干燥法是测定样品在减压的条件下经干燥后所减失的重量，减失的部分除药品含有的极少量有机溶剂外主要是水分。这两种方法能准确测定大部分药品的水分，但当样品中含有结晶水，尤其是当结晶水与药物分子结合紧密时，测定的结果往往不是样品中水的总量，而只是吸附水。烘干法和减压干燥法的原理、操作方法和干燥失重法是一样的，但是内涵是不同的，水分测定的目的仅是药品中的水分，可能也含有少量其他挥发性物质；干燥失重法测定的是包括水分在内的全部挥发性物质。

甲苯法　利用水可与甲苯在 69.3℃可共沸被蒸出的原理设计的测定方法。测定时用刻度量管收集馏出液，并静置分层，再由刻度管读数并算出水的含量。该方法主要用于含有挥发性成分的中药材及其中药制剂中的水分测定，但测定时间长、费用大，且甲苯毒性大、易污染环境，有其他替代方法的情况下一般不使用。

气相色谱法　利用水分受热挥发和色谱分离的原理设计的药物水分测定方法。该方法可以使用极性气相毛细管色谱柱将水与样品中的其他挥发物分离，经检测记录色谱图，用外标法计算样品的含水量。该法测得的结果是药物中所含的绝对水分，且快速、灵敏、费用较低、不污染环境。

热重分析法　同干燥失重法一样，该法也是利用加热使样品中的水分蒸发失重，不同的是该方法借助热天平，获得药物的质量与温度的关系曲线，从曲线的变化测定药物中的水分。该方法通常用于药物结晶水的测定，和极少量贵重药物中水分测定，或用于在空气中易氧化的药物的水分测定。优点是所需样品量较少，分析时间较短，数据处理更方便，获得的信息量大。

差示扫描量热法 在程序控制温度下测量输给待测物质与参比物的能量差与温度（或时间）关系的一种技术，通常也能用于水分的测定，当样品中含有结晶水时，其差示扫描曲线中会出现明显的吸热峰。通过对吸热峰焓值的测定计算出样品的水分量。

单晶 X 射线衍射法 单晶 X 射线衍射法是一种直接、准确和最有效的晶型分析方法。利用单色 X 射线光束照射一颗单晶发生衍射现象，通过布拉格方程的计算，即可获得样品的化合物分子构型和构象等立体结构信息，主要包括：空间群、晶胞参数、分子式、结构式、原子坐标、成键原子的键长与键角、分子内与分子间的氢键、盐键、配位键等。可独立完成对样品的共晶物质分析（含结晶水或结晶溶剂等）。应用单晶 X 射线衍射仪对药物中的水分进行测定，能够准确测定晶型药物是否结合结晶水，以及结合的方式。但由于单晶的制备难度大，耗时长，有时甚至无法获得单晶，因此该法具有一定的局限性。

（王 玉 张 锐）

yàowù yìtànhuàwù jiǎnchá

药物易炭化物检查（test for readily carbonizable substances in drugs） 对药品中夹杂的遇硫酸或硝酸易炭化或易氧化而呈色的微量有机杂质的检测。又称药物易炭化物限量检查（limit test for pharmaceutical readily carbonizable substances）。是药物杂质检查的重要检测项目。

药物中的易炭化物质为有机物，其结构多数为未知，通常含有羟基、羧基、醛基、羰基等易炭化的基团。这些杂质的存在对药物的质量会产生一定的影响，需要控制其限量。

药物易炭化物质检查属半定量检测，一般采用简便但不能准确定量的目视比色检测方法。此法可以迅速反映药品中微量有机杂质的存在情况，且试验器具经济、操作简单，因而被药典收录，一些药品及药用辅料中微量有机杂质的控制需要做易炭化物检查，如 2015 年版《中华人民共和国药典》中收录的易炭化物检查的药品及辅料的品种只有：阿司匹林、马来酸氯苯那敏、乳酸、盐酸丁卡因、盐酸罂粟碱、氨甲环酸、硝酸毛果芸香碱以及甘油、石蜡、异丙醇、枸橼酸、枸橼酸钠等。

（王 玉 李忠红）

yàowù cánliú róngjì jiǎnchá

药物残留溶剂检查（test for residue solvent in drugs） 采用药物分析方法对原料药物、药用辅料和药物制剂中残留的有机溶剂进行的检测。残留溶剂主要来源于原料药、辅料和制剂生产过程中使用过的，在后续工序中未能完全去除的有机溶剂。药品中允许微量的溶剂残留，不会影响安全有效；但当药品中所含的残留溶剂水平高于安全值时，会对药品质量有影响，也可能对人体产生危害。因此须对溶剂残留进行限度检测，只有残留溶剂检查项目达到限度规定值以下的才可以作为合格药品出厂使用。

早期对药物中可能残留的有机溶剂及其安全性并未受到关注，20 世纪 90 年代起，残留溶剂的毒性及可能的致癌作用才引起国际医药界和药品管理部门的重视。1990 年，《美国药典》（USP）第 22 版第三增补本第一次收载了有机挥发性杂质检查法，《中华人民共和国药典》1995 年版开始收载有机溶剂残留量测定法，严格控制风险大的苯、氯仿、吡啶等 7 种有机溶剂的使用。

溶剂分类 人用药品注册技术要求国际协调会议制定了《Q3C 杂质：残留溶剂的指导原则》，将药品生产和纯化过程中常用的 69 种有机溶剂按照其对人体和环境的危害程度分为 4 类。各国药典已接受人用药品注册技术要求国际协调会议推荐的药物中残留溶剂质控限度。第一类为避免使用的溶剂，包括已知致癌物质、非常可疑致癌物质以及对环境有害的物质。第二类为限制使用的溶剂，指无生殖毒性的动物致癌剂或者其他如毒害神经或致畸形等的不可逆转毒性的可能诱生剂，可疑与其他明显但可逆转的毒性有关的溶剂。第三类为潜在的对人类有低毒性的溶剂，无基于健康的公开限度的物质，明确规定三类溶剂的限量为 0.5%。第四类为尚无足够毒理学资料的溶剂，对此类溶剂虽没有给出具体的限度要求，但是要求药品生产企业在使用时应提供该类溶剂在制剂中残留水平的合理性论证报告。

检测方法 检测残留溶剂较简单的方法有干燥失重法和紫外-可见分光光度法，但这两种方法或缺乏专属性或灵敏度低。干燥失重法是用加热的方法使药物中的溶剂挥发，通过称量加热前后的重量获得减重的数据，得到的结果除了残留溶剂外还包括了水分等药物中易挥发物质的总量；紫外-可见分光光度法主要是利用特定残留溶剂的紫外-可见吸收，或特定残留溶剂和特定化学试剂的显色反应测定药品中的残留溶剂，虽然专属性尚可，但灵敏度较低。若药品中仅存在第三类溶剂，可用非专属性的方法如干燥失重法来检查。

毛细管柱气相色谱法是人用药品注册技术要求国际协调会议推荐采用色谱技术之一。根据样品前处理和进入气相色谱的方式，气相色谱法可分为三类：直接进样气相色谱、顶空气相色谱和固相微萃取气相色谱。常用的残留溶剂检测法是顶空毛细管气相色谱法。顶空又分为静态顶空和动态顶空两种。静态顶空气相色谱法是测定药品中残留溶剂应用最为广泛的技术。对沸点较高不易采用顶空法进样的有机溶剂，可使用普通的填充柱，用溶液直接进样法测定。对于极性残留溶剂的分析，可采用顶空固相微萃取方法。

高效液相色谱法或离子色谱法也可以作为残留溶剂的检测方法，尤其对不宜采用气相色谱法测定的某些含氮碱性有机溶剂，可采用该类方法或其他方法。

（王 玉）

yàowù kějiàn yìwù jiǎnchá

药物可见异物检查（test for visible impurity in drugs） 在规定条件下对药物溶液中的不溶性物质进行的目视检测。可见异物指存在于注射剂、眼用液体制剂和无菌原料药中，在规定条件下目视可以观测到的不溶性物质，其粒径或长度通常大于50μm。

意义 可见异物主要来源于药物生产过程中引入的外来污染物，贮存期间药物不稳定以及药物与药包材、辅料和/或溶剂的相互作用而产生的不溶性物质，其中一些是明显的可见异物，如粒径或长度大于50μm的金属屑、玻璃屑、白块、纤维等，还有一些是微细可见异物，包括点状物、2mm以下的短纤毛等。

可见异物的存在不仅影响用药安全，还间接地反映了药品的处方、工艺是否合理，药品是否稳定，包装材料选择是否合理等，以及药品是否严格地按药品生产质量管理规范生产。因此，注射剂、眼用液体制剂和无菌原料药在出厂前，须用适宜的方法检查可见异物，不合格者不得出厂使用。

项目 中国是最早进行注射剂可见异物检查的国家，在1953年版《中华人民共和国药典》注射剂通则项下设置有“注射液的澄明度”检查项，2005年版将该检查项作为附录方法收载，并更名为“可见异物”，但英文“visible particles”意为“可见颗粒”；2015年版《中华人民共和国药典》将“可见异物检查法”作为通则收载。随后美国、英国和日本等国外药典，也参照中国的药典陆续收载可见异物检查法，但名称和检查法各不完全相同。如国外药典只收载灯检法，且没有规定具体的判定标准；《美国药典》仅在注射剂通则“外来和微粒物质”项下规定不得检出明显的可见异物。

方法 可见异物检查法有灯检法和光散射法。一般常用灯检法，也可采用光散射法。可见异物检测时须避免再次引入异物干扰结果。当制备注射用无菌粉末和无菌原料药的样品溶液时，或样品溶液需转移至适宜容器中检查时，均应在100级的洁净环境如层流净化台中进行。

灯检法 在暗室中，视力符合要求的人员，在规定光照强度的灯检仪中，对药品溶液进行目视检查的一种方法。此法是常用且较可靠的检查方法。除深色透明容器包装或溶液色泽较深的药物外，光散射法检出不合格的样品需要经灯检法进行再次确认。

光散射法 依据一束单色激光照射溶液时，溶液中存在的不溶性物质使入射光发生散射，散射的能量与不溶性物质的大小有关的原理，通过对溶液中不溶性物质引起的光散射能量的测量，并与规定的值比较，以检查可见异物。此法适用于深色透明容器包装或溶液色泽较深的药品，但不适用于溶液浑浊、易产生气泡且气泡不易消除的药品，以及混悬型注射剂、滴眼剂等。

（王 玉 梅雪艳）

yàowù bùróngxìng wēilì jiǎnchá

药物不溶性微粒检查（test for insoluble particles in drugs） 采用光学或显微等技术对静脉注射用药物中不溶于水的微小颗粒进行的检测。在各国药典也被称为微粒物质限度试验（limit test for particulate matter）、微粒污染检查-隐形颗粒（test for particulate contamination: sub-visible particles）、注射剂微粒（particulate matter in injections）检查等。静脉注射用药物包括静脉注射液、供静脉注射的无菌粉针剂及其原料药。药物不溶性微粒检查主要对一定量的药物溶液中微粒的大小及数量进行限度检测，是评价注射剂安全性的检验项目之一。

微粒来源 药物注射剂中不溶性微粒是指可流动的、随机存在于药物水溶液中的肉眼不可见的不溶性外来物质。不溶性微粒主要由钙、硅等无机微粒，或是炭黑、纤维、细菌、霉菌、芽胞和结晶体、玻璃屑，以及塑料微粒、橡胶微粒等组成，由药品生产、储存、运输和临床使用等过程的污染，以及药物配伍时的物理或化学性质变化而产生。不溶性微粒的粒径超过一定大小，或其数量超过一定限度，就不能在体内被代谢，会对人体产生一些危害，如形成肉芽肿、产生局部组织栓塞坏死、静脉炎、产生肿瘤或肿瘤样反应，甚至还可引起变态反应。

测定方法 不溶性微粒检查是各国药典均有的药品安全性检测项目之一，检测方法主要是较成熟且简便易操作的显微计数法和光阻法，在实际操作中两种方法互补应用，当光阻法测定结果不符合规定或供试品不适于用光阻法测定时，一般要采用显微计数法进行确认，并以显微计数法的测定结果作为不溶性微粒检查项目是否合格的判定依据。

光阻法 利用颗粒对光线的遮挡而设计的检测方法。当液体中的微粒通过一个狭窄检测通道时，与液体流向垂直的入射光的强度，由于被微粒阻挡而减弱，因此由传感器输出的信号降低，这种信号变化与微粒的截面积大小相关。由此计算不溶性微粒的数量。据此原理设计的用于检测液体中微粒大小和数量的仪器称为光阻法微粒计数器。

显微计数法 也称微孔滤膜-显微镜检法。将一定体积的药物样品溶液经微孔滤膜滤过，使药液所含的不溶性微粒被截留在微孔滤膜上；在 100 倍显微镜下，用经标定的目镜测微尺分别测定滤膜上的最长直径在 10μm 以上和 25μm 以上的微粒，根据过滤面积上的微粒总数，计算出被检样药物溶液每 1ml 或每个容器中含不溶性微粒的数量。

（王 玉 陆益红）

yàowù róngyè yánsè jiǎnchá

药物溶液颜色检查（test for pharmaceutical solution colour）

采用目视或仪器比色的方法将药物溶液与标准比色溶液进行对比并以此判断药物纯度的检测。属于药物杂质检查的检测项目。许多药物有其正常的颜色范围，利用这种特性可以制定合格药物的溶液颜色范围，并在生产储存过程中，通过观测药物溶液的颜色与规定颜色的差异来判断药物的质量。药物溶液颜色检查为限度试验，是药典等药品质量标准收载的项目。通常在因纯度或稳定性变化而导致溶液颜色变化的原料药和非口服制剂项下，设置此检查项目。

溶液颜色检查的方法主要有目视法、分光光度法、色差计法三种。

目视比色法 将待测的药物配制成规定浓度的溶液，与规定色调色号的标准比色液目视比较，根据溶液颜色的深浅来判断药物纯度的一种方法。此法为经典、传统方法，适用于绝大多数化学药品、抗生素及其制剂的溶液颜色检查。

分光光度法 依据在一定波长处，有色溶液的吸光度与所含有色物质量的多少成正比关系，通过测定相应波长处药物溶液的吸光度，与规定值进行比较来判断药物颜色的一种方法。此法适用于检查药品中特定的有色杂质。例如，《中华人民共和国药典》2015 年版二部规定，非洛地平甲醇溶液（50mg/ml）如显色，在 440nm 波长处吸光度不得过 0.10；硫酸特布他林溶液（20mg/ml）如显色，在 400nm 波长处的吸光度不得大于 0.055。

色差计法 通过色差计直接测定药品溶液的透射三刺激值，对其颜色进行定量表述和分析的方法。色差计的工作原理为模拟人眼的视觉系统，利用仪器内部的模拟积分光学系统，根据测得的三刺激值，计算出颜色和色差。此法适用于目视比色法较难准确判定溶液颜色深浅，或药品溶液与标准比色液色调不一致时。

标准比色溶液用于药物溶液颜色检查的一系列不同颜色的标准溶液。对于标准比色溶液各国药典的规定略有差异，而且不同时期的药典也有不同：《中华人民共和国药典》1953 年版中的比色用红、黄、蓝基准液分别为氯化钴液、三氯化铁液和硫酸铜液；1977 年版中增加了比色用重铬酸钾液，制成的比色贮备液分别为黄绿色、黄色、橙黄色、橙红色、微红色等五种色调，每种色调又可分别制成 1～10 号标准比色液；1985 年版将微红色调改为棕红色调；1990 年版取消了三氯化铁液，比色用黄色基准液定为重铬酸钾液；1995 年版又增加了对溶液颜色深浅的规定。值得注意的是：由于欧美药典中的比色用黄色基准液的不同，与《中国药典》的比色液的色系、色调、色号不能完全地对应；为此，在检验进口药品或将国外标准转换为国内标准时，需结合药物实际情况制定新的药品溶液颜色检测标准。

（王 玉 吴 越）

yàowù róngyè chéngqīngdù jiǎnchá

药物溶液澄清度检查（test for pharmaceutical solution clarity）

将药物溶液与规定的浊度标准液相比较，以此检查药物溶液的透明程度。药物澄清度检查是利用原料药物与药物杂质在特定溶剂中溶解性能的差异而设计的检测项目，是评价药物的生产工艺和质量水平的重要检测项目之一，《中国药典》《英国药典》和《欧洲药典》等均有收载。在设定的试验条件下，药物中的杂质常以细微颗粒形式存在于药物溶液中，在直射光照射下会产生光散射或光吸收现象，而使溶液显浑浊，杂质数量越多，溶液越浑浊。属于药物杂质检查的项目。

溶液澄清度检查为限度试验，常用检测方法有目视法和仪器法等。①目视法：通过目视观察检查溶液的澄清度或其浑浊程度的方法。即在室温条件下，将一定浓度的药物溶液与浊度标准液分别置于配对的比浊用玻璃管中，肉眼观察比较样品溶液和标准浊度溶液的异同。通常选用硫酸肼-乌洛托品的混合溶液作为浊度标准液，浊度标准溶液有不同等级，且各国药典等级有所不同。对于某些带乳色的药物溶液，不能采用硫酸肼-乌洛托品浊度标准液的，可采用标准氯化钠溶液与硝酸银试液产生的浑浊度比较或者与其他特定的浑浊对照液进行比较。②仪器法：即通过测量光的吸收或散射来检查药物溶液的浊度。此法基于溶液中不同大小、不同特性的微粒物质包括有色物质均可使入射光产生透射和散射的原理。最早被《英国药典》和《欧洲药典》所收载。仪器法测定模式通常有三种类型，透射光式、散射光式、透射光-散射光比较测量模式（透射/散射比率浊度模式）。散射光法和透射光法，通常适用于测量具有轻微乳光的混悬液。由于溶液的颜色可能对光的吸收或散射会产生干扰，因此对于有色样品的澄清度测试，常选用透射/散射比率浊度法。仪器法主要使用标准曲线法进行定量分析，对溶液澄清度的分辨能力更强，结果也更准确。参照英国和欧洲药典，《中国药典》在2015年版中增加仪器法，并明确当目视法不易判定结果时可采用仪器法测定浊度值。

（王　玉　吴　越）

yàowù gānzào shīzhòng jiǎnchá

药物干燥失重检查（test for pharmaceutical drying loss）　药品在规定的条件下干燥后所减失重量的测定。药品经干燥减失的主要包括失去的附着水和结晶水，也包括其他可挥发性物质如残留溶剂等。

残留溶剂等挥发性物质是药品中的杂质，不仅影响药品的纯度，可能还是有害的。水分虽无毒性，但水分含量的多少，对药品的含量、稳定性、理化性质和药理作用等均有影响。因此，必须限制溶剂和水分在药品中的量，将其对药品质量的影响降至最低，达到安全的范围。干燥失重检查即是针对药品中的溶剂和水分设计的质量控制项目和指标。

干燥失重是各国药典均收载的检查项目。在药典中主要的干燥失重检查方法有三类：①常压恒温干燥法，即在1个大气压下用指定的一个温度对药物样品进行干燥，在规定的时间条件下称重并计算减失的重量。此法适用于受热稳定及水分经加热易挥散的药物。干燥温度一般为105℃，药物若含结晶水，可提高干燥温度。对于易分解的药物，如不能耐受长时间加热，则采用低温定时干燥，测得在规定温度干燥规定时间后的减失重量即可。某些药物中含有较大量的水分，熔点又较低，直接在105℃干燥样品即熔化。此类药物需要预先在低温下干燥，再于规定温度干燥至恒重进行测定。②干燥剂干燥法，即用干燥器内贮放的干燥剂吸收药物中的水分并干燥至恒重的测定方法。本法适用于受热易分解或挥发的药物。常用的干燥剂有硅胶、无水氯化钙和五氧化二磷等。其中五氧化二磷的吸水效力、吸水容量和吸水速度均较好，但五氧化二磷具有腐蚀性，对操作者的要求较高。③减压干燥法，指在减压的条件下对药物样品进行干燥的测定方法。本法适用于熔点低，受热不稳定及水分难挥散的药物，因在减压条件下，可降低干燥温度和缩短干燥时间。该方法需要将样品放置在减压干燥器中，并用干燥剂干燥。对一些受热稳定但水分难挥散的药物可使用恒温减压干燥箱，采用减压加热干燥的方式测定。

（王　玉　张　锐）

yàowù yǒuguān wùzhì jiǎnchá

药物有关物质检查（test for pharmaceutical related substances）　对药物中共存的化学结构与药物活性成分结构类似或具渊源关系的生产工艺杂质或降解产物进行的检测。属于药物杂质检查的项目之一，以判断药品质量是否符合质量要求。由于有关物质的存在不仅会影响药品的纯度，甚至会产生毒副作用，所以有关物质的检查是药品研发和药品质量控制中最重要内容之一。有关物质的检查在国际上早已为“人用药品注册技术规范国际协调会议”所关注，中国在新药研究指导原则和药典中均有具体规定和要求。

有关物质来源　无论原料药还是相应的制剂，在生产、贮藏、运输或使用过程中，均可能会产生降解产物、聚合物或晶型转变等有关物质。合成原料药的有关物质，可能是未反应的起始原料、试剂，或是生产过程中产生的中间体、副产物和异构体等杂质，也可能是降解产物。制剂中的有关物质或是由原料药、辅料和添加剂等带入，或是在制剂生产过程中，因光照、温度、pH 值、水或与赋形剂或与包装材料互相反应而产生的降解杂质。原料或辅料的有关物质，如在相应的标准中已经监控，在制剂中则不需要控制，除非它们也属于降解产物。

有关物质属于药物生产过程中正常引入的非药效物质，对其控制需考虑生产实际情况，一般允许药物含有一定限量的无害或低毒性的有关物质；但对毒性较大，能危害人体健康的，或能影响药物稳定性及疗效的有关物质，则必须严格控制，以保证药物的安全和有效。

检测方法 有关物质检查必须基于检测方法的建立与验证、有关物质归属、安全性试验和限度确定及其杂质谱控制等诸方面的研究。相对于药物，有关物质的量很微小，要对其进行严格的监控，必须选择专属性强、灵敏度高、重复性好的检测方法。按照质量源于设计（quality by design，QbD）的理念，建立有效的检测方法，并保证方法的耐用性，为有关物质控制研究的关键。

色谱法 有关物质检测的首选方法，根据药物及其有关物质的性质可采用薄层色谱法或高效液相色谱法或气相色谱法等，其中反相高效液相色谱法最为广泛使用，多采用紫外/二极管阵列检测器。

联用技术 在药物有关物质检测中，也可采用其他色谱法或波谱法，或色谱法与各种波谱联用技术，如高效液相色谱-质谱法、高效液相色谱-红外光谱法、高效液相色谱-核磁共振谱法或气相色谱-质谱法等，均是药物有关物质定性定量分析的常用方法。虽然色谱法及其光谱联用技术已经成为杂质分析研究最重要的方法，但是，在杂质结构分析鉴定中，各种光谱技术（如紫外光谱法、红外光谱法、质谱法、核磁共振波谱法和 X 射线衍射法等）仍然是不可或缺的方法。

结果计算 在用色谱法分离分析有关物质情况下，对已知杂质和毒性杂质应使用杂质对照品进行定位；如无法获得该对照品时，杂质可用相对保留值进行定位。常用的定量方法有：①外标法，即将对照品与样品同时平行测定，用对照品测得量计算出有关物质的量。②加校正因子的主成分自身对照法，即用参照物求得校正值，并用于计算有关物质的量。③不加校正因子的主成分自身对照法，即直接用主成分作为参照，计算有关物质的相对含量。④面积归一化法。即在同一检测条件下测定所有组分的峰面积，并且将总的峰面积值归为 1（100%），以此为基础，计算有关物质占总面积的百分比。

外标法用杂质对照品法最为准确、可靠，其次是加校正因子的主成分自身对照法；若没有杂质对照品或校正因子可以忽略，可用不加校正因子的主成分自身对照法；在一定条件下，也可用峰面积归一化法。

发展趋势 随着分离分析技术的发展，对药物有关物质检测要求也越来越高，不再停留于早期的模糊认知程度，即结构不清、组成不清、性质不清。而是要求尽可能做到全面检出、有效分离、目标明确、准确定量。

液相色谱法不再仅限于反相高效液相色谱-紫外光谱组合法，不仅色谱柱的种类和填料粒径已有很大改变，能满足各类有关物质的检测需要。还不断吸纳采用了药物分析的新方法和新技术，如凝胶色谱、离子色谱等，使色谱与光谱联用技术日趋成熟，被广泛普及应用于有关物质检查中，且各类数据库越来越丰富，联机智能化解析系统越来越普及，为有关物质研究和检查提供了更为完善的检测体系。

（王 玉 粟晓黎）

yàowù yìgòutǐ jiǎnchá

药物异构体检查（test for pharmaceutical isomers） 用药物分析技术方法对与药物共存的化学式相同但结构不同的物质进行的限量检测。属于药物有关物质检查的内容。异构体的化学结构不同，即原子在空间排列的方式不同，所以它们的物理、化学性质、活性或毒性有很大差异。药物的异构体通常是药物的杂质，须规定其在药物中的限量，并进行严格检查和控制。

药物异构体（isomers）是指在药物中存在的、与药物的化学式相同而结构不同的化合物。异构体可分为结构异构体（构造异构体）和立体异构体（构型异构体）。结构异构又分为（碳）链异构、位置异构和官能团异构。立体异构又分为构象和构型异构，构型异构还分为顺反异构和旋光异构，即手性异构体。旋光异构又称对映异构，即一对互为物体与镜像关系的立体异构体。例如，依托唑啉有 *R* 异构体和 *S* 异构体（图），前者有利尿作用，后者有抗利尿作用。

方法 各种分子光谱法和色谱法已用于分析检测药物异构体。其中结构异构体比立体异构体更易于分离分析，一般用色谱分离

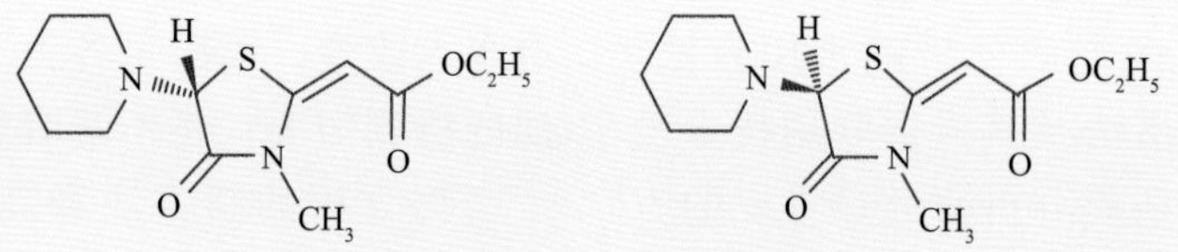

图　依托唑啉的 *R*、*S* 异构体结构

即可；难以检查却应给予特别控制的则是药物手性异构体和互变异构体。

内容　主要有3个方面。

手性异构体检查　手性异构体又称对映异构体（enantiomers），简称对映体。因对映异构体具有旋光性，在一对对映体中，其中一个具有左旋性，另一个具有右旋性，但数值相同，因此又称为旋光异构体。它们具有相同的物理、化学性质，在一般的色谱条件下难以分离。应用药物分析前处理技术中的药物手性衍生化技术，可以将一对对映体转变为一对非对映异构体（diastereoisomer），使它们分子间变为非镜像关系的立体异构体。不仅它们的旋光数值变得不同，它们的熔点、沸点、溶解度、密度、折射率等物理性质也不再相同，化学性质也变得具有了立体选择性。因此可以用普通的色谱技术进行分离。手性异构体的检查常需要在对手性药物质量控制中进行。

手性药物质量控制方法是通过对药物光学纯度的控制完成的。常用的分析方法有：旋光度法、旋光光谱法、圆二色光谱法和手性色谱法。手性色谱法，包括手性固定相法和手性流动相添加剂法、手性试剂衍生化法。手性固定相法是以具有手性特点的物质做固定相，通过对一对对映异构体的选择性吸附作用，使一种异构体被吸附，另一种异构体被洗脱剂洗脱而达到两者的分离，由于具有不需衍生化、定量分析准确性高、操作简便等特点，常作为分离手性药物杂质的首选方法。但由于手性色谱法获得的分离产物不直接表现出手性药物的光学纯度，需要与旋光度法或圆二色光谱法相互补充，才可以有效控制手性药物的质量。

互变异构体检查　互变异构是指某些有机结构的药物分子因含有的两种官能团可以在一定条件下发生互变而形成的异构体，互变异构体在互变过程中会产生平衡。大多数互变异构都涉及氢原子或质子的转移，以及单键向双键的转变。互变异构体在平衡中的分布与具体的因素有关，包括温度、溶剂和pH值等。分析互变异构体的有效方法有分子光谱法如核磁共振波谱法和拉曼光谱法等。

异构体稳定性研究　药物异构体的相对稳定性和异构体之间的相互转变对药物的活性具有重要影响，因此，研究它们的稳定性非常重要。手性药物在一定条件下，手性中心可能会发生构型反转，所以必须采取有效的分析方法监控各手性中心构型的稳定性。互变异构体间在一定的溶液中达到平衡，但可随溶剂或溶液pH值改变而生成新的平衡，互变速率（或稳定性）与温度有关，如果存在互变异构，可以通过变温实验观察到光谱峰的分裂（向低温变化）和融合（向高温变化）而进行研究。

（王　玉）

yàowù jiàngjiě chǎnwù jiǎnchá

药物降解产物检查（test for pharmaceutical degradation substances）　采用药物分析技术和方法对药物因降解反应而产生的非药效物质进行的检测。药物降解产物来源于生产、贮存、运输或使用过程中。药物受光照、温度、湿度或空气氧化等影响可能会发生降解，生成的降解产物可能是合成药物的前体、生产工艺中间体、副产物、异构体以及其他杂质。降解产物是药物有关物质中最受关注的一类，为药物中的杂质，因此属于*药物有关物质检查*中的内容。它们不仅影响药品的纯度，且有可能是毒性物质，对人体有毒副作用。一般来讲，在贮存过程中，随光照增强、温度增高、湿度增大等，或随时间增长，药物的降解产物将随之逐渐增多。

降解与稳定性　药物的降解是与药物不稳定性相关联的。对药物的降解规律、降解产物的研究常与药物的稳定性试验相联系。药物稳定性试验包括影响因素试验、加速试验与长期试验。一方面，稳定性试验的目的是阐明在各种环境因素如温度、湿度和光照等条件影响下，药物质量随时间变化的规律，为药品的生产、包装、贮存、运输条件和确立药品有效期提供科学依据。另一方面，通过稳定性研究还可以了解药物降解产物的种类及其含量变化关系。而高温、高湿、强光或强酸、强碱等强制降解试验可以对药物稳定性及其降解途径与降解产物进行更全面地阐述，同时还可对检查降解产物检查方法的专属性、可靠性进行有效的验证。

降解物结构分析　通过比较同一色谱条件下经降解破坏的药

物或未经降解的药物的色谱图，根据色谱峰增多或强度变化，可以简单地区别降解产物和一般有关物质，液相色谱-质谱联用技术常用于降解产物的结构推测。根据药物及其降解产物的质谱裂解规律，可对药物及其降解产物降解机制的了解。一般可以采用合成、提取或纯化等手段获得药物降解产物纯品，经现代分析技术以及与降解产物的色谱图比对，就可以对降解产物进行结构确认。药物稳定性试验和强制降解试验的结果，结合降解产物安全性的评价数据，是药品标准中确定应监控的降解产物及其限量的重要参考依据。

分析方法 对药物降解产物的研究需要尽可能的全面和深入，采用的技术可以是最先进、最可靠的现代分析技术，但是，在药品标准中建立降解产物检查方法时，应考虑经济、实用、可靠的方法，常用降解产物的限度检测方法是色谱法，对降解产物的结构分析常会采用色谱-质谱联用技术。在药品标准中，降解产物的检查包含在有关物质检查项中，即常采用同一色谱/质谱条件同时检测药物降解产物和其他有关物质，除非它们的性质存在特别的差异。

一般来讲，在原料药中已进行检测的有关物质，在药物制剂标准中则不必再行检查。但是，如果是降解产物，则在由该原料药生产的药物制剂质量控制中还应进行控制。

（王 玉）

kàngshēngsù guòmǐn wùzhì fēnxī

抗生素过敏物质分析（test for antibiotic allergy material）

用化学及生物学方法对抗生素中的过敏性杂质进行定性定量检测的过程。属于药物杂质检查的一项内容。包括对过敏物质的来源、产生机制、结构、性质，以及含量等进行分析与控制，以保证抗生素在临床使用中的安全性。抗生素中的过敏物质又称过敏原或过敏性杂质。通常抗生素药物本身为半抗原，不能直接引发过敏反应，但该类药物中的高分子杂质是引发各种速发型过敏反应的过敏原。高分子杂质按其来源可分为外源性杂质和内源性杂质。外源性杂质主要来源于发酵工艺，包括残留蛋白、多肽、多糖等，或抗生素与蛋白、多肽、多糖等的结合物，如青霉素中的青霉噻唑蛋白、青霉噻唑多肽等均可引起严重的过敏。内源性杂质系指抗生素的各种聚合物，其分子量一般在 1000～5000，个别可至 10 000 左右。由于各类过敏性杂质的结构差异较大，通常要对不同类的过敏性杂质如残留蛋白、聚合物等分别进行控制。

按测定原理，过敏性杂质分析方法可分为化学分析法和生物分析法两种。

化学分析法 鉴于过敏性杂质结构的高度不均一性，且含量一般为微量或痕量范畴，因此常采用凝胶色谱法，依据其与药物分子的分子量差异进行分离，通过专属性的方法检测。如《中国药典》控制 β-内酰胺抗生素聚合物的 Sephadex G10 凝胶色谱系统或高效凝胶色谱系统等。对发酵类抗生素中的残留蛋白采用凝胶色谱分离/富集、考马斯亮蓝染色（Bradford）法检测。对结构清晰的抗生素聚合物，将其作为特定杂质，通过更专属的高效液相色谱方法检测，以控制其在药物中的含量。

生物学分析法 用于抗生素过敏性杂质分析的主要生物学方法有酶联免疫吸附试验、间接血凝实验和被动皮肤过敏试验等。

酶联免疫吸附试验 利用抗原-抗体间的特异性反应，在固相载体上包被抗体或抗原，通过检测过敏性杂质与包被的抗生素特异抗体的直接结合作用，或过敏性杂质对抗生素特异抗原-抗体反应的间接抑制作用，揭示过敏性杂质的免疫原性及反应原性。

间接血凝实验 利用抗生素致敏红细胞，再与过敏性杂质反应，观测红细胞能否出现凝集反应。由于仅有抗原或多价半抗原才可以导致致敏红细胞发生凝集反应，因此间接血凝实验是揭示抗生素过敏性杂质是否可以引发速发型过敏反应的简便、有效方法。但红细胞致敏过程易受多种因素影响，重现性较差，实验的灵敏度也相对较低。

被动皮肤过敏试验 利用抗生素抗原免疫家兔使其产生特异抗体；制备特异性抗血清；将特异性兔血清转移至豚鼠背部皮内，一定时间后用，用含伊文思蓝染料的过敏性杂质溶液静脉攻击，观测动物转移抗血清部位是否有蓝斑出现的方法。该方法是确认抗生素致敏性杂质是否具有反应原性的经典方法。

（胡昌勤）

kàngshēngsù jùhéwù fēnxī

抗生素聚合物分析（test for antibiotic polymers）

用化学分析方法对抗生素中的聚合物的来源、产生机制、结构和含量等进行分析与控制，以保证其在临床使用中的安全性。抗生素聚合物属于药物中的杂质，可能对人体有害，对治疗有干扰，因而需要对其进行检测控制。属于抗生素过敏物质分析的内容。

在抗生素质量控制中，聚合物分析特指对β-内酰胺抗生素聚合物的分析，因其是已证实的引发药物过敏反应的主要过敏性杂质之一。β-内酰胺抗生素的聚合反应在药品生产、贮存等阶段均可发生；聚合反应的速度与溶液酸碱度、温度、固体含水量等因素有关，药品生产工艺影响产品中聚合物的种类和含量，结晶工艺有利于聚合物杂质的去除。常见的β-内酰胺抗生素聚合物多为二聚体、三聚体等低聚物，根据结构特点常见的聚合反应有两类：L型聚合反应，侧链中的自由氨基直接攻击β-内酰胺环的羰基碳原子，如氨苄西林等的聚合反应；或与头孢菌素3位侧链的酰氧基等反应，如形成头孢噻肟钠二聚体等；或与母核7-ACA的羧基形成酰胺键聚合。N型聚合反应，包括β-内酰胺环与另一分子的母核羧基的反应和β-内酰胺环与β-内酰胺环之间的反应。

β-内酰胺抗生素聚合反应的多样性决定了聚合物结构的不均一性。质量控制中常采用凝胶色谱法，如Sephadex G10凝胶色谱系统或高效凝胶色谱系统，依据聚合物与药物分子的分子量差异进行分析，并控制聚合物杂质的总量。水溶性抗生素可利用各类亲水凝胶进行分析，脂溶性抗生素如各种β-内酰胺抗生素羧酸酯等可采用以苯乙烯-二乙烯基苯共聚物为基质的疏水凝胶进行分析。为克服凝胶色谱法专属性不强的弱点，利用柱切换技术，将凝胶色谱系统中的聚合物峰切换到反相高效液相色谱系统中，再利用液相色谱-质谱联用技术定位各类聚合物并测定其质量；可在反相高效液相色谱系统中实现逐一测定不同结构的聚合物含量的目的，也促使利用“指针性杂质”间接控制β-内酰胺抗生素聚合物杂质总量的方法成为抗生素聚合物分析的热点。

（胡昌勤）

kàngshēngsù zázhì cèdìng

抗生素杂质测定（test for antibiotic impurities） 采用化学、生物学等分析技术方法对抗生素中杂质进行检测的过程。包括对杂质的来源、产生机制、结构、性质、含量和毒性等的分析、评价，以保障抗生素临床使用安全。属于抗生素过敏物质分析的内容。由于传统的抗生素多为发酵或半合成产品，和一般的化学合成药品相比较，其杂质引入的途径、种类和含量都相对较多，且部分杂质不稳定；与抗生素母体化合物结构密切相关的杂质的控制限度一般为0.50%，其他杂质的控制限度一般为0.15%；所采用的分析方法不仅要求能分离出样品中存在的已知杂质，且应能分离出各类潜在杂质。

抗生素杂质分析方法不断发展，反相高效液相色谱系统已成为测定抗生素杂质的主流方法，一般多采用紫外法检测，多数采用梯度洗脱法，可对具有紫外吸收的抗生素如β-内酰胺类、喹诺酮类药物等进行杂质控制。采用杂质对照品、混合杂质对照品，结合相对保留时间、液相色谱-质谱联用等方法，对高效液相色谱图中的杂质峰进行归属，并制定相应的质控限度。对没有紫外吸收特征的氨基糖苷类等抗生素，可采用以气溶胶为检测对象的通用性检测器如蒸发光散射检测器、电喷雾检测器和纳米质量分析检测器检测，或采用电化学检测器如脉冲安培检测器等检测。虽然蒸发光散射检测器的灵敏度不如电化学检测器高，但用于氨基糖苷类抗生素组分检测及杂质控制仍可满足对表观含量大于0.5%的组分或杂质的检测需要。在实际应用中可兼顾分析方法的实用性与优缺点多项选择联合应用，如《中国药典》2015年版首次并列收载了高效液相色谱-脉冲安培检测器和高效液相色谱-蒸发光散射检测器两种检测方法用于氨基糖苷类抗生素杂质的控制。

鉴于抗生素杂质的复杂性，对无法采用常规反相高效液相色谱法测定的杂质，常利用互补的分析技术，包括不同原理的检测方法，如高效液相色谱-质谱分析等进行测定。如采用凝胶色谱法测定抗生素中的聚合物；气相色谱法测定β-内酰胺类抗生素等合成过程残留的微量成盐剂2-乙基己酸；手性色谱方法如毛细管电泳方法、手性固定相技术、手性流动相技术等测定各类合成抗生素中的手性杂质。

（胡昌勤）

yàowù hánliàng cèdìng

药物含量测定（assay of pharmaceutical content） 根据药物性质采用理化分析技术方法以判定药物的量是否达到预期有效计量为目的的检测项目。药物含量是药品有效性控制的基础检测项目之一，是药品质量标准中最常见的检测项目。即运用特定的试验技术方法对药物原料及制剂中的有效成分的质量分数进行量化评估。药物含量测定作为评价药物质量、保证药物有效性的重要指标，其测定既是药品科研、生产、监督检验领域的一项重要内容，也时临床用药安全有效性的监测内容。化学药物、多数抗生素和生化药品都以药物的含量测定来评价其有效性。此外，一些在临床应用中的药物，需要测定体内药物含量，以监控其用药的有效性及安全性。如洋地黄类药物，由于其治疗窗很窄，且易在体内蓄积中毒，故有必要在用药过程中测定药物的含量。药物含量测定所采用的分析方法很多，根据实验原理主要有滴定法、光谱法、色谱法等。

滴定法 将已知浓度的滴定液由滴定管滴加到被测药物的溶液中，选择合适的指示剂，直至滴定液与被测药物反应完全，根据滴定液的浓度和消耗的体积，按照化学计量关系计算被测药物的含量的方法。滴定法，包括酸碱滴定法、沉淀滴定法、氧化还原滴定法，属于经典的绝对分析方法。该方法主要适用于对结果准确度与精密度要求较高的样品的测定，广泛应用于化学原料药及其制剂的含量测定（表1）。

光谱分析法 利用光谱学的原理和技术方法对药物成分进行定量分析的方法。当药物吸收辐射能/热能后，其分子内部发生能级跃迁，由能级跃迁所产生的辐射能随波长的变化而不同，且与药物的含量成计量关系，根据这种变化及其与药物量的函数关系，可对药物的含量进行测定。

光谱法药物含量测定中常见的方法有：①紫外-可见分光光度法。基于物质分子对紫外光区（波长为200~400nm）和可见光区（波长为400~760nm）单色光辐射的吸收特性建立的光谱分析的方法。②荧光分析法。某些物质受到紫外或者可见光照射激发后能发射出比原来激发光波长更长的光。当激发光波长、强度、所用溶剂及温度等条件固定时，物质在一定浓度范围内，其荧光强度（发射光强度）与溶液中该物质浓度成正比关系，可以用于定量分析。③原子吸收分光光度法。测量对象是呈原子状态的金属元素和部分非金属元素，是由待测元素灯发出的特征谱线通过供试品经原子化产生的原子蒸气时，被蒸气中待测元素的基态原子所吸收，通过测定辐射光强度减弱的程度，求出供试品中待测元素的含量。这3种光谱法的特点及应用举例见表2。

光谱分析法的特点主要是快速简便、灵敏度高、有一定的准确度，但专属性稍差，主要适用于对灵敏度要求较高、样本量较大的分析项目。

另外，由于近红外光具有穿透力强、可通过光纤进行远距离在线检测等优势，使得近红外光谱分析法具有分析速度快、可实现无损检测等特点，已成为在流通领域进行药品质量快速筛查的有力手段和药品生产过程控制的最常用方法。

色谱分析法 色谱法是一种分离分析的方法，根据混合物中各组分的色谱行为差异，将各组分从混合物中分离后再选择性对待测组分进行分析的方法。色谱法按其分离原理可分为液相色谱法、气相色谱法和毛细管电泳法等。①高效液相色谱法。采用高压输液泵规定的流动相泵入装有填充剂（固定相）的色谱柱，对供试品进行分离测定的色谱方法。注入供试品，由流动相带入柱内，各组分在柱内被分离，并依次进入检测器，由积分仪或数据处理系统记录或处理色谱信号。紫外检测器对于样品的挥发性和热稳定性没有太大限制，是最常用的检测器，经常采用梯度洗脱以获得更好的分离效果。高效液相色谱法适宜于多数药物的含量测定，比如普罗瑞林就是采用此方法进行含量测定的。②气相色谱法。采用气体为流动相（载气）流经装有填充剂的色谱柱进行分离测定的色谱方法。物质或其衍生物气化后，被载气带入色谱柱进行

表1 不同滴定法原理及举例

方法	原理	应用举例
酸碱滴定法	以质子传递反应为基础的一种滴定分析方法，包括非水滴定法	阿司匹林、硫酸奎宁药物含量测定
络合滴定法	以络合反应为基础的一类滴定分析法	葡萄糖酸锌、鞣柳硼三酸散中鞣酸含量测定
沉淀滴定法	以生成沉淀的化学反应为基础的一种滴定分析法，包括银量法。	苯巴比妥；可对 Ag^+、CN^-、SCN^-及卤素等离子进行测定
氧化还原滴定法	以氧化还原反应为基础的一种滴定分析法	铈量法测定硝苯地平；碘量法测定维生素C

表2 不同光谱法的特点及举例

方法	特点	应用举例
紫外-可见分光光度法	简便易行、灵敏度高、准确度高、专属性差	布洛芬、维生素C、氯丙嗪
荧光分析法	高灵敏度、荧光熄灭、易受干扰	维生素B_1
原子吸收分光光度法	选择性强、灵敏度高、分析范围广、精密度好	右旋糖酐铁中铁含量测定，低精蛋白胰岛素锌中锌含量的测定

分离，各组分先后进入检测器，用数据处理系统记录色谱信号。气相色谱法适宜于对易挥发药物或其组分的含量测定，常用于挥发性物质的含量测定，比如挥发油测定等。③毛细管电泳法。是一类以毛细管为分离通道、以高压直流电场为驱动力的新型液相分离技术。毛细管电泳实际上包含电泳、色谱及其交叉内容，它使分析化学得以从微升水平进入纳升水平，并使单细胞分析，乃至单分子分析成为可能。毛细管电泳法适宜于大分子药物等的含量测定。④液相色谱-质谱联用、气相色谱-质谱联用，是色谱技术与质谱联用的方法，它结合了色谱仪对化合物有效的分离分析能力与质谱仪很强的组分鉴定能力，是一种分离分析复杂有机混合物的有效手段。色谱分析法具有较高的灵敏度和高专属性、并且具有一定的准确度，但其计算结果需要对照品，主要适用于对方法专属性与灵敏度要求较高的复杂样品的含量测定。经常采用这类方法进行体内药物分析，比如采用液相色谱-质谱联用进行兔眼晶状体内肌肽浓度的测定，重现性好，可以快速准确地进行分析。

结果表征　原料药的含量通常以纯度百分比的形式表征，常以干燥品或无水无溶剂物的形式表示。药物制剂的含量通常以标示量的百分比的形式表征，药品的标示量指单位剂量的该制剂中规定的药物活性成分的含量。

（范慧红　胡昌勤）

yàowù huóxìng cèdìng

药物活性测定

药物活性测定（assay of pharmaceutical activity）　采用生物学方法和技术以评价药物是否具有预期药效为目的的分析测试活动。即根据药物的性质利用生物学反应来表征药物或药物组分的特定药理活性的检测。是反映药物有效性的主要检测内容之一，标准中的名称有活力测定、生物活性测定、效价测定等，泛指药效测定、药物效力测定。包括各种酶学、免疫学、配体-受体反应、生化反应、动物实验等体内外测定方法。对于一些易受外界环境因素影响而导致生物活性降低或丧失的药物，除了测定含量外还须测定其生物学活性，才能保障药品的有效质量。

分类　按生物学反应类型又分为质反应和量反应。

质反应　所观测的生物体的某一反应或反应的某种程度不能用量来表示，仅出现有或无两种情况，但可采用出现的正/负反应的百分率来表示生物体的反应程度。胰岛素效价测定中的小鼠惊厥法，通过比较胰岛素标准品和供试品引起小鼠血糖下降并导致惊厥反应的对数剂量与反应百分率测定胰岛素的效价等属于质反应。质反应一般为定性测定。由于仅以某种生物学反应的有或无为判断依据，一般要同时对系列稀释样品进行测定，如抗生素最低抑菌浓度的测定，以对不同药物的生物活性进行比较；或在不使用对照品的情况下，表征不同样品同一药物的相对效价。

量反应　所观测的生物体的反应程度可以用量表示。体外分析中，最低有效浓度的测定等是经典的质反应；而以配体（抗原）-受体（抗体）反应为基础的酶联免疫吸附测定是最具代表性的量反应，在配体-受体反应中利用选择性竞争原理是常用的药物活性测定方法。如小鼠血糖法，通过测定胰岛素标准品和供试品引起小鼠血糖值的下降，再根据量反应平行线原理计算胰岛素的效价则属于量反应。量反应一般为定量测定。要求以剂量-反应函数关系为基础，以生物标准品对比检定为手段。生物反应的剂量-反应函数一般呈曲线关系，定量测定时通常需经坐标转换使之呈直线关系，以便于处理和应用。质反应和量反应均可以用于定量测定，但采用的坐标转换方法不同。对以反应百分率为指标的质反应，如测定药物的50%反应剂量，通过调节给药剂量，可使得最小剂量组接近但不完全产生阴性反应，最大剂量组接近但不完全产生阳性反应，此时各组阳性反应的百分率将随剂量的增加而递变；如将剂量转换为对数，则呈对称的S形曲线，它对称点在反应率50%处；如将反应率再转换成概率单位，则对数剂量与反应函数呈直线关系。对剂量以等比级数递变而反应以等差级数递变的量反应如抗生素微生物检定法，对数剂量与反应呈直线关系。而大部分与时间相关的量反应如凝集时间的测定等，对数剂量与常与反应的对数值呈直线关系。

方法　主要有体内检测和体外检测两种方式。

体内检测　以整体动物为生物体，能反映药物对人体的作用方式，是最经典的生物效价检测的方法，如药典中重组人生长激素、重组人胰高血糖素等就是采用大鼠体内测定法来测定其生物效价。体内检测具有能反应药物的生物特异性的优点，而体外检测具有便捷、精密等优点。

体外检测　以离体器官、组织、微生物、酶和细胞为生物体，通过离体动物器官测定法、细胞培养测定法（促进细胞生长、抑

制细胞生长、间接保护细胞)、生化酶促反应测定法、免疫学活性测定法等方法来评估药物的生物学活性。药物多采用体外方法来测定活性。体外生物活性检测方法主要包括以下几种。

酶免疫测定法（enzyme immunoassay，EIA） 将酶催化作用的高效性与抗原抗体反应的特异性相结合的一种微量分析技术。根据抗原抗体反应后是否需要分离结合的和游离的酶标志物可分为均相和非均相两种类型。均相法是不需要将结合的与游离的酶标志物分离便可测定的方法，均相法在药物分析效价测定较少使用；非均相法是指抗原抗体反应后，需要将结合的与游离的酶标志物分离才可以测定的方法，非均相法根据是否用固相载体分离，分为固相酶免疫测定和液相酶免疫测定。固相酶免疫测定主要是指酶联免疫吸附测定，其基本原理是包被抗原或抗体后，通过抗原抗体反应使酶标抗体结合到抗体上，使结合的酶标抗体和游离的酶标抗体分离，洗去游离的酶标抗体，加入底物显色，根据颜色深浅来进行定性定量的分析。在酶联免疫吸附测定中，用于抗原测定的类型主要有双抗体夹心法、双位点一步法和竞争法；用于抗体测定的类型主要有间接法、双抗原夹心法和竞争法。

放射免疫分析法 一种将放射性同位素测量的高度灵敏性、精确性和抗原抗体反应的特异性相结合的体外测定超微量物质的新技术。其基本原理是竞争性结合，即待测抗原（Ag）和定量标记的抗原（* Ag）与限量抗体（Ab）进行特异性反应，其中 Ab 的结合位点小于 Ag+* Ag 结合总数，则 Ag 和* Ag 与 Ab 发生竞争性结合。结果显示待测 Ag 的量与结合的* Ag-Ab 结合物成反比关系，与游离的* Ag 成正比关系。可以利用不同已知浓度的抗原标准品得到相应的 B 和 F 值，绘制标准曲线，待测标本同时测定，在标准曲线上找出所待测标本的量。

微生物检定法 在适宜条件下，根据量反应平行线原理设计，通过检测抗生素对微生物的抑制作用来计算抗生素活性（效价）的方法。主要有三种方法：①稀释法是抗生素类药物效价测定较简单的方法。通过监测等量的试验菌菌液在不同浓度的抗生素液体培养基中的生长情况，观察含不同浓度抗生素的液体培养基中有无细菌的生长，从而测定抗生素最低抑菌浓度的方法。②比浊法是通过监测等量的试验菌菌液在不同浓度的抗生素液体培养基中的生长情况，利用分光光度法测定含不同浓度的抗生素的液体培养基的浊度，从而衡量抗生素抑菌效力的方法，可用于抗生素药物的效价测定。③琼脂糖扩散法（管碟法）是国际上测定抗生素效价的通用方法。《中国药典》收载的微生物检定法也是管碟法。管碟法是利用抗生素在摊布特定试验菌的琼脂培养基内扩散，形成一定浓度抗生素的球型区，抑制了试验菌的增殖，通过透明琼脂培养基，可观察到透明的抑菌圈；并且在一定的抗生素浓度范围内，对数浓度与抑菌圈面积或者直径成正比。方法设计是在同样条件下将已知效价的标准品溶液与未知效价的供试品溶液的剂量反应（抑菌圈）进行比较；当标准品和供试品是属于同一性质的抗生素时，标准品溶液和供试品溶液，对一定试验菌所得的剂量反应曲线，在一定剂量范围内应相互平行。此法灵敏度高，但操作较麻烦，影响试验结果的因素较多，需要从各个操作步骤严格控制试验条件，尽可能减少试验误差，才能使试验结果达到精密、准确。

生物检定法 利用药物对生物体（微生物、细胞、离体组织、整体动物等）所引起的药理作用来测定药物的生物活性或效价的方法。它以药物的药理作用为基础，以生物统计学为工具，运用特定的实验设计，通过供试品与相当的标准品或对照品在一定条件下比较其产生特定生物反应的剂量间比例，从而测定供试品的生物活性。生物检定的常用方法包括：质反应的直接测定法；量反应的平行线测定法和质反应的平行线测定法。

生色底物法 人工合成可以被待测酶催化裂解的化合物，且化合物连接上生色物质，在检测过程中生色物质可被解离下来，使被检样品中出现颜色变化，根据颜色变化可推算出被检酶的活性。黏多糖大多有不同程度的抗凝血性，以肝素的抗凝血性最强。《美国药典》曾经采用羊血浆法，《日本药典》和《英国药典》曾经采用硫酸钠牛全血浆法，即比较肝素标准品和供试品延长各血浆的凝结时间的作用来测定肝素的效价。由于这类方法具有新鲜血浆的采集、制备较繁琐，操作麻烦的缺点，各国开始陆续采用生色底物法进行肝素类药物的效价测定。

细胞病变抑制法 基于假设待测标本中含有干扰素，那么检测细胞与待测标本共孵育之后细胞建立了抗病毒状态，随后的病毒攻击不再致细胞“病变”，标本中干扰素的浓度通过半数细胞得到保护时的稀释倍数来定量。《中国生物制品规程》（2000 年版）采用此法进行干扰素效价的测定。这种方法是基于假设待测标本中含有干扰素，那么检测细胞与待测标本共孵育之后细胞建立了抗病毒状态，随后的病毒攻击不再致细胞“病变”，标本中干扰素的浓度通过半数细胞得到保护时的稀释倍数来定量。

^{3}H-TdR 掺入同位素法　通过比较待测样品与标准品之间对检测细胞促增殖能力的强弱来确定待测样品的活性。在测试液中加入^{3}H-TdR（^{3}H 标定的胸腺嘧啶），由于在细胞增殖过程中^{3}H-TdR 是 DNA 合成的必备物质，所以^{3}H-TdR 掺入的多少就代表了增殖能力的强弱。^{3}H-TdR 用同位素液闪计数仪来测定。该方法具有敏感性高、特异性强、稳定性好等特点。分为 CTLL-2 细胞短期培养^{3}H-TdR 掺入法、鼠脾细胞增殖检测法、Ando 氏微量测定法。

微量酶检测法　通过比较待测样品刺激检测细胞增殖能力的强弱来确定药物的活性的方法，又称 MTT 法药物活性测定。其检测原理为活细胞线粒体中的琥珀酸脱氢酶能使外源性 MTT 还原为水不溶性的蓝紫色结晶甲臜并沉积在细胞中，而死细胞无此功能。二甲基亚砜能溶解细胞中的甲臜，用酶联免疫检测仪在 490nm 波长处测定其光吸收值，可间接反映活细胞数量。在一定细胞数范围内，MTT 结晶形成的量与细胞数成正比。该方法已广泛用于一些生物活性因子的活性检测、大规模的如反转录酶抑制剂、二氢叶酸还原酶、核苷酸还原酶抑制剂等抗肿瘤药物筛选、细胞毒性试验以及肿瘤放射敏感性测定等。

检定结果　将药物供试品与已知效价的生物标准品同时进行生物学反应，根据标准品的效价确定供试品效价的方法。通常采用等反应剂量对比检定的实验设计，即预先估计供试品的效价，根据供试品的估计效价稀释标准品，使二者的反应剂量基本相同。药物的不同剂量产生不同强度的生物反应。对反应较稳定的实验体系如酶联免疫吸附试验等，可直接根据剂量-反应函数关系估计供试品与标准品效价相差的倍数。但对生物反应差异较大的实验体系如生物活体试验，即使同一剂量重复测定多次，其所产生的反应强度不会相等，使得剂量增减一定的倍数，反应强度不会随之增减相应的倍数，因此不能直接根据剂量-反应函数关系估计供试品与标准品效价相差的倍数，而需运用生物统计原理设计检定方法，如抗生素微生物检定法（琼脂）扩散法的二剂量法、三剂量法等，并以生物统计学方法判断试验是否成立，再根据检定结果计算供试品的效价。

效价单位　药物活性测定中效价单位是表示药物效力强弱或活性物质含量的一种公认的计量单位。虽然其在生物检定中已被广泛使用，但通常无法直接溯源至国际单位，也无法根据质量平衡原理，通过化学分析直接确定具体品种的效价。药物的具体效价应通过一条不间断的比较链溯源至首批标准品（通常为世界卫生组织的首批标准品）的量值，依据生物检定法结果得到。对用效价来表示含量的药物，效价单位一经确定，将一直延续不能改动，否则将影响其临床治疗剂量的准确性。

应用　药物活性测定与化学分析相比较，其测定误差相对偏大，操作难度相对较大。随着科学技术的发展，药品质量控制更趋于以化学分析为主，生物学分析为辅的质控理念已逐渐起主导作用。表现为：①对一些生物活性（效价）和含量关系明确的药物如抗生素等，已逐渐由药物活性测定法修订为化学分析如高效液相色谱法等。②对生物活性（效价）和含量关系尚未明确的药物，则采用分别测定生物学活性和化学分析的控制策略，通过分别控制药物的生物活性（效价）和化学纯度保证产品的质量；而对蛋白类药物则采用单位质量蛋白中的活性单位—比活性来表征产品的质量。但由于药物活性测定结果可直接与药物的特定生物学反应相关联，因此在结构-活性关系的研究、临床前药物活性或毒性评价中的作用是化学分析方法无法替代的。

（范慧红　胡昌勤）

yàowù zhìjì fēnxī xiàngmù

药物制剂分析项目（analysis items of pharmaceutical preparations）

用于控制药物制剂质量而设置的检测项目。又称药物制剂检验项目。属于药典中规定的药物分析检测项目内容。

药物制剂由药物与辅料经适当的工艺制成，可供口服、注射、外用等。药物制剂的分析包含各种已制成不同剂型的药品检验，如片剂药物分析项目、注射剂药物分析项目、胶囊剂药物分析项目、颗粒剂药物分析项目等，剂型不同，所设置的分析项目也不同。分析项目一般包括四大类：性状检验、鉴别项目、检查项目、含量测定或效价测定，但不同剂型检查项目设定的侧重点不同，每类项目的具体试验内容也会有所不同。

性状检验 一般指对药物及制剂外观状态的检验，包括色泽、颜色、外形、臭、味、引湿性及溶解性等。如果性状与相应的制剂要求有明显差异，即可判断药品的质量有问题。

鉴别试验 对药物制剂中主要药效组分的定性识别。药物制剂鉴别试验项目的设定，目的在于判断制剂中药物的真伪，每个品种的药物其鉴别试验不同。检查按照药物鉴别检验的要求进行，由于制剂大多加有辅料，鉴别时需要消除辅料的干扰，复方制剂还需关注共存药物可能的干扰。鉴别常用方法有化学法、色谱法、光谱法、显微法、生物学方法、指纹图谱或特征图谱鉴别法等；也可并列几个专属性强、灵敏度高的方法，选择其中几个方法进行鉴别。部分制剂的鉴别方法可参考原料药采用专属性强的药物分子红外光谱分析鉴别方法。核磁共振法药物分析技术具有高度专一性，是结构复杂组分有效的鉴别手段，如采用该技术鉴别肝素钠制剂以区分肝素及可能混入的多硫酸软骨素。

检查试验 对药物制剂是否符合相应制剂通则要求的检测。药物制剂通则规定了各种剂型的通用检查项目和要求，通用检查项目是为保证药物制剂的安全性、质量均一性和稳定性而设置的检测内容，又称药物制剂通用分析项目。除存在供试品溶液的制备等特殊要求外，通用检查项目在药品质量标准中一般不单独列出。此外，根据不同制剂的特性和属性的差别，可增加其他检查项目。如注射剂可见异物分析，静脉输液药物的重金属检查，注射剂或滴眼剂的渗透压摩尔浓度检查，注射用无菌粉末或冻干品的药物干燥失重检查或水分检查等；反映口服固体制剂有效性的药物溶出度分析与药物释放度分析，衡量小规格制剂均一性的药物含量均匀度分析等，以及与稳定性密切相关的药物杂质检查项目，包括药物有关物质检查、药物溶液颜色检查，及药物安全性试验项目及其他特定的检测项目。

含量测定 对药物制剂中所含有效成分或特征成分的定量检测。该项目不仅反映药品的纯度，而且也是药品有效性的保证，该项目的设立需首先考虑被检测药物成分的理化性质，其次考虑方法的专属性、操作简便性、检测灵敏度及同一药物不同剂型的通用性。如共存组分或辅料存在干扰时，还需要根据药物与共存物或辅料的性质选择合适的预处理方法。多组分生化或抗生素药物的含量测定采用药物效价测定，如乙酰螺旋霉素片采用抗生素微生物检定法测定四个组分总效价。因此，不同品种的药品其含量测定方法会不同。

（洪利娅　郑国钢）

piànjì yàowù fēnxī xiàngmù

片剂药物分析项目（analysis items of tablet pharmaceutical preparations）

为控制片剂药物质量而设置的检测项目。又称片剂药品检验项目。

片剂是现代药物制剂中应用最为广泛的剂型之一，由原料药物与适宜的辅料制成，通常为圆形。有多种亚剂型，如口服普通片（包括糖衣片、薄膜衣片）、含片、舌下片、口腔贴片、咀嚼片、分散片、可溶片、泡腾片、阴道片、阴道泡腾片、缓释片、控释片、肠溶片与口崩片等；中药还有浸膏片、半浸膏片和全粉片。不同亚剂型释药机制、释药速率或给药部位各不相同，适用于不同的用药人群及不同的临床需求。每一种片剂均有其确定的规格，临床使用时以片数为剂量单位，口服或局部给药后经崩解或逐步释放药物后发挥疗效，而贮存中主药的降解及水分的改变均可能导致疗效的降低，因此，为保证片剂的质量，必须从安全性、有效性、均一性、稳定性等角度出发设置完善的分析项目，即质量检测项目。

在项目设定时，除照药物制剂分析项目进行设定外，还应考虑片剂药物本身的特点，设置有针对性的检验项目，并对检验操作和结果判定给予相应的规定。①性状。片剂的外观应完整光洁、色泽均匀，有适宜的硬度和耐磨性，在性状项中，应对剂型、颜色、形状、气味、味觉等作详细的描述。②鉴别、含量测定。对于以化学药品或有效成分明确的中药为原料的片剂，一般要进行主药成分的定性鉴别和含量测定。③检查。片剂的检查项目较多，包括药物有关物质检查、重量差异、药物含量均匀度分析、药物崩解时限分析、药物溶出度分析、药物释放度分析、药物脆碎度分析、药物微生物限度检查等。项目设置首先要考虑药物本身的属性，如不稳定的药物需要关注有关物质及降解产物的控制；小剂量或毒剧药物的片剂要进行含量均匀度检查；水溶性好的药物片剂一般检查崩解时限，如含片、舌下片、口崩片；而水溶性较差的药物片剂一般做溶出度或释放度检查，如口腔贴片；引湿性药物要作水分检查等等。其次要考虑亚剂型的特点，如糖衣片的片心要检查重量差异，包糖衣后不再检查；缓释片、控释片和肠溶片要检查释放度；分散片需要检查分散均匀性，即在规定时限内测定分散片在水中的分散均匀程度；阴道泡腾片还要检查发泡量，在模拟体内用药环境下测定片剂的最大发泡体积；阴道片要检查融变时限；薄膜包衣片要进行药物残留溶剂检查等。非包衣片还要符合药物脆碎度分析的要求。此外，还需考虑给药部位或原料来源等特殊要求，如用于黏膜或皮肤炎症、破损腔道的片剂（口腔贴片、阴道片、阴道泡腾片）、局部外用的片剂（外用可溶片）以及以动植物、矿物质为原料的片剂，还要检查微生物限度。另外，中药片剂由于有效成分或标示成分含量低，一般仅进行重量差异、崩解时限和微生物限度的检查。

（洪利娅　黄巧巧）

yàowù bēngjiě shíxiàn fēnxī

药物崩解时限分析（analysis of pharmaceutical disintegration time）　在规定条件下对药物片剂等固体制剂的溶散速度进行的检测。又称崩解时限检查。崩解系指口服固体制剂全部分散成碎粒的过程。固体制剂口服后，需经崩解、溶散并释放出活性药物才能为机体吸收而达到治疗的目的，检查口服固体制剂的崩解性质，是判断产品质量及疗效的一项指标。崩解时限检查主要用于易溶性药物制成的片剂、胶囊剂、滴丸的控制，其中片剂中应用最广，但规定要进行药物溶出度分析、药物释放度分析或药物含量均匀度分析的制剂，不需进行崩解时限检查。

仪器　崩解时限检查采用升降式崩解仪（图），主要结构为一能升降的金属支架与下端镶有筛网（筛孔内径 2.0mm）的吊篮，并附有挡板。内置药物的吊篮悬挂于可升降的金属支架上，浸入盛有规定量的水或其他崩解介质的烧杯中，烧杯置恒温水浴中以保持恒定的温度，金属支架上下移动距离为（55±2）mm，往返频率为每分钟 30～32 次，记录从开始试验到药物崩解的时间。测试过程中，烧杯内介质的温度应保持在（37±1）℃，可溶片为（20±5）℃。除另有规定外，平行测定药品 6 片或 6 粒。

特点　不同剂型、不同药物崩解速率差异较大，其检查方法、崩解介质和时限要求有所不同。检验时要求崩解后的药品除不溶性包衣材料或破碎的胶囊壳外，全部通过试验用的筛网。如有少量不能通过筛网，但已软化或轻质上浮且无硬心者，可判为合格药品。

片剂崩解时限检查　一般片剂药品检验时崩解介质可选用蒸馏水，化学药品非包衣片应在 15min 内全部崩解。但对于一些特殊用途的片剂，则需要不同的崩解介质来检验其是否合格。如用 0.1mol/L 盐酸溶液作为崩解介质，模拟人体胃中的酸性环境，薄膜衣片应在 30min 内全部崩解，糖衣片应在 1h 内全部崩解。

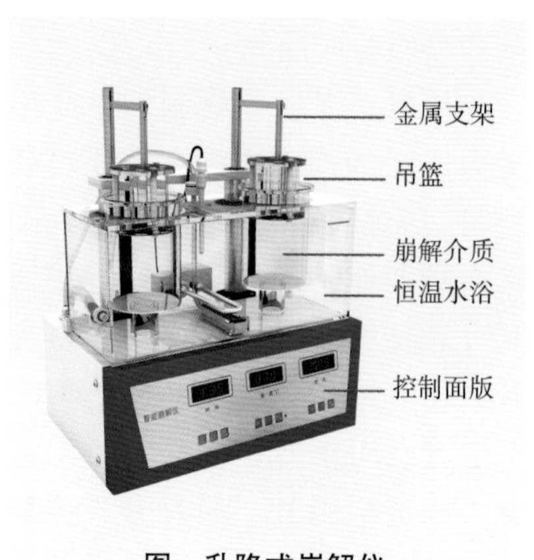

图　升降式崩解仪

对于肠溶片则情况又不同，先在 0.1mol/L 盐酸溶液中检查 2h，每片均不得有裂峰、崩解或软化现象，再转移至磷酸盐缓冲液（pH6.8）中检查，1h 内应全部崩解。因为，肠溶片剂不能让它在胃中释放药物，而是需要它在小肠中释放药物，因此在模拟胃的酸性环境中不溶散，而要在模拟小肠的中性环境中溶散。

结肠定位肠溶片在 0.1mol/L 盐酸溶液及 pH6.8 以下的磷酸盐缓冲液中均不得有裂缝、崩解或软化现象，在 pH7.5～8.0 的磷酸盐缓冲液中 1h 内应完全崩解。这是因为结肠定位肠溶片既不能让它在酸性环境的胃中释放药物，也不能让它在中性环境的小肠中释放药物，而是要让它在偏碱性环境的结肠中释放药物。因此，结肠定位肠溶片剂的崩解时限检验需要三个阶段的试验验证。

此外，含片、舌下片、泡腾片、可溶片等要求崩解较快，用水为介质崩解时限在 3～10min 内；口崩片筛网孔径要求为 710μm，应在 60s 内崩解。中药片剂崩解相对较慢，在检查中常加挡板来促进崩解，崩解时限也相对较长，其药材原粉片应在 30min 内完全崩解，浸膏（半浸膏）片、薄膜衣片、糖衣片则应在 1h 内完全崩解。

胶囊剂崩解时限检查　胶囊剂的崩解时限试验操作与片剂基本相同，无特殊规定的一般选用蒸馏水为崩解介质，硬胶囊应在 30min 内完全崩解，软胶囊应在 1h 内完全崩解。肠溶胶囊检查与肠溶片类似，在酸性的人工胃液中经 2h 检查后，改在人工肠液中检查，加挡板，1h 内应全部崩解。

丸剂溶散时限检查　溶散时

限检查为丸剂的特有检查项目。溶散是指固体丸剂经水或其他介质浸泡后成为液状松散流体状态的过程。溶散时限检查原理、方法、装置同崩解时限检查。与片剂崩解时限检查相比，其吊篮内筛网的孔径较小，根据丸剂大小可选用0.42、1.0和2.0mm不等的筛网孔径。滴丸剂不加挡板要求在30min内完全溶散，包衣滴丸应在1h内完全溶散。中药小蜜丸、水蜜丸、和水丸应在1h内完全溶散；浓缩丸和糊丸应在2h内完全溶散。

（洪利娅　黄巧巧）

yàowù róngchūdù fēnxī

药物溶出度分析（analysis of pharmaceutical dissolution） 在规定条件下对制剂中药物溶解释放的速率和程度进行的检测。药物溶出度分析是一种模拟口服固体制剂在胃肠道中崩解和药物溶出的体外简易试验方法，常用于口服固体制剂如速释制剂等质量检测，也用于药品剂型、工艺、辅料合理性的评价。速释制剂即药物服用后在体内快速崩解并释放的药品，如常规片剂、胶囊剂或颗粒剂等。药物溶出度分析首先需要研究溶出度分析方法，使得药物体外试验结果与体内行为有较好的相关性，通过溶出度的研究实现对药品体内行为的预测，从而达到质量控制是溶出度分析的目标。此外，对药物溶出曲线（图1）即药物溶出量与时间的关系的研究，可用于仿制药和被仿制药质量一致性的评价，药品批间质量、变更以及工艺放大前后产品质量一致性的评价以及新制剂研发的指导。

药物溶出度分析自1985年被《中国药典》收载，已成为口服固体制剂质量控制的重要指标。与药物崩解时限分析相比，药物溶出度分析不仅反映了固体制剂的崩解速率，还反映了药物溶出的实际情况，更适用于难溶性药物的质量控制。

仪器操作 药物溶出度分析借助溶出仪进行，溶出仪主要由转篮或搅拌桨、溶出杯、电动机等组成（图2）。药典收载的药物溶出度分析方法有篮法、桨法、小杯法、桨碟法、转筒法、往复筒法、流池法、往复架法、扩散池法等，其中篮法和桨法最为常用。试验时取6片（粒、袋）样品，分别投入6个转篮或溶出杯中，在（37±0.5）℃恒温、以规定的转速、溶出介质（即用于溶出度试验的溶液）等条件下操作，并于规定的时间点从溶出杯中量取样品溶液，按照各品种规定的含量测定方法检测其溶出药物的量。每片（粒、袋）样品的溶出量按标示量计算，均应不低于规定限度。

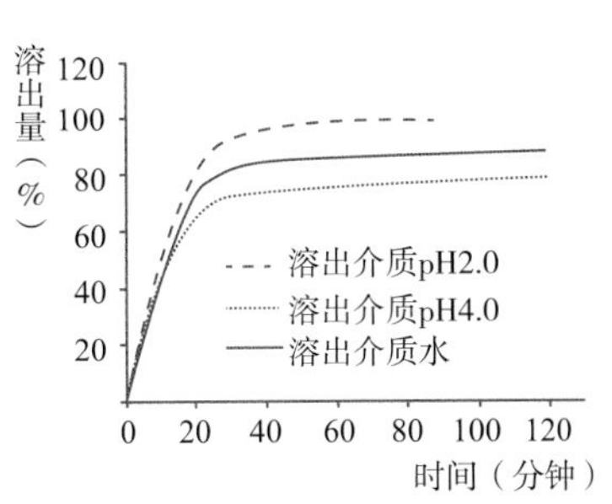

图1 药物溶出曲线

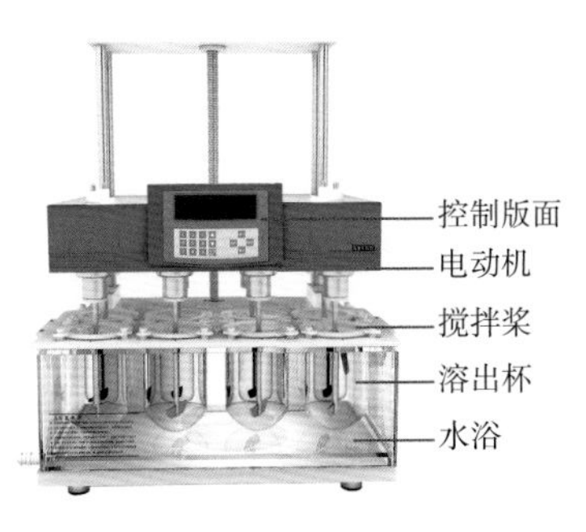

图2 溶出仪

试验特点 药物溶出度试验的条件应进行详细的筛选和研究。一般而言，非崩解型、易产生漂浮的片剂或胶囊采用篮法；含有难以溶解、扩散成分的药品采用桨法；易漂浮药品如采用桨法，可使用沉降篮或其他适当的沉降装置。采用篮法和桨法时，溶出介质的体积一般为500～1000ml，其中900ml最为普遍。溶出介质通常采用水或pH值1.0～6.8的水性介质，特殊情况下可采用高pH值的介质，但pH值不应超过8.0；胶囊剂溶出介质中可加入胃蛋白酶或胰酶，以促使药物的溶出；对不溶于或难溶于水的药物，可考虑加入表面活性剂，但需充分论证加入的必要性和加入量的合理性。篮法的转速一般为每分钟50～100转；桨法一般为每分钟50～75转。

（洪利娅　黄巧巧）

yàowù shìfàngdù fēnxī

药物释放度分析（analysis of pharmaceutical release） 在规定条件下对缓释制剂、控释制剂、肠溶制剂及透皮贴剂等制剂中药物溶解释放的速率和程度进行的检测。释放度分析与药物溶出度分析方法及意义类似，溶出度分析常用于速释药物的质量控制，通常采用单点法控制；而释放度的分析根据药物在体内发挥疗效时间的不同，分析时间从几个小时到几十个小时不等，通常测定两个或两个以上时间点。相对单点溶出度分析而言，释放度分析能更好地反映特殊制剂的药物释放特点。

释放度分析仪器与药物溶出度分析仪器相同，试验方法有篮法、桨法、小杯法、桨蝶法、转筒法等。操作方法类似，但不同剂型在试验方法、取样点数量、溶出介质、判定依据的选择上各有不同。

缓释制剂或控释制剂 使用药物溶出仪测定，一般采用篮法或桨法，但至少采用3个时间点取样，用各药品品种药物含量测定方法分别测定每个时间点的释放量，即药物从制剂中溶解出的量。各时间点的释放量均应符合限度要求。

肠溶制剂 一般采用篮法或桨法，通常模拟体内环境，分别测定其在酸中和缓冲液中的释放量，常用操作方法有两种。方法一，先以0.1mol/L盐酸溶液750ml为溶出介质，药品在酸中运转2h后，取样测定药品在酸中释放量；然后在上述盐酸介质中加入0.2mol/L磷酸钠溶液250ml，必要时调节pH值至6.8，使其成为缓冲液，继续运转45min，取样测定药品在缓冲液中释放量。方法二，以0.1mol/L盐酸溶液900ml为溶出介质，测定药品在酸中释放量；然后弃去酸液，以磷酸盐缓冲液（pH6.8）900ml为溶出介质，测定药品在缓冲液中释放量。

透皮贴剂 常用方法有桨碟法、转筒法和往复架法等，溶出介质的温度应控制在（32±0.5)℃恒温条件下。①桨碟法：仪器装置同桨法，透皮贴剂固定于网碟上，尽可能保持平整，网碟水平置于溶出杯底部，保持释放面朝上，桨叶下端距离网碟表面（25±2)mm。②转筒法：用转筒替代搅拌桨或转篮，其余装置相同，试验时用适宜的惰性多孔材料或黏合剂将贴剂背面固定于转筒外部，贴剂的长轴应通过转筒的圆心，转筒底部距溶出杯底部（25±2)mm；与缓释制剂或控释制剂测定法相比，上述两种方法试验装置略有不同，方法原理、取样方式、结果判断相同。③往复架法：其装置由一组玻璃或其他惰性材料制成并经过体积校正的容器组成，样品支架在容器中垂直往复运动并可在溶出杯矩阵中水平移动；样品固定于支架上，释药面朝外，根据时间点的设置，样品在不同的溶出杯中释放药物，各溶出杯中的药物释放量应分别测定并符合限度要求。相对桨碟法和转筒法，往复架法更适用于不同pH值下的释放曲线试验、小体积溶出试验。

（洪利娅　黄巧巧）

yàowù cuìsuìdù fēnxī

药物脆碎度分析

药物脆碎度分析（analysis of pharmaceutical friability） 在滚动条件下对药品片剂破碎或表面磨损情况的检测。目的是测试药品的耐机械压力能力，主要用于非包衣片的检查。片剂要求有一定的硬度和耐磨性，以适应包装、运输及服用的要求，非包衣片相对易磨损或破碎，因此有必要对其脆碎情况及其他物理强度，如压碎强度等进行控制。耐机械压力类似的测定方法还有片剂破碎力检查，即将片剂置于两个压盘之间，通过一个压盘的移动使片剂破裂，并分析片剂断裂时的压力强度。在片剂的研发和质量控制中，这两种方法是互相补充的。

仪器 脆碎度分析采用片剂脆碎度检测仪（图），主要结构为电动机、转轴及圆筒。圆筒为透明耐磨塑料材质，一边可打开，内壁经抛光处理，内径约为286mm，深度39mm。圆筒内有一自中心轴与内经壁相连的弧形隔片，内径约80mm，以保证圆筒转动时置于筒内的药品产生滚动或滑动。圆筒固定于同轴的水平转轴上，与电动机相连，转速约为每分钟25转。试验运行中，药品通过与筒壁或药品相互间的摩擦与碰撞，可能产生碎裂或掉粉，试验前后药品减失重量的百分数即为脆碎度控制的指标。

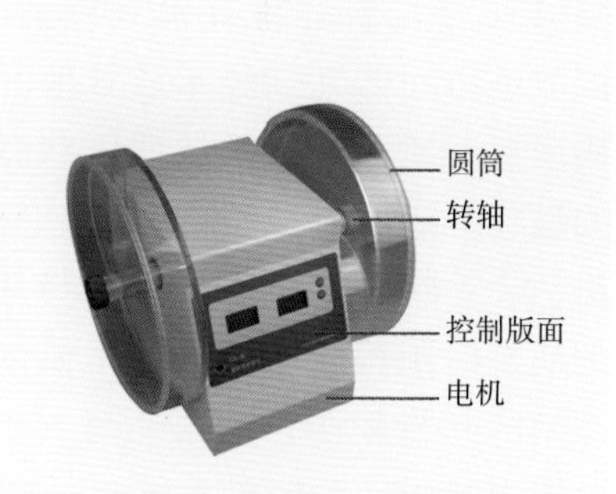

图　脆碎度检测仪

方法 片剂脆碎度检测时一般取片剂适量，用适宜方法吹去表面脱落的粉末，精密称重，置脆碎仪圆筒中，转动一定次数，取出，同法除去脱落的粉末，精密称重，前后两次减失重量不得超过规定的限度，并不得检出断裂、龟裂及粉碎片。

如待测药品的形状或大小比较特殊，在圆筒转动中会形成不规则的滚动，可调节仪器底座，使圆筒与桌面成一定角度，使圆筒内药品的运动符合试验要求。对于因形状或大小造成严重不规则滚动或生产工艺特殊的药品，可不进行脆碎度检查。对易吸潮制剂，试验时要控制环境的相对湿度。

（洪利娅　黄巧巧）

yàowù hánliàng jūnyúndù fēnxī

药物含量均匀度分析

药物含量均匀度分析（analysis of pharmaceutical content uniformity） 对每一单位药品中药物含量分布的均等程度的检测。常用于小剂量固体、半固体和单剂量非均相液体制剂的质量控制。含量均匀度和重量差异或装量差异都属药品剂量均一性控制的检验项目，目的是保证用药剂量的准确，重（装）量差异系指采用规定的称量或量取方式测定和计算每一单剂药品的重量或装量与标示或平均量之间的差异程度。

一般而言，制剂中的药物含量较低时，如标示量小于 25mg，或主药含量小于每一单剂重量的25%时，药物在制剂中分散的均匀程度较难控制，仅靠重量差异检查不能完全反映药品剂量的均一性，此时需要进行含量均匀度检查。一些制剂不管标示量或主药含量比例的多少，一般均要求检查含量均匀度。如包衣片剂、内容物为非均相液体的软胶囊、单剂量包装的复方固体制剂等，凡检查含量均匀度的制剂，一般不再检查重（装）量差异。

含量均匀度检查其试验方法一般照各品种质量标准项下规定的含量测定方法操作，试验随机抽取药品 10 片或 10 个单位，分别测定每片或每个单位的含量，并计算其相对标示量的含量比，以百分比计，应符合限度规定。常用“L”表示含量均匀度的限度，如无特殊规定，一般要求 $L=15.0$；内容物为非均相液体的软胶囊、胶囊型或泡囊型粉雾剂；单剂量包装的混悬型口服制剂，混悬、固体或半固体型的眼用、耳用、鼻用制剂，$L=20.0$；透皮贴剂、栓剂，$L=25.0$。如各品种质量标准项下对 L 值另有规定，则应符合各品种项下的规定，但各判断式中的系数不变。如含量测定与含量均匀度检查方法不同，含量均匀度检查方法不能直接测定各单剂含量时，可通过计算比例系数 K 判定结果。

（洪利娅　黄巧巧）

jiāonángjì yàowù fēnxī xiàngmù

胶囊剂药物分析项目（analysis items of capsule pharmaceutical preparations） 为控制胶囊剂药物质量而设置的检测项目。又称胶囊剂药品检验项目。胶囊剂由原料药与适宜辅料混合充填于空心胶囊或密封于软质囊材中制成，可分为硬胶囊（通称为胶囊）、软胶囊（又称胶丸）、缓释胶囊、控释胶囊、肠溶胶囊。胶囊剂主要供口服用，也有供直肠、阴道和子宫内用的胶囊剂。

在胶囊剂药品质量检验项目设定时，除照药物制剂分析项目进行设定外，还需根据不同胶囊剂的属性和药物特性设定有针对性的分析项目，并对检验操作、结果判断给予相应的规定。①性状检查。在性状检查时，除内容物的色泽、形状、气味、滋味外，还需注意囊壳外观整洁性，有无黏结、变形、渗漏或囊壳破裂等情况。②有关物质检查。胶囊剂除主药外可能还含有稀释剂、助流剂、崩解剂等辅料，主药与辅料、囊壳间可能发生相互作用，且在制粒、干燥等工艺过程中可能发生主药部分降解，必要时应进行药物有关物质检查。③溶出度、释放度、崩解时限检查。胶囊剂一般应进行溶出度、释放度或崩解时限检查，难溶性药物硬胶囊和内充非均相溶液的软胶囊一般应进行药物溶出度分析；缓释胶囊、控释胶囊和肠溶胶囊应进行药物释放度分析；中药胶囊剂由于成分复杂、有效成分含量较低等原因，溶出度分析存在一定困难，一般进行药物崩解时限分析；凡规定检查溶出度或释放度的胶囊剂，不再进行崩解时限检查。④含量均匀度检查。每一个单剂标示量小于 25mg 或主药含量小于每一个单剂重量 25% 的硬胶囊、内充非均相溶液的软胶囊，应进行药物含量均匀度分析；未规定检查含量均匀度的胶囊剂，应检查装量差异。⑤残留溶剂检查。若胶囊剂内容物采用包衣或固体分散等生产工艺时使用了有机溶剂，一般应进行药物残留溶剂检查。⑥水分检查。当水分对胶囊剂药品质量有重要影响时，如大多数抗生素硬胶囊和中药硬胶囊，应进行药物水分检查或药物干燥失重检查，软胶囊及内容物为液体或半固体的硬胶囊一般不检查水分。⑦酸值、羰基值、过氧化值。油脂在贮藏过程中易发生复杂的化学反应出现酸败现象，因此使用油为基质的软胶囊，一般应通过测定酸值、羰基值和过氧化值控制其酸败程度。⑧微生物限度、无菌。以动植物、矿物质来源的非单体成分制成的口服胶囊剂以及供直肠、阴道用胶囊剂，应进行药物微生物限度检查；供子宫内用的无菌胶囊剂应进行药物无菌检查。⑨鉴别、含量测定。对于以化学药品或有效成分明确的中药为原料的胶囊剂，一般要进行主药成分的定性鉴别和含量测定。

（洪利娅　罗全文）

kēlìjì yàowù fēnxī xiàngmù

颗粒剂药物分析项目（analysis items of granule pharmaceutical preparations） 用于控制颗粒剂药物质量而设计的检测项目。也称颗粒剂药品检验项目。颗粒剂由原料药与适宜辅料混合制成，具有一定粒度，通常呈干燥颗粒状，主要供口服用，可分为可溶颗粒（通称为颗粒）、混悬颗粒、泡腾颗粒、肠溶颗粒、缓释颗粒、控释颗粒。

在项目设定时，除照药物制剂分析项目进行设定外，还需根据不同颗粒剂的属性和药物特性设定有针对性的分析项目，对检验操作及结果判定给予特定的规定。①性状。在检验时，除色泽、形状、气味、滋味外，还需注意颗粒均匀性、色泽一致性及有无潮解、软化、结块等情况。②有关物质。颗粒剂除主药外还含有稀释剂、着色剂、矫味剂等辅料，对于主药与辅料间可能发生相互作用，且在制粒、干燥等工艺过程中可能发生主药部分降解的颗粒剂，还有必要设定药物有关物质检查项目。③含量均匀度。每一个单剂标示量小于25mg或主药含量小于每一个单剂重量25%的单剂量包装颗粒剂需要设定药物含量均匀度分析项目。④溶出度或释放度。混悬颗粒一般应进行药物溶出度分析；肠溶颗粒、缓释颗粒和控释颗粒应设定药物释放度分析项目。⑤残留溶剂。若颗粒剂在包衣等生产过程中使用了有机溶剂，则要设定药物残留溶剂检查项目。⑥粒度。颗粒剂的质量标准中还有粒度检查项目，一般采用双筛分法检查粒度，即取规定量颗粒，置于配有密合接受容器的双筛系统中检查，不能通过上层筛与能通过下层筛的颗粒和粉末应不得超过15%。⑦pH值。颗粒剂通常需加水溶解或分散后服用，溶液的酸碱度对服用顺应性及部分药物的稳定性有一定影响，同时有助于评价工艺的一致性，如部分抗生素颗粒剂等，应照药物酸碱度分析技术检查其水溶液或水中混悬液的pH值。⑧水分。水分对颗粒剂质量稳定有重要影响，中药颗粒剂常采用烘干法、减压干燥法、甲苯法或气相色谱法进行水分检查，化学药品包括抗生素颗粒剂一般应进行药物干燥失重检查或药物水分检查。⑨溶化性。除混悬颗粒及其他已规定检查溶出度或释放度的颗粒剂外，应检查溶化性。即取规定量样品加入规定量的热水中，经搅拌后观察颗粒的溶化情况。可溶颗粒应全部溶化或仅轻微浑浊；泡腾颗粒，应迅速产生气体而呈泡腾状，颗粒应完全分散或溶解。⑩微生物限度。以动植物、矿物质来源的非单体成分制成的颗粒剂，需要进行药物微生物限度检查。⑪鉴别、含量测定。对于以化学药品或有效成分明确的中药为原料的颗粒剂，一般要进行主药成分的定性鉴别和含量测定。

（洪利娅　罗全文）

sǎnjì yàowù fēnxī xiàngmù

散剂药物分析项目（analysis items of powder pharmaceutical preparations）　用于控制散剂药物质量的检测项目。又称散剂药品检验项目。散剂由原料药与适宜辅料经粉碎、混合制成，通常呈干燥粉末状，可供口服和外用。口服散剂服用时一般溶于或分散于水、稀释液或其他液体中，也可直接用水送服；外用散剂可供皮肤、口腔、咽喉、腔道等应用，专供治疗、预防和润滑皮肤的散剂也可称为撒布剂或撒粉。

在检验项目设定时，除照药物制剂分析项目进行设定外，还需根据不同散剂的属性和药物特性设定有针对性的分析项目，并对检验操作、结果判断给予特定的规定。①性状。在性状检验时，除色泽、形状、气味、滋味外，还需注意散剂应干燥、疏松、混合均匀、色泽一致。一般要检查外观均匀度，即取散剂适量，平铺于光滑纸上，在亮处观察，应色泽均匀，无花纹与色斑。②有关物质。散剂除主药外可能还含有其他辅料，主药与辅料间可能发生相互作用，故不稳定药物制成的散剂必要时应进行药物有关物质检查。③含量均匀度（见药物含量均匀度分析）。每一个单剂标示量小于25mg或主药含量小于每一个单剂重量25%的单剂量包装散剂，应进行药物含量均匀度分析；未规定检查含量均匀度的单剂量包装散剂应检查装量差异，多剂量包装散剂应检查装量。④粒度。化学药品外用散剂、用于烧伤或严重创伤的中药外用散剂及儿科用中药散剂应采用单筛分法检查粒度，即取规定量散剂，置于下层配有密合接受容器的筛中，保持水平状态过筛，能通过筛的粉末应不得少于95%；撒粉一般应至少能过100目筛，以确保其用在刺激性外伤区域时的流动性。⑤水分。对散剂质量有重要影响，中药散剂常采用烘干法、减压干燥法、甲苯法或气相色谱法进行药物水分检查，一般不得超过9.0%；化学药品散剂应进行药物干燥失重检查，一般不得超过2.0%。⑥无菌。用于烧伤、严重创伤或临床必需无菌的局部用散剂，应进行药物无菌检查。⑦微生物限度。除规定进行杂菌检查的散剂外，应进行药物微生物限度检查。⑧鉴别、含量测定。对于以化学药品或有效成分明确的中药为原料的散剂，一般要进行主药成分的定性鉴别和含量测定。

（洪利娅　罗全文）

jiāojì yàowù fēnxī xiàngmù

胶剂药物分析项目（analysis items of glue pharmaceutical preparations）　用于控制胶剂药物质量的检测项目。又称胶剂药

品检验项目。属于药物制剂分析项目之一。胶剂由动物皮、骨、甲或角用水煎取胶质，经浓缩、干燥制成，通常为固体块状，主要供内服。按原料来源可分为皮胶类（如阿胶）、角胶类（如鹿角胶）、骨胶类（如虎骨胶）、甲胶类（如龟甲胶）、肉胶类（如霞天胶）、混合胶类（如龟鹿二仙胶）等。

在检验项目设定时，除照药物制剂分析项目进行设定外，还需根据不同胶剂的属性和药物的特性有针对性地设定分析项目，并对检验操作、结果判断给予特定的规定。①性状。在性状检验时，除颜色、形状、质地、气味、滋味外，还需注意胶剂应半透明、色泽均匀且无异常臭味。②水分。胶剂含水量超过一定限度则易发霉变质，故一般需检查其水分，照药物水分检查进行试验，通常水分不得过 15.0%。③灰分。为控制胶剂中无机杂质的量，通常需进行总灰分检查，根据残渣重量，计算总灰分的含量（%）。④重金属。胶剂在生产制备过程中所使用的辅料（如沉淀剂明矾）、工艺设备、接触器皿会引入一些重金属及有害元素，故一般需进行药物重金属检查、药物砷盐检查。为避免工业明胶的非法添加，必要时需对胶剂中重金属铬的含量进行控制。⑤不溶物。胶剂的原料常附着一些毛、脂肪、筋、膜、血及其他不洁之物，必须处理去除，才能用于煎胶，为考察原料是否处理得当，一般需进行水中不溶物检查，可取规定量样品，加水适量经加热溶解后测定残留物所占比例（%）。⑥挥发性碱性物质。胶剂主要成分为胶原蛋白水解肽，在制备过程中若处理不当，动物蛋白由于细菌和酶的作用会腐败分解，产生游离氨和挥发性含氮物质，这些腐败产物可引起头痛、头晕、呕吐，故必要时需进行挥发性碱性物质检查。⑦微生物限度。胶剂以动物为原料，容易被细菌污染，故需进行药物微生物限度检查。⑧补充检验。对于一些原料稀缺的胶剂，如龟甲胶、鹿角胶等，造假者可能使用牛皮或驴皮做原料，因此有必要建立牛皮源、驴皮源检测的试验方法，设立补充检验项目。⑨鉴别、含量测定。对于以有效成分或特征成分明确的中药为原料的胶剂，一般要进行主药成分的定性鉴别和含量测定。

（洪利娅　黄琴伟）

mójì yàowù fēnxī xiàngmù

膜剂药物分析项目（analysis items of film pharmaceutical preparations）　用于控制膜剂药物质量的检测项目。又称膜剂药品检验项目。膜剂由原料药与聚乙烯醇树脂类、丙烯酸树脂类、纤维素类及其他天然高分子材料类成膜材料加工制成，呈膜状。根据给药途径不同，可分为内服（口服、口含、舌下）用膜剂、眼用膜剂、腔道用膜剂、植入型膜剂、外用（皮肤、黏膜）膜剂等。

在检验项目设定时，除照药物制剂分析项目进行设定外，还需根据膜剂的属性和药物特性设定有针对性的分析项目，并对检验操作、结果判断给予相应的规定。①性状。在性状检验时，除颜色、形状、气味、滋味外，还需注意膜剂外观应完整光洁，色泽均匀，厚度一致，无明显气泡。多剂量的膜剂，应有均匀清晰的分格压痕，能按压痕撕开。②有关物质。膜剂除主药外还含有成膜材料、增塑剂等辅料，主药与辅料间可能发生相互作用，且在制备工艺过程中可能发生主药部分降解，必要时应进行药物有关物质检查。③含量均匀度、重量差异。由非均相体系制成的膜剂应进行药物含量均匀度分析；由均一溶液制成的膜剂应检查重量差异。④释放度。具有缓控释作用的膜剂一般应进行药物释放度分析。⑤残留溶剂。若膜剂采用固体分散等生产工艺时使用了有机溶剂，一般应进行药物残留溶剂检查。⑥溶化时限。内服用膜剂、眼用膜剂、腔道用膜剂一般应检查溶化时限，根据给药途径及药物特性不同，可选择水、0.1mol/L 盐酸、含 0.01%溶菌酶的生理盐水、含 1%胃蛋白酶的 0.1mol/L 盐酸等作为溶剂。⑦炽灼残渣。可吸收的内服用膜剂、眼用膜剂、植入型膜剂一般应进行药物炽灼残渣检查。⑧重金属。中药膜剂应进行药物重金属检查。⑨无菌、微生物限度。眼用膜剂、植入型膜剂以及用于创伤表面的外用膜剂应进行药物无菌检查；未规定检查无菌的膜剂应进行药物微生物限度检查。⑩鉴别、含量测定。对于以化学药品或有效成分明确的中药为原料的膜剂，一般要进行主药成分的定性鉴别和含量测定。

（洪利娅　罗金文）

tiējì yàowù fēnxī xiàngmù

贴剂药物分析项目（analysis items of patch pharmaceutical preparations）　用于控制贴剂药物质量的检测项目。又称贴剂药品检验项目。贴剂由原料药与适宜的材料制成，通常呈薄片状，供皮肤粘贴，可产生全身性或局部作用。用于完整皮肤表面，能将药物透过皮肤输送进入血液循环起全身作用的贴剂称为透皮贴剂。广义上，贴膏剂也属于贴剂的范畴。贴膏剂包括凝胶贴膏和橡胶贴膏，凝胶贴膏由药物与适宜的亲水性基质混匀后，涂布于背衬材料上制成；橡胶贴膏由药物与橡胶等基质混匀后，涂布于背衬材料上制成。

在贴剂药品质量检验项目设定时，除照药物制剂分析项目进行设定外，还需根据不同贴剂的属性和药物特性设定有针对性的分析项目，并对检验操作及结果判断给予相应的规定。①性状。在检验时，除色泽、形状、气味外，还需注意外观完整光洁，色泽一致，有均一的应用面积，冲切口光滑，无脱膏、失黏现象。②有关物质。贴剂除主药外还含有表面活性剂、乳化剂、保湿剂、防腐剂、抗氧剂、透皮促进剂等辅料，主药与辅料间可能发生相互作用，且在制膏、涂布等工艺过程中可能发生主药部分降解，必要时应进行药物有关物质检查。③含量均匀度。除橡胶贴膏外，贴剂应进行药物含量均匀度分析。④药物释放度。除凝胶贴膏和橡胶贴膏外，贴剂应进行药物释放度分析。⑤残留溶剂。若贴剂的涂布过程中使用了有机溶剂，一般应进行药物残留溶剂检查。⑥黏附性。即检查贴剂敷贴于皮肤后与皮肤表面黏附力的大小，可用初黏力、持黏力、剥离强度及黏着力来衡量。初黏力表示贴剂的黏性表面与皮肤在轻微压力接触时对皮肤的黏附力；持黏力表示贴剂的黏性层抵抗持久性外力所引起变形或断裂的能力；剥离强度表示贴剂的黏性层与皮肤的剥离抵抗力；黏着力表示贴剂的黏性表面与皮肤附着后对皮肤产生的黏附力。⑦含膏量。凝胶贴膏和橡胶贴膏应检查含膏量，即用减重法测定贴剂所含膏体的重量。⑧耐热性。橡胶贴膏应进行耐热性检查，即取贴膏除去盖衬，经加热并放冷后膏背面应无渗油现象，膏面应有光泽，用手指触试应仍有黏性。⑨赋形性。凝胶贴膏应进行赋形性检查，即取贴膏在规定的温湿度下放置后倾斜放置，膏面应无流淌现象。⑩微生物限度。贴剂通过皮肤粘贴使药物被吸收而产生疗效，需进行药物微生物限度检查。⑪鉴别、含量测定。对于以化学药品或有效成分明确的中药为原料的贴剂，一般还要进行主药成分的定性鉴别和含量测定。

（洪利娅　罗金文）

shuānjì yàowù fēnxī xiàngmù

栓剂药物分析项目（analysis items of suppository pharmaceutical preparations）　用于控制栓剂药物质量的检验项目。又称栓剂药品检验项目。栓剂由原料药与适宜基质制成，供腔道给药，根据施用腔道的不同，分为直肠栓、阴道栓和尿道栓；根据释药特性不同，分为普通栓和持续释药的缓释栓。栓剂的基质分为脂肪性基质和水溶性基质。

在检验项目设定时，除照药物制剂分析项目进行设定外，还需根据不同栓剂的属性和药物特性设定有针对性的分析项目，并对检验操作和结果判断给予相应的规定。①形状。栓剂具有适宜的形状，直肠栓为鱼雷形、圆锥形或圆柱形等，阴道栓为鸭嘴形、球形或卵形等，尿道栓一般为棒状；在30℃以下密闭贮存和运输，应为固体，具适宜的硬度，外形要完整光滑。②有关物质。栓剂除主药外还含有大量基质辅料，根据需要可加入表面活性剂、稀释剂、吸收剂、润滑剂和抑菌剂等，主药与基质间可能发生相互作用，且在加热融化、模制成形和挤压成形等工艺过程中可能发生主药部分降解，必要时应进行药物有关物质检查；栓剂基质量大且复杂，应采用适当方法消除基质干扰。③抑菌剂。加抑菌剂的栓剂，研发期应进行抑菌效力检查，上市后一般应进行抑菌剂检查。④含量均匀度。每一个标示量小于25mg或主药含量小于25%的栓剂，一般应进行药物含量均匀度分析；未规定含量均匀度检查的栓剂，应进行重量差异检查。⑤释放度。栓剂中的药物被大量基质辅料包裹，缓释栓剂还需要进行药物释放度分析。⑥融变时限。栓剂一般需要进行融变时限检查，即在规定条件下测定栓剂融化、软化或溶散的情况；实验装置由透明套筒和金属架组成，试验时取3粒，在室温放置1h后，分别置3个金属架的下层圆板上，实验装置垂直浸入盛有不少于4L的（37.0±0.5）℃水的容器中，金属架每隔10分钟在溶液中翻转一次；对于脂肪性基质的栓剂，3粒均应在30min内全部融化、软化或触压时无硬心；对于水溶性基质的栓剂，3粒均应在60min内全部溶解；根据临床用途，部分栓剂（如润滑性泻药甘油栓）可不进行融变时限检查。⑦pH值。根据药物的药效特性及临床用途，提高使用顺应性，如部分阴道栓，应检查其水溶液的pH值。⑧微生物限度。因栓剂临床用于腔道给药，故需进行药物微生物限度检查。⑨鉴别、含量测定。对于以化学药品或有效成分明确的中药为原料的栓剂，一般还要进行主药成分的定性鉴别和含量测定。

（洪利娅　郑金琪）

wánjì yàowù fēnxī xiàngmù

丸剂药物分析项目（analysis items of pill pharmaceutical preparations） 用于控制丸剂药物质量的检测项目。又称丸剂药品检验项目。丸剂由中药饮片细粉与/或提取物加适宜的辅料以适当工艺制成，通常为球形或类球形，为传统的中药制剂，主要供口服。丸剂按黏合剂不同可分为不同亚剂型：①蜜丸、浓缩蜜丸，以蜂蜜为黏合剂。②水蜜丸、浓缩水蜜丸，以蜂蜜和水为黏合剂。③水丸、浓缩水丸，以水或水性液体（黄酒、醋、稀药汁、糖液、含5%以下炼蜜的水溶液等）为黏合剂。④糊丸，以米糊或面糊为黏合剂。⑤蜡丸，以蜂蜡为黏合剂。

在项目设定时，除照药物制剂分析项目进行设定外，还需根据不同丸剂的属性和药物特性，设定有针对性的分析项目，并对检验操作和结果判断给予相应的规定。①性状。在检验时，除色泽、形状、气味、滋味外，还需注意丸剂外观应圆整均匀、色泽一致，无粘连现象，此外蜜丸应细腻滋润、软硬适中，蜡丸表面应光滑无裂纹、丸内不得有蜡点和颗粒。②水分。丸剂多以水、蜂蜜等作黏合剂，若含水量超过一定限度则易发霉变质，故除蜡丸外需进行药物水分检查，不同丸剂水分限度根据黏合剂不同设定。③重量差异、装量差异。为确保用药剂量的准确性，丸剂一般需进行重量差异、装量差异或装量检查；单剂量包装丸剂为保证单次给药剂量的准确性，需进行装量差异检查；多剂量包装丸剂为控制丸剂大小的均一性，需进行重量差异检查；包糖衣丸剂应在包糖衣前检查丸芯的重量差异并符合规定，包糖衣后不再检查重量差异；此外以重量标示的多剂量包装丸剂，还需进行装量检查。④溶散时限。丸剂口服后需经溶散、溶解才能被机体所吸收而达到治疗目的，其溶散效率易受药物中各成分的性质、赋形剂性质及制备工艺等因素影响，故除大蜜丸及研碎、嚼碎后用开水、黄酒等分散后服用的丸剂外，丸剂一般应进行溶散时限检查，其检查装置及检查方法同药物崩解时限分析，根据丸剂直径大小选择适当孔径筛网的吊篮，取6丸加挡板进行检查，浓缩丸和糊丸应在2h内全部溶散，其余丸剂应在1h内全部溶散。⑤指纹图谱。因丸剂为中药制剂，组分复杂，为较全面反映制剂中所含成分的种类和数量，保证产品质量的一致性，必要时应照植物药指纹图谱分析，建立中药指纹图谱或特征图谱。⑥重金属、农药残留。丸剂所用原料为中药材，其在种植和炮制等过程中易受农药、重金属等污染，故必要时应照植物药重金属分析和植物药农药残留检测，制定相关的农药残留和重金属限量检查项目。⑦微生物限度。以动植物、矿物质为原料的丸剂，还需要进行药物微生物限度检查。⑧鉴别、含量测定。对于以化学药品或有效成分明确的中药为原料的丸剂，一般还要进行主药成分的定性鉴别和含量测定。

（洪利娅　黄琴伟）

dìngjì yàowù fēnxī xiàngmù

锭剂药物分析项目（analysis items of pastille pharmaceutical preparations） 用于控制锭剂药物质量的检测项目。又称锭剂药品检验项目。锭剂是由中药饮片细粉与适宜黏合剂（或利用药粉本身的黏性）经特定工艺制成的药物制剂，通常有纺锤形、方形、长方形、圆柱形等形状，供口服或外用。锭剂的黏合剂包括蜂蜜、糯米粉等。

在项目设定时，除照药物制剂分析项目进行设定外，还需根据锭剂的属性和原料药物特性，设定有针对性的分析项目，并对检验操作及结果判定给予相应的规定。①性状。在检验时，除色泽、形状、气味、滋味外，还需注意锭剂外表平整光滑、色泽一致，无皱缩、飞边、裂隙、变形及空心。②重量差异。锭剂一般按粒给药，为确保用药剂量的准确性，锭剂一般需进行重量差异检查。③指纹图谱。因锭剂为中药制剂，组分复杂，为较全面反映制剂中所含成分的种类和数量，保证产品质量的一致性，必要时应照植物药指纹图谱分析，建立中药指纹图谱或特征图谱。④重金属、农药残留。锭剂所用原料为中药材，其在种植和炮制等过程中易受农药、重金属等污染，故必要时应照植物药重金属分析和植物药农药残留检测，制定相关的农药残留和重金属限量检查项目。⑤微生物限度。锭剂生产所用的原辅料营养丰富，易染菌，因而需进行药物微生物限度检查。⑥鉴别、含量测定。对于以化学药品或有效成分明确的中药为原料的胶囊剂，一般要进行主药成分的定性鉴别和含量测定。

（洪利娅　黄琴伟）

chájì yàowù fēnxī xiàngmù

茶剂药物分析项目（analysis items of medicinal tea preparations） 用于控制茶剂药物质量的检测项目。又称茶剂药品检验项目。茶剂由中药饮片或提取物（液）与茶叶或其他辅料混合制成，主要供口服用，民间俗称“药茶”。茶剂可分为块状茶剂（又分为不含糖块状茶剂和含糖块状茶剂）、袋装茶剂（又称袋泡茶剂）和煎煮茶剂。

在检验项目设定时，除照药物制剂分析项目进行设定外，还需根据不同茶剂的属性和药味特性设定针对性的分析项目，并对检验操作和结果判定给予相应的规定。①性状。在检验时，除色泽、形状、气味、滋味外，色泽均匀、气味纯正；还需注意袋装茶剂和煎煮茶剂应干燥、疏松，块状茶剂应无潮解现象。②水分。茶剂含水量超过一定限度易发霉变质，故需进行药物水分检查。含糖块状茶剂不得过3.0%，其余茶剂不得过12.0%。③溶化性。含糖块状茶剂应进行溶化性检查，即取样品置热水中，经搅拌后观察溶化情况，应全部溶化，可有轻微浑浊，不得有焦屑等。④重量差异、装量差异。为确保用药剂量的准确性，茶剂一般需进行重量差异或装量差异检查，块状茶剂为控制每块大小的均一性，需进行重量差异检查，袋装茶剂和煎煮茶剂为保证单剂量包装的准确性，需进行装量差异检查。⑤指纹图谱。因茶剂为中药制剂，组分复杂，为较全面反映制剂中所含成分的种类和数量，保证产品质量的一致性，必要时应照植物药指纹图谱分析，建立中药指纹图谱或特征图谱。⑥重金属、农药残留。茶剂所用原料为中药材，其在种植和炮制等过程中易受农药、重金属等污染，故必要时应照植物药重金属分析和植物药农药残留检测，制定相关的农药残留和重金属限量检查项目。⑦二氧化硫残留。硫黄熏蒸方式为传统中药养护方法，起到防腐、防霉、杀虫、杀螨和杀菌等作用，由于茶剂通常采用热水泡服或煎服，故过量的硫黄不仅直接影响茶剂的口感，而且会影响人体健康，故必要时需建立二氧化硫残留量的检测方法。⑧微生物限度。除煎煮茶剂外，其余茶剂应进行药物微生物限度检查。⑨鉴别、含量测定。对于有效成分或特征成分明确的中药为原料的茶剂，可进行主药成分的定性鉴别和含量测定。

（洪利娅　黄琴伟）

zhírùjì yàowù fēnxī xiàngmù

植入剂药物分析项目（analysis items of implants pharmaceutical preparations）

用于控制植入剂药物质量的检测项目。又称植入剂药品检验项目。植入剂也称埋植剂，是由原料药与适宜辅料制成的单剂量包装供植入体内用的药物制剂。植入剂可以是固体、凝胶或液体，如为液体，植入体内后应转化为凝胶或固体。植入剂一般采用特制的注射器植入，也可用手术切开植入，在体内持续释放药物，维持较长时间。植入剂所用的辅料必须是生物相容的，可以用生物不降解材料如硅胶，也可以用生物降解材料。如果植入剂所用辅料为不降解材料，在达到预定时间后，应将材料取出。

在植入剂药品质量检验项目设定时，除照药物制剂分析项目进行设定外，还需根据不同植入剂的属性和药物特性设定有针对性的分析项目，并对检验操作及结果判定给予相应的规定。①性状。在检验时，除形态、色泽、形状、气味外，还需注意包装完整性、外观均匀性、色泽一致性及处方组成等情况，一些植入剂含有金属和塑料组件；固体外形一般为丸状、微粒状、柱状或颗粒状；凝胶应均匀、细腻、色泽一致。②有关物质。植入剂除主药外可能含有基质辅料，主药与基质间可能发生相互作用，且在加热熔融、热压成型、辐射灭菌等工艺过程中可能发生主药部分降解，必要时应进行药物有关物质检查。③含量均匀度。植入剂除另有规定外均应进行药物含量均匀度分析。每一个标示量小于25mg或主药含量小于25%的植入剂，一般应规定进行药物含量均匀度分析。④重量差异、装量差异。对未规定检查含量均匀度的植入剂，则需要检查重量差异或装量差异。⑤释放度。植入剂应进行药物释放度分析，一般根据主药的特性选择适宜的方法。⑥残留溶剂。植入剂如果处方或生产工艺中用到有机溶剂，则要对进行药物残留溶剂检查。⑦颗粒直径。颗粒的粒径与比表面积相关，比表面积与药物的释放度相关，一些颗粒状植入剂应进行直径检查。⑧水分。一些植入剂的水分含量对质量有重要影响，应进行药物水分检查或药物干燥失重检查。⑨无菌。植入剂因用于皮下、肌肉内或其他部位的体内给药，不仅包装容器应灭菌，植入剂药品也要进行药物无菌检查。⑩鉴别、含量测定。对于以化学药品或有效成分明确的中药为原料的植入剂，一般要进行主药成分的定性鉴别和含量测定。

（洪利娅　郑金琪）

zhùshèjì yàowù fēnxī xiàngmù

注射剂药物分析项目（analysis items of injection pharmaceutical preparations）

为控制注射剂药物质量而设置的检测项目。又称注射剂药品检验项目。注射剂俗称针剂，是由药物、溶剂、辅料及特制的容器组成，专供注入机体内的一种药物制剂，通常包括注射液、注射用无菌粉末与注射用浓溶液等。根据材料和制剂工艺的不同，有脂质体注射剂、长效生物降解型微球注射剂、纳米粒注射剂、储库型控释注射剂、凝胶型注射剂等产品。注射剂药物分析项目包括注射剂装量差异分析，注射剂可见异物分析等。

在注射剂药品质量检验项目设定时，除照药物制剂分析项目进行设定外，还须考虑药物本身的特点，设置有针对性的检验项目，并对检验操作及结果判定给予相应的规定。①性状。在检验中不仅要关注注射剂包装外观有无破损，还要对液体澄明状况、溶液颜色等进行仔细检查和判定。②pH 值、澄清度。注射剂的检查项目较多，包括药物 pH 值测定、药物溶液澄清度检查等。③有关物质。对不稳定的药物注射剂需要关注杂质包括降解产物的控制，必要时设立药物有关物质检查项；容易引发临床过敏反应的部分β-内酰胺类抗生素注射剂还应进行抗生素聚合物分析。静脉注射液还应检查草酸盐、钾离子等项目。中药注射剂应进行注射剂有关物质检查，一般应包括蛋白质、鞣质、树脂等检查。④水分。注射用冻干制剂一般应进行药物水分检查。⑤装量差异。注射用无菌粉末应进行注射剂装量差异检查。⑥含量均匀度。一些注射剂须按规定进行药物含量均匀度分析。⑦渗透压。静脉输液及椎管注射用注射液需进行渗透压摩尔浓度检查。⑧可见异物。注射剂内不得含有肉眼可见的混浊、异物或混悬物，故应进行药物可见异物检查。⑨不溶性微粒。静脉用溶液型注射液、注射用无菌粉末及注射用浓溶液需进行药物不溶性微粒检查。⑩抑菌剂。注射剂尤其要关注安全性指标的设定，加有抑菌剂的注射剂，应对抑菌剂的用量和效力是否符合要求进行检查。⑪抗氧剂。加入抗氧剂的注射剂，需要进行抗氧剂种类和用量的检查。⑫无菌。注射剂应采用适宜的方法灭菌，并进行药物无菌检查，以确保成品的灭菌质量。⑬内毒素。供静脉及脊椎注射的制剂应进行细菌内毒素检查或药物热原检查。⑭溶血、过敏反应。注射剂不能引起对组织的刺激性或发生毒性反应，必要时应进行药物溶血检查、过敏反应检查等。⑮异常毒性、降压物质。根据药物主成分来源的不同，一些注射剂尚需进行药物异常毒性检查、药物降压物质分析。⑯抽针试验。混悬型注射用无菌粉末如注射用苄星青霉素等一般还要进行抽针试验，即用规定号注射针头抽取内容物与合适溶剂混合振摇制成混悬液，考察注射器推动过程中药液通过针头的过程是否顺畅，有无阻塞。⑰重金属、有害元素残留量。另中药注射剂还需对重金属及有害元素残留量进行检查。⑱包封率。脂质体注射剂是利用磷脂双分子层膜所形成的囊泡包裹药物分子而制成的制剂，具有靶向给药功能，应关注并检查包封率。⑲鉴别、含量测定。对于以化学药品或有效成分明确的中药为原料的注射剂，一般要进行主药成分的定性鉴别和含量测定。

（洪利娅　陈　悦）

zhùshèjì zhuāngliàng chāyì fēnxī

注射剂装量差异分析（analysis of injection filling variation）在规定条件下对注射剂实际所含内容物的量与标示量符合程度的检验。又称装量差异检查，属于注射剂药物分析项目之一，其检查方法在历版药典中均有收载，主要用于控制药物剂量单位均匀性，以确保临床用药剂量的准确和安全。

检验方法一般按药典附录中的规定和要求进行。注射液及注射用浓溶液单剂量样品标示装量不大于 2ml 者，取 5 支（瓶）；2ml 以上至 50ml 者，取 3 支（瓶）。用相应体积的干燥注射器及注射针头转移至经标化的量入式量筒内，量筒的大小应使待测体积至少占其额定体积的 40%，检视体积。测定油溶液、乳状液或混悬液时，应先加温摇匀，再用干燥注射器及注射针头抽尽后，同前法操作。每支（瓶）的装量均不得少于其标示量。对于小规格标示装量以容量计者，可改用重量法检查，采用重量除以相对密度计算装量。预装式注射器和弹筒式装置的样品与所配注射器、针头或活塞装配后将样品缓慢连续注入容器，按单剂量样品要求进行装量检查，应不低于标示量。

标示装量为 50ml 以上的注射液及注射用浓溶液照最低装量检查法检查，要求平均装量不少于标示量，每个容器装量不少于平均装量的 97%。重量法适用于标示装量以重量计者，即取样品 3 个，除去外盖和标签，容器外壁用适宜的方法清洁并干燥，分别精密称定重量，除去内容物，容器用适宜的溶剂洗净并干燥，再分别精密称定空容器的重量，求出每个容器内容物的装量与平均装量，均应符合规定。容量法则适用于标示装量以容量计者，取样品 3 个将内容物转移至预经标化的干燥量筒中，量具的大小应使待测体积至少占其额定体积的40%，黏稠液体倾出后，应将容器倒置15min，尽量倾净。读出每个容器内容物装量，并求平均装量，均应符合规定。以上二法检查中如有1个容器装量不符合规定，则另取3个复试，应全部符合规定。平均装量与每个容器装量（按标示装量计算百分率），取3位有效数字进行结果判断。

注射用无菌粉末通常照装量差异检查法检查。取样品5支（瓶），除去标签（铝盖），容器外壁用乙醇擦净，干燥，称定总重。然后倾出内容物，容器用水或乙醇洗净干燥后，再分别精密称定每一容器的重量，求出每支（瓶）的装量与平均装量。平均装量或标示装量为0.05g及以下者，装量差异不得过±15%；0.05g以上至0.15g者不得过±10%；0.15g以上至0.50g者不得过±7%；0.50g以上者不得过±5%。每支（瓶）装量与平均装量相比较（如有标示装量，则与标示装量相比较），应符合上述规定，如有其中1支（瓶）不符合规定，应另取10瓶（支）复试，应符合规定。

凡规定检查含量均匀度的注射用无菌粉末，一般不再进行装量差异检查。

（洪利娅　陈　悦）

zhùshèjì kějiàn yìwù fēnxī

注射剂可见异物分析（analysis of injection clarity）　在规定条件下对注射剂中目视可观察到的异物进行的检验。又称澄明度检查。属于注射剂药物分析项目之一。可见异物其粒径或长度通常大于50μm，分为明显可见异物和微细可见异物，如金属屑、玻璃屑、长度超过2mm的纤维、最大粒径超过2mm的块状物以及静置一定时间后轻轻旋转时肉眼可见的烟雾状微粒沉积物、无法计数的微粒群或摇不散的沉淀，以及在规定时间内较难计数的蛋白质絮状物等。

分析按药典附录中可见异物检查法的规定和要求进行。按检测方法的不同，可分为灯检法和光散射法。灯检法即目视观测法，应在暗室中用专用澄明度检查装置进行。光散射法通过对溶液中不溶性物质引起的光散射能量的测量，并与规定的阈值比较，达到检查可见异物的目的。常用灯检法，灯检法不适用的品种可选用光散射法。

灯检法　注射液取20支（瓶），注射用无菌制剂取5支（瓶），试验样品应随机抽取。用适宜的溶剂和适当的方法使药粉完全溶解后进行检查。将样品置遮光板边缘处，在清晰观测距离处（通常为25cm），手持容器颈部，轻轻旋转和翻转容器，使药液中可能存在的可见异物悬浮，分别在黑色和白色背景下目视检查，重复观察。用无色透明容器包装的无色供试品溶液，灯检法检查时被观察供试品所处光照度应为1000~1500lx；用透明塑料容器包装、棕色透明容器包装的供试品或有色供试品溶液，光照度应为2000~3000lx；混悬型供试品或乳状液，光照度应增加至约4000lx。

光散射法　样品数量及前处理方法同灯检法。将样品置于专用仪器装置上检测3次并记录检测结果。凡仪器判定有1次不合格者，用灯检法确认。深色透明容器包装或液体色泽深于7号标准比色液等的灯检法检查困难的品种应选用光散射法，遇不合格时不用灯检法确认。混悬型、乳状液型注射液不能使用光散射法。

结果判定　样品中不得检出明显可见异物。如检出点状物、2mm以下的短纤维和块状物、半透明的小于约1mm的细小蛋白质絮状物或蛋白质颗粒等微细可见异物，静脉用注射液初试20支（瓶）中如1支（瓶）检出，需进行复试；如2支（瓶）或以上检出，直接判为不符合规定；初、复试40支（瓶）中超过1支（瓶）检出，判为不符合规定。非静脉用注射液初试20支（瓶）中如1~2支（瓶）检出，需进行复试；如2支（瓶）以上检出，直接判为不符合规定；初、复试40支（瓶）中超过2支（瓶）检出，判为不符合规定。冻干型注射用无菌制剂每支（瓶）中微细可见异物不得过3个；非冻干型注射用无菌制剂每支（瓶）中微细可见异物不得过5个。5支（瓶）如有1支（瓶）不符合规定，另取10支（瓶）同法复试，均应符合规定。

混悬液与乳状液仅对明显可见异物进行检查。

（洪利娅　陈　悦）

kǒufú yètǐ zhìjì yàowù fēnxī xiàngmù

口服液体制剂药物分析项目（analysis items of oral liquid preparations）　用于控制口服液体制剂药物质量的检测项目。又称口服液体制剂药品检验项目。包括口服溶液剂药物分析项目、口服混悬剂药物分析项目和口服乳剂药物分析项目。口服液体制剂由原料药与适宜的辅料制成，供口服用。用适宜量具以小体积或以滴计量的口服液体制剂亦称为滴剂。口服混悬剂也可以制备成干混悬剂，以固态形式包装，临用前配成混悬液。

在口服液体制剂药品质量检验项目设定时，除照药物制剂分析项目进行设定外，还需根据口服液体制剂的特性，设定有针对性的分析项目，并对检验操作及结果判定给予相应的规定。①性状。在检验时，除色泽、气味外，还需注意不得有酸败、变色、异物、气体或发霉等其他变质现象；口服乳剂应呈均匀的乳白色，可以有相位分离的现象，口服混悬剂允许出现沉淀物，但振摇后均应易分散。②有关物质。口服液体制剂除主药外可能加有抑菌剂、矫味剂、乳化剂、分散剂、助悬剂、助溶剂、润湿剂、增稠剂、缓冲剂、稳定剂以及色素等，主药与辅料间可能发生相互作用发生主药部分降解，必要时应进行药物有关物质检查。③稳定性。口服乳剂应进行物理稳定性检查，即使用半径为 10cm 的离心机以每分钟 4000 转的转速离心 15min，也不应有分层现象。④沉降体积比。口服混悬剂的混悬物应分散均匀，放置后若有沉淀物，不应结块或聚集，振摇后应易再分散，应检查沉降体积比。⑤酸碱度、pH 值。口服液体制剂的酸碱度对服用顺应性及部分药物的稳定性有一定影响，同时有助于评价工艺的一致性，一般应进行 pH 值检查，干混悬剂应进行酸碱度检查。⑥抑菌效力、抑菌剂。加抑菌剂的口服液体制剂，研发期应进行抑菌效力检查，上市后一般应进行抑菌剂检查。⑦含量均匀度。每一个标示量小于 25mg 或主药含量小于 25% 的干混悬剂一般应进行药物含量均匀度分析，未规定检查含量均匀度的干混悬剂应进行重量差异检查。⑧装量差异。单剂量包装的口服滴剂应进行装量差异检查；多剂量包装的口服溶液剂、口服混悬剂、口服乳剂和口服滴剂应进行装量检查。⑨相对密度。口服液体制剂中可能加有矫味剂、助溶剂和增稠剂等，一般应进行相对密度检查。⑩水分、干燥失重。干混悬剂一般应进行药物水分检查或药物干燥失重检查。⑪粒度。药物的粒度与药物的溶解和吸收相关，部分难溶性药物干混悬剂应进行粒度检查。⑫溶出度。药物的溶出度与药物吸收相关，部分干混悬剂应进行药物溶出度检查（见药物溶出度分析）。⑬微生物限度。口服液体制剂还需要进行药物微生物限度检查，以防止生产及储存中的微生物污染。⑭鉴别、含量测定。对于以化学药品或有效成分明确的中药为原料的口服液体制剂，一般还要进行主药成分的定性鉴别和含量测定。

（洪利娅　郑金琪）

tángjiāngjì yàowù fēnxī xiàngmù

糖浆剂药物分析项目（analysis items of syrup）　用于控制糖浆剂药物质量的检测项目。又称糖浆剂药品检验项目。糖浆剂由原料药、蔗糖或与适宜附加剂制成的水溶液，供口服给药。糖浆剂的制备方法一般为用新沸过的水溶解药物，如为饮片应提取、纯化、浓缩至一定体积，加入单糖浆；或直接加入蔗糖用水溶解，煮沸，必要时滤过，并自滤器上添加适量新沸过的水至规定处方量。100ml 糖浆剂含蔗糖量不低于 45g。

在糖浆剂药品质量检验项目设定时，除照药物制剂分析项目进行设定外，还需根据不同糖浆剂的属性和药物特性，设定有针对性的分析项目，并对检验操作和结果判断给予相应的规定。①性状。对糖浆剂首先要检验其性状，观察是否为澄清黏稠的液体，不得有发霉、酸败、产生气体或其他变质现象，但允许有少量摇之易散的沉淀。②有关物质。糖浆剂除主药和蔗糖外还可能含有附加剂，主药与蔗糖和附加剂间可能发生相互作用，且在溶解、提取、纯化、浓缩或煮沸等工艺过程中可能发生主药部分降解，必要时应进行药物有关物质检查。③抑菌效力、抑菌剂。加抑菌剂的糖浆剂，研发期需进行抑菌效力检查，上市后一般应进行抑菌剂检查。④相对密度。糖浆剂一般需检查相对密度，以控制含糖量。⑤pH 值。溶液的酸碱度对服用顺应性及部分药物的稳定性有一定影响，部分糖浆剂应检查溶液的 pH 值。⑥微生物限度。因糖浆剂易滋生微生物，需要进行药物微生物限度检查。⑦鉴别、含量测定。对于以化学药品或有效成分明确的中药为原料的糖浆剂，一般要进行主药成分的定性鉴别和含量测定。

（洪利娅　郑金琪）

dīngjì yàowù fēnxī xiàngmù

酊剂药物分析项目（analysis items of tincture pharmaceutical preparations）　用于控制酊剂药物质量的检测项目。也称酊剂药品检验项目。酊剂由一定浓度的乙醇提取或溶解原料药物制成，亦可用流浸膏稀释制成，供内服或外用。酊剂可分为中药酊剂、化学药物酊剂和复方酊剂，其中中药酊剂又可分为含毒剧药材的中药酊剂和其他中药酊剂，含毒剧药材的中药酊剂每 100ml 应相当于原饮片 10g，其他中药酊剂每 100ml 应相当于原饮片 20g。

在酊剂药品质量检验项目设定时，除照药物制剂分析项目进行设定外，还需根据不同酊剂的属性和药物特性设定有针对性的分析项目，并对检验操作和结果判定给予相应的规定。①性状。

性状检验观察制剂色泽、气味、澄清度等，但久置的酊剂允许有少量摇之易散的沉淀。②毒性成分限度。含毒剧药材的中药外用酊剂需进行植物药毒性成分限度检查。③有关物质。化学药物酊剂必要时需进行药物有关物质检查。④乙醇量、甲醇量。酊剂以乙醇为辅料，其质量直接影响制剂的质量，故需进行乙醇量和甲醇量检查（见酒剂药物分析项目）。⑤指纹图谱。因中药酊剂成分复杂，为较全面反映制剂中所含成分的种类和数量，保证产品质量的一致性，必要时需照植物药指纹图谱分析，建立中药指纹图谱或特征图谱。⑥农药、重金属。中药酊剂所用原料为中药材，其在种植和炮制等过程中易受农药、重金属等污染，故必要时需照植物药重金属分析和植物药农药残留检测，制定相关的农药残留和重金属限量检查项目。⑦微生物限度。酊剂是液体制剂，虽含有一定量的乙醇，但控制不好也容易滋生细菌，故需进行药物微生物限度检查。⑧鉴别、含量测定。对于以化学药品或有效成分明确的中药为原料的酊剂，一般还要进行主药成分的定性鉴别和含量测定。

（洪利娅　黄琴伟）

yǎnyòng zhìjì yàowù fēnxī xiàngmù

眼用制剂药物分析项目（analysis items of ophthalmic preparations）

用于控制眼用制剂药物质量的检测项目。又称眼用制剂药品检验项目。眼用制剂由原料药与适宜的辅料制成，要求无菌，直接用于眼部发挥治疗作用。眼用制剂可分为眼用液体制剂（滴眼剂、洗眼剂、眼内注射溶液）、眼用半固体制剂（眼膏剂、眼用乳膏剂、眼用凝胶剂）和眼用固体制剂（眼膜剂、眼丸剂、眼内插入剂）等。眼用液体制剂可以固态形式包装，另备专用溶剂，临用前配成溶液或混悬液；眼用凝胶剂可以制备成溶液，滴入眼部后快速形成凝胶，称为眼用原位凝胶剂或眼用即型凝胶剂。

在眼用制剂药品质量检验项目设定时，除照药物制剂分析项目进行设定外，还需根据不同眼用制剂的属性和药物特性设定有针对性的分析项目，并对检验操作和结果判定给予相应的规定。①性状。在检验时除形态、色泽、气味外，还需注意混悬型滴眼剂若出现沉淀物，振摇后应易分散；眼用半固体制剂应均匀、细腻、色泽一致、易涂布；眼丸剂一般为球形、类球形或环形；眼内插入剂应具有适当的大小和形状。②有关物质。眼用制剂除主药外可能加有调节渗透压、pH 值、黏度、增加药物溶解度和制剂稳定性的辅料，还可能加有适宜浓度的抑菌剂和抗氧剂，主药与辅料间可能发生相互作用，且在生产工艺过程中可能发生主药部分降解，必要时应进行药物有关物质检查。③渗透压。为提高相容性，降低刺激性，水溶液型滴眼剂、洗眼剂和眼内注射溶液应与泪液等渗，检查渗透压，即阻止溶剂通过半透膜由低浓度溶液向高浓度溶液扩散所需施加的压力；通常以渗透压摩尔浓度表示，反映溶液中各种溶质对溶液渗透压贡献的总和，单位通常以每千克溶剂中溶质的毫渗透压摩尔来表示；也可以用渗透压摩尔浓度比表示，即样品溶液与0.9%（g/ml）氯化钠标准溶液的渗透压摩尔浓度比率。④沉降体积比。混悬型滴眼剂应检查沉降体积比。⑤pH 值。对药品眼用液体制剂的酸碱度要求比较严格，以避免使用时产生眼部刺激，一般应进行 pH 值检查。⑥抑菌效力、抑菌剂。加抑菌剂的眼用制剂，研发期应进行抑菌效力检查，上市后一般应进行抑菌剂检查。⑦抗氧剂。如眼用制剂的主药易氧化，在制剂中加入适当抗氧剂，一般应进行抗氧剂检查。⑧可见异物。滴眼剂和眼内注射溶液需要检查可见异物（见药物可见异物检查）。⑨粒度。混悬型滴眼剂和含饮片原粉的眼用制剂应进行粒度检查。⑩金属性异物。采用金属材料包装的眼用半固体制剂应进行金属性异物检查。⑪含量测定、含量均匀度。一般需要对主要有效成分进行含量测定。每一个标示量小于25mg 或主药含量小于25%的单剂量眼用制剂一般还要进行药物含量均匀度分析。⑫无菌。眼用制剂需要进行药物无菌检查。⑬装量差异。未规定检查含量均匀度的单剂量眼用固体制剂和半固体制剂，应进行装量差异检查；单剂量眼用液体制剂和多剂量眼用制剂，应进行装量检查。⑭鉴别。对于有效成分明确的眼用制剂，未做含量测定的成分，一般要进行定性鉴别检验。

（洪利娅　郑金琪）

bíyòng zhìjì yàowù fēnxī xiàngmù

鼻用制剂药物分析项目（analysis items of nasal preparations）

用于控制鼻用制剂药物质量的检验项目。也称鼻用制剂药品检验项目。鼻用制剂由原料药与适宜的辅料制成，用于鼻腔发挥局部或全身治疗作用。鼻用制剂可分为鼻用液体制剂（滴鼻剂、洗鼻剂、鼻用喷雾剂、鼻用气雾剂）、鼻用半固体制剂（鼻用软膏剂、鼻用乳膏剂、鼻用凝胶剂）和鼻用固体制剂（鼻用散剂、鼻用粉雾剂、鼻用棒剂）。鼻用液体制剂也可以固态形式包装，另备溶剂，临用前配成溶液或混悬液。

在鼻用制剂药品质量检验项目设定时，除照药物制剂分析项目进行设定外，还需根据不同鼻用制剂的属性和特性设定有针对性的分析项目，并对检验操作和结果判断给予相应的规定。①性状。除形态、色泽、气味外，鼻用溶液剂应澄清，不得有沉淀和异物；鼻用混悬剂若出现沉淀物，振摇后应易分散；鼻用乳液若出现油相与水相分离，振摇后应易恢复成乳液；鼻用半固体制剂应均匀、细腻、易涂布。②有关物质。鼻用制剂除主药外可能加有辅料，用于调节渗透压、pH 值、黏度、增加药物溶解度和制剂稳定性或予以赋形的，多剂量水性介质的鼻用制剂还可能加有适宜浓度的抑菌剂，主药与辅料间可能发生相互作用，且在溶解、制膏、成型等工艺过程中可能发生主药部分降解，必要时应进行药物有关物质检查。③pH 值。鼻用制剂要避免对鼻腔的刺激，酸碱度要适宜，故鼻用液体制剂一般要进行 pH 值检查。④渗透压。水性介质的鼻用液体制剂应等渗，检查渗透压摩尔浓度。⑤沉降体积比。混悬型鼻用液体制剂的沉降物不应结块或聚集，振摇后应易再分散，应检查沉降体积比。⑥抑菌效力。加抑菌剂的鼻用制剂，研发期应进行抑菌效力检查。⑦粒度。鼻用散剂和粉雾剂一般应进行粒度检查。⑧递送剂量均一性。混悬型和乳液型定量鼻用气雾剂、混悬型和乳液型定量鼻用喷雾剂及多剂量储库型鼻用粉雾剂应进行递送剂量均一性检查（见气雾剂药物分析项目）。⑨含量测定、含量均匀度。一般需要检测主要有效成分的含量。每一个标示量小于 25mg 或主药含量小于 25% 的单剂量包装的鼻用制剂一般应进行药物含量均匀度分析。⑩装量差异。对于未规定检查含量均匀度的单剂量包装的鼻用固体制剂和半固体制剂要进行装量差异检查，鼻用液体制剂和多剂量包装的鼻用固体制剂和半固体制剂要进行装量检查。⑪无菌、微生物限度。用于手术、创伤或临床必须无菌的鼻用制剂，应进行药物无菌检查，其他鼻用制剂应进行药物微生物限度检查。⑫鉴别、含量测定。对于以化学药品或有效成分明确的中药为原料的鼻用制剂，一般要进行主药成分的定性鉴别和含量测定。

鼻用制剂中的液体制剂（如滴鼻剂、洗鼻剂、鼻用喷雾剂、鼻用气雾剂）、半固体制剂（如鼻用软膏剂、鼻用乳膏剂、鼻用凝胶剂）和固体制剂（如鼻用散剂、鼻用粉雾剂、鼻用棒剂）等，还应符合相应剂型项目的有关规定。

（洪利娅　郑金琪）

ěryòng zhìjì yàowù fēnxī xiàngmù

耳用制剂药物分析项目（analysis items of aural preparations）

用于控制耳用制剂药物质量的检测项目。又称耳用制剂药品检验项目。耳用制剂由原料药与适宜的辅料制成，直接用于耳部发挥局部治疗作用。耳用制剂可分为耳用液体制剂（滴耳剂、洗耳剂、耳用喷雾剂）、耳用半固体制剂（耳用软膏剂、耳用乳膏剂、耳用凝胶剂、耳塞）和耳用固体制剂（耳用散剂、耳用丸剂）等。耳用液体制剂也可以固态形式包装，另备溶剂，临用前配成溶液或混悬液。

在耳用制剂药品质量检验项目设定时，除照药物制剂分析项目进行设定外，还需根据不同耳用制剂的属性和特性设定有针对性的分析项目，并对检验操作和结果判定给予相应的规定。①性状。检验时除形态、色泽、气味外，还需注意耳用溶液应澄清，不得有沉淀和异物；耳用混悬液若出现沉淀物，振摇后应易分散；耳用乳液若出现油相与水相分离，振摇后应易恢复成乳液；耳用半固体制剂应均匀、细腻、易涂布。②有关物质。耳用制剂除主药外可能加有调节 pH 值、黏度、张力、增加药物溶解度和提高制剂稳定性的辅料，还可能加有适宜浓度的抑菌剂，主药与辅料间可能发生相互作用，必要时要进行药物有关物质检查。③沉降体积比。混悬型滴耳剂的沉降物不能结块或聚集，振摇后应易再分散，要检查沉降体积比。④粒度。耳用散剂和粉雾剂一般应进行粒度检查。⑤pH 值。耳用液体制剂一般应进行 pH 值检查。⑥抑菌效力。加抑菌剂的耳用制剂，研发期要进行抑菌效力检查。⑦含量测定、含量均匀度。一般要对主要药效成分进行含量测定。此外，每一个标示量小于 25mg 或主药含量小于 25% 的单剂量给药的耳用制剂一般要进行药物含量均匀度分析。⑧装量差异。未规定检查含量均匀度的单剂量给药耳用固体制剂需要进行装量差异检查，多剂量给药的耳用制剂还要进行装量检查。⑨无菌、微生物限度。用于手术、耳部伤口或耳膜穿孔的滴耳剂与洗耳剂，须进行药物无菌检查，其他耳用制剂须进行药物微生物限度检查。⑩鉴别。对于以化学药品或有效成分明确的中药为原料的耳用制剂，未规定做含量测定的其他主要成分，一般要对该主药成分进行定性鉴别检验。

对耳用喷雾剂、半固体制剂、软膏剂、乳膏剂、凝胶剂、耳塞等制剂还应符合相应剂型药物制剂分析项目的有关规定。

（洪利娅 郑金琪）

cháji yàowù fēnxī xiàngmù

搽剂药物分析项目（analysis items of liniment pharmaceutical pre-parations） 用于控制搽剂药物质量的检测项目。也称搽剂药品检验项目。属于药物制剂分析项目之一。搽剂由药物与适宜的溶剂制成，常为溶液、乳状液或混悬液，供无破损皮肤擦抹使用，可产生全身性或局部作用。溶剂一般为水、乙醇、液状石蜡、甘油或植物油等。

在设定搽剂药品质量检验项目时，除照药物制剂分析项目进行设定外，还需根据搽剂的药物属性和所用溶剂的不同设定针对性的分析项目，并对检验操作及结果判定给予相应的规定。①性状。检验时除色泽、形态外，还需注意混悬液若有沉淀经振摇后应能分散、乳状液若出现油水分离经振摇后应能恢复乳状。②pH值。若使用水或乙醇为溶剂，因溶液的酸碱度对顺应性及部分药物的稳定性有一定影响，故需进行药物制剂 pH 值测定。③相对密度。同时还需进行相对密度检查，即在 20℃ 时测定搽剂的密度与水的密度之比，以此检查药品的纯杂程度。④乙醇量。若使用乙醇为溶剂，则需进行乙醇量检查（见酒剂药物分析项目）。⑤折光率。若使用油为溶剂，则应进行药物折光率测定，以区别不同的油类。⑥酸败度。一些搽剂在贮藏过程中可能发生缓慢而复杂的化学反应导致酸败，故还需要进行酸败度测定，通过测定酸值、羰基值和过氧化值以控制其酸败程度。⑦抑菌效力。因搽剂中可加入适量的抑菌剂，故研发期应进行抑菌效力检查，通过测定制剂的抑菌活性，以对最终产品的抑菌效力进行评价。⑧微生物限度。搽剂为液体制剂，容易滋生细菌，故要进行药物微生物限度检查。⑨鉴别、含量测定。对于以化学药品或有效成分明确的中药为原料的搽剂，一般要进行主药成分的定性鉴别和含量测定。

（洪利娅 阮 昊）

tújì yàowù fēnxī xiàngmù

涂剂药物分析项目（analysis items of pigmentum pharmaceutical preparations） 用于控制涂剂药物质量的检测项目。又称涂剂药品检验项目。属于药物制剂分析项目之一。涂剂由药物与适宜溶剂制成，常为水性或油性的溶液、乳状液或混悬液，临用前用消毒纱布或棉球等柔软物蘸取涂抹于皮肤或口腔与喉部黏膜；也可为无菌冻干制剂，临用前用无菌溶剂制成溶液，供创伤面涂抹治疗用。涂剂中药物一般为消毒或消炎药物，溶剂一般为甘油，也可用乙醇、植物油等。

在项目设定时，除照药物制剂分析项目进行设定外，还需根据涂剂的药物属性和所用溶剂的不同设定有针对性的分析项目，并对检验操作及结果判定给予相应的规定。①形状。在性状检验时，除色泽、形态外，还需注意混悬液若有沉淀经振摇后应能分散、乳状液若出现油水分离经振摇后应能恢复乳状。②折光率。使用油为溶剂的涂剂药品，则要进行药物折光率测定，以区别不同的油类。③酸败度。又因涂剂在贮藏过程中将发生缓慢而复杂的化学反应导致酸败，故还应进行酸败度测定，通过测定酸值、羰基值和过氧化值以控制其酸败程度。④抑菌效力。涂剂中可加入适量的抑菌剂，故研发期应进行抑菌效力检查，通过测定制剂的抑菌活性，以对最终产品的抑菌效力进行评价。⑤总固体量。若使用乙醇为溶剂，应在 20℃ 下检查每 1ml 涂剂的重量（g）；还应检查总固体量。⑥无菌。用于烧伤或严重创伤的涂剂应进行药物无菌检查。⑦微生物限度。涂剂主要供创伤面涂抹治疗用，需要进行药物微生物限度检查。⑧鉴别、含量测定。一般要对涂剂中的主要药物成分进行定性鉴别或含量测定。

（洪利娅 阮 昊）

dīwánjì yàowù fēnxī xiàngmù

滴丸剂药物分析项目（analysis items of dropping pills pharmaceutical preparations） 用于控制滴丸剂药物质量的检测项目。又称滴丸剂药品检验项目。属于药物制剂分析项目之一。滴丸剂由原料药物与适宜的基质加热熔融混匀，滴入不相混溶、互不作用的冷凝介质中收缩冷凝制成，通常为球形或类球形，原料药物一般为化学药或中药。滴丸基质包括水溶性基质和非水溶性基质。滴丸剂可分为速效高效滴丸、缓释控释滴丸、溶液滴丸、肠溶滴丸、外用滴丸等。

在设定滴丸剂质量检验项目时，除照药物制剂分析项目进行设定外，还需根据不同滴丸剂的属性和药物特性，设定有针对性的分析项目，并对检验操作和结果判断基于相应的规定。①形状。在滴丸性状检验时，除色泽、形状、气味、滋味外，还需注意滴丸剂外观应圆整均匀、色泽一致，并且无粘连现象，表面无冷凝介质黏附。②有关物质。滴丸剂除主药外还含有基质，主药与基质间可能发生相互作用，且在加热熔融过程中主药可能会部分降解，故必要时应进行药物有关物质检查。③含量均匀度。为确保用药剂量的均一性，化学药滴丸一般应进行药物含量均匀度分析。④装量差异。未规定检查含量均匀度的滴丸剂，单剂量包装者需进行装量差异检查；多剂量包装者需进行重量差异检查，但包糖衣滴丸剂应在包糖衣前检查丸芯的重量差异，包糖衣后不再检查重量差异。⑤药物溶出度。滴丸剂口服后需经溶散、溶解才能被机体所吸收而达到治疗的目的，其溶散效率易受药物中各成分性质、基质性质、制备工艺等因素影响，故化学药滴丸一般应进行药物溶出度分析。⑥溶散时限。中药滴丸应进行溶散时限检查（见药物崩解时限分析）。⑦中药指纹图谱。中药滴丸剂组分复杂，为较全面反映制剂中所含成分的种类和数量，保证产品质量的一致性，必要时应照植物药指纹图谱分析，建立中药指纹图谱或特征图谱。⑧农药、重金属。中药滴丸剂所用原料为中药材，其在种植和炮制等过程中易受农药、重金属等污染，故必要时应照植物药重金属分析和植物药农药残留检测，制定相关的农药残留和重金属限量检查项目。⑨微生物限度。以动植物、矿物质为原料的滴丸剂，应进行药物微生物限度检查。⑩鉴别、含量测定。为确保滴丸剂药品的有效性和用药的准确性，一般要对主要药效成分进行定性鉴别和含量测定。

（洪利娅　黄琴伟）

xǐjì yàowù fēnxī xiàngmù

洗剂药物分析项目（analysis items of lotion pharmaceutical preparations）　用于控制洗剂药物质量的检测项目。又称洗剂药品检验项目。洗剂由药物与适宜溶剂制成，常为溶液、乳状液或混悬液，供清洗或涂抹无破损皮肤或腔道用。溶剂一般为水、乙醇或油等。

在洗剂药品质量检验项目设定时，除照药物制剂分析项目进行设定外，还需根据洗剂的药物属性和所用溶剂的不同设定有针对性的分析项目。①性状。检验时除色泽、形态和溶液澄清度外，还需注意混悬液若有沉淀经振摇后应能分散、乳状液若出现油水分离经振摇后应能重新形成乳状液。②pH 值。若使用水或稀乙醇为溶剂，因溶液的酸碱度对顺应性及部分药物的稳定性有一定影响，故需进行药物 pH 值测定。③相对密度。洗剂一般需进行相对密度检查，即在 20℃ 时测定洗剂的密度与水的密度之比，以此检查药品的纯杂程度；总固体。对于一些以中药提取物为原料药的洗剂还需进行总固体检查。④乙醇量。若使用乙醇为溶剂，则需进行乙醇量检查（见酒剂药物分析项目）。⑤有关物质。洗剂除主药外还可能含有乳化剂、抑菌剂、抗氧剂等辅料，主药与辅料间可能发生相互作用，且制备或贮存过程中主药可能发生部分降解，故必要时应进行药物有关物质检查。⑥粒度。对于混悬型洗剂，应利用显微镜法检查其粒度，不得检出粒径大于某特定值的微粒。⑦黏度。对于较黏稠的洗剂，应进行黏度测定，以确保洗剂可以较好地应用于大面积的皮肤。⑧微生物限度。洗剂应进行药物微生物限度检查。⑨鉴别、含量测定。对于以化学药品或有效成分明确的中药为原料的洗剂，一般要进行主药成分的定性鉴别和含量测定。

（洪利娅　阮　昊）

chōngxǐjì yàowù fēnxī xiàngmù

冲洗剂药物分析项目（analysis items of rinse pharmaceutical preparations）　用于控制冲洗剂药物质量的检测项目。又称冲洗剂药品检验项目。冲洗剂由药物、电解质或等渗调节剂加注射用水溶解制成，也可以仅是注射用水，供冲洗开放性伤口或腔体用，为无菌溶液。

在冲洗剂药品质量检验项目设定时，除照药物制剂分析项目进行设定外，还需根据冲洗剂主药用途属性和所用溶剂的不同设定有针对性的分析项目。①性状。在检验时除色泽、形态外，还需注意冲洗剂应澄清。②渗透压。因冲洗剂通常调节至等渗，故应进行渗透压摩尔浓度测定。③酸碱度。因溶液的酸碱度对顺应性及部分药物的稳定性有一定影响，故需进行药物 pH 值测定。④乙醇量。对含有乙醇的冲洗剂，需利用药物气相色谱分析技术测定乙醇量。⑤有关物质。冲洗剂除主药外还可能加入乳化剂、抑菌剂、抗氧剂等辅料，主药与辅料间可能发生相互作用，且制备或贮存过程中主药可能发生部分降解，故必要时应进行药物有关物质检查。⑥抑菌效力。因冲洗剂中可加入适量的抑菌剂，故研发期应进行抑菌效力检查，通过测定抑菌活性，以对最终产品的抑菌效力进行评价。⑦细菌内毒。因冲洗剂主要用于开放性伤口或腔体，规定应为无菌溶液，故需进行细菌内毒检查，其每 1ml 中含细菌内毒素的量应小于 0.50EU。⑧热原、无菌。对无法进行细菌内毒素检查的品种应进行热原检查。同时进行药物无菌检查。⑨鉴别、含量测定。对于以化学药品或有效成分明确的中药为原料的冲洗剂，一般要进行主药成分的定性鉴别和含量测定。

（洪利娅　阮　昊）

guànchángjì yàowù fēnxī xiàngmù

灌肠剂药物分析项目（analysis items of enema pharmaceutical preparations）　用于控制灌肠剂药物质量的检测项目。也称灌肠剂药品检验项目。灌肠剂有水性溶液、油性溶液、乳状液和混悬液等多种，使用时灌注于直肠，以达到治疗、诊断或营养的目的。根据使用目的和临床作用不同，可分为泻下灌肠剂、含药灌肠剂和营养灌肠剂等；其中泻下灌肠剂，以排便或灌洗为目的又称清除灌肠剂；含药灌肠剂，药物通过直肠部位起局部作用或吸收后发挥全身作用；营养灌肠剂系患者不能经口摄取营养而应用的含有营养成分的液体药剂。因含药灌肠剂和营养灌肠剂需较长时间保留在肠中，故又称保留灌肠剂。

在灌肠剂药品检验项目设定时，除照药物制剂分析项目进行设定外，还需根据灌肠剂的应用目的和所用处方、溶剂的不同设定有针对性的分析项目，并对检验操作及结果判定给予相应的规定。①性状。在进行灌肠制剂性状检查时，除色泽、物理形态外，还需注意混悬液如有沉淀经振摇后应能分散，乳状液如出现油水分离经振摇后应能恢复乳状。保留灌肠剂可加入适量附加剂以增加其黏度，故还应对溶液的流动性如黏稠程度做出描述。②pH 值。因溶液的酸碱度对临床顺应性及部分药物的稳定性有一定影响，故需进行药物 pH 值测定。③溶液颜色。部分灌肠剂要求进行药物溶液颜色检查，如小儿安乃近灌肠液，该灌肠液中除安乃近外，还加入聚乙烯醇、吐温、羟苯乙酯、依地酸二钠等，较为黏稠，必要时可温热，使之澄清后再与规定色号的标准比色液进行比较。④鉴别、含量测定。对于含有化学药品或有效成分明确的中药的灌肠剂，一般要进行主药成分的定性鉴别和含量测定。⑤抑菌效力。灌肠剂中可加入适量的抑菌剂，故研发期应进行抑菌效力检查，通过测定其抑菌活性，从而对最终产品的抑菌效力做出评价。⑥微生物限度。因临床用于腔道给药，故需进行药物微生物限度检查，以控制灌肠剂受微生物污染的程度。此外，灌肠剂装量应照最低装量检查法检查。

（洪利娅　陈　悦）

jiǔjì yàowù fēnxī xiàngmù

酒剂药物分析项目（analysis items of liquor pharmaceutical preparations）　用于控制酒剂药物质量的检测项目。也称酒剂药品检验项目。属于药物制剂分析项目之一。酒剂又名药酒，由中药饮片用蒸馏酒提取调配制成，主要供口服，为改善口感常酌情加适量矫味剂如糖或蜂蜜。中药饮片和蒸馏酒的质量、制剂工艺和包装材料均会影响酒剂的质量。

在酒剂药品质量检验项目设定时，除照药物制剂分析项目进行设定外，还需根据酒剂的特性设定有针对性的分析项目，并对检验操作、结果判定等给予相应的规定。①性状。在检验时除色泽、气味外，需注意在贮藏期间酒剂允许有少量轻摇易散的沉淀。②乙醇量。蒸馏酒是酒剂的辅料，而本身又有行血活络的功效，蒸馏酒的质量对制剂的质量、疗效均具有较大影响，因此反映蒸馏酒质量的乙醇量和甲醇量检查对于控制酒剂的质量具有一定的作用。乙醇量检查可采用气相色谱法或蒸馏法，气相色谱法即利用药物气相色谱分析技术测定 20℃ 时每 100ml 酒剂中所含乙醇的体积（ml），蒸馏法系采用蒸馏后测定相对密度的方法测定 20℃ 时酒剂中乙醇的含量（%）（ml/ml），蒸馏法易受到酒剂中其他成分的干扰，准确度低于气相色谱法，故以气相色谱法较为常用。③甲醇量。甲醇是极易混入酒中的有害物质，因此酒剂一般要检测甲醇含量，检测方法一般采用气相色谱法。④总固体。酒剂应采用重量法检查总固体，根据是否含有糖、蜂蜜，总固体检查方法分为两种。一种适用于检查不含糖、蜂蜜的酒剂，可经精密量取、蒸干、干燥、冷却、称重等步骤测定其总固体；另一种适用于检查含糖、蜂蜜的酒剂，可经精密量取、蒸去溶剂、加无水乙醇搅拌提取，再按第一种方法的操作步骤测定其总固体。⑤指纹图谱。因酒剂属传统中药制剂，成分复杂，为较全面反映制剂中所含成分的种类和数量，保证产品质量的一致性，必要时应照植物药指纹图谱分析，建立中药指纹图谱或特征图谱。⑥农药残留、重金属。酒剂所用原料为中药材，其在种植和炮制等过程中易受农药、重金属等污染，故必要时应照植物药重金属分析和植物药农药残留检测，制定相关的农药残留和重金属限量检查项目。⑦微生物限度。酒剂一般应进行药物微生物限度检查。⑧鉴别、含量测定。

对于有效成分或特征成分明确的中药酒剂，一般要进行主药或特征成分的定性鉴别和含量测定。因酒剂中中药成分含量一般均比较低，在进行鉴别、含量测定时可采用药物液-液提取技术、药物液-固提取技术等较为常用的前处理技术富集、纯化所测定的成分，同时需注意酒剂中所含乙醇对前处理方法的影响。

（洪利娅　陈碧莲）

héjì yàowù fēnxī xiàngmù

合剂药物分析项目（analysis items of mixture pharmaceutical preparations）　用于控制合剂药物质量的检测项目。又称合剂药品检验项目。属于药物制剂分析项目之一。合剂由中药饮片用溶剂经适宜的方法提取、精制、浓缩制成，为液体状制剂，供口服用，单剂量灌装者一般被称为“口服液”。最常用的提取溶剂为水，有时也用一定浓度的乙醇作为溶剂。根据制剂需要可加入适宜辅料，如抑菌剂、蔗糖、蜂蜜、乙醇等。

在合剂药品质量检验项目设定时，除照药物制剂分析项目进行设定外，还需根据合剂的属性和药物特性设定有针对性的分析项目，并对检验操作及结果判定给予相应的规定。①性状。在检验时除色泽、气味应符合规定外，还需注意不得有发霉、酸败、异物、变色、产生气体或其他变质现象，但贮藏期间允许有少量摇之易散的沉淀。②pH 值。因溶液的酸碱度对顺应性及部分药物的稳定性有一定影响，故一般需进行药物 pH 值测定。③相对密度。一般需进行药物相对密度测定，以间接控制蔗糖、蜂蜜等辅料的用量。④乙醇量。若使用乙醇作为辅料，还需进行乙醇量检查（见酒剂药物分析项目）。⑤指纹图谱。因合剂属传统中药制剂，成分复杂，为较全面反映制剂中所含成分的种类和数量，保证产品质量的一致性，必要时要建立合剂中中药指纹图谱或特征图谱分析项目。⑥农药、重金属。合剂所用原料为中药材，其在种植过程中可能受农药影响，在炮制过程中可能受重金属污染，故必要时要照植物药重金属分析和植物药农药残留检测，制定相关的农药残留和重金属限量检查项目。⑦抑菌效力。合剂可加入适量的抑菌剂，故研发期要进行抑菌效力检查，通过测定抑菌活性，以对最终产品的抑菌效力进行评价。⑧微生物限度。合剂含有大量的水，容易滋生细菌。需要进行药物微生物限度检查。⑨鉴别、含量测定。对于以有效成分或特征成分明确的中药为原料的合剂，要进行有效成分或特征成分的定性鉴别和含量测定。

（洪利娅　陈碧莲）

lùjì yàowù fēnxī xiàngmù

露剂药物分析项目（analysis items of distillate formula pharmaceutical preparations）　用于控制露剂药物质量的检测项目。又称露剂药品检验项目。属于药物制剂分析项目之一。露剂采用水蒸气蒸馏法提取中药饮片的挥发性成分而制成的液体制剂。可根据需要加入适宜的抑菌剂和矫味剂，具一定芳香性，供口服用，如金银花露。

在露剂质量检验项目设定时，除照药物制剂分析项目进行设定外，还需根据露剂的属性和所用原料药材的性质设定有针对性的分析项目，并对检验操作及结果判定给予相应的规定。①性状。在检验时除色泽、气味等应符合标准规定外，还需注意露剂应澄清，不得有异物、酸败等变质现象。②pH 值。因溶液的酸碱度对顺应性及部分药物的稳定性有一定影响，故一般需进行药物 pH 值测定。③抑菌效力。露剂可加入适量的抑菌剂，故研发期应进行抑菌效力检查，通过测定制剂的抑菌活性，以对最终产品的抑菌效力进行评价。④微生物限度。因露剂为中药饮片经水蒸气蒸馏制成的口服制剂，含水量较大容易受微生物污染，故需进行药物微生物限度检查。⑤鉴别、含量测定。对于以有效成分或特征成分明确的中药为原料制得的露剂，一般要进行主药有效成分或特征成分的定性鉴别和含量测定。因露剂中中药成分含量一般比较低，在进行鉴别、含量测定时可采用药物液-液提取技术、药物液-固提取技术等较为常用的前处理技术富集、纯化所测定的成分。

（洪利娅　陈碧莲）

wàiyòng zhìjì yàowù fēnxī xiàngmù

外用制剂药物分析项目（analysis items of external pharmaceutical preparations）　用于控制外用制剂药物质量的检测项目。又称外用药品检验项目。外用制剂由原料药物和适宜的溶剂或基质制成，可供外部涂敷治疗用。外用制剂的药物分析包括各种已制成不同外用剂型制剂，如搽剂药物、膏糊剂药物和贴剂药物分析项目等。

在外用制剂药品质量检验项目设定时，除照药物制剂分析项目进行设定外，还需根据外用制剂的属性、药物和所用溶剂或基质的不同，设定有针对性的分析项目，并对检验操作及结果判定给予相应的规定。①性状。在检验时除色泽、形态外，还需注意有无变质现象，混悬液若有沉淀经振摇后应能分散，乳状液若出现油水分离经振摇后应能恢复乳状等。此外，不同外用制剂也有特定的质量要求，如乳膏剂不得有油水分离及胀气现象；贴剂冲切口应光滑，无脱膏、失黏现象等。②有关物质。因外用制剂中含有辅料，主药与辅料间可能发生相互作用，且制备或贮存过程中可能发生主药部分降解，必要时应进行药物有关物质检查。③pH 值。膏糊剂、凝胶剂及使用水或乙醇为溶剂的溶液型外用制剂，因溶液的酸碱度对顺应性及部分药物的稳定性有一定影响，故需进行药物 pH 值测定。④相对密度。使用水或乙醇为溶剂的溶液型外用制剂还需进行相对密度检查，即在 20℃时测定制剂的密度与水的密度之比，以检查药品的纯杂程度；而以乙醇为溶剂的外用制剂，则需进行乙醇量检查（见酒剂药物分析项目）；其中以乙醇为溶剂的涂剂还应检查在 20℃下每 1ml 涂剂的重量及检查总固体量。⑤粒度。对于混悬型外用制剂，应采用显微镜法检查其粒度，不得检出粒径大于 180μm 的粒子；对于化学药外用散剂、用于烧伤或严重创伤的中药外用散剂及儿科用中药散剂，应采用单筛分法检查粒度（见散剂药物分析项目）。⑥黏稠度。膏糊剂、凝胶剂及黏稠型洗剂需有适当的黏稠度，才可较好地涂布于皮肤或黏膜上使之发挥药效，且黏度应不随季节变化而改变，故要进行药品黏度测定。⑦折光率。以油为基质的外用制剂，应进行药物折光率测定，以区分不同的油类。⑧酸败度。因油为基质的外用制剂在贮藏过程中将发生缓慢而复杂的化学反应导致酸败，故还要进行酸败度测定，通过测定酸值、羰基值和过氧化值以控制其酸败程度。⑨抑菌效力。对加入适量抑菌剂的外用制剂，研发期要进行抑菌效力检查，通过测定制剂的抑菌活性，从而对最终产品的抑菌效力做出评价。⑩无菌、微生物限度。冲洗剂及用于烧伤及严重创伤的外用制剂，应进行药物无菌检查，其他的外用制剂应进行药物微生物限度检查。⑪重金属、农药残留。中药外用制剂所用原料为中药材，其在种植和炮制等过程中易受农药、重金属等污染，故必要时需照植物药重金属分析和植物药农药残留检测，设定相关的农药残留和重金属限量检查项目。⑫渗透压。一些外用制剂还应根据其具体用途设定某些特殊项目，如冲洗剂通常需调节至等渗，故要进行渗透压摩尔浓度。⑬细菌内毒素、热原。用于开放性伤口的冲洗剂，需进行细菌内毒素检查；对无法进行细菌内毒素检查的品种应进行热原检查。⑭释放度。除凝胶贴膏和橡胶贴膏外，贴剂应进行药物释放度分析。⑮鉴别、含量测定。对于以化学药品或有效成分明确的中药为原料的外用制剂，一般要进行主药成分的定性鉴别和含量测定。⑯水分、干燥失重、装量。水分对散剂质量有重要影响，故中药散剂应进行药物水分检查，化学药散剂应进行药物干燥失重检查等等。应按最低装量检查法进行检查，以确保外用制剂的装量符合规定。

（洪利娅　阮　昊）

gāohújì yàowù fēnxī xiàngmù

膏糊剂药物分析项目（analysis items of paste pharmaceutical preparations）　用于控制膏糊剂药物质量的检测项目。又称膏糊剂药品检验项目。膏糊剂包括软膏剂、乳膏剂和糊剂。软膏剂由原料药物和水溶性或油脂性的基质混合制成，呈均匀的半固体状，用于皮肤和黏膜使用；因原料药物在基质中分散的状态不同，可分为溶液型软膏剂和混悬型软膏剂。乳膏剂由原料药物溶解或分散于乳液型基质中制成，呈均匀的半固体状，除用于皮肤和黏膜外，还可用于阴道途径给药（如硝酸布康唑阴道乳膏）；因基质不同，可分为水包油型乳膏剂和油包水型乳膏剂。糊剂由大量的原料药物固体粉末（一般 25%以上）均匀地分散在适宜的基质中所制成，呈均匀的半固体状；与软膏剂相比，糊剂更倾向于吸收严重分泌物、不易被渗透和浸软，故糊剂更多地用于更易结痂、起疱或渗血的急性损伤；也有牙科用糊剂，一般黏附于黏膜起局部作用（如牙脱敏糊剂）；糊剂可分为水凝胶性糊剂和脂肪糊剂。

在膏糊剂药品质量检验项目设定时，除照药物制剂分析项目进行设定外，还需根据膏糊剂的属性和药物、基质的不同设定有针对性的分析项目，并对检验操作及结果判定给予相应的规定。①性状。检验时，除色泽、形态外，还需注意膏糊剂应均匀、细腻，且无酸败、异臭、变色、变硬等变质现象，乳膏剂不得有油水分离及胀气现象。②pH 值。因膏糊剂的酸碱度对用药顺应性及部分药物的稳定性有一定影响，故需进行药物 pH 值测定。③粒度。对于混悬型软膏剂，应采用显微镜法检查其粒度，不得检出粒径大于 180μm 的粒子。④黏度。膏糊剂需有适当的黏稠度，才可较好地涂布于皮肤或黏膜上发挥药效，且黏度应不随季节变化而改变，故应进行药品黏度测定。⑤有关物质。膏糊剂除主药外还可加入保湿剂、抑菌剂、抗氧剂、增稠剂、稀释剂和透皮促进剂等辅料，主药与辅料间可能发生相互作用，且制备或贮存过程中可能发生主药部分降解，必要时应进行药物有关物质检查。⑥酸败度。因膏糊剂的基质中可能加入油或油脂，其在贮藏过程中会发生复杂的化学反应而出现酸败现象，因此对加入油或油脂性基质的膏糊剂应进行酸败度测定，通过测定酸值、羰基值和过氧化值控制其酸败程度。⑦抑菌效力。因膏糊剂中可加入适量的抑菌剂，故研发期应进行抑菌效力检查，通过测定制剂的抑菌活性，从而对最终产品的抑菌效力做出评价。⑧无菌、微生物限度。对用于烧伤及严重创伤的软膏剂和乳膏剂，应进行药物无菌检查，其他的软膏剂、乳膏剂及糊剂应进行药物微生物限度检查。⑨鉴别、含量测定。对于含有化学药品或有效成分明确的中药原料的膏糊剂，一般要进行主药成分的定性鉴别和含量测定。

（洪利娅　阮　昊）

liújìn gāojì yàowù fēnxī xiàngmù

流浸膏剂药物分析项目（analysis items of fluid extracts pharmaceutical preparations）　用于控制流浸膏剂药物质量的检测项目。又称流浸膏剂药品检验项目。流浸膏剂由中药饮片用适宜溶剂经渗漉提取、浓缩制成，或用浸膏剂稀释制成，为液体状制剂，一般每1ml相当于饮片1g。

在流浸膏剂药品质量检验项目设定时，除照药物制剂分析项目进行设定外，还需根据流浸膏剂与所含中药的特性设定有针对性的分析项目，并对检验操作及结果判定给予相应的规定。①乙醇量。若中药饮片用含有乙醇的溶剂经渗漉提取、浓缩制成，则流浸膏剂含有乙醇，因而需进行乙醇量检测。②甲醇量。甲醇是溶液混入乙醇中的有害物质，因此还用要进行甲醇量的检查，控制其残存量（见酒剂药物分析项目）。③指纹图谱。因流浸膏剂属传统中药制剂，成分复杂，为较全面反映制剂中所含成分的种类和数量，保证产品质量的一致性，必要时应照植物药指纹图谱分析，建立中药指纹图谱或特征图谱。④农药残留、重金属。流浸膏剂所用原料为中药材，其在种植和炮制等过程中易受农药、重金属等污染，故必要时应照植物药重金属分析和植物药农药残留检测，制定相关的农药残留和重金属限量检查项目。⑤微生物限度。流浸膏剂为液体状制剂，含水分较多，容易滋生细菌，一般要进行药物微生物限度检查。⑥鉴别、含量测定。对以有效成分或特征成分明确的中药为原料的流浸膏剂，一般要进行有效成分或特征成分的定性鉴别和含量测定。

（洪利娅　陈碧莲）

jìngāojì yàowù fēnxī xiàngmù

浸膏剂药物分析项目（analysis items of extracts pharmaceutical preparations）　用于控制浸膏剂药物质量的检验项目。又称浸膏剂药品检验项目。浸膏剂由中药饮片用煎煮法、回流法或渗漉法提取、再经浓缩制成或浓缩后加稀释剂制成，分稠膏和干膏两种，每1g相当于饮片2~5g。

在浸膏剂药品质量检验项目设定时，除照药物制剂分析项目进行设定外，还需根据浸膏剂和所含中药的特性，设定针对性的分析项目，并对检验操作和结果判断给予相应的规定。①乙醇量、甲醇量。若浸膏剂在生产中使用的溶剂含有乙醇，则需进行乙醇量和甲醇量检查（见酒剂药物分析项目）。②指纹图谱、特征图谱。因浸膏剂属传统中药制剂，成分复杂，为较全面反映制剂中所含成分的种类和数量，保证产品质量的一致性，必要时应照植物药指纹图谱分析，建立中药指纹图谱或特征图谱。③农药残留、重金属。浸膏剂所用原料为中药材，其在种植过程中可能受农药影响，在炮制过程中可能有重金属污染，一般要制定相关的农药残留和重金属限量检查项目。④微生物限度。浸膏剂一般要进行药物微生物限度检查。⑤鉴别、含量测定。对以有效成分或特征成分明确的中药为原料的浸膏剂，一般要进行有效成分或特征成分的定性鉴别和含量测定。

（洪利娅　陈碧莲）

gāoyào fēnxī xiàngmù

膏药分析项目（analysis items of plaster pharmaceutical preparations）　用于控制膏药药物质量的检测项目。又称膏药检验项目。膏药由中药饮片、食用植物油与红丹（铅丹）或官粉（铅粉）炼制成膏料，摊涂于裱褙材料上制成，供皮肤贴敷用，为传统的中药外用制剂。用红丹制成的称为黑膏药，用官粉制成的称为白膏药。

在膏药质量检验项目设定时，除照药物制剂分析项目进行设定外，还需根据膏药的属性和所含中药的性质，设定针对性的分析项目，并对检验操作和结果判断给予相应的规定。①性状。在检验时除色泽、形状、气味外，还需注意膏药的膏体应油润细腻、光亮、老嫩适度、摊涂均匀、无飞边缺口，加温后能粘贴于皮肤上且不移动。黑膏药应乌黑、无红斑；白膏药应无白点。②软化点。为检测膏药的老嫩程度，间接反映膏药的黏性，一般应进行软化点检查，以测定膏药在规定条件下受热软化时的温度。方法采用软化点测定仪，先将膏料填充于试样环中，加热熔化后放冷至室温，再将试样环放在置水浴中的支架上，通过逐步升高水浴温度，测定试样环中钢球下坠至一定位置时的温度，应符合要求。③重量差异。膏药需要进行重量差异检查，每张膏药重量与标示重量相比，应符合要求。④鉴别、含量测定。膏药含有中药，一般要进行有效成分或特征成分的定性鉴别和含量测定。因中中药成分含量一般比较低，膏药辅料干扰大，在进行鉴别、含量测定时常采用药物液液提取技术、药物液固提取技术等较为常用的前处理技术富集、纯化被测定的成分。⑤铅含量。由于膏药使用了红丹（铅丹）或官粉（铅粉）辅料，必要时要进行铅含量测定，以控制其限量。

（洪利娅　陈碧莲）

jiāngāojì yàowù fēnxī xiàngmù

煎膏剂药物分析项目（analysis items of soft extracts pharmaceutical preparations）　用于控制煎膏剂药物质量的检测项目。又称煎膏剂药品检验项目。煎膏剂由中药饮片加水煎煮、浓缩，再加炼蜜或糖（或转化糖）制成，也可待冷却后加入适当饮片细粉，搅拌混匀制成，为半流体口服制剂。

在煎膏剂药品质量检验项目设定时，除照药物制剂分析项目进行设定外，还需根据中药及煎膏剂的特性设定有针对性的分析项目，并对检验操作和结果判断给予相应的规定。①性状。在检验时除色泽、气味、滋味外，还需注意煎膏剂应无焦臭、异味，无糖的结晶析出。②相对密度。除加饮片细粉的煎膏剂外，一般煎膏剂应进行药物相对密度测定。③不溶物。一般煎膏剂应进行不溶物检查，加饮片细粉的煎膏剂应在未加药粉前检查。④指纹图谱。因煎膏剂属传统中药制剂，成分复杂，为较全面反映制剂中所含成分的种类和数量，保证产品质量的一致性，必要时照植物药指纹图谱分析，建立中药指纹图谱或特征图谱。⑤农药残留、重金属。煎膏剂所用原料为中药材，其在种植和炮制等过程中易受农药、重金属等污染，故必要时要照植物药重金属分析和植物药农药残留检测，制定相关的农药残留和重金属限量检查项目。⑥微生物限度。煎膏剂一般应进行药物微生物限度检查。⑦鉴别、含量测定。对以有效成分或特征成分明确的中药为原料的煎膏剂，一般要进行有效成分或特征成分的定性鉴别和含量测定。

（洪利娅　陈碧莲）

níngjiāojì yàowù fēnxī xiàngmù

凝胶剂药物分析项目（analysis items of gel pharmaceutical preparations）　用于控制凝胶剂药物质量的检测项目。又称凝胶剂药品检验项目。凝胶剂由药物与能形成凝胶的辅料制成，为具凝胶特性的稠厚液体或半固体制剂，局部用于皮肤和体腔，如鼻腔、阴道和直肠。可分为双相凝胶和单相凝胶。双相凝胶中，分散的小分子无机药物胶体小粒子以网状结构存在于液体中，如氢氧化铝凝胶剂，也称为混悬型凝胶剂。单相凝胶中，药物以有机大分子的形式均匀分散于液体中，分散的大分子与液体间无明显界面；单相凝胶可由天然或合成高分子物质（如卡波姆）或天然胶质（如黄芪胶）制成，后者制成的凝胶也可称为胶浆剂。

在凝胶剂药品质量检验项目设定时，除照药物制剂分析项目进行设定外，还需根据凝胶剂的属性、药物性质和所用基质的不同，设定有针对性的分析项目，并对检验操作和结果判断给予相应的规定。①性状。在检验时除色泽、形态外，还需注意凝胶剂应均匀、细腻，常温时保持胶状，不干涸或液化；混悬型凝胶剂中胶粒应分散均匀，不应下沉、结块，可有触变性，静止时形成半固体而搅拌或振摇时成为液体。②pH 值。因凝胶剂的酸碱度对顺应性及部分药物的稳定性有一定影响，故需进行药物 pH 值测定。③粒度。对于混悬型凝胶剂，要利用显微镜法检查其粒度，不得检出粒径大于 180μm 的微粒。④黏度。对于呈稠厚液体状的凝胶剂，要进行药物黏度测定，以确保凝胶具有一定黏度，可以较好地附着于皮肤和体腔，从而发挥药效。⑤有关物质。凝胶剂除主药外还可加入保湿剂、乳化剂、抑菌剂、抗氧剂、增稠剂和透皮促进剂等辅料，主药与辅料间可能发生相互作用，且制备或贮存过程中可能发生主药部分降解，必要时应进行药物有关物质检查。⑥抑菌效力。因凝胶剂中可加入适量的抑菌剂，故研发期要进行抑菌效力检查，通过测定制剂的抑菌活性，从而对最终产品的抑菌效力做出评价。⑦鉴别、含量测定。对于以化学药品或有效成分明确的中药为原料的凝胶剂，一般要进行主药成分的定性鉴别和含量测定。⑧无菌、微生物限度。对于用于烧伤或严重创伤的凝胶剂，应进行药物无菌检查，其他凝胶剂应进行药物微生物限度检查。

（洪利娅 阮 昊）

qìwùjì yàowù fēnxī xiàngmù

气雾剂药物分析项目（analysis items of aerosol pharmaceutical preparations） 用于控制气雾剂药物质量的检测项目。又称气雾剂药品检验项目。气雾剂是由原料药与适宜辅料及抛射剂混合，装封于具有阀门系统的耐压容器中，使用时借助抛射剂的压力将内容物呈雾状物喷出，用于肺部吸入、鼻吸入或直接喷至腔道黏膜、皮肤的一种药物制剂。按用药途径可分为吸入与非吸入气雾剂；按处方组成可分为气液二相（溶液型气雾剂），气液液（乳状型气雾剂）或气液固（混悬型气雾剂）三相气雾剂；按给药定量与否可分为定量和非定量气雾剂。

在气雾剂药品质量检验项目设定时，除照药物制剂分析项目进行设定外，还需根据不同气雾剂的属性和药物特性，设定针有对性的分析项目。①性状。检验时，除检查耐压容器中的药液色泽、形状、气味外，还需观察揿压阀门时药液喷出的形态。②有关物质。气雾剂除主药外还含有溶剂、助流剂、抛射剂、抑菌剂等辅料，主药与辅料间可能发生相互作用，且在工艺过程中可能发生主药部分降解，必要时应进行药物有关物质检查或药物溶液颜色检查。③每揿喷量、主药含量。定量气雾剂除规定每瓶总揿次不少于标示总揿次外，还应关注每揿释出的主药含量的准确性和喷出雾滴（粒）的均匀性，故应进行每揿喷量检查或每揿主药含量检查，前者采用重量之差测定每瓶 10 个喷量的平均值，后者收集 10 或 20 揿喷出物，测定上述主药含量，所得结果除以取样喷射次数得到。④递送剂量均一性。对于吸入定量气雾剂，未规定测定每揿主药含量或每揿喷量检查的，则采用递送剂量均一性检查以控制用量。递送剂量均一性检查指收集器在真空泵抽气条件下，气雾剂在收集器的一端密封条件下喷射 1 次后，用适当溶剂清洗另一端基座滤纸和收集管内所收集的物质，测定每喷收集剂量，重复 10 次进行结果判定。⑤喷出总量、喷射速率。非定量气雾剂除进行装量检查外，还应进行喷出总量检查及喷射速率检查，喷射速率即连续喷射 5s 后称量喷射前后的重量差，计算平均喷射速率（g/s），重复操作 3 次。⑥微细粒子剂量。吸入气雾剂中可被吸入的气乳胶粒子应达一定比例，以保证有足够的药物剂量可沉积在肺部起到疗效，故应进行微细粒子剂量检查，即采用呼吸模拟装置，测定空气动力学雾滴（粒）直径小于一定大小的药物含量，应不少于每揿主药含量标示量的 15%。⑦粒度。中药吸入混悬型气雾剂若不能进行微细粒子剂量检查，则进行粒度检查替代，即采用显微镜目视计数法检视 25 个视野，要求平均药物粒径应在 5μm 以下，粒径大于 10μm 的粒子不得过 10 粒。⑧泄漏率。为确保使用安全，气雾剂应进行泄漏率检查，通过测定 72h 内的前后重量差，计算出年泄漏率进行判断。⑨抑菌效力。加抑菌剂的气雾剂，研发期应进行抑菌效力检查，上市后一般应进行抑菌剂检查。⑩无菌、微生物限度。用于烧伤（除轻度烧伤Ⅰ度或浅Ⅱ度外）、严重创伤或临床必需的无菌气雾剂，应进行药物无菌检查，其他则应进行药物微生物限度检查。

（洪利娅 郑国钢）

fěnwùjì yàowù fēnxī xiàngmù

粉雾剂药物分析项目（analysis items of powder inhalation pharmaceutical preparations） 用于控制粉雾剂药物质量的检测项目。又称粉雾剂药品检验项目。粉雾剂是由微粉化原料药与适宜辅料填充于干粉给药装置中，使用时由患者主动吸入雾化药物至肺部或借助外力将药物喷至皮肤或黏膜的制剂。按用药途径可分为吸入粉雾剂和非吸入粉雾剂；按贮存形式分为胶囊型或泡囊型或多剂量贮库型粉雾剂；按给药定量与否分为定量和非定量粉雾剂。

在粉雾剂药品质量检验项目设定时，除照药物制剂分析项目进行设定外，还需根据不同粉雾剂的属性和药物特性等，设定针对性的分析项目，并对检验操作及结果判断给予相应的规定。①性状。除色泽、形状、气味外，粉雾剂还不能有吸潮、结块等现象。②有关物质。粉雾剂除主药外还含有载体、润滑剂等辅料，主药与辅料间可能发生相互作用，且在工艺过程中可能发生主药部分降解，必要时要进行药物有关物质检查。③递送剂量均一性。吸入粉雾剂要进行递送剂量均一性检查（见气雾剂药物分析项目），胶囊型或泡囊型重复测定 10 个剂量间的递送剂量均一性，而贮库型则测定 1 罐（瓶）内 10 次的递送剂量均一性。④总吸次。贮库型粉雾剂应进行每瓶总吸次检查。⑤含量测定、含量均匀度。粉雾剂一般要进行主药的含量测定。胶囊型或泡囊型粉雾剂每一个单剂标示量小于 25mg 或主药含量小于每一个单剂重量的 25%，应进行药物含量均匀度分析。⑥装量差异。未规定检查含量均匀度的胶囊型或泡囊型粉雾剂应检查装量差异。⑦微细粒子剂量。粉雾剂的微粉化程度将直接影响雾化，同时较粗的微粒吸收较慢，但太细的微粒也容易被排出。吸入粉雾剂中药物粒度应控制在 10μm 以下，其中大多数应在 5μm 以下，以保证可被吸入的气乳胶粒子应达一定比例，有足够的剂量可沉积在肺部起到疗效，故要进行微细粒子剂量检查（见气雾剂药物分析项目）。⑧粒度分布。非吸入粉雾剂必要时应进行药物粒度分布测定。⑨排空率。胶囊型及泡囊型粉雾剂应进行排空率检查，即用称量法求出气流抽吸的每粒内容物的重量与实际装量的比值，排空率应不低于 90%。⑩水分、干燥失重。水分含量对粉雾剂质量有重要影响，故含引湿性较强药物的粉雾剂应进行药物水分检查或药物干燥失重检查。⑪抑菌效力、抑菌剂。加抑菌剂的粉雾剂，研发期应进行抑菌效力检查，上市后一般应进行抑菌剂检查。⑫微生物限度。粉雾剂应进行药物微生物限度检查。

非吸入粉雾剂还要同时进行散剂药物的其他分析项目的检验。

（洪利娅　郑国钢）

pēnwùjì yàowù fēnxī xiàngmù

喷雾剂药物分析项目（analysis items of spray pharmaceutical preparations）　用于控制喷雾剂药物质量的检测项目。又称喷雾剂药品检验项目。喷雾剂是由原料药或与适宜辅料填充于特制的装置中，使用时借助手动泵的压力、高压气体、超声振动或其他方法将内容物呈雾物状释出，用于肺部吸入或直接喷至腔道黏膜及皮肤。按用药途径可分为吸入喷雾剂、鼻用喷雾剂，以及用于皮肤或黏膜的非吸入喷雾剂，其中吸入喷雾剂中包括供雾化器用的吸入喷雾剂。按内容物组成分为溶液型、乳状型或混悬型喷雾剂。按给药定量与否可分为定量和非定量喷雾剂。其中定量喷雾剂按给药剂量又可分为单剂量和多剂量喷雾剂。

在喷雾剂药品质量检验项目设定时，除照药物制剂分析项目进行设定外，还需根据不同喷雾剂的属性和药物特性，设定针对性的分析项目，并对检验操作及结果判断给予相应的规定。①性状。除色泽、形状、气味外，溶液型喷雾剂应澄清；乳液型喷雾剂应分散均匀；混悬型喷雾剂可能出现沉淀物，但振摇后应易分散。②有关物质。喷雾剂除主药外如含有溶剂、助溶剂等辅料，主药与辅料间可能发生相互作用，且在工艺过程中可能发生主药部分降解，必要时应进行药物有关物质检查。③装量差异。单剂量喷雾剂应进行装量差异检查，非定量气雾剂应进行装量检查，照最低装量检查法检查。④递送剂量均一性。多剂量一般要规定检查递送剂量均一性（见气雾剂药物分析项目），不再进行装量差异检查。⑤总喷次。多剂量定量喷雾剂采用每瓶总喷次检查控制装量。⑥主药含量、递送剂量均一性。定量喷雾剂每喷释出的主药含量应准确，故应进行每喷喷量检查或每喷主药含量检查或递送剂量均一性检查；递送剂量均一性检查适用于定量吸入喷雾剂、混悬型和乳液型定量鼻用喷雾剂。凡规定测定每喷主药含量或递送剂量均一性的喷雾剂，不再进行每喷喷量检查。⑦微细粒子剂量。供雾化器用的吸入喷雾剂供吸入的雾滴（粒）大小应控制在 10μm 以下，其中大多数应为 5μm 以下，以保证可被吸入的气乳胶粒子达一定比例，有足够的剂量可沉积在肺部起到疗效，故应进行微细粒子剂量检查。⑧递送速率、递送总量。供雾化器用的吸入喷雾剂应进行递送速率和递送总量检查，即由雾化器、呼吸模拟器和过滤系统组成测定装置，过滤系统内置低阻滤纸能定量收集气溶胶，雾化一定时间后，用合适方法测定滤纸中的吸附量与收集时间的比值，即为递送速率，滤纸和过滤系统内收集的药物总量为递送总量。⑨pH 值、酸碱度。鼻用喷雾剂的酸碱度对使用顺应性及部分药物的稳定性有一定影响，同时有助于评价工艺的一致性，一般应进行 pH 值或酸碱度检查。⑩抑菌效力、抑菌剂。加抑菌剂的喷雾剂，研发期应进行抑菌效力检查，上市后一般应进行抑菌剂检查。⑪无菌、微生物限度。用于烧伤（除轻度烧伤Ⅰ°或浅Ⅱ°外）、严重创伤或临床必需的无菌喷雾剂，应进行药物无菌检查，其他则应进行药物微生物限度检查。

鼻用喷雾剂要同时进行鼻用制剂药物其他项目的检验。

（洪利娅　郑国钢）

yàowù ānquánxìng shìyàn xiàngmù

药物安全性试验项目（general testing items of pharmaceutical safety）　为药品临床使用的安全性和制剂质量可控性而制定的试验项目。需根据药物的处方、工艺、用法及用量等设定的相应检查项目并进行适用性研究。包括药物局部刺激试验、细菌内毒素检查、药物热原检查、药物异常毒性检查、药物降压物质检查和药物升压物质检查、药物过敏性分析、药物溶血分析与药物凝血分析以及药物有害物质分析等检验项目。由于一些药物来源于人、动物组织或通过发酵而得，产品成分复杂、有关物质成分有的不够明确，来源、工艺等任何环节的微小变化可能会引发不可预测的不良反应；少量生化药品注册上市的历史过程复杂，其安全性和有效性尚不确切等原因，均需要对药物的安全性方面设立检查项目。属于药典规定的药物分析检测项目。

试验目的 控制药品中存在的，可对生物体产生特殊的生理作用并影响到用药安全的某些痕量杂质。

安全性检查方法和检查限值 检查方法和检查限值可按各项目内容要求进行研究。①供试品要求选择制备工艺稳定、符合临床试用质量标准规定的、能充分代表临床试验受试物和上市药品的样品。②研究确定限值后，至少应进行3批以上供试品的检查验证。③对于大部分生化药注射剂包括组分明确的化学合成或基因工程药物，如注射用生长抑素、注射用人重组生长激素等，因考虑到其产品不稳定性或降解产物随环境条件发生变化，需设立异常毒性检查项。④对组分结构不清晰或有可能污染异源蛋白或未知过敏反应物质，又缺乏有效的理化分析方法的肌内或静脉注射的药品，如缩宫素注射液、硫酸鱼精蛋白注射液等，需设立过敏反应试验。此外，对原料是动物脏器来源的药物需增加制法要求，对人尿制品还需要验证病毒灭活工艺及增加特殊的安全性检查项目，如乙肝表面抗原及人免疫缺陷病毒的检查等。另外对于静脉注射用注射剂，应设热原（或细菌内毒素）、异常毒性、降压物质（或组胺物质）、过敏反应、溶血与凝聚等安全性检查项目。对于肌内注射用注射剂，应设异常毒性、过敏反应等检查项目。相关的指导原则包括：《化学药品注射剂安全性检查法应用指导原则》和《中药注射剂安全性检查法应用指导原则》。

实验动物的选择 依据拟采用的试验模型和观察指标选择实验动物，一般每个试验选择一种动物进行评价。动物应符合国家有关规定的等级要求，并具有实验动物质量合格证。动物种属的选择根据观察指标和模型合理性确定，如热原试验应选择与人体发热反应比较相近的实验用兔，刺激性试验应选择与人类皮肤、黏膜等反应比较相近的实验用豚鼠、兔等。

试验注意事项 ①给药的频率与期限。给药频率和期限应依据拟定临床应用的情况来决定。重复给药的制剂，一般每天给药1次，给药期限最长不超过4周。单次给药的制剂可用单次给药的方法进行试验。②可逆性观察。为明确毒性反应的性质，建议进行停药后恢复期的观察。局部毒性反应的可逆性评价应包括局部及相关部位的反应。③给药部位。一般应选择与临床给药相似的部位，并观察对可能接触到受试物的周围组织的影响。④给药途径。一般应与临床用药途径一致，否则应加以说明。⑤受试物。受试物应与临床应用制剂一致，能充分代表临床试验样品或上市药品。鉴于中药的特殊性，建议现用现配，否则应提供数据支持配制后受试物的质量稳定性及均匀性；鉴于化药的特殊性，受试物应采用工艺相对稳定、纯度和杂质含量能反映临床试验拟用样品和/或上市样品质量和安全性的样品。⑥对照组。以溶媒和/或赋形剂作为阴性对照。必要时采用已上市制剂作对照。⑦给药方案。给药方案原则上应与临床用药方案一致，但设计给药容积、速率和频率时，应考虑所选用动物模型给药部位的解剖和生理特点。⑧统计处理。根据实验模型和试验方法选择合适的统计方法。

（高　华　刘　倩）

yàowù júbù cìjī shìyàn

药物局部刺激试验（test for local irritation of drugs） 药物制剂经非口服途径给药后对局部用药部位产生的可逆性炎症反应的测试。局部用药部位包括眼、耳、鼻、口腔、呼吸道、关节腔、皮肤、直肠、阴道、静脉、动脉、肌肉、皮下、静脉旁和鞘内等。药物局部刺激试验既是临床前安全性评价的组成部分，也是药物安全性试验项目的内容。引发刺激性的，可能是药物活性成分本身，也可能是其代谢产物；或者是辅料、杂质等有关物质；此外，药物制剂的理化指标不当，如pH值、渗透压等，也有可能引发刺激性反应。严重的局部刺激性可以影响用药的安全和有效，因此药物在临床应用前须研究其制剂在给药部位使用后引起的局部刺激性，以提示临床应用时可能出现的毒副反应。通过药物局部刺激性试验，还可以了解药物的毒性靶器官、安全用药范围，为临床研究监测指标的设置、临床解毒解救措施的制定提供参考。

试验方法 药物局部刺激试验一般用实验动物作为受试者，观察动物的血管、肌肉、皮肤、黏膜等部位接触受试物后是否引起红肿、充血、渗出、变性或坏死等局部可逆性反应。

动物选择　实验动物的选择依拟采用的试验模型和观察指标来确定，一般每个试验选择一种动物进行评价。所用动物要符合国家有关规定的等级要求，并具有实验动物质量合格证。动物种属的选择根据观察指标和模型合理性确定，如刺激性试验应选择与人类皮肤、黏膜等反应比较相近的动物，如兔、小型猪等。

测试药物　被测试药物即受试药物，要求与临床应用的制剂一致，要能充分代表临床用药品或上市药品，即采用工艺路线成熟及关键工艺参数确定后的药物制剂，一般为上市后药品，或上市前中试或中试以上规模的药品。

给药部位　试验的部位要与用药方式相对应，一般应选择与临床给药相似的部位，并观察对可能接触到被测试药物的周围组织的反应。如注射剂要进行注射给药部位刺激性试验。根据给药部位不同，刺激性试验还可分为药物肌肉刺激试验、药物血管刺激试验、药物眼睛刺激试验、药物黏膜刺激试验和药物皮肤刺激试验。

给药及观察　给药途径一般应与临床用药途径一致。根据临床用药剂量，设计局部刺激性试验的给药浓度、剂量与体积，还要考虑测试药物的总剂量，一般采用与临床制剂相同浓度，设一个剂量组，可以通过改变给药频率进行剂量的调整，必要时可进行不同浓度的刺激性试验。给药频率和期限，依据临床应用的情况来决定。重复给药的制剂，一般每天给药 1 次，给药期限最长不超过 4 周。单次给药的制剂可用单次给药的方法进行试验。此外，设计给药容积、速率和频率时，应考虑所选用动物模型给药部位的解剖和生理特点。

结果观察　即可逆性观察，指停药后恢复期的观察。局部毒性反应的可逆性评价包括局部及相关部位的反应。试验中需要设置对照组，以溶媒或赋形剂作为阴性对照，也可采用已上市同品种制剂作为对照。结果观察有两种方式：①肉眼观察。仔细观察并记录局部反应现象，包括红斑、水肿、充血程度及范围。同时观察动物的一般状态、行为、体征等。②组织病理学检查。详细描述给药部位的病理变化，并半定量分析、判断。提供相应的组织病理学照片。③统计处理。根据实验模型和试验方法选择合适的统计方法处理结果。

（高　华　吴彦霖）

yàowù jīròu cìjī shìyàn

药物肌肉刺激试验（test for muscle irritation of drugs）

动物经肌内注射给予受试药物后，观察在注射部位产生的可逆性组织改变的试验。属于药物局部刺激试验。通过药物肌肉刺激试验，可以观察动物肌内注射受试药物后所产生的红斑或水肿等刺激性反应，提示药物临床应用后肌肉部位可能出现的炎症、组织变性和坏死等不良反应。该项试验适用于肌肉用药的刺激性测试。若产生了不可逆性的组织损伤则认为药物具有腐蚀性。

药物肌肉刺激试验的实验动物首选家兔，也可选用大鼠等其他种属的动物，采用同体左右侧自身对比法。受试药物原则上与临床剂量相同，也可根据临床用药方案和动物情况，调整给药容积及速率，最大容量不超过 1ml。药物注射部位为股四头肌的股直肌，大腿前侧；对应另外一侧的股四头肌处注射生理盐水作阴性对照。

试验方法主要有两种。①单次给药肌肉刺激性试验。即一次性给药检查药物对实验动物肌肉的刺激程度是否符合规定。试验前要对注射部位进行清洁处理，采用无菌操作，注射前用酒精棉球消毒，且要注意避免注射以外的刺激。注射时观察动物是否有躁动反应，注射局部有无改变。注射后可沿用皮肤刺激观察方式进行 0.5～1、24、48h 观察注射部位有无红斑和水肿情况，如存在持久性损伤，要延长观察期限以评价上述变化的恢复情况和时间，但延长期一般不超过两周。对出现中度及以上刺激性的动物，要在观察期结束时对给药局部进行病理组织学检查。②多次给药肌肉刺激性试验。即多次给药检查药物对实验动物肌肉的刺激程度是否符合规定。一般按照受试药物的临床使用方式，连续在同一部位给药，每次给药时间相同。在每次注射后 1h 和再次注射前观察，记录红斑及水肿、出血点及其他不良反应，并按“肌肉刺激反应分级标准”对红斑及水肿进行评分。末次注射后，在 0.5～1、24、48h 观察注射部位有无红斑和水肿情况，以及上述变化的恢复情况和时间。如存在持久性损伤，有必要延长观察期限以评价上述变化的恢复情况和时间。但延长期一般不超过两周。对出现中度及以上肌肉刺激性的动物应在观察期结束时对给药局部进行病理组织学检查。

（高　华　吴彦霖）

yàowù xuèguǎn cìjī shìyàn

药物血管刺激试验（test for blood vessel irritation of drugs）

动物经注射给予受试药物后，在注射部位产生的可逆性组织改变的测试。又称血管注射给药部位刺激性试验。试验目的是观察动物注射受试物后所产生的刺激性反应，可预测药物临床应用后，注射部位可能出现的炎症、组织变性和坏死等不良反应。该项试验特用于血管用药的刺激性测试。若产生了不可逆性的组织损伤则为腐蚀性。

药物血管刺激性试验的动物通常选用兔，每组不少于3只。试验时要设生理盐水或溶媒对照，可采用同体左右侧自身对比法。给药部位根据临床用药途径确定，可选用耳缘静脉、耳中心动脉。若用其他动物，可选用前、后肢静脉及股动脉等。可设多个给药浓度，至少包括临床最大拟用浓度。给药容积、速率一般根据临床用法用量，并根据动物情况进行调整，给药体积不可太低。多次给药时间一般不超过7天。

根据受试药物的特点和刺激性反应情况选择观察时间和剖检时间，至少观察72h。还可对部分动物进行组织病理学检查。恢复期动物根据受试药物的特点和刺激性反应情况，继续观察14～21天进行组织病理学检查。根据肉眼观察和组织病理学检查结果综合判断受试物的血管刺激性及刺激性恢复情况。

（高　华　吴彦霖）

yàowù yǎnjīng cìjī shìyàn

药物眼睛刺激试验（test for eye irritation of drugs）　测试药物对眼睛产生的刺激及程度的试验。又称眼刺激性试验。眼刺激性试验可用来评价眼睛及其他黏膜用药的刺激性，是药物安全性试验项目中药物局部刺激试验之一。药物的眼刺激性试验，可以在药物研发阶段的急性毒性试验、长期毒性试验中进行，亦可以在药品上市后的质量安全检测中进行。无论在哪个阶段，其受试药物与临床应用的制剂应该相同或具有可比性。在研发阶段已经做过眼刺激性试验的，且在临床使用中已经证明安全不刺激的非眼用制剂，后期产品不再单独进行眼刺激性试验。

该项目主要用于眼睛用药品的刺激性质测试，实验动物通常选用家兔，单次或多次给药取决于受试药物的临床应用的用法用量，药物研发期的也刺激试验要同时设置赋形剂对照组。试验中以一只眼睛作为治疗给药，另一只眼作为对照。每只眼睛滴入0.1ml或涂敷0.1g受试药物，并保证滴入的药物与眼有良好的接触量和接触时间。给药周期一般根据临床用药周期而定，多次给药一般不超过4周。

试验时主要观察动物眼睛接触受试药物后所产生的刺激性反应，以揭示药物临床应用后用药部位可能出现的炎症、组织变性和坏死等不良反应。观察周期应要能保证观察到可逆和不可逆反应。观察范围应包括眼周部位，以及眼睑、结膜、瞬膜、角膜和虹膜。给药后30、60、90、120min，24、48、72h，用双眼放大镜、裂隙灯和活组织显微镜等装置观察角膜、虹膜、结膜等反应情况，并按“眼刺激反应评分标准表”记录反应分值。此外，应同时观察结膜有无充血、水肿、畏光和流泪等刺激反应，记录是否无刺激反应、轻度反应、中度反应、重度或严重反应，并评分。将每只动物的积分相加得总积分，再除以动物数，按“眼刺激性评分标准”判断受试药物的刺激程度。分值0～3为无刺激性，分值4～8为轻度刺激性，分值9～12为中度刺激性，分值13～16为强度刺激性。

（高　华　吴彦霖）

yàowù niánmó cìjī shìyàn

药物黏膜刺激试验（test for mucous irritation of drugs）　观测药物对器官黏膜的组织损伤情况的试验。黏膜指口腔、胃、肠、尿道等器官里面的一层薄膜，内有血管和神经，能分泌黏液，是人体免疫系统的第一道防线。药物黏膜刺激试验是药物安全性检测中药物局部刺激试验项目之一。黏膜刺激性试验通过观察动物接触受试药物后所产生的刺激性反应，揭示药物使用后用药部位可能出现的炎症、组织变性和坏死等不良反应，为制定合理的用药方案和应对不良反应提供依据，也适用于黏膜用药品的安全性质量检测。

按照给药部位不同，黏膜刺激试验方法也不同，选用的动物也不同。黏膜刺激试验的给药部位包括空腔、鼻腔、耳道、胃、直肠、阴道等，此外药物眼睛刺激试验也属于黏膜刺激试验。

鼻腔及呼吸系统刺激性试验　也称滴鼻剂和吸入剂刺激性试验，可选用家兔、豚鼠或大鼠，将受试物滴入或喷雾于动物，使受试物与黏膜接触至少4h，给药后观察动物全身状况（如呼吸、循环、中枢神经系统）及局部刺激症状（如哮喘、咳嗽、呕吐、窒息等症状）等变化。单次给药24h后或多次给药停药后24h处死动物，观察呼吸道局部（鼻、喉、气管、支气管）黏膜组织有无充血、红肿等现象，并进行病理组织学检查。

口腔耳道刺激性试验　也称口腔用药、滴耳剂等刺激性试验，动物选择可参照上述试验，给药途径改为口腔给药或外耳道给药，观察对口腔和喉黏膜，以及对外耳道和鼓膜的影响。口腔用药建议用金黄仓鼠，观察受试物对颊黏膜的刺激性。

直肠刺激性试验 通常选用兔或狗。给药容积可参考人体治疗容积或不同动物种属最大的可给药量。给药频率根据临床应用情况而定，通常每天1~2次，至少7天，每次给药与黏膜接触至少2~4h，必要时肛门可封闭一定时间。观察内容：包括肛门区域和肛门括约肌，给药后临床表现（如疼痛症状）和粪便（如血、黏液），给药后动物的死亡和尸检情况，局部组织有无充血、水肿等现象，并进行肛周黏膜的病理组织学检查等。

阴道刺激性试验 通常选用大鼠、兔或狗。给药容积可参考人体治疗容积或不同动物种属最大给药量。给药频率根据临床应用情况，通常每天1~2次，至少7天，每次给药与黏膜接触至少4h。观察内容：包括阴道部位、临床表现（如疼痛症状）和阴道分泌物（如血、黏液）等，给药后动物死亡和尸检情况，局部组织有无充血、水肿等现象，并进行阴道腔和生殖系统病理组织学检查等。

（高　华　吴彦霖）

yàowù pífū cìjī shìyàn

药物皮肤刺激试验（test for skin irritation of drugs）

药物制剂经皮肤给药，或其他可能接触皮肤的非口服途径给药后，观测用药部位产生的局部可逆性炎症改变的试验。是药物安全性检测中*药物局部刺激试验*之一，可在药物研发期的急性毒性试验、长期毒性试验或皮肤过敏性试验中进行评价，也可在药品上市后用于药物制剂安全性质量控制。受试药物需与临床研究的制剂相同或具有可比性。皮肤刺激性试验主要用于皮肤用药的急性皮肤刺激性测试，若产生了不可逆性的组织损伤则被认为药物具有皮肤腐蚀性，存在安全隐患。试验结果可为制定合理的临床用药方案、正确起草药品使用说明书、引导医者患者合理用药、提醒注意不良反应等提供参考。

试验方法 皮肤刺激性测试的目的是，通过观察动物皮肤接触受试药物后所产生的红斑或水肿等刺激性反应，揭示药物临床使用后皮肤可能出现的炎症、组织变性和坏死等不良反应。实验动物首选家兔，也可选用其他种属的动物，如小型猪等，选择其他动物要阐明合理性。试验时需设赋形剂对照，采用同体左右侧自身对比法。试验操作方法按单次给药和多次给药有所不同。

单次给药皮肤刺激性试验 取动物数4~8只，雌、雄各半，试验前24h对给药区（通常在背部脊柱两侧）进行脱毛处理（可剪、剃或用适宜的脱毛剂，注意不可损伤表皮），去毛范围左、右两侧各约为3cm×3cm。给药前要检查去毛皮肤是否因去毛而受损伤，一般不用有损伤的皮肤进行试验；但若需考察破损皮肤的刺激性，则可在用药部位用砂纸磨或划“井”字并以渗血为度。取受试药物0.5ml直接涂布于一侧已去毛的皮肤上，然后用两层纱布和一层玻璃纸或类似物覆盖，再用无刺激性胶布和绷带加以固定；另一侧涂布赋型剂做对照。两侧贴敷时间至少4h。贴敷结束后，除去受试物并用温水或无刺激性溶剂清洁给药部位，去除残留受试物及赋形剂。

多次给药皮肤刺激性试验 多次给药皮肤刺激性试验应连续在同一部位给药，每次给药时间相同，贴敷期限一般不超过4周。在每次去除药物后1h以及再次贴敷前观察及记录红斑及水肿、涂敷部位是否有色素沉着、出血点、皮肤粗糙或皮肤菲薄情况及其发生时间及消退时间，并对红斑及水肿进行评分。

结果评价 单次或末次（多次）贴敷后，去除受试药物后0.5~1、24、48和72h观察涂抹部位有无红斑和水肿情况，以及上述变化的恢复情况和时间，参照“皮肤刺激反应评分标准”给予分值。

单次给药结果 单次给药皮肤刺激性试验结果，计算每一观察时间点各组受试物及赋形剂皮肤反应积分的平均分值。将受试药物皮肤反应积分的平均分值，减去赋形剂皮肤反应积分的平均分值，得到原发性刺激指数。按皮肤刺激强度评分标准进行刺激强度评价。

多次给药结果 首先计算每一观察时间点各组原发性刺激积分的平均分值；然后计算观察期限内每天每只动物刺激积分均值，即累积刺激指数。

评分标准 按照皮肤刺激强度的评分标准进行刺激强度评价。分值0~0.49为无刺激性，0.5~2.99为轻度刺激性，3.0~5.99为中度刺激性，6.0~8.0为强刺激性。

病理检查 如存在持久性损伤，有必要延长观察期限，以评价刺激反应变化的恢复情况和时间。但延长期一般不超过14天。对出现中度及以上皮肤刺激性的动物，要在观察期结束时对给药局部进行病理组织学检查。

注意事项 试验方案设计时受试药物一般选用3个剂量组。液体或软膏制剂的受试药物可直接供试验用，固体受试物可用极少量的水使其润湿；使用赋形剂还要考虑其对皮肤刺激性的影响，并要确认其与皮肤有良好的接触。由于该试验比人皮肤刺激反应敏感，刺激反应阴性即可确定药物无刺激性；但可能会出现假阳性，因此有阳性反时，可使用增加实验动物数的方法进一步确认。

（高 华 吴彦霖）

yàowù wújūn jiǎnchá

药物无菌检查

（test for pharmaceutical sterilitye） 对规定无菌的药品、原料药、药用辅料等是否存在活菌的试验检查。属于药物分析检测项目中的药物安全性试验项目之一。

方法简史 早期的无菌检查试验只有直接接种法，这种方法是将供试品直接放入适合微生物生长的培养基中，按规定的温度和时间进行培养，在培养期内通过肉眼或镜检等方式对培养基进行观察，不得有菌生长。随着制药业的发展，药品的品种越来越多，出现了很多具有一定抑菌作用或影响培养基活性的药物，采用直接接种法难以真实反映此类样品染菌的情况。于是，在20世纪50年代出现了薄膜过滤法。即将供试品制备成溶液，流过孔径不大于0.45μm的滤膜，将微生物截留在滤膜上，然后把滤膜放入培养基中培养，观察是否有菌生长。薄膜过滤法排除了供试品本身对检验带来的影响，随着薄膜过滤法仪器（集菌仪）的发明和一次性全封闭过滤系统（集菌器）的推广，薄膜过滤法得到了更为广泛的应用。

方法 无菌检查法主要分为直接接种法和薄膜过滤法。无菌检查在检验时，必须制备阳性对照和阴性对照。阳性对照菌根据供试品特性选择，主要有金黄色葡萄球菌、大肠埃希菌、枯草芽胞杆菌、生孢梭菌、白色念珠菌和黑曲霉。阴性对照是对在试验中使用到的溶剂和稀释液、冲洗液进行无菌检验，不得有菌生长。

直接接种法 适用于无法用薄膜过滤法进行无菌检查的供试品。试验前先按此方法要求计算培养基的体积及供试品与培养基的体积比。试验时取规定量供试品分别接种至各含硫乙醇酸盐流体培养基和胰酪大豆胨液体培养基的容器中。若供试品具有抑菌作用，可加入适量的无菌中和剂或灭活剂，或加大每个容器的培养基用量。对于药用敷料类等无法制成溶液的供试品，适合采用直接接种法进行检验。阳性对照是在培养基中接入规定量的供试品，再接入一定量的对照菌，同时按规定的条件时间进行培养。

薄膜过滤法 由于薄膜过滤法可排除供试品本身带来的影响，只要供试品性状允许，一般采用薄膜过滤法，应采用封闭式薄膜过滤器。试验前根据供试品及其溶剂的特性选择适宜的滤膜材质，且要使用的滤器及滤膜无菌。过滤前后，应保证滤膜的完整性。试验时取规定量的供试品溶液，或混匀在适量稀释液中的供试品，过滤。如供试品具有抑菌作用或含防腐剂，须用冲洗液多次冲洗滤膜。过滤、冲洗后，分别将硫乙醇酸盐流体培养基及胰酪大豆胨液体培养基加入相应的滤筒内。对于含β-内酰胺类抗生素类的供试品、非水溶性制剂供试品、膏剂和黏性油剂、无菌气（喷）雾剂、含药敷料等，均按相应的方法先制备成供试溶液。阳性对照是取同样量的供试品过滤，冲洗，在最后一次的冲洗液中加入一定量的阳性对照试验菌并过滤。再将滤膜加入到培养基中，按规定的条件和时间进行培养。

结果判断 含有被检测供试品的培养基按规定的温度培养14天。培养期间要逐日观察并记录是否有细菌生长。如在加入供试品后或在培养过程中，培养基出现浑浊，不能从外观上判断有无微生物生长，可取该培养液适量转种至同种新鲜培养基中及琼脂斜面培养基上，按规定的天数继续培养，观察接种的同种新鲜培养基是否再出现浑浊，及斜面培养基上是否有菌生长；或取培养液涂片，染色，镜检，判断是否有菌，必要时做菌种鉴定。当阳性对照生长良好，阴性对照无菌生长时，试验结果为有效。若供试品管均澄清，或虽显浑浊但经确证无菌生长，判供试品符合规定；若供试品管中任何一管显浑浊并确证有菌生长，判供试品不符合规定。但当能充分证明生长的微生物非供试品所含，而是由于试验设备、环境、使用物品或操作过程中引入的微生物时，要重新试验，排除干扰后再对结果进行判断。

注意事项 无菌试验是一项精细的生物技术试验室工作，全程环节中任何差错，均可能导致试验失败或错误结果发生，因此不仅需要在特殊的环境中进行，而且要严格按照标准规范进行操作，且要注意许多事项。①培养基在使用前要先进行无菌性和灵敏度的检查，合格后方可用于试验。②在建立某个药品的无菌检查法时，要先进行方法的适用性试验，以证明所采用的方法适合于该药品的无菌检查。如果适用性试验结果表明供试药品的该检验量在该检验条件下有抑菌作用，还要采用增加冲洗量、增加培养基的用量、使用中和剂或灭活剂、更换滤膜品种等方法，消除供试品的抑菌作用，并重新进行方法验证试验。正式检查试验中，要采用方法适用性试验确定的条件进行检验。③无菌试验过程中，若需使用表面活性剂、灭活剂、中和剂等，要提前验证其对微生物无毒性、试验结果有效性。④如果使用替代方法进行无菌检验，如基于微生物生长信息、微生物所含细胞特定组成成分、直接测定活微生物的技术等，要按指导原则对新方法的专属性、检测限、重现性和耐用性等进行验证。

（高　华　蔡　彤）

yàowù wēishēngwù xiàndù jiǎnchá

药物微生物限度检查（test for pharmaceutical microbial limit）
对非灭菌制剂及其原料、辅料受微生物污染程度是否在允许范围内的测试。属于药物安全性试验项目之一。药物的给药途径不同，安全风险也有不同，因此各类用途的药品中微生物限度规定不同。一般规定需氧菌总数、霉菌及酵母菌总数不得超过一定的数量，且要规定不得检出的控制菌种类。

方法　药物微生物限度检查方法主要包括微生物计数法和控制菌检查法两类。

微生物计数法　该方法包括平皿法、薄膜过滤法和最可能数法。3 种方法都需按规定的方法先将供试药品制成供试溶液，用稀释液将供试液稀释至 1∶10、1∶10^2、1∶10^3 等稀释级。

平皿法　平皿法包括倾注法和涂布法。①倾注法是取相应稀释级的供试液 1ml，置无菌平皿中，倾注入溶化的胰酪大豆胨琼脂或沙氏葡萄糖琼脂培养基，混匀，待培养基凝固后，将平皿倒置放入培养箱中按规定的温度和时间进行培养。②涂布法是在平皿中倒入胰酪大豆胨琼脂或沙氏葡萄糖琼脂培养基，待其凝固后，再在每一平板表面接种不少于 0.1ml 体积的供试液。

每个稀释级每种培养基至少制备 2 个平板。胰酪大豆胨琼脂培养基用于需氧菌总数计数，沙氏葡萄糖琼脂培养基用于霉菌及酵母菌总数计数。取试验用的稀释液作为阴性对照，每种计数用的培养基各制备 2 个平板。

在培养期内，一个菌或一簇菌会长成为一个菌落，菌落会随着培养时间的延长逐渐蔓延生长成片，这时已经不便于计数；要在其刚生长为一个易于分辨的菌落点时点计菌落数，即为菌数。因此，需每日观察菌落生长情况，并点计菌落数。而后，计算各稀释级供试液的平均菌落数，需氧菌总数宜选取平均菌落数小于 300、霉菌和酵母菌总数宜选取平均菌落数小于 100 的稀释级，作为菌数报告的依据。以最高的平均菌落数乘以稀释倍数的值，报告 1g、1ml 或 $10cm^2$ 供试品中所含的菌数。

微生物限度检查试验需要同时做阴性对照，阴性对照中不得有菌生长。如果阴性对照长菌则，则结果不可靠，说明试验失败。

薄膜过滤法　原理同药物的无菌检查。取供试液过滤，用缓冲液或冲洗液冲洗滤膜，冲洗后取出滤膜，菌面朝上贴于胰酪大豆胨琼脂培养基或沙氏葡萄糖琼脂培养基平板上培养。每种培养基至少制备一张滤膜。取试验用的稀释液 lml，照上述薄膜过滤法操作，作为阴性对照。培养条件和计数方法同平皿法，每片滤膜上的菌落数应不超过 100。阴性对照不得有菌生长。

最可能数法　应用概率理论来估算细菌浓度的方法。该方法首先将待测样品作一系列稀释，然后每个稀释度取 3~5 次重复接种于适宜的液体培养基中。培养后，将最后 3 个出现细菌生长的稀释度（临界级数）管数作为数量指标，通过此数量指标在最大或然数表中查出近似值。将近似值乘以数量指标第一位数的稀释倍数，即得出供试品单位体积中需氧菌总数的近似值。该方法的精密度和准确不及前两种方法，且不适用于霉菌计数，仅在供试品需氧菌总数没有适宜计数方法的情况下使用。但对于某些微生物污染量很小的药品，此方法可能是更适合的方法。

控制菌检查法　药品中不得检出的控制菌一般包括大肠埃希菌、耐胆盐的革兰阴性菌、金黄色葡萄球菌、乙型副伤寒沙门菌、铜绿假单胞菌、生孢梭菌和白色念珠菌。且每种药品规定的控制菌种类不尽相同。试验时，取供试液接种于可促进某种控制菌生长的培养基中，按规定的时间和温度进行培养。培养结束后，取一定量的培养物，接种在具有对该种控制菌有指示能力的培养基中，按规定的时间和温度进行培养。而后，通过观察是否有菌生长，或是否产生荧光、酸气，或将培养物进行镜检、理化项目的检测，或依据生长出的菌落的形态特征进行判断等方法，最终确定是否存在控制菌。

药品微生物限度检验时还要同时制备阳性对照和阴性对照。

阳性对照是在接种了供试品的培养基中加入细菌菌落总数为10~100的对照菌，阴性对照是将10ml稀释液接种于培养基中，其他操作同供试品的控制菌检查。阳性对照应检出相应的控制菌，阴性对照应无细菌生长。

注意事项 ①当建立药品的微生物限度检查法时，要分别进行微生物计数方法和控制菌检查的方法适用性试验，以确认所采用的方法适合于该产品的微生物计数或控制菌的检查。微生物计数法验证中采用平皿法或薄膜过滤法时，试验组菌落数减去供试品对照组菌落数的值与菌液对照组菌落数的比值应在0.5~2范围内；采用的是最可能数法时，试验组菌数应在菌液对照组菌数的95%置信限内。控制菌检查的验证试验应依各品种项下规定的控制菌选择相应的菌株进行验证。若微生物计数法的回收试验不符合要求或控制菌检查验证中若未检出试验菌，说明所采用的方法未能排除供试品对菌生长的影响，应采用培养基稀释法、离心沉淀法、薄膜过滤法、中和法等方法或联合使用这些方法消除供试品的抑菌活性，并重新进行方法验证。②微生物计数用培养基在使用前应进行培养基的适用性检查，控制菌检查用培养基应进行促生长能力、抑制能力及指示能力的检查。要按照方法适用性试验确认的方法进行供试品中微生物限度的测定。若检验程序或产品发生变化可能影响检测结果时，应重新进行适用性试验。

（高　华　蔡　彤）

yàowù rèyuán jiǎnchá

药物热原检查（test for pyrogen of drugs） 检测非肠道用药品热原物质含量是否符合规定的常规检测项目。是药物安全性试验项目之一。热原是指能够引起恒温动物体温异常升高的物质，即外源性热原进入哺乳动物机体后刺激免疫细胞产生内源性致热物质引起机体发热，即热原的根本特性就是导致机体发热，临床上称为热原反应。若临床用药在进行静脉滴注大量输液时，由于药液中含有外源性热原，患者在0.5~1h内出现冷战、高热、出汗、呕吐，头痛、肤色灰白、腰及四肢关节痛、白细胞下降、血管通透性增强，昏迷等症状，高热时体温可达40℃，严重者甚至可休克、死亡，这种现象即称为热原反应。药物中的热原物质一般是不可除尽的杂质，只有将其控制在安全限度内，才能保障用药安全。

热原分类 已知的能造成机体发热的物质分为两大类，即内源性致热物质和外源性致热物质。其中，外源性致热物质包括微生物来源的物质（如革兰阴性菌细菌成分、革兰阳性菌细菌成分、病毒、真菌等）和非微生物来源的物质；内源性致热物质包括激素和细胞因子。

热原检查主要是对外源性热原的含量进行限度控制，使其在限度范围内对机体不产生危害性的影响。研究较多、较深入的外源性热原物质主要包括革兰阴性菌的细菌内毒素和革兰阳性菌的脂磷壁酸。这两类物质是药品中常见的致热物质。

内容 检测热原的经典方法为家兔法，即将一定剂量的供试品，静脉注入家兔体内，在规定时间内，观察家兔体温升高的情况，以判定供试品中所含热原的限度是否符合用药安全的规定。热原检查由筛选实验和热原实验两部分组成。

筛选实验 将满足热原实验要求的家兔提前在3~7日内预测体温，进行实验动物挑选。挑选实验的条件与检查供试药品时相同，但不注射药液，每隔30min测量体温1次，共测8次。8次体温均在38.0~39.6℃的范围内，且最高与最低体温差值≤0.4℃的家兔，可供热原检查用。

热原实验 筛选合格的家兔在实验前至少1h开始禁食并置于适宜的装置中，直至实验完毕。测温探头或肛温计插入肛门深度约为6cm，时间不少于1.5min。每隔30min测温1次，连测2次，两次体温之差≤0.2℃，以此两次体温的平均值作为该兔的正常体温。当日使用的家兔，正常体温在38.0~39.6℃的范围内，且组内各兔间正常体温之差≤1℃。供试药品或稀释供试药品的无热原稀释液在注射前预热至约38℃，并在测定家兔正常体温后15min以内自耳缘静脉缓缓注入规定剂量，然后每隔30min按前法测量其体温1次，共测6次，以6次体温中最高的体温值减去正常体温，即为该兔体温的升高温度（℃）。

结果判定 在初试3只家兔中，体温升高均<0.6℃，并且3只家兔体温升高总和<1.3℃；或复试的5只家兔中，体温升高≥0.6℃的家兔≤1只，并且在初、复试合并8只家兔的体温升高总和≤3.5℃，均判定供试品热原检查符合规定。在初试3只家兔中，体温升高≥0.6℃的家兔数≥1只；或复试的5只家兔中，体温升高≥0.6℃的家兔>1只；或在初、复试合并8只家兔的体温升高总和>3.5℃，均判定供试品热原检查不符合规定。当家兔升温为负值时，均以0℃计。

特点 ①家兔热原检查法主要适用于对细菌内毒素检查法干扰严重且无法消除的注射剂品种，并适用于成分复杂多变且可能污染内毒素以外杂质的品种。②预先排除实验用具的干扰。供试品注射剂量按各品种的规定，但家兔每1kg体重注射体积不得少于0.5ml，不得大于10ml。检查用的注射器、针头及一切与供试品接触的器皿，应置干烤箱中用250℃加热30min排除可能的热原，也可用其他适宜方法排除热原。③该方法的优点是可以检测所有类型的致热物质，且它能够正确反映外源性致热物质引起哺乳动物复杂升温的反应过程，从而保证药品在人体中的热原安全性，因此，该法被认为是评价药品中总致热物质的“金标准”。对于疫苗类、生物制品等药物，因其内含有大量蛋白或多糖等成分，一般认为使用该法比使用内毒素法能更有效地判定制品的热原含量是否合格。④家兔法的局限性也较多，主要包括：对热原的检测仅能定性不能定量；存在种属差异；家兔个体之间对热原的反应性差异较大，精密度差，重复性差，灵敏度低；不适宜某些可对家兔体温等生理产生影响药品检测，如细胞因子、抗生素、病毒制品和放射性药物等；需要专门的试验环境，设备昂贵，试验费用高，检测周期长；需使用较多的实验动物，不符合“减量化、再利用、再循环（3R）”原则。此外，当热原含量严重超标时，会导致家兔体温下降，而无法正确地反应结果。

替代方法 由于家兔法的种属和个体差异，实验结果存在一定局限性，因此药学科技工作者一直在寻找能够替代家兔热原检测的新方法。其中细菌内毒素检查法（BET法）是家兔法热原检测的一种替代方法。该方法各国药典均已收录并广泛应用，但也存在种属差异和仅可检测内毒素一种热原物质等诸多局限。因而不断有研究寻找新的热原检测替代方法，如人全血－白介素-1β（WBT-IL-1β）法、人全血白介素-6（WBT-IL-6）法、人外周血单核细胞-白介素-6（PBMC IL-6）法、MM6-IL-6法、冷冻人全血白介素-1法。尽管上述5种方法均被欧洲药典和美国食品药品管理局所接受，但也存在它们各自的局限性。比如，不适用于可导致机体释放细胞因子的药品或生物制品的热原检测。因此，对这些方法的广泛使用还需要进一步的评估。此外，除非是特殊制品，否则均不能完全取代家兔热原法。

（高 华 杜 颖）

xìjūn nèidúsù jiǎnchá

细菌内毒素检查（test for bacterial endotoxins）

利用鲎试剂检测药品中细菌内毒素的量是否在安全限度内的试验。又称鲎试验（limulus test）。属于药物安全性试验项目。细菌内毒素主要化学成分是脂多糖，是给药后引起临床热原反应最常见的物质，它的量用内毒素单位（EU）或内毒素国际单位（IU）表示，1EU与1IU相当。鲎试剂是一种海洋古老动物鲎的血液提取物，它可与细菌内毒素发生生化反应，通过检测反应导致的理化性质变化，可半定量或定量检测药品中的细菌内毒素量。细菌内毒素是常见热原物质之一，容易在药品生产中引入且较难排除。一般认为无内毒素意味着无热原，说明是在符合药品生产质量管理规范条件下生产的药品。因此，对肠外药品制剂，细菌内毒素检查是药物安全性常规检查项目，如果进行了细菌内毒素检查，无需再进行热原检查。由于细菌内毒素在生产过程中不易除去，细菌内毒素检查不仅需要在药品制剂安全性检测环节中进行，必要时还要对药品生产用原辅料所含内毒素量进行检查和控制。

细菌内毒素检测方法是1968年美国科学家列文（Levin）和庞（Bang）创建的。由于本方法具有灵敏度高、特异性好、易于标准化、所需时间短且操作简单等优点，在制药工业和临床检验中，逐步取代家兔热原检查，成为热原检查的主要方法。1980年《美国药典》20版（USP20）在世界上首次收载本方法，《中国药典》1990年版第二增补本首次收载本方法，2000年1月国际协调委员会制订了内毒素检查法的统一协调方案，自此世界各国药典收载的细菌内毒素检查法在方法和书写格式上趋于一致。细菌内毒素检查法已成为世界范围内检查肠外制剂热原物质污染的经典方法，除应用于药品质量控制领域外，还应用于临床血液中的内毒素检测，以及环境学科中的内毒素污染控制。

方法 细菌内毒素检查均需经过如下程序：首先应根据药品给药剂量和途径等因素确定药品含细菌内毒素限值；再根据鲎试剂灵敏度和细菌内毒素限值，确定最大有效稀释倍数；在不超过最大稀释倍数的条件下，制备适当浓度的供试品溶液，同时制备适当浓度的细菌内毒素对照溶液；将供试品溶液及各种对照溶液与鲎试剂混合，于（37±1）℃下保温反应一定时间，进行检测。按检测方法不同，可分为凝胶法和光度测定法。

凝胶法 通过鲎试剂与内毒素产生凝集反应，通过观察凝胶形成，限量或半定量检测药品中含细菌内毒素量的方法。凝胶法试验中，将供试品溶液和鲎试剂混合后，于（37±1）℃下保温（60±2）min，观察凝胶形成情况，当供试品溶液中含细菌内毒素量不低于鲎试剂标示灵敏度所对应的细菌内毒素浓度时形成坚实的凝胶（试管倒立凝胶不滑落），结果为阳性，否则不形成坚实凝胶，结果记为阴性。同时设置阳性对照、含供试品阳性对照和阴性对照，如果阳性对照、含供试品阳性对照结果阳性，阴性对照结果为阴性，试验结果有效。本方法成熟，为国际上常用药典所收载，且操作简便，无需专门的仪器，是药品检验中最常用的方法。《中国药典》2015年版收载的细菌内毒素检查法规定，不同的检验方法出现测定结果有争议时，除另有规定外，以凝胶限度试验测定结果为准。当然，本法也有一定的局限性，它只是限量或半定量测定方法，而且靠目视判断结果。

光度测定法 根据检测原理不同，又分为浊度法和显色基质法。浊度法通过检测鲎试剂与细菌内毒素反应过程中的浊度变化来检测供试品溶液含细菌内毒毒素量。显色基质法利用鲎试剂与细菌内毒素反应过程中产生的凝固酶可使特定底物释放出呈色团原理来检测供试品溶液含细菌内毒毒素量。光度测定法试验，至少测定3个不同浓度的细菌内毒素对照溶液，绘制标准曲线，同时在相同条件下测定供试品溶液，利用标准曲线计算供试品溶液中的细菌内毒素浓度。试验要设置阴性对照和含供试品的阳性对照，如果标准曲线、阴性对照和含供试品的阳性对照的结果符合规定，试验结果有效。其优点是可快速定量测定细菌内毒素。

注意事项 ①在建立方法或条件改变可能导致试验结果发生变化时，应进行干扰试验，如果干扰因素不能排除，则不能采用细菌内毒素检查方法。②试验过程中，应采取适当的措施防止微生物和细菌内毒素的污染。③试验所用的器皿或器械要去除可能存在的外源性细菌内毒素。④使用新批号鲎试剂或发生可能影响试验结果的改变时，凝胶法应进行鲎试剂灵敏度复核试验，光度测定法应进行标准曲线的可靠性试验。

（高 华 裴宇盛）

yàowù yìcháng dúxìng jiǎnchá

药物异常毒性检查（test for undue toxicity of drugs） 对由药物生产过程中引入的异物或其他原因所导致的毒性进行的试验检测。异常毒性即指非药物本身所具有的毒性。用于检验药品是否污染了外源性毒性物质以及是否存在意外的不安全因素，属于药物分析中的药物安全性试验项目之一。异常毒性检查法为历版药典附录收载的方法，主要用于检验中药注射剂、生物制品注射剂以及动物来源或微生物发酵制得的其他注射剂药品，如有可能污染毒性杂质且又缺乏有效的化学分析方法的化学药品注射剂。

异常毒性检查为限度试验，选择对毒性敏感的实验动物作为试验对象，如小鼠、豚鼠。即将一定剂量的供试品按规定给药途径给予规定体重的小鼠或豚鼠体内，在规定时间内观察动物的急性毒性反应。在规定剂量下，不应出现动物中毒性死亡；若出现动物急性毒性死亡，表明供试品中含有的急性毒性物质超出了安全限度。该方法在各国药典中有不同的名称，《美国药典》称其为一般性安全检测（general safety test），《英国药典》称其为不当毒性检测（undue toxicity test），《国际药典》称其为无毒试验（innocuity test）。

内容 一般按照药典的规定和要求进行。化学药品和中药注射剂的异常毒性检验方法相同，生物制品的异常毒性试验在所用动物、注射途径等方面与前者有所差别。

化学药品与中药注射剂异常毒性检查 用氯化钠注射液将被检查的药品配置到一定浓度，然后用健康无伤、一定体重的小鼠，按规定的给药途径，每只小鼠分别给予一定量（除另有规定外为0.5ml）的供试品溶液。除另有规定外，全部小鼠在给药后48h内不得有死亡；如有死亡时，应复试。复试时应无动物死亡，否则供试药品异常毒性为不合格。

静脉注射灵敏度高、差异小，为化学药品和中药注射剂异常毒性检查法中最主要的给药途径。有些药品也会根据临床的给药途径制定不同的动物给药方式，如腹腔注射、皮下注射、口服。

生物制品异常毒性检查 采用小鼠试验和豚鼠试验两种，除明确规定某个生物制品品种只采用其中的一种方法进行检验外，生物制品的异常毒性试验两种动物实验均要进行。检验时，一般是对小鼠和豚鼠腹腔注射适量供试品原液，观察7天。观察期内，动物应全部健存，未显示不健康状态，到期时每只动物体重应增加，供试品判为合格。如不符合

上述要求，应进行复试。复试时应无动物死亡，否则供试品判为不合格。

注意事项 ①给药剂量应低于药物本身毒性剂量。由于异常毒性检查的是药物的非特异性毒性反应，因此设定的给药剂量应低于该药品的正常毒性剂量。一般试验用剂量至少应小于药物本身半数致死量（medium lethal dose，LD_{50}）可信限下限的1/4（通常采用1/4～1/8）或小于LD_1可信限下限的1/3（通常采用1/3～1/6）。②注射速度要缓慢。尾静脉注射时，如果注射速度过快，小鼠心脏压力骤增，有可能造成死亡，因此注射时应注意控制速度。③注意动物饲养。在试验前及试验的观察期内，均应按正常饲养条件饲养。做过试验的动物不得重复使用。

（高　华　蔡　彤）

yàowù guòmǐnxìng fēnxī

药物过敏性分析（analysis of allergic substance of drugs） 对药物因残留过敏杂质而引发的过敏反应是否在安全限度内的检测。属于药物安全性试验项目。过敏性又称超敏反应，指机体受同一抗原再刺激后产生的一种表现为组织损伤或生理功能紊乱的特异性免疫反应，是异常或病理性免疫反应。

过敏反应类型 主要分为四型：Ⅰ型又称快发或速发过敏型，由IgE介导，主要表现为荨麻疹、过敏性休克、支气管哮喘、变应性鼻炎、皮肤过敏反应等；Ⅱ型又称细胞毒型或溶细胞型，由IgG介导，主要表现为库姆斯试验阳性的溶血性贫血，粒细胞减少和血小板减少性紫癜；Ⅲ型又称免疫复合物型或血管炎型，由IgG、IgM介导，主要表现为局限性肺炎、血管炎、狼疮样反应、肾小球肾炎等；Ⅳ型又称迟发型或结核菌素型，由T淋巴细胞介导，主要表现为接触性皮炎。由于药物对机体而言，通常为一种外源性物质，因此可能作为过敏原引发机体产生过敏反应。

试验方法 过敏试验方法采用较多的是根据Ⅰ型、Ⅳ型过敏反应发病机制的不同环节而设计建立的方法。Ⅰ型过敏反应通常用主动皮肤过敏试验、全身主动过敏试验和被动皮肤过敏试验来考察药物的安全性。Ⅳ型过敏通常使用豚鼠最大化试验和比勒试验（Buehler test，BT）来考察。

主动皮肤过敏试验 一般选用豚鼠。是一种受试物产生免疫学传递的皮肤反应。当动物初始接触受试物后至少1周，在进行受试物的激发接触，有可能导致过敏状态。于试验第0、7、14天，受试物涂于皮肤局部给药。末次致敏后14天，再次将受试物涂于动物脱毛区，6h左右后，观察72h内皮肤过敏反应情况。应注意受试物致敏接触阶段，应保证其在皮肤上的停留时间和接触皮肤的范围。此试验的目的是观察受试物经皮肤重复接触受试物后，机体免疫系统反应在皮肤上的表现，即有无过敏反应及过敏强度如何。

全身主动过敏试验 一般选用豚鼠。当药物作为抗原或半抗原初次进入豚鼠体内，刺激机体产生相应的抗体（IgE）。当同样药物再次进入机体，抗原与抗体结合形成抗原抗体复合物，刺激肥大细胞及嗜碱性细胞释放活性介质，从而引起局部水中、竖毛、呼吸困难、窒息、痉挛，甚至休克死亡。选择容易产生抗体的给药方式，如静脉、腹腔或皮下注射等，隔日一次，共3～5次进行致敏，每日观察动物体征。末次注射后第10～14日通过快速静脉给药进行激发，一般激发剂量为致敏剂量的2～5倍量。激发后观察每只动物的反应症状及出现和消失时间。此方法为《中国药典》收录。

皮肤被动过敏试验 常选用大鼠，是一种较敏感的测试特异抗体滴度的方法。将受试物致敏动物富含IgE抗体的血清注入正常动物皮内，IgE的Fc端与皮肤的肥大细胞表面的特异受体结合，形成IgE的复合物，使得肥大细胞致敏。当抗原攻击时，抗原与肥大细胞表面上的IgE的Fab端结合，导致IgE分子结构的改变，引起肥大细胞脱颗粒，释放过敏介质如组胺等，是皮肤局部血管的通透性增加，是静脉注射抗原同时注入的伊文思蓝染料在该皮肤出渗出着色。根据局部皮肤蓝染范围和程度，可判定血管通透性变化的大小，继而判定皮肤过敏反应的程度。

豚鼠最大化试验和Buehler试验 一般选用豚鼠进行试验，使药物直接作用于T淋巴细胞使之致敏，当同一药物再次接触已致敏的淋巴细胞，则激发致敏淋巴细胞释放介质而导致组织损伤。此类反应无抗体参与、发生较慢，一般在再次接触相同抗原48～72h后才出现临床症状，主要表现为接触性皮炎、药疹等。

注意事项 根据药物自身特点，结合药物毒性、临床给药方式等确定药物进行何种过敏性试验。如注射给药需考虑做全身主动过敏试验和皮肤被动过敏试验，经皮给药需考虑做豚鼠最大化试验和Buehler试验。要合理选择试验计量，以避免因剂量过低而导致假阴性结果。要设立阳性和阴性对照组，以帮助判定阳性结果是否因强刺激反应引起。进行主动全身过敏试验时，激发后若发现过敏反应症状时，可取健康未致敏豚鼠2只，自静脉注射激发剂量的受试药物，观察有无由于受试物作用引起的类似过敏反应症状。

（高 华 张 媛）

yàowù róngxuè fēnxī

药物溶血分析（analysis of hemolysis of drugs） 对受试药物是否能够引起溶血和红细胞凝聚等不良反应的试验观测。属于药物安全性试验项目。溶血性是指药物制剂引起的溶血和红细胞凝聚等反应。溶血性反应包括免疫性溶血反应与非免疫性溶血反应。免疫性溶血反应是药物通过免疫反应产生抗体而引起的溶血，为Ⅱ型和Ⅲ型过敏反应；非免疫性溶血反应包括药物为诱发因素导致的氧化性溶血和药物制剂引起血液稳态的改变而出现的溶血和红细胞凝聚等。凡是注射剂和可能引起免疫性溶血或非免疫性溶血反应的其他药物制剂，均需要进行溶血性试验，以评价其安全性是否符合用药要求。

方法内容 使用脱纤血液，经洗涤、离心制成2%红细胞悬液，或使用抗凝血经稀释后备用。受试物按照各自标准规定进行制备后，加入红细胞悬液/稀释抗凝血。使用0.9%氯化钠溶液作为阴性对照，蒸馏水作为阳性对照。混匀后，置于（37±0.5）℃恒温箱中孵育一段时间后，观察其对红细胞的溶血反应以判定受试物是否合格。①采用肉眼观察法判定受试药物是否合格。如溶液呈澄明红色，试管底无细胞残留或有少量红细胞残留，表明有溶血发生；如红细胞全部下沉，上清液体无色澄明，表明无溶血发生。当阴性对照管无溶血发生，阳性对照管有溶血发生，若受试物溶液在3h内不发生溶血，则判定合格。②使用比色法判定受试药物是否合格。将孵育后的液体离心后，取上清，测定545nm吸光度，计算溶血率，若≤5%，则判定受试物合格。

注意事项 注射剂临床前的溶血分析如未有相同给药途径上市制剂应在长期毒性研究中兼顾考察其溶血性。试验时注意观察溶血反应的有关指标及体征，如出现溶血时，应进一步研究。临床前受试药物的溶血试验除另有规定外，临床用于非血管内途径给药的注射剂，以各药品使用说明书规定的临床使用浓度，用0.9%氯化钠溶液1∶3稀释后作为供试品溶液；用于血管内给药的注射剂以使用说明书规定的临床使用浓度作为供试品溶液，以考察受试物的溶血性。

2010年版《中国药典》规定应对注射剂原液和稀释液进行溶血试验研究，确定该受试药物无溶血和凝聚的最大浓度，以无溶血最大浓度的1/2作为该受试药物质量标准中溶血检查的限值浓度，该浓度一般高于临床最大使用浓度。

有色泽的中药注射剂对于溶血结果的影响较大，难以评价溶血程度时，可在常规方法的基础上，结合如分光光度法、体外红细胞计数法等分析法。以此作为辅助方法，帮助更精确的判断注射剂的溶血性。

（高 华 张 媛）

yàowù níngxuè fēnxī

药物凝血分析（analysis of coagulation of drugs） 对药物是否能够引起红细胞凝聚等不良反应的试验观测。凝血是指红细胞凝聚反应，属于非免疫性溶血现象之一，由药物诱发的血液稳态的改变而出现的红细胞凝聚等。凡是注射剂和可能引起凝血反应的药物制剂均需要进行该项试验，以评价其安全性是否符合用药要求。属于药物安全性试验项目。

药物凝血分析主要观测血液中的红细胞是否因为药物的作用而产生凝聚反应，需要使用脱纤血液，并经洗涤、离心制成红细胞悬液备用。受试药物按照其质量标准规定方法制备成供试溶液后，加入2%红细胞悬液。混匀后，置于37℃恒温箱中孵育一段时间后，观察其是否引起红细胞的凝聚反应。若溶液中有棕红色或红棕色絮状沉淀，振摇后不分散，表明可能有红细胞凝聚发生，可进一步置显微镜下观察，如可见红细胞聚集则为发生凝聚。若受试物溶液在3h内不发生凝聚，则说明药物不能引发红细胞凝聚反应。

一般要求对注射剂进行凝血性分析研究，确定受试药物无凝血作用的最大浓度，以最大浓度的1/2作为该受试药物质量标准中溶血检查的限值浓度，一般高于临床最大使用浓度。

（高 华 张 媛）

yàowù jiàngyā wùzhì jiǎnchá

药物降压物质检查（test for depressor substances in drugs） 对药物中含有的可引起机体血压下降的杂质的量是否在安全限度内的测试。又称降压物质检查。此检查项属于药物质量检验项目中的药物安全性试验项目。药品中含有限值以上的降低血压的物质，临床用药时可能引起血压急剧下降，休克等严重不良反应。尤其是原料来源为动物、植物或微生物发酵物的药物，或者其他多组分结构不清晰的原料药的药品，均有可能污染组胺、类组胺和其他急性降压杂质，而这些杂质又缺乏有效的理化分析方法，因此，有必要将其导致的降压作用控制在用药安全的限度之内。尤其是静脉注射用注射剂，必须对其含有的降压物质进行限度检查，以保证其降压作用在安全的范围内。

降压物质检查采用的主要方法，是通过静脉注射限值剂量的药物供试品，比较组胺对照品与供试药品引起麻醉猫血压下降的程度，以判定供试品中所含降压物质的限度是否符合规定。一般以临床静脉注射千克体重每小时最大剂量的1/5~5倍作为降压反应物质检查剂量限值。供试药品按其标准规定的限值，制备成适当浓度的供试溶液，且要符合供试品溶液与对照品溶液的注入体积应相等的要求。试验取磷酸组胺作为对照品，按组胺计算，配成每1ml中含组胺0.5μg的溶液。使用的实验动物为健康无孕体重2kg以上的猫，且实验猫要符合灵敏度的要求。试验时需要对实验动物进行手术操作，在一侧颈动脉插入连接测压计的动脉插管，管内充满适宜的抗凝剂溶液，以记录血压，也可用其他适当仪器记录血压；在一侧股静脉内插入静脉插管，以供注射供试品溶液用。对照品溶液及供试品溶液按一定的注射顺序，尽可能同速度注射。

由于动物实验影响因素较多，需要注意避免假阴性或假阳性干扰，因此药品质量标准中对采用该动物实验方法，还明确规定了复试标准及试验结果的判断标准等要求。如供试品具有升血压或降血压药理作用，可选择该药正常产品升血压或降血压作用剂量以下剂量进行降压物质检查，检查合格的剂量可设定为该供试品的限值剂量。若静脉注射供试品原液1ml/kg剂量未见降压反应，该剂量可作为限值剂量。此外，某些注射剂可采用“组胺类物质检查法”（豚鼠离体肠管法与组胺对照品比较），测定供试品中组胺类物质的限量，以此代替实验动物猫的降压物质检查法。

（高　华　粟晓黎）

yàowù shēngyā wùzhì jiǎnchá

药物升压物质检查（test for vasopressor substances in drugs）

对药物中含有的可升高血压的物质的限度是否符合安全用药限度规定的测试。属于药物安全性试验项目。药物中的升压物质，主要是来自原辅料的在生产过程中无法除尽的杂质，其含量超过一定限度，会在临床用药中使患者血压急剧升高，不仅干扰治疗，还会影响患者健康，甚至生命安全。因此，对于一些可能含有升压物质的药物制剂，需要设立该检查项目。如《中国药典》1963年版附录第一次将升压物质检查法列为促皮质素的升压物质的限度检查。此后各版中国药典附录均收载升压物质检查法。2015年版《中国药典》收载品种中缩宫素注射液设有升压物质检查项。垂体后叶注射液早期作为孕妇催产是要控制升压物质含量。

方法步骤　较成熟的药物升压物质检查法是，采用比较垂体后叶标准品（S）与供试品（T）升高大白鼠血压的程度，判定供试品中含有升压物质的限度是否符合规定。试验时要按标准操作规程进行。

标准品溶液配制与稀释　取垂体后叶标准品使用减量法迅速精密称定，注意避免吸湿。置于小研磨器中，加少量0.25%醋酸溶液（约0.5ml）研磨成匀浆，将匀浆移至硬质大试管中，再精密补加0.25%醋酸溶液使成1单位/ml的溶液，管口轻放一空心玻璃球将试管浸入沸水浴中，沸水液面要超过试管内溶液液面，时时振摇试管，加热煮沸提取5min，取出迅速冷却至室温，用滤纸过滤。滤液分装于适宜的可密封的容器中，4~8℃保存，如无沉淀析出，可在3个月内使用。试验当日取标准品溶液，恢复至室温，精密量取适量，用生理盐水配制成每1ml含升压素0.1单位溶液。

供试品溶液配制与稀释　按规定的剂量配制成适当浓度的供试药品溶液，如缩宫素项下规定配制成2.0U/ml的溶液。

血压记录装置　记录仪或记纹鼓、球型汞血压计、压力传感器、描记杠杆和多导生理记录仪等。大白鼠血压法使用的测压计必须灵敏，如果使用老式血压装置则采用球型汞血压计较好。球型汞血压计一侧为球形，另一侧为细管径的直体部分，两侧内径之比为6∶1。球型部分汞面因血压升高引起的变化极小，可忽略不计，直体部分汞面从零升高的毫米数即为血压升高的读数。如果使用其他血压检测计，其灵敏不宜低于球型汞血压计。由于各种生理记录仪的问世，球型汞血压计已少用。现阶段常用的生理记录仪其原理为对各重点生物信号（如心电、机电、脑电）与非典型生物信号（如血压、呼吸、张力）的调理、放大，对信号进行模/数（A/D）转换，通过计算机记录、存储、处理及打印输出。

血压测定　用麻醉剂将动物麻醉后，固定于大鼠固定板上（动物需保持体温），分离气管，插入气管插管，及时吸出分泌物。分离出一侧颈动脉并剪一小口，插入已调节好的动脉插管。分离另一侧颈静脉或将一侧股静脉暴露，插入合适的静脉插管，固定好后注射适量肝素钠溶液抗凝（不超过 100U/100g 体重），打开动脉夹，从插管上的三通中注入约 0.4ml 的肝素钠溶液（1000U/ml）防止血液凝固堵塞插管影响血压测量。接通记录笔，走纸记录正常血压。从静脉插管中缓缓注入交感神经阻断剂，需间隔注射 2～3 次，使血压稳定在 5.3～6.7kPa（40～50mmHg）为宜。选定高低两剂量的垂体后叶标准品稀释液（ml），高低剂量之比约为 1：0.6，低剂量应能使血压升高 1.3～3.3kPa（10～25mmHg），将高低剂量轮流重复注入 2～3 次，如高剂量所致反应的平均值大于低剂量所致的平均值，可认为动物的灵敏度符合要求。在上述高低剂量范围内选定标准品稀释液的剂量（d_S），供试品溶液按品种项下规定的剂量（d_T）给药顺序为 d_S、d_T、d_T、d_S。

结果判断　以第一与第三、第二与第四剂量所致的反应分别比较：如 d_T 所致的反应值均不大于 d_S 所致反应值的一半，则判定供试品的升压物质检查符合规定；否则应按上述顺序再注射一组 4 个剂量，按相同方法分别比较两组内各对 d_S、d_T 所致的反应值，如 d_T 所致的反应值均不大于 d_S 所致的反应值，则判定供试品的升压物质检查符合规定；如 d_T 所致的反应值均大于 d_S 所致的反应值，则判定供试品的升压物质检查不符合规定；否则应另取动物复试。如复试的结果仍有 d_T 所致的反应值大于 d_S 所致的反应值，认为供试品的升压物质检查不符合规定。

注意事项　①动物。试验选用雄性大鼠，雌性大鼠血压不稳定，灵敏度也较差。体重在 300g 以上且不超过 450g 为宜，体重太小手术难度大，试验成功率低，体重过大反应不灵敏。②麻醉剂。25%乌拉坦 0.4ml/100g 体重，腹腔注射（也可用氯醛糖 50～80mg/kg 体重，腹腔注射）。③血压稳定剂。甲磺酸酚妥拉明（交感神经阻断剂）0.1mg/100g 体重，由静脉插管缓缓注入，间隔 5～10min 用相同剂量重复注射 1 次，直至使血压稳定（一般需要注射 3 次）。

大白鼠麻醉后气管分泌物增多，试验时应分离气管插入适宜的小管（细塑料管或鸽子翅膀羽毛的下部空管），随时注意动物的呼吸，及时用吸管吸出分泌物，保持呼吸畅通。

（高　华　张　横）

yàowù yǒuhài wùzhì fēnxī

药物有害物质分析（analysis of harmful substance in drugs）

对药物中残留的生产过程中无法除尽但对人体有害杂质的检查过程。又称有害物质残留检测。属于药物安全性试验项目。药物中残留的有害物质，是指生产过程无法除尽的，来源于原料、辅料、试剂、设备等，超过一定限度对人体有害的杂质。包括重金属等有害元素、农药、黄曲霉毒素、真菌、有机溶剂等。这些有害物质的残留超过一定量，不仅降低了药物的质量，还影响了用药安全，因此需限制这些有害物质的残留量。药物有害物质残留量的限量制定主要依赖于风险评估结果。风险评估是在有害残留物的毒理学、流行病学和其他相关数据的基础上，通过对污染物暴露情况和可能的摄入量等信息进行综合分析评价，针对风险性质确定有害残留物人体暴露危害的一种方法。风险评估结果是有害残留物限量制定的重要依据。

重金属分析　指在规定实验条件下能与硫代乙酰胺或硫化钠作用显色的金属杂质，它通常是指一类密度大于 5kg/dm^3 的金属或合金物质，其代表物包括铅（Pb）、汞（Hg）、镉（Cd）、铜（Cu）、银（Ag）、铋（Bi）、锑（Ti）、锡（Sn）、铬（Cr）、砷（As）等。重金属常用的检测方法是目视比色法，如《中国药典》2010 年版一部附录Ⅸ E 和二部附录Ⅷ H 中的重金属检查法。有害元素的代表是砷（As），单质砷无毒性，砷化合物均有毒性。有害元素常用的检测方法是古蔡氏法和二乙基二硫代氨基甲酸银法，如《中国药典》2010 年版一部附录Ⅸ F，和《中国药典》2010 年版二部附录Ⅷ J 砷盐检查法。还有一些通用检测方法，如原子吸收分光光度法和电感耦合等离子体质谱法。铅、镉、砷、汞、铜在《中国药典》2010 年版一部附录Ⅸ B 中，就采用原子吸收分光光度法和电感耦合等离子体质谱法测定，用此方法检测的品种其限值为铅不得过百万分之五；镉不得过千万分之三；砷不得过百万分之二；汞不得过千万分之二；铜不得过百万分之二十。

农药残留（pesticide residues）分析　农药使用后残存于生物体、农副产品和环境中的微量农药原体、有毒代谢物、降解物和杂质的总称。农药残留量检测常用气相色谱法，尤其是测定药材、饮片及制剂中部分有机氯、有机磷和拟除虫菊酯类农药，如《中国药典》2010 年版一部附录Ⅸ Q 中的农药残留量测定就是该方法。有机氯类农药残留主要测定六六六（BHC）、滴滴涕（DDT）以及五氯硝基苯（PCNB）的含量，用此方法检测的品种其限值为六六六不得过千万分之二；滴滴涕不得过千万分之二；五氯硝基苯不得过千万分之一。有机磷类农药残留主要测定对硫磷、甲基对硫磷、乐果、氧化乐果、甲胺磷、久效磷、二嗪农、碘依可酯、马拉硫磷、杀扑磷、敌敌畏、乙酰甲胺磷的含量。拟除虫菊酯类农药残留主要测定氯氰菊酯、氰戊菊酯及溴氰菊酯的含量。

黄曲霉毒素（aflatoxin，AF）分析 一种真菌毒素，由真菌黄曲霉（*Aspergillus flavus*）和寄生曲霉（*Aspergillus parasiticus*）产生的次生代谢产物，均为二氢呋喃香豆素的衍生物，是已发现的毒性最大的真菌毒素。黄曲霉素广泛存在于自然界中，能引起人的急、慢性中毒，是已知致癌性最强的化学物质之一。黄曲霉毒素测定常用高效液相色谱法，测定药材、饮片及制剂中的黄曲霉毒素（以黄曲霉毒素 B_1、黄曲霉毒素 B_2、黄曲霉毒素 G_1、黄曲霉毒素 G_2 总量计）。如《中国药典》2010 年版一部附录Ⅸ V 中的黄曲霉毒素测定法。用此方法检测的品种其限值为每 1000g 药品含黄曲霉毒素 B_1 不得过 5μg，含黄曲霉毒素 B_1、黄曲霉毒素 B_2、黄曲霉毒素 G_1、黄曲霉毒素 G_2 总量不得过 10μg。

溶剂残留分析 在原料药或赋形剂的生产中，以及在制剂制备过程中产生或使用的，用现行的生产技术不能完全除尽的有机挥发性化合物。第一类溶剂是指已知可以致癌并被强烈怀疑对人和环境有害的溶剂，在可能的情况下应避免使用。如果在生产治疗价值较大的药品时不可避免地使用了这类溶剂，除非能证明其合理性，残留量必须控制在规定的范围内。第二类溶剂是指无基因毒性但可能存在其他不可逆的毒性，应限制使用这类溶剂。第三类溶剂属于低毒性溶剂，对人体或环境危害较小，应按药品生产质量管理规范或其他质量要求限制使用。第四类溶剂是尚无足够毒理学资料的溶剂，在使用时应提供该类溶剂在制剂中残留水平的合理性论证报告。其他溶剂，应根据生产工艺的特点，制定相应的限度，试剂符合产品规范、药品生产质量管理规范或者其他基本的质量要求。溶剂残留的检测方法常用气相色谱法，如《中国药典》2010 年版二部附录Ⅷ P 和三部附录Ⅵ V 中的残留溶剂测定法。用此方法检测的品种其限值收载于《中国药典》2015 年版四部。

（高 华 陈 晨）

shēngwù yàowù jiǎncè xiàngmù

生物药物检测项目（test items of biopharmaceuticals）

根据生物药物种类及其理化性质和生物学活性制定的用以保证药物质量均一、安全有效的一系列测试内容和指标。生物药物尚无固定的定义和范围，一般是指利用生物体、生物组织、细胞、体液等制造的一类用于预防、治疗和诊断的制品。主要包括生化药和以传统或现代生物技术制备的生物制品，如疫苗、血液制品、重组技术药物、微生态制剂、免疫调节剂、体内及体外诊断类等。生物药物大多分子量大，有效成分复杂，化学结构不明确，因此检测项目侧重于安全性和生物活性（效价）检查。除体外诊断制品以外，其余生物药物的检测项目一般包括鉴别、杂质检查、安全性检查和含量（效价）测定几个方面。属于药物分析检测项目。

鉴别 生物药物鉴别试验是依据生物药物的化学结构和理化性质，采用化学的、物理的及生物学方法来判断药物的真伪。除生物药物鉴别试验外，还包括一些特殊的测试，如药物免疫印迹试验、药物 DNA 序列分析、药物氨基酸序列分析、药物氨基酸组成分析、生物药物肽图分析、药物二硫键分析、生物药物分子量测定、生物药物等电点测定等。一些鉴别试验需要用标准品或对照品在同一试验条件下进行对照测试。常见的鉴别方法有：①理化鉴别法，如化学鉴别法、紫外分光光度法、高效液相色谱法。②生化鉴别法，如免疫双扩、免疫电泳。③其他生物学方法，如家兔惊厥试验鉴别胰岛素等。

杂质检查 生物药物杂质可以分为一般杂质和特殊杂质，一般杂质主要来自于原材料和生产工艺过程当中所使用的化学试剂残留，常见检查项目包括氯化物、硫酸盐、铵盐、重金属、澄清度与颜色、可见异物、水分、干燥失重及炙灼残渣等，其检查方法同化学药品。特殊杂质一般由原材料或生产工艺中引入，如微生物发酵法过程中产生的除目标产物以外的代谢产物，有的对人体有潜在的危害，特殊杂质的检测项目统称为有关物质检查。生物药物纯度分析、药物外源因子检测、药物糖基分析等是生物药物杂质检测项目。

安全性检查 生物药物的一

个重要检查项目，是保证用药安全的重要指标。安全性检测项目主要有：药物热原检查和细菌内毒素检查、药物异常毒性检查、药物过敏性分析、药物降压物质检查、药物无菌检查、生物药物相关蛋白质分析、药物残余宿主蛋白质检测、药物残余宿主DNA检测等。

含量（效价）检查 保证生物药物有效性的重要指标，检测项目主要包括含量测定和效价检测，如药物蛋白质含量测定、生物药物活性分析。含量测定通常采用高效液相色谱法、凯氏定氮法法。检测结果用百分含量表示，适用于结构明确的小分子药物或经水解后变成小分子的药物；效价检测均采用国际或国家标准品，以体内或体外法（细胞法、小鼠法）测定生物学活性并标明活性单位，在测定效价的同时有的还要求测定蛋白质含量计算比活性（单位数/毫克蛋白，IU/mg）。

2015年版《中华人民共和国药典》三部共收载了7个体外诊断试剂品种，对于酶联诊断试剂，检测项目一般包括外观、溶解时间、阳性参考品符合率、阴性参考品符合率、最低检出限、精密性、稳定性试验。其他诊断试剂检测项目主要有外观、阴阳性参考品符合率、效价测定，如亲和力、特异性等。

（袁　军　邹　剑）

shēngwù yàowù jiànbié shìyàn

生物药物鉴别试验（identification test of biopharmaceuticals） 根据生物药物的分子结构、理化性质，采用物理、化学、生物学方法来判断生物药物真伪的试验。属于生物药物检测项目。主要内容包括性状外观、一般鉴别试验、专属鉴别试验。①药物的性状反映药物特有的物理性质，性状检查试验一般包括外观、嗅、味、溶解度以及物理常数等。②一般鉴别试验以药物的化学结构及其物理化学性质为依据，通过化学反应来鉴别药物的真伪。无机药物可根据其组成的阴离子和阳离子的特殊反应进行鉴别试验。有机药物一般采用典型的官能团反应。一般鉴别试验仅供确认单一的化学药物，如是数种化学药物的混合物或有干扰物质存在时，除另有规定外，一般不适用。通过一般鉴别试验只能证实是某一类药物，而不能证实是哪一种药物。例如，经一般鉴别反应的钠盐试验，证实某一药物为钠盐，但不能辨认是氯化钠、苯甲酸钠或者是其他某一种钠盐药物。要想最后证实被鉴别的物质到底是哪一种药物，必须在一般鉴别试验的基础上，再进行专属鉴别试验，方可确认。③专属鉴别试验是根据每一种药物化学结构的差异及其所引起的物理化学特性的不同，选用某些特有的灵敏定性反应，来鉴别药物真伪，是证实某一种药物的依据。

条件 鉴别试验是以所采用的化学反应或物理特性产生的明显的易于觉察的特征变化为依据。因此，能影响鉴别试验判定结果的特征变化的因素都应当严格控制的。即鉴别试验应该是在规定条件下完成的，否则鉴别试验的结果不可信。主要影响鉴别试验的条件包括溶液浓度、温度、酸碱度，干扰成分，试验时间等。

溶液浓度 主要指被鉴别药物的浓度，及所用试剂的浓度。由于鉴别试验多采用观测沉淀、颜色或各种光学参数的变化，来判定结果，而药物和有关试剂的浓度会直接影响上述的各种变化，必须严格规定溶液的浓度。

溶液温度 温度对化学反应的影响很大，一般温度每升高10℃，可使反应速度增加2~4倍。

溶液酸碱度 许多鉴别反应都需要在一定酸碱度的条件下才能进行。溶液酸碱度的作用，在于能使各反应物有足够的浓度处于反应活化状态，使反应生成物处于稳定和易于观测的状态。

干扰成分的存在 在鉴别试验中，如药物结构中的其他部分或药物制剂中的其他组分也可参加鉴别反应，产生干扰，则应选择专属性更高的鉴别反应将其消除或将其分离。

试验时间 有机化合物的化学反应和无机化合物不同，一般反应速度较慢，达到预期试验结果需要较长的时间。这是因为有机化合物是以共价键相结合，化学反应能否进行，依赖于共价键的断裂和新价键形成的难易，这些价键的更替需要一定的反应时间和条件。同时在化学反应过程中，有时存在着许多中间阶段，甚至需加入催化剂才能启动反应。因此，使鉴别反应完成，需要一定时间。

方法 主要有化学鉴别法、光谱鉴别法、色谱鉴别法等。

化学鉴别法 又分为干法和湿法。①干法：将供试品加适当试剂在规定的温度条件下（一般是高温）进行试验，观测此时所发生的特异现象。主要包括焰色试验法及加热分解法。②湿法：指将供试品和试剂在适当的溶剂中，于一定条件下进行反应，发生易于观测的化学变化，如颜色、沉淀、气体、荧光等。主要包括呈色反应鉴别法、沉淀生成反应鉴别法、荧光反应鉴别法、气体生成反应鉴别法等。

光谱鉴别法　主要包括紫外光谱鉴别法和红外光谱鉴别法等。每种药物均有特定的光谱图，利用这个特性可对生物药物进行鉴别。紫外光谱鉴别法是将药物溶解于溶媒中，在紫外光下进行扫描测定不同波长的吸收度，将获得紫外光谱图与标准图谱或与标准物质图谱比较，即可判断结果。红外光谱鉴别法一般将药物与特定赋形剂混合后压成片，在红外光下进行扫描，测定不同波长的吸收度，将获得红外光谱图与标准图谱或与标准物质图谱比较，即可判断真伪或优劣。

色谱鉴别法　利用不同物质在不同色谱条件下，产生各自的特征色谱行为（比移值或保留时间）进行鉴别试验。常用方法有薄层色谱鉴别法、高效液相色谱鉴别法、气相色谱鉴别法及纸色谱鉴别法等。

（袁　军　陈　婕）

yàowù miǎnyì yìnjì shìyàn

药物免疫印迹试验（immunoblotting test of drugs）

用免疫印迹试验的方法对生物药物的化学成分、组分含量等进行分析鉴定的试验。属于生物药物检测项目。免疫印迹法又称蛋白质印迹法（Western blotting），是根据抗原抗体的特异性结合检测复杂样品中的某种蛋白的方法，由美国斯坦福大学的乔治·斯塔克发明，基本原理是通过特异性抗体对凝胶电泳处理过的蛋白样品进行着色，再通过分析着色的位置和深度获得目的蛋白在样品中的表达情况信息。该法是在凝胶电泳和固相免疫测定技术基础上发展起来的一种新的免疫生化技术。

方法　该项技术通过聚丙酰胺凝胶电泳分离被检测蛋白质药物，并将其转移到固相载体（例如硝酸纤维素膜，聚偏二氟乙烯膜等）上，固相载体以非共价键形式吸附蛋白质，且能保持电泳分离的多肽类型及其生物学活性不变，以固相载体上的蛋白质或多肽作为抗原，与相对应的单克隆或者多克隆抗体起免疫反应，再与酶标记的第二抗体起反应，经过底物显色检测电泳分离的特异性目的蛋白成分与含量。

应用　由于免疫印迹试验具有高分辨力和固相免疫测定的高特异性和敏感性，已成为蛋白分析的一种常规技术，也可用于其他药物检测或临床用药监测。①免疫印迹试验常用于鉴定某种蛋白，并能对蛋白进行定性和半定量分析。结合化学发光检测，可以同时比较多个样品同种蛋白的表达量差异。免疫印迹法具有分析容量大、敏感度高、特异性强等优点，是检测蛋白质特性、表达与分布的一种最常用的方法。②可用于中药药性研究。如分别选用10味典型寒、热性中药的水提物作为对照抗原，免疫动物后制备相应的寒、热性对照抗原抗体，以之与其他中药水提物作斑点免疫印迹，依据对照抗原抗体对不同药性中药水提物抗原的免疫识别作用，根据杂交信号的有、无和强、弱，平行比较不同药性中药之间物质基础的相似度。应用凝胶分析软件对杂交信号作轨迹定量扫描分析，根据同一中药与寒、热性对照抗原抗体的杂交信号，作聚类分析，并做出中药药性寒、热程度的距离图谱。③用于疾病的自身抗体检测指导用药。如用免疫印迹法和酶联免疫吸附测定法分别测定糖尿病以及对照组血清中胰岛细胞抗体、谷氨酸脱羧酶抗体和胰岛素抗体，评价敏感性和特异性指导临床用药。④可用于检测致病菌分型，指导用药。如以确诊感染幽门螺旋杆菌的胃肠疾病患者作为对象，用免疫印迹法检测幽门螺旋杆菌抗体谱，分析相应的幽门螺旋杆菌细胞毒素相关蛋白、空泡毒素、尿素酶、鞭毛蛋白及可溶性幽门螺旋杆菌抗原表达情况，并进行幽门螺旋杆菌分型，指导临床对上消化道疾病判断和治疗。

（袁　军　陈　婕）

yàowù DNA xùliè fēnxī

药物DNA序列分析（sequence analysis of deoxyribonucleic acid of drugs）

应用分子生物学的原理和技术对生物药物及相关物质的DNA进行测定以判断其真伪质量的试验。又称药物基因测序分析。属于生物药物检测项目。适宜动物、植物、微生物等来源的生物药物，以及基因工程技术药物的分析。DNA作为生物遗传信息复制的模板和基因转录的模板，它是生命遗传繁殖的物质基础，也是个体生命活动的基础。DNA分子是以4种脱氧核苷酸为单位连接而成的长链，这4种脱氧核苷酸分别含有腺嘌呤（A），胸腺嘧啶（T），胞嘧啶（C），鸟嘌呤（G）四种碱基。在DNA链中，核苷酸的排列顺序（从5′到3′）称为DNA的一级结构。核苷酸的差异主要是碱基不同。DNA的一级结构决定了基因的功能，解释基因的生物学含义，首先必须清楚其DNA顺序。因此DNA序列分析是分子遗传学中一项既重要又基本的课题。DNA序列分析是指分析特定DNA片段的碱基序列，也就是A、T、C与G排列方式。

方法　经典的DNA测序方法按其原理主要分为化学裂解法和

双脱氧链终止法（酶法测序）。①化学测序法是用化学试剂在A，G，C，T处特定的裂解DNA片段，产生一组各种长度的短链，经过聚丙烯酰胺凝胶电泳放射自显影可测定DNA顺序。其特点是不需要酶促反应，可以对寡核苷酸测序。②双脱氧链终止法是使用特异性引物与单链模板DNA退火，在DNA聚合酶的作用下进行延伸反应，用双脱氧核苷三磷酸（ddNTP）终止，用聚丙烯酰胺凝胶电泳区分长度仅相差一个核苷酸的单链DNA，从而完成测序。此外，还有DNA测序自动化方法，类似末端终止法，所不同的是用荧光染料标记，计算机自动出具结果。

应用 DNA序列分析是基因工程和分子生物学研究中的一项重要技术，是了解基因结构和功能的基本途径。DNA测序方法的出现推动了生物学和医药学的研究和发展，在基础生物学研究中和在众多的应用领域，如诊断技术、生物制药技术、法医生物学和生物系统学等领域，DNA序列已成为不可缺少的内容。现代的DNA测序技术其快捷测序速度已可满足完整的DNA序列测序需要，可用于多种类型的基因组测序，包括人类基因组和其他许多动物，植物和微生物物种的完整DNA序列，包括与之相关的药物的检测分析。但是从DNA序列推导编码的蛋白质序列还没有一个总体的、通用的、完全的解决办法，有待继续探索发展。

（袁　军　余凝盼）

yàowù ānjīsuān xùliè fēnxī

药物氨基酸序列分析（analysis of amino acid sequence of drugs） 应用药物分析技术和方法对蛋白类和肽类药物分子中的氨基酸排列顺序进行检测以对药物真伪质量进行的评价。是生物药物检测项目之一。蛋白质和多肽是由多种氨基酸按照一定的顺序通过肽链连接成一长链，然后通过链内、链间的离子键、疏水作用等多种作用力进行折叠、卷曲形成一定的空间构象并发挥其独特作用。氨基酸的排列顺序即为蛋白质的一级结构，决定蛋白质的高级结构及功能。因此测定氨基酸序列不仅是进行蛋白质结构功能研究中不可缺少的，也是蛋白质类、肽类药物鉴别检定的重要内容。

蛋白质和肽的测序方式包括直接测序、质谱与生物信息结合测序以及cDNA演绎测序。根据基因测序的结果，从cDNA演绎蛋白质和多肽序列，这种策略简单、快捷，甚至可以得到未分离出的蛋白质或多肽的序列信息。但是，用这一策略得到的一级结构不含蛋白质翻译后修饰及二硫键位置等信息。而直接测序和质谱测序应用较多。

直接测序 蛋白质直接测序采用埃德曼（Edman）降解的方法，该方法有两个关键步骤：①氨基酸残基依次从蛋白质和多肽的末端切割下来。②正确的鉴定每次切割下来的氨基酸残基。其中第一步可采用化学法或酶法进行裂解。由于化学法较之酶法具有裂解率高、易于自动化、耗费少等诸多优点，被广泛采用，可以从蛋白质和多肽的N端进行裂解，也可以从蛋白质的C端进行分析。第二步通常是在氨基酸残基上衍生了一个生色基团，通过高效液相色谱进行分离分析。这种测序方法均有商品化的仪器自动完成。

质谱测序 质谱法与生物信息学搜索相结合的生物质谱由于具有高通量、高灵敏度、耐盐性、耐杂质性和图谱解析简单等优点，已被广泛用于蛋白质一级结构分析。在蛋白质组学中，利用串联质谱分析鉴定肽段序列，然后再推断样品中包含的蛋白质，是常用的高通量分析策略，称之为鸟枪法数据分析，其基本任务是利用二级图谱确定样品中存在的蛋白质，也称为图谱解析，在计算策略上可以分为三类：数据库搜索方法、从头测序方法和基于肽段序列标签的方法。数据库搜索的基本思路是“模板匹配”，将实验得到的图谱与从数据库理论酶切产生的肽段的理论预测图谱进行比对，按照一定的打分规则鉴定出匹配最好的肽段。从头测序方法不依赖现有的数据库，根据肽段有规律碎裂的特点，直接从图谱中推导出肽段的序列，能够分析新物种或者基因组未测序物种的串联质谱数据，具有数据库搜索方法不可替代的优势。肽段序列标签方法则是前两种方法的折中，先从图谱中直接推导出肽段序列的局部标签，然后用推导出的肽段标签搜索数据库。这种方法主要考虑了图谱中包含肽段序列信息不完全和生物蛋白质序列的相似性等特点，在修饰、突变和跨物种搜索数据库中应用较多。

20世纪80年代末发展的基质辅助激光解吸电离和电喷雾电离技术使质谱技术在蛋白质结构分析上的应用发生了飞跃，不断推陈出新的商业化新型生物质谱仪，更是推动着蛋白质测序技术的发展。这些新型的串联质谱可直接用于测定肽段的氨基酸序列，其过程是从一级质谱产生的肽段中选择母离子进入二级质谱，经惰性气体碰撞后肽段沿肽链断裂由所得到的各肽段质量数差值推定肽段序列得到的质谱数据，既可以通过仪器提供的软件解析也可以通过人工分析进行解析。

（袁　军　李　炎）

yàowù ānjīsuān zǔchéng fēnxī

药物氨基酸组成分析（analysis of amino acid composition of drugs）　利用药物分析的技术和方法对多肽类和蛋白类药物的氨基酸组成比例进行的检测。属于生物药物检测项目。氨基酸是组成肽和蛋白质的基本单位，测定氨基酸组成，可以对肽和蛋白质药物的结构进行确认，对生物药物的真伪进行鉴别。

方法　进行氨基酸组成分析需要将其进行完全水解，再测定其氨基酸的组成，一般通过测量氨基酸残基的相对百分比并与数据库进行比较而确定，即首先通过酸水解、碱水解或酶水解等方式裂解蛋白质中所有的肽键，继而分离游离氨基酸并进行定量测定。

酸催化水解　在酸催化水解中，一般情况下，不同氨基酸的降解反应是在各自不同的条件下进行，实际的氨基酸组成是从不同的降解实验中推断得到的。通常，为防止氨基酸中的硫被空气氧化，在真空条件下对多肽用6mol/L盐酸进行处理，反应混合物需要在100~120℃保温24h，而亮氨酸、缬氨酸、异亮氨酸等支链氨基酸则可能需要较长的反应时间才能完全水解。但是，在这样的反应条件下，部分氨基酸残基会发生降解，色氨酸将被完全降解。此外，在酸催化水解中，门冬酰胺（Asn）和谷氨酰胺（Gln）分别转化为天冬氨酸（Asp）和谷氨酸（Glu）并消去NH^{4+}。对这些氨基酸，必须测定Asx（Asn+Asp）、Glx（Gln+Glu）和NH^{4+}（Asn+Gln）的总含量并进行比较。

碱催化水解　一般仅用于特殊情况下，多肽在100℃条件下与4M氢氧化钠反应4~8h，精氨酸、半胱氨酸、丝氨酸、苏氨酸被分解，其他的氨基酸则被脱氨基和外消旋。正因如此，应用碱水解测定色氨酸含量就受到了限制。

酶催化水解　由于具有高度的专一性，内肽酶和外肽酶都可用作催化某些肽键水解的酶，门冬酰胺、谷氨酰胺、色氨酸等含量的测定常常采用酶法。为保证所有肽键的完全水解，一般都采用这些酶的混合物进行催化水解。但是酶本身也是蛋白质，在反应条件下也可以发生降解而污染反应混合物，所使用的酶浓度不能过高，在1%左右。

色谱分离检测　水解完成后所得到的游离氨基酸混合物采用离子交换色谱或反相高效液相色谱进行分离，然后根据洗脱时间进行鉴定，根据峰面积或峰高进行定量测定。为增加分析的灵敏度，可以采用茚三酮、6-氨基喹啉基-N-羟基琥珀酰亚氨基酸基甲酸酯、丹磺酰氯、埃德曼（Edman）试剂、邻苯二醛、氯甲酸-9-芴基甲酯及2-巯基乙醇等试剂对氨基酸进行柱前或柱后衍生化，形成具有强荧光性的加成化合物之后进行检测。

注意事项　在氨基酸测定中，难以用一种水解条件解决所有氨基酸的水解问题，因为要裂解所有的肽键，必须对氨基酸残基的降解平衡进行综合考虑。前面几种方法都可应用于某些氨基酸的定量测定。但是，要保证使所有的肽键完全水解，而又不引起氨基酸残基的降解，单独采用任何一种方法都不能满足这个要求。因此，要实现多肽中的所有氨基酸的定量测定，可采用两种或三种水解方法的联合应用。

（袁　军　李　炎）

shēngwù yàowù tàitú fēnxī

生物药物肽图分析（analysis of peptide mapping of biopharmaceuticals）　应用水解结合色谱的方法对蛋白质等生物药物的肽片断图谱进行的测定与分析。属于生物药物检测项目。肽图分析方法是根据蛋白质、多肽的分子量大小以及氨基酸组成特点，使用专一性较强的蛋白水解酶（一般为肽链内切酶）作用于特殊的肽链位点将多肽裂解成小片断，通过一定的分离检测手段获得特征性指纹图谱。肽图分析是生物药物结构研究和特性鉴别的重要内容。肽图是研究蛋白质一级结构的一种重要的分析方法，对重组蛋白质药物来说，肽图分析可作为与天然产品或参考品进行精密比较的手段，可以鉴别蛋白质的翻译后修饰，也可以用作产品批间同一性的检测手段。在重组单抗药物等生物技术药物的开发生产中，肽图分析也是单抗等重组蛋白质药物质量控制的一项重要内容。

肽图分析首先进行水解，然后进行色谱分离。水解方法与氨基酸分析相似，常用的色谱分离有以下几种：①凝胶电泳法。改方法测的肽图，在基因工程药物的纯度、杂质检查以及分子量、等电点、含量测定等方面发挥了重要作用。②高效液相色谱法。该方法由于分辨率及检测灵敏度较凝胶电泳法高得多，因此，当基因工程多肽类药物经作用于特殊肽链位点的蛋白酶裂解，得到一定的较小的系列肽片段后，可用高效液相色谱法有效地鉴定基因工程产品、天然产品以及非目的产品。③高效毛细管电泳法。高效毛细管电泳法具有分离模式多、分离效率高、分离速度快的特点，在生物技术产品的肽图分析中，以毛细管自由溶液区带电泳、毛细管等速电泳以及毛细管凝胶电泳的应用最为广泛。④质谱法。由于离子化方法的发展实现了质谱法与高效液相色谱法、毛细管电泳法等许多高灵敏度、高分辨率的分离检测方法的联用，并已成为蛋白及多肽结构分析的重要手段。在基因工程药物肽图分析中，应用较多的有基质辅助激光解吸离子化/质谱和电喷雾离子化/质谱。质谱肽图能直接读出肽段的大小，确定蛋白分子中二硫键的位置，较高效液相色谱法、高效毛细管电泳法肽图更直观。

（袁　军　陈　婕）

yàowù èrliújiàn fēnxī

药物二硫键分析（analysis of pharmaceutical disulfide bond）

运用多种分析技术确定药物分子中二硫键在多肽或蛋白的氨基酸序列上的位置，以及每两个不同位置巯基的配对方式的过程。以此了解含有二硫键结构的活性多肽或蛋白质药物的化学结构。属于生物药物检测项目。二硫键是通过两个（半胱氨酸）侧链上的巯基的氧化形成的共价键，二硫键与巯基之间可借氧化还原反应相互转化，二硫键作为共价键将多肽链内或链间的两个半胱氨酸交联起来，在稳定蛋白质空间结构、维持多肽链三维折叠结构、调节其生物活性方面起着重要作用。对多肽类和/或蛋白类药物来说，除了正确的一级结构外，二硫键是影响药物安全性和有效性的重要属性，也是基因工程产品结构表征和质量控制的关键检测内容之一。

常用的定位二硫键的主要方法有片段法和非片段法等。

片段法　将蛋白裂解成特定肽段后，再根据需求进行二硫键定位的方法。其中，对角线电泳是一种经典的二硫键片段分析法。试验将裂解成肽段的蛋白质样品点在凝胶的一个端点，电泳后进行氧化处理，使肽段的二硫键断裂，巯基被氧化，再将凝胶转90度进行第二次电泳，氧化处理对普通肽段无影响，所以普通肽段分布在对角线上，而含巯基的肽段会偏离对角线，对其进行氨基酸序列分析，可推断二硫键的位置。片段法中涉及化学裂解和酶解步骤，一般化学法裂解的肽段较大，适用自动序列测序仪采用埃德曼（Edman）降解规则测定。而酶解法优点是专一性强、产率高，负反应少。片段法还涉及二硫键的还原操作，传统的还原实际如β-巯基乙醇和二硫苏糖醇能有效还原二硫键，但不能在酸性条件下进行；三羧酸乙基膦是一种极为合适的部分还原剂，对半胱氨酸反应的活性强，几乎没有副反应，能在pH值低至3的环境下使用，从而有效减少二硫键交换的发生。

非片段法　包括X射线衍射晶体结构解析法、多维核磁共振波谱法和合成对照法等。X射线晶体衍射原理是用X射线照射晶体时能发生衍射现象，通过每种晶体所产生的衍射图谱可了解该晶体内部的原子分配规律，与纯蛋白高度有序结晶的形成有关，因此是确定蛋白质构象最准确的方法之一，但也有样品量需求大、结晶困难且解谱复杂等缺点。

质谱法　质谱技术自20世纪初发明以来，因电离技术的限制长期未能用在生物样品分析上。20世纪80年代随着快原子轰击和等离子体解吸以及电喷雾和基质辅助激光解吸电离等软电离质谱技术的出现，使其成了二硫键分析的新的有效技术手段。质谱技术的应用，不仅可以将多肽类和/或蛋白质药物进行传统的酶解或化学裂解后，再用质谱通过分析各肽段片段结构了解二硫键的信息，以获知整个分子的结构特点，也可以将蛋白质样品直接在质谱仪上进行测定，利用分子在质谱中的碎裂方式来获取相关二硫键的信息。实践中，药物二硫键的分析多借助生化、质谱及测序技术和诸如MS-bridge、Search X Links等蛋白质分析程序的联合应用来进行。

（袁　军　曾　实）

shēngwù yàowù fēnzǐliàng cèdìng

生物药物分子量测定（determination of molecular weight of biopharmaceuticals）　通过对生物药物的分子量测定，了解其分子组成和分子结构的过程。属于生物药物检测项目。分子量是生物药物最基本的理化性质之一，在一定程度上可反映出生物大分子的分子组成和分子结构，是多肽和蛋白质药物测定中的重要参数。生物药物分子量测定最常用的几种方法包括黏度法、凝胶过滤层析法、凝胶渗透色谱法、十二烷基硫酸钠-凝胶电泳法、渗透压法、电喷雾离子化质谱技术、基质辅助激光解吸电离质谱技术、光散射法、超速离心沉降法等。

黏度法　一定温度条件下，高聚物稀溶液的黏度与其分子量之间呈正相关性。通过测定高聚物稀溶液黏度随浓度的变化，即可计算出其平均分子量（黏均分子量）。

凝胶过滤层析法 对同一类型的化合物，洗脱特性与组分的分子量有关，流过凝胶柱时，按分子量由大到小顺序流出。每一类型的化合物如球蛋白类，右旋糖酐类等都有它自己的特殊的选择曲线，可用以测定未知物的分子量，测定时以使用曲线的直线部分为宜。

凝胶渗透色谱法 分子量的多分散性是高聚物的基本特征之一。聚合物的性能与其分子量和分子量分布密切相关。凝胶渗透色谱法是按分子尺寸大小分离的，即淋出体积与分子线团体积有关，可用于生物药物的分子量测定。

十二烷基硫酸钠-凝胶电泳法 十二烷基硫酸钠是一种阴离子表面活性剂，加入到电泳系统中能使蛋白质的氢键和疏水键打开，并结合到蛋白质分子上（在一定条件下，大多数蛋白质与十二烷基硫酸钠的结合比为1.4g十二烷基硫酸钠：1g蛋白质），使各种蛋白质-十二烷基硫酸钠复合物都带上相同密度的负电荷，其数量远远超过了蛋白质分子原有的电荷量，从而使其电泳迁移率只取决于分子大小这一因素，根据与标准蛋白质分子量的对数和迁移率所做的标准曲线的比对，可求得未知物的分子量。

渗透压法 利用溶液的渗透压与溶液中的溶质浓度成正比的性质可测定蛋白质溶质的分子量。但是该方法是基于理想溶液，实际上蛋白质溶液与理想溶液有较大的偏差，因此该方法仅作估测或参考。

电喷雾离子化质谱法 电喷雾离子化质谱技术是在毛细管的出口处施加高电压，所产生的高电场使从毛细管流出的液体雾化成细小的带电液滴，随着溶剂蒸发，液滴表面的电荷强度逐渐增大，最后液滴崩解为大量带一个或多个电荷的离子，致使分析物以单电荷或多电荷离子的形式进入气相的质谱技术。电喷雾离子化质谱技术测定蛋白质大分子是根据一簇多电荷的质谱峰群，通过解卷积的方式计算得到蛋白质的分子量，由于电喷雾离子化质谱技术可以产生多电荷峰，因此使得测试的分子质量范围非常大。

基质辅助激光解吸电离质谱法 基质辅助激光解吸电离质谱技术是将待测物悬浮或溶解在一个基体中，基体与待测物形成混晶，当基体吸收激光的能量后，均匀传递给待测物，使待测物瞬间气化并离子化。基体的作用在于保护待测物不会因过强的激光能量导致化合物被破坏。基质辅助激光解吸电离的原理是用激光照射样品与基质形成的共结晶薄膜，基质从激光中吸收能量传递给生物分子，而电离过程中将质子转移到生物分子或从生物分子得到质子，而使生物分子电离的过程。飞行时间的原理是离子在电场作用下加速飞过飞行管道，根据到达检测器的飞行时间不同而被检测，即测定离子的质荷比与离子的飞行时间成正比，据此可检测分子离子。

光散射法 主要基于染料阴离子与非等电点状态的蛋白质或肽链上带正电荷的基团的结合作用，将生色团聚集于蛋白质分子上引起共振散射光增强，来对药物的分子量进行测定。该方法中生色团必须是带负电荷的阴离子。

超速离心沉降法 利用超速离心沉降法测蛋白质的分子量。离心开始时，分子颗粒发生沉降，沉降的结果造成了浓度梯度，因而产生蛋白质分子反向扩散运动，当反向扩散与离心沉降达到平衡时，浓度梯度就固定不变了。超速离心沉降法是利用离心力的作用，将药物体系中的各组分逐渐沉降，质点越大的组分，沉降速度越大，从而将其分离。该方法是基于沉降速度与分子量依赖性的原理来测定蛋白质等药物分子量分布的方法。

（袁　军　秦　力）

shēngwù yàowù děngdiàndiǎn cèdìng

生物药物等电点测定

（determination of isoelectric point of biopharmaceuticals） 对生物药物等电点物理常数的测定。属于生物药物检测项目。等电点是药物溶液特有的性质之一，即在某一pH值的溶液中，氨基酸或蛋白质解离成阳离子和阴离子的趋势或程度相等，成为兼性离子，呈电中性，此时溶液的pH值称为该氨基酸或蛋白质的等电点。在等电点时，蛋白质分子以两性离子形式存在，其分子净电荷为零（即正负电荷相等），此时蛋白质分子颗粒在溶液中因没有相同电荷的相互排斥，分子相互之间的作用力减弱，其颗粒极易碰撞、凝聚而产生沉淀，所以蛋白质在等电点时，其溶解度最小，最易形成沉淀物。

测定等电点最常用的方法，包括等电聚焦法，测定最小溶解度或最大混浊度的方法等。①等电聚焦法。在电泳槽中放入载体两性电解质，当通以直流电时，两性电解质即形成一个由阳极到阴极逐步增加的pH值梯度，当蛋白质放进此体系时，不同的蛋白质即移动到或聚焦于与其等电点相当的pH值位置上，等电聚焦的优点是：有很高的分辨率，可将等电点相差 0.01~0.02pH 单位的蛋白质分开；一般电泳由于受扩散作用的影响，随着时间和所走的距离加长，区带越走越宽，而电聚焦能抵消扩散作用，使区带越走越窄；由于这种电聚焦作用，不管样品加在什么部位，都可聚焦到其等电点，浓度很低的样品也可进行分离；可直接测出蛋白质的等电点，其精确度可达 0.01pH 单位。等电聚焦技术的缺点是：一是要求用无盐溶液，而在无盐溶液中蛋白质可能发生沉淀；二是样品中的成分必需停留于其等电点，不适用在等电点不溶解的药物，也不适用于在等电点发生变性的蛋白质。②最小溶解度或最大混浊度法。当达到等电点时氨基酸或蛋白质在溶液中的溶解度最小，析出的沉淀导致混浊度最大，根据这一特性，测得的溶解度最小或混浊度最大时的 pH 值即为该种氨基酸或蛋白质的等电点值，这个方法虽然不很准确，但在一般实验条件下都能进行，操作也简便。

蛋白质等电点时的许多物理性质如黏度、膨胀性、渗透压等都变小，从而有利于悬浮液的过滤。在等电点外的所有其他 pH 值条件下，依据蛋白质所带净电荷采用电泳和离子交换层析可分离和分离纯化该蛋白质。等电点沉淀主要应用于蛋白质等两性电解质的分离提纯。

（袁　军　秦　力）

shēngwù yàowù chúndù fēnxī

生物药物纯度分析（analysis of biopharmaceutical purity）　使用特定方法测定生物药物中主要成分所占比率的过程。在生物药物中主要指蛋白质类药物的纯度分析。属于生物药物检测项目。

利用蛋白质的各种特殊性质，可以使用不同的方法测定其纯度，主要方法包括凝胶电泳法、高效液相色谱法、高效毛细管电泳法、沉降法、溶解度测定法、质谱法、N 末端测定法等。需要注意的是，由于蛋白质可以以不同的构象形式存在，而构象决定着蛋白质的生物活性，因此其纯度包括对构象形式的单一要求。以上各种单独的方法测定的结果均可在一定程度上将生物药物中的非化学纯度的杂质进行分离或测定，但多数情况下需要多种手段联合使用才能使分子量相同但构象不同的蛋白质得以检测，最终确定生物药物的纯度。

凝胶电泳法　许多生物分子都带有电荷，其电荷的多少取决于分子性质及其所在介质的 pH 值及其组成。由于混合物中各组分所带电荷性质、电荷数量以及分子量的不同，在同一电场的作用下，各组分泳动的方向和速度也各异，纯的蛋白质在一系列不同 pH 值条件下进行的电泳中，都将以单一速度移动，利用这种原理可以将生物药物进行电泳来测定其纯度。按分离原理可分为区带电泳、移动界面电泳、等速电泳和聚焦电泳 4 种。

高效液相色谱法　不同蛋白质的分子大小、等电点、空间结构不同，造成其在特定的色谱柱中的迁移率不同，利用这一特性，可将生物药物进行液相色谱法来测定其纯度。该法分辨率及检测灵敏度较凝胶电泳法高得多。

高效毛细管电泳法　该技术具有分离模式多、分离效率高、分离速度快的特点，在生物技术药物的纯度分析中，以毛细管自由溶液区带电泳、毛细管等速电泳以及毛细管凝胶电泳的应用最为广泛。

沉降法　纯的蛋白质在离心场中，以单一沉降速度移动，利用这一特性，可将生物药物进行沉降法来测定其纯度。但由于沉降系数主要由分子大小和形状决定，因此该方法分析纯度的准确性较差。

溶解度测定法　纯的蛋白质在一定的溶剂系统中有着恒定的溶解度，利用这一特性，可将生物药物进行溶解度测定，根据其溶解曲线来测定其纯度。但由于溶解曲线仅考察了样品的溶解度，因此准确性较差。

质谱法　质谱法与高效液相色谱法、毛细管电泳法等许多高灵敏度、高分辨率的分离检测方法的联用，已成为蛋白质纯度分析的重要手段。在基因工程药物质量分析中，应用较多的有基质辅助激光解吸离子化/质谱和电喷雾离子化/质谱。质谱肽图能直接读出蛋白质的分子量，确定蛋白分子中二硫键的位置，分析结果更加精确和直观。

N 末端测定法　由于均一的单链蛋白质样品中，N 末端残基只可能有一种氨基酸，可以利用这一特性对生物药物进行纯度测定。但该方法要求样品自身纯度较高，且对分子量越大的蛋白质需要测定序列更长。

（袁　军　王觉晓）

shēngwù yàowù huóxìng fēnxī

生物药物活性分析（analysis of biopharmaceutical activity）　使用活性测定特定方法对生物药物的有效性进行的测试与评价。属于生物药物检测项目。药物的生物学活性多指药物与特定受体结合产生药效的能力，是衡量药物有效性的重要指标。药物的有效性必须是疗效确切，且含有特定的有效活性成分并达到一定的浓度或含量。这种有效成分含量有些可以使用理化方法进行检测，有些无法使用理化方法进行检测或者虽有理化方法检测但不能真实反应临床实际应用价值，就需要使用生物活性分析法对其进行分析。生物活性分析常用于生物制品的生物学活性检测、重组蛋白类药物的生物学活性检测、中药的有效性测定等。

生物学活性分析主要分体内法和体外法两类，其中，体内法为动物模型分析，体外法包括细胞（组织、器官）培养分析及免疫学法（酶促反应）。从与临床治疗相关性上看，以上方法的相关性由大到小依次为：动物模型分析、器官培养分析、组织培养分析、细胞培养分析、受体结合模型分析、抗原-抗体结合分析，它们与临床治疗的相关性均高于理化检测法。

体内法 采用模式动物进行药物的生物学活性检测。模式动物是指为了保证这些动物实验的科学性、准确性和重复性而培养的供实验研究之用标准化的实验动物，这些动物可以通过各种方法把一些需要研究的生理或病理活动相对稳定地显现在其身上。常用的模式生物有酵母、大肠杆菌、线虫、斑马鱼、非洲爪蟾、海胆、果蝇、小鼠等。采用体内法能比较接近的呈现药物在人体内的作用效果，但由于种属不同，模式动物和人的某些机制不同，可能造成实际结果与临床药效有区别，且由于即使使用同种动物，动物间的个体也存在差异，造成实验结果的重复性较差，人为干扰较大，因此实验条件要求较高。

体外法 包括细胞分析法和免疫分析法。①细胞（组织、器官）培养分析法。指使用药物处理细胞（组织、器官），并在相同条件下通过实验组与对照组对特定细胞生理或生存状况的影响来判断药物的活性。这种方法与体内法相比有时间较短、成本较低、重复性好的优点，但精确性较低。②免疫学法（酶促反应）。指利用抗原-抗体的免疫学特性对药物生物学活性进行检测的方法。这种方法优点在于简单、灵敏、快速、精确，但因免去了药物在人（或动物）体内的代谢等过程，反应结果不一定能真正体现药物在临床上的整体生物学活性。

（袁　军　邹　剑）

yàowù dànbáizhì hánliàng cèdìng

药物蛋白质含量测定（determination of biopharmaceutical protein content） 使用特定方法测定蛋白质类药物中的蛋白质含量及非蛋白质类药物中残留的蛋白质含量的过程。是生物药物检测项目之一。

蛋白质含量测定方法较多，较成熟且被药品质量标准采用的方法主要包括吸光度法、福林-酚试剂法、考马斯亮蓝法、二喹啉二羧酸法、双缩脲法、凯氏定氮法等。

吸光度法 当蛋白质结构中含有芳香族氨基酸（如酪氨酸、色氨酸）时，其在280nm处有吸光值，且吸收值与蛋白质浓度成正比。利用这个性质可对蛋白质含量进行测定。检测时，如果溶解蛋白质的溶剂也有高吸光度，则采用干扰对照液进行补偿消除。但如果干扰对照液吸光值也很高，则检测结果误差大。此外，低浓度蛋白质溶液会因蛋白质吸附至检测杯壁上而影响浓度测定，因此需要使用高浓度或用去离子去污剂处理样品。

福林-酚试剂法 即福林-酚试剂法，也称劳里（Lowry）法。此方法是依据蛋白质中的酪氨酸能将磷钼酸-钨酸混合物还原，还原后的物质在750nm处有最大吸收值，利用这个性质可对蛋白质含量进行测定。室温下其颜色在20~30min内最深，随后将随时间逐渐减弱。这个方法干扰物质较多，因此可使用沉淀法处理蛋白样品。多数的干扰物质产生较浅颜色，一些去污剂可明显加深溶液颜色。可先使用高盐沉淀法提纯蛋白后再测定其浓度。由于不同蛋白质的吸光强度不同，因此对照品应与待测品一致。如果有必要除去干扰物质，则需要对样品进行预处理。干扰物质的作用也可通过稀释作用降低，前提是应保证样品溶度符合准确测定的浓度要求。配制溶液和试剂的水至少应为蒸馏水。

考马斯亮蓝法 即布拉德福德法（Bradford）法。该法是基于酸性蓝90染料可结合于蛋白质上，并在470~595nm处具有吸光值，且吸收值与蛋白质浓度有关，利用这个性质可对蛋白质含量进行测定。酸性蓝90染料也称为亮蓝G，主要结合蛋白质上的精氨酸和赖氨酸，不同蛋白质所含的精氨酸和赖氨酸有所不同而导致对染料的反应差异，因此，对照蛋白应与被测蛋白一致。该方法应用时待测蛋白溶液中要避免含有去污剂或两性电解质，强碱性样品可能干扰酸性试剂，配制溶液和试剂的水至少为蒸馏水。

二喹啉二羧酸（bicinchoninic acid，BCA）法 该法是依据蛋白质可将二价铜离子 Cu^{2+} 还原为一价铜离子 Cu^{+}，而二喹啉二羧酸酸可以检测一价铜离子 Cu^{+}。被还原的铜离子量与蛋白质的量相关，利用这个性质可对蛋白质含量进行测定。该法可通过稀释减少干扰物质的影响，前提是保证蛋白质浓度足以满足要求；也可以使用劳里（Lowry）法中蛋白沉淀法除去干扰物质。因为不同蛋白种类反应颜色强度不同，因此对照蛋白应与待测蛋白一致。配制溶液和试剂的水至少应为蒸馏水。

双缩脲（Biuret）法 该法是依据蛋白质在碱性溶液中可与Cu^{2+}结合并在545nm处有吸光值，吸收值与蛋白质浓度成正比。用此法检测白蛋白含量时，需注意氢氧化钠和双缩脲试剂的加入方式，以及加入氢氧化钠后混合均匀。当待测蛋白样品中蛋白质含量小于一定量时容易被干扰时，可用三氯乙酸降低干扰物质影响。此外配制溶液和试剂的水至少为蒸馏水。

凯氏定氮法 该法是测定化合物或混合物中总氮量的一种方法。即在有催化剂的条件下，用浓硫酸消化样品将有机氮都转变成无机铵盐，然后在碱性条件下将铵盐转化为氨，随水蒸气蒸馏出来并为过量的硼酸液吸收，再以标准盐酸滴定，就可计算出样品中的氮量。由于蛋白质含氮量比较恒定，可由其氮量计算蛋白质含量，故此法是经典的蛋白质定量方法。这种测算方法本质是测出氮的含量，再作蛋白质含量的估算。只有在被测物的组成是蛋白质时才能用此方法来估算蛋白质含量。

（袁　军　马　晶）

yàowù wàiyuán yīnzǐ jiǎncè

药物外源因子检测（test for pharmaceutical adventitious agents） 应用生物学、生物化学、微生物学及免疫学的原理和分析方法对生物制品生产及检定用菌毒种、细胞基质、生物原材料及辅料、制品（如原液、中间品、成品）中可能存在的感染性污染物进行的检测分析。属于生物药物检测项目。外源因子是生物制品生产过程中由接种物（如菌毒种）、细胞基质和/或生产制品所用的原材料及制品中无意引入的、可复制或增殖的污染物，包括细菌、真菌、支原体和病毒等。通常所说的外源因子主要指病毒性外源因子。生物制品，尤其是疫苗，其生产过程涉及多种生物原材料及辅料（如组织、细胞基质、牛血清、胰蛋白酶等），因此疫苗产品极易受到外源病毒的污染。外源病毒的污染不仅给疫苗生产企业造成巨大的经济损失，而且给疫苗的使用带来严重的安全隐患。另外，作为杂质的外源病毒也会影响疫苗的有效性。

方法 生物制品在上市前其外源因子被有效去除是确保药品安全的一个重要目标，对于细胞基质、重组生物制品和血液制品中外源因子的控制及检测均有相应的方法。外源因子的检测方法主要分为非特异性法和特异性法两种。①非特异性法。如动物实验法（包括乳鼠小白鼠、成鼠小白鼠、豚鼠、家兔、鸡胚等）及细胞培养法（包括人源、猴源、鼠源细胞等）。非特异性方法检测范围广泛，可以检测多种外源因子，其缺点是灵敏度不高，有些种类微生物或病毒可能因宿主适应性问题而检测不出。②特异性法。主要是基于病毒等外源因子的特异基因序列而建立的分子生物检测方法，如荧光定量聚合酶链式反应及大规模基因测序技术等。特异性方法灵敏度高，其缺点是对于未知序列的一些微生物无法设计引物进行相关核酸检测。

生产质量控制 尽管检测外源因子在确保生物技术药物安全方面起到了关键作用，但不能单独依靠检测来确保无外源因子污染，因为任何检测方法都有其有限的检测能力，还需要综合考虑其他方面的预防策略来保证产品的安全性。对生产过程的全面质量控制是最重要的措施，生产工艺过程控制大致可分为三个阶段：即生产起始阶段、生产中间阶段和终产品阶段。①生产起始阶段。主要为生产用细胞库及菌毒种库的管理和检定，要建立良好的生产用种子库管理和检测体系。②生产中间阶段。主要考核生产过程引入的生物原辅材料及操作人员和生产环境等，需严格控制筛选生产用原辅材料，并评估其中潜在的污染物，采取相应措施最大程度清除外源因子（如有效灭活纯化），以及加强人员卫生和生产环境监控。③终产品阶段。是外源因子检测的最后一道程序，需要建立足够灵敏度和专属性的检测方法并提高质控人员的技术水平。总之，只有通过综合的检测方法和降低污染的预防措施才能有效地去除外源因子，保证药品的安全性。

（袁　军　王叔桥）

yàowù cányú sùzhǔ dànbáizhì jiǎncè

药物残余宿主蛋白质检测（rest for residual host protein in drugs） 利用物理、化学及生化方法对药物生产中残留的宿主蛋白质进行的检测。属于生物药物检测项目。药物残余宿主蛋白质是指病毒性疫苗或基因工程药物中来源于宿主细胞的蛋白成分，包括宿主细胞结构蛋白和转化蛋白，如细胞分泌的促生长蛋白等。

药物残余宿主蛋白质不仅可能诱导机体产生抗体，引起过敏反应，还有可能有“佐剂效应”引起机体对蛋白药物产生抗体，影响药物治疗效果。因此，定量检测药物残余宿主蛋白质是质量控制的重要内容之一，且能起到监测纯化工艺的有效性和一致性的作用。

灵敏度高、重复性好的宿主蛋白质检测方法不仅是保证生物制品安全有效的关键，也是生产过程控制和工艺优化的重要参数。检测宿主细胞蛋白质的主要方法有多种且各类方法有其不同的特点。①酶联免疫法。具有免疫特异性，能定性分析各组分，但有可能检测不到某些残留物，且对操作技术要求较高。②聚丙烯酰胺凝胶电泳法。银染灵敏度较高（<100pg/条带），但由于定性方法是根据蛋白质电泳带分子量来判定，有一定误差。此外，毛细管电泳法、等电聚焦法、高效液相色谱法的分离度高，可用于定量分析，但有灵敏度低，无特异性的缺点。

关于宿主细胞蛋白残留量检测的有相关规定：《中国药典》2005年版开始增加了生物技术药物，并对制品安全问题加以重视，药典各部均增加了有毒有害元素或物质的测定指导原则，《预防用疫苗临床前研究技术指导原则》中规定，采用传代细胞生产的疫苗，应限制疫苗中宿主DNA和蛋白残留量，进行检测方法研究时应建立相应的标准品，并对检测试剂的敏感性和特异性进行验证。《中国药典》还对疫苗中残余宿主细胞DNA及蛋白残留量有明确规定。世界卫生组织自1998年开始，在使用动物细胞生产生物制品的规程中，对传代细胞的宿主细胞蛋白含量提出了要求：疫苗的纯化工艺必须确保有效地将宿主细胞蛋白残留量降至可接受的水平。美国食品药品管理局规定，用一种灵敏度较高的方法检测药品中的宿主细胞蛋白残留量，其含量应该低于检测限，通常每剂在纳克级水平。

（袁　军　林　涛）

yàowù cányú sùzhǔ DNA jiǎncè

药物残余宿主DNA检测（test for residual host deoxyribonucleic acid in drugs）　应用基因检测技术对药物中残余的DNA杂质进行的测定。药物残余宿主DNA主要存在于生物技术药物中，且绝大部分生物技术药物是不经过胃肠道给药而是通过注射或滴注直接进入人体，如果宿主细胞中含有的宿主蛋白、DNA和内毒素等残留超过限度，就可能给药品的临床应用造成风险，所以除了生物活性外，须对药品中杂质的限量要求非常严格。其中，宿主细胞残留DNA因为具有特殊的潜在安全风险，一直是药品安全性分析的重要内容，尤其是生物制品中残留宿主细胞DNA检测，是药品质量检测的关键项目，药品标准中收载了检测方法和标准物质。生物制品中宿主残余DNA是生产中带来的杂质，是不可避免的物质，因具有潜在安全风险，因而只能将其控制在安全的限度之内，如世界卫生组织和各国药物注册监管机构一般只允许生物制剂中的残留宿主DNA不得高于100pg/剂量。根据该杂质的来源和制品生产工艺特点，特殊情况下允许不得高于10ng/剂量。

很多生物制品中的重组蛋白药、抗体药、疫苗等产品是用连续传代的动物细胞株表达生产的，虽然经过严格的纯化工艺，但产品中仍有可能残余宿主细胞的DNA片段。这些残余DNA可能带来诸如致瘤性等风险，比如残留DNA可能携带人类免疫缺陷病毒或Ras癌基因。分布在哺乳动物细胞基因组的LINE-1序列可能发挥反转录转座子作用插入到染色体中，这种插入可能影响关键基因功能的发挥，比如激活癌基因或抑制抑癌基因。此外，由于微生物来源的基因组DNA富含CpG和非甲基化序列，增加了重组蛋白药物在体内的免疫源性风险。残留DNA的致瘤性相比传染性风险要低，致瘤性实验是动物实验，传染性实验是在细胞水平做的，对两方面的风险都需要注意。外源蛋白也可能引起严重免疫反应，虽然关于残留DNA诱导的免疫反应的研究还不多，但在一些临床前和临床研究中报道有高剂量的核酸样品，如DNA疫苗或佐剂中的CpG寡聚核苷酸，可诱导免疫反应，并诱导产生抗DNA抗体。

外源性DNA残留量测定法有DNA探针法、荧光染料法、杂交法、阈值法和实时荧光定量多聚核苷酸链式反应法等，其中实时荧光定量多聚核苷酸链式反应法被认为是高灵敏度、高特异性的方法，将成为国际公认的残留DNA检测方法。实时荧光定量多聚核苷酸链式反应是一种在DNA扩增反应中，以荧光化学物质测每次聚合酶链式反应循环后产物总量的方法。可通过内标法或外标法对药物样品中的残余宿主DNA进行检测分析。

（袁　军　余凝盼）

shēngwù yàowù xiāngguān dànbáizhì fēnxī

生物药物相关蛋白质分析（analysis of biopharmaceutical associated proteins）　利用物理、化学及生化方法对与生物药物的研发、生产及使用有关联的一系列蛋白质进行的分析。属于生物药物检测项目一。生物药物是指运用生物学、医学、生物化学等的研究成果，综合利用物理学、化学、生物化学、生物技术和药学等学科的原理和方法，利用生物体、生物组织、细胞、体液等制造的一类用于预防、治疗和诊断的制品。生物药物包括生物技术药物和原生物制药。生物药物相关的蛋白质，是指与生物药物的研发、生产及使用有关联的一系列蛋白质，包括了具有治疗效果的蛋白质、氨基酸及多肽，即蛋白质药物，以及影响生物药物在机体内的结构和功能的相关蛋白质。

分析内容包括：①蛋白质纯化，运用凝胶过滤、电泳、亲和层析及重组技术等方法对蛋白质进行提纯。②蛋白质测序，将蛋白质水解得到小分子肽段，使用蛋白质测序仪用埃德曼降解法测定氨基酸序列。③蛋白质分子量测定，使用凝胶过滤层析、聚丙烯酰胺凝胶电泳及谱等方法，测定蛋白质的分子量。④蛋白质晶体中原子测定，利用X射线与蛋白质中的电子作用得到特有的衍射图谱，确定蛋白质晶体中原子的位置。⑤蛋白质功能分析，基于氨基酸一级序列信息，利用计算机辅助方法预测蛋白质三维结构；利用序列相似性进行蛋白质同源性分析；利用重组DNA技术获得蛋白质突变体揭示蛋白质的作用。⑥蛋白质折叠分析，研究蛋白质的空间结构对蛋白质的能量和稳定性及其生物学功能的影响。⑦蛋白质组学分析，系统地研究蛋白质在细胞、组织及器官中的功能，结合蛋白质数据库分析，获得蛋白质的基本氨基酸序列、生化特性、空间结构、抗原抗体特性等结果。⑧蛋白相互作用分析，运用蛋白质芯片法来分析蛋白之间或蛋白与其他分子之间的相互作用。即以蛋白质分子作为配基，将其有序的固定在相应固相载体表面形成微阵列；用标记了荧光的蛋白质或其他分子与其相互作用，洗去未结合的成分，经荧光扫描等检测方式测定芯片上各点的荧光强度来进行分析，并可应用于基因表达的筛选、特异性抗原抗体的检测、生化反应的检测以及药物筛选和疾病诊断等方面。

（袁　军　林　涛）

yàowù tángjī fēnxī

药物糖基分析（analysis of pharmaceutical glycosylation）　利用多种技术手段对糖蛋白/糖肽类药物分子的糖基化位点和糖链化学结构进行表征的过程。属于生物药物检测项目。蛋白质的糖基化是指在糖基转移酶作用下将糖转移至蛋白质，和蛋白质上的氨基酸残基形成糖苷键的过程。糖基化是蛋白质的一种重要的翻译后修饰。根据糖肽链类型，蛋白质糖基化可以分为四类，即以丝氨酸、苏氨酸、羟赖氨酸和羟脯氨酸的羟基为连接点，形成—O—糖苷键型；以天冬酰胺的酰胺基、N末端氨基酸的α-氨基以及赖氨酸或精氨酸的ω-氨基为连接点，形成—N—糖苷键型；以天冬氨酸或谷氨酸的游离羧基为连接点，形成酯糖苷键型以及以半胱氨酸为连接点的糖肽键。

意义　糖基化现象普遍存在于细胞外环境的蛋白质中，作为细胞中常见和复杂的翻译后修饰方式之一，可影响蛋白质的折叠、定位、分拣、投送及蛋白质的可溶性、抗原性等，故有其重要的生物学意义。根据糖基化蛋白质的特性，应用糖基化工程，将人类糖蛋白在酵母中成功表达，而且其糖链结构均一，使得糖蛋白类药物的大规模生产成为可能，如重组组织纤溶酶原激活剂、重组人促红细胞生成素等。糖基分析有助于全面认识糖基化发生、发展的规律及其在整个生命过程中的生物学意义，有助于从基因组、蛋白组、糖组这样一个宏观的、综合的层面上观察分析生命现象，达到对生命现象更本质的认识，进而有助于对发病机制的阐明，为疾病的早期诊断、治疗等提供更科学的指导；同时，对药物产品进行糖基化分析有助于生产工艺优化，掌握质量控制关键，以实现稳定、均一、安全、有效的糖蛋白、糖多肽类药物的生产。

内容　蛋白质糖基化研究的重点和难点主要集中在糖蛋白、糖肽的分离富集和糖蛋白的鉴定、糖基化位点的确定两个方面。糖蛋白分离和检测分析有多种方法：①“糖基捕获”法，此法主要根据凝集素能特异性识别并结合一个或几个特异糖基这一性质对糖蛋白进行的分离纯化。②荧光染料染色法，该方法建立在蛋白质组学技术基础上，利用高通量的双向凝胶电泳技术先分离总蛋白，然后再结合一些特殊荧光染料对糖蛋白进行染色。③液相色谱技术，该技术主要根据糖蛋白的独特性质把它从蛋白混合物中分离出来，包括分子排阻层析、亲水作用液相色谱、毛细管液相色谱等，几种色谱串联可以形成多维液相色谱，提高分离效果。④质谱联用方法，在糖基化位点和糖链结构方面，随着质谱技术的不断发展，质谱已成为蛋白质组中最主要的技术之一，特别是在糖基化位点分析上质谱技术有其独特的优势。其基本原理是通过电泳、层析等方法先富集糖蛋白，然后进行质谱分析，由于在质谱中糖蛋白骨架包括糖骨架和蛋白骨架都会有一定的断裂规律，所以根据质谱所得到的图谱可以进行糖基化位点、蛋白序列、糖结构等分析工作。⑤核磁共振法，是确定糖链结构的另一有效方法，根据其图谱信息能够准确地计算出聚糖的单糖组分、环大小、异头碳构象、单糖之间的连接类型等等，在实际应用中一般采用^{13}C谱。但是此法最主要的缺陷在于需要样品量较大，这很大程度上限制了该法在糖分析上的使用。⑥酶法和凝集素分析法。在糖链结构分析中还可以用其他一些方法，如酶法和凝集素分析法等，但这主要取决于酶或凝集素的已知特性，只限于分析已用其他方法鉴定过的类似结构。

（袁　军　曾　实）

yàopǐn bāozhuāng cáiliào jiǎnyàn xiàngmù

药品包装材料检验项目（test items of pharmaceutical packaging）　对药品包装材料的功能性和安全性进行合格评价的检测内容和指标。属于药物分析检测项目。按照药品包装材料（简称药包材）材料的不同，包括塑料类药品包装材料检验项目、橡胶类药品包装材料检验项目和玻璃类药品包装材料检验项目。从性能方面考虑，一般包括物理性能、化学性能、生物性能三个方面。

物理性能检验项目　主要考察影响产品使用的物理参数、机械性能及功能性项目，如橡胶类制品的穿刺力、穿刺落屑，塑料及复合膜类制品的密封性、阻隔性能等。大部分采用计数抽样检验程序，首先在确认批量的前提下，根据质量标准的检验水平、接收质量限确定抽样方案，再依据具体的检验方法对每个样本进行检测，记录合格品数、不合格品数，最后对该项目的检测结果进行判断给出单项检测结论。

化学性能检验项目　指采用化学的检验方法，考察影响产品化学性质、化学质量指标，如溶出物试验、溶剂残留量等。容量分析方法是经常用到的检测技术，采用容量分析方法时，供试液的取用量应满足滴定精度的要求，滴定终点判断要明确，并且应采用空白对照液对试验进行校正。

生物性能检验项目　根据所包装药物制剂的要求而制定，如注射剂类药包材的检验项目包括细胞毒性、急性全身毒性试验和溶血试验等；滴眼剂瓶应考察异常毒性、眼刺激试验等。生物性能的检测，供试液的制备需要严格按照标准的操作要求进行，微生物限度检测采用计数抽样检验程序，确定抽样方案、记录检测结果、给出单项判定过程与上述物理性能检测时的要求一致，不能合并供试液后进行检测，要分别对抽样方案中的每个药包材进行检测后，给出每个药包材的菌落数。无菌检测用样品要保存在适宜的条件下，以避免供试品的微生物受到损伤。异常毒性检测时要注意给药速度与体积，动物体重按标准要求严格控制，对于动物异常表现必要时延长观察时间。热原检测时要注意环境温度、家兔质量及敏感性、试验用具等对试验结果的影响，动物饲料应不含抗生素。

（孙会敏　杨会英）

sùliàolèi yàopǐn bāozhuāng cáiliào jiǎnyàn xiàngmù

塑料类药品包装材料检验项目（test items of plastic pharmaceutical packaging）　对塑料类药品包装材料（简称药包材）的功能性和安全性进行合格评价的检测内容和指标。属于药品包装材料检验项目。塑料类药包材是使用最广泛的药包材，涉及口服固体药用、口服液体药用、外用固体药用、外用液体药用、滴眼剂用、注射剂用、吸入制剂药用、腹膜透析液、冲洗液用等多种剂型的药品包装材料和容器。使用的材质包括低密度聚乙烯、高密度聚乙烯、聚丙烯、聚酯、聚氯乙烯、聚碳酸酯等。塑料类药包材的检验项目，以满足所包装药品安全有效为首要条件，并根据包材的材质、使用性能以及所包装的药物剂型而制定。

口服固体药用药包材检验项目　口服固体药用药包材包括口服固体药用高密度聚乙烯瓶、口服固体药用聚丙烯瓶、口服固体药用聚酯瓶、聚乙烯中药丸球壳、聚氯乙烯固体药用硬片等产品。塑料瓶及球壳类药包材的检验项目有外观，包括密封性、振荡试验、水蒸气透过量、炽灼残渣；鉴别，包括红外光谱、密度测定；溶出物试验，包括易氧化物、不挥发物、重金属的溶出试验；微生物限度、异常毒性等。其中由于聚酯的最终分解产物中包括乙醛，所以聚酯类产品中均设置了乙醛检查项目。

聚氯乙烯固体药用硬片除外观、鉴别、微生物限度和异常毒性等一般项目以外，还包括物理性能项目中水蒸气透过量、氧气透过量、拉伸强度、耐冲击、加热伸缩率、热合强度，氯乙烯单体、溶出物试验、澄清度、钡限度等针对硬片特性和材料本身性质的检测项目。

口服液体药用药包材检验项目 口服液体药用药包材包括口服液体药用高密度聚乙烯瓶、口服液体药用聚丙烯瓶、口服液体药用聚酯瓶等产品。检验项目有外观，鉴别如红外光谱、密度；密封性、抗跌落、水蒸气透过量、乙醛、炽灼残渣、溶出物试验：澄清度、pH 变化值、吸光度、易氧化物、不挥发物、重金属，脱色试验、微生物限度、异常毒性。其中，抗跌落、脱色试验等项目是针对液体药物包装专门设置的检验项目。

外用液体药用药包材检验项目 外用液体药用药包材包括外用液体高密度聚乙烯瓶、外用液体聚丙烯瓶、外用液体聚酯瓶以及开塞露用低密度聚乙烯瓶等产品。检验项目包括：外观、鉴别（如红外光谱）、密度、密封性、抗跌落、阻隔性能（如水蒸气透过量、乙醇透过量、透油性）、炽灼残渣、溶出物试验、含澄清度、水供试液吸光度、乙醇供试液吸光度、pH 变化值、易氧化物不挥发物、重金属检查、脱色试验、微生物限度、无菌、皮肤刺激、异常毒性等。其中乙醇透过量、透油性、无菌、皮肤刺激等项目，是针对外用液体制剂的制备工艺和临床使用特性专门制定的检验项目。

滴眼剂用药包材检验项目 滴眼剂用药包材包括低密度聚乙烯药用滴眼剂瓶、聚丙烯药用滴眼剂瓶、聚酯药用滴眼剂瓶等。检验项目有外观、鉴别（如红外光谱）、密度、密封性、滴出量、可见异物、溶出物试验、澄清度、pH 变化值、吸光度、易氧化物、不挥发物、重金属、炽灼残渣、正己烷不挥发物、脱色试验、生物试验，如微生物限度、无菌、异常毒性、眼刺激试验等。其中滴出量、眼刺激试验等项目专门根据滴眼剂的临床使用而制定的项目。

注射液用药包材检验项目 注射液用药包材包括低密度聚乙烯输液瓶、聚丙烯输液瓶、聚丙烯安瓿、聚乙烯安瓿、三层共挤输液用膜（袋）、五层共挤输液用膜（袋）、塑料输液容器用聚丙烯接口等产品。检验项目有：外观，鉴别如红外光谱、密度（多层共挤输液膜袋不检测密度项目），灭菌适应性试验（温度适应性、抗跌落、透明度、不溶性微粒）；使用适应性试验，如穿刺力、穿刺器保持性和插入点不渗透性、注药点密封性、悬挂力；物理性能，如水蒸气透过量、氧气透过量、氮气透过量（膜）、拉伸强度（膜）、热合强度（袋）；透光率，炽灼残渣，金属元素（铜、镉、铬、铅、锡、钡）；溶出物试验（澄清度、颜色、pH 值、吸光度、易氧化物、不挥发物、重金属、铵离子、钡离子、铜离子、镉离子、铅离子、锡离子、铬离子、铝离子）；细菌内毒素，生物试验（细胞毒性、皮肤致敏、皮内刺激、急性全身毒性、溶血）等项目。由于注射剂为高风险产品，还从化学安全和生物安全角度出发，设置了金属元素、金属离子、皮肤致敏、皮内刺激、急性全身毒性、溶血等检验项目。

（孙会敏　王　峰）

yàopǐn bāozhuāng cáiliào róngchūwù shìyàn

药品包装材料溶出物试验

（test for extractable substances of pharmaceutical packaging）

采用水或其他适宜的溶剂，对药品包装材料中可溶出物质进行的检测分析。药品包装材料简称药包材。溶出物试验是检测包材中存在的可迁移至药品溶液中或药品表面的物质的试验，以考察包材的化学稳定性，评估对所包装药品存在的安全隐患。

样品处理 不同的药包材因材质组分不同，其溶出试验的样品处理方法也不同。

输液用包材　取平整部分内表面积 600cm^2 3 份，切成 5cm×0.5cm 的小片，置 500ml 具塞锥形瓶中，加水适量，振摇洗涤，弃去水，重复操作 2 次，室温干燥后，加水 200ml，密封，置压力蒸汽灭菌器中，121℃ 加热 30min，放冷至室温，作为供试品溶液；另取水同法操作，作为空白对照溶液。

滴眼剂用包材　取平整部分内表面积 600cm^2 3 份，剪成 3cm×0.3cm 的小块，置 500ml 具塞锥形瓶中，用水 150ml 振荡洗涤，在 30~40℃ 干燥后，再加入 200ml 注射用水，密塞，于（70±2）℃ 保持 24h 后，取出，放冷至室温，作为供试品溶液。另取水同法操作，作为空白对照溶液。

口服制剂用包材　取平整部分内表面积 600cm^2 3 份，分割成长 5cm×0.3cm 的小片，置 500ml 具塞锥形瓶中，加水适量，振摇洗涤两次，在 30~40℃ 干燥。分别用水（70±2）℃、65% 乙醇（70±2）℃、正己烷（58±2）℃ 200ml 浸泡 24h 后，取出放冷至室温，作为供试品溶液。另取同批水、65%乙醇、正己烷同法操作，作为空白对照溶液。

项目 通过不同项目的试验，分别检测各类可能溶出的物质。

澄清度　取水供试品溶液适量，溶液应澄清；如显浑浊，与现行标准中相应的浊度标准液比较，不得更浓。

颜色 取水供试品溶液适量，溶液应无色。

pH值 （输液用包材）取供试品溶液20ml，加入氯化钾溶液（1→1000）1ml，依现行标准规定的方法测定，pH值应在规定的范围内如5.0~7.0。

pH变化值 （滴眼剂用包材/口服制剂用包材）取水供试品溶液与水空白液各20ml，分别加入氯化钾溶液（1→1000）1ml，依标准规定的方法测定，二者之差不得过1.0。

紫外吸收度 根据药包材的用途有不同的检测方法。①输液用包材。取供试品溶液适量，以水空白溶液为对照。照紫外-可见分光光度法（如《中国药典》2015年版四部）测定，在波长220~350nm范围内进行扫描。220~240nm间最大吸收值不得过0.08；241~350nm间最大吸收值不得过0.05。②滴眼剂用包材/口服制剂用包材。取供试品溶液适量，用孔径0.45μm的滤膜过滤，照紫外-可见分光光度法测定，220~360nm波长间测定吸收度，最大吸收度不得过0.10。③不挥发物。输液用包材：取供试品溶液和空白溶液各50ml，置已恒重的蒸发皿中，水浴蒸干，105℃干燥至恒重，供试品溶液与空白溶液残渣之差不得过2.5mg。滴眼剂用包材：取供试品溶液和空白溶液各50ml，置已恒重的蒸发皿中，水浴蒸干，105℃干燥至恒重，供试品溶液与空白溶液残渣之差不得过5.0mg。口服制剂用包材：分别取水、65%乙醇、正已烷供试品溶液与空白溶液各50ml，置于已恒重的蒸发皿中，水浴蒸干，105℃干燥2h，水不挥发物与水空白溶液残渣之差不得过12.0mg；65%乙醇不挥发物与65%乙醇空白溶液残渣之差不得过50.0mg；正已烷不挥发物与正已烷空白溶液残渣之差不得过75.0mg。

易氧化物 精密量取水供试品溶液20ml，精密加入高锰酸钾滴定液（0.002mol/L）20ml和稀硫酸1ml，加热微沸3min，冷却至室温。加0.1g碘化钾，在暗处放置5min，用硫代硫酸钠滴定液（0.01mol/L）滴定至浅棕色，再加入5滴淀粉指示液后继续滴定至无色。同时进行空白试验，供试品溶液与空白液消耗硫代硫酸钠滴定液（0.01mol/L）之差不得过1.5ml。

重金属 精密量取水供试品溶液20ml，加醋酸盐缓冲液（pH3.5）2ml，依法检查（《中国药典》2015年版四部），不得过百万分之一。

输液用包材溶出物试验的其他要求 ①铵离子取供试品溶液50ml，加碱性碘化汞钾试液2ml，放置15min；如显色，与氯化铵溶液（取氯化铵31.5mg加无氨水适量使溶解并稀释至1000ml）4.0ml，加空白液46ml与碱性碘化汞钾试液2ml制成的对照液比较，不得更深。②钡离子取供试品溶液适量，必要时可浓缩，照金属元素项下测定，不得过百万分之一。③铜离子取供试品溶液适量，必要时可浓缩，照金属元素项下测定，不得过百万分之一。④镉离子取供试品溶液适量，必要时可浓缩，照金属元素项下测定，不得过千万分之一。⑤铅离子取供试品溶液适量，必要时可浓缩，照金属元素项下测定，不得过百万分之一。⑥铬离子取供试品溶液适量，必要时可浓缩，照金属元素项下测定，不得过百万分之一。⑦铝离子取供试品溶液适量，必要时可浓缩，照原子吸收分光光度法（《中国药典》2015年版四部）在309.3nm的波长处测定，不得过百万分之零点零五。

泡沫试验 取供试品溶液5ml，置于具塞试管（内径15mm，高度约200mm）中，剧烈振摇3min，产生的泡沫应在3min内消失。

注意事项 本试验样品加温处理后，可采用重量法将提取溶剂体积补足，避免因提取溶剂挥发而影响试验结果的准确性。

（孙会敏 王 峰）

yàopǐn bāozhuāng cáiliào hóngwài guāngpǔ cèdìng

药品包装材料红外光谱测定

（test for infrared spectrum of packaging materials） 采用红外光谱技术对药品包装材料（简称药包材）材质进行鉴别的试验分析。红外光谱法测定的范围为通常中红外区，波数范围4000~400cm^{-1}。

原理 当化合物分子受到红外辐射照射，药包材物质分子中某个基团的振动频率或转动频率和红外光的频率一样时，分子就吸收能量由原来的基态振动或转动能级跃迁到能量较高的振动或转动能级，分子吸收红外辐射后发生振动和转动能级的跃迁，该处波长的光就被化合物分子吸收，宏观表现为透射光强度变小。将分子吸收红外光的情况用仪器记录下来，就得到红外光谱图。红外光谱图通常用波长（λ）或波数（σ）为横坐标，表示吸收峰的位置，用透光率（$T\%$）或者吸光度（A）为纵坐标，表示吸收强度。分子中不同基团的特征吸收频率是红外光谱定性鉴别和结构分析的重要依据。

方法 包装材料的红外光谱

测定方法常用的有透射法和衰减全反射法等。透射法是指通过测定透过样品前后的红外光强度变化，得到红外透射光谱。衰减全反射法是指红外光以一定的入射角度通过衰减全反射晶体后，在与晶体紧贴的样品表面经过多次反射而得到反射光谱图，可分为单点衰减全反射和平面衰减全反射两种方法。药包材的红外光谱测定常用的方法有热敷法、薄膜法、热裂解法、衰减全反射法和显微红外法等方法，其中热敷法和薄膜法适用于粒料、塑料瓶、单层薄膜等产品，热裂解法适用于橡胶产品，衰减全反射法适用于粒料、塑料瓶、薄膜、硬片以及橡胶类药包材，显微红外法适用于多层膜、袋、硬片的红外光谱测定。

热敷法 将溴化钾晶片或氯化钠晶片在酒精灯或控温电炉（温度接近材料熔点）上加热，趁热将样品轻擦于热溴化钾晶片或氯化钠晶片上（以不冒烟为宜），采用透射法试验。

薄膜法 取样品约 0.25g（可剪切成小碎块），加适宜的溶剂（如聚乙烯、聚丙烯、乙烯与醋酸乙烯共聚物可用甲苯；聚酯可用 1,1,2,2-四氯乙烷；聚碳酸酯可用二氯乙烷）约 10ml，高温回流使样品溶解，用毛细管趁热将回流液涂在溴化钾晶片或氯化钠晶片上，加热挥去溶剂后，采用透射法试验。

热裂解法 取样品约 3g 切成小块，用丙酮或适宜的溶剂抽提 8h 后，在 80℃ 烘干，取 0.1 ~ 0.2g 置于玻璃试管的底部，然后用试管夹水平地将玻璃试管移到酒精灯上加热，当出现裂解产物冷凝在玻璃试管冷端时，用毛细管取裂解物涂在溴化钾晶片或氯化钠晶片上，采用透射法试验。

衰减全反射法 取表面清洁平整的样品适量，将其紧压在衰减全反射附件所使用的晶片［硒化锌（ZnSe）等］上，通过反射直接录制光谱。

显微红外法 用切片器将样品切成厚度适宜（小于 50μm）的薄片，置于显微红外仪上观察样品横截面，选择所需检测的区域，采用透射法试验。

设备 红外光谱分析可使用傅里叶变换红外光谱仪或色散型红外分光光度计。试验前要对仪器进行校正。

仪器校正 用聚苯乙烯薄膜（厚度约为 0.05mm）校正仪器，绘制其光谱图，用波数 3027、2851、1601、1028、907cm^{-1} 处的吸收峰对仪器的波数进行校正。傅里叶变换红外光谱仪 3000cm^{-1} 附近的波数误差应不大于±5cm^{-1}，在 1000cm^{-1} 附近的波数误差应不大于±1cm^{-1}。用聚苯乙烯薄膜校正时，仪器的分辨率在 3110 ~ 2850cm^{-1} 应能清晰分辨出 7 个峰，峰 2851cm^{-1} 与谷 2870cm^{-1} 之间的分辨深度不小于 18% 透光率，峰 1583 cm^{-1} 与谷 1589cm^{-1} 之间的分辨率深度不小于 12% 透光率。仪器的标称分辨率，除另有规定外，应不低于 2cm^{-1}。

注意事项 药包材红外光谱测定试验温度需要在 15 ~ 30℃，相对湿度需要小于 65%。且需要适当通风换气，以避免积聚过量的二氧化碳和有机溶剂蒸气。

（孙会敏　王　峰）

xiàngjiāolèi yàopǐn bāozhuāng cáiliào jiǎnyàn xiàngmù

橡胶类药品包装材料检验项目（test items of rubber pharmaceutical packaging） 以满足所包装药品安全有效为首要条件的橡胶类包装材料的材质、使用性能检测内容。是常规药物包装材料检验项目之一。橡胶由于具有高弹性，橡胶类药包材普遍使用于包装容器的密封系统，类型有胶塞、垫片、活塞、护帽等。药品包装材料，简称药包材。

橡胶类药包材检验质量检验项目包括橡胶类药包材灰分测定、橡胶类药包材挥发性硫化物测定、橡胶类药包材胶塞穿刺力测定、橡胶类药包材胶塞穿刺落屑检查、橡胶类药包材胶塞密封性与穿刺器保持性测定、橡胶类药包材穆尼黏度测定和橡胶类药包材胶塞自密封性检测等。橡胶类药包材使用的材质包括卤化丁基橡胶、合成聚异戊二烯橡胶和硅橡胶等，材质不同，检验项目也不同。

卤化丁基橡胶类药包材检验项目 卤化丁基橡胶类药包材包括：口服液体药用卤化丁基橡胶塞/垫片、注射液用卤化丁基橡胶塞、注射用无菌粉末用卤化丁基橡胶塞、冷冻干燥用卤化丁基橡胶塞、预灌封注射器用卤化丁基橡胶活塞、笔式注射器用卤化丁基橡胶活塞和垫片等产品。检验项目有：①外观。②鉴别。有化学反应、红外光谱，穿刺落屑、穿刺力、密封性与穿刺器保持性、灰分、挥发性硫化物、不溶性微粒、化学性能等项目。其中化学性能包括澄清度与颜色、pH 变化值、吸光度、易氧化物、不挥发物、重金属、铵离子、锌离子、电导率等。③生物试验。有热原、急性全身毒性试验、溶血等项目。由于用途和接触的药物形态不同，技术指标也略有差别，例如：易氧化物项目，注射液用卤化丁基橡胶塞标准中规定空白液与供试品溶液消耗硫代硫酸钠滴定液（0.01mol/L）之差不得过 3.0 ml；而注射用无菌粉末用卤化丁基橡胶塞此项目规定是7.0ml。因为前者接触的药物是液体，后者接触的药物是固体，胶塞中添加剂与液体药物之间发生迁移的可能性要大于固体药物。此外注射用无菌粉末用卤化丁基橡胶塞还有“自密封性”，冷冻干燥用卤化丁基橡胶塞有“水分”，预灌封注射器用卤化丁基橡胶活塞有“活塞与推杆的配合性”“活塞润滑性”“活塞滑动性能”“器身密合性”，笔式注射器用卤化丁基橡胶活塞和垫片有“泄漏试验”等项目，都是根据产品的使用性能制定的检验项目。

合成聚异戊二烯类药包材检验项目 合成聚异戊二烯橡胶由于对于水蒸气的阻隔性能较差，一般不作为直接接触药物的包材。该类药包材包括药用合成聚异戊二烯垫片和预灌封注射器用聚异戊二烯橡胶针头护帽等产品。检验项目有：①外观。②红外光谱鉴别。③使用适应性试验。包括穿刺落屑、穿刺力、密封性与穿刺器保持性、灰分、挥发性硫化物等。④化学性能。有澄清度与颜色、pH变化值、吸光度、易氧化物、不挥发物、重金属、铵离子、锌离子、电导率等。⑤生物试验。有热原、急性全身毒性试验、溶血等。

硅橡胶类药包材检验项目 硅橡胶类药包材有口服制剂用硅橡胶胶塞、垫片。检验项目有：外观、鉴别（红外光谱、密度）、含苯化合物、正已烷不挥发物、挥发性物质、过氧化物、矿物油，化学性能（澄清度与颜色、pH变化值、吸光度、易氧化物、不挥发物、重金属），生物试验（急性全身毒性试验）等。其中含苯化合物、矿物油、过氧化物等项目是根据硅橡胶化学组成和加工特点而设置。

（孙会敏　赵　霞）

xiàngjiāolèi yàobāocái huīfèn cèdìng

橡胶类药包材灰分测定（test for rubber ash in rubber pharmaceutical packaging） 橡胶灼烧至完全灰化后，对残留灰分所占含量的测定。属于橡胶类药品包装材料检验项目。橡胶灰分是存在于橡胶本身的无机盐（钾、钠、钙、镁、铝和铜、锰、铁等金属元素的磷酸或硫酸盐）和外来杂质（主要是泥沙和铁锈等）的燃烧产物。橡胶中铜、锰、铁等金属及其盐类对橡胶的耐老化性能有较大的影响，橡胶药品包装材料（简称药包材）老化过快会影响药品包装容器的密封性，以至影响到药物的质量，危害人体健康。因此有必要对药包材中无机盐和外来杂质的含量进行控制，不得超过高规定的指标。

橡胶类药包材，例如药用卤化丁基橡胶、聚异戊二烯橡胶塞、垫片灰分的测定方法如下：取本品适量，剪碎，取1.0g，放入已恒重的坩埚中，精密称定，在电炉上缓缓灼烧至完全炭化（应防止试样着火）。然后将坩埚移入(800±25)℃的高温炉中灼烧，至完全灰化，将坩埚取出稍经冷却，移入干燥器中，继续冷却至室温（约30min），称重直至恒重后，计算即得。

（孙会敏　赵　霞）

xiàngjiāolèi yàobāocái huīfāxìng liúhuàwù cèdìng

橡胶类药包材挥发性硫化物测定（test for volatile sulfides in rubber pharmaceutical packaging） 利用硫化橡胶材料处于水溶液提取的介质中在一定酸度条件下可形成挥发性硫化物的特性，对药品包装材料（简称药包材）中硫化物含量进行的测定。橡胶类药包材的工艺配方中常用硫或含硫化合物等交联剂，各类药用胶塞或橡胶垫片的挥发性硫化物，一般以每20cm^{2}的橡胶所释放的硫化物表示，单位：μgNa^2S/20cm^2。当在（121±2）℃加热30min的条件下，硫化橡胶材料不只是表面的硫化物释出，其橡胶材料内部的硫化物也会释出。这种释放出来的硫化物可以通过与醋酸铅试纸反应生成硫斑，通过目视比较试纸上留下的硫斑与标准硫斑可以完成检测。而不同规格的胶塞，其厚度形状都不一样，因此以硫化橡胶的质量进行取样试验，以多少克硫化橡胶释放出来的硫化物表示。而究竟取多少质量的硫化橡胶，将结合硫化橡胶材料密度等方面的性质，进行数据的验证，以形成合理的指标。

测定过程为：取总表面积为(20±2)cm^{2}的橡胶，如有必要可切割，置于250ml的锥形瓶中，加1ml水，再加50ml的2%柠檬酸溶液，将一张醋酸铅试纸放在锥形瓶口上，用烧杯反扣其上，置高压灭菌器内，(121±2)℃加热30min。若显色，将生成的硫斑与1.00ml标准硫化钠溶液（称取适量$Na_2S \cdot 9H_2O$，加水溶解，使成每1ml溶液中含有0.154mg的$Na_2S \cdot 9H_2O$，摇匀，即得。本液应临用新制，自“加50ml的2%柠檬酸溶液”起）同法操作制得的标准硫斑比较，不得更深(50μgNa_2S/20cm^2)。

（孙会敏　赵　霞）

xiàngjiāolèi yàobāocái jiāosāi chuāncìlì cèdìng

橡胶类药包材胶塞穿刺力测定（test for penetration force of closures in rubber pharmaceutical packaging） 用穿刺器对注射剂用胶塞、垫片进行穿刺试验以获得最大力值的检测。属于橡胶类药品包装材料检验项目。穿刺器刺透胶塞或垫片的最大力值，用牛顿（N）表示。测定胶塞穿刺力的方法一般有三种。

方法一 适用于注射液的胶塞或者冻干胶塞。

仪器装置 ①材料试验机。能使穿刺器以（200±20）mm/min速度做垂直运动，运动期间穿刺器受到的反作用力能被记录，精度为±2N；轴向应有合适的位置放置注射剂瓶，以使注射剂瓶上的胶塞标记位置能被垂直穿刺。②注射剂瓶。与被测胶塞配套，装量50ml以上（含50ml），10个。③铝盖或铝塑组合盖。与被测胶塞配套，10个。④手动封盖机。与被测胶塞配套，1把。⑤金属穿刺器。不锈钢（如1Cr18Ni9Ti）长针。

测定过程 除另有规定外，一般对胶塞进行如下预处理：取10个与被测胶塞配套的注射剂瓶，每个瓶内加1/2公称容量的水，把被测胶塞分别装在配套注射剂瓶上。盖上铝盖或铝塑组合盖，用手动封盖机封口，放入高压蒸汽灭菌器中，在（121±2）℃保持30min，取出，冷却至室温。

用丙酮或其他适当有机溶剂擦拭1个穿刺器尽可能不使其钝化，将其安装于材料试验机对应位置上。将上述10个预处理过的注射剂瓶分别放入穿刺装置，打开铝盖或铝塑组合盖，露出胶塞标记部位，穿刺器以200mm/min的速度对胶塞标记位置进行垂直穿刺，记录刺透胶塞所施加的最大力值。重复上述步骤，穿刺接下来的4个注射剂瓶，每次穿刺前，都要用丙酮或其他适当的有机溶剂擦拭穿刺器，待5个注射剂瓶均被穿刺1次后，更换1个穿刺器，重复上述步骤穿刺剩下的5个注射剂瓶。

结果表示 以刺透胶塞所施加的最大力值表示。若10个瓶中任意2瓶之间穿刺力的差值大于50N，则需重新试验，重新试验差值仍大于50N，则更换两根金属穿刺器重新整个试验。在穿刺过程中，若有两个以上（含两个）胶塞在穿刺过程中被推入瓶中，则判该项不合格；若10个被测胶塞中有一个被推入瓶中，则需另取10个胶塞重新试验，不得有胶塞被推入瓶中。

方法二 适用于注射用无菌粉末的胶塞或冻干胶塞。

仪器装置 ①材料试验机。能使穿刺器以（200±20）mm/min速度做垂直运动，运动期间穿刺器受到的反作用力能被记录，精度为±0.25N；轴向应有合适的位置放置注射剂瓶，以使注射剂瓶上的胶塞标记位置能被垂直穿刺。②注射剂瓶。与被测胶塞配套，装量50ml以下，10个。③铝盖或铝塑组合盖。与被测胶塞配套，10个。④手动封盖机。与被测胶塞配套，1把。⑤注射针：外径0.8毫米、斜角型号L型（长型），斜角12°±2°，10个。使用前用丙酮或甲基-异丁基酮擦拭。

测定过程 除另有规定外，对胶塞进行如下预处理：估算10个被测胶塞总表面积，将胶塞置于合适的玻璃容器内，加二倍胶塞总表面积的水，煮沸5min±15s，用冷水冲洗5次，将洗过的胶塞放入锥形瓶中，加二倍胶塞总表面积的水，用铝箔或一个硅硼酸盐烧杯将锥形瓶瓶口盖住，放入高压蒸汽灭菌器中加热，在30min内升温至（121±1）℃，保持30min，然后在30min内冷却至室温，取出，在60℃热空气中干燥60min，取出，将胶塞贮存于密封的玻璃容器中备用。

取10个配套的注射剂瓶，分别加入标示容量的水，装上预处理过的被测胶塞，加上铝盖或铝塑组合盖，用手动封盖机封口。将1只注射针置于材料试验机上固定，将注射剂瓶放入材料试验机中，打开铝盖或铝塑组合盖，露出胶塞标记部位穿刺器以200mm/min的速度对胶塞标记位置进行垂直穿刺，记录刺透胶塞所施加的最大力值。更换1只注射针重复上述步骤，直至所有胶塞被穿刺1次。

结果表示 以刺透胶塞所施加的最大力值表示。

方法三 该方法适用于注射液的垫片。

仪器装置 ①材料试验机：能使穿刺器以（200±20）mm/min速度做垂直运动，运动期间穿刺器受到的反作用力能被记录，精度为±2N；轴向应有合适的位置放置垫片支撑装置，以使支撑装置上的垫片标记部位能被垂直穿刺。②垫片支撑装置：该装置为带有垫片夹持器的钢瓶，当用夹持器将垫片夹持在该装置顶部时，该装置能支撑、固定住垫片在被穿刺时不被刺入瓶内，瓶内容量50ml以上（含50ml）；也可采用其他合适的垫片支撑装置进行本法。③穿刺器：金属穿刺器或符合一次性使用输液器的穿刺器。④垫片支撑装置。

测定过程 除另有规定外，对垫片进行如下预处理：取10个被测垫片，置于合适的玻璃容器中，放入高压蒸汽灭菌器中，在（121±2）℃下保持30min，取出，冷却至室温。若用于大容量注射剂用塑料组合盖中的弹性体不能在（121±2）℃下保持30min，则以实际生产中采用的灭菌温度对垫片进行预处理。

取一个预处理过的垫片，置于支撑装置中，将穿刺器置于材料试验机上固定，以 200mm/min 的速度对垫片标记部位进行垂直穿刺，记录刺透垫片所施加的最大力值。另取 1 个垫片重复上述步骤，直至 10 个垫片均被穿刺 1 次。穿刺器使用前，检查穿刺器的锋利度，穿刺器应保持其原始锋利度未遭破坏。

结果表示　以刺透垫片所施加的最大力值表示，并在结果中注明所用穿刺器类型。

（孙会敏　赵　霞）

xiàngjiāolèi yàobāocái jiāosāi chuāncì luòxiè jiǎnchá

橡胶类药包材胶塞穿刺落屑检查（test for closures fragmentation in rubber pharmaceutical packaging）　通过对药品包装胶塞的多次穿刺并观测其落屑情况检查其耐穿刺性能的试验。是橡胶类药品包装材料检验项目。胶塞穿刺落屑是指注射剂（含注射液及注射用无菌粉末）在穿刺试验中，穿刺器刺透胶塞或垫片所产生的，在没有放大工具帮助下观察到的可见落屑数，用粒表示。测定穿刺落屑的试验方法主要有三种。

第一种方法　适用范围是注射液的胶塞或冻干胶塞。该法目的是测定不同注射液用胶塞或冻干胶塞穿刺落屑的相对趋势关系，其结果受多种因素的影响，如胶塞优化过程，封盖装置类型，密封阻力，穿刺器大小，穿刺器锋利程度，穿刺器上润滑剂的数量和操作者视力好坏等。基于上述原因，为了得到可比较的结果，有必要控制以上影响结果的因素，为此被测胶塞必须和已知穿刺落屑数的胶塞做同步比较试验。如果已知穿刺落屑数胶塞的结果与先前已知的结果具有一致性（即测试结果与已知落屑数相同或相差 1 粒），则应判被测胶塞测得的结果有效。

仪器装置　①注射剂瓶。与被测胶塞配套，装量 50ml 以上（含 50ml），20 个（包括对照试验）。②铝盖或铝塑组合盖。与被测胶塞配套，20 个。③手动封盖机。与被测胶塞配套，1 把。④抽滤装置。⑤金属穿刺器。不锈钢（例如 1Cr18Ni9Ti）长针，1 个。

测定过程　选择 20 个上述注射剂瓶，每个瓶内加 1/2 公称容量的水。取 10 个被测胶塞和 10 个已知穿刺落屑的胶塞分别装在注射剂瓶上，盖上铝盖或铝塑组合盖，用手动封盖机封口，放入高压蒸汽消毒器中，在（121±2）℃下保持 30min，取出，冷却至室温，分两排放置，第一排为被测胶塞，第二排为对照胶塞。

用丙酮或其他适当的有机溶剂擦拭金属穿刺器，然后将其浸在水中，使用前，检查穿刺器的锋利度，穿刺器应保持其原始锋利度未遭破坏。手持穿刺器，垂直穿刺第一排第一个被测胶塞上的标记部位，刺入后，晃动注射剂瓶数秒后拨出穿刺器。接着按上述步骤穿刺第二排第一个已知穿刺落屑数的对照胶塞。以此类推，按先被测胶塞再已知穿刺落屑数胶塞的顺序，交替垂直穿刺胶塞上的标记部位，直至所有胶塞被穿刺 1 次。

将第一排注射剂瓶中水全部通过 1 张滤纸过滤，确保瓶中不残留落屑。在人眼距离滤纸 25cm 的位置，用肉眼观察滤纸上的落屑数（相当于 50μm 以上微粒）。必要时，可通过显微镜进一步证实落屑大小和数量。

对已知穿刺落屑数的胶塞同法计数。

结果表示　分别记录两排注射剂瓶的可见落屑总数（即每 10 针的落屑总数）。若已知穿刺落屑数胶塞的结果与先前已知的结果具有一致性，则应判被测胶塞测得的结果有效。反之，则无效。在穿刺过程中，若有 2 个以上（含 2 个）胶塞在穿刺过程中被推入瓶中，则判该项不合格；若 10 个被测胶塞中有 1 个被推入瓶中，则需另取 10 个胶塞重新试验，不得有胶塞被推入瓶中。

第二种方法　适用范围是注射用无菌粉末的胶塞或冻干胶塞。药用胶塞通常与注射针配合使用，当用注射针穿透注射剂瓶上的胶塞时，可能会使胶塞产生落屑，落屑的数量和大小会影响到瓶内药物质量，故需严格控制。该方法包括直接法和对照法。除另有规定外，一般选用“直接法”进行试验。

直接法　仪器装置包括与被测胶塞配套的注射剂瓶、铝盖或铝塑组合盖、手动封盖机、抽滤装置、与注射针配套注射器等。

测定步骤：①首先对胶塞进行预处理。将胶塞置于合适的玻璃容器内，加 2 倍胶塞总表面积的水，煮沸，用冷的水冲洗，将洗过的胶塞放入广口锥形瓶中，加 2 倍胶塞总表面积的水，用铝箔或 1 个硅硼酸盐烧杯将锥形瓶瓶口盖住，放入高压蒸汽消毒器中加热，在 30min 内升温至 121℃，保持 30min，在 30min 内冷却至室温，取出，然后在 60℃ 热空气中干燥胶塞 60min，取出，将胶塞贮存于密封的玻璃容器中备用。②用于水溶液制品的胶塞。向 12 个配套干净小瓶中分别加入公称容量减去 4ml 的水，盖上预处理过的胶塞，加上铝盖或铝塑组合盖，用手动封盖机封口，允许放置16h；用于冻干剂的胶塞：向12个配套干净小瓶分别盖上预处理过的冻干胶塞，加上铝盖或铝塑组合盖，用手动封盖机封口。③打开铝盖或铝塑组合盖，露出胶塞标记部位。将注射器充水并除去注射针头上的水，垂直向第一个被测胶塞上的标记区域内穿刺，注入1ml水，并抽去1ml空气，拔出注射器，再在胶塞标记区域内另外3处不同位置同法进行穿刺。更换1个新的注射针和被测胶塞，按上述步骤进行穿刺，直至每个胶塞被穿刺4次。穿刺时，应检查注射针在试验时是否变钝，每个胶塞用1个新针。④将瓶中水全部通过1张0.5μm滤纸过滤，确保瓶中不残留落屑。用肉眼或显微镜观察滤纸上的落屑数（相当于50μm以上微粒），并可用显微镜进一步证实落屑大小和数量。⑤结果。记录12个瓶的可见落屑总数，即每48针的落屑总数不得超过规定限度。

对照法　胶塞穿刺落屑结果受多种因素的影响，如胶塞优化过程，封盖装置类型，密封阻力，注射针大小，注射针锋利度，针上润滑剂的数量，注射针量程和操作者视力好坏等。基于上述原因，为了得到可比较的结果，有必要控制以上影响结果的因素，为此应根据实际情况，适时选择已知穿刺落屑数的胶塞为对照，进行同步比较试验。如果已知穿刺落屑数胶塞的结果与先前已知的结果具有一致性（即测试结果与已知落屑数相同或相差1粒），则应判被测胶塞测得的结果有效。

仪器装置：与被测胶塞配套注射剂瓶、铝盖或铝塑组合盖、手动封盖机、抽滤装置、与注射针配套注射器、注射针（使用前用丙酮或甲基-异丁基酮擦拭）。

测定法：①取25个被测胶塞和25个已知穿刺落屑数的胶塞，按“直接法”对胶塞进行预处理。②选择50个与被测胶塞相配的注射剂瓶，每个瓶内加1/2公称容量的水。将预处理过的被测胶塞装在其中25个注射剂瓶上，将预处理过已知穿刺落屑数的胶塞装在另外25个注射剂瓶上，加上铝盖或铝塑组合盖，用手动封盖机封口，分两排放置，第一排为被测胶塞，第二排为已知胶塞。③打开铝盖或铝塑组合盖，露出胶塞标记部位。将注射器充水并除去注射针头上的水，垂直向第一排第一个被测胶塞上的标记区域内穿刺，拔出注射器，再在胶塞标记区域内另外3处不同位置进行穿刺，最后一次拔出针头前，将1ml水注入瓶内。④按上述步骤穿刺第二排第一个已知穿刺落屑数胶塞。以此类推，按先被测胶塞再已知穿刺落屑数胶塞的顺序，交替垂直穿刺胶塞上的标记部位，每针刺20次后，更换1个注射针，直至所有胶塞被穿刺4次。⑤将第一排瓶中水全部通过一张快速滤纸过滤，确保瓶中不残留落屑。在人眼距离滤纸25cm的位置，用肉眼观察滤纸上的落屑数（相当于50μm以上微粒），必要时，可通过显微镜进一步证实落屑大小和数量。对已知穿刺落屑数的胶塞同法计数。⑥结果表示：分别记录两排注射剂瓶的可见落屑总数（即每100针的落屑总数）。如果已知穿刺落屑数胶塞的结果与先前已知的结果具有一致性，则应判被测胶塞测得的结果有效。反之，则无效。

第三种方法　适用范围是注射液的垫片。

仪器装置　垫片支撑装置：该装置为带有垫片夹持器的钢瓶，当用夹持器将垫片夹持在该装置顶部时，该装置能支撑、固定住垫片在被穿刺时不被刺入瓶内，瓶内容量50ml以上（含50ml）；也可采用其他合适的垫片支撑装置进行本法。穿刺器：金属穿刺器或符合国标的一次性使用输液器的穿刺器。垫片支撑装置、抽滤装置。

测定法　除另有规定外，对垫片进行如下预处理：取10个被测垫片，放入高压蒸汽消毒器中，在（121±2）℃下保持30min，取出，冷却至室温。如果用于大容量注射剂用塑料组合盖中的弹性体不能在（121±2）℃下保持30min，则以实际生产中采用的灭菌温度对垫片进行预处理。

向垫片支撑装置的瓶腔内加入一半容量的水，取一个预处理过的垫片，置于支撑装置中，用丙酮擦拭穿刺器，手持穿刺器，垂直穿刺垫片标记部位，刺入后，晃动支撑装置数秒后拔出穿刺器，打开支撑装置，取出垫片，将瓶中水全部通过一张滤纸过滤，确保瓶中不残留落屑。在人眼距离滤纸25cm的位置，用肉眼观察滤纸上的落屑数。重复上述步骤，对余下的9个垫片进行试验。

结果表示　记录10个被测垫片的可见落屑总数（相当于50μm以上微粒），并在结果中注明所用穿刺器类型。

（孙会敏　赵　霞）

xiàngjiāolèi yàobāocái jiāosāi mìfēngxìng yǔ chuāncìqì bǎochíxìng cèdìng

橡胶类药包材胶塞密封性与穿刺器保持性测定（test for sealability and retentivity of puncture set in rubber pharmaceutical materials）　对橡胶类药包材胶塞经穿刺器刺穿后保持的密封性和

穿刺器保持不滑脱性能的测定。是根据橡胶类药包材输液产品临床使用的特点而设立的检查项目，属于橡胶类药品包装材料检验项目。对输液产品在临床使用需要倒置时，在4h内的输液过程中（试行标准要求），胶塞穿刺部位无药液泄漏，同时要求穿刺器在0.5kg负荷下不会从胶塞上脱落。

测定过程为：取胶塞10个，置高压蒸汽灭菌器中（不浸水），(121±2)℃，保持30min，冷却至室温，另取10个与之配套的玻璃注射液瓶加水至标示容量，用上述胶塞，塞紧，再加上与之配套铝盖，压盖。用穿刺器向胶塞穿刺部位垂直穿刺，穿刺器刺穿胶塞，倒挂瓶，穿刺器悬挂0.5kg重物，穿刺器应保持4h不被拔出，且瓶塞穿刺部位应无泄漏。

（孙会敏　赵　霞）

xiàngjiāolèi yàobāocái mùní niándù cèdìng

橡胶类药包材穆尼黏度测定

（test for Mooney viscosity in rubber pharmaceutical packaging）　用穆尼黏度计测定橡胶类药品包装材料黏度的试验。为反映合成橡胶的聚合度与分子量、橡胶胶料的可塑性、橡胶胶料硫化过程的项目。穆尼黏度又称转动黏度，是用穆尼黏度计测定的数值，衡量橡胶平均分子量及可塑性的一个指标，基本上可以反映合成橡胶的聚合度与分子量；反映橡胶胶料的可塑性，是测橡胶胶料硫化过程中的一个相对值。

穆尼黏度实验是用转动的方法来测定生胶、未硫化胶流动性的一种方法。在橡胶加工过程中，从塑炼开始到硫化完毕，都与橡胶的流动性有密切关系，而穆尼黏度值正是衡量此项性能大小的指标。

穆尼黏度的测试原理是在一定的温度、时间和压力下，测量试样对转子转动所产生的剪切阻力，以扭矩大小的不同来表示胶料可塑度的大小。用穆尼黏度测试仪测出来的相对值是控制稳定性的一个手段。只要曲线走向、转矩变化不多，那么胶料的稳定性就能保证。

穆尼黏度用穆尼黏度计测量，穆尼黏度计是一个标准的转子，以恒定的转速（一般2转/分），在密闭室的试样中转动。转子转动所受到的剪切阻力大小与试样在硫化过程中的黏度变化有关，可通过测力装置显示在以穆尼为单位的刻度盘上，以相同时间间隔读取的数值可做出穆尼硫化曲线，当穆尼数先降后升，从最低点起上升5个单位时的时间称穆尼焦烧时间，从穆尼焦烧点再上升30个单位的时间称穆尼硫化时间。

穆尼黏度以符号“Z100℃ 1+4”表示，其中“Z”表示转动黏度值，“1”表示预热时间1min，“4”表示转动时间为4min；“100℃”表示试验温度为100℃。习惯上常以“ML100℃ 1+4”表示穆尼黏度。

穆尼黏度反映橡胶加工性能的好坏和分子量高低及分布范围的宽窄。穆尼黏度高，胶料不易混炼均匀及挤出加工，其分子量高，分布范围宽，相对硬度较高，物理强度较高，另外相对可填充更多粉料。穆尼黏度低，胶料易粘辊，其分子量低，分布范围窄，穆尼黏度过低则硫化后制品抗拉强度低。

（孙会敏　赵　霞）

xiàngjiāolèi yàobāocái jiāosāi zìmìfēngxìng jiǎncè

橡胶类药包材胶塞自密封性检测

（test for rubber self-sealing in rubber pharmaceutical packaging）　对橡胶类药用胶塞多次穿刺后自行恢复密封能力的测试。是橡胶类药品包装材料检验项目中针对有些药品在临床使用时，瓶塞需多次穿刺，为确保药品质量免受外来因素的影响而设立的检查项。注射剂，尤其一些对氧、水分敏感的冻干制剂，通常在瓶内是负压的，并且有些药品还有充氮保护。药品在临床使用时，如果胶塞的自密封性能欠佳，环境中的氧和水分子会很容易随空气经针穿刺后留下的孔道进入瓶内，并且也会有被微生物污染的潜在风险。该指标是考察胶塞在经3次不同位置穿刺后的密封性能，也是间接衡量橡胶弹性体经硫化交联后橡胶制品的回弹能力。

测试过程为：取胶塞与容器密合性项下样品，采用注射针，向胶塞不同穿刺部位垂直刺穿胶塞，每个胶塞穿刺3次，每穿刺10次后更换注射针。将上述样品倒置，放入含有10%亚甲蓝溶液的带抽气装置的容器中，抽真空至真空度为25kPa，维持30min，真空装置恢复至常压，再放置30min，取出，用水冲洗瓶外壁，观察，亚甲蓝溶液不得渗入瓶内。

（孙会敏　赵　霞）

bōlílèi yàopǐn bāozhuāng cáiliào jiǎnyàn xiàngmù

玻璃类药品包装材料检验项目

（test items of glass pharmaceutcial packaging）　为保证药品安全有效，依据玻璃类药品包装的材质、使用性能，以及内包装药物制剂的性质而制订的检测项目。属于药品包装材料检验项目。玻璃类药包材广泛用于药品制剂的包装，产品涉及注射剂包装用的钠钙玻璃输液瓶、低硼硅玻璃输液瓶、中硼硅玻璃输液瓶、低硼硅玻璃安瓿、中硼硅玻璃安瓿、预灌封注射器用硼硅玻璃针管、笔式注射器用硼硅玻璃珠、笔式注射器用硼硅玻璃套筒、钠钙玻璃管制注射剂瓶、低硼硅玻璃管制注射剂瓶、中硼硅玻璃管制注射剂瓶、高硼硅玻璃管制注射剂瓶、钠钙玻璃模制注射剂瓶、低硼硅玻璃模制注射剂瓶、中硼硅玻璃模制注射剂瓶等品种，口服制剂包装用的钠钙玻璃管制口服液体瓶、低硼硅玻璃管制口服液体瓶、硼硅玻璃管制口服液体瓶、钠钙玻璃模制药瓶、低硼硅玻璃模制药瓶、硼硅玻璃模制药瓶、钠钙玻璃管制药瓶、低硼硅玻璃管制药瓶、硼硅玻璃管制药瓶等多种产品。

玻璃类药品包装材料的检验项目主要包括外观、鉴别、物理性能、化学性能等项目，如玻璃内表面耐水性检验、玻璃耐热冲击检验、玻璃耐内压力检验、颗粒法耐水性检验、玻璃内应力检验、线热膨胀系数测定等。

外观 对玻璃药包材生产工艺水平的控制项目，采用在自然光下目测，一般要求产品表面应光洁、平整，不应有明显的玻璃缺陷；任何部位不得有裂纹。

鉴别 设置线热膨胀系数和三氧化二硼的含量两个项目，以对玻璃材质进行鉴别。具体划分如下：①钠钙玻璃，线热膨胀系数为（7.6～9.0）×$10^{-6}K^{-1}$（20～300℃）。②低硼硅玻璃，线热膨胀系数为（6.2～7.5）×$10^{-6}K^{-1}$（20～300℃）、三氧化二硼的含量为5%～8%。③中硼硅玻璃，线热膨胀系数为（3.5～6.1）×$10^{-6}K^{-1}$（20～300℃）、三氧化二硼的含量为8%～12%。④高硼硅玻璃，线热膨胀系数为（3.2～3.4）×$10^{-6}K^{-1}$（20～300℃）、三氧化二硼的含量为12%～13%。

物理性能 药用玻璃容器物理性能检测包括耐热冲击、耐内压力、内应力、垂直轴偏差、折断力等项目，对于玻璃容器的热稳定性、机械强度及使用性能等方面进行全面的控制。

化学性能 药用玻璃容器化学性能检测包括121℃颗粒法耐水性、98℃颗粒法耐水性、内表面耐水性、耐酸性、耐碱性、砷、锑、铅镉浸出量等项目，考察玻璃药包材对水、酸、碱不同介质侵蚀的抵抗能力，及砷、锑、铅、镉有害物质的浸出量，降低药包材在使用过程中对药物污染的风险。玻璃药包材的用途不同，对其耐水、耐酸、耐碱的化学稳定性的要求不同，但对有害元素砷、锑、铅、镉浸出量均有严格规定，要求每1L浸出液中含砷不得过0.2mg、含锑不得过0.7mg、含铅不得过1.0mg、含镉不得过0.25mg。

（孙会敏　贺瑞玲）

bōlí nèibiǎomiàn nàishuǐxìng jiǎnyàn

玻璃内表面耐水性检验（test for hydrolytic resistance of glass interior surfaces） 对药用玻璃容器的内表面进行抗水侵蚀性能的测试试验。是玻璃类药品包装材料检验项目的内容。测定中将试验用水注入供试容器到规定的容量，并在规定的条件下加热，通过滴定浸蚀液来测量容器受水浸蚀的程度并分级。相关设备是高压蒸汽灭菌器。

供试容器的清洗过程应在20～25min内完成，清除其中的碎屑或污物。在环境温度下用纯化水彻底清洗每个容器至少2次，灌满纯化水以备用。临用前倒空容器，再依次用纯化水和试验用水各冲洗1次，然后使容器完全排干。取清洗干净后的供试容器，加试验用水至其满口容量的90%，对于安瓿等容量较小的容器，则灌装水至瓶身缩肩部，用倒置的烧杯（经过老化处理的）或其他适宜的材料盖住口部。将供试品放入高压蒸汽灭菌器中，开放排气阀，匀速加热，使蒸汽从排气阀喷出持续10min，关闭排气阀，继续加热，在19～33min内，将温度升至121℃，到达该温度时开始计时。在121℃保持60min左右，缓缓冷却和减压，在38～46min内将温度降至100℃（防止形成真空）。从灭菌器中取出供试品，冷却至室温。按规定，对灌装体积小于等于100ml的玻璃容器，将若干个容器中的浸提液合并于一个干燥的烧杯中，用移液管吸取浸提液至锥形瓶中，同法制备相应的份数。按规定，对灌装体积大于100ml的玻璃容器，用移液管吸取容器中的100ml浸提液至锥形烧瓶中，同法制备3份。以水作为参比溶液，在相应条件下进行空白校正。每份浸提液，以每25ml为单位，加入甲基红指示液2滴。盐酸滴定液（0.01mol/L）滴定至微红色，并用空白试验校正。计算滴定结果的平均值，以每100ml浸提液消耗盐酸滴定液（0.01mol/L）的体积（ml）表示。并依据标准的规定判断是否符合质量要求。

（孙会敏　贺瑞玲）

bōlí nàirè chōngjī jiǎnyàn

玻璃耐热冲击检验（test for glass thermal shock） 对药用玻璃容器施加一定范围的温度并急

剧变化，检验其耐热冲击性能的试验。属于玻璃类药品包装材料检验项目。供试品应为未经受其他性能（如机械、热性能等）测试的制品，先置于试验场所，以保证供试品与环境温度一致。将两个水槽（冷、热水槽）充水，然后分别将水温调节至 t_1 和 t_2，(t_1-t_2) 为所需要的热冲击温差，一般 t_2 用水温为 0~27℃的自来水温度。在把已置于网篮中的供试品转送到冷水槽的时间内，t_1 和 t_2 的温差值不得超过规定值±1℃。将供试品置于网篮中浸入温度为 t_1 的水浴中，使供试品充满水，然后让其浸泡一段时间，以确保玻璃和水之间达到温度平衡。供试品至少浸泡 15min。然后将网篮中装满水的供试品迅速转送到温度为 t_2 的水槽中，供试品的转送过程必须在（10±2）s 的时间内完成。这些供试品必须完全浸没在水槽中，不允许冷水进入供试品，浸没时间规定至少 8s，但不超过 2min。从冷水槽中取出的供试品经立即检验，凡无破碎、无裂纹和无破损的供试品方可定为检验合格。注意事项：检验前应首先对供试品的外观、退火质量（内应力）进行检验，当这些项目不符合相关产品标准的要求时，会影响试验结果。

试验用设备数显自控温急变的主要技术要求如下：①热水槽。容量至少是 1 次试验的玻璃供试品总体积的两倍，且不得少于 5L。水槽应包含水循环器、温度计、恒温加热器，以确保温度稳定在±1℃以内。②冷水槽。0~27℃时的温度稳定在±1℃以内。③网篮。可同时放入两个或两个以上的供试品，网篮的材料（必要时涂层）要求在试验中不得划痕或擦伤供试品，网篮应能保持玻璃供试品直立且分开，并配有固定供试品的装置以防止受试样品浸入时上浮。

（孙会敏　贺瑞玲）

bōlí nàinèiyālì jiǎnyàn

玻璃耐内压力检验（test for glass internal pressure resistance） 对药用玻璃容器耐内压力的测定。属于玻璃类药品包装材料检验项目。按标准规定的抽取一定数量的样品进行检验，在室温条件下静置 30min。除另有规定外，使用的介质一般为与室温相差不得过 5℃的水。通过压力试验机使供试品内压力按照规定要求达到预定值后，并维持恒压（60 ±2） s 的时间。如果该设备装有能将压力值修正到 60s 试验期内应得值的装置，则保压的时间可以有所不同。注意事项：供试品不能经受影响其耐内压力试验结果的其他任何机械性能的试验，目的是尽可能排除试验的因素，提高试验结果的准确性。

试验用设备耐内压试验仪的技术要求：①供试品应在悬挂条件下进行试验，瓶口应很容易夹在试验仪器上。②试验时为保证加压介质无泄漏，压头和瓶口封合面之间必须有弹性物质密封，接触面应有足够的压力以防止在加压过程中介质的泄漏。③试验设备应具有（0.4±0.1）MPa/s 的速率使液体压力达到预定值，能在试验时维持压力的恒定并能保持预定加压时间的装置。④仪器应能显示试验在任何情况下终止时的压力值。

（孙会敏　贺瑞玲）

kēlìfǎ nàishuǐxìng jiǎnyàn

颗粒法耐水性检验（test for hydrolytic resistance of glass grain） 对药用玻璃材质颗粒用水加热加压浸泡并用滴定法测定浸出物以考察其耐水性的试验。属于玻璃类药品包装材料检验项目。这是一种材质试验法，取一定量规定尺寸的玻璃颗粒，放在规定的容器内，加入规定量的水，并在规定的条件下加热，通过滴定浸提液来测量各类玻璃颗粒受水浸蚀的程度并分级。相关设备是高压蒸汽灭菌器。

将供试品击打成碎块，取适量放入碾钵中，插入杵，用锤子猛击杵，只准击一次，将碾钵中的玻璃转移到套筛上层的 O 筛（孔径 600~1000μm）上，重复上述操作过程。用振筛机振动套筛（或手工摇动套筛）5min，将通过 A 筛（孔径 425μm）但留在 B 筛（孔径 300μm）上的玻璃颗粒转移到称量瓶内，玻璃颗粒以多于 10g 为准。共制备玻璃颗粒 3 份。用磁铁将每份玻璃颗粒中的铁屑除去，移入 250ml 锥形瓶中，每次用 30ml 无水乙醇旋动洗涤玻璃颗粒至少 6 次，至无水乙醇溶液清澈为止。然后将装有玻璃颗粒的锥形瓶放入烘箱中烘干。从烘箱中取出锥形瓶，置干燥器中冷却。贮存时间不得过 24h。分别取上述样品 10.00g，置 250ml 锥形瓶中，精密加水 50ml。另吸取 50ml 水作为空白溶液。用烧杯倒置在锥形烧瓶上，将锥形烧瓶放入高压蒸汽灭菌器，打开排气阀，匀速加热，使蒸汽从排气阀喷出持续 10min，关闭排气阀，继续加热，在 19~33min 内，将温度升至 121℃，开始计时。在 121℃保持（30±1） min 后，缓缓冷却和减压，在 38~46min 内将温度降至 100℃（防止形成真空）。从消毒器中取出锥形烧瓶，冷却至室温。在 1h 内完成滴定。在每个锥形烧瓶中加入 4 滴甲基红指示液，用 0.02mol/L 的盐酸滴定液进行滴定，直至微红色，并用空白试验校正。结果的表示方法计算滴定结果的平均值，以每克玻璃颗粒消耗盐酸滴定液（0.02mol/L）的体积（ml）表示并分级。

（孙会敏　贺瑞玲）

bōlí nèiyìnglì jiǎnyàn

玻璃内应力检验（test for glass stress）　通过偏光应力仪测量药用玻璃容器双折射光程差来对其内应力进行的测定。属于玻璃类药品包装材料检验项目。通常玻璃为各向同性的均质体材料，当有应力存在时，它会表现各向异性，产生光的双折射现象。本检测即通过偏光应力仪测量双折射光程差，并以单位厚度光程差数值来表示产品内应力的大小。

步骤　供试品应为退火后未经其他试验的产品，须预先在实验室内温度条件下放置30min以上，测定时应戴手套，避免用手直接接触供试品。无色供试品和有色供试品的检验步骤有所不同。

无色供试品的检验　①无色供试品底部的检验：将1/4波片置入视场，调整偏光应力仪0点，使之呈暗视场。把供试品放入视场，从口部观察底部，这时视场中会出现暗十字，如果供试品应力小，则这个暗十字便会模糊不清。旋转检偏镜，使暗十字分离成两个沿相反方向移动的圆弧，随着暗区的外移，在圆弧的凹侧便出现蓝灰色，凸侧便出现褐色。如测定某选定点的应力值，则旋转检偏镜直至该点蓝灰色刚好被褐色取代为止。绕轴线旋转供试品，找出最大应力点，旋转检偏镜，直至蓝灰色被褐色取代，记录此时的检偏镜旋转角度，并且测量该点的厚度。②无色供试品侧壁的检验：将1/4波片置入视场，调整偏光应力仪零点，使之呈暗视场。把供试品放入视场中，使供试品的轴线与偏振平面成45°，这时侧壁上出现亮暗不同的区域。旋转检偏镜直至侧壁上暗区聚会，刚好完全取代亮区为止。绕轴线旋转供试品，借以确定最大应力区。记录测得最大应力区检偏镜的放置角度，并且分别测量两侧壁原的厚度（记录两侧壁壁厚之和）。

有色供试品的检验　检验步骤与无色供试品的检验相同。当没有明显的蓝色和褐色以及玻璃透过率较低时，较难确定检偏镜的旋转终点，深色供试品尤为严重，这时可以采用平均的方法来确定准确的终点。即以暗区取代亮区的旋转角度与再使亮区刚好重新出现的总旋转角度之和的平均值表示之。

注意事项　①测定供试品的过程中，在寻找应力最大点旋转供试品时，应注意保持光线皆入射供试品（被测点）的表面。当制品的表面（被测点）不能与光线垂直时，则不能准确测定。②在测定过程中，由于人的视觉存在差异易造成测定结果的不一致性，为此建议制备一套具有不同大小内应力的标准供试品，测定过程中通过比对提高测定结果的准确性。

设备　偏光应力仪，技术要求：在使用偏光元件和保护件进行观察时，光场边沿的亮度不小于120cd/m²；所采用的偏振元件应保证亮场时任何一点偏振度都不小于99%；偏振场不小于85mm；在起偏镜和检偏镜之间能分别置入565nm的全波片（灵敏色片）及1/4波片，波片慢轴与起偏镜的偏振平面成90°；检偏镜应安装成能相对于起偏镜和全波片或1/4波片旋转，且有旋转角度的测量装置（度盘格值为1°）。

（孙会敏　贺瑞玲）

xiànrè péngzhàng xìshù cèdìng

线热膨胀系数测定（test for coefficient of linear thermal expansion）　采用适宜的方法对玻璃类药包材制品的热膨胀性能进行的检测。各类药包材玻璃制品的线热膨胀系数可采用仪器法和拉丝法两种方法进行测定。仪器法对测定样品的尺寸有一的要求，拉丝法可用于各类药包材玻璃制品的检测。

仪器法　将一定规格尺寸的样品按规定的升温速度加热到一定温度，测定温度升高后样品的伸长量，计算出样品的线热膨胀系数。相关设备是游标卡尺、热膨胀仪。

取样品加工成仪器规定的规格尺寸，用游标卡尺测量样品的长度（L_0），把样品安装于膨胀仪上，待仪器的测量条件稳定后，记录测量的初始温度（t_0），按照标准规定的加热速率将样品加热至标准规定的上限温度（t）以上，测量出温度t对应的样品长度（L），计算出样品的平均线热膨胀系数α：

$$\alpha=\Delta L/(L\times\Delta t)$$

$$\Delta L=(L-L_0)$$

$$\Delta t=(t-t_0)$$

拉丝法　将已知线热膨胀系数的标准玻璃与待测线热膨胀系数的玻璃叠烧在一起，拉成细丝，由于两种玻璃线热膨胀系数不同，细丝出现弯曲，根据丝的弯曲程度，可测出待测玻璃的线热膨胀系数。相关设备是喷灯、千分尺、坐标尺。

取生产正常时的无缺陷玻璃拔成直径为4~6mm的玻璃棒，照平均线热膨胀系数测定法，精确测定平均线热膨胀系数作为标准玻璃。

将标准玻璃一端烧软，用特制夹子夹扁，再烧软，拉长 20~30mm，再次烧软，拉去前面尖头，成宽约 6mm、长约 20mm、厚约 1mm 的铲形。取一小块被测试样，沾于玻璃棒上，按上法做成铲形，要求两个铲形宽度、厚度一致，不得有玻璃缺陷。将两个铲形重叠，烧在一起，不许有气泡，把沾有供试品的棒端烧掉。将烧在一起的铲形玻璃拉成直径 0.10~0.14mm，长约 600mm 的丝，拉时两手平行，防止玻璃丝扭曲。丝冷却后截断，观察丝弯曲方向。玻璃丝冷却后会向膨胀系数较大的一方弯曲，弯曲的程度与两玻璃膨胀系数之差值 $\Delta\alpha$ 成正比。如向被测玻璃方向弯，则标准玻璃的热膨胀系数 α_0 加上 $\Delta\alpha$，为供试品的线热膨胀系数；反之，如向玻璃供试样品方向弯，则标准玻璃的 α_0 减去 $\Delta\alpha$ 即为供试品的线热膨胀系数。

（孙会敏　贺瑞玲）

yàoyòng fǔliào jiǎnyàn xiàngmù

药用辅料检验项目（test items of pharmaceutical excipients）

为验证辅料是否达到药用要求而对其进行的各项检测。即为保证药用辅料达到质量标准进行的理化指标、安全性指标以及药用辅料功能性指标检验项目的检测。

理化指标的检验项目与化学原料药的理化指标检测项目相同，主要包括药用辅料的性状、鉴别、纯度、杂质含量、有关物质、重金属、炽灼残渣、水分、干燥失重等项目，药用辅料理化项目的检测目的主要是验证被测药用辅料的化学结构是否与标准一致，以及被测药用辅料的纯度是否符合药用要求等。

药用辅料是药品的重要组成部分，其质量安全直接影响到整个药品的质量安全，特别是在高风险的制剂（例如注射剂、吸入制剂、滴眼剂等）中药用辅料辅料的质量安全尤为重要，药用辅料的安全性指标主要是根据药用的给药途径、来源制法、使用剂量等影响药品安全性的因素而设立的检测项目，例如在注射级药用辅料中安全性指标应当包括细菌内毒素（见细菌内毒素检查）、无菌（见药物无菌检查）、微生物限度（见药物微生物限度检查）、过敏性杂质（见药物过敏性分析）、降压性物质（见药物降压物质检查）等。

（孙会敏　杨　锐）

yàoyòng fǔliào gōngnéngxìng zhǐbiāo jiǎnyàn xiàngmù

药用辅料功能性指标检验项目（test items of pharmaceutical excipients functionality-related characteristics）

为评价药用辅料的稀释、黏合、增溶、助溶、缓控释等功能性质而运用药物分析技术和方法对其进行的检查项目。药用辅料在药品配方中除了赋予制剂形态、充当载体、提高制剂稳定性外，还具有稀释、黏合、增溶、助溶、缓控释等重要功能，是可能会影响到制剂的质量、安全性和有效性的重要成分。药用辅料功能性指标检测项目除去需要进行药用辅料分子量检测和药用辅料粉体学指标检测外，按照不同的功能主要分为以下几个方面。

稀释剂功能性指标检查　稀释剂指制剂中用来增加体积或重量的成分，其作用为保证制剂一定的体积大小、减少主药成分的剂量偏差、改善药物压缩成型性，上述功能取决于稀释剂的物理化学性质。稀释剂的功能性指标检查包括：粒径和粒径分布、粒子形态、松密度、振实密度、真密度、比表面积、结晶性、水分、流动相、溶解度、压缩性、吸湿性等。

黏合剂功能性指标检查　黏合剂一般可分为天然高分子材料、合成聚合物和糖类，其作用是使无黏性或黏性不足的物料粉末聚集成颗粒或压缩成型为具有黏性的固体粉末或溶液。黏合剂的种类、分子结构、功能基团等都可影响黏合剂的功能性。黏合剂的功能性指标检查包括：表面张力、粒径和粒径分布、溶解度、黏度、堆密度和振实密度、比表面积等。

崩解剂功能性指标检查　崩解剂是加入到处方中促使制剂迅速崩解成小单元并使药物更快溶出的成分，它们通过吸收液体、膨胀溶解或形成凝胶引起制剂结构的破坏和崩解，其功能受自身化学性质等因素影响。崩解剂功能性指标的检查包括：粒径和粒径分布、水吸收速率、膨胀率或膨胀指数、粉体流动相、水分、泡腾量等。

润滑剂功能性指标检查　润滑剂是处方中减小颗粒间、颗粒和固体制剂制造设备接触面之间摩擦力的成分。润滑剂功能性指标的检查包括：粒径和粒径分布、表面积、水分、晶型、纯度、熔点或熔程、粉体流动性等。

助流剂和抗结块剂功能性指标检查　助流剂和抗结块剂的作用是提高粉末流速和减少粉末聚集结块，通常不溶于水但是不疏水，通过吸附在较大颗粒的表面，减小颗粒间黏着力和内聚力，改善颗粒流动性。助流剂和抗结块剂功能性指标的检查包括：粒径和粒径分布、表面积、粉体流动相、吸收率等。

包衣材料功能性指标检查 包衣材料可以掩盖药物异味、改善外观、保护活性成分、调节药物释放。包衣材料包括天然、半合成和合成材料。包衣材料功能性指标的检查包括：溶解性、成膜性、黏度、取代基及取代度、抗拉强度、透气性、粒度等。

增溶剂和润湿剂功能性指标检查 增溶剂可在水中自发形成胶束的形态和结构，或利用与疏水性分子相互作用的聚合物链的变化，将难溶性药物溶入聚合物链中从而增加药物的溶解度。增溶剂往往可以作为润湿剂。润湿剂和增溶剂功能性指标的检查包括亲水亲油平衡值、黏度、组成、临界胶束浓度值、表面张力等。

栓剂基质功能性指标检查 栓剂基质可以在略低于体温(37℃)下融化或溶解而释放药物。栓剂基质功能性指标的检查为熔点或者熔程。

助悬剂和增稠剂功能性指标检查 助悬剂和增稠剂在制剂处方中通过束缚溶剂、增加黏度、中断层流、形成三维结构的凝胶、吸附于分散颗粒或液滴表面等方式减少溶质或颗粒运动的速率、降低液体制剂流动性。助悬剂和增稠剂功能性指标的检查包括黏度等。

软膏基质功能性指标检查 软膏基质是具有相对高黏度的液体含混悬固体的稳定混合物，是软膏制剂的主要组成成分并决定其物理性质。软膏基质功能性指标的检查包括：黏度、熔点或熔程等。

空心胶囊功能性指标检查 空心胶囊由胶囊体和胶囊壳组成，主要用于承装固体药物，解决药物口感差等问题，是最常见的口服固体剂型之一。空心胶囊功能性指标的检查包括：水分、透气性、崩解性、脆碎度、韧性、冻力强度、松紧度等。

（孙会敏　杨　锐）

yàoyòng fǔliào fēnzǐliàng jiǎncè

药用辅料分子量检测（test for molecular weight of pharmaceutical excipients） 采用适当的方法对药用辅料分子量的测定。属于药用辅料功能性指标检验项目的内容。分子量及其分布不仅是表征大分子药用辅料的重要参数，而且也是决定大分子药用辅料功能性的基本参数之一。药用辅料的许多性质与其分子量的大小及其分布密切相关，如性状、力学性质和黏度等。因此，分子量及其分布的准确测定对于控制大分子药用辅料的质量并指导其合理使用具有重要意义。

按照不同的统计平均方法，可获得药用辅料不同的平均分子量：数均分子量（Mn），重均分子量（Mw），Z 均分子量（Mz）及黏均分子量（$M\eta$）。数均分子量是高分子较低摩尔质量分数的函数，与高分子的柔性和黏着性有关；重均分子量是高分子较高摩尔质量分数的函数，与高分子的强度、张力以及抗冲击性有关；z 均分子量是高分子高摩尔质量分数的函数，与高分子脆性有关；黏均分子量表示黏均分子量，与黏度有关。

药用辅料分子量常用的检测方法有端基测定法、黏度法、凝胶渗透色谱法等。

端基测定法 此法适用于大分子药用辅料中分子末端有数目明确、可以用化学法定量测定的端基，其适用分子量范围 $<3\times10^4$。如泊洛沙姆是由环氧丙烷和环氧乙烷共聚得到的线型聚醚，两端均以氧乙烯醇封端，大分子两端都有羟基。因此，可以在一定重量的试样中加入定量的邻苯二甲酸使成酞酸半酯，再用氢氧化钠标准碱液滴定。

黏度法 大分子药用辅料的特性黏度取决于测定温度、溶剂的性质和分子量、形状及分子间作用力等因素；溶剂和温度确定后，特性黏数 $[\eta]$ 值仅与分子量有关，二者之间的关系可由 Mark-Houwink 方程表示：

$$[\eta]=kM\alpha \text{ 或}$$
$$[\eta]=k'P\alpha$$

式中 P 为聚合度；α、k 和 k' 为在一定的分子量范围内与分子量无关的常数。因此，k、α 值（在确定的聚合物-溶剂体系中）需先通过其他绝对方法（如渗透压法、光散射法或超速离心法）测出一系列试样的平均分子量后，方可计算。另外，有些高分子溶剂体系的 k、α 值收录在工具书（如《物理化学手册》）中，可直接查阅。该方法适用范围为 $10^3\sim10^8$ 的分子量测定。

凝胶色谱法 也称尺寸排除色谱，是液相色谱的一种，是根据不同的分子具有不同的流体体积而进行分离，而不是根据分子量大小进行分离。色谱柱中填充了表面具有很多小孔的填料颗粒。当样品分子随流动相一起流经填料时，尺寸较小的分子能从填料颗粒表面的孔进入其内部。而较大的颗粒则只能从填料颗粒之间的间隙通过。经过一段时间，样品中含有的不同尺寸的分子由于经过的路径长短不同而实现分离。通过调整填料颗粒表面的孔径大小，可以对一定分子尺寸范围的样品进行分离。

凝胶渗透色谱系统由四部分组成：流动相系统、分离系统、检测系统和其他辅助系统。根据所测定样品的溶解性，选用的流动相与凝胶渗透色谱柱的固定相分为两类，即有机系与水系。有机系的常用流动相为二甲基亚砜或四氢呋喃，色谱柱固定相为高交联聚苯乙烯；水系的常用流动相为水或一定pH值的缓冲液，色谱柱固定相为交联葡聚糖凝胶或交联聚丙烯酰胺凝胶。根据所测定样品的相对分子量范围选用不同型号的色谱柱。检测系统通常使用示差折光检测器、黏度检测器和光散射检测器或不同检测器联用。

由于分子的流出体积或保留体积与其流体力学体积密切相关。为了建立洗脱体积与分子量的关系，通常将一系列已知分子量的标准品对柱子校正。因此，单独采用柱校正的方法测定未知样品的分子量属于相对分子量。这种方法的准确度强烈依赖于所选分子量标样。当待测样品与标样的分子构象、密度以及与柱填料具有不同相互作用时，柱校正测定分子量的方法不再适用。对合成聚合物高分子，其支化程度决定其分子构象的紧凑程度。因此，这种方法对合成聚合物高分子不具有普适性，聚合物高分子绝对分子量的测定需要通过示差检测器、黏度检测器、光散射检测器联用来实现。联用技术不需要任何柱校正，可以同时测定 *Mn*、*Mw*、*Mz* 和 *Mη*，而且可以得到的聚合物高分子信息，可以获知高分子的很多物理性质。

其他方法 渗透压法适用于范围在（2~100）×10^4 的分子量测定，气相色谱法适用于<3×10^4 的分子量测定，冰点降低法适用于<10^4 的分子量测定和沸点升高法适用于 10^4 的分子量测定，所得结果均为 *Mn*。

（孙会敏　杨　锐）

yàoyòng fǔliào fěntǐxué zhǐbiāo jiǎncè

药用辅料粉体学指标检测

（test for powders properties of pharmaceutical excipients） 对药用固体制剂中的粉体辅料进行密度、空隙率、流动性、充填性、吸湿性、润湿性等粉体学指标的检测。属于药用辅料功能性指标检验项目的内容。在医药产品中固体制剂约占 70%~80%，固体药物的剂型有片剂、胶囊剂、颗粒剂、散剂、粉针、混悬剂等，不同的固体制剂需要对药用辅料粒子进行加工以改善其粉体性质。粉体是无数个固体粒子集合体的总称，粉体学是研究粉体的基本性质及其应用的科学。粒子是粉体运动的最小单元，由于每个粒子的大小、粒度分布以及粒子性状不同、粒子间空隙中充满的气体及吸附的水分等不同，会严重影响粒子间的相互作用力，使粉体整体性质发生改变。反映药用辅料粉体性质的指标通常有粉体密度、空隙率、流动性、充填性、吸湿性、润湿性、压缩性等。

粉体密度 粉体密度系指单位体积粉体的质量，分为真密度、颗粒密度、松密度。①真密度为粉体质量除以不包括颗粒内外空隙的体积求得的密度。常用的测定方法有液浸法（即采用比重瓶法测定真体积，以求得真密度）、空气置换法、气体透过法、重液分离法、密度梯度法以及沉降法等。②颗粒密度是粉体质量除以包括开口细孔在内的颗粒体积所求得的密度。常采用水银置换法测定。③松密度是粉体质量除以该粉体所占容器体积求得的密度。将粉体装填于测量容器时不施加任何外力所测得的密度为最松松密度，施加外力使粉体处于最紧充填状态下所测得的密度为最紧松密度。

粉体空隙率 粉体空隙率是粉体层中空隙所占有的比率，分为内空隙率、颗粒间空隙率、总空隙率等。颗粒的充填体积（V）是粉体的真体积（V_t）、颗粒内部空隙体积（$V_{内}$）与颗粒间空隙体积（$V_{间}$）之和，即

$$V=V_t+V_{内}+V_{间}$$

根据定义，颗粒内空隙率：

$$\varepsilon_{内}=V_{内}/(V_t+V_{内})$$

颗粒间空隙率：

$$\varepsilon_{间}=V_{间}/V$$

总空隙率：

$$\varepsilon_{总}=(V_{间}+V_{内})/V$$

另外，还可以采用压汞法、气体吸附法等。

粉体流动性 粉体流动性与粒子的性状、大小、表面状态、密度、空隙率等有关，加上颗粒之间的内摩擦力和黏附力等复杂关系，粉体的流动性无法用单一的物性值来表达，流动性的形式很多，如重力流动、振动流动、压缩流动、流态化流动等。常用的测定方法见表。

粉体吸湿性 粉体吸湿性是指固体表面吸附水现象。药物粉末吸湿后导致粉末流动性下降、固结、润湿、液化等，甚至促进化学反应或降低药物的稳定性。吸湿特性可用吸湿平衡曲线来标示，即先求出物质在不同湿度下的（平衡）吸湿量，再以吸湿量对相对湿度作图，即可绘出吸湿

表　粉体流动性常用测定及评价方法

种类	现象或操作	流动性的评价方法
重力流动	瓶或加料斗中的流出，旋转容器型混合器，充填	流出速度，壁面摩擦角，休止角，流出界限孔径
振动流动	振动加料，振动筛充填，流出压缩成形（压片）	休止角，流出速度，压缩度，表观密度
压缩流动	压缩成形（压片）	压缩度，壁面摩擦角，内部摩擦角
流态化流动	流化床干燥，流化床造粒颗粒或片剂的空气输送	休止角，最小流化速度

平衡曲线。水溶性物质常用临界相对湿度作为吸湿性大小的衡量指标。水不溶性物质的吸湿性随着相对湿度变化而缓慢发生变化，没有临界点。由于平衡水分吸附在固体表面，相当于水分的等温吸附曲线。水不溶性药物的混合物的吸湿性具有加和性。

粉体充填性　粉体充填性是粉体集合体的基本性质。常用的表示方法有松比容、松密度、空隙率、空隙比、充填率、配位数。

粉体润湿性　固体界面由固-气界面变为固-液界面的现象。润湿性常用接触角标示。

（孙会敏　杨　锐）

fàngshèxìng yàowù tèshū fēnxī xiàngmù

放射性药物特殊分析项目（special assay items of radiopharmaceuticals）　利用核分析技术对放射性药物中的放射性核素进行定性和定量分析的项目。简称放射性分析项目或核分析项目。属于药物分析检测项目。首先，放射性药物作为一类药物，开展的分析项目包括药物性状检验、药物鉴别检验、药物杂质检查、药物含量测定、药物安全性试验项目等；对放射性药物制剂，还应包括其相应的药物制剂分析项目；对生物技术放射性药物，还应包括生物药物检测项目。其次，放射性药物因含有放射性核素，而且直接起诊断或治疗作用的是放射性核素，因此，除上述分析项目外，还应包括对放射性核素开展的相关分析，包括放射性活度测定、放射性浓度测定、放射性比活度测定、放射化学纯度测定、放射性核纯度测定、放射性核素鉴别、生物分布试验等。其中放射性活度测定、放射性浓度测定、放射性比活度测定主要是为了定量分析放射性药物中放射性核素量的多少，即分析放射性核素以特定化学形式存在时相对于该核素以其他化学形式存在时的纯度；放射化学纯度测定、放射性核纯度测定是对放射性药物中放射性核素纯度进行的定量分析，即分析指定放射性核素相对于其他放射性核素的纯度；放射性核素鉴别是为了定性辨认放射性核素的种类，虽然是放射性核素的定性分析，但也可能采用定量分析方法，如半衰期测定法和质量吸收系数法等；生物分布试验是为了研究放射性药物给药后，放射性核素在生物体内的摄取、分布、排泄等生物分布及其变化。

（钟建国）

fàngshèxìng yàowù nóngdù cèdìng

放射性药物浓度测定（test for radioactive concentration of radiopharmaceuticals）　对放射性药物单位体积溶液中的放射性活度的测定。是放射性药物特殊分析项目。单位体积溶液中的放射性活度称为放射性浓度，常用单位为：兆贝克/毫升（MBq/ml），毫居里/毫升（mCi/ml）等。放射性浓度是通过放射性药物的体积测量结果和放射性活度测定结果计算而得。放射性浓度不仅直接影响放射性药物的给药量，放射性药物给药剂量一般按放射性活度表示，放射性浓度越低，放射性药物给药量越大，放射性浓度越高，放射性药物给药量越低；还影响放射药物的稳定性，放射性浓度越高，电离辐射越强，辐射分解越强，放射性药物的稳定性就越差。放射性浓度与放射性药物有效性和安全性直接相关，需要控制在一定的范围内，因此，每批体内用放射性药物均需要进行放射性浓度测定。放射性浓度测定是放射性药物特殊分析项目的内容之一，是放射性药物分析尤其是医用放射性核素发生器分析、放射性核素标记前体分析的重要内容。此外，除体外放射免疫分析药盒以外的放射性药物制剂分析，包括体内诊断用放射性药物和体内治疗用放射性药物，一般都应要进行放射性浓度测定分析项目的分析。

放射性浓度检测时，取放射性药物适量，用适当的量具测量体积以后，进行放射性活度测定，计算得出放射性浓度值。由于放射性药物的放射性活度随时间变化而变化，而样品体积基本保持不变，因而，放射性浓度随测定时间而变化，记录放射性浓度时，须注明相应的日期和时间；对放射性浓度测定结果进行判断时，应将测得的放射浓度推算至放射性药物的标示时间时的放射性浓度，再与放射性药物标签上记载时间的放射性活度即标示放射性浓度进行比较，应符合放射性药物标准项下的规定。

（钟建国）

fàngshèxìng yàowù bǐhuódù cèdìng

放射性药物比活度测定（test for specific radioactivity of radiopharmaceuticals） 利用核分析技术和药物分析技术测定放射性药物中某一放射性核素的元素或其化合物单位质量或单位物质量的放射性活度的测定。简称比活度测定。某一放射性核素的元素或其化合物的单位质量或单位物质的量的放射性活度，称为放射性比活度，可简称为比活度，常用单位有贝克/克（Bq/g）、居里/克（Ci/g）、贝克/摩尔（Bq/mol）以及居里/摩尔（Ci/mol）。放射性比活度测定也是放射性药物分析特殊项目之一。

方法 放射性比活度是通过单位质量的放射活度测定结果或放射性浓度测定结果，结合药物含量测定结果计算而得。放射性药物放射性核素的化学量很低，一般不会引起药理或毒性反应，但如果放射性药物的安全性或有效性与其所含放射性核素或其载体的化学量相关，则应对比活度进行测定和控制。比放射性活度测定一般针对在放射性药物制备过程中加入载体（即放射性药物中不加入或不存在与放射性核素以相同化学形式存的稳定核素或其化合物）的放射性药物。①对固体放射性药物，取适量，测定单位质量或单位物质的量的放射性活度，再进行药物含量测定，按公式计算放射性比活度：

$$\text{放射性比活度}(As)=\frac{\text{单位质量(物质的量)的放射性活度}}{\text{药物含量}}$$

②对液体放射性药物，取适量，测定放射性药物的放射性浓度，再按药物含量测定方法测定放射药物的化学浓度，按公式计算放射性比活度：

$$\text{放射性比活度}(As)=\frac{\text{放射性浓度}}{\text{化学浓度}}$$

如放射性药物中不加入载体，则可称之为“不加载体”，一般不需要测定比放射性活度。对不含也不加入放射性核素的稳定同位素或其化合物即所谓“无载体”放射性药物，可以通过下列公式得出：

$$As=(0.693\times6.023\times10^{23}/(T_{1/2}\times M)$$

式中 As 为比活度（Bq/g），M 为该核素的摩尔质量（质量数），$T_{1/2}$ 为该放射性核素的物理半衰期。

注意事项 ①由于放射性药物所含放射性核素通常以化合物或其他载体形式存在，因此，在表述放射性比活度时，应标明放射性核素及其元素、化合物或其他载体形式，例如对间碘苄胍（^{131}I-MIBG）注射液，比活度可以用100MBq/mg或100MBq/mg表示。②由于放射性活度浓度随时间变化而变化，而含稳定核素的载体化学量基本不变，因而放射性比活度随时间变化而变化，记载比放射性活度时，应注明日期和时间。如果放射性药品质量标准中，比活度项下未规定特定的时间，则在有效期内，比活度均应符合标准规定的限值要求。

（钟建国）

yàowù fàngshè huàxué chúndù cèdìng

药物放射化学纯度测定（test for radiochemical purity of radiopharmaceuticals） 利用药物分析技术和放射性检测技术对放射性药物中以某一特定化学形式（通常指活性成分）存在的放射性计数率占该核素总放射性计数率的百分比的测定。简称放化纯测定。放射性计数率是放射性检测仪器每1min所记录的脉冲次数，常以CPM表示，放射性核素量越大，仪器记录的脉冲次数越多，放射性计数率越高。放射性药物中除活性成分以外的放射性化学成分称为放射化学杂质。放射化学杂质的存在，可能干扰诊断的准确性或影响治疗效果，同时对非目标器官或组织造成不必要的辐射损害，因此，放射化学纯度直接影响放射性药物的有效性和安全性。放射化学杂质可能是在药物制备过程中产生，也可能是在药物贮存过程中由于辐射分解而产生。由于放射化学杂质的存在难以避免，而临床上又要求放射化学杂质必须控制在一定范围内，因此，一般每批放射性药物应进行放射化学纯度测定。放射化学纯度测定是放射性药物特殊分析项目之一；放射性药物分析，尤其是医用放射性核素发生器分析、放射性核素标记前体分析、除体外放射免疫分析药盒分析以外的放射性药物制剂分析（包括体内诊断用放射性药物分析和治疗用放射性药物分析）一般都应进行的分析项目。

原理 放射化学纯度测定过程包括不同放射化学成分的分离及不同放射化学成分的放射性计数率的测量。能有效分离放射性药物中各种放射化学成分并适于后续放射性测量的分离方法，原则上均可用于放射化学纯度测定。放射化学成分分离常利用的药物分析技术包括：纸色谱法药物分析技术、薄层色谱法药物分析技术、高效液相色谱法药物分析技术等色谱法药物分析技术和电泳法药物分析技术等，对含短寿命放射性核素的药品，无论使用何种方法，最重要的是需要快速和有效。放射性计数率测量应根据放射性核素所发射的射线性质选用适当的测量仪器，如 γ 放射性核素放射性计数率测量首选以碘化钠（铊）作为闪烁体的 γ 计数器，常用的放射性层析扫描仪、锝分析仪、定标器及高效液相色谱法药物分析技术中所配置的放射性探测器也属于 γ 计数器；α 放射性核素或低能 β 放射性核素的放射性计数率测量首选液体闪烁计数器。

操作步骤 取放射性药物适量，选用适当的药物分析技术对各放射化学成分进行分离，再选用适当的仪器测量各放射化学成分的放射性计数率。

数据处理 如果特定化学形式放射性成分能和其他各种放射化学杂质有效分开，则放射化学纯度为：

$$放射化学纯度=\frac{特定化学形式放射性净计数率}{总放射性净计率}\times 100\% \quad (1)$$

如果特定化学形式放射性成分能不能和其他各种放射化学杂质有效分开，而单个放射化学杂质却能够和其他放射化学成分分开，则计算放射化学纯度为：

$$某放射化学杂质含量=\frac{某放射化学杂质放射性净计数率}{总放射性净计数率}\times 100\% \quad (2)$$

$$放射化学纯度=100\%-各放射化学杂质含量之和 \quad (3)$$

式（1）（2）中的放射性净计数率为仪器所测得的放射性计数率减去本底计数率所得到放射性计数率，而本底放射性计数率为不加样品在相同条件下所测得的放射性计数率。

注意事项 ①放射化学纯度只针对指定放射性核素而言，因此，在放射化学纯度测定过程中，必要时还需要用放射性核纯度测定结果进行校正。②取样量要适当，放射性计数率应控制在适当范围内，必要时，还应进行死时间校正。

（钟建国）

fàngshèxìng yàowù héchúndù cèdìng

放射性药物核纯度测定（test for radionuclide purity of radiopharmaceuticals） 利用核分析技术对放射性药物中某一指定放射性核素的放射性活度占供试品总放射性活度的百分比的测定。简称核纯度测定。而放射性药物中某一指定放射性核素的放射性活度占供试品总放射性活度的百分比称为放射性核纯度，简称核纯度。放射性药物中除含所需要的放射性核素外，还可能存在其他放射性核素即放射性核杂质，简称核杂质，包括发射 α 粒子的 α 核杂质、发射 β 粒子的 β 核杂质或发射 γ 光子的 γ 核杂质中的一种或多种。核杂质只在放射性核素生产过程中产生，在后续的药物生产和贮存过程中不会产生新的核杂质种类，但核杂质的比例却会发生变化，如果放射性药物存在的核杂质物理半衰期大于放射性药物核素的物理半衰期，则在药物的贮存过程中核杂质比例必将越来越高，反之，如果核杂质的物理半衰期短，则在贮存过程中，放射性核杂质的比例越来越低。与放射性药物核素不同元素的核杂质，可以通过理化处理方法加以除去，但与放射性药物核素互为同位素的核杂质，难以通过普通的理化方法加以除去，因此，放射性核素生产过程中靶材料的质量要求、生产工艺的控制以及分离方法的有效性显得尤其重要，它直接影响放射性药物制剂的核纯度。核杂质的存在，不仅给患者增加不应有的辐射危害，同时可能影响诊断或治疗效果，直接影响放射性药物用药的安全性和有效性，因此，应严格控制放射性药物的核纯度，并应根据核杂质射线的性质及其对人体的辐射危害程度，确定其限量要求。由于 α 核杂质毒性强，对于含 γ、β 放射性核素的放射性药物，更应严格控制 α 核杂质。如有可能，每一批放射性药物出厂前，均应进行核纯度测定。

核纯度测定是放射性药物特殊分析项目之一，是放射性药物分析尤其是医用放射性核素发生器分析、放射性核素标记前体分析、除体外放射免疫分析药盒分析以外的放射性药物制剂分析（包括体内诊断用放射性药物分析和治疗用放射性药物分析）一般都应进行的分析项目。

方法 核纯度测定，需要定性鉴别并定量测定放射性药物中可能存在的各种放射性核杂质。由于放射性药物可能包含 α、β 和 γ 放射性核杂质中的一种或多种，而不同的核杂质具有不同的核性质，因此，应根据可能存在的核杂质种类，选用适当的测定方法。

γ 核杂质测定 γ 谱仪法是鉴别并定量测定 γ 核杂质最常用的方法。定量测定 γ 核杂质可采用如下两种方法：①用与待测放射性核素相同的已知放射性活度标准源进行直接比较测定或对仪器的探测效率进行刻度。②用一系列已知能量和活度的 γ 核素标准源对仪器进行刻度，并绘制效率曲线。取放射性药物适量，在与刻度条件相同的条件下，置γ谱仪上，测定并记录γ能谱，根据γ能谱上各能谱峰定性辨别和定量测定放射性药物中的各种γ核杂质。

β核杂质测定　应进行定性鉴别与定量测定。

α核杂质　由于α核杂质放射性衰变时一般伴随发射γ光子，因此可用γ谱仪法对α核杂质进行定性鉴别。α放射性核杂质总量可以使用液体闪烁探测器或无窗正比计数器、银活化硫化锌磷闪烁探测器进行测定。使用正比计数器，采用脉冲辐度甄别技术测定含γ、β放射性核素的放射性药物中的α放射性核杂质；使用银活化硫化锌磷闪烁探测器，采用脉高甄别技术测定含γ、β放射性核素的放射性药物中的α放射性核杂质。在测定α放射性核杂质过程中，应使供试品（测定源）的自吸收最小化。

注意事项　①某些放射性药物核素的衰变子体也具有放射性，放射性子体核素的存在不可避免，因此，不将其计做核杂质。②放射性核纯度测定过程中，可采取如下措施：对短半衰期放射性药物，可以放置一定时间，让短半衰期放射性核素衰变绝大部分，再测定长寿命核杂质；测定放射性药物样品中微量的α或β核杂质，可采取理化分离方法，预先将主要的γ放射性核素分离出去，再测定微量的α或β核杂质。③由于射线的次级作用，在主要的能谱峰以外，还可能出现其他能谱峰，有时难以判断这些峰是由核杂质或者是由射线的次级作用产生的，因此，制备合适的供试品源十分重要。如有可能，可用同品种已知放射性核纯度的标准溶液对仪器进行刻度。④由于放射性核素的物理半衰期长短不一，核纯度随时间变化而变化，因此，记载核纯度时，应注明测定日期和时间。在药物的有效期内，核纯度均应符合规定。⑤由于核纯度日常测定的局限性，尚不足以保证放射性药物的核纯度满足用药安全有效，因此，在放射性核素生产过程中，控制靶材料的质量，选择适当的生产工艺显得尤其重要。

（钟建国）

fàngshèxìng yàowù hésù jiànbié

放射性药物核素鉴别（radionuclide identification of radiopharmaceuticals）　通过测定放射性药物中每一种放射性核素的固有衰变特征来定性辨认放射性核素。简称核素鉴别。放射性核素的固有衰变特征包括：物理半衰期、发出射线的种类及能量等，这些特征只取决于放射性核素，而基本不受物理、化学、生物等因素及环境条件影响，因而可用于核素鉴别。核素鉴别是为了辨认放射性药物中的放射性核素是所需要的放射性核素，直接关系到放射性药物用药的安全性和有效性，因此，每批放射性药物均应进行核素鉴别。核素鉴别是放射性药物特殊分析项目之一，是放射性药物分析尤其是医用放射性核素发生器分析、放射性核素标记前体分析、除体外放射免疫分析药盒分析以外的放射性药物制剂分析（包括体内诊断用放射性药物分析和治疗用放射性药物分析）一般都要进行该项目分析。

方法　测定放射性核素的γ能谱、β能谱、物理半衰期或质量吸收系数，是鉴别放射性核素的基本手段，所采用的方法分别称之为γ谱仪法、β能谱法、半衰期测定法和质量吸收系数法。不同的放射性核素，根据其衰变特征，可采用一种或多种方法加以鉴别。如γ放射性核素和在衰变过程中发射γ光子的β放射性核素一般可采用γ谱仪法；对能量较低的纯β放射性核素，可采用β能谱法；对能量较高的纯β放射性核素可采用质量吸收系数法；对半衰期较短的放射性核素，可采用半衰期测定法；对正电子放射性核素，由于正电子湮灭产生的γ光子能量均为0.511MeV，而其半衰期一般都很短，因而一般结合半衰期测定法和γ谱仪法。

γ谱仪法　γ谱仪法是鉴别γ放射性核素的首选方法。常用仪器为多道γ谱仪，主要由探头［碘化钠（铊）闪烁体探头或高纯锗（锂）半导体探头］、放大器、多道脉冲辐度分析器、高压电源、能谱分析和数据处理软件以及其他辅助器件等组成。其工作原理是基于γ光子与物质的相互作用，γ光子是不带电的电磁辐射，它与物质的相互作用主要有：光电效应、康普顿效应和电子效应。用多道γ谱仪测得的γ能谱是反映γ光子的计数率随能量分布的曲线。虽然γ放射性核素发射一种或多种单一能量的γ光子，但由于γ光子和探头之间除发生光电效应外，还可能发生庚普顿效应和电子对效应以及其他相互作用，因此，γ能谱图中除出现一个或多个尖锐的特征光电峰外，还可能由于背景散射、湮灭辐射、符合叠加、荧光X射线等原因，出现一些次级峰，并伴随出现康普顿平台峰。特征光电峰可用于核核素鉴别，但因为光电峰响应随γ光子能量而变化，因此，多道γ谱仪须用一组已知能量的标准源进行能量刻度。然后取供试品适量，在γ谱仪上测

定并记录 γ 能谱，将测得的特征光电峰能量，与放射性药品标准中规定的特征光电峰能量相比，相差应不超过±10%。

β 能谱法 低能纯 β 放射性性核素鉴别首选 β 能谱法。常用仪器为液体闪烁计数器，基本原理：从放射性核素发出的射线能量，被溶剂分子吸收，使溶剂分子激发并产生激发能量，激发能量在溶剂内传播时，传递给闪烁体，并引起闪烁体分子的激发，当闪烁体分子回到基态时就发射出光子，该光子透过透明的闪闪烁液及样品的瓶壁，被光电倍增管的光阴极接收，继而产生光电子并通过光电倍增管的倍增管的位增极放大，然后被阳极接收形成电脉冲。由于电脉冲强度正比于射线能量，因此，得到的 β 能谱图可反映 β 射线的能量分布。β 射线能量在零到最大能量范围内是连续的，因而 β 能谱也是连续谱，通过 β 能谱能求出 β 射线的最大能量。利用液体闪烁计数器测得放射性核素的 β 能谱，可与在相同条件测得的已知标准样品的 β 能谱比较，进行核素鉴别；也可以根据测得的最大 β 射线能量，与放射性核素的固有最大 β 射线能量进行比较、进行鉴别。

质量吸收系数法 主要用于能量较高的纯 β 核素鉴别，该法测得 β 射线的最大能量只是一个近似值。原理如下：β 射线穿过一定厚度的吸收片时，强度减弱的现象称为吸收，对同种吸收片来说，吸收片厚度增加，则吸收增强，用适当的仪器（如盖革-穆勒计数器或正比计数器）测得的放射性计数率则减小，测量不同吸收片厚度的放射性计数率，并用放射性净计数率的自然对数值对各吸收物质总吸收厚度作图，得到吸收曲线。在一定吸收片厚度范围内，β 射线在物质中的吸收，近似遵循如下规律：

$$N_{t_2}=N_{t_1}e^{-\mu(t_2-t_1)}$$

式中 N_{t_1} 和 N_{t_2} 分别为总吸收厚度为 t_1 和 t_2 时的放射性净计数率；t_1 和 t_{2w} 分别为总吸收厚度（mg/cm^2）；μ 为质量吸收系数（cm^2/mg）；e 为自然对数的底。由此可见，在一定吸收片厚度范围内，放射性计数率的自然对数值与总吸收厚度呈近似的反比线性关系，在吸收曲线上的线性范围内任取两个点，可以用下列公式计算出质量吸收系数：

$$\mu=(\ln N_{t_1}-\ln N_{t_2})/(t_2-t_1)$$

对于不同吸收物质，μ 随原子序数的增加而缓慢增加，对于同一吸收物质，μ 与 β 射线的最大能量（$E_{\beta max}$）有关。由于每一种 β 放射性核素的具有特征的 $E_{\beta max}$，因此，同一种吸收物质，对同一 β 射线的 μ 为常数。因此需要在相同条件下，测量供试品和相同性核素标准源的质量吸收系数，并进行比较。《中国药典》和《英国药典》都规定供试品和标准源的质量吸收曲线相差应在±10%范围以内，而《美国药典》则规定二者质量吸收系数相差在±5%范围以内。

注意事项 ①采用 γ 谱仪法进行核素鉴别时，供试品的测量条件如仪器参数、供试品活度大小、测量容器及几何位置等，应与能量刻度条件基本一致，如有可能，最好用相同放射性核素标准源和供试品在相同条件下进行测定，直接比较其 γ 能谱。②采用 β 能谱法进行核素鉴别时，应尽量保证供试品和标准源同质，如果供试品溶液存在的其他杂质或颜色，导致淬灭，应进行淬灭校正。

（钟建国）

fàngshèxìng yàowù bànshuāiqī cèdìng

放射性药物半衰期测定（measurement of half life of radiopharmaceuticals） 利用核分析技术对放射性药物中的核素衰变过程中的原子核数目衰变到原来的一半所需要时间的测定。放射性衰变过程中放射性核素的原子核数目衰变到原来的一半所需要的时间，称为半衰期，为区分于药物相关的其他半衰期术语如生物半衰期、有效半衰期等，还常称为物理半误期，常用（$T_{1/2}$）表示。每种放射性核素都有特定的半衰期，它与放射性核素的衰变常数（λ）即放射性核素的一个原子核在单位时间内进行自发衰变的概率存在如下关系：

$$T_{1/2}=0.693/\lambda$$

意义 半衰期测定是放射性核鉴别的基本手段之一，也是放射性药物特殊分析项目之一。特别对正电子放射性药物，由于正电子放射性核素衰变发射的正电子在媒介中湮灭，均发射能量为 511keV 的光子，仅用 γ 谱仪法不能辨别具体核素种类，还需要结合半衰期测定方法才能进行核素鉴别，因此，半衰期测定在短半衰期放射性核素药物特别是正电子放射性核素药物质量分析中也是重要的检测内容。

对放射性核素，虽然所有的原子核都可能发生衰变，而且对单个的原子核，其衰变是随机和无规律的，但大量的原子核衰变却遵循一种基本的衰变规律，即指数衰变规律。由基本衰变规律可以推导出如下公式：

$$A_t = A_0 e^{-\lambda t}$$

式中 A_0、A_t 分别为 $t=0$ 时和经过 t 时间后的放射性活度；λ 为衰变常数；t 为经过的时间。根据上述公式可推导出如下公式：

$$\ln A_t = (-0.693/T_{1/2})t + \ln A_0$$

由上式可见，放射性活度的自然对数值与时间呈反比线性关系，直线的斜率 k 与半衰期的关系为：

$$T_{1/2} = -0.693/k$$

测定时取放射性药物适量，根据放射性核素的性质，选择合适的测定仪器，并根据仪器的测量范量和核素半衰期，将供试品制成一定形态的测定源，并保持源与仪器的几何条件不变，每隔一定时间测定其放射性活度或放射性计数率，至少测定 3 次，时间跨度应不低于固有半衰期的 1/4。用放射性活度的自然对数值对时间作图，利用直线的斜率，计算出半衰期。测得的半衰期与该放射性核素的固有半衰期比较，误差应在± 5%以内。

注意事项：①测定仪器应保持长期稳定性。②在测定过程中，应保持测定条件以及源与测量仪器的几何条件不变。③根据放射性活度大小，必要时进行死时间校正。

（钟建国）

fàngshèxìng yàowù shēngwù fēnbù shìyàn

放射性药物生物分布试验

（test for biodistribution of radiopharmaceuticals） 对放射性药物给药后放射性核素在生物体内靶器官和关键性的非靶器官中的摄取、分布、排泄等生物分布及其变化情况进行的测定。通过生物分布试验，不仅可以了解放射性药物给药后，放射性核素在生物体内的生物分布及其变化情况，还可为医学内辐射吸收剂量的评估提供依据。尽管生物分布试验仅反映了放射性核素而不是放射性药物在生物体内的生物分布，但放射性药物直接起作用的是放射性核素所发出的射线，因此，生物分布试验对评估放射性药物的有效性和安全性具有重要意义。在放射性药物研发过程中，必须进行生物分布试验；在某些放射性药物日常检验过程中，由于其他质量控制方法尚不能完全控制药物质量，也需要进行生物分析布试验。生物分布试验是放射性药物特殊分析项目之一，是体内诊断用放射性药物分析和治疗用放射性药物分析都应进行的分析项目。

放射性药物研发过程中的生物分布试验与放射性药物日常检验中的生物分布试验略有不同，后者要简单得多。①研发过程中的生物分布试验：取适量实验动物，通常使用健康小鼠或大鼠，如有必要，在试验方法中应规定动物品系、性别、年龄、体重等，分成数组，分别注射一定剂量的放射性药物，每隔一段时间处死受试动物，取其体内各种器官和血、骨、肌肉、脑等关键性组织，测定放射性计数率。②日常检验中的生物分布试验：按放射性药物标准中生物分布试验项下规定的方法进行，取一定剂量的放射性药物，尾静脉注射至 3 只小鼠体内，按规定的时间，处死小鼠，取规定的器官或组织测定放射计数率，3 只小鼠中至少 2 只测定结果应符合规定。

注意事项：①确定注射剂量时，一般需要对注射器及注射部位残留放射性量进行校正。②对短半衰期放射性药物，测定放射性计数率时，还需要对测定时间进行校正。

（钟建国）

yàowù fēnxī shíyànshì zhìliàng guǎnlǐ

药物分析实验室质量管理

（quality management of pharmaceutical analysis laboratory） 围绕药品检验质量满足要求而开展的一系列管理活动的总和。应与其他管理相结合，实验室可通过建立、实施和保持质量管理体系来实施质量管理活动。药物分析实验室通常也称为药品检验实验室或药品质量控制实验室，是指能对药品、药物活性成分、药用辅料、直接接触药品的包装材料及容器进行检验检测研究和安全性评价的机构，可从事全部或部分的质量控制工作。质量管理活动通常包括：①制定质量方针和质量目标。确定宏观的质量宗旨和方向以及具体追求的目的。②开展下述四项质量管理活动，以实现制定的质量方针和质量目标。即质量策划，致力于制定质量目标并规定必要的运行过程和相关资源以实现质量目标；质量控制，致力于满足质量要求；质量保证，致力于提供质量要求会得到满足的信任；质量改进，致力于增强满足质量要求的能力。

质量管理原则 ISO/TC176 从 1995 年着手考虑为组织的管理者编制一套文件，其中最重要的就是提出一个能共同接受的质量管理理论—质量管理原则，为此成立了专门工作组在对著名质量专家的理论、各国质量管理实践经验和质量管理工作的理论研究成果进行总结的基础上，广泛征求意见，编写出了《质量管理原则及其应用》，1997 年哥本哈根年会通过了其中的《质量管理原则》。八项质量管理原则，是用高度概括、易于理解的语言表述的质量管理基本、通用的一般性规律。它为质量管理提供了正确的理论，使之产生正确的方法。

八项质量管理原则包括：①以顾客为关注焦点。②领导作用。③全员参与。④过程方法。⑤管理的系统方法。⑥持续改进。⑦基于事实的决策方法。⑧与供方互利的关系。它们之间的关系是：实验室在质量管理体系的运行中，应以顾客为关注焦点作为出发点，以最高管理者为核心，以发挥员工的积极性和处理好相关方的关系为基点，灵活运用控制论的过程方法、管理的系统方法、基于事实的决策方法等三种方法，以持续改进为动力最终达到顾客满意和提高实验室效益的最终目的。

管理体系 管理体系是指控制实验室运作的质量、行政和技术运作体系。药物分析实验室可依据国家标准 GB/T 27025《检测和校准实验室能力的通用要求》（等同采用国际标准 ISO/IEC 17025）建立管理体系。管理体系的基本作用是帮助实验室增强客户（报告需求方）满意：①实验室为客户持续提供满意的服务需要管理体系。管理体系方法鼓励实验室分析客户要求，规定相关过程，并使其持续受控。管理体系能提供持续改进的框架，以增强客户和其他相关方满意的机会。②管理体系也是客户的需要。客户可通过管理体系评价实验室的能力，选择满意的供方。

管理体系文件 实验室应建立、实施和保持与其活动范围相适应的管理体系；应将其政策、制度、计划、程序和指导书制订成文件，并达到确保实验室检测和/或校准结果质量所需的要求。因实验室的规模、活动类型、过程及其相互作用的复杂程度以及人员的能力而有所不同，通常包括质量手册、程序文件、作业指导书、质量计划、质量和技术记录、外来文件、档案文件和网络文件。管理体系文件可以按照内容、管理方式、来源或载体等进行划分。按管理方式划分时，有受控文件和非受控文件。按来源划分时，有实验室编制文件和外来文件。体系文件应传达至有关人员，并被其理解、获取和执行。

管理方法 策划－实施－检查－改进循环（plan-do-check-action cycle，PDCA），是药物分析质量管理的系统方法。针对设定的目标，识别、理解并管理一个由相互关联的过程所组成的体系，有助于提高组织的有效性和效率。该方法可简述为：P，策划，即根据顾客要求和组织的方针，为提供的结果建立必要的目标和过程；D，实施，即实施过程；C，检查，即根据方针、目标和产品要求，对过程和产品进行监视和测量，并报告结果；A，处置，即采取措施以持续改进过程绩效。PDCA 循环方法适用于任何一项活动，包括药物分析，该方法的运用能更好地检查过程的有效性，高效和有效地达到预期结果。

（姜雄平　高　锦　粟晓黎）

yàopǐn jiǎnyàn biāozhǔn cāozuò guīfàn

药品检验标准操作规范

（standard operation procedures for drug testing） 将药品检验的标准操作步骤和要求以统一的格式描述出来，用来指导和规范日常工作的文件。标准操作规范（standard operation procedure，SOP），即标准作业程序，也称为作业指导书，是对某一程序中的关键控制点进行细化和量化，使之易于操作。目的是加强实验室规范化管理水平，提高管理效率和降低因人员操作不同可能带来的风险，确保实验室检测数据准确可靠。是药物分析实验室质量管理的指导性文件。

规范类别 药品检验实验室标准操作规范类别包括：①方法类，如检测/校准实施细则。②设备类，如仪器标准操作规程、仪器自核查标准操作规范、仪器自校准标准操作规范及仪器期间核查标准操作规范等。③物品类，如物品的抽样、处置、传送、制备方法等。④数据类，有效位数的确定、数据修约、异常值剔除等数据处理方法和测量结果的不确定度计算书。⑤管理类，即实验室管理操作规范，如培养基质量管理制度、洁净室管理制度、易制毒化学品管理制度等。

制定条件 药品检验实验室标准操作规范制定条件：①药品检验实验室在进行药品检验工作时，如果缺少作业指导书可能影响检测结果，则需要制定所有相关设备的使用和操作作业指导书以及样品前处理、药品检验方法的作业指导书。②实验室要根据员工的技术素质、方法的充分性和操作的繁杂程度，识别对制定作业指导书的需求。如果标准、规范的内容不易理解，或缺失必要的信息，或有可供选择的项目，在运用时可能因人而异，影响检测/校准结果时，则有必要制定作业指导书。③如果国际的、区域的或国家的标准，或其他公认的规范已包含了如何进行检测或校准的简明且充分的信息，并且这些标准是以公开文件的方式书写时，则不需要补充或改写为内部程序。对方法中的可选择步骤，有必要时应制定附加细则或补充文件。

批准与发布 药品检验实验室标准操作规范的批准和发布：药品检验实验室标准操作规范要由熟悉该领域的工作人员制定，并由具有相关技术能力的人员进行审核，在发布之前要由授权人员批准。

文件控制 药品检验实验室标准操作规范的文件控制要求：①应建立识别文件当前修订状态和分发控制清单，并使之易于获得，以防止使用无效、作废文件。②文件应使用唯一性受控标识，该标识包括发布日期和/或修订标识、页码、总页数和表示文件结束的标记和发布机构等。③所有与实验室工作有关的作业指导书应保持为授权版本且现行有效，并易于员工取阅。④及时地从所有使用和发布处撤除无效或作废的文件，确保防止误用。⑤出于法律或资料保存目的而保留的作废、过期文件，应有适当的标记。⑥定期审查文件，必要时进行修订，以保证持续适用和满足使用的要求。

文件变更 药品检验实验室标准操作规范的文件变更要求：①文件的变更一般应由原审查人进行审查和批准，审查人应获得进行审查和批准所依据的有关背景资料。②更改或更新的内容应在文件或适当的附件中注明。③如果实验室的文件控制系统允许在文件再版之前对文件进行手写修改，则应确定修改的程序和权限。修改之处应有清晰的标注、签名缩写并注明日期。修订的文件应尽快地正式发布。④应制订程序来描述如何更改和控制保存在计算机系统中的文件。⑤新制定、变更的文件应及时宣贯。

（姜雄平　高　锦）

yàowù fēnxī shíyànshì rènkě

药物分析实验室认可（accreditation for pharmaceutical analysis laboratory） 实验室质量评价机构对药物分析实验室有能力进行特定检测的正式承认。又称检测实验室认可。是药物分析实验室质量管理表明其具备了按相应认可准则开展药物检测和校准服务的技术能力的一种做法，可以此增强市场竞争能力和政府部门、社会各界的信任度。认可（accreditation）在《合格评定－认可机构通用要求》中定义为“正式表明合格评定机构具备实施特定合格评定工作的能力的第三方证明”。即认可的对象是合格评定机构；认可的目的在于向公众证明合格评定机构的特定能力；认可机构是第三方，是权威机构或获得政府授权的机构。在《通用计量术语及定义》中，“实验室认可”定义为“对校准和检测实验室有能力进行特定类型校准和检测所做的一种正式承认”。

机构及相关制度 中国合格评定国家认可委员会（China National Accreditation Swrvice for Conformity Assessment，CNAS）是根据《中华人民共和国认证认可条例》的规定，由国家认证认可监督管理委员会批准设立并授权的国家认可机构，统一负责对认证机构、实验室和检查机构等相关机构的认可工作。它通过评审、评定等活动，证明实验室、检验机构与认证机构具备特定的检测/校准、检查与认证能力。中国合格评定国家认可委员会是国际实验室认可合作组织和亚太实验室认可合作组织的正式成员及其相互承认协议的签署机构，按照《合格评定认可机构通用要求》建立体系，通过定期的同行评审，能力和认可结果得到了国际同行的承认。

程序 由权威认可机构以国家标准 GB/T 27025《检测和校准实验室能力的通用要求》（等同采用国际标准 ISO/IEC 17025）为准则对合格评定机构即药物分析实验室进行评审，证实其是否具备开展检测或校准活动的能力。认可机构对于满足要求的合格评定机构予以正式承认，并颁发认可证书，用以证明该机构具备实施特定合格评定活动的技术和管理能力。

本质 通过认可，证明药物分析实验室具备了一定范围内对药品的检测能力及其公正性，使人们在有关药品的检测中选择实验室时能够更加明智和理性。认可有助于加强被检测药品的可信性。对于政府和管理部门，使用获药物分析认可实验室出具的数据进行关键分析，可增加依此数据作重要决议如新药申报等的信心，同时可减少与影响人类健康和环境保护相关的决定的不确定性，增加公众信心，消除多余的评审，提高评审效率。

特征 认可作为一种传递信任的手段，具有权威性、独立性、公正性、技术性、规范性、统一性和国际性等特征。这些特征相辅相成，互相促进。权威性是认可机构的基本特征；独立性是认可公正性的重要保障；公正性、技术性和规范性是认可及其认可结果获得政府和公众信任的根本条件，同时也促进了认可机构的权威性；统一性是国际认可制度发展的趋势，集中统一的认可制度已成为认可国际化的基础；国际性则是国际贸易对认可的要求，经济全球化需要国际化的认可制度，国际化的认可制度也促进了国际贸易的发展。

作用 药物分析实验室通过认可，表明其具备了按相应认可准则开展药物检测和校准服务的技术能力；市场竞争能力增强，政府部门、社会各界的信任度增强；可获得签署互认协议国家和地区认可机构的承认；有机会参与国际间合格评定机构认可双边、多边合作交流；可在认可的范围内使用中国合格评定国家认可委员会国家实验室认可标志和国际实验室认可合作组织国际互认联合标志；列入获准认可机构名录，提高知名度。

实施原则 实验室认可活动采用自愿申请原则、非歧视原则、专家评审原则和国家认可原则。①自愿申请原则，实验室自己决定是否申请认可，认可机构不强行要求实验室申请认可。有的实验室是必须获得认可的，但这种强制性不是来源于认可机构，而是来源于法律法规、政府或市场的要求。譬如国家质检总局的要求，国家级产品质量检测中心需获得认可，这一要求是政府部门为确保委托检验工作质量而对检测机构提出，并非认可本身的要求。②非歧视原则，任何实验室，不论其隶属关系、级别高低、规模大小、所有制性质，只要能满足认可准则的要求，均可一视同仁地获得认可。即对所有实验室把握同一尺度，对小型的企业实验室不因为其社会影响小或级别低而降低或提高要求，也不能对大型、国有实验室因为其技术能力得到社会普遍的认可而简化评审要求。③专家评审原则，为保证认可的科学性和客观公正性，中国合格评定国家认可委员会应指派训练有素的技术专家（主体为注册的评审员），而非政府官员，来承担实验室认可的评审工作。评审人员不仅要经过专业训练和严格考核，取得评审资格，而且其评审工作也接受中国合格评定国家认可委员会的监督。中国合格评定国家认可委员会对注册评审员从见习评审员至技术评审员，直至主任评审员的晋升都有严格的考核程序。④国家认可原则，实验室认可仅由中国合格评定国家认可委员会代表国家进行，获得认可的实验室，其技术能力得到国家承认。也就是说，中国合格评定国家认可委员会是唯一开展认可并颁发认可证书的机构，任何其他机构不具备认可资质，也不被授权开展认可。这与资质认定不同，资质认定既有国家级也有省级。

实施步骤 实验室认可实施过程主要分为申请、评审和决定批准三个阶段，具体工作流程如图所示。

评审的类型 在中国，实验室认可评审可分为四种类型：①认可评审（初始评审）。中国合格评定国家认可委员会为确定首次申请认可的实验室是否符合实验室认可准则而进行的评审。②复评审。中国合格评定国家认可委员会在认可有效期结束前，对已获认可实验室希望继续保持认可所实施的全面评审。复评审的要求与初始评审基本相同。③监督评审。除复评审外，监督已认可的实验室持续满足认可要求的一组活动。分为定期监督评审和不定期监督评审。④扩项评审。中国合格评定国家认可委员会对已获认可实验室希望扩展认可范围的评审。扩项评审的要求与初始评审基本相同。但评审内容以扩展认可范围的技术能力及与其相关的体系要素为主，并应对扩展认可范围技术能力安排现场试验考核。

（姜雄平　高　锦）

yàowù fēnxī shíyànshìjiān bǐduì

药物分析实验室间比对（inter-laboratory comparisons of pharmaceutical analysis laboratory）

按照预先规定的条件，由两个或

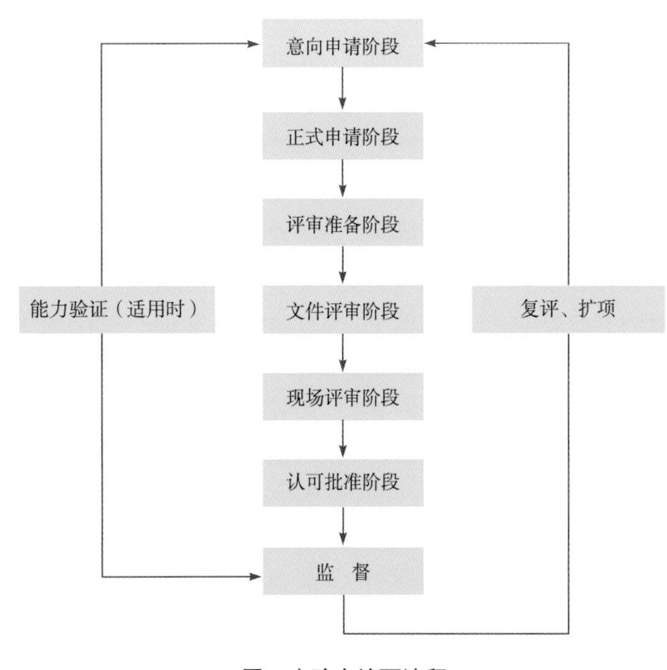

图　实验室认可流程

多个实验室对相同或类似的药品进行测量或检测的组织、实施和评价。是药物分析实验室认可过程中表明自有药物检测和校准服务的技术能力的一个手段。

目的 实验室间比对广泛地用于诸多目的，代表性目的有：①确定某个实验室对特定试验或测量的能力，并监控实验室的持续能力。②识别实验室试验或测量的能力存在的问题并采取纠正措施。③确定新方法和监控已建立方法的有效性和可比性。④向实验室的客户提供更高的可信度。⑤鉴别实验室间的差异。⑥根据比对结果，帮助参加比对的实验室提高能力。⑦确认声称的不确定度。⑧确定一种方法的能力特性（协作试验）。⑨给标准物质赋值，并评价其适用性。⑩支持由国际计量局及其相关区域计量组织，通过"关键比对"及补充比对所达成的国家计量院间测量等效性的声明。实验室间比对计划常有能力验证和外部质量控制。

能力验证 利用实验室间比对，可按照预先制定的准则评价参加者的能力。也称为能力验证活动，是实验室间比对的第一种用途，包含符合定义的各类能力验证计划、测量审核和比对计划。例如由国家或区域的认可机构、合作组织、政府、行业组织或提供正式能力验证计划的商业提供者运作的实验室间比对和测量审核。能力验证包含了利用实验室间比对确定实验室的能力，如①~⑦所列，但能力验证通常不从事⑧⑨和⑩活动，因为在这些比对中实验室的能力已被设定，但这些应用可以为实验室的能力提供独立的证明。测量审核是一个参加者对被测药品进行实际测试，其测试结果与参考值进行比较的活动。测量审核是对一个参加者进行"一对一"能力评价的能力验证计划。一般来说，比对是手段，能力验证是目的。对比对结果进行统计分析，就可以评价参加比对的实验室的能力，也可以为实验室间比对的其他应用提供有用的信息。

外部质量控制 药物分析实验室须将实验室间比对或能力验证作为重要的外部质量控制和评价活动，根据实验室的检测领域积极参加权威部门组织的实验室间比对和能力验证，以便更好地进行质量控制和能力证明。在没有适当能力验证的领域，应当通过强化内部质量控制和自行开展与其他实验室的比对等措施来确保其能力，这些措施也应当作为相关质量控制计划或参加能力验证活动的工作计划的一部分。实验室的质量管理体系文件中，应有参加实验室间比对或能力验证的程序和记录要求，包括参加实验室间比对或能力验证的工作计划和不满意结果的处理措施。实验室间比对或能力验证工作计划应考虑以下因素（不限于）：药物分析实验室所覆盖的检测方法；人员的培训、知识、经验及其变动情况；内部质量控制情况；检测结果的用途；检测技术的稳定性等。

对样品的要求 实验室间比对或能力验证对样品有要求。比对样品的一致性对利用实验室间比对进行能力验证至关重要。在实施能力验证计划时，组织方应确保能力验证中出现的不满意结果不归咎于样品之间或样品本身的变异性。因此，对于能力验证样品的检测特性量，必须进行均匀性检验和/或稳定性检验。对于制备批量样品的检测能力验证计划，通常必须进行样品均匀性检验。对于稳定性检验，则可根据样品的性质和计划的要求来决定。对于性质较不稳定的检测样品如生物制品，稳定性检验是必不可少的。对于均匀性检验或稳定性检验的结果，可根据有关统计量表明的显著性或样品的变化能否满足能力验证计划要求的不确定度进行判断。

统计学分析 实验室间比对或能力验证需要进行统计学分析。实验室间比对或能力验证结果应进行统计处理，并根据统计处理结果对实验室进行能力评价。能力验证的结果可以多种形式出现，并构成各种统计分布。分析数据的统计方法应与数据类型及其统计分布特性相适应。无论使用哪一种方法对参加者的结果进行评价，一般应包括以下几方面内容：确定指定值；计算能力统计量；评价能力；在某些情况下需预先确定被测样品的均匀性和稳定性。

在能力验证计划中，结果的评价是建立在与指定值的比较之上，确定指定值的方法有多种，最常用有五种，按不确定度增加的顺序（多数情况下如此）排列如下：①已知值。其结果由特定样品配制（如制备、稀释）时确定。②有证参考值。由定义法确定（用于定量检测）。③参考值。与一个可追溯到国家或国际标准的参考标准物质/标准样品或标准进行分析、测量或比对检测物品所确定的值。④由各专家实验室获得的公议值。专家实验室在对被测量的测定方面应具有可证实的能力，其使用的方法已经过确认，并且有较高的精密度和准确度，与通常使用的方法具有可比性。在某些情况下，这些实验室可以是参考实验室。⑤从参加实验室获得的公议值。利用统计量，并考虑到极端结果的影响。对实验室进行能力评价时，可根据有关统计分析结果进行，必要时可由技术专家参与共同判断。对于所有的能力验证计划，统计分析只是评价其结果的一个方面。如果一个结果被认为是离群值，这意味着，从统计上看它明显地不同于本组的其他结果。然而，从所涉及的具体学科（如化学）看，结果可能没有“错”。这就是为什么规定结果的评价应由统计分析和技术专家共同参加的原因。

（姜雄平　高　锦）

yàowù fēnxī shíyànshì jìliàng sùyuán

药物分析实验室计量溯源（metrological traceability of pharmaceutical analysis laboratory）　对测试或取样结果的准确性或有效性进行的检定或校准。是保证药物分析实验检测结果的计量溯源性和可靠性的质量管理过程。计量溯源性是指通过文件规定的不间断的校准链，测量结果与参照对象联系起来的特性，校准链中的每项校准均会引入测量不确定度。计量溯源性是国际相互承认检测结果的前提条件，计量溯源性为测量结果有效性的基础。药物分析实验室对测试或取样结果的准确性或有效性有重要影响的测量设备，包括辅助测量设备，在投入使用前要进行检定或校准，以保证测试结果的计量溯源性和可靠性，并能够证实校准带来的贡献对测量结果总的不确定度没有显著影响。药物分析实验室应确保所用设备能够提供所需的测量不确定度。

计量溯源链　简称溯源链，是指“用于将测量结果与参照对象联系起来的测量标准和校准的次序。”计量溯源链是通过校准等级关系规定的，用于建立测量结果的计量溯源性。①量值传递是指“通过对测量仪器的校准或检定，将国家测量标准所实现的单位量值通过各等级的测量标准传递到工作测量仪器的活动，以保证测量所得的量值准确一致”。②溯源等级图是一种代表等级顺序的框图，用以表明测量仪器的计量特性与给定量的测量标准之间的关系。对给定量或给定类别的测量仪器所用比较链的一种说明，以此作为其溯源性的证据。在一个国家内，对给定量的测量仪器有效的一种溯源等级图为国家溯源等级图，包括推荐（或允许）的比较方法或手段。在中国也称国家计量检定系统表。

量值溯源方式　量值溯源方式一般有：①用实物计量标准进行校准或检定。②发放标准物质。③发播标准信号。④发布标准（参考）数据。⑤计量保证方案及规范。计量检定与校准是实现量值溯源的主要技术手段。

实现量值溯源/传递的途径　实现量值溯源/传递的途径主要有六种：①依据计量法规建立的内部最高计量标准即参考标准，通过校准实验室或法定计量检定机构所建立的适当等级的计量标准的校准或定期检定，实现量值溯源/传递。②工作计量器具送至被认可的校准实验室或法定计量检定机构，通过使用相应等级的社会公用计量标准进行定期计量检定或校准实现量值溯源/传递。③工作计量器具，需要时，按照国家量值溯源体系的要求，溯源至本部门本行业的最高计量标准，进而溯源至国家计量基标准。④必要时，工作计量器具的量值可直接溯源至工作基准、国家副计量基准或国家计量基准。⑤当使用标准物质进行测量时，只要可能，标准物质必须追溯至SI单位或有证标准物质。⑥当溯源至国家计量基标准不可能或不适用时，则应溯源至公认实物标准或通过比对、能力验证等途径提供证明。首先，可使用有资格的供应商提供的有证标准物质来给出材料的可靠物理或化学特性。例如，长度线宽标准样板国际上多采用美国标准与技术研究院提供的有证线宽样板。有证标准物质可向中国计量科学研究院等标准物质提供者求购。其次，可使用描述清晰并被有关各方接受的规定方法和/或标准。例如，材料硬度尚不能严格溯源到国际单位制，其计量溯源性来自各国同行接受的一致的测量方法。由于经各方商定，是包容、妥协的产物，各方的测量结果理应“合群”，为此，有必要参加实验室间比对，以便及时发现是否“离群”。

实验室实现量值溯源　实验室可以通过多种途径直接或间接实现量值溯源，包括：①对外开展校准服务的校准实验室建立的最高计量标准（参考标准），应通过使用校准实验室或法定计量检定机构所建立的适当等级的计量标准的定期检定或校准，确保量值溯源至国家计量基（标）准或国际测量标准。②实验室建立的其他等级的计量标准和工作计量器具，应当按照国家量值溯源体系的要求，将量值溯源至本单位或者本部门的最高计量标准（即参考标准），进而溯源至国家计量基（标）准；也可以送至被认可的校准实验室或法定计量检定机构，通过使用相应等级的计量标准或社会公用计量标准进行定期计量检定或校准实现量值溯源；

必要时，还可以将量值直接溯源至工作基准、国家副计量基准或国家计量基准。③当实验室使用标准物质进行测量时，只要可能，标准物质必须追溯至国际单位制测量单位或有证标准物质，中国合格评定国家认可委员会承认经国务院计量行政部门批准的机构提供的有证标准物质。

（姜雄平　高　锦）

yàowù fēnxī fāngfǎ yànzhèng

药物分析方法验证（validation of pharmaceutical analysis methods）　对药物分析实验所采用的分析方法是否完全达到了预期目的，或证明由分析方法误差而导致试验结果判断错误的概率是否在允许范围之内而进行的科学证明。目的是证明采用的方法适合于相应检测的要求。是药物分析实验室质量管理中一项重要的研究内容，包括药物分析方法重复性验证、药物分析方法耐用性验证、药物分析方法精密度验证、药物分析方法准确度验证、药物分析方法线性验证、药物分析方法检测范围验证、药物分析方法检出限验证、药物分析方法定量限验证、药物分析方法专属性验证、药物分析方法不确定度评定。分析方法验证通常以验证参数表示，通过这些参数可证明所建立的分析方法是否适当。方法验证的理由、过程和结果均应记载在药品质量标准起草说明或修订说明中。《中国药典》以及《人用药品注册技术要求国际协调会》《欧洲药典》《美国药典》等都对药物分析方法验证提出了具体要求和指导意见。在建立药品质量标准时，分析方法需经验证；在药品生产工艺变更、制剂的组分变更、原分析方法进行修订时，分析方法需进行再验证。分析方法再验证的原则：根据改变的程度进行相应的再验证。当这种改变到达一定程度时，则需要完整的验证。如分析方法完全改变时，则应视为新方法并需要完整的验证。方法再验证是对分析方法的完善过程，一般根据方法实际改变情况进行再验证，从而保证所采用的分析方法能够用于控制药品的质量。

需验证的分析项目有：①鉴别试验，即根据药物的分子结构、理化性质，采用化学、物理化学或生物学方法来判断药物的真伪，通常是通过供试品与对照品的特性（如光谱、色谱行为或化学反应等）的比较达到鉴别的目的。②杂质检查，即对药物的纯度特性进行定量或限度检查。③含量测定，即测定原料药或制剂中有效成分以及制剂中其他成分（如防腐剂等）的量。④其他项目，如药品溶出度、释放度等检查中溶出量等指标的测定方法、原料药的粒径分布测定方法等也应进行必要验证。验证研究用到的参比物质需要经过结构鉴定并标定纯度，所需的纯度取决于其预期用途。

验证内容有准确度、精密度（包括重复性、中间精密度和重现性）、专属性、检测限、定量限、线性、范围和耐用性。不同的药物品种应视具体方法拟订验证的内容。

（姜雄平　魏立平）

yàowù fēnxī fāngfǎ nàiyòngxìng yànzhèng

药物分析方法耐用性验证（validation of robustness for pharmaceutical analysis methods）　应用统计学的原理和方法，验证某药物分析方法当测定条件在一定范围内变动时，测定结果不受影响的耐受程度。是药物分析方法验证的内容之一。耐用性验证是衡量实验室和工作人员之间在正常情况下实验结果重现性的尺度，是考察分析方法误差大小和不确定度大小的属性之一，在开始研究分析方法的阶段，就应根据所研究的测定方法的类型考虑其耐用性。在变动分析方法的参数进行后，该分析方法应能继续显示分析的可靠性。如果测试条件要求苛刻，方法易受到分析条件的影响，则应在方法中写明，并注明可以接受变动的范围。可以先采用均匀设计确定主要影响因素，再通过单因素分析等确定变动范围。

典型的变动因素有被测溶液的稳定性、样品提取次数、时间、不同的仪器、不同的分析人员等。液相色谱法中典型的变动因素有：流动相的组成和pH值，不同厂牌或不同批号的同类型色谱柱，柱温，流速等。气相色谱法变动因素有：不同厂牌或批号的色谱柱、固定相，不同类型的担体、柱温，进样口和检测器温度等。

验证方法：刻意改变参数，考察结果的变化。例如：改变流动相的pH值、流动相的组成（极性的变化）、不同供应商柱子、柱温、流速等。①对于液相色谱方法：评估柱温、流速、色谱柱、缓冲盐pH值、有机相比例、流动相比例、溶液放置时间对检测结果的影响，任何两个组分之间的分离度不小于1.5。②对于气相色谱方法：评估柱温、流速、色谱柱、溶液放置时间对检测结果的影响，任何两个组分之间的分离度不小于3。③系统适用性在色谱方法耐用性验证中尤为重要：该试验基于这样一种理念，仪器设备、分析操作和待测样品构成了可以进行评价的一个完整系统。

经试验，应说明小的变动能否通过设计的系统适用性试验，以确保方法有效。

（姜雄平　魏立平）

yàowù fēnxī fāngfǎ jīngmìdù yànzhèng

药物分析方法精密度验证（validation of precision for pharmaceutical analysis methods）　应用统计学的原理和方法验证药物分析方法在规定的测试条件下多次取样测定同一个均匀供试品所得结果之间的接近程度。是药物分析方法验证的内容之一。精密度是考察分析方法误差大小和不确定度大小的属性之一，精密度一般用偏差、标准偏差或相对标准偏差表示。可在三种水平上对精密度进行考察，即：重复性、中间精密度和重现性。在相同条件下，由同一个分析人员测定所得结果的精密度称为重复性；在同一个实验室，不同时间由不同分析人员用不同设备测定结果的精密度，称为中间精密度；在不同实验室由不同分析人员测定结果的精密度，称为重现性。验证的数据要求报告标准偏差、相对标准偏差和可信限。含量测定和杂质定量测定应考虑方法的精密度。

验证方法　①重复性：在规定范围内，至少用 9 个测定结果进行评价，例如，设计 3 个不同浓度，每个浓度各分别制备 3 份供试品溶液，进行测定，或将相当于 100% 浓度水平的供试品溶液，用至少测定 6 次的结果进行评价。②中间精密度：为考察随机变动因素对精密度的影响，应设计方案进行中间精密度试验。变动因素为不同日期、不同分析人员、不同设备。③重现性：法定标准采用的分析方法，应进行重现性试验。例如，建立药典分析方法时，通过协同检验得出重现性结果。协同检验的目的、过程和重现性结果应记载在起草说明中。应注意重现性试验用的样品本身的质量均匀性和贮存运输中的环境影响因素，以免影响重现性结果。

注意事项　①应采用性质均匀的样本进行精密度考察，若不能获得性质均匀的样本，也可以采用人工制备的样品或样品溶液。②仪器已经确认、校正并在有效期内。③由培训合格的人员操作。④使用可靠稳定的标准物质。⑤使用可靠稳定的实验试剂。⑥确认受试溶液的稳定性，在规定时间内无降解。

（姜雄平　魏立平）

yàowù fēnxī fāngfǎ chóngfùxìng yànzhèng

药物分析方法重复性验证（validation of repeatability for pharmaceutical analysis methods）　应用统计学的原理和方法，验证同一个均匀供试品在规定的相同测试条件下，由同一个分析人员于同一实验室多次取样测定所得结果之间的接近程度。药物分析方法重复性验证是药物分析方法验证的内容之一，是精密度验证的属性，是考察分析方法误差大小和不确定度大小的属性之一，一般用偏差、标准偏差或相对标准偏差表示。通常要求在较短的时间间隔内完成。含量测定和杂质定量测定均应进行方法的重复性验证，也被称为实验室内含量测定的精密度。方法重复性验证的各次测定是指从称取样品直至取得试验结果的实验分析全过程。

常用的重复性验证方法：①在规定范围内，至少用 9 个测定结果进行评价。例如，设计 3 个不同浓度（高、中、低不同浓度），每个浓度分别制备 3 份供试品溶液进行测定。②将相当于 100% 浓度水平的供试品溶液，用至少测定 6 次的结果进行评价。

方法重复性验证需要注意：①采用性质均匀的样本进行精密度考察，若不能获得性质均匀的样本，也可以采用人工制备的样品或样品溶液。②确认仪器已经校正并在有效期内。③由培训合格的人员操作。④使用可靠稳定的标准物质。⑤使用可靠稳定的实验试剂。⑥确认受试溶液的稳定性，在规定时间内无降解。

（姜雄平　魏立平）

yàowù fēnxī fāngfǎ zhǔnquèdù yànzhèng

药物分析方法准确度验证（validation of accuracy for pharmaceutical analysis methods）　应用统计学的原理和方法对某药物分析方法的测定结果与真实值或参考值接近的程度进行考证与评估。是药物分析方法验证的内容之一。准确度是考察分析方法误差大小和不确定度大小的属性之一，一般以回收率（%）表示。为应用于药物分析而建立的定量分析方法其准确度应在规定的范围内。

准确度验证方法：①含量测定方法的准确度。原料药可用已知纯度的对照品或样品进行测定，或用本法所得结果与已知准确度的另一方法测定的结果进行比较。制剂可用含已知量被测物的各组分混合物进行测定。如不能得到制剂的全部组分，可向制剂中加入已知量的被测物进行测定，或用本法所得结果与已知准确度的另一个方法测定结果进行比较。如该分析方法已经测试并求出了精密度、线性和专属性，在准确度也可推算出来的情况下，这一项不必再做。②杂质定量测定的准确度。可向原料药或制剂中加入已知量杂质进行测定。如果不能得到杂质或降解产物，可用本法测定结果与另一成熟的方法进行比较，如药典标准方法或经过验证的方法。如不能测得杂质或降解产物的响应因子或不能测得对原料药的相对响应因子的情况下，可用原料药的响应因子。应明确表明单个杂质和杂质总量相当于主成分的重量比（%）或面积比（%）。③中药测定方法的准确度。可用已知纯度的对照品进行加样回收率测定，即于已知被测成分含量的供试品中再精密加入一定量的已知纯度的被测成分对照品，依法测定。用实测值与供试品中含有量之差，除以加入对照品量计算回收率。须注意对照品的加入量与供试品中被测成分含有量之和必须在标准曲线线性范围之内，对照品的加入量过小则引起较大的相对误差，过大则干扰成分相对减少，真实性差。

数据要求：在规定范围内，至少用9次测定结果进行评价，例如，设计3个不同浓度，每个浓度各分别制备3份供试品溶液，进行测定。应报告已知加入量的回收率（%），或测定结果平均值与真实值之差及其相对标准偏差或可信限。

（姜雄平　魏立平）

yàowù fēnxī fāngfǎ xiànxìng yànzhèng

药物分析方法线性验证（validation of linearity for pharmaceutical analysis methods）　药物分析方法在设计的范围内，对试样中被测物浓度与响应信号呈正比关系的程度的验证。是药物分析方法验证的内容之一。应在规定的范围内测定线性关系、二次曲线关系或对数关系。线性验证是考察分析方法能否成立的重要属性，对方法不确定度有较大的影响，线性关系通常用处理数据求得回归曲线的斜率来表示。

验证方法：可用一贮备液经精密稀释，或分别精密称样，制备一系列供不同浓度的标准样品的方法进行测定，至少制备5份供试样品。以测得的响应信号作为被测物样品浓度的函数作图，观察是否呈线性二次曲线关系或对数关系，如果有相应关系，可采用适当的统计学方法对测定结果进行评价，比如用最小二乘法进行线性回归，计算线性回归系数。为了获得测定结果与样品浓度间的线性关系，必要时响应信号可经数学转换，如对数转换，再进行线性回归计算。

数据要求：至少需要五个浓度考察线性，需提供相关系数、y轴的截距、回归斜率及残差平方和等参数，应列出回归方程和线性图。

有些分析方法，如免疫测定法，不管进行何种形式的数学转换，也不能证明线性关系。在这种情况下，可用适当的函数表述供试品中待测物质的浓度（量）与分析响应值之间的关系。

（姜雄平　魏立平）

yàowù fēnxī fāngfǎ jiǎncè fànwéi yànzhèng

药物分析方法检测范围验证（validation of detection range for pharmaceutical analysis methods）　对检测方法适用的量值区间进行确认的试验。即对某方法能达到一定精密度、准确度和线性的浓度或量的区间进行的验证。药物分析方法检测范围即测试方法适用的高低限浓度或量的区间。

验证方法：分析方法的检测范围通常来源于线性验证并且取决于所采用的分析方法，所以应根据分析方法的具体应用和线性、准确度、精密度结果和要求确定。可通过对含有分析方法规定范围或极端含量的供试品的测定，确认方法的检测范围，如果该方法能够提供可接受的线性、准确度、精密度结果，则证明方法的检测范围符合要求。

原料药和制剂含量测定，范围应为测试浓度的80%～120%；制剂含量均匀度检查，范围应为测试浓度的70%～130%，根据剂型特点，如气雾剂、喷雾剂，范围可适当放宽，溶出度或释放度中的溶出量测定，范围应为限度的±20%；如规定限度范围，则应为下限的－20%至上限的＋20%；杂质测定，范围应根据初步实测，拟订出规定限度的±20%，单个杂质的测定，从定量限或单个杂质的50%～120%规定限度。如果含量测定与杂质检查同时测定，用百分归一化法，则线性范围应为杂质规定限度的－20%至含量限度（或上限）的＋20%。

在中药分析中，范围应根据分析方法的具体应用和线性、准确度、精密度结果及要求确定。对于有毒的、具特殊功效或药理作用的成分，其验证范围应大于被限定含量的区间。溶出度或释放度中的溶出量测定，范围应为限度的±20%。

校正因子测定时，范围一般应据应用对象的测定范围确定。

（姜雄平　魏立平）

yàowù fēnxī fāngfǎ jiǎnchūxiàn yànzhèng

药物分析方法检出限验证（validation of detection limit for pharmaceutical analysis methods）　对试样中被测物能被检测出的最低量进行的验证。是药物分析方法验证的内容之一。药品的鉴别试验和杂质的检查方法均应通过测试确定方法的检出限，即能被检测出的最低量。根据测定方法是仪器分析方法还是非仪器分析方法，可以采用多种方法确定方法的检测限。

检出限常用验证方法：①目视法。用已知浓度的被测物，试验出能被可靠地检测出的最低浓度或量，多应用于非仪器分析方法检测限的确定。②信噪比法。用于能显示基线噪声的分析方法，即把已知低浓度试样测出的信号与空白样品测出的信号进行比较，算出能被可靠地检测出的最低浓度或量。一般以信噪比为 3∶1 或 2∶1 时相应浓度或注入仪器的量确定检测限。③根据响应值的标准偏差和斜率计算出检测限。

$$DL=3.3\sigma/S$$

式中 DL 为检测限，σ 为响应值的标准偏差，S 为标准曲线的斜率。

通过待测物质的标准曲线可对斜率进行估计，也可通过空白样品标准偏差法和标准曲线法对 σ 值进行估计。空白样品标准偏差法，即通过对一定数量空白样品的分析以及这些空白样品的标准偏差，对分析方法的背景响应程度进行测定。标准曲线法，即采用含有检测限水平量待测物质的样品，对特定的标准曲线进行研究，回归曲线的剩余标准偏差或 y 轴截距的标准偏差可作为响应值的标准偏差进行计算。

数据要求：应附测试图谱，说明测试过程和检测限结果。当通过计算或外推法估计检测限时，需通过其他独立方法对估计值进行验证。

（姜雄平　魏立平）

yàowù fēnxī fāngfǎ dìngliàngxiàn yànzhèng

药物分析方法定量限验证（validation of quantitative limit for pharmaceutical analysis methods）

对试样中被测药物能被定量测定的最低量进行的验证。是*药物分析方法验证*的内容之一。杂质和降解产物用定量测定方法研究时应确定方法的定量限，即能被定量测定的最低量，其测定结果应具一定准确度和精密度。

定量限常用的验证方法：①目视法。用已知浓度的被测物，试验出能被可靠地检测出的最低浓度或量，多应用于非仪器分析方法检测限的确定。②信噪比法，用于能显示基线噪声的分析方法，即把已知低浓度试样测出的信号与空白样品测出的信号进行比较，算出能被可靠地定量检测出的最低浓度或量，一般以信噪比为 10∶1 时相应的浓度或注入仪器的量确定定量限。③根据响应值的标准偏差和斜率计算出定量限。

$$DL=10\sigma/S$$

式中 DL 为检测限，σ 为响应值的标准偏差，S 为标准曲线的斜率，参照检出限验证方法。

数据要求：应附测试图谱，说明测试过程和定量限结果。当通过计算或外推法估计检测限时，需通过其他独立方法对估计值进行验证。

（姜雄平　魏立平）

yàowù fēnxī fāngfǎ zhuānshǔxìng yànzhèng

药物分析方法专属性验证（validation of specificity pharmaceutical analysis methods）　对药物分析方法进行的抗共存物干扰程度的考核评估。简称专属性验证。即验证在其他成分（如杂质、降解产物、辅料等）可能存在下，采用的分析方法能正确测定出被测物的特性。是*药物分析方法验证*的内容之一。在鉴别反应、杂质检查、含量测定的方法学验证中，均应考察其专属性，用于证明分析方法专属性的程序和步骤取决于分析方法的用途和目的。如方法不够专属，则应采用多个方法予以补充。

鉴别试验：应能与可能共存的物质或结构相似化合物区分。不含被测成分的样品以及结构相似或组分中的有关化合物，均应呈负反应。验证方法：可通过含有该物质的样品的正结果与不含该物质的样品的阴性结果的比较，确认鉴别试验的区分能力。

含量测定和杂质测定：色谱法和其他分离方法，应附代表性图谱以说明专属性，并应标明诸成分在图中的位置，色谱法中的分离度应符合要求。验证方法：应在适当的水平上对色谱的关键分离情况进行考察，可采用两个保留时间最接近的组分的分离度来证实方法的专属性。当采用非专属性含量测定方法时，应采用其他分析方法证明其总体专属性。如：采用滴定法进行原料药的含量测定，可以将含量测定和一个适当的杂质检查方法一起使用，以保证方法的总体专属性。

在杂质可获得的情况下，对于含量测定，试样中可加入杂质或辅料，考察测定结果是否受干扰，并可与未加杂质或辅料的试样比较测定结果。对于杂质测定，也可向试样中加入一定量的杂质，考察杂质能否得到分离。

在杂质或降解产物不能获得的情况下，可将含有杂质或降解产物的试样进行测定，与另一个经验证了的方法或药典方法比较结果。用强光照射，高温，高湿，酸（碱）水解或氧化的方法进行加速破坏，以研究可能的降解产物和降解途径。含量测定方法应比对二法的结果，杂质检查应比对检出的杂质个数，必要时可采用光二极管阵列检测和质谱检测，进行峰纯度检查。

（姜雄平　魏立平）

yàowù fēnxī fāngfǎ bùquèdìngdù píngdìng

药物分析方法不确定度评定

（evaluation of uncertainty for pharmaceutical analysis methods）对药物分析方法的准确性可靠性进行的考核与评估。是*药物分析方法验证*的内容之一。测量不确定度是表征合理地赋予被测量之值的分散性，与测量结果相联系的参数。这个参数可能是标准偏差或置信区间宽度。测量不确定度一般包括很多分量，其中一些分量是由测量序列结果的统计学分布得出的，可表示为标准偏差；另一些分量是由根据经验和其他信息确定的概率分布得出的，也可以用标准偏差表示。

不确定度来源　在实际工作中，结果的不确定度可能有很多来源，例如定义不完整、取样、基体效应和干扰、环境条件、质量和容量仪器的不确定度、参考值、测量方法和程序中的估计和假定以及随机变化等。一般分析测量过程：被测对象的说明→取样→样品制备→针对测量系统的标准物质选择→仪器检定/校准→分析测量→获得数据→数据处理→结果表示和必要的说明。

不确定度分量　在评估总不确定度时，可能有必要分析不确定度的每一个来源并分别处理，以确定其对总不确定度的贡献。每一个贡献量即为一个不确定度分量。当用标准偏差表示时，测量不确定度分量称为标准不确定度。如果各分量间存在相关性，在确定协方差时必须加以考虑。但是，通常可以评价几个分量的综合效应，这可以减少评估不确定度的总工作量，并且如果综合考虑的几个不确定度分量是相关的，也无需再另外考虑其相关性了。对于测量结果 y，其总不确定度称为合成标准不确定度，记做 $U_c(y)$，是一个标准偏差估计值，它等于运用不确定度传播律将所有测量不确定度分量（无论是如何评价的）合成为总体方差的正平方根。在分析化学中，很多情况下要用到扩展不确定度 U。扩展不确定度是指被测量的值以一个较高的置信水平存在的区间宽度。U 是由合成标准不确定度 $U_c(y)$ 乘以包含因子 k。选择包含因子 k 时应根据所需要的置信水平。对于大约95%的置信水平，k 值为2。

评估过程　第一步：规定被测量。清楚地写明需要测量什么，包括被测量和被测量所依赖的输入量（例如被测数量、常数、校准标准值等）的关系。只要可能，还应该包括对已知系统影响量的修正。该技术规定资料应在有关的标准操作程序或其他方法描述中给出。第二步：识别不确定度的来源。列出不确定度的可能来源。包括步骤一所规定的关系式中所含参数的不确定度来源，但是也可以有其他的来源。必须包括那些由化学假设所产生的不确定度来源。第三步：不确定度分量的量化。测量或估计与所识别的每一个潜在的不确定度来源相关的不确定度分量的大小。通常可能评估或确定与大量独立来源有关的不确定度的单个分量。需考虑数据是否足以反映所有的不确定度来源，计划其他的实验和研究来保证所有的不确定度来源都得到了充分的考虑。第四步：计算合成不确定度。在步骤三中得到的信息，是总不确定度的一些量化分量，它们可能与单个来源有关，也可能与几个不确定度来源的合成影响有关。这些分量必须以标准偏差的形式表示，并根据有关规则进行合成，以得到合成标准不确定度。应使用适当的包含因子来给出扩展不确定度。

不确定度要求　药物分析检测实验室对测量不确定度的要求：①检测实验室应制定与检测工作特点相适应的测量不确定度评估程序，并将其用于不同类型的检测工作。②检测实验室应有能力对每一项有数值要求的测量结果进行测量不确定度评估。当不确定度与检测结果的有效性或应用有关或在用户有要求时或当不确定度影响到对规范限度的符合性时、当测试方法中有规定时，检测报告必须提供测量结果的不确定度。③检测实验室对于不同的检测项目和检测对象，可以采用不同的评估方法。④检测实验室在采用新的检测方法时，应按照新方法重新评估测量不确定度。⑤检测实验室对所采用的非标准方法、实验室自己设计和研制的方法、超出预定使用范围的标准方法以及经过扩展和修改的标准方法重新进行确认，其中应包括对测量不确定度的评估。⑥对于某些广泛公认的检测方法，如果该方法规定了测量不确定度主要来源的极限值和计算结果的表示形式时，实验室只要按照该检测方法的要求操作，并出具测量结果报告，即被认为符合本要求。⑦由于某些检测方法的性质，决定了无法从计量学和统计学角度对测量不确定度进行有效而严格的评估，这时至少应通过分析方法，列出各主要的不确定度分量，并做出合理的评估。同时应确保测量结果的报告形式不会使用户造成对所给测量不确定度的误解。⑧如果检测结果不是用数值表示或者不是建立在数值基础上（如合格/不合格，阴性/阳性，或基于视觉和触觉等的定性检测），则不要求对不确定度进行评估，但鼓励实验室在可能的情况下了解结果的可变性。⑨检测实验室测量不确定度评估所需的严密程度取决于检测方法的要求、用户的要求及用来确定是否符合某规范所依据的误差限的宽窄。

（姜雄平　高　锦　粟晓黎）

yàowù fēnxī fāngfǎ zhuǎnyí

药物分析方法转移（transfer of pharmaceutical analysis methods）确证某一实验室（接收实验室）具备应用另一实验室（提供实验室）建立并已验证的药物分析方法资质的过程。简称方法转移。其目的是确保接收实验室具备相应分析方法的知识，并有能力应用所转移的药物分析方法。药物分析方法研究、验证、确认与转移构成了药物分析方法从研究到应用的全过程。药物分析方法转移是方法学验证中的重现性属性，是实现方法推广应用的重要步骤，对于药物研究、药品生产过程控制、药品标准制定以及药品监督检验有重要意义。属于药物分析实验室质量管理的内容。

适用范围　首次建立的分析方法、生产企业的分析方法、非药典方法等应按下述步骤执行方法转移程序。药典正文的分析方法一般不需要执行方法转移程序，一般进行系统适用性试验即可，但特定杂质的测定需要执行方法转移程序。定性鉴别不必执行方法转移程序。

程序　药物分析方法转移程序一般为：转移方案的制定→文件转移与样品发送→对接收实验室的培训→记录相关文件→转移评估与方法调整→转移报告。

转移方案的制定　转移方案由提供实验室独立制定或与接收实验室共同制定，并经提供实验室和接收实验室审核通过。

第一步确定方法转移目的、范围、供实验室独立与接收实验室职责，转移实施时间。第二步是对被转移方法进行确认。提供实验室对研究制定的方法进行充分的验证，验证应当按药典等标准的规定进行。验证的内容根据方法的类别可以包括专属性、准确度、线性与范围、精密度、耐用性、中间精密度等系统适用性属性。提供实验室对研究制定的方法进行审核确认，确保方法的适用性。方法的验证可以由提供实验室独立完成，也可以让接收实验室在方法研究时参与全部或部分的验证。第三步是明确对接收实验室的要求。接收实验室须确保具有适当资质的人员或在方法转移前对人员进行适当的培训，确保仪器设备、环境设施等符合要求，确定实验室管理体系符合相关认可认证准则和内部实验室管理程序的要求。第四步确定是否可以免于执行转移程序。有几种情况可以免于执行转移程序，如研究制定的方法与现有的方法相似，分析的样品、测定的成分以及采用的分析技术与已有的方法相似，负责方法研究、验证及使用人员已由提供实验室调至接收实验室。第五步确定转移的类型。转移的类型一般有实验室比对、协同验证和再验证。实验室比对是提供实验室和接收实验室同时对同一批或几批样品按拟转移的方法进行试验。确定样品的类型与批数，样品可以是药品生产企业生产的正常产品，或专门为方法研究生产的样品。比如有关物质测定方法研究用样品可以在生产时加入相对准确的一定量的已知杂质。协同验证是接收实验室参与提供实验室的全部或部分项目的验证。再验证是接收实验室对方法重新进行全部或部分的验证。第六步是确定转移的方法文件。转移的文件是与方法相关的文件，包括方法的具体描述，对方法的详细说明，验证数据与结果，典型的色谱图或光谱图，需要的仪器设备和对仪器的要求，试剂与对试剂的要求，对环境的要求，相关标准操作规程与注意事项。使用高效液相色谱或气相色谱时还应规定进样的次数与顺序，溶出度试验应明确规定试验的样品数量。第七步是制定培训计划。提供实验室或与接收实验室一起制定方法转移的培训计划，商定培训地点、时间，确定授课或带教老师与培训对象，培训方式可以是授课式，也可以是实际操作培训方式，也可以是多媒体教学或网络电视电话会议。培训计划包括培训效果验收的内容与方式。第八步是评估方案。提供实验室独立制定或与接收实验室一起商定对方法转移效果的评估方案。依据方法性能、稳定性和历史数据制定方法转移可接受的标准。确定数据的统计学方法，可接受的误差范围，特别是接收实验室的中间精密度范围。标准可依据平均值和标准规定间的差异使用统计学方法推定，并应考虑变异性。对于有关物质与微量或痕量分析，可放宽对回收率与精密度的要求。含量均匀度可结合含量均值与标准差来评估。溶出可比较溶出曲线可使用相似因子（f_2）或其他适宜的方法来评估，或比较规定时间点数据的相对标准差。

文件转移与样品发送　提供实验室用合适的途径将需转移的文件发送至接收实验室。转移的方式可以是当面交接、邮寄、传真等，电子文件还可以通过网络传递。如果文件包含密级内容，还应按密级文件的要求传递。接收实验室确认收到方法相关文件。如果有样品要发送到接收实验室，提供实验室应当将足够实验的样品封好，发送到接收实验室，需冷链运输的样品应确保运输环节符合冷链的要求。发送过程应确保样品不损坏、不变质。

对接收实验室的培训　提供实验室负责按培训计划实施培训，培训场所可以是提供实验室，也可以是接收实验室，或第三方场所。提供实验室记录培训过程，受训人员应签到，并对培训效果进行验收。

接收实验室实施转移　接收实验室对方法与转移文件应完全理解，如有问题应在实验前与提供实验室协商解决。接收实验室按转移文件的要求，核查实验条件是否满足转移方法的要求，人员是否经过了培训，是否能胜任，仪器设备与环境设施是否符合要求，试剂材料是否符合要求，实验室质量管理是否有效等。条件具备后，实施比对试验或协同验证和再验证。实验过程中，如有问题应与提供实验室协商解决，提供实验室应给予接收实验室必要的帮助。当出现不符合标准规定时，如需对转移方案变更，必须与提供实验室协商，审核通过后实施。

转移评估与方法调整　提供实验室收集方法转移数据，用预定的统计学进行统计分析，当转移数据符合评估标准时，方法转移有效，并通知接收实验室。当转移数据不符合评估标准时，方法转移无效，提供实验室应与接收实验室讨论分析产生不符合原因。如产生不符合原因是方案未能预见的自然变异，则应重新分析方法系统误差与偶然误差，调整评估方案。当产生不符合原因是接收实验室未能完全理解方法或试验存在问题时，接收实验室应重新试验。当产生不符合原因是因为方法存在问题时，提供实验室与接收实验室应商讨改进方法。对方法有实质性改变时，应重新研究分析方法，并重新执行转移程序。对方法无实质性改变时，提供实验室与接收实验室应重新试验，再统计分析数据。

转移报告　方法转移完成后，提供实验室负责起草分析方法转移报告。报告内容应包括方法转移的结果，是否符合标准规定，接收实验室是可以使用转移方法的结论，发生的偏差与原因分析。如果符合标准规定，方法转移成功，接收实验室可以使用转移方法。否则方法转移不成功，应采取有效的补救措施使其符合标准规定。补救措施包括更加深入细致的培训，更加详细阐述复杂的药物分析方法等。

（姜雄平）

索　引

条目标题汉字笔画索引

说　明

一、本索引供读者按条目标题的汉字笔画查检条目。

二、条目标题按第一字的笔画由少到多的顺序排列，按画数和起笔笔形横（一）、竖（丨）、撇（丿）、点（丶）、折（㇕，包括㇆乚𠃋等）的顺序排列。笔画数和起笔笔形相同的字，按字形结构排列，先左右形字，再上下形字，后整体字。第一字相同的，依次按后面各字的笔画数和起笔笔形顺序排列。

三、以拉丁字母、希腊字母和阿拉伯数字、罗马数字开头的条目标题，依次排在汉字条目标题的后面。

二　画

三　画

四　画

五　画

六 画

七 画

八 画

九　画

十 画

十一　画

十二　画

十三 画

十四 画

十五 画

十六 画

二十 画

二十一 画

拉丁字母

希腊字母

条目外文标题索引

A

B

C

D

E

F

G

H

I

K

L

M

N

O

P

Q

R

S

T

U

V

W

X

希腊字母

内 容 索 引

说　明

一、本索引是本卷条目和条目内容的主题分析索引。索引款目按汉语拼音字母顺序并辅以汉字笔画、起笔笔形顺序排列。同音时，按汉字笔画由少到多的顺序排列，笔画数相同的按起笔笔形横（一）、竖（丨）、撇（丿）、点（、）、折（乛，包括亅乚く等）的顺序排列。第一字相同时，按第二字，余类推。索引标目中夹有拉丁字母、希腊字母、阿拉伯数字和罗马数字的，依次排在相应的汉字索引款目之后。标点符号不作为排序单元。

二、设有条目的款目用黑体字，未设条目的款目用宋体字。

三、不同概念（含人物）具有同一标目名称时，分别设置索引款目；未设条目的同名索引标目后括注简单说明或所属类别，以利检索。

四、索引标目之后的阿拉伯数字是标目内容所在的页码，数字之后的小写拉丁字母表示索引内容所在的版面区域。本书正文的版面区域划分如右图。

a	c	e
b	d	f

C

D

E

F

H

J

M

N

O

P

Q

R

S

T

W

X

Y

Z

拉丁字母

希腊字母

阿拉伯数字

本卷主要编辑、出版人员

执行总编　谢　阳

编　　审　司伊康

责任编辑　尹丽品

索引编辑　赵　健

名词术语编辑　陈丽丽

汉语拼音编辑　王　颖

外文编辑　景黎明

参见编辑　杨　冲

绘　　图　北京心合文化有限公司

责任校对　苏　沁

责任印制　陈　楠

装帧设计　雅昌设计中心·北京